目で見る
日本と西洋の歯に関する歴史
―江戸と明治期，16〜20世紀の資料を中心に―

第二版

An Illustrated History of Tooth in Japan and the West
―Focussing on the Edo and the Meiji Periods, the 16th〜20th Centuries―

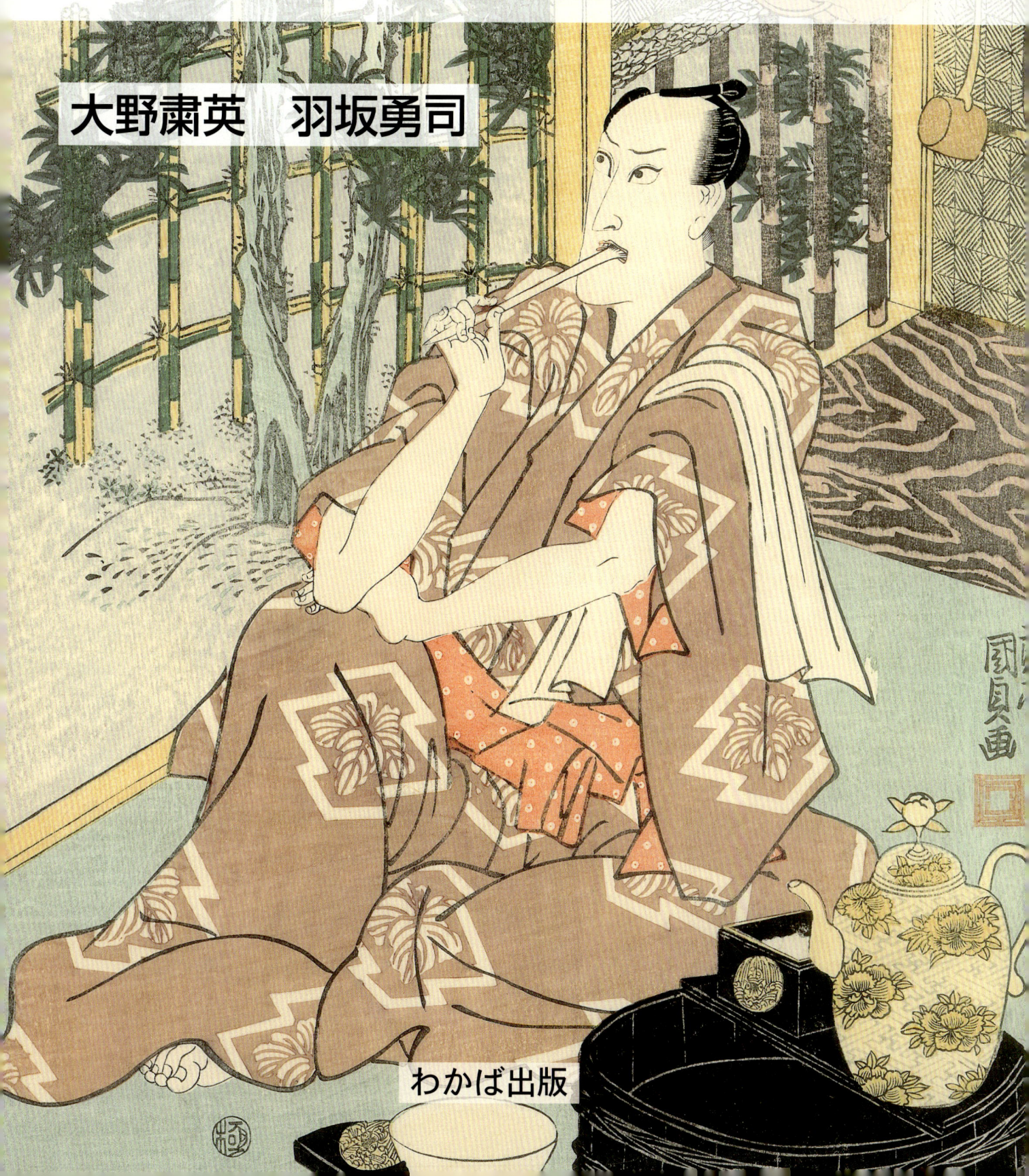

大野粛英　羽坂勇司

わかば出版

温故知新の大著

日本歯科大学学長　中原　泉

　まだ平成に変わらない年でしたが，羽坂勇司先生が，私ども新潟歯学部の医の博物館を訪問されました。私は先生の飾らない恬淡なお人柄に魅了され，歯科医学史談義に花を咲かせました。

　そのとき，先生が青山学院の理事長代行を務めておられることを知りました。横浜市磯子で開業され歯科一筋に歩んでこられた先生と，あの"青学"の理事長代行とは，すぐに結びつきませんでした。とりわけ先生は，歯科医学史に造詣が深く，ご研究の別刷を頂戴したこともありましたので，二重の驚きでした。先生が理事長に就任されたと仄聞したのは，それから間もない平成元年でありました。

　その後16年余，先生は青山学院のトップとして学校運営に尽力され，相模原キャンパスを建設されるという大業を果たされました。本学は平成14年の創立記念日に，先生に日本歯科大学名誉博士号を授与申しあげました。先生は，母校の博士号を殊の外喜んでくださいました。私は，久方ぶりに先生の滋味あふれるお人柄に接し感銘深く存じました。

　平成17年に青学理事長を退任された先生が，このたび大野粛英先生と共著で，歯科医学史の成書を上梓されるとお聞きしました。私は，先生が歯科を忘れておられないことに感激いたしました。なにより，歯科医師を天職とされている先生を再発見した思いでありました。

　共著者の大野先生は，矯正歯科専門医のかたわら，神奈川県歯科医師会の「歯の博物館」の運営に携わられ，歯科の歴史を大切にされている歯科医学史家であります。

　両先生は，学術書でも啓蒙書でもないと謙遜されていますが，温故知新の意図と切り口をもって，渾身の作『目で見る日本と西洋の歯に関する歴史』を世に問います。私は，長年にわたるご蓄積とご苦労に感謝しつつ，両先生の大著に惜しみない拍手を送ります。

平成20年11月

推薦のことば

日本歯科医史学会理事　新藤　恵久

　昨年，わが国の先人が残した世界に誇る業績を紹介するテレビに，木床義歯も取り上げられた。16世紀初期には完成されたわが国の入歯が，性能，審美性ともに現在のものに比べて遜色が無く，欧米のそれよりはるかに進んでいたことは，本書中のフランス19世紀の「スプリング付入れ歯，入れ眼の絵画」を見ていただければ明らかである。

　また入歯の広告のある銭湯の浮世絵を見て，昭和初期の不況時代，新規開業の医師や歯科医のなかに銭湯に名入りの手ぬぐいを配った者がいた話を思い出した。

　放送番組で歯科が取り上げられると，担当が必ず訪れるのが，横浜の「歯の博物館」である。この資料館の膨大な歯科資料をもとに「目で見る日本と西洋の歯に関する歴史」として編集されたのが本書である。

　本書は先ず，わが国におけるお歯黒の習俗からはじまる。歯を染める風習は，他国でも見られたが，楊枝，歯磨粉とともに華麗な江戸文化のひとつとして完成されていた事を知る。また，「ちりめん本」（英文）が，嫁入りの娘のお歯黒は「二夫に見えず」のしるしであると紹介しているのも面白い。

　「日本人は，弓と矢で歯を抜く」と江戸時代日本にいたヨーロッパ人が報告している。抜歯に，歯を弓の弦でひっかける方法，矢の形の棒で歯を脱臼させる方法である。一方，ヨーロッパでは抜歯鉗子は大きいほうがよいとの考えから，鉗子が大きくなっていった時代があった。こうした東西の歯の処置法も豊富な図版で紹介されている。

　かって日本では歯科は香具師の仕事とされていた。しかしながら歯科は医学の一分野であることが認められるようになった一因に，横浜開港とともにやってきた外人歯科医の存在がある。彼らの来日前の姿は，ボップ・ホープの「腰抜け二挺拳銃」の項を見ていただくのも面白い。

　このように，歯に関する風俗文化が，豊富な資料を駆使して紹介されている。本書は，歯科関係者はもちろん，あらゆる分野の人にとっても楽しい読み物である。

平成20年11月

推薦のことば

神奈川県歯科医師会　会長　高橋　紀樹

　我が国の歯科医術は仏教の伝来と共に中国や朝鮮半島から伝わりましたが，現在の歯科医学・医療の基礎である西洋歯科医学は神奈川県から発祥しました。

　横浜に居留していたイーストレーキ，エリオット，パーキンスら，外国人歯科医師に歯科医学・医療を学び，小幡英之助が我が国における歯科医師免許医籍第一号になるなど，多くの日本人歯科医師が神奈川県で誕生し，全国に拡がっていきました。

　この歴史的事実を大切にして，神奈川県歯科医師会は1985年に「我国西洋歯科医学発祥の地」，その10年後には「西洋歯科医学勉学の地」の記念碑を建立しました。

　また，1987年に神奈川県歯科医師会館の建設に際しては，館内に歯の博物館（当時は歯の資料室）を設置し，歯科の歴史に関わる多くの資料を展示しました。

　この歯の博物館の所蔵品は，神奈川県歯科医師会会員をはじめとする多くの方々からの寄贈品であり，また，神奈川県歯科医師会が毎年予算を計上し購入したものであり，その内容も年々充実しております。そして，歯の博物館の展示品の一部は著者である羽坂勇司先生，大野粛英先生からの借用品であります。

　大野先生には歯の博物館開設の企画から現在に至るまで，羽坂先生には開設の初期から現在に至るまで，「神奈川県歯科医師会歯の博物館」の維持，管理，運営に精力を傾けて関与していただいております。

　お二人の先生の歯の博物館に対する愛情と熱意は，内容を充実させ，「神奈川県歯科医師会歯の博物館」の位置を確かなものにし，現在ではテレビ，新聞，雑誌さらには小説などの取材，そして県内はもちろん県外からの見学者も増加しております。

　羽坂先生は主に西洋の歯科に関して，大野先生は主として日本の歯科に関する歴史的資料を収集しております。

　今回，お二人で出版される「目で見る日本と西洋の歯に関する歴史」には，お二人の数多くの収集品，また，神奈川県歯科医師会「歯の博物館」の所蔵品も公開され，内外の貴重な資料を見ることができ，まさに歯科の歴史そのものといえます。歯科の進歩・発展について，何か語ろうとするならば必ず目を通しておかなければならない貴重なものであります。

　私が心から尊敬するお二人の先生の著したこの初版を見ることのできる幸せを強く感じつつ，本書の推薦のことばとさせていただきます。

平成20年11月

第二版発行にあたって

　このたび「第二版：目で見る日本と西洋の歯に関する歴史」を発刊することができた。

　2009（平成21）年1月に初版を出してから，約2年が経過した。初版を改めて見直すと，間違い―特に古文書の読み下し―や誤字が見つかった。今回の改訂は，より正確な記述に努めたこと，ならびに初版に掲載できなかった資料，およびそのあと入手した資料を掲載し，32ページ増になったことの2点である。新たにカバの牙で作った入れ歯など加えた資料の数は約200点に及んだ。

　初版本を読まれた方々から過分な評価や，お褒めの言葉を頂いた。その中に「時間とともに資料は散逸してなくなる。だから，このような本は今後出ないだろう」という評価を頂いたことは，私たちにとって改訂版発刊の励みとなった。

　諺に「念ずれば通ず」[Everything comes to him who want.]とあるが「犬も歩けば棒にあたる」ともある。長らく望んでいた資料が突然入手できたり，申し込んでも古書店の抽選で外れたり，折角ドイツから取り寄せた版画が，成田に着いたFEDEX機の炎上で焼失してしまったこともあった。

　手許の資料を見ているとわれわれに語りかけ，謎を問いかけてくるような気がする。例えば明治政府が医療関係の大綱を決めた「医制」を施行したのは明治7年である。しかし，それから約10年あとの明治18年発行の"東京流行細見記"（126ページ）という本がある。それには医制による医術開業試験に合格し，新しい西洋歯科医学の知識を持っていると認められ，歯科医として登録されている新進気鋭の歯科医師たちが何人も掲載されているが「入歯屋療治」の名称でくくられている。明治中期とはいえ，社会が未成熟で歯科医と入れ歯師の区別が出来ていなかったということであろうか。

　初版を発刊した後，国立科学博物館技術史資料情報センターの依頼で，共通サーバーの中に神奈川県歯科医師会附属「歯の博物館」，大野，羽坂が所蔵する資料を50点以上載せる準備をしている。また横浜開港資料館では"痛っ　歯が痛い―歯科医学の誕生と横浜―"企画展示を神奈川県歯科医師会，横浜市歯科医師会，横浜市教育委員会共催，神奈川県教育委員会後援で平成23年2月より4月まで3ヵ月間行っている。このように公の機関で取り上げられることによって私たちの小さな力で，歯科医学に対する関心が高まり，ひいては社会の向上につながれば，これに越す喜びはない。

　今回も多くの方々にお世話になった（巻末392ページ）。神奈川県歯科医師会「歯の博物館」からも新たな資料をお借りすることができた。これら関係した多くの方々に心から深く感謝する次第である。

平成23年2月
大野　粛英
羽坂　勇司

発刊にあたって

　学術書でもない，啓蒙書でもない。ましてや好事家の蒐集に供するものでもない。まさに本書の題名どおり『目で見る日本と西洋の歯に関する歴史』としてお届けすることができた。

　企画の発端は，私達が今日まで集めてきた歯科歴史資料や蒐集品を生かす「最善の方法」はないか，と考えたのが動機であった。さらに神奈川県歯科医師会がご協力くださり，「歯の博物館」所蔵のものまで添えることができ，内容の充実を得て，手許の資料でほとんどのページを埋めることができた。とかく歳月を経るにしたがって研究資料や歯科医療機器は散逸してしまうが，こうして本書に整理したことが歯科医学の変遷や軌跡を確かめる上での一助になってほしいと願っている。近年，私達のところにもマスコミの取材が多い。平和が続くと知識欲も旺盛になる。大変良い事である。歯科の歴史を調べている私達も，大いに生きがいを感じている。

　とは申せ，私達は歯科医師であって歯科医学史の研究家ではない。恣意な解釈や判断を本書に盛ることを抑制し若干の解説にとどめるよう心がけた。つまり手持ちの資料や蒐集品が具体的な姿・形のまま読者の目にふれ，語りかけることを信じたいからである。

　本来，患者さんがあって医師がいる。人々が暮らす生活のなかに「歴史」があるとすれば「歴史」とは時系列のみの解釈ではなく，きわめて人間らしく脈打つものではないだろうか。目立たない，捨てられてしまいそうな資料からも，庶民の生活が強く根づいていたことをあらためて気づかされる。

　近代歯科医学の日々新たな進歩は，人々の保健衛生に，大いに役立っているが，一方で「故（ふる）きを温（たず）ね新しきを知る」の「温故知新」は，研究と臨床のいづれの場を問わず大切にされなければならない。本書の切り口と意図がその意味で歯科医学関係者や歯科医史学研究者に，いささかの一助になることを願ってやまない。執筆は大野が第1章から第6章までを，羽坂が第7章から第13章までをそれぞれが分担した。本書には私達の勉強不足から，不十分，且つ誤りもあるものと思われる。皆様のご助言を頂ければ幸いである。

　本書を上梓するに当たり，巻頭に母校日本歯科大学理事長・学長　中原　泉先生，並びに日本歯科大学生命歯学部非常勤講師，日本歯科医史学会理事・新藤　恵久先生および神奈川県歯科医師会会長・高橋　紀樹先生から推薦のお言葉を頂き，錦上花を添えることができた。心から深く感謝する次第である。また，上梓に至るまで，多くの方々の手を煩わせ，ご助力を頂いた。別に記し，感謝の意を表する次第である。

著者　大野　粛英
羽坂　勇司

神奈川県歯科医師会「歯の博物館」

「歯の博物館」は，神奈川県歯科医師会会館の7階にある。横浜は，幕末明治維新の頃にW.C.イーストレーキなどの西洋人歯科医が横浜居留地で開業したことにより，近代歯科医学の発祥の地とされている。当時の加藤増夫会長が，横浜に近代歯科の歴史を残そうと，1987（昭和62）年，歯科医師会館竣工時に「歯の資料室」を設置した。

「歯の資料室」の開館に備えて，日本歯科医史学会の重鎮，新藤恵久先生のご指導を頂き，委員会を設けて企画展示を行った。

展示品は，神奈川県歯科医師会会員からの寄贈品，借用品，大野・羽坂個人所有の提供資料，新藤先生からの提供資料と解説により日本と西洋の資料を比較して見られるようになっている。現館長の大野は設立当時から，羽坂は平成2年から加藤増夫元会長より依頼を受け，「歯の資料室」の充実に協力してきた。これにより一般の方々が親しみやすい歯科の啓蒙の窓口となり，また，見学者，マスコミの取材への要望に応える体制としている。そして，歴史資料を毎年購入し年々充実を図っている。その後，2002（平成14）年に名称が「歯の博物館」に変わった。

近年，「歯の博物館」の見学者は，増加している。展示は，下図のように日本と西洋に関する歴史資料に別けてあり，比較して見られるようになっている。日本に関するものは，江戸から明治期にかけての歴史資料を，西洋に関するものは18〜19世紀の歴史資料を中心に展示してある。それぞれのコーナーには，解説文を置き見学者の便を図っている。

・開館時間：平日（月〜金）10：00〜16：30（12：00〜13：00を除く）
・見学希望の方は，神奈川県歯科医師会事務局（TEL045−681−2172）に事前予約が必要
・ホームページ（http://www.dent.kng.or.jp/）でも，「歯の博物館」の展示や歯に関する歴史について解説している

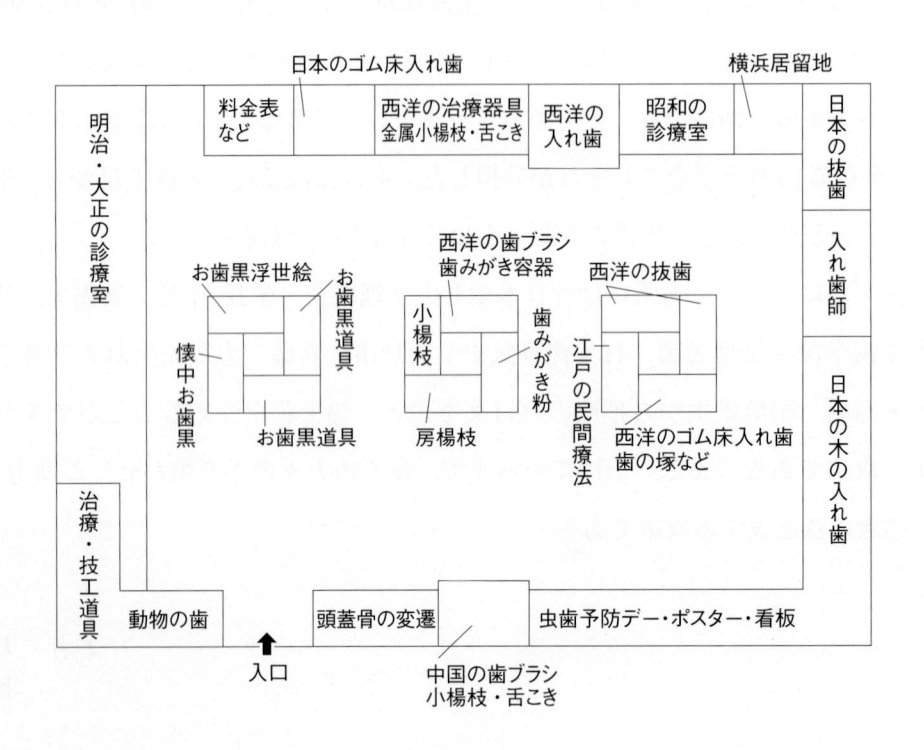

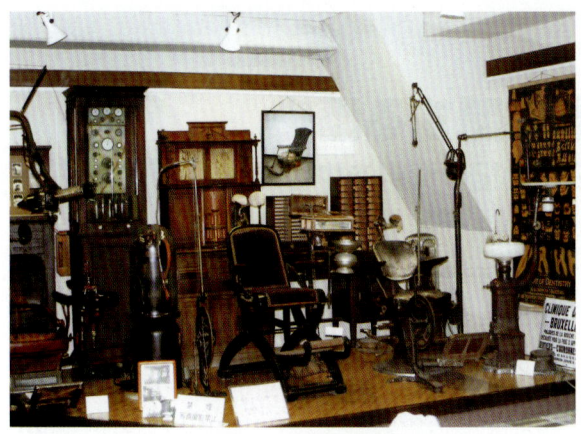

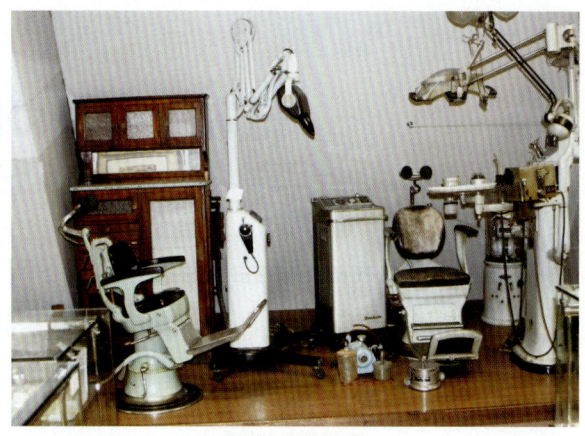

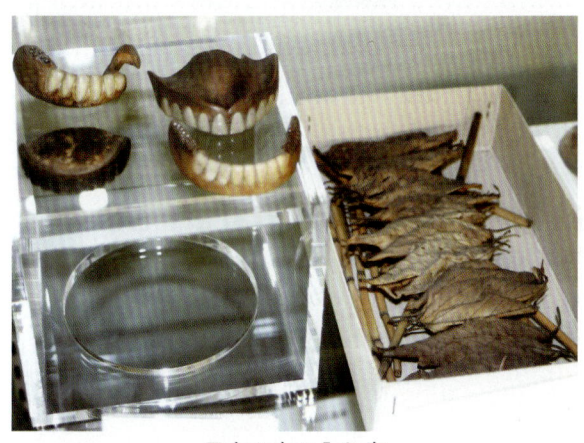

明治・大正の診療室	昭和の診療室
日本の木の入れ歯	展示風景
ポスター・看板	房楊枝の浮世絵
歯木・房楊枝	西洋の抜歯器具

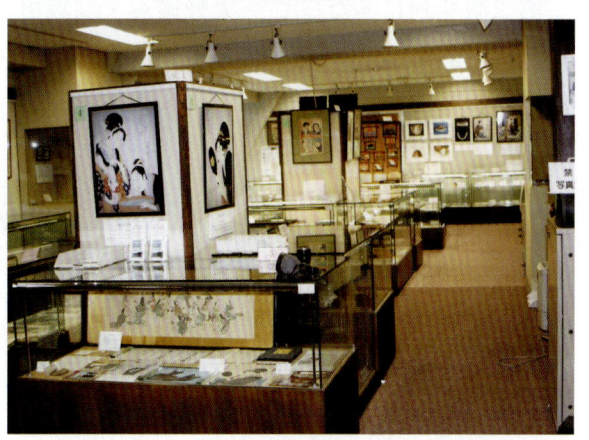

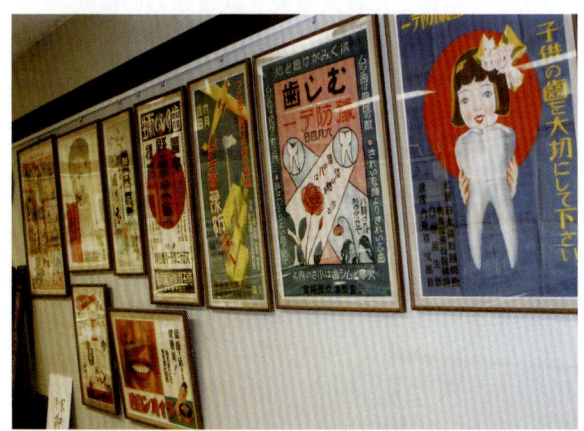

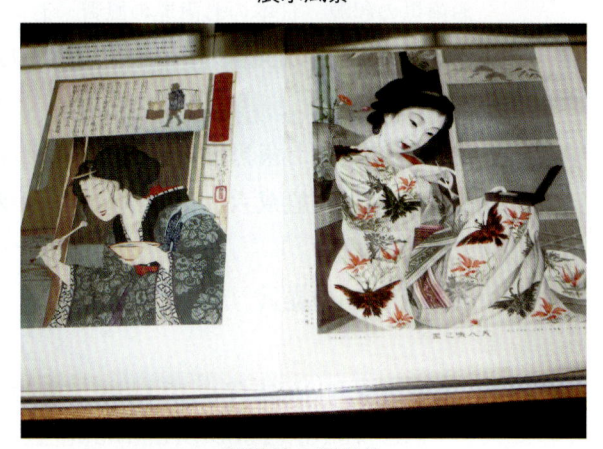

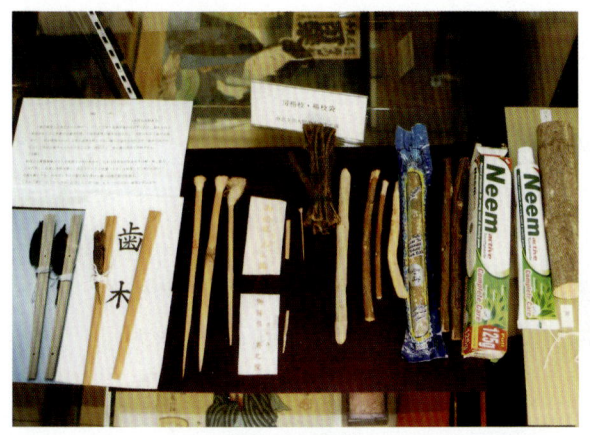

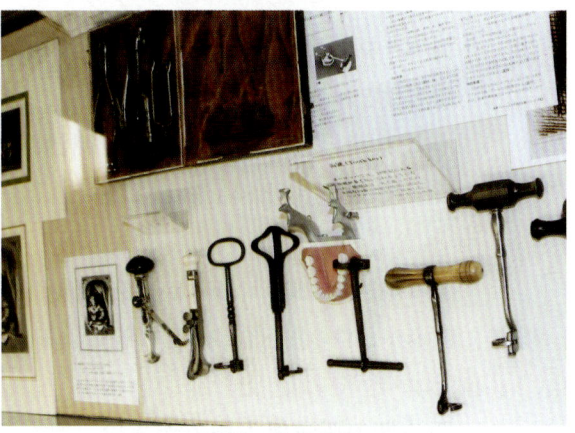

目で見る 日本と西洋の歯に関する歴史
− 江戸・明治期，16〜20世紀の資料を中心に −

目　次

温故知新の大著	中原　泉	i
推薦のことば	新藤恵久	ii
推薦のことば	高橋紀樹	iii
第二版発刊にあたって	大野粛英・羽坂勇司	iv
発刊にあたって	大野粛英・羽坂勇司	v
神奈川県歯科医師会「歯の博物館」		vi

I 日本の歯に関する風俗と歯の治療 − 江戸と明治期の資料を中心に −
Part I　Tooth-related Customs and Dental Treatment in Japan
− Focussing on the Edo and the Meiji Periods −

第1章　お歯黒 ………… 1
"Ohaguro" Tooth Black

日本の伝統的な風習　お歯黒
お歯黒の起源　日本のお歯黒の風習　お歯黒の化学　結婚式には鉄漿親と鉄漿始めの儀式　懐中お歯黒（インスタントのお歯黒）　かね下と歯への害　明治初期にお歯黒の禁止　幕末・明治初期に外国人が見たお歯黒　歌舞伎の女形や舞妓のお歯黒　お歯黒は美か醜悪か　**お歯黒道具　お歯黒と浮世絵　鉄漿つけ始め（歯染め祝い）　ぬるで五倍子　懐中お歯黒　絵双六　歯科医によるかね下の害と警鐘　芸妓のお歯黒　玩具絵**
お歯黒の禁止
岩倉使節団の提言

第2章　江戸・明治時代の房楊枝（歯ブラシ）・歯みがき粉 ………… 47
"Fusayouji" (Toothbrush) and Tooth Powder of the Edo and the Meiji Periods

江戸時代の房楊枝（歯ブラシ）
歯ブラシのルーツは歯木　歯ブラシの原形は宋の時代にあった　房楊枝づくり　日本の歯ブラシ　房楊枝と浮世絵
小笠原流楊枝の作法　江戸・明治時代の小楊枝
小楊枝　小楊枝と浮世絵

歯みがき粉
歯みがきの始まり　歯みがき粉の商品化　歯みがき粉は江戸の名物　歯みがき粉の処方　歯みがき粉の宣伝合戦　房楊枝による歯のみがき方　外国から伝わった歯のみがき方

歯みがき粉の歴史
明治期の西洋処方歯みがき粉

第3章　日本の入れ歯 …………………………………………………105
Artificial Tooth in Japan

日本の木の入れ歯
世界で一番古い木の入れ歯　木の入れ歯　どのような人が入れ歯をつくったか
見立て番付と職人　江戸時代の有名人の入れ歯　横浜居留地でアメリカ人歯科医が作った入れ歯
木床義歯の終焉と従来家の鑑札　木床義歯は飲食物の影響により悪臭を　木の入れ歯
入れ歯の引札

ゴム床・金属床
ゴム床義歯　金属床義歯　金属の種類やゴム床義歯の利点・欠点

吸着腔
吸着腔（空室）

第4章　日本の抜歯 …………………………………………………134
Tooth Extraction in Japan

日本の抜歯の歴史
日本の伝統的な抜歯法　宣教師フロイスが記録した日本の抜歯
江戸時代末期の本『瘍科秘録』に記録された抜歯器具と抜歯法　麻酔はどうしていたか
香具師の抜歯　江戸末期の抜歯　オランダの抜歯器具の日本への導入
明治期の日本の抜歯器具　抜歯に関する逸話から　西洋の抜歯技術の日本への導入
抜歯図・抜歯道具・引札等

第5章　歯痛・歯草の治療 …………………………………………149
Treatment of Toothache and "Hakusa" (Periodontal Disease)

歯痛
江戸時代の歯痛祈願と治療　外国からの歯痛の治療　歯痛祈願・まじない　小絵馬
灸による歯痛止め　歯痛・歯草
歯医師（歯医者）の誕生　口中医

第6章　幕末に横浜居留地で開業したアメリカ人歯科医と近代歯科技術の伝来 …………………………………………………176
American Dentists at the Yokohama Foreign Settlement in the Closing Days of the Edo Periods and the Introduction of Modern Dental Technology into Japan

近代西洋歯科の導入とイーストレーキ
幕末・明治初期の歯科事情　イーストレーキの足跡　1860（万延元）年の横浜居留地の状況
イーストレーキは1860（万延元）年には香港にいた
イーストレーキは1865（慶応元）年9月27日に来日
1870（明治3）年の英字新聞に共同広告　イーストレーキは1883（明治16）年に来日
160番で開業していなかった　来日前に歯科医のライセンスを持っていたか
幕末・明治期の外国人歯科医と弟子の日本人歯科医の診療内容

外国人歯科医の診療料金は高かった　EastlackからEastlacke, Eastlakeへ改名
息子と嫁ナオミが語る父　イーストレーキ以後の外国人歯科医
イーストレーキの記念碑は青山墓地に　まとめ　横浜居留地　イーストレーキと家族の写真
フリーメーソン
イーストレーキの息子ワーリントンの妻の著書　香港，上海，横浜のディレクトリーと居留地で発行された英字新聞から，外国人歯科医の開業足跡を追う　入歯抜歯口中療治営業取締規則
歯科医術開業試験と本

歯科料金規定

第7章　歯の衛生週間ポスター・看板・双六 …………213
Posters of the Dental Hygiene Week and Billboards for Keeping Dental Health and a "Sugoroku" (Japanese Board Game similar to Backgammon)

歯の衛生週間
歯の週間行事ポスター

看板・広告・ポスター
看板

双六
歯に関係する切手

第8章　歯科診療器具・技工器具 …………228
Dental Instruments and Appliances and Tools for Dental Technicians in the Meiji, the Taisho, and the Showa Periods

歯科診療設備・装置
歯科用エンジンについて　足踏みエンジンの開発　電気エンジンの開発
エアータービンとマイクロモーターハンドピースの開発　ユニットについて
X線（レントゲン線）装置について　1900〜1920（明治末期から大正期）年頃の歯科診療室

診療器具・技工器具
診療室設備風景

II 西洋の歯に関する風俗と歯の治療 — 西欧の16〜20世紀を中心に —
Part II　Western Tooth-related Customs and Dental Treatment
　　　　 — Focussing on the 16th〜20th Centuries —

第9章　西洋における歯科の歴史 …………253
A History of Dentistry in the West

西洋における歯科の歴史
ヨーロッパにおける大学の誕生　中世の医療　理髪外科医の抜歯風景（1574年）
外科医の地位を向上させたアンブロワーズ・パレ
歯科医学の誕生ピエール・フォシャール『歯科外科医』出版　アメリカ新大陸では
歯科医学校の誕生　シャルラタン・クワックス

第10章　西洋の歯ブラシ・歯みがき粉・小楊枝
付　中国の口腔衛生 ……………………………………262
Western Toothbrushes, Tooth Powder, and Toothpicks with an Additional Reference to Chinese Toothbrushes, Toothpicks and Tongue Cleaners

西洋の口腔衛生
小楊枝・口すすぎ　楊枝・舌こき　歯ブラシ・歯みがき粉
歯石等の沈着物除去器具・スケーラーなど　西洋の歯ブラシ　西洋の歯みがき粉容器

舌こき
金属小楊枝　シェークスピアの劇中会話に出てくる金属の小楊枝
スケーラー・治療器具・デンタルミラーなど

中国の口腔衛生
うがい　金属製の小楊枝（牙筅）　歯ブラシによる歯の清掃（植毛牙刷）
カチカチ歯を鳴らす健康法（叩歯）　舌こき　中国の歯ブラシ・小楊枝
歯ブラシ入れ・小楊枝入れ　金属小楊枝・舌こき　三緒　看板

第11章　西洋の入れ歯 ……………………………………287
Western Artificial Tooth Made from Elephant Tusk or Porcelain and Vulcanized Rubber

西洋の入れ歯の歴史
陶材入れ歯の開発　日本の入れ歯との比較　アメリカで入れ歯が吸着することを発見
吸着腔・吸着板について　ゴム床入れ歯の発明　象牙製のスプリング付総入れ歯
陶製のスプリング付総入れ歯　ゴム床の入れ歯
ジョージ・ワシントン（アメリカ初代大統領）の入れ歯について
アメリカ人の象牙細工師が歯科医を標榜するまで

第12章　西洋の抜歯器具・治療器具 ……………………309
Western Tooth Extraction Devices such as Pelican or Tooth Key, and Dental Instruments and Appliances

西洋の抜歯
抜歯の器具　ペリカン　歯鍵　歯鍵の形状の変遷について　エレベーター（挺子）
抜歯鉗子・瀉血器　幻燈写真に出てくる歯抜き屋　その他外科道具　麻酔について
17・18世紀の歯抜き屋たちの実態リポート

第13章　歯科に関係する絵画・人形・写真 ……………355
Western Engravings of Tooth Extraction, Dolls for Dental Treatment, Billboards of Dentists, and Photographs

絵画は語る
聖アポロニア　歯抜き屋　広告カード　絵はがき・ガラス絵　歯科人形
子供の歯医者さんごっこ　歯科診療所の看板

引用・参考文献	383
索　　引	387
お　　礼	392
歯科医学関連年表	393
あとがき	395
著者履歴	396

凡例

- ●書籍名は『　』で囲った。
- ●人名については，敬称を略し，また通称のある場合はそれを用いたものもある。
- ●古文書など判読が難しい文字は○○○とした。
- ●参考文献や資料で年月日不明のものは，江戸期，明治期と表示した。
- ●用語はできるだけ歯科の専門用語を使用しないよう努めた。
- ●1872（明治5）年12月3日の改暦以前の日本の事項は原則として旧陰暦を使用した。
  但し第6章で引用する外国の新聞，住所録などの日付並びに他の章において外国記録については太陽暦を用いた。
- ●引用した古い文章中，現代になじめない部分は著者の責任でわかりやすくしたり，かな使いを現代風に変更した。
- ●挿入した「図」については引用のものと神奈川県歯科医師会「歯の博物館」所蔵の記載のないものは，著者大野，羽坂の所蔵のものである。
- ●各章導入部の説明には先人たちの出版物から図，写真などを引用した。

本書の外国（9章以下）の各章見出しの帯部分はライラック色を基調として用いた。アメリカ歯科教授協議会でデンタルカラーとして1896年に採択された色である。その来歴はアメリカのハーバード大学で，卒業式の時に用いるガウンや帽子の配色を学部により色分けをしたことに始まる。1894年に神学はスカーレット，法学はロイヤルパープル，薬学はオリーブ，医学はグリーン，歯科はライラックとしたことによる。

Part I

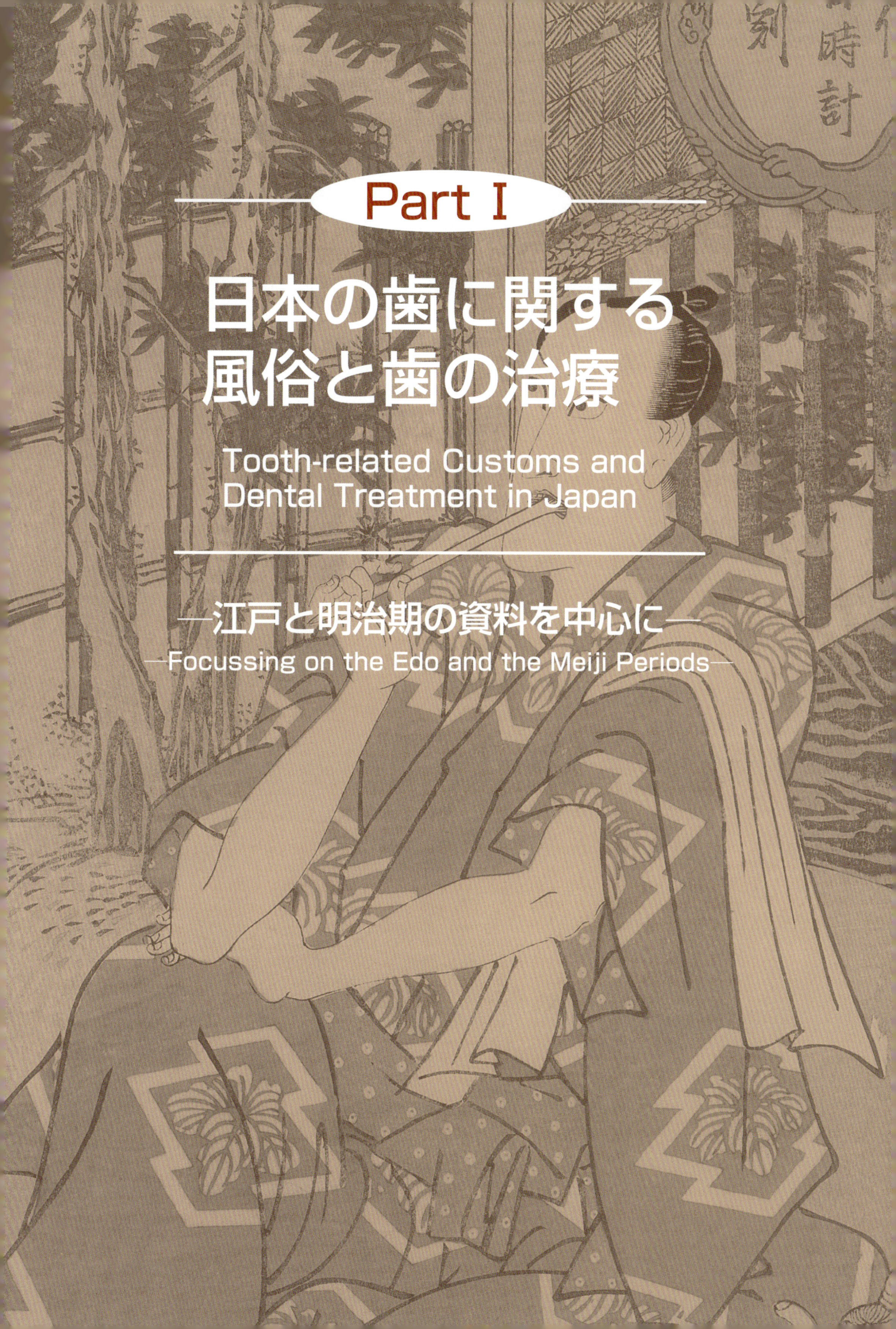

日本の歯に関する風俗と歯の治療

Tooth-related Customs and Dental Treatment in Japan

―江戸と明治期の資料を中心に―
―Focussing on the Edo and the Meiji Periods―

第1章

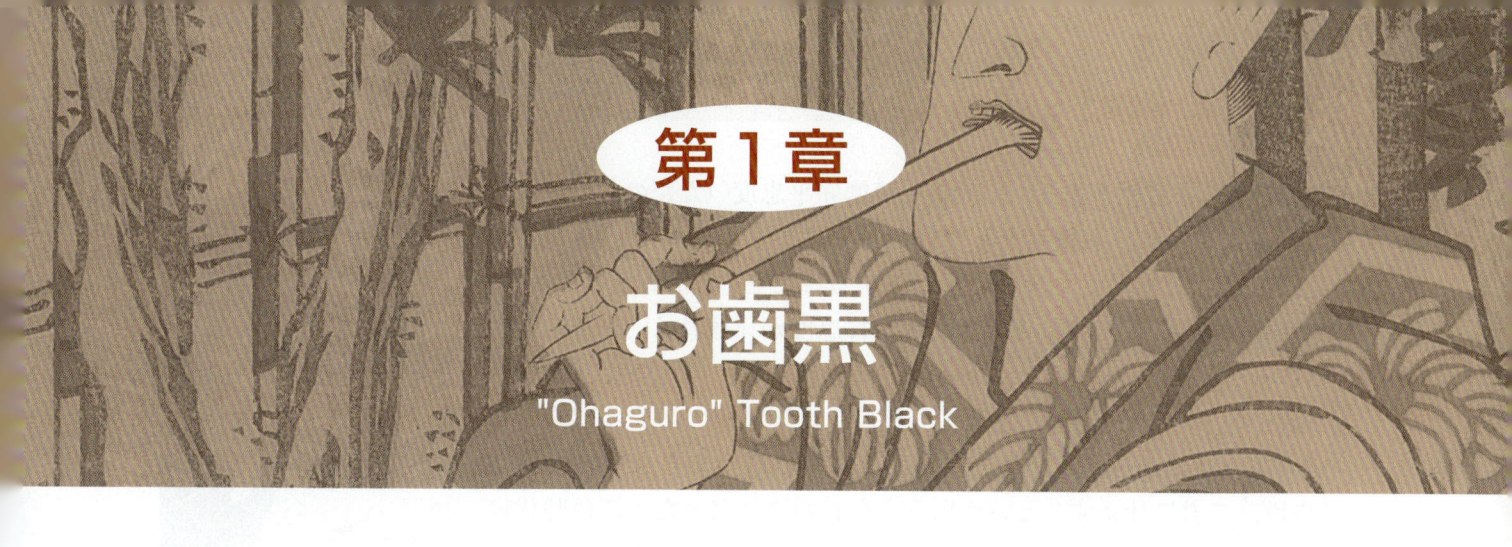

お歯黒
"Ohaguro" Tooth Black

日本の伝統的な風習　お歯黒

《お歯黒の起源》

『魏志倭人伝』に「有裸国黒歯國」，『山海経』には「黒歯國在其北」，「為人黒」とあるように，歯を黒く染める日本の文化には歴史がある（図1-1）。その起源は，台湾や東南アジアなどでヤシ科の檳榔（ビンロウ）の実を割って石灰を混ぜ，コショウ科のキンマの葉で包み噛む風習からと言われている（図1-2）。檳榔の実を噛む常習者は，唾液が真っ赤に染まり歯が黒く染まる。日本では檳榔樹がないため，長い間に独自の材料で歯を黒く染める風習ができたのではないか。お歯黒の風俗は，日本人の祖先の一部が南方から渡来したなごりでもあると言えよう（図1-3）。

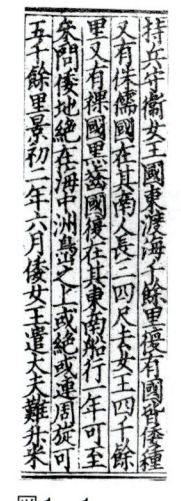

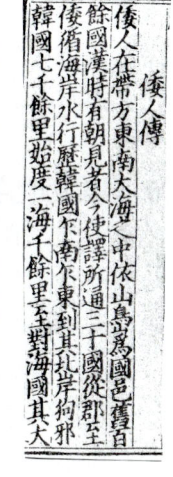

図1-1
『倭人伝を徹底して読む』
朝日文庫より引用
『魏志倭人伝』には有裸国黒歯国とある

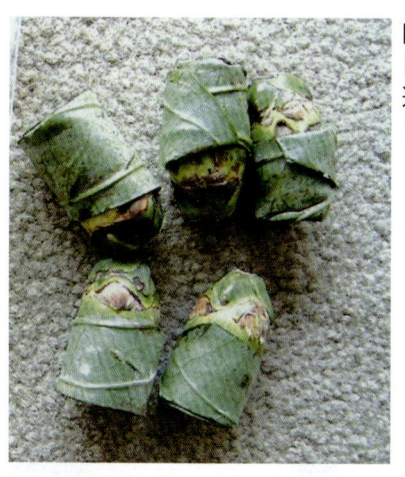

図1-2
「台湾のビンロウ」
近年，運転中の眠気ざましのため復活している

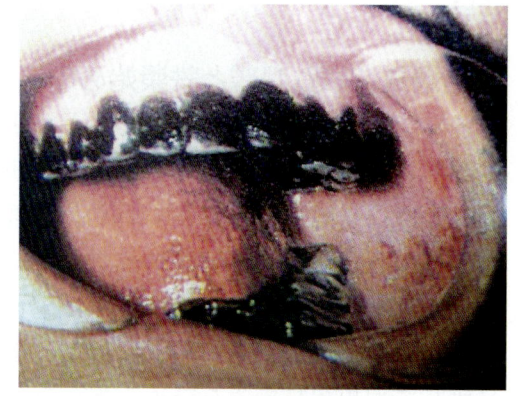

図1-3　「ビンロウの常習で黒くなった歯」

《日本のお歯黒の風習》

『紫式部日記』や『源氏物語』には，お歯黒のことを「はぐろめ」，「はぐろみ」などと書いてあり，「鉄漿（かね）」という呼び方もあった。平安時代中期に書かれた『堤中納言物語』には，眉を抜かず，お歯黒もつけない化粧嫌いの姫が登場し，毛虫を飼って可愛がったという話が出てくる。平安時代の上流階級の女性は，お歯黒で歯を黒く染めていた。やがて，多くの公家が，顔を柔和に見せるために歯を黒く染め，武将も公家を倣ってお歯黒を塗った。

『源平盛衰記』に書かれている一の谷の合戦で，平家の武将が歯を黒く染めていたために素性

第1章 お歯黒

が判ってしまう話がある。平敦盛や薩摩守平忠度（ただのり）が源氏の武士に追われ，お歯黒をしていたために平家の武将であることを見破られた。電車でキセルをしたりすることを，「薩摩守ただ乗り」と呼んだのは，追ってくる源氏の武士に忠度が「拙者は，東軍の者でござる」と嘘をついたことに由来している。

武士の子どもは，9歳，13歳の元服時，上流階級の女子は13歳，17歳の成女式に歯を黒く染めた。黒は，他の色に染まらないことから「忠臣，二君に仕えず」という忠義心を表わす証だった。江戸時代になると，お歯黒の風習は庶民に普及し，「貞女，二夫にまみえず」というように女性の貞節の証となり，女性は結婚すると歯を黒く染めるようになった（図1－4）。"お歯黒女性に歯医者はいらぬ"という言い伝えがあるように，お歯黒には虫歯の予防効果があった。

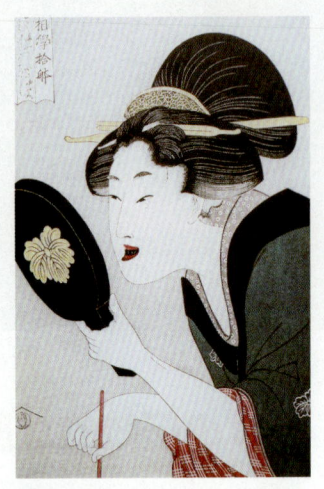

図1－4
「婦人相学拾体」
歌磨画

《お歯黒の化学》

鉄漿水は，粥と麹，濃い茶などを入れたお歯黒壺に，錆びた古釘や火で焼いた鉄屑，甘味を添える飴や砂糖を入れ，2～3ヵ月発酵させ，使えるようになった。お歯黒壺は，臭いがするため日陰の台所，縁の下などに置き，他のお歯黒道具一式は，鏡台の中や戸棚などに置いた。寒い時には，お歯黒壺を竃やいろりの脇に置き温めて発酵させた。鉄漿のつきが悪い時には，お歯黒壺に酢や酒を加えて"鉄漿が戻る"と言った。

お歯黒が黒く染まるのは，鉄漿水（酢酸第一鉄の溶液）とふし粉（タンニン）を房楊枝や羽根楊枝で交互に歯の表面につけると，歯の表面にタンニン酸第二鉄の黒い被膜ができるからである。

歯を黒く染めた後，光沢が出るように，また臭いを消すために，キセルできざみ煙草を吸ったり，化粧紅を歯の表面に塗った。既婚女性は，お歯黒が剥げないように，酸を含んだほうれん草は食べないようにという言い伝えがあった。

《結婚式には鉄漿親と鉄漿始めの儀式》

室町時代には，8～9歳で初めてお歯黒をつける鉄漿つけの儀式があったが，江戸時代になると，十三鉄漿つけ，十七鉄漿つけというように年齢は遅くなっていく。結婚する時，媒酌人の他に親類縁者の叔母や知己の年輩の女性などに鉄漿親になってもらい，鉄漿親は，お歯黒のつけ方や鉄漿水の作り方などを新婦に教えた。鉄漿親は，お歯黒道具一式や反物などを贈った。そして，新婦と対座して羽根楊枝で歯を染めるまねをし，新婦に筆を渡し，その筆で新婦は歯を染めた。新婦用の鉄漿水は，近隣で健康で夫婦仲が良い7軒の家から少しずつ集めたので，"ななどころかね"（七所鉄漿）と呼ばれた。

7カ所から集めてブレンドした鉄漿水は，お歯黒が良い色に艶が出るなどの効果があった。しかし，徐々に略式になり7軒でなく2～3軒で済ませたという。上流社会では，鉄漿つけの儀式の後，祝宴を開いて酒，肴，黒豆の入った強飯などでもてなし，下流社会では茶と香物で済ませた。初染めの時，唇などが鉄漿まけをすることが

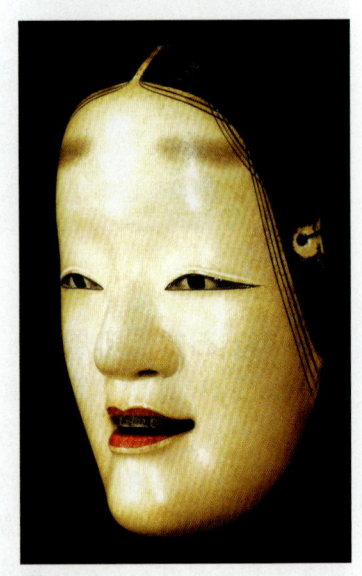

図1－5
「能面のお歯黒」

2

あり，番茶で口の中を洗ったり紅を塗った。新郎新婦にとって鉄漿親は，自分の親同様であり，相談ごとや葬式の時でも親同然の扱いであった（図1－53）。

《懐中お歯黒（インスタントのお歯黒）》

　江戸中期には，女性が旅などで遠出をする時，お歯黒道具を持ち運びできないため，水で湿めした房楊枝や羽根楊枝に粉末をつければ簡単に歯を黒く染めることができる「懐中お歯黒」（道中お歯黒ともいう）があった。

　長崎のオランダ商館の医師ケンペル著の『江戸参府旅行日記』1691（元禄4）年には，東海道から伊勢に向って旅をしている庶民が大勢いたことが書いてある。江戸時代中後期に，伊勢音頭に歌われているように，庶民は「伊勢に行きたい，伊勢路がみたい，せめて一生に一度でも」と農閑期の農民をはじめ，伊勢参り，大山参り，富士講，温泉湯治など想像以上に旅をしている。既婚女性が移動するようになると，簡単に塗れる携帯用の「懐中お歯黒」というインスタントのお歯黒が必需品となる。江戸から伊勢まで片道15日，京都や大阪を観光すると50日ぐらいを費やしたが，「懐中お歯黒」は女性にとって便利なものであった。上流階級の女性は，常時「懐中お歯黒」を使っていたが，庶民は「懐中お歯黒」が高価なため旅行時やお歯黒のつきが悪い時に使ったという（図1－6）。

　明治期には，"かめぶし"，"ぬれがらす"などの商品名で"べんりお歯黒"，"はやがね"などが販売されていた。

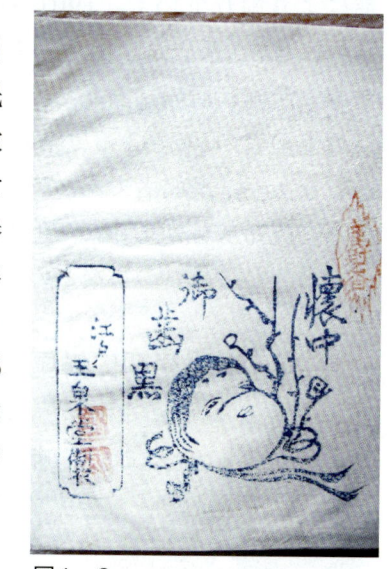

図1－6
「江戸時代の懐中お歯黒袋」
江戸玉泉堂製　10×7.5cm

《かね下と歯への害》

　お歯黒が剥げているのはみっともないため，2～3日に1回塗っていた。上手下手があったようで，慣れている中年の女性は，お歯黒が剥げないように気をつけており，1週間に1回ぐらいで済ませた。幕末から明治期にかけて，お歯黒が剥げにくいように歯の表面を酸で処理する"かね下"という薬が出現し，"かねはげぬ薬"などと呼ばれた。お歯黒を塗る前にこの液をつけると，歯の表面は酸で粗造になり，月に4回ぐらいの歯染めで済んだ。商品名としては，"玉の露"，"梅露丸"，"瑠璃光散"，"歯うるし"などがあった。既婚女性は，塗る手間を省くためお歯黒が剥げないようにかね下を使用していたのである。1881（明治14）年に発刊された『保歯新論』で，歯科医の高山紀斎は，「かね下と呼ぶものは，酒石酸，硫磺酸の如き強酸なり。是又歯牙に塗布すれば，直に琺瑯質を腐蝕して鉄漿を付着し易からしむ」とあり，かね下の酸が歯に害があると主張した。

《明治初期にお歯黒の禁止》

　1868（慶応4）年2月8日，のちの明治天皇は，童服を脱ぎ，冠をつけお歯黒をつけて元服した。3月23日（旧暦2月30日），天皇に接見したフランス公使ロッシュは，皇帝は，「14から15歳の若者であった。眉毛が剃られ，その代わりに額の真ん中に筆でなぞり画きされて，これが彼の顔を長めに見えさせていた。歯は既婚女性のように黒い漆で染められていた」と記録している。

　1868（慶応4）年1月6日の太政官令で「公卿のお歯黒，眉剃り禁止」が布告された。しかし，長年続いていたお歯黒の習慣はなかなか改まらないため，1870（明治3）年2月5日に「華族を対象にしたお歯黒と眉剃り禁止」の太政官令が出された。幕末や明治初期に来日した外国人か

第1章　お歯黒

ら，お歯黒染めはグロテスクで女性差別であると言われ，明治政府は外国との交流のため廃止する必要があった。1873（明治6）年3月2日には，皇后と皇太后は，自らがお歯黒とかき眉を止められる宣言をおこない，上流階級はこれを契機にお歯黒をやめていく（図1-7）。

　古くから伝統のあったお歯黒は，明治政府による文明開化推進により廃れていく。1901（明治34）年刊の『東京人類学会誌』には，「蓄眉，白歯のものは，上流社会の婦女僅かにあるのみ，涅歯剃眉の婦女多し。今日までは涅歯の方盛なり」，「40歳以上の者の1/2～1/3は染め居れど，若き婦人には1人も染むる者なし」，「既婚者であって白歯の者は，至極少数であり」とある。既婚女性がお歯黒をしなくなったのは，西洋化，わずらわしいこと，歯への害などの理由であった。

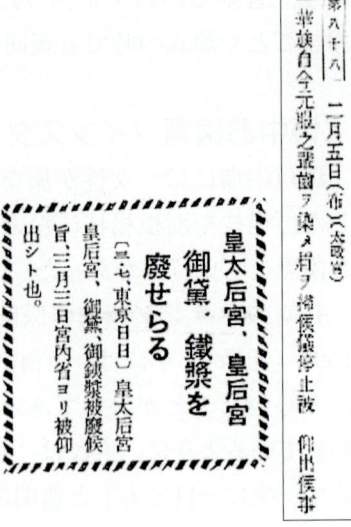

図1-7

《幕末・明治初期に外国人が見たお歯黒》

　信長，秀吉時代にルイス・フロイスは，『日本覚書』1584（天正12）年の中で「ヨーロッパ女性は，技巧と調合物とで歯を白くするように努める。日本の女性は，鉄と酢とで口と歯を黒くするように努める」と比較している。アンベール著，高橋邦太郎訳『幕末日本図絵』1980（昭和55）年には，「日本の女性は，唇を紅く塗り，歯を黒く染めて一層艶に見せようとする。離縁された女性は，歯を元の通り白くし，娘時代のように眉毛も伸ばすのである」とある（図1-8）。コバルビアス著，大垣貴志郎他訳『日本旅行記』1876（明治9）年刊には，「歯を美顔料で黒光りするほど塗りつぶした様は何とも気味が悪かった。黒玉を入れた口元を見て，嫌悪を最初に覚えたのが夫自身ではなかったというのは，驚くべきことである」とある。西洋人は，お歯黒について，"グロテスク"，"醜悪"，"薄気味悪い"，"女性差別"であると書いている。西洋人は，異文化としてのお歯黒を理解できなかっただけでなく，黒色は悪魔，不純，暗さ，死，魔女の黒マントなど良くないイメージがあったため，お歯黒に対して嫌悪感を抱いたと考えられる。

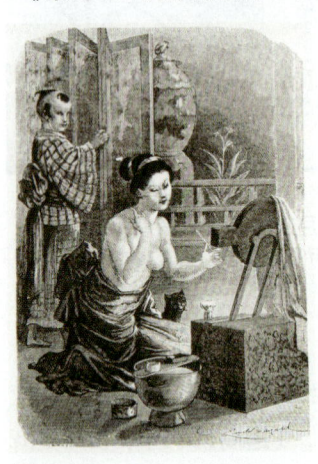

図1-8
『幕末日本図絵』より引用
アンベール著
1980（昭和55）年
日本女性のお歯黒染を描いている。

《歌舞伎の女形や舞妓のお歯黒》

　現代人の感覚では，黒く染まった歯は醜悪に映るが，歌舞伎や時代劇の映画では時代考証として必要になる。多くの人は，舞台の役者のお歯黒に対して違和感は持っていないし，お歯黒をしていることにも気がつかないようだ（図1-9）。現代の歌舞伎役者が使っている舞台用のお歯黒は，油煙，松ヤニ，蝋，水飴，水油などで作ったもので，50℃ぐらいに温めて歯の表面に塗り布で拭くと取れる。今でも，京都の舞妓が成長して一人前の芸妓になる時，"襟替えの儀式"（古くは，水揚げの儀式と呼ばれていた）で歯黒染めが行われている。襟替えの儀式では，お歯黒をつけ赤い襟をつけて，お座敷で舞うことが花街の伝統として残っている。この時のお歯黒は，舞台用のお歯黒を使ったり（図1-10），半月状に切った黒い紙を濡らして歯に貼りつけるという。江戸，明治時代には，"初鉄漿の祝い"，"歯染めの祝い"と呼ばれ，芸妓として初

めてお目見えする時，姉さん芸者に付き添われて，出入りの茶屋や置き屋さんに，妓楼の遊女は贔屓へのお披露目に「歯染め祝い」の刷り物を配った（図1-115）。

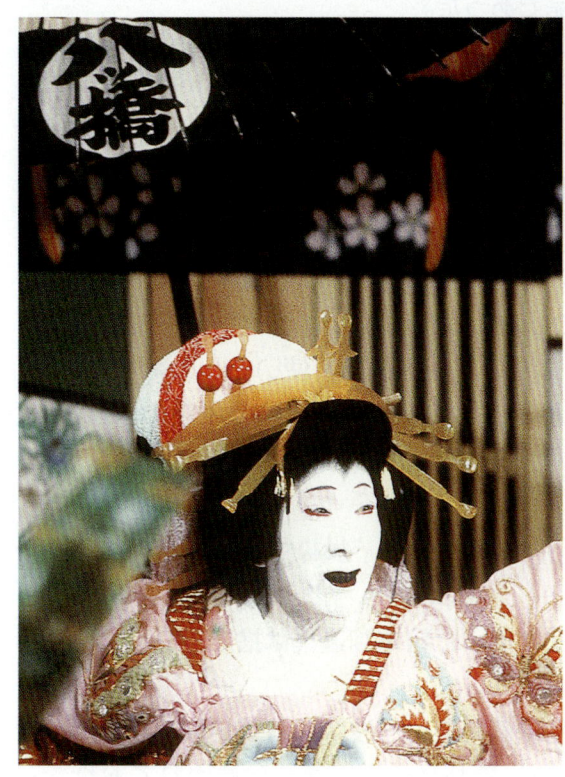

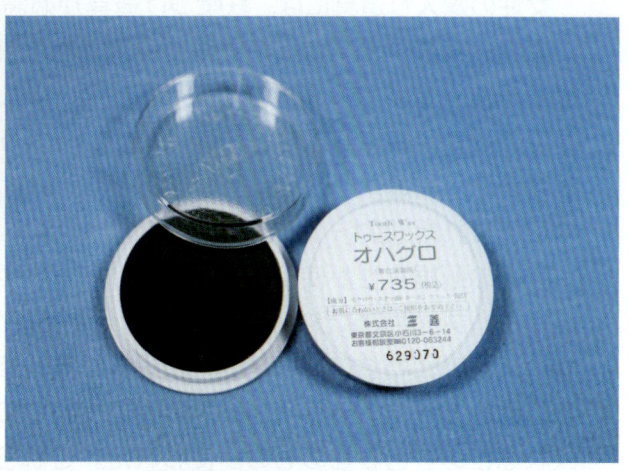

図1-10 「芝居用の現代のお歯黒」
歌舞伎では，女形が歯を黒くする時に使用する

図1-9
「六世中村歌衛門　籠釣瓶花街酔醒　八ツ橋」
写真・渡辺文雄

《お歯黒は美か醜悪か》

　1901（明治34）年の『東京人類学会誌』の全国の調査によると，新婦の初かねは"可愛い"，"似合う"，"口元がきれい"などと受け取られていたことがわかる。これに対して白歯は，"いやらしい"，"すかん顔"，"こわい"など恐ろしい顔と映ったようだ。年輩の人は，長年の日本風俗として見慣れているため，お歯黒に対して違和感はなかったようである。お歯黒は，現代人の感覚でみるのではなく，その時代に合った価値観で見なければならない。化粧の基本は，赤，白，黒の3色からなっており，口紅，頬紅，爪紅の紅化粧，白粉の白化粧，黒髪，眉墨，お歯黒などの黒化粧である。お歯黒や黒髪，眉などの黒色は，白粉を塗った顔の白さを引立てる効果がある。黒色は，静かさ，おとなしさ，粋な色というように情緒を生み出す色であり，江戸，明治の人にとってお歯黒は決して醜悪には映らなかったのである（図1-11）。

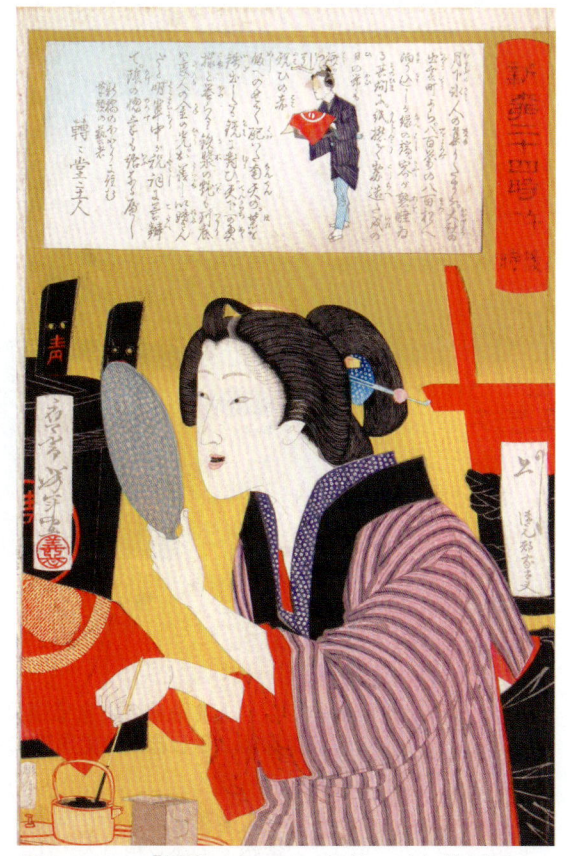

図1-11 「新柳二十四時　午後一時」芳年画
明治期　35×24cm

5

第1章　お歯黒

お歯黒道具

　女性の嫁入り道具には，鉄漿つけ道具が必需品であった。

　大名の奥方や上流階級の女性が使用した化粧道具箱や耳だらいには，贅をつくした模様や家紋が金蒔絵の漆塗りで入っている。そして，渡し金，かね椀も特注の極上品で，厚手の銀や真鍮に鳳凰などの縁起の良い模様が彫刻されている。羽根楊枝とも呼ばれた鉄漿筆は，夫婦仲の良い鳥として知られているおしどりや，きじ，鶴，うぐいすなどの羽根が使われた（図1-12）。

　庶民の既婚女性が使用したものは，家紋もない黒塗りの長方形の粗末なお歯黒箱に，ふし箱，ブリキのような薄い金属でできた鉄漿つけ椀，鉄漿沸かしなどが入っていた。うがい茶碗の代わりにそば猪口，羽根（鉄漿）筆は雀の羽根を使い，使い古しの筆を用いることもあった。そして，お歯黒壺の代わりに使い古しの急須，蓋のある木筒のふし粉入れなどあり合わせのものが使われた。これらの粗末なお歯黒道具には，渡し金はなく木箱の蓋の上にそれらを置いたようだ。

　越前地方には，柄のついた匙状の独特なかね沸かしがあり，"かねつぎ"，"かねざら"などと呼ばれた。

　蒔絵のお歯黒道具は貴重品として残るが，庶民が使った粗末な道具は捨てられるため，残っているものは希少価値がある。

　お歯黒壺は，越前焼のお歯黒壺が有名だが，他に備前焼，丹波焼，瀬戸焼などがあり，形状も産地により違う。生け花を活ける人により，素朴なお歯黒壺は珍重されており，一輪挿しに使われて"うずくまる"と呼ばれている。

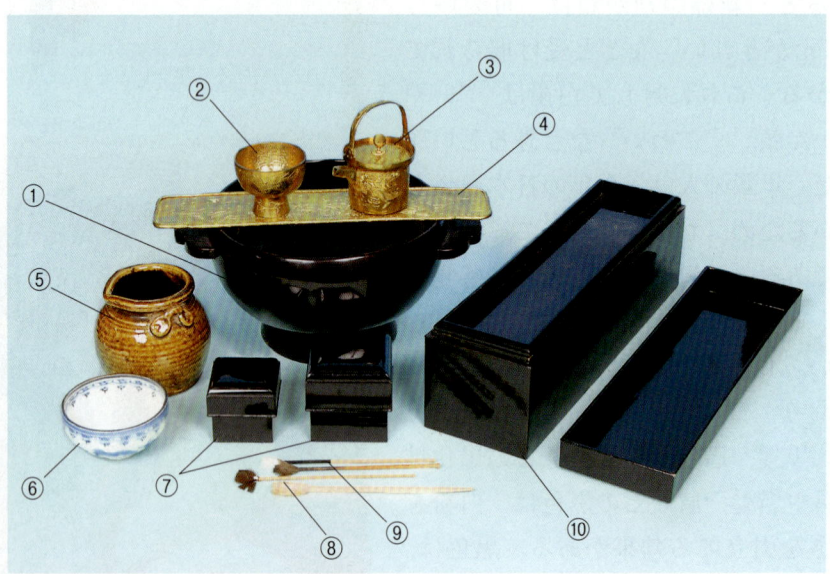

図1-12　「上流階級のお歯黒道具一式」
金属は真鍮製，ふし箱，お歯黒箱には蒔絵や家紋があり，立派なものである。
お歯黒道具一式
①耳だらい　②かね椀　③かね沸かし　④渡し金　⑤お歯黒壺
⑥うがい茶碗　⑦ふし箱（大・小）　⑧房楊枝　⑨羽根筆　⑩お歯黒箱

神奈川県歯科医師会「歯の博物館」所蔵

第1章　お歯黒

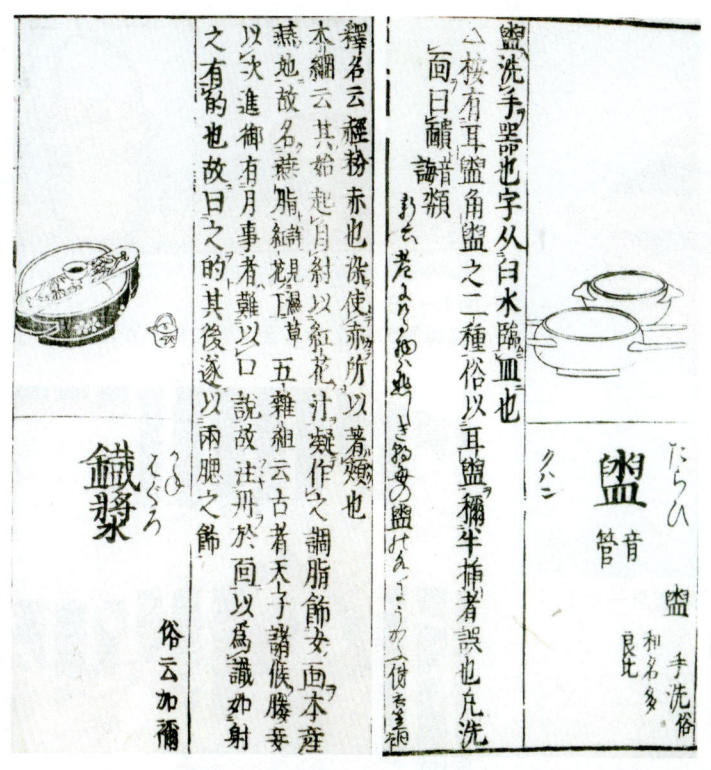

図1-13
「鉄漿と耳だらい，角だらい」
『和漢三才図絵』寺島良安著
1712（正徳2）年

①お歯黒箱
　18.5×11.5×9.5cm
②かね沸かし
　7.5×5.8×7.5cm
③かね椀
　5.4×4.6×3cm
④ふし粉入れ
　5×5×3.2cm

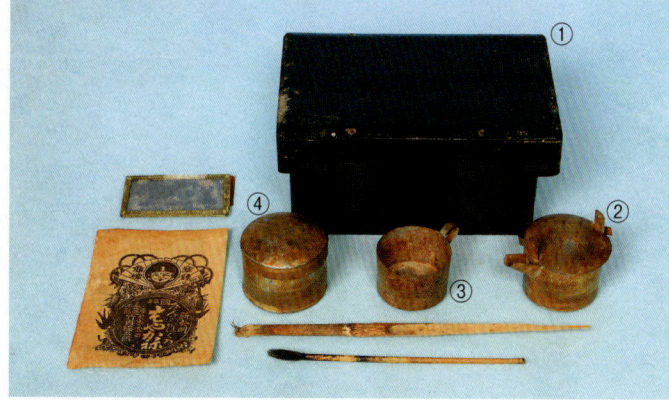

図1-14　「庶民のお歯黒道具一式」
粗末なもので，お歯黒箱に薄い銅製のかね椀，かね沸かし，ふし粉入れ，手鏡，房楊枝，羽根筆，懐中お歯黒

神奈川県歯科医師会「歯の博物館」所蔵

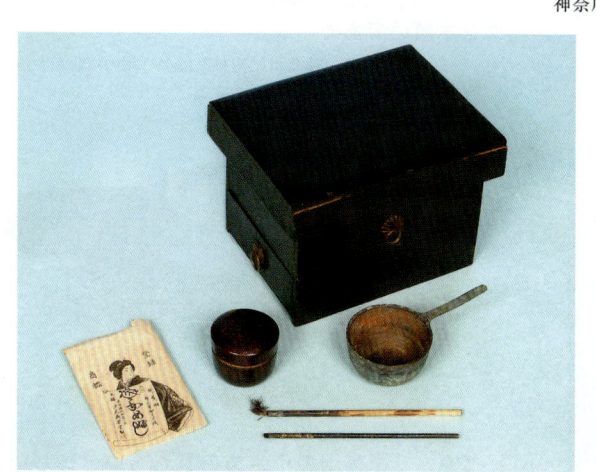

図1-15　「庶民のお歯黒道具一式」
かねつぎ，ふし粉入れ，懐中お歯黒，かね筆
使い古しの房楊枝でお歯黒を塗った

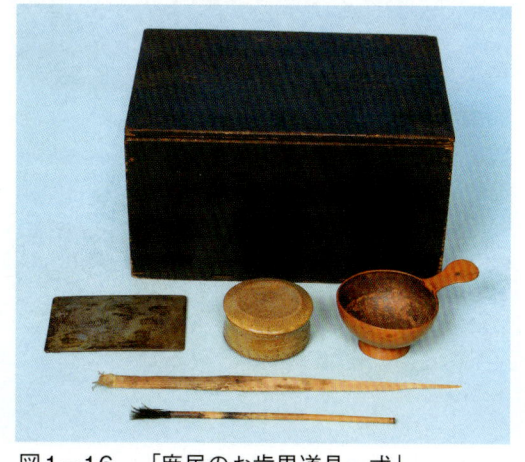

図1-16　「庶民のお歯黒道具一式」
柄のついたかねつぎ，ふし粉入れ，手鏡，房楊枝

7

第1章　お歯黒

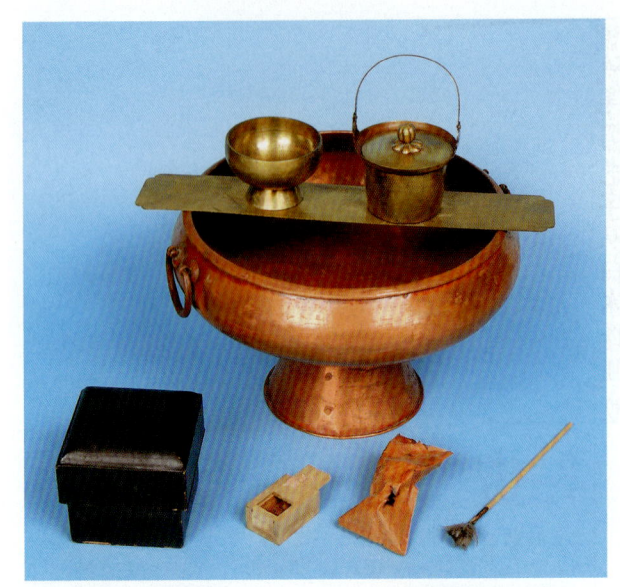

図1-17　「商家で使われていたお歯黒道具一式」
銅製のかなだらい

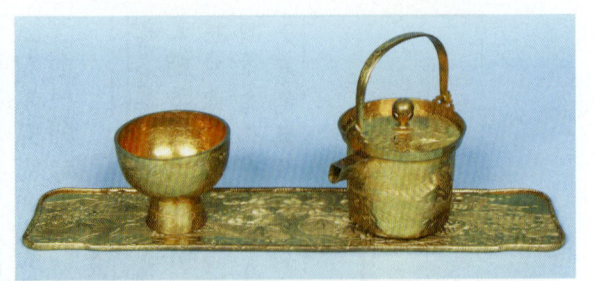

図1-18　「真鍮製の極上渡し金，かね椀，かね沸かし」

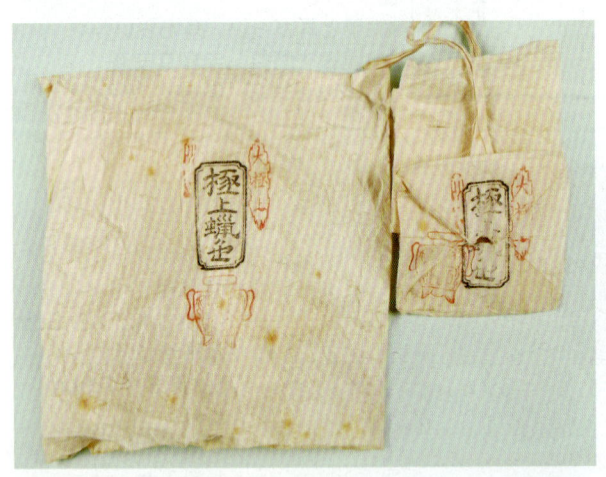

図1-19　「かね椀，かね沸かしを包んであった和紙」
極上蝋色とある

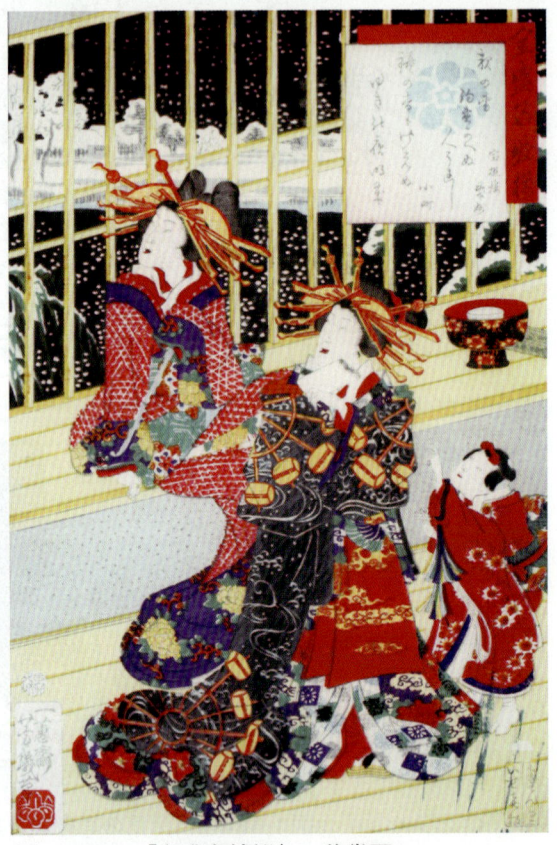

図1-20　「全盛名妓桜」　芳幾画
37×24cm　江戸期
棚の上には，うがい茶碗の入った耳だらいと渡し金が2本置いてある

神奈川県歯科医師会「歯の博物館」所蔵

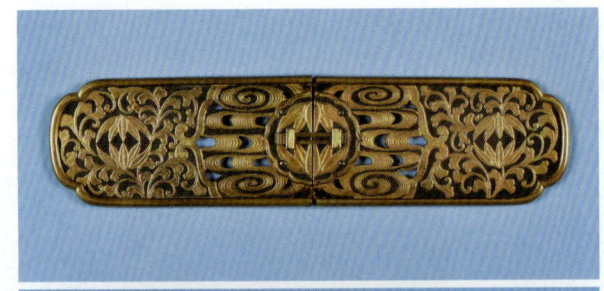

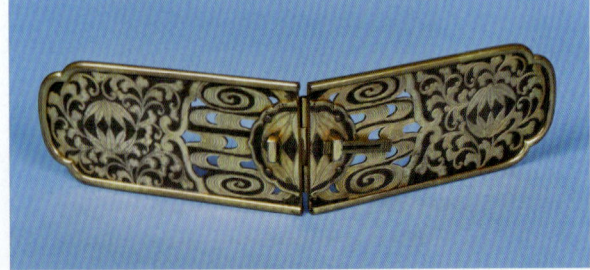

図1-21　「折たたみ式金属製渡し金」
しんちゅう製　金メッキ漆塗り
渡し金（折りたたみ時）：5×10.5cm

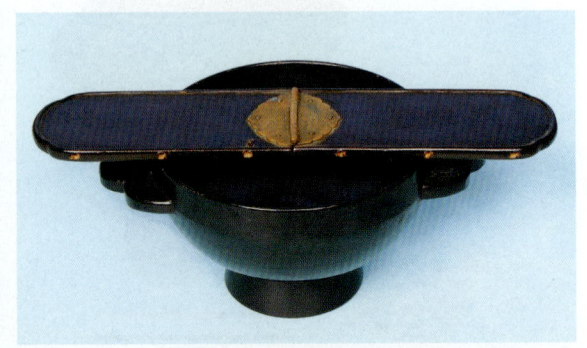

図1-22　「携帯用の小さめの耳だらいと珍しい折りたたみ式の木製渡し金」
渡し金（折りたたみ時）：6.1×13.3cm
耳だらい：9×19cm

第1章 お歯黒

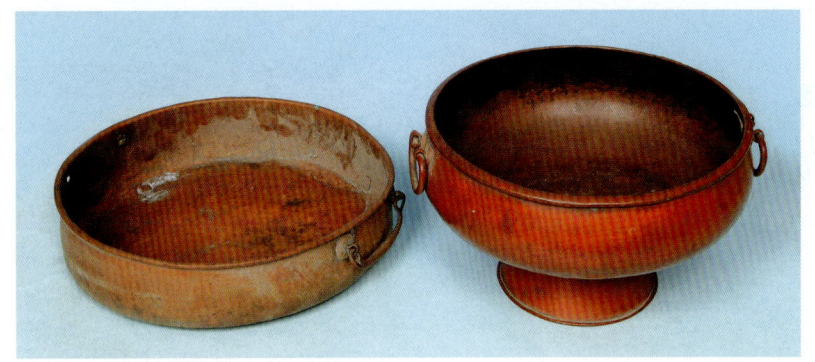

図1-23 「銅製のかなだらい」
左：30.5×27×7.5cm　右：27×24.5×14.5cm
明治・大正期に使われた

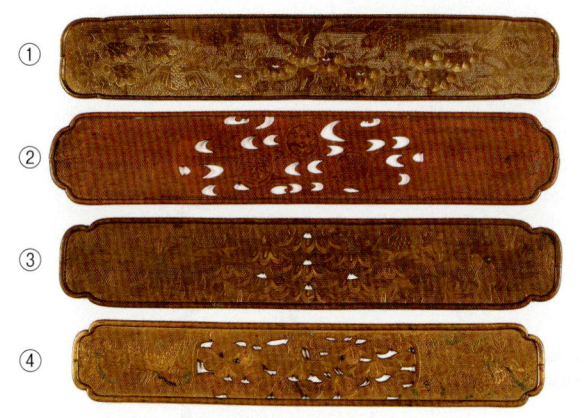

図1-24 「渡し金」
上より：①6.2×36.5cm　②6.6×37cm
　　　　③6.5×36.0cm　④5.7×33.5cm
立派なものは鳳凰などの模様が彫ってある

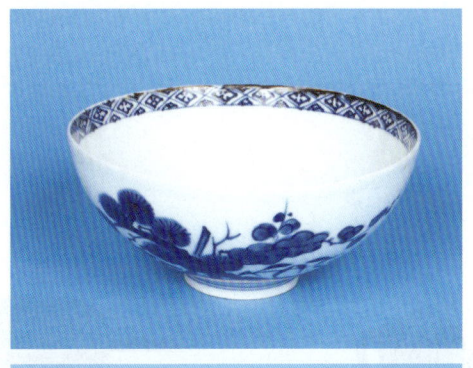

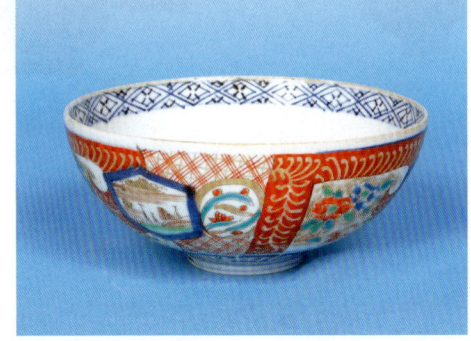

図1-25
上：「古伊万里染付うがい茶碗」
下：「古伊万里赤絵うがい茶碗」
上流階級は古伊万里の茶碗を使った

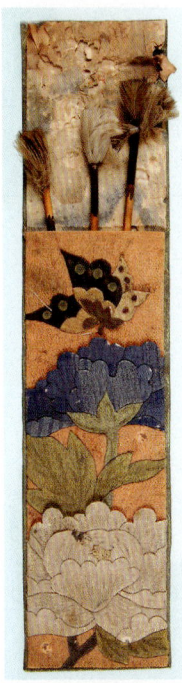

図1-26 「羽根楊枝（筆）」
26.5×6cm
上流階級は，おしどり，鶴などの羽根
庶民は，雀などの羽根を使った
神奈川県歯科医師会「歯の博物館」所蔵

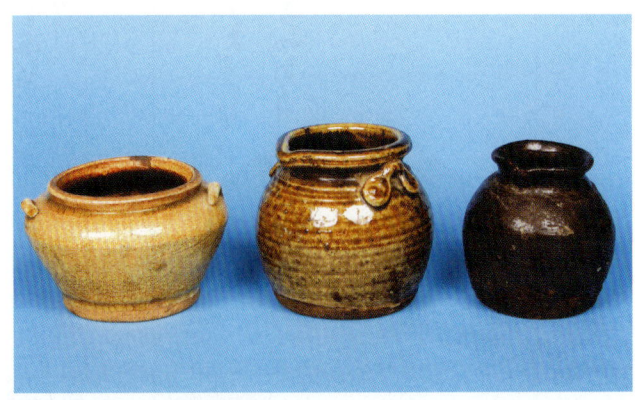

図1-27 「お歯黒壺」
備前，越前，丹波焼などがある。持ち運びができるよう耳がついており，針金で結わいた

第1章　お歯黒

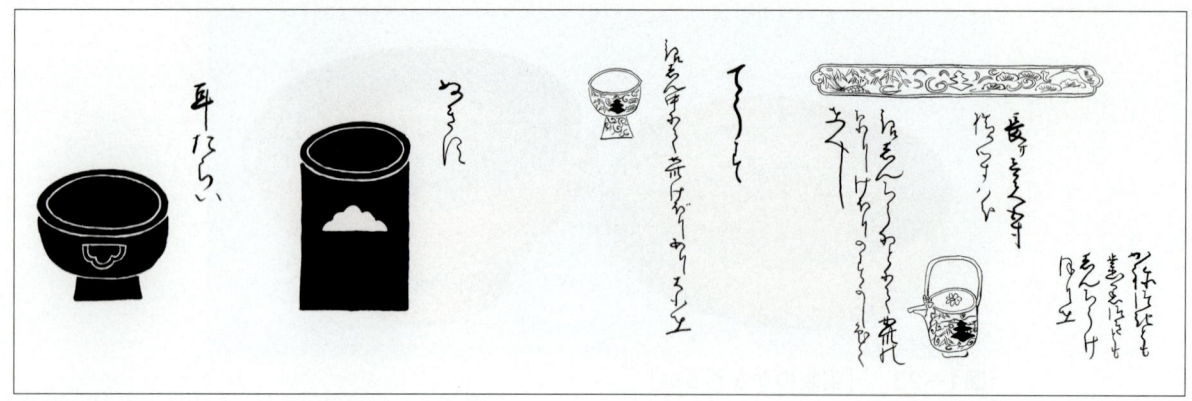

図1-28　『女手道具之図（写本）』　江戸期
左：耳だらい　中：ぬきす・かね椀　右：渡し金・かね沸かし

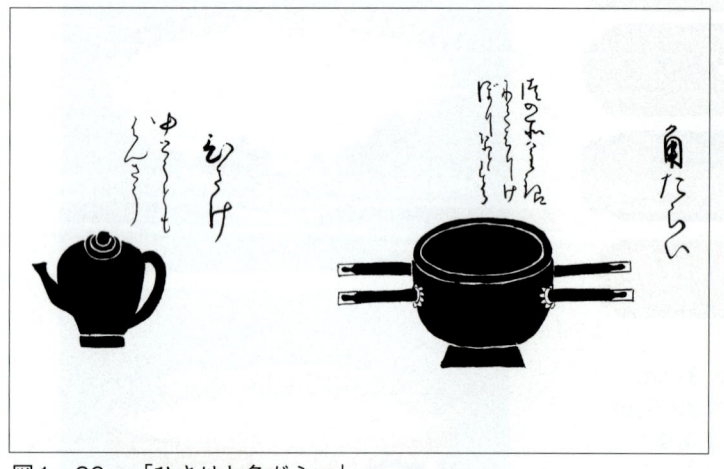

図1-29　「ひさけと角だらい」

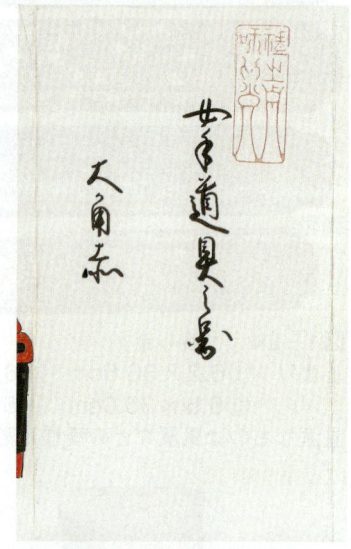

図1-30　『女手道具之図』
江戸期

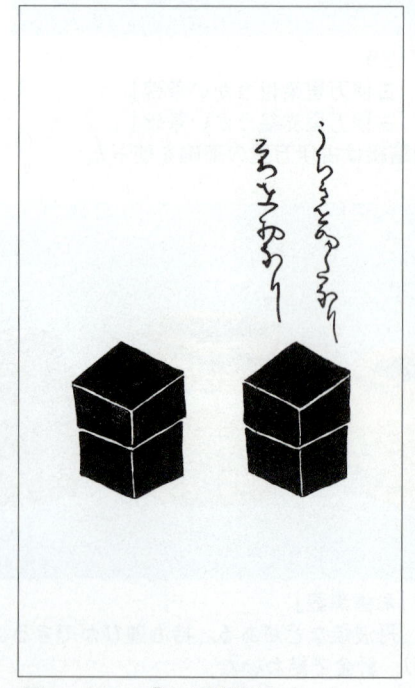

図1-31　「ふし粉箱」

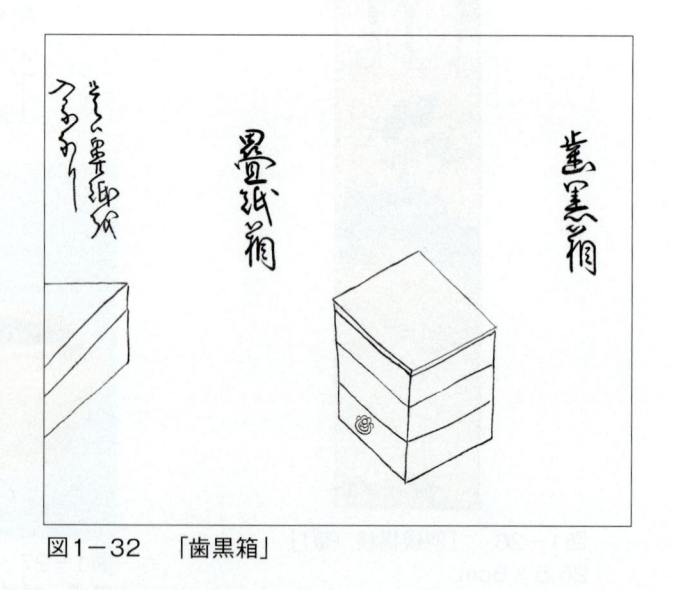

図1-32　「歯黒箱」

第1章 お歯黒

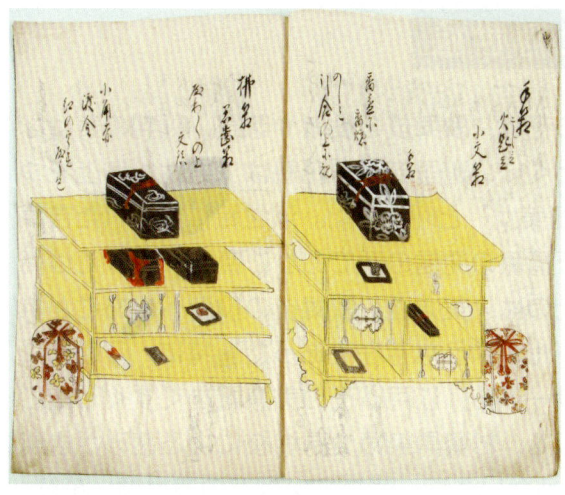

図1-33
『小笠原流婚礼大道具（写本）』 1830（天保元）年
厨子のお歯黒道具を置く位置

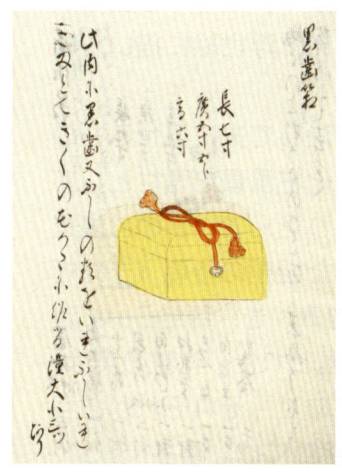

図1-34 「黒歯箱」
此内に黒歯又ふし粉の類を入れた

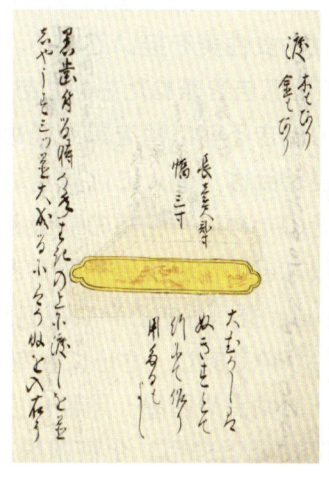

図1-35
「渡（し）木もあり金もあり」
大むかしはぬきすとて竹にて作り用いたるもよし黒歯付る時かねすきの上に渡しを置きしやうす三つ置，大なるにはかねを入れ右に置，中にふし，左に水を入れ置なり

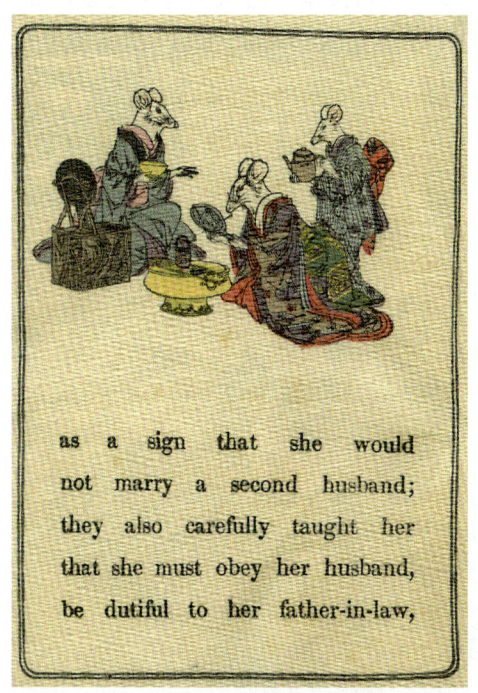

図1-36 「ねずみの鉄漿つけ風景」
『The Mouse's Wedding』ねずみの嫁入り
明治21年再版　ダビット・タムソン

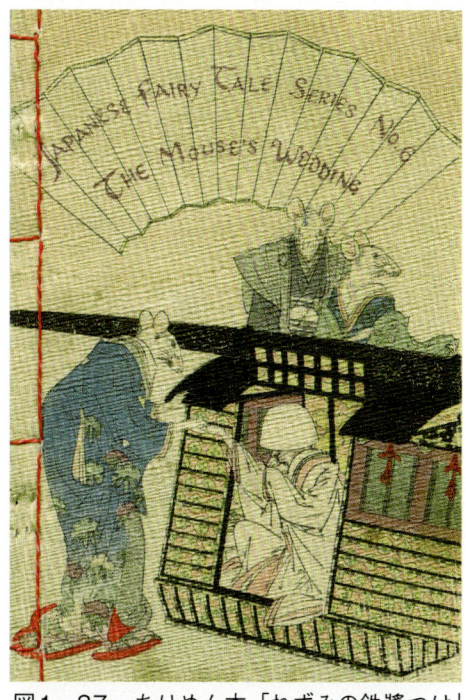

図1-37　ちりめん本「ねずみの鉄漿つけ」
鉄漿つけについて，The parents made their daughter Hatsuka blacken her teeth as a sign that she would not marry a second husband とある

11

第1章 お歯黒

お歯黒と浮世絵

　浮世絵師は，江戸の歓楽街であった吉原の花魁，歌舞伎の役者や芝居，評判の美女などを絶好の題材として取り上げて描いた。とくに，遊里吉原の花魁は，男性が身上をつぎ込んで財産を潰すこともあったため，"傾国美女"と呼ばれた。浮世絵に描かれた吉原の花魁は，衣装，髪型，生活用品などの流行情報の発信の源であり，庶民にとっては高嶺の花であった。江戸庶民が浮世絵に求めたのは，美人画，歌舞伎の役者へのあこがれであり，吉原の花魁は現代に例えるとアイドルのような存在であった。特に，浮世絵に描かれた化粧風景や衣装は，江戸の流行をリードし，江戸っ子の美意識をくすぐったことだろう。浮世絵には，花魁の化粧風景として，お歯黒染めや房楊枝による歯みがき風景などが写実的に描かれており，房楊枝箱，うがい茶碗，耳だらいなどの道具類，笹紅，眉化粧などは歴史的視点から見ても価値がある。浮世絵の化粧風景は，ほのかな艶めかしい色気を感じさせ，女性美を描いている。白粉の仙女香のように，浮世絵に描いてもらい，ちゃっかり宣伝広告を兼ねたものもある。

　本来，女性は夫の起きる前に歯を黒く染め，お歯黒を塗る姿を決して夫に見せるものではなかった。浮世絵師は，他人には見せない花魁のしどけない化粧風景を題材として選んだのである。そのために，花魁の馴染み客となり遊廓に泊まり込んで，朝のお歯黒染め，歯みがき風景などの化粧風景を題材として描いた。泊まった翌朝の後朝（きぬぎぬ）の別れのマナーは，禿（かむろ）や花魁が差出す房楊枝で歯をみがき，耳だらいに汲んだ水で洗面するのが粋であり，さらに水を催促するのは野暮と言われた。化粧の美は，白粉，口紅や頬紅，お歯黒や眉墨，黒髪の白赤黒の三色の調和であり，それぞれがお互いの色を引き立てているという。化粧風景を好んで描いた浮世絵師には，喜多川歌麿，歌川豊国，歌川国貞，歌川国芳，歌川国安，豊原国周，渓齋英泉，月岡芳年などがいる。江戸の人々は，一昔前に若い人が俳優や歌手のブロマイドを求めたように，美人画や化粧風景を描いた浮世絵を絵双紙屋で買い求めたのである。

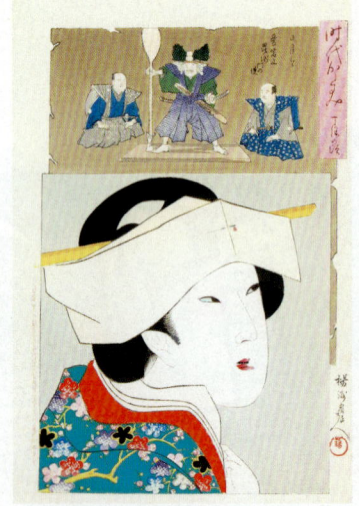

図1-38　「時代かがみ」
周延画　明治期　37×25cm
花嫁が角隠しをして歯を黒く染めている

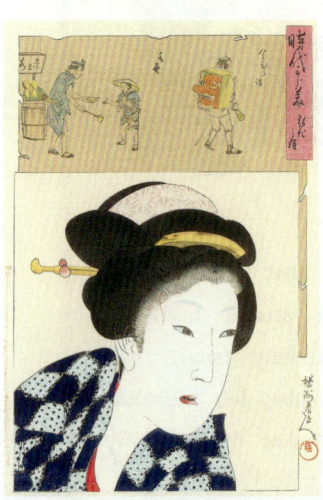

図1-39　「時代かがみ」
周延画　明治期　36.5×24.5cm
化粧の三原則は，赤・白・黒であり口紅の赤，お白粉の白，お歯黒・髪の黒の調和が映えている
上段には，弘化の頃の様子が描かれている

玉藻前
近衛院の官女なるか容貌美麗なること
玉を欺く因て　帝これを籠愛して
女御とし結ふ　于時　帝屡御悩あり　安倍の
泰成をして占はしむるにこれ妖怪の所為也とて
種々の御祈祷あり　元来玉藻は三国伝来の
妖狐金毛九尾白面の悪狐なるにより竟に
その姿を顕はし下野郡須野に飛去る
帝三浦上総の両介に命じてこれを
狩給ふといへり
　　　　　　　　松亭金水伝記

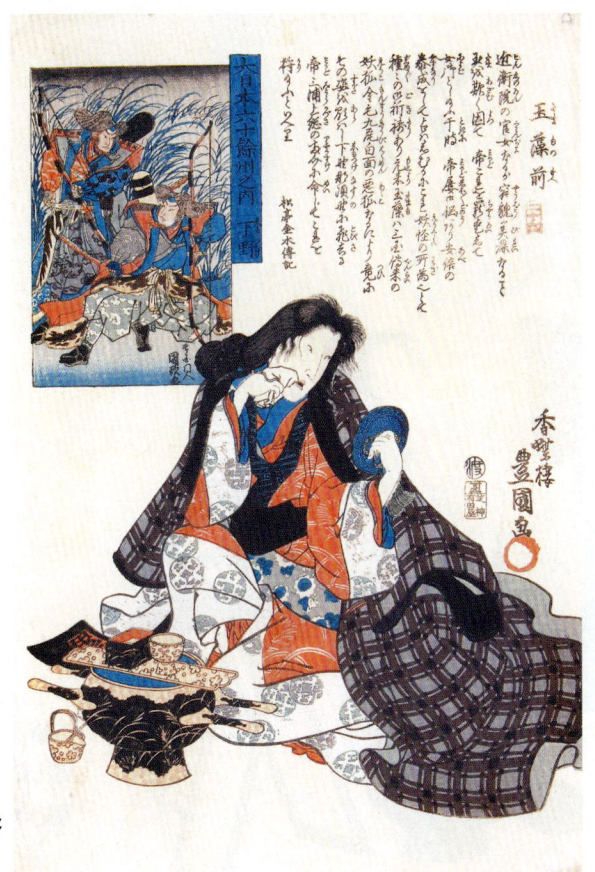

図1-40　「玉藻前」
豊国画　大日本六十餘州　下野
江戸期　37.5×25.5cm

暦中段つくし
さだんハ定と云意にて
物㕝取結ぶ㐂に
用ゆる日なり
然バ猿若町ハ
年見世に来る
定め嫁取聟取の
顔見世の座組を
定むる
婚儀を定むべし
霜月に見立しなるべし
両方で声色ならぬ鸚鵡石
めでたしという祝言の席

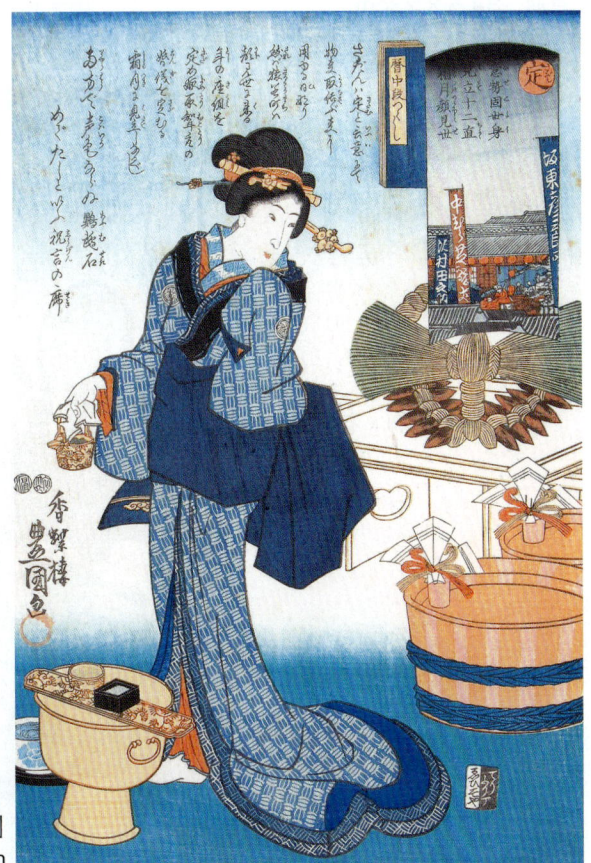

図1-41　「暦中段つくし　定」
豊国画　江戸期　35.5×25cm

第1章 お歯黒

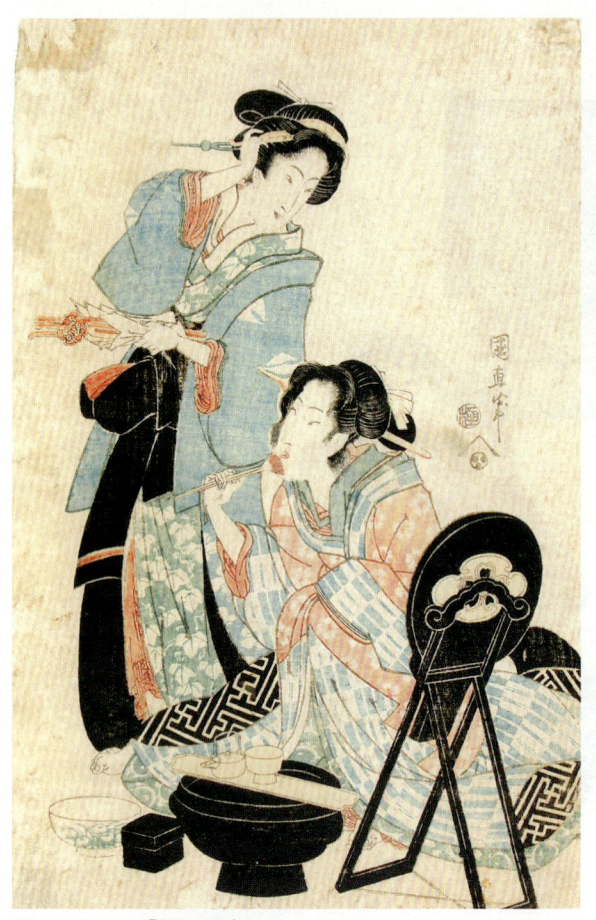

図1-42 「題不明」
国貞画　江戸期　34.5×23cm

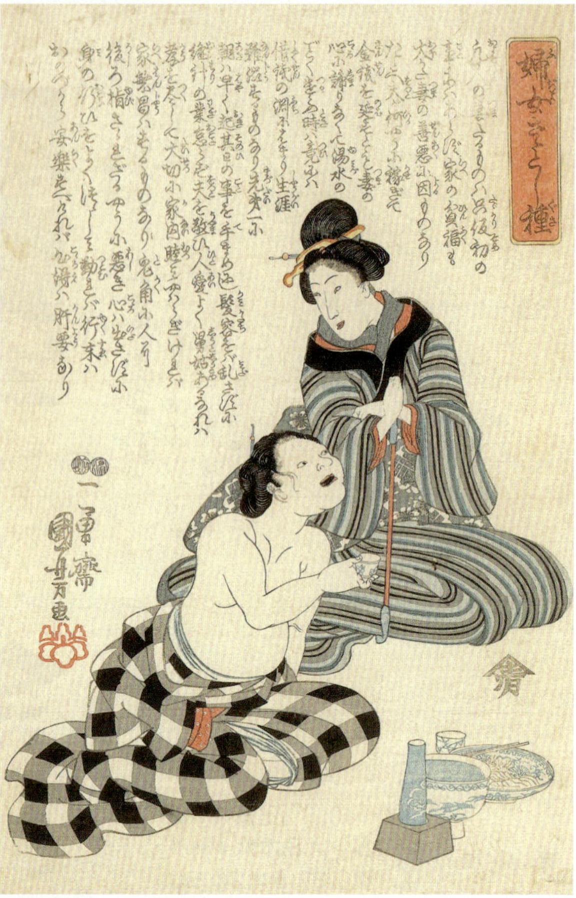

図1-43 「婦女さとし種」
国芳画　江戸期　34.5×23cm

歯は 譬諭をしへ早引
我朝神代の往昔より歯を染る夏を
なすゆゑに黒歯国ともまうすとかや
緑さだまつて鉄漿をつくるは
二度の夫にまみへじといふちかいの為
の業なりとなん

　　　　　　　　　柳下亭種員記

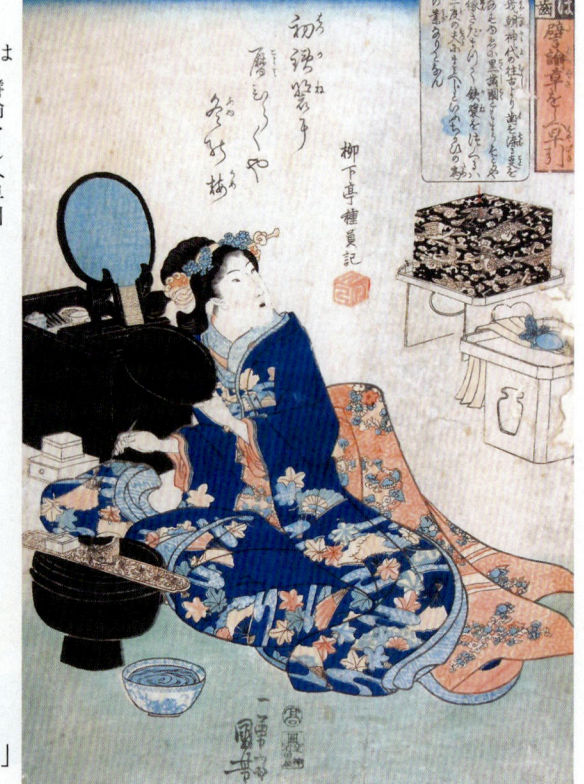

初鉄漿に
　暦ひらくや
　　冬の梅

図1-44 「さとえ草をしへ早引」
国芳画　江戸期　37×25cm

第1章　お歯黒

向ふのかねで
歯を染る
いゝむすめ

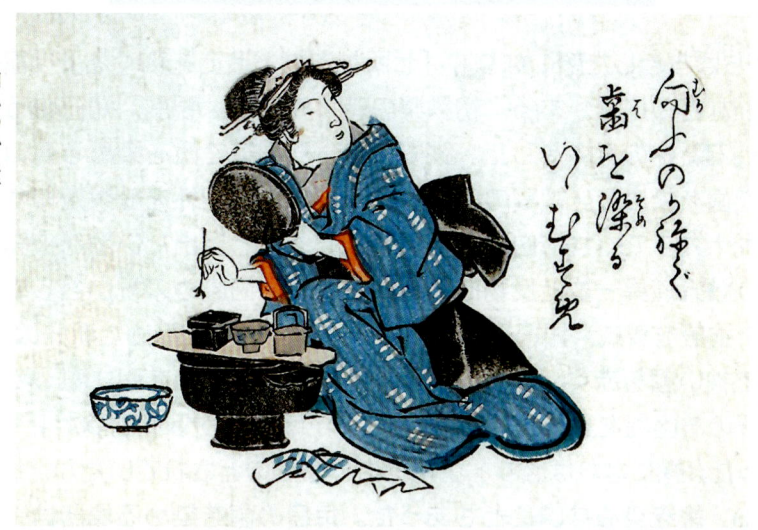

図1-45　『神事行燈』（しんじあんどん）
大石真虎他　1907（明治40）年

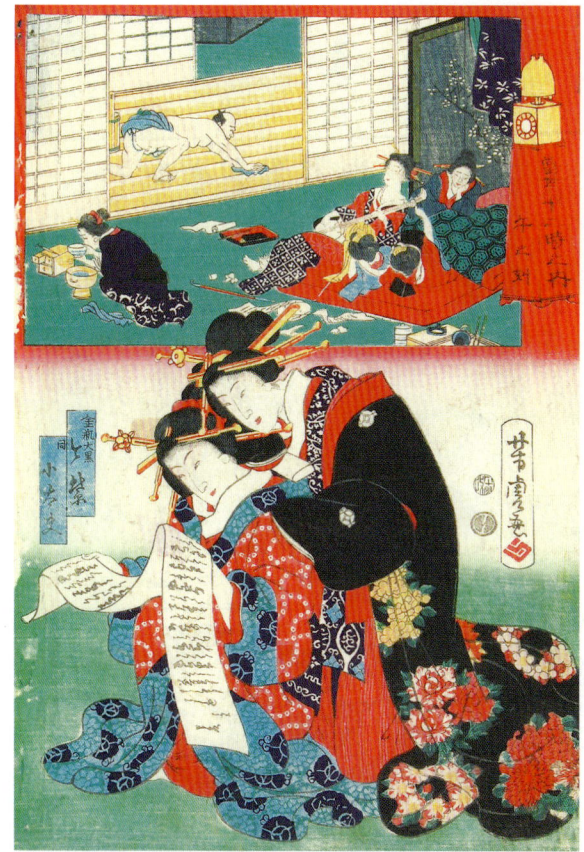

図1-46　「当世十二時午乃刻」
芳虎画　明治期　35.5×25cm
上段にお歯黒をつける風景，化粧道具箱の上に房楊枝を置き，うがい茶碗でかなだらいにうがいをしている

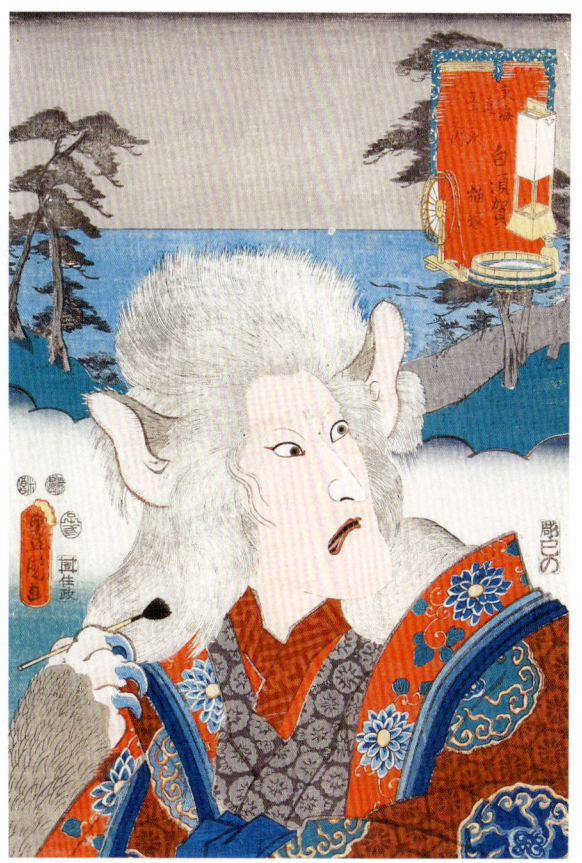

図1-47　「白須賀猫塚」
豊国画　江戸期　36×26cm
右手に鉄漿筆を持ち，お歯黒を塗る

第1章 お歯黒

鉄漿つけ始め（歯染め祝い）

「初鉄漿はぱちぱちとした顔になり」，「七所袖をおおうて礼にくる」，「富む家もかねの無心はなな所」などの川柳がある。初鉄漿の時，鉄漿親は親戚，知己のうち，夫婦揃った婦人が立会って新婦の世話をした。鉄漿親が，羽根筆で歯を染める真似をして新婦に渡し，その筆で歯を染めた。祝宴の座敷では，鉄漿親が祝杯を鉄漿娘にさし「おまえ百まで，わしゃ九十九まで，共に白髪の生えるまで…」と目出たい歌を披露した。鉄漿親は，上座に座り鉄漿道具一式と反物を新婦に贈った。歯染めの祝いとしては，酒肴を出し黒豆を混ぜた強飯を親戚，知己に贈った。初めて歯を黒く染めた新婦は恥ずかしがり，口を着物の袖で被い顔を赤くし人前を避けたので，無理に袖を引き離して大笑いとなったという。新婦のお歯黒を見て，「よく似合う」，「顔がやさしくなった」，「愛らしい」などと褒めて祝った。嫁になれば必ずお歯黒をつけるものとされていたが，懐胎後5ケ月まで眉を剃らない，歯を染めないこともあった。毎日の歯を染める場所は，台所や火鉢の傍，竈の周囲で一定の決まった場所はなかったが，男子は鉄漿の臭いを嫌ったため，夫が起きてこない時間や男性のいない所で歯を染めた。

おはぐろはじめ事
一筆とり親あるべし　子の親の方より
肴，小袖，又は金銀をくる也　人によるべし　筆とり親のかたよりは油とり
菊ざら　わたしがね　筆一つい
おしろい箱　くろもじの楊枝一つつみ　うちあせび　これらの道具つかはす也　包かた折形口伝あり
一おはぐろ始の吉日
きのえね　きのととり　かのへいぬ　かのとみ　ひのえむま　ひのとうつちのとい　みづのへむま　みづのとう　むかしよりさだめ此通りなりといへども，其人の年生日により

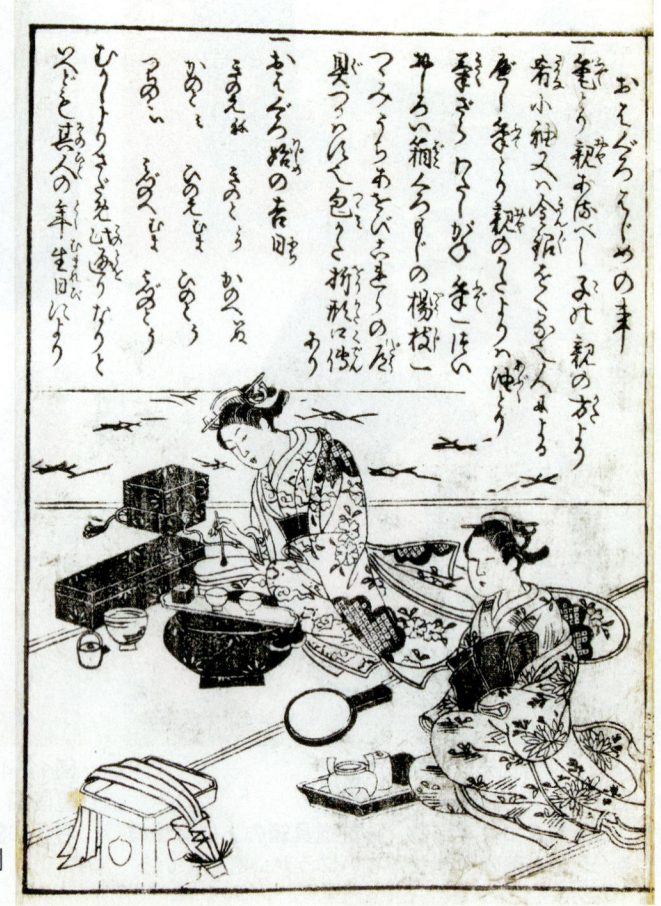

図1-48　「おはぐろはじめの事」
『女芸文三才図絵』　江戸期

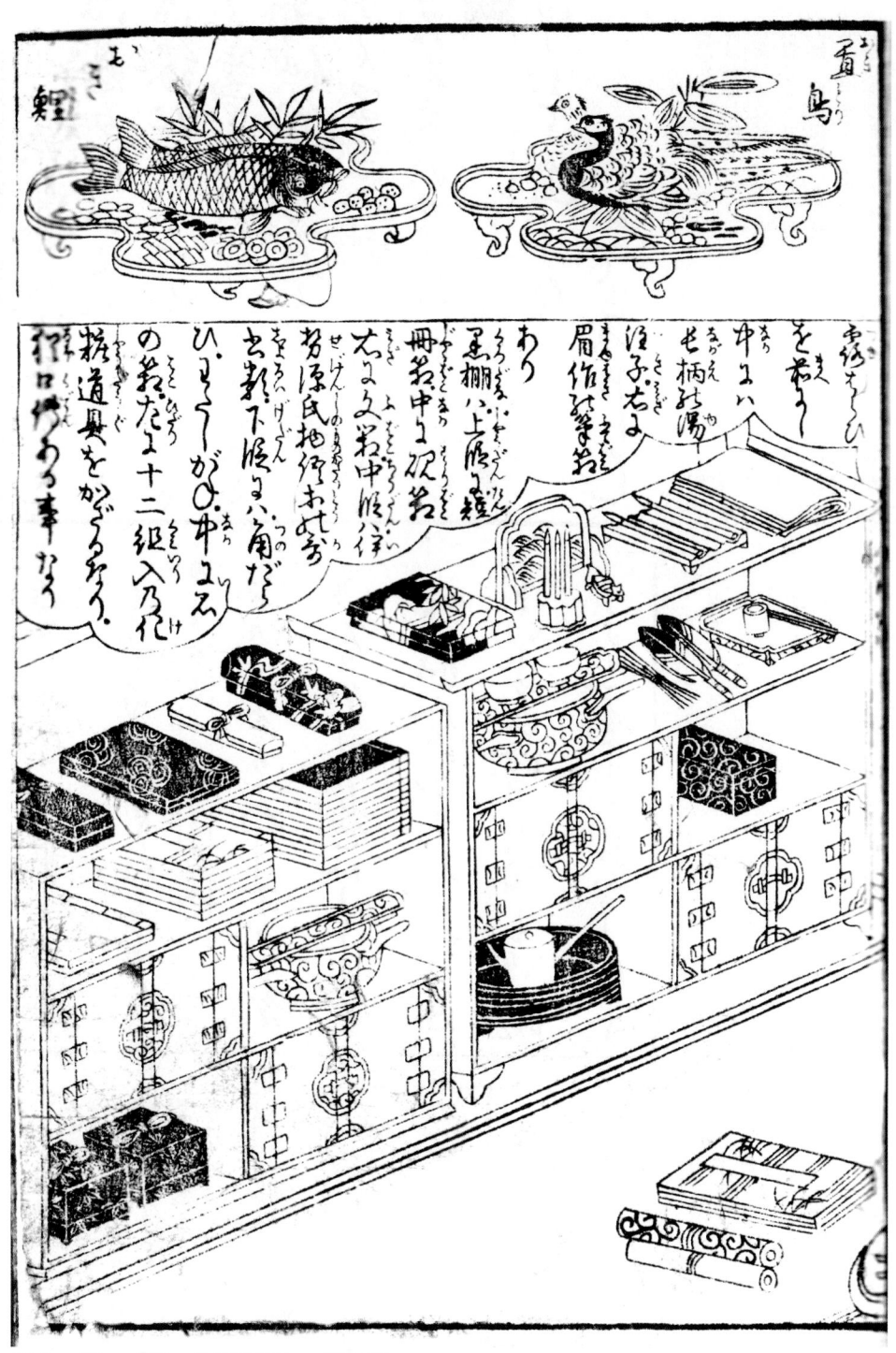

図1-49　「題・作者不明」　江戸期

置鳥
露はらひを前にし
中には長柄の湯
注子　右に
眉作の筆箱
あり
黒棚は上段に短
冊箱　中に硯箱
右に文箱
勢源氏物語等の歌
書類　下段には角だら
ひわたしがね、中に石
の箱　左に十二組入の化
粧道具をかざるなり

置鯉
猶口伝ある事なり

第1章　お歯黒

鉄漿附祝の文
御息女様いとうふさはしき
御縁おはし候て今日しも
御歯黒め遊ばし候由嘸さぞ
御似合成され候はんと推し
上候早速御歓に上り候へども
取あへずまた一折御祝の
印迄に進じまゐらせ候
めで度かしこ

図1-50
「鉄漿付祝の文」
『婦女錦嚢　女子交際用文』
1888（明治21）年

歯黒染を祝ふ文
御愛女様御事　御縁
御定りなされ今日はは御
日がらもよろしく候御顔
御なほし遊ばし候由
嘸御似合なされ候やと存
まゐらせ候　皆々様にも御嬉
しき御事と察しまゐらせ候

図1-51
「歯黒染を祝う文」
『女子普通文章』　寺井興三郎著
1883（明治16）年

御厨子錺様式法
一御厨子棚床の左に
　錺るべし
一上の棚　筆硯箱置合
　料紙は左なるべし　取時は
　硯箱は先料紙を両の手にて取
　蓋を取硯の上に置料紙共に
　是は硯つかふ時の事也
一中の棚右は
　香盒
　羽はは き
　鶴の羽のくきを
　竹の皮にて包水引
　にて六ふしゆふべし
　左はわたしかねい
　耳角たらい
　筥さしかざるべし
　水引の
　うがい天目二つそへてかざるべし
　一下の棚下置には耳露かへしをし
　　中の湯桶長右はまゆ筆箱かざるべし

図1-52
「御厨子飾様式法」
『小笠原流諸礼調法記』
1838（天保9）年
二段目にお歯黒道具を置いている

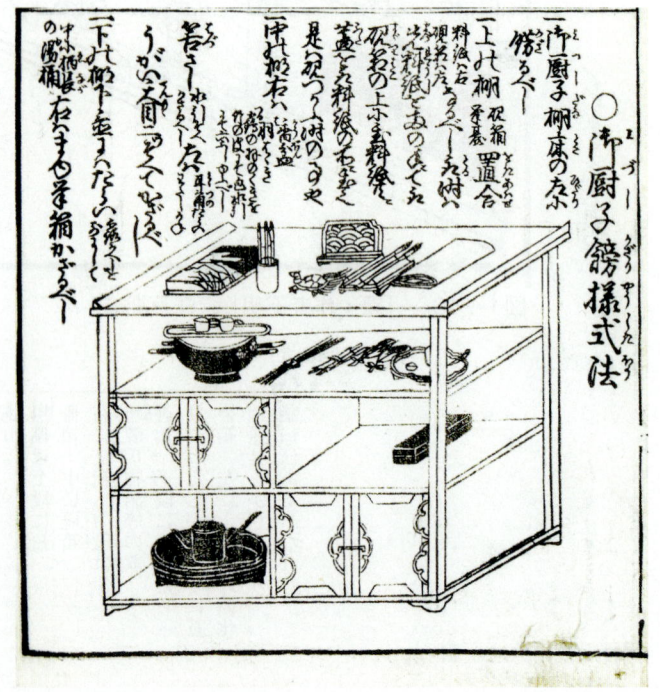

第1章 お歯黒

台に鳥を積は何鳥
にても頭は
を左の
羽の間へ
折ていく
つもならべ積なり
春夏は
めてうを
さきへす
くませて
つむなり
うみうの
ときは
はらを
むかふへ
なすべし
かずおほ
きときは
せなかを
右へなして
たてにならべておくべし

川うをかずおほき
ときは 頭
をむかふへ
なしてせ
なかを持
ていつるものの
ひだりに
なすべし

川うをはせなかをむかふ
へ かしらを
もちて
出るものの
右へなり
てつむ也
ただし
うみま
うみさき
ところへべし

図1-53
「鉄漿始めの図」
『女芸文三才図絵』
江戸期

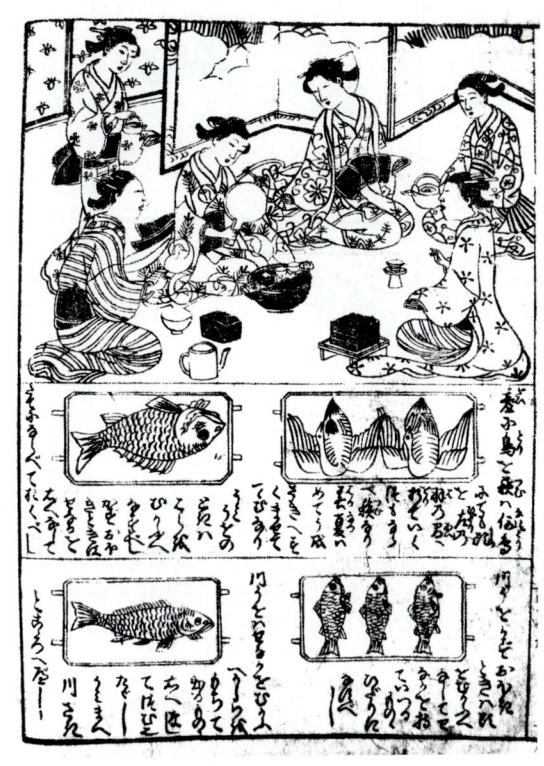

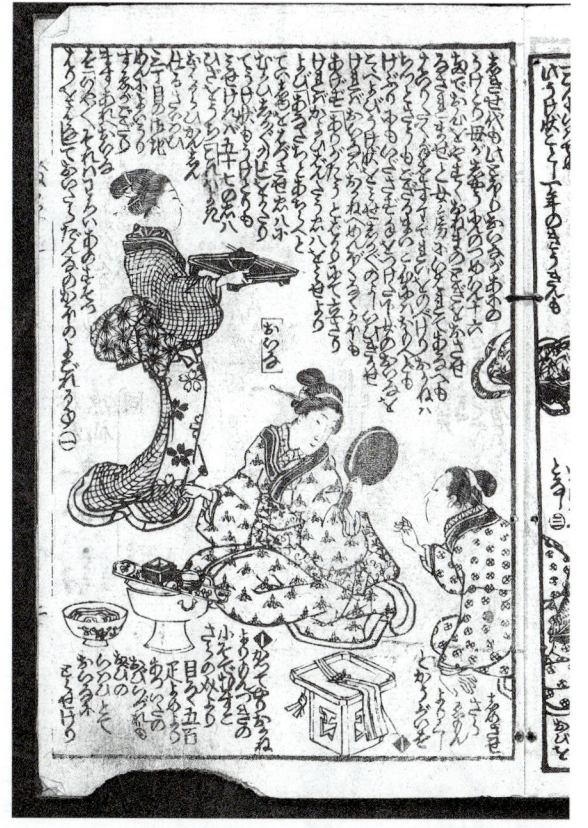

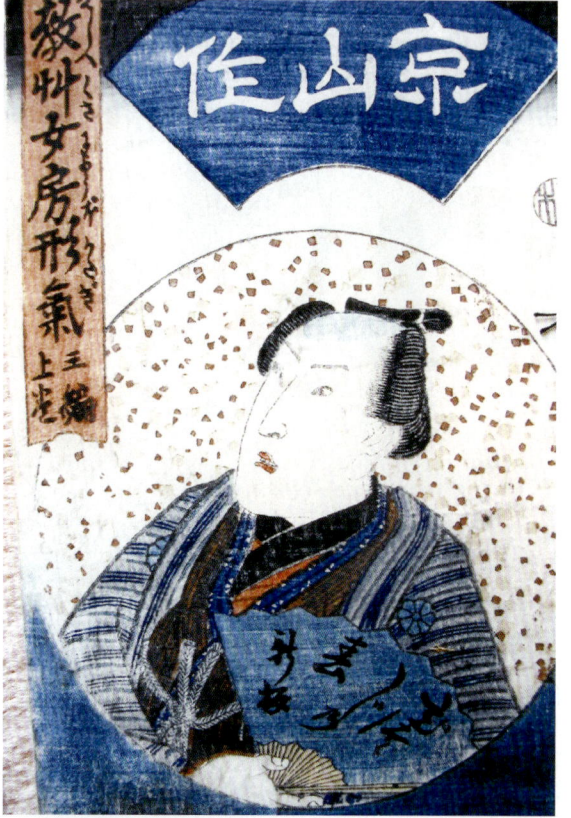

図1-54 『教草女房形気』 山東庵京山著 江戸期
かいぞえの日おいなに歯をそめさせて元服とるとある

第1章 お歯黒

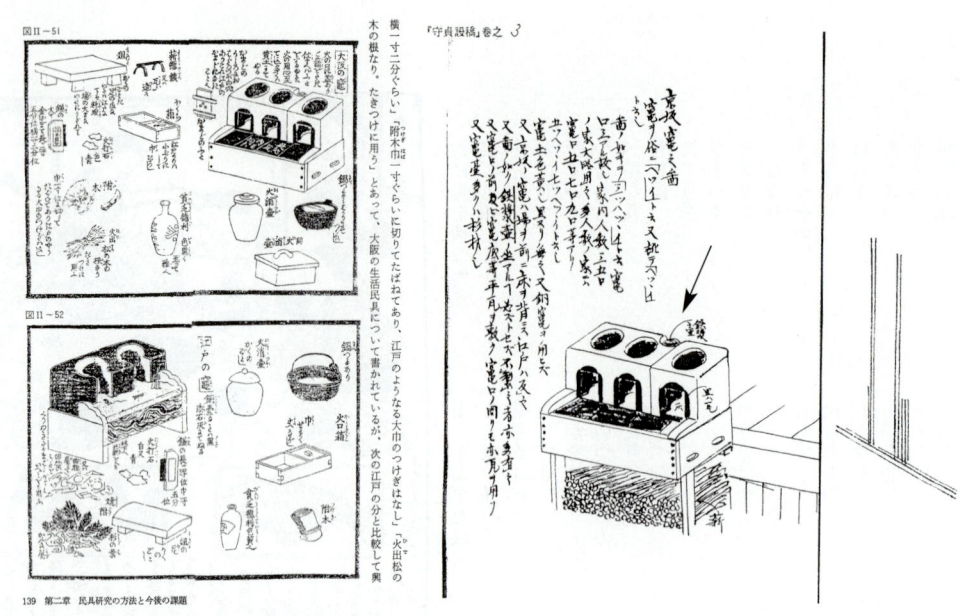

図1-55 「かまど（関西ではへっつい）の上段」
『守貞漫稿図版集成』高橋雅夫編著 2002（平成14）年
後方にお歯黒壺を置く場所がある

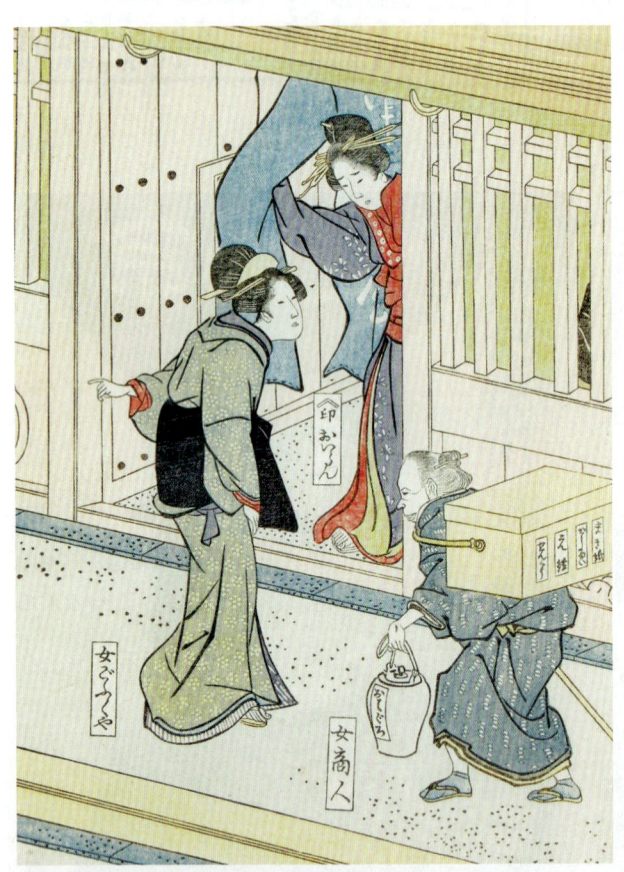

図1-56 「小間物売りの老女」
『絵本時世粧』
復刻版 1916（大正5）年
左手にお歯黒壺を下げている

図1-57 『道具字引図解』二編
又玄斎画 明治期
醗酵させるために、お歯黒壺は蓋と紙で封をしてある

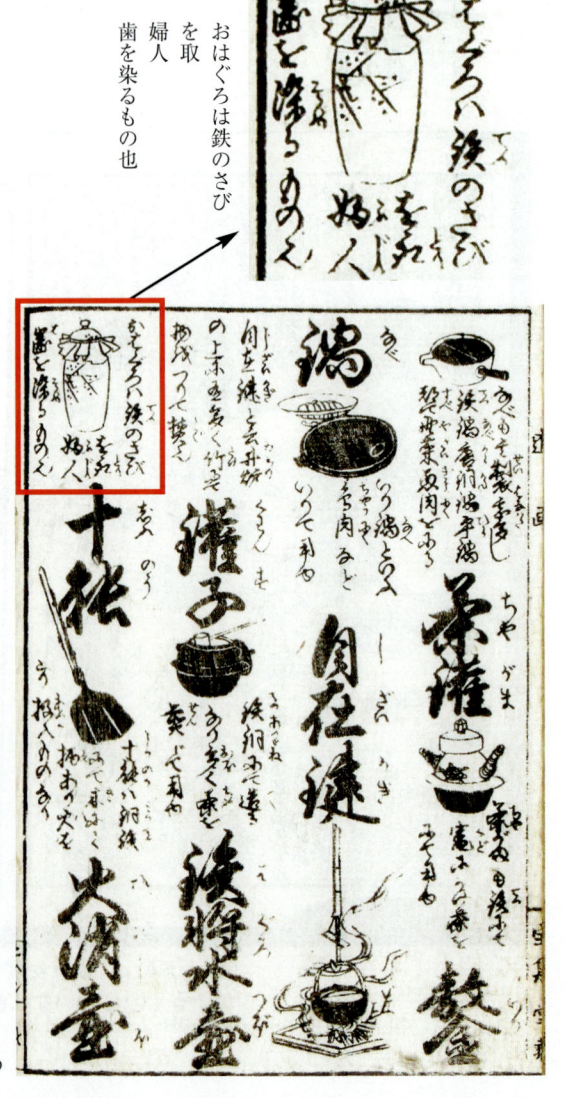

おはぐろは鉄のさび
を取
婦人
歯を染るもの也

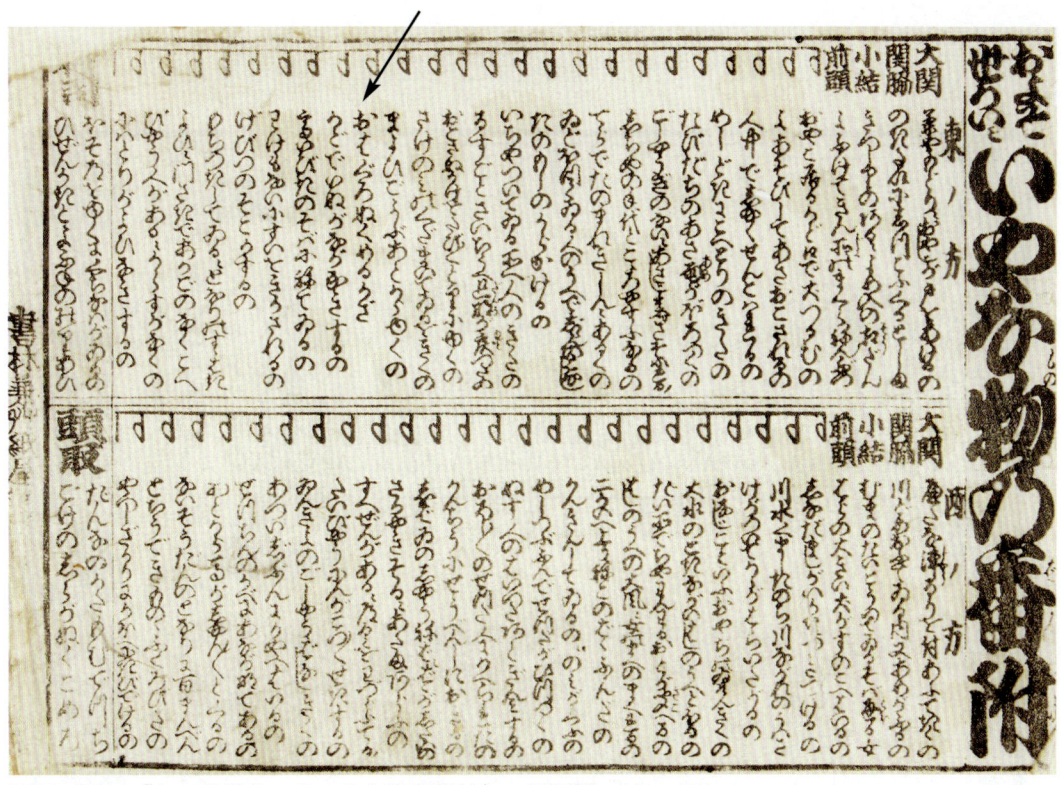

図1−58 「およそ世かいにいやな物の番付」 江戸期 16×23cm
東の方に"おはぐろぬくめるかざ"があり、くさく、いやなものの一つであった。かざとは、香りやにおいのことである

およそ世かいにいやな物乃番附

東ノ方

大関 茶やもどりにておやじが戸をあけるの
関脇 のきたいにしつこふくるとしま
小結 きつし○○のあくよめ入の相だん
前頭 よふけてきん所のまくらねんぶつ
同 おやこ居るかど口で犬つるむの
 よあびしてあさおこされるの
 人中でしやくせんこはれるの
 めしどきにこへとりのきたの
 たびだちのあさ雨がぽろつくの
 ごしやうぎのないこあささそはれるの
 しちやの手代とこころやすふなるの
 おこさぬかけをたびたびとりにゆくの
 てらでたのまれきしんにあるくの
 ゐどほつている人のうへでじしんのはなし
 さけのみのくだまいてゐるをきくの
 まよひごよぶあとからゆくの
 おはぐろぬくめるかざ
 ゐどでいぬがなきつづけるの
 いちやついてゐる所へ人のきたの
 るすごとさいちうへ旦那が戻ったの
 たかいびきのそばにねてゐるの
 わけもないにすいをきかされるの
 げびつのそこかするの
 もちつきしてゐるにとなりのすすはき
 よひに門さきであかごのなくこへ
 びやう人があるにからすのなくの
 にはとりがよひなきするの
 ほそ道をゆくにくちなはがゐるの
行司 ひぜんかきとよふねののりあひ

西ノ方

大関 へたな浄るりを付あふてきくの
関脇 川どめにおふてゐるうち又あめがふるの
小結 むまのたいこうつてゐるそば通る女
前頭 はらのおほきい犬がすのこへはいるの
同 しなだましが○○○○○○つけるの
 川水くましたのち川ながれのうはさ
 けがついてかかがはらいたがるの
 おなじことをふおやちのけんきくの
 大水のときながいはしのうへとほる
 ぬす人のはいつたあとぎんみするの
 おろしおろしのせまた人にかへられるの
 はしのうへの大風に女のまへのまくれるの
 二かいへ上りねこのばばふんだの
 かんきんにせうべんしにおきるの
 しばいのしやうやぶばにばがしたいの
 さかやきそるにあたまあらふの
 すぜんがあるに道具をわづらふてる
 たいぜんにんがこつこつせきするの
 ゐんきよのごしやうばなしきくの
 あついじぶんにかやへはいるの
 せつちんのかべにあなが明てあるの
 あとから馬がしやんしやんとくるの
 ないそうだんのとなりに百まんべん
 とちうできものゝふくろびたの
 やつしざかりにかほへにきびできるの
頭取 だんなのかたもむでつちごけのしらがぬくこめろ

第1章　お歯黒

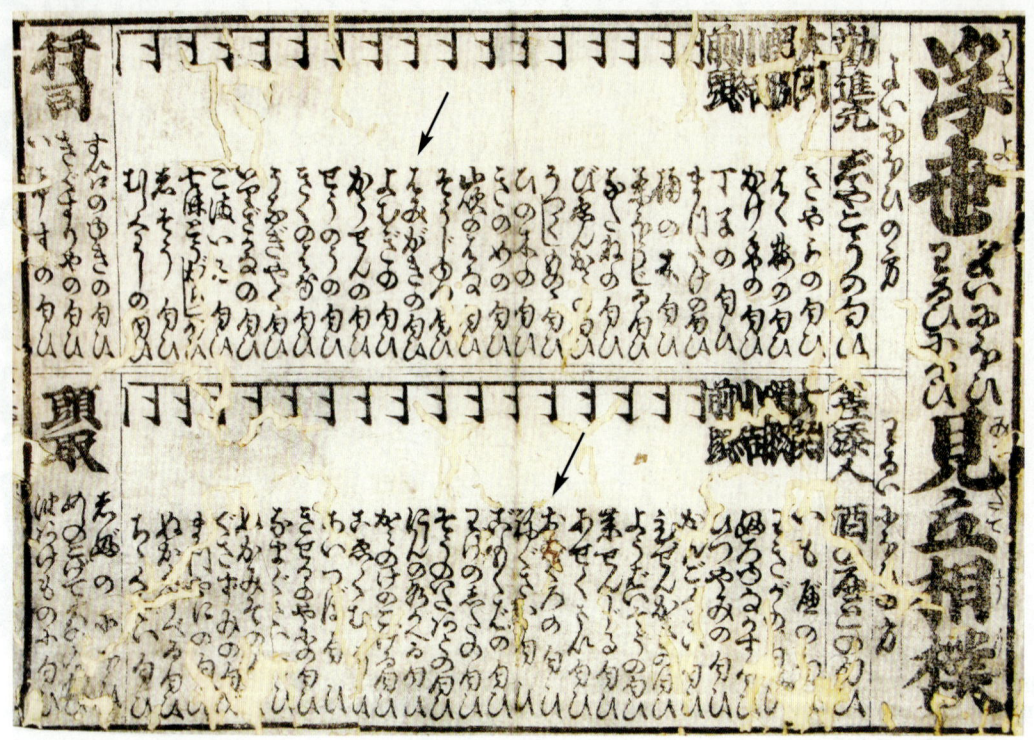

図1-59　「浮世よいにおいわるいにおい見立相撲」　15×21cm　江戸期
わるい匂いの方に"おはぐろの匂ひ"がある。かね水を温めるとくさいため、妻は夫が起きる前にお歯黒を塗った

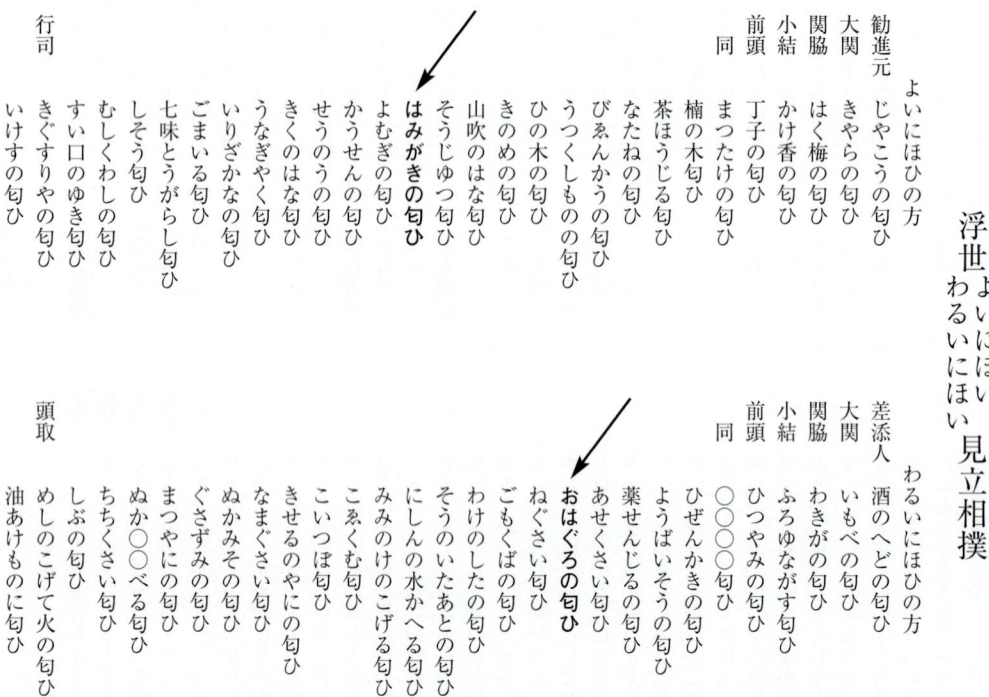

浮世よいにほひわるいにほひ見立相撲

よいにほひの方
勧進元　じやこうの匂ひ
大関　きやらの匂ひ
関脇　はく梅の匂ひ
小結　かけ香の匂ひ
前頭　丁子の匂ひ
同　まつたけの匂ひ
　　楠の木匂ひ
　　茶ほうじる匂ひ
　　うつくしものの匂ひ
　　びゑんかうの匂ひ
　　なたねの匂ひ
　　きのめの匂ひ
　　山吹のはな匂ひ
　　そうじゆつ匂ひ
　　よもぎの匂ひ
　　はみがきの匂ひ
　　かうせんの匂ひ
　　せうのうの匂ひ
　　きくのはな匂ひ
　　うなぎやく匂ひ
　　いりざかなの匂ひ
　　ごまいる匂ひ
　　七味とうがらし匂ひ
　　しそう匂ひ
　　むしくわしの匂ひ
行司　すい口のゆき匂ひ
　　きぐすりやの匂ひ
　　いけすの匂ひ

わるいにほひの方
差添人　酒のへどの匂ひ
大関　いもべの匂ひ
関脇　わきがの匂ひ
小結　ふろゆながす匂ひ
前頭　ひつやみの匂ひ
同　〇〇〇匂ひ
　　ひぜんかきの匂ひ
　　ようばいの匂ひ
　　薬せんじるの匂ひ
　　あせくさい匂ひ
　　にしんの水かへる匂ひ
　　そうのいたあとの匂ひ
　　みみのけの匂ひ
　　こゑくむ匂ひ
　　こいつぼ匂ひ
　　きせるのやにの匂ひ
　　なまぐさい匂ひ
　　おはぐろの匂ひ
　　ねぐさい匂ひ
　　ごもくばの匂ひ
　　わけのしたの匂ひ
　　ぐさずみの匂ひ
　　ぬかみその匂ひ
　　まつやにの匂ひ
　　ぬか〇〇べる匂ひ
　　ちくさい匂ひ
頭取　しぶの匂ひ
　　めしのこげて火の匂ひ
　　油あけものに匂ひ

22

ぬるで五倍子

　五倍子（ふし）は，ヌルデの木に"ヌルデシロアブラ虫"が着生し，虫こぶができる。ふしには，耳ふし，枝ふし，花ふしの三種がある。

　虫こぶより"ふしのこ"を製造し，歯染用に用いた。五倍子は，医薬用，工業用として多く使われ，我国の需要が多く戦前は中国より輸入されていた。

　五倍子の採取は，秋の彼岸頃，十分熟して黄色になる頃がよいという。戦前，各県において，「五倍子は９月20日以前に採集することを得ず」と県令により解禁日が決められていた。

　竹竿の先端に剃刀を結びつけて五倍子を切り落とす時は，ぬるでの木の幹や枝を傷つけないようにした。そして，翌年に備えて，一本の木に成熟した五倍子を１～２個残しておくように採取した。五倍子は日干しで乾燥したり，乾燥器で70℃以下で乾燥した。

　岡山県香登の懐中お歯黒は，五倍子，緑バン（硫酸第一鉄），しじみの貝灰の三種類を混合して造られていた。

　五倍子は，歯染用の他に，現代では皮のなめし，染色工業，インク製造の原料，下痢止めや消炎剤などの薬の材料などに使われている。

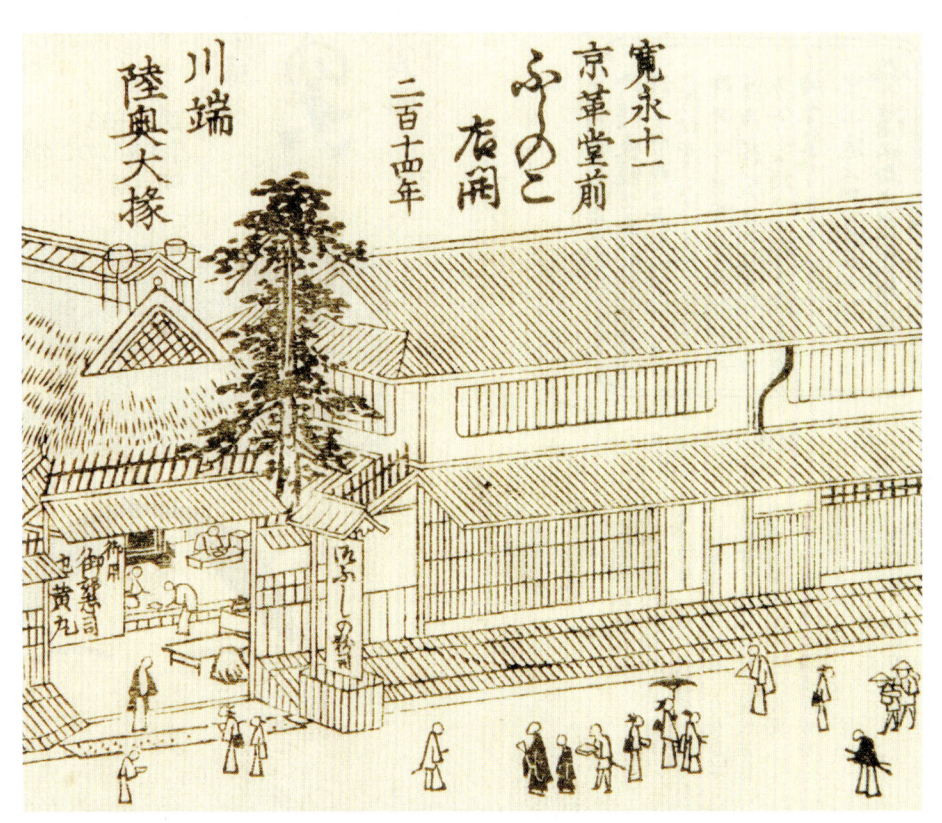

図１-60　「ふしの粉で有名な京都の川端」
『日本二千年袖鑑』二編　江戸期
入口に御ふしの粉司の看板がある

第1章 お歯黒

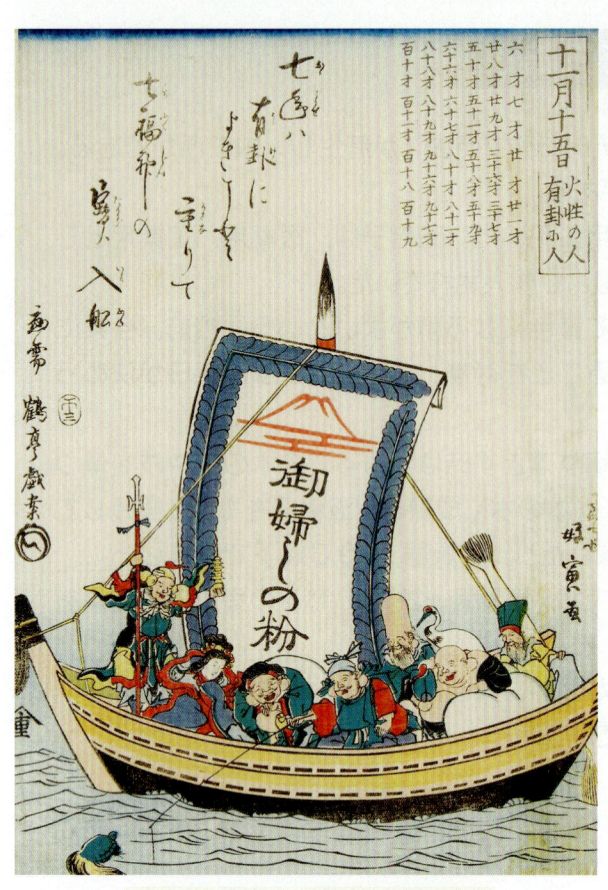

図1-61 「御婦しの粉の引札」
好寅画　江戸期　24.5×35cm
江戸時代には有卦（幸運）の月の日にふの字のついたものを贈る習慣があった

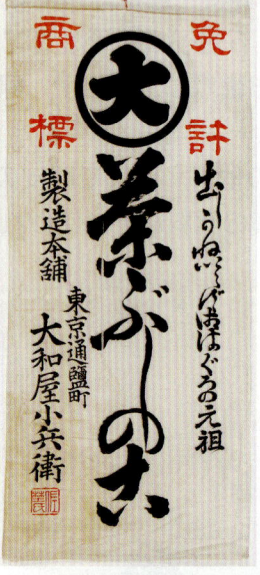

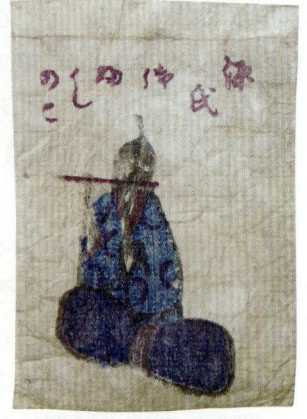

図1-62 「源氏 御ふしのこの袋」
江戸期　10×6.7cm
表には横笛を吹く女性が描かれている

図1-63 「茶ぶしのこの引札」
明治期　57×26cm

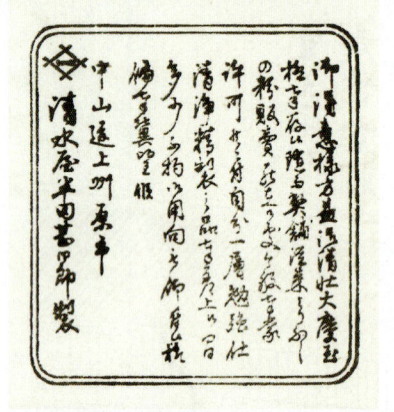

図1-64 「御留りのふし粉」
明治期

御るりふしの紛
御得意様方益御清壮大慶至極奉存候、随而我舗従来よりふしの紛販売罷在候處、今後奉蒙許可候ニ付、自分一層勉強仕清浄精製之品奉差上候間多少不拘御用向被仰付候様偏奉冀望候
　中山道上州原市
　清水屋半田甚四郎製

図1-65 「婦の字づくし」
貞房画　江戸時代　36×24.5cm
江戸時代，有卦（幸運）と無卦（不運）が5年間にくり返すという民間信仰があった。知人が有卦の期間にふの字がつく目立たないものを贈った

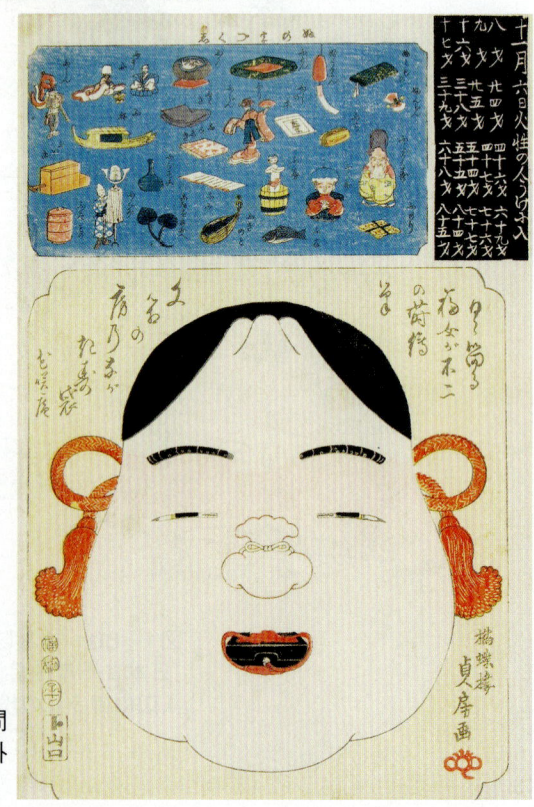

第1章 お歯黒

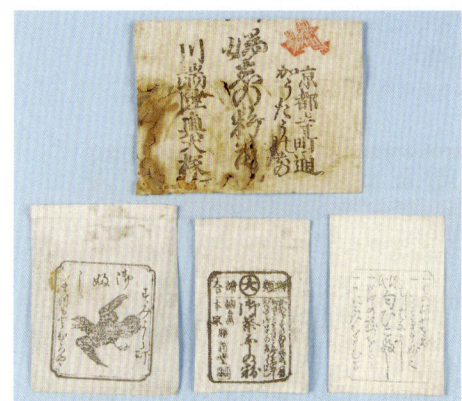

図1-66
上：「婦志の粉」（京都　川端製）
下左：「御婦し」
　　　（住吉町　まつもとひろや）
　中：「御茶ふし粉」
　右：「匂いこぶし」
江戸期か

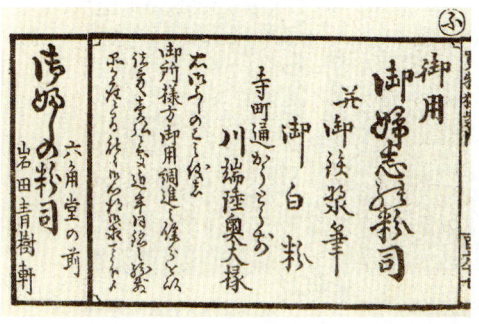

図1-68
「川端の御婦志の粉司の広告」

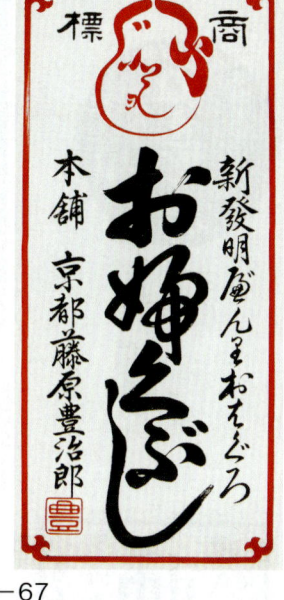

図1-67
「新発明べんりおはぐろ　お婦くぶし」
京都　藤原豊治郎製
明治期　51×22.8cm

御懐中
京御はくろうるし
抑此御歯漆の儀は　五味の秘薬を
もって製し予が家に久敷伝て
重宝する良薬也　先第一
御歯のひかりつよく色黒艶
を出し候事甚妙也　一度御付
被成候へば半月ばかりもよくもち
もの召上り候てもはげることなし　御道中には
格別に重宝の良薬なり
附やうは常の通りふしかねにて
下かね御附其上此薬を用ゆ
ゆびにて紙をまき御しだし歯に御付跡をふきとり二度ほど
御付被成候へば艶よく候　たばこ二三ぶくのむほど干すべし　唇はぐき
はしに付ぬやう可被成候　付やうおぼへ被成候へば油にて漆まけ憂なし
火にあぶること無用　手付候へば油にて落申候薬製ゆへ漆まけ不及御膳前あしく
本家　京御幸町五条上ル　井筒屋忠兵衛製

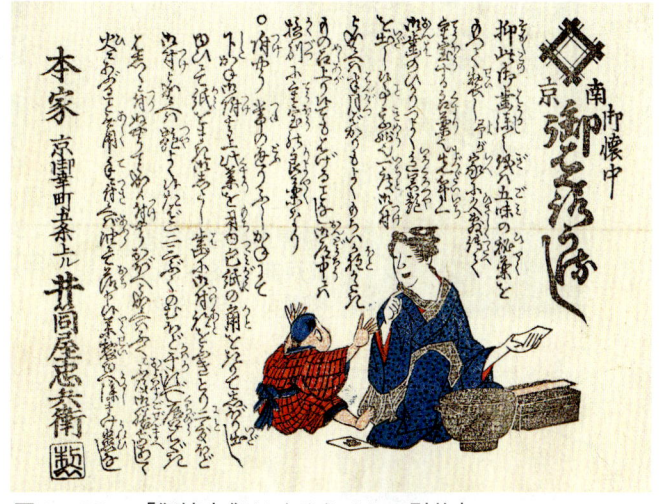

図1-69　「御懐中御はくろうるしの引札」
京都　井筒屋忠兵衛製　17.5×22cm

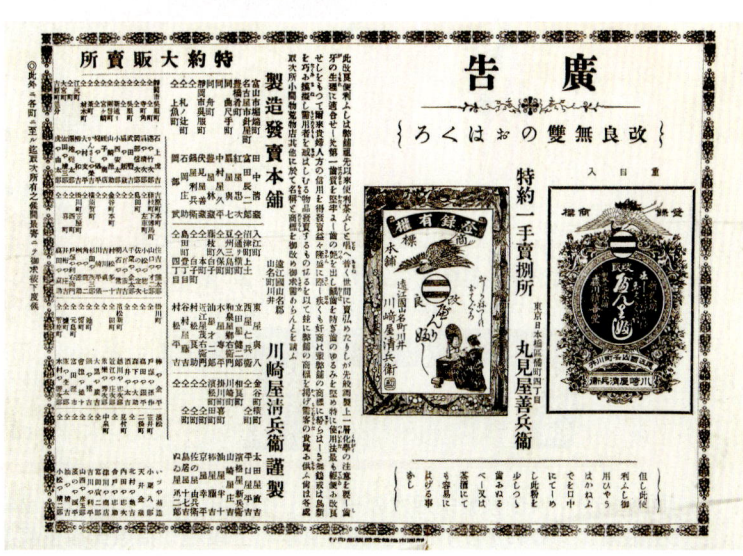

図1-70
「改良無雙のおはぐろ」
遠江国　川崎屋清兵衛製
明治期　23×31cm

第1章　お歯黒

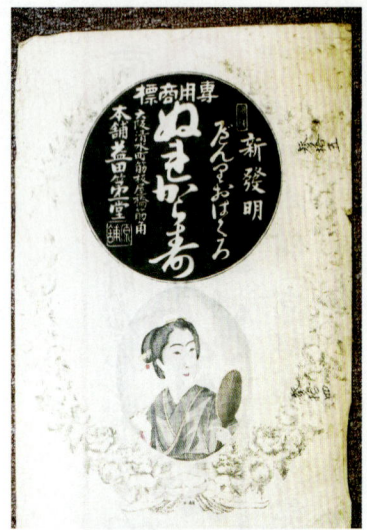

図1-71　「新発明　べんりおはぐろ　ぬれがらすの引札」
大阪清水町筋板屋橋筋角　益田第一堂
明治期　49×33cm　　　神奈川県歯科医師会「歯の博物館」所蔵

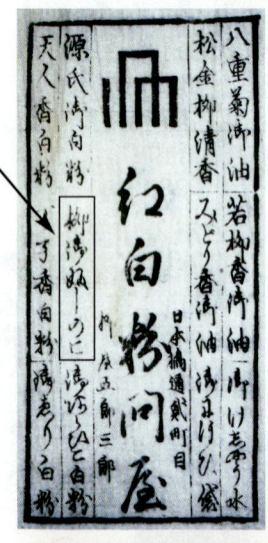

図1-72
「柳屋の紅白粉問屋」
江戸期　18×8cm
柳御ふしの粉がある

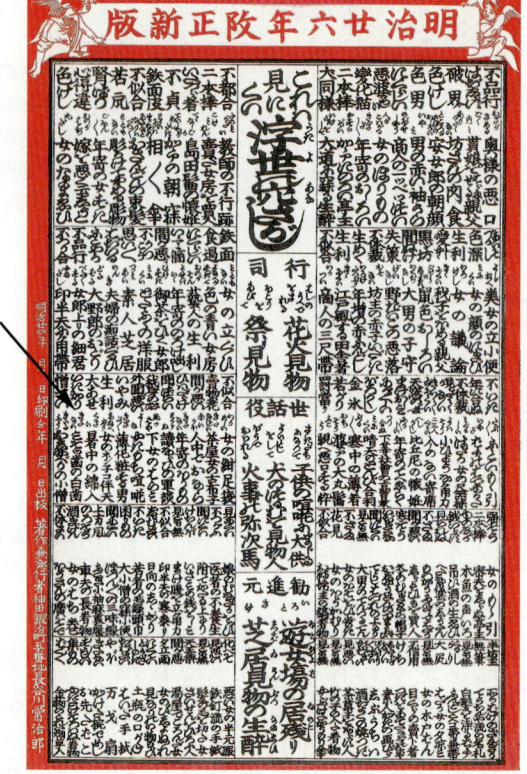

図1-73　「これは見にくい浮世の穴さがし」
1895（明治28）年　37×25cm
左3段目に"きたないみそっ歯の白歯"とある

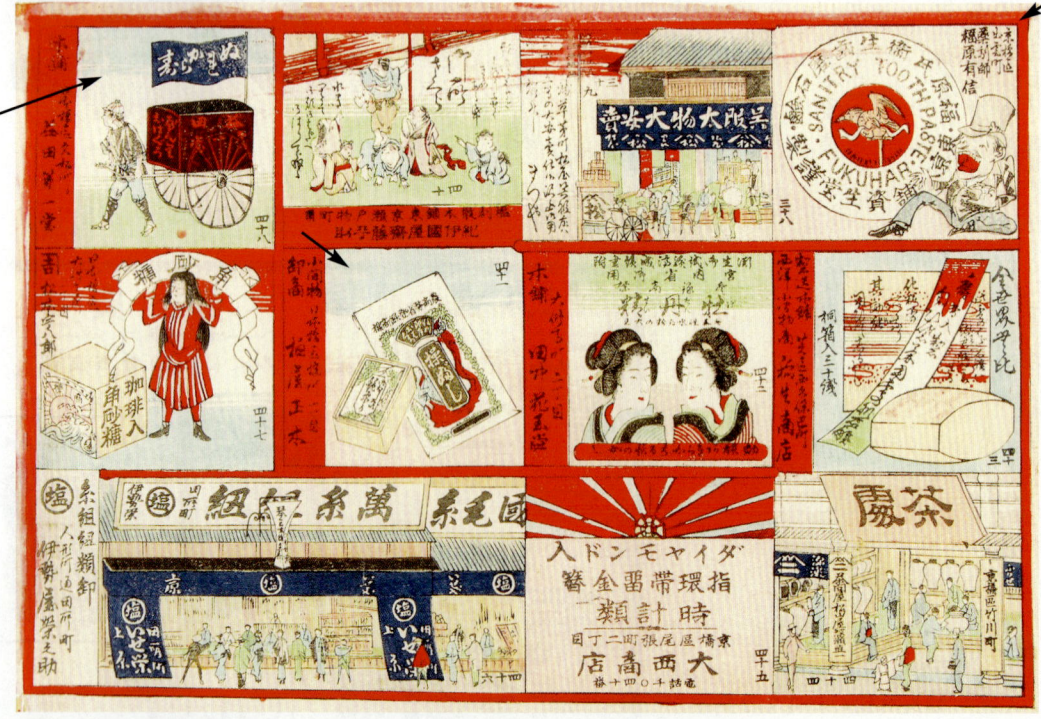

図1-74　「商家繁栄双六の一部」　1888（明治21）年　24×37cm
上段左："ぬれがらす"の引売り風景　上段右：福原氏衛生歯磨石鹸　中段：操ふし（ふし粉）の広告

懐中お歯黒

　鉄漿道具には，通常大小のふし箱がセットになっており，一つはお歯黒のつきが悪い時に使う「懐中お歯黒」用と言われている。

　岡山県備前市香登（かがと）は，江戸時代中期より懐中お歯黒を独占的に製造し，村の450戸の内100戸以上がお歯黒の製造，製品を入れる袋貼り，貝灰の製造などに携わっていた。香登では，"竹内屋のはやかね" "高取屋のおたふく" "大和かね" "竹原屋のぬれがらす" "甲矢屋大黒かね" "一井屋の小姓はやかね" という商品名で販売していた。また，生産したお歯黒を全国に販売する以外に，京都の川端屋，井筒屋，東京のぬれがらすに卸していたという（図1-79）。香登のお歯黒は，臭いもなく歯の染まり方も良いため，評判が良く，広く全国に普及していた。今でも，生産者の子孫が香登お歯黒の製造器具や資料を保存している。

　香登お歯黒の成分は，緑バン（硫酸第一鉄），吉野川のしじみの貝灰を焼いた生石灰，ふし粉を配合した粉末だった。香登は備前焼のお歯黒壺の産地で，吉井川のしじみがあり，気候が懐中お歯黒の乾燥に適しており，卸として両替商が多くあったことで栄えた。

　古老に聞くと，白髪染めや黒漆の節約のためにお歯黒を塗り物の下地，布の黒染め（檳榔染め）などに使っていたという。この「懐中お歯黒」が，江戸中期にすでに作られていたという証拠になる本がある。『万世秘事枕』1725（享保10）年刊には，「懐中お歯黒」の広告文がある。この本には，「このおはぐろ粉は，平ぜいに用いる暇いらず，ゆるぎ歯をすへ，口中の悪臭をさり，遠路へお出の時も和う。楊枝一本を添へ御懐中にこれお使い申しあげそうらえば，ますますにて早速艶よく付，一包には代6銭，つかえ三十余り御用に立ち申し候。やうやうにして包紙にし申し候。御眼中に入るもかまいなし。製者富田休包み紙にまるめ印，吟味の上お調べ下され。進物用ににおい入。お望み次第出し申し候，せり売り一人もなし」とあり，湯治や道中など遠くに旅行する時に，楊枝1本あれば良いと簡便なことを売り物にしている。「懐中お歯黒」は，"道中ぶし" "べんりお歯黒" などと呼ばれた。

　和歌山県御坊市塩屋町の民家で発見された古文書には，緑バン，ふし粉に牡蠣殻の粉末を混合していた。山形県山形市には，明治時代に懐中お歯黒製造業者が4軒あり，平成初期まで佐藤勇氏が"満るさ婦し"の商品名で懐中お歯黒を製造していた。筆者は，数回，佐藤勇氏を訪問し，今回の製造が最後という風景を写真撮影させて頂いた。このお歯黒は，歯を染めるためではなく，正月用の黒豆を煮る時，板前や煮豆屋が使うために市場で売られていた（図1-80）。黒豆を煮る時には，昔から錆びた釘を黒豆と一緒に一晩水につける。錆びた釘を入れるのは，黒豆の皮のタンニンと錆の成分である酸化第一鉄イオンが結合して黒くなり艶が出るからであり，タンニンによる防腐効果にもなった。

第1章 お歯黒

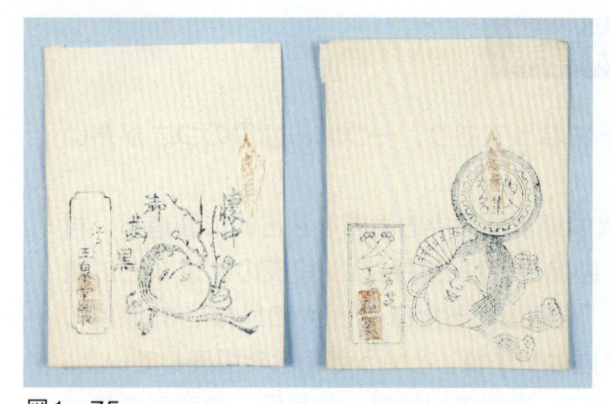

図1-75
左:「懐中お歯黒」　　　右:「射香　懐中御歯黒」
江戸玉泉堂　　　　　　江戸屋丁字屋製
江戸期　7.5×10cm　　　江戸期　7.5×10cm

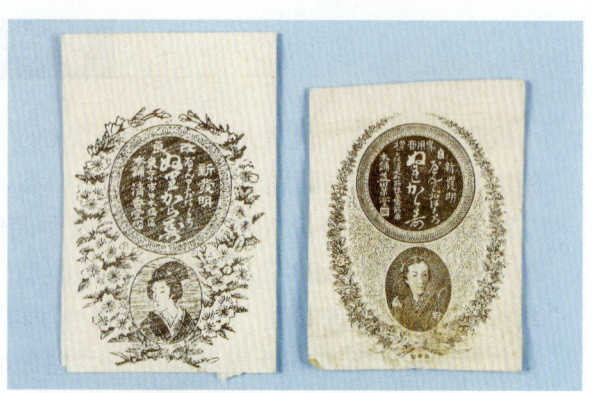

図1-76　「懐中お歯黒」　明治期
左:ぬれから寿　右:ぬれから寿
10.5×6cm　　　8×6.5cm

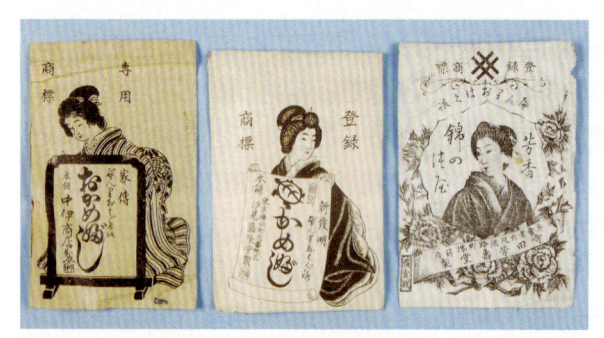

図1-77　「懐中お歯黒」　明治期
左:おかめぶし　中:かめぶし　右:べんりおはぐろ
9.5×6cm　　　9.2×6.5cm　　9.5×6.5cm

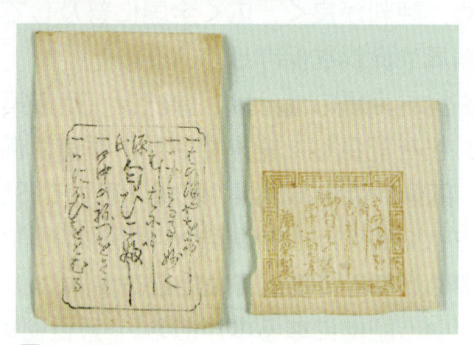

図1-78
左:「源氏　匂ひこぶし」歯の艶を出しむし
　　歯によし口中のねつをさる
　　江戸期　10×6.5cm
右:「匂い入り御薬袋」江戸屋丁字屋製
　　江戸期　7.5×6.5cm

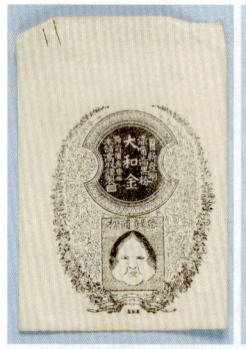

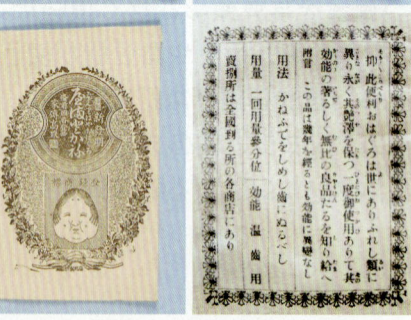

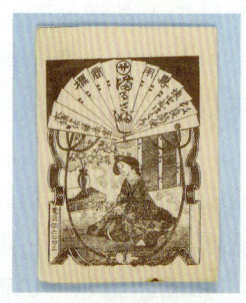

図1-80
「山形市の満るさ婦し」
明治期　10.5×8cm

図1-79　「備前市香登の懐中お歯黒」
明治期
上段左:大和金　　右:はやかね
　　　13×9cm　　　12.5×9cm
下段左:屋満登かね　右:はやかねの裏面
　　　10×6.5cm

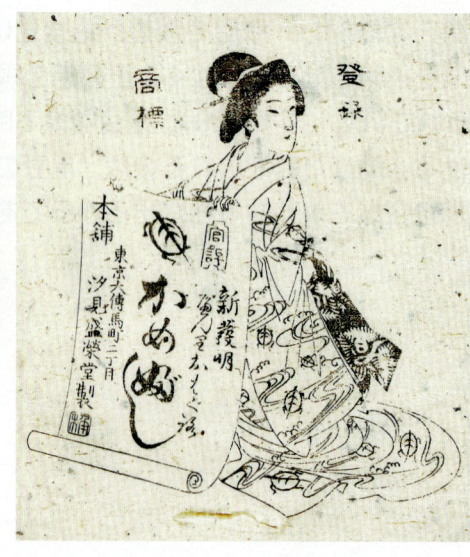

図1-81
「かめ婦しの大袋」
東京大伝馬町二丁目
汐見盛榮堂製
明治期　33×24cm

第1章 お歯黒

図1-82 「べんりはやはぐろ 小町加袮の袋」
小林松月堂　明治期
左：表　右：裏　10×7cm

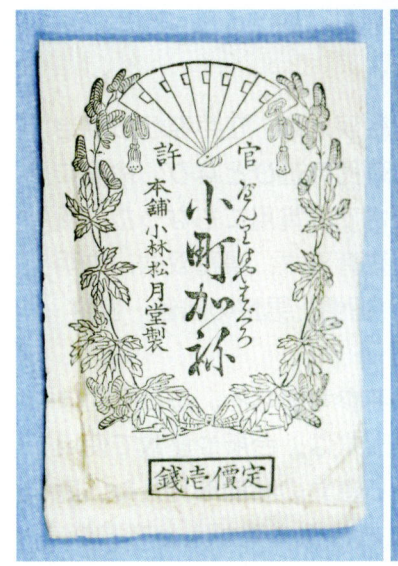

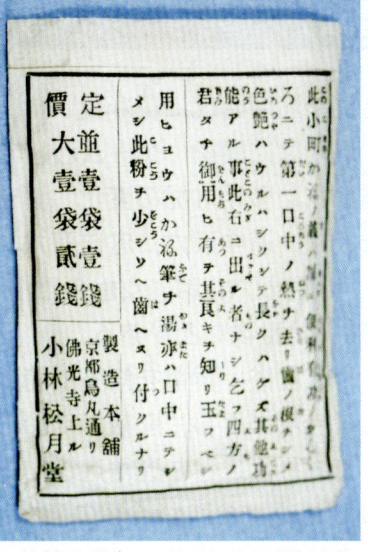

図1-83 「諸国銘酒造り方，漬物類秘家伝授書」
1875（明治8）年

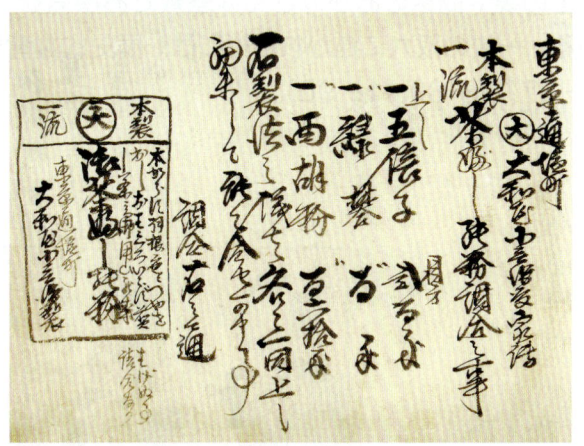

図1-85 「図1-83の写本の中にある懐中お歯黒の処方」
五倍子二百匁，緑礬百匁，西胡粉百六拾匁とある

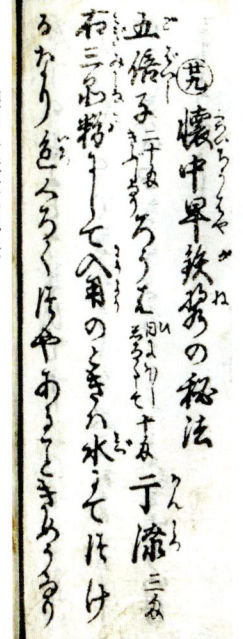

図1-84 『秘事百撰』
1852（嘉永5）年
懐中早鉄漿の秘法が書いてある

図1-86
『万世秘事枕』巻の下
1725（享保10）年
遠路へお出の時も和か成，楊枝一本を添え，御懐中にこれお使い…と旅行に簡便なことが書いてある

29

第1章　お歯黒

絵双六（えすごろく）

　双六は，浮世絵版画の発達と共に江戸時代に花が開いた。絵双六は，江戸期から明治20～30年代まで発行された。双六は，最初，ゲームとして町民の遊びとなり，徐々に図柄も豊富になり多色摺りで描かれた多用な絵の変化，面白さで鑑賞用にもなった。風俗双六，役者・芝居双六，名所双六，道中双六，広告双六，教育双六，滑稽双六，文明開化双六など多くの種類がある。風俗双六には，女性の風俗・習慣，男性の風俗・習慣，職業，商売，道具，食，人事，旅，見世物などがある。

　ふり出しから上がりまで，当時の風俗・習慣を知る上で大変参考になる。遊びの対象が芸術の域に達したものである。台所づくし，座敷づくしの双六は，台所や座敷で使用される小道具がぎっしりつまっており，こども達は遊びながら道具の名前を覚えた。庶民の女性は台所でお歯黒をつけたため，台所づくしの双六にお歯黒道具が入っており，武士の妻や商家のおかみさんは座敷でお歯黒をつけたため，座敷づくしの双六に入っている。一枚の双六に描かれた絵には，歴史的な背景や風俗，人々の生活が見えてくる（図1-87，1-89，1-90）。

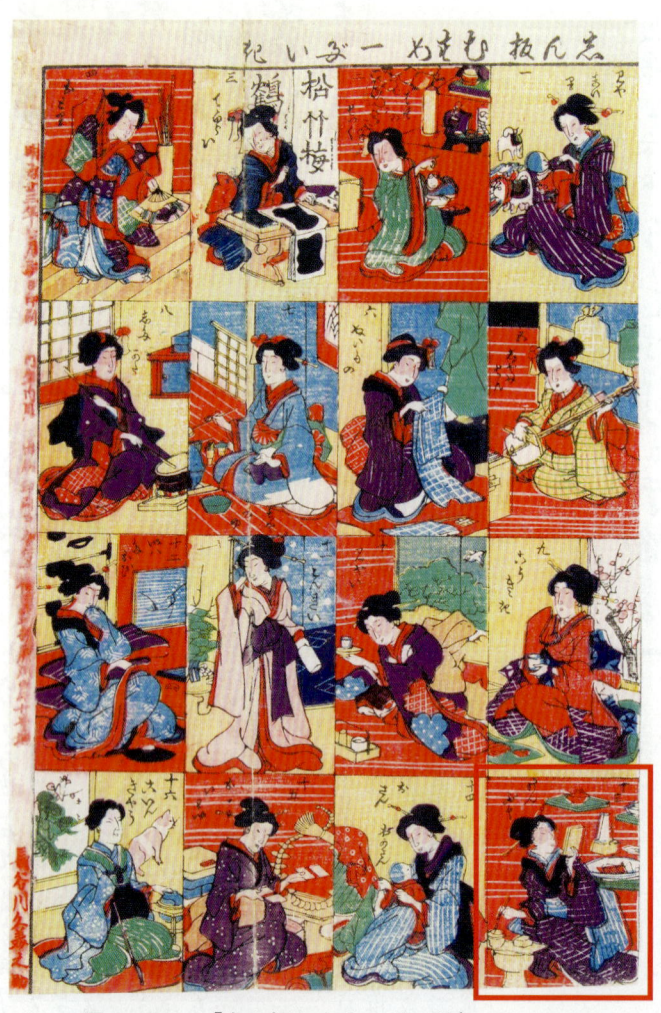

図1-87　「志ん板むすめーだい記」
明治期　37×25cm
下段右：お歯黒道具を揃えたお歯黒染めの風景

第1章 お歯黒

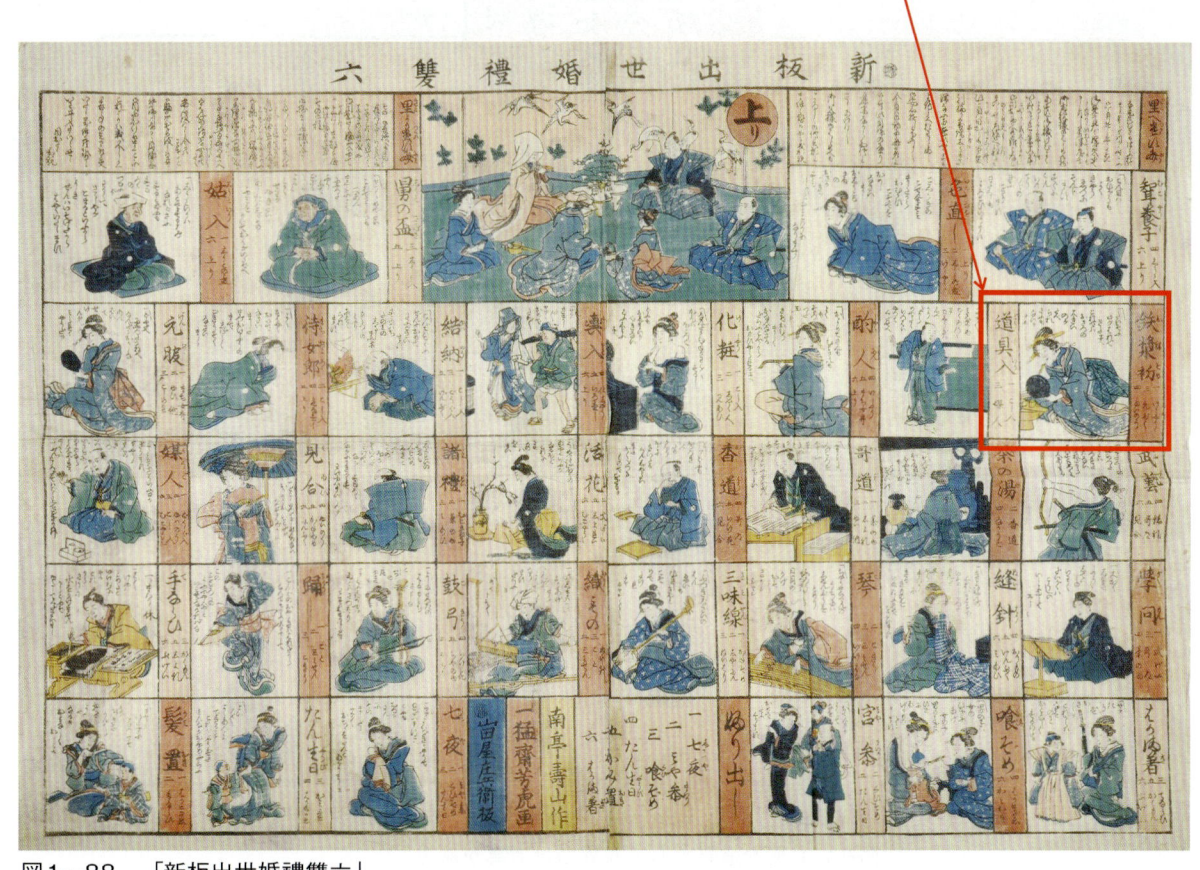

図1-88 「新板出世婚禮雙六」
江戸末期　46×64.5cm
女の子が誕生し，お宮参り，お喰いそめ，稽古事，学問を修めて成長し，元服，結婚して鉄漿初，婚禮までの雙六

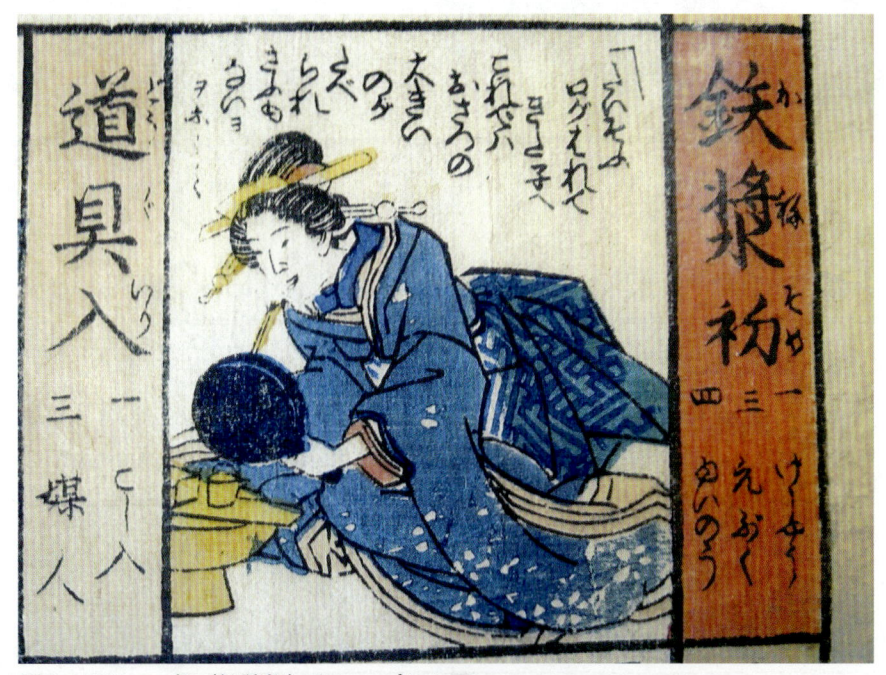

図1-88の一部（鉄漿初）をアップした図
鉄漿初の下には，一 けしょう，二 元ふく，三 ゆいのう とある

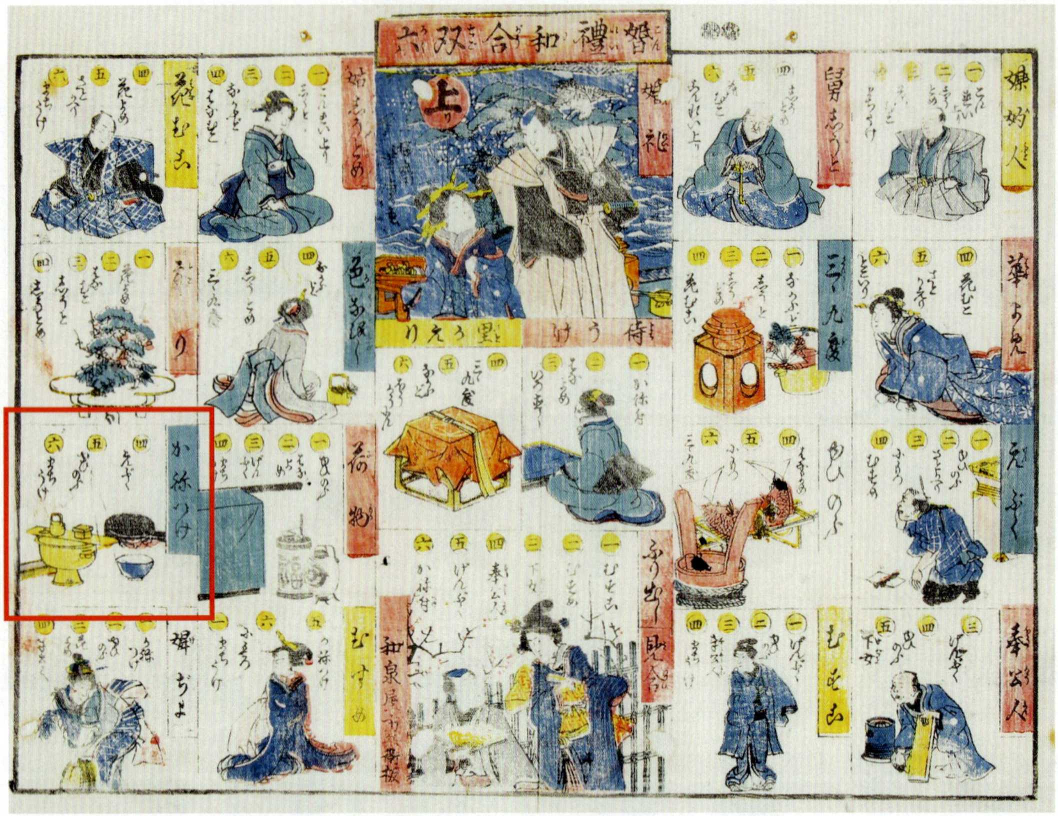

第1章 お歯黒

図1-89 「婚礼和合双六」 明治期 33×43cm
婚礼に必要な道具としてか袮つけ道具がある

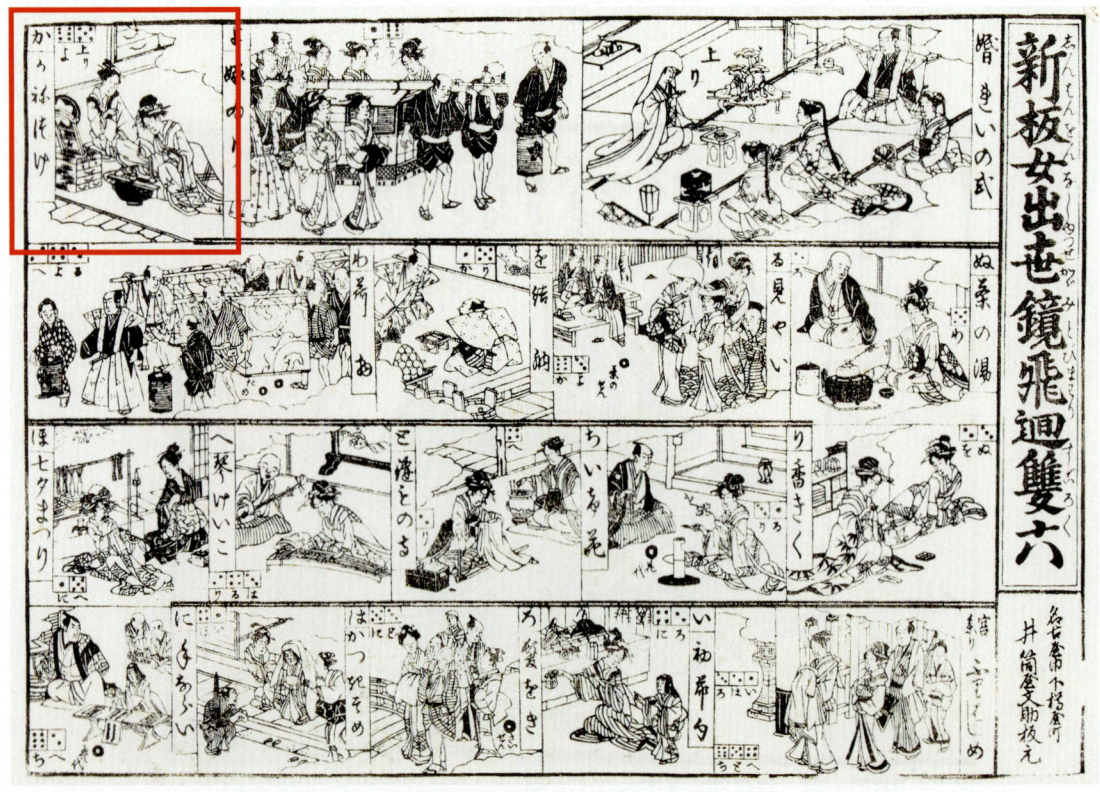

図1-90 「新板女出世鏡飛廻双六」 明治期 31.5×45cm
上段左：か袮つけ
ふりはじめから上がりまで女性の出世物語

第1章 お歯黒

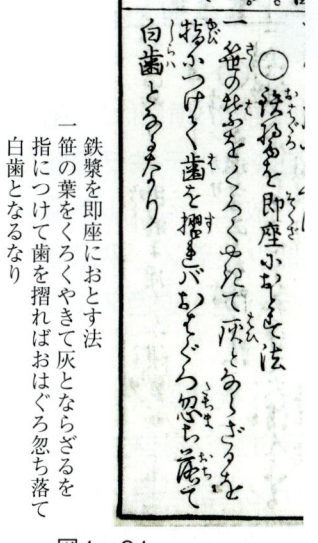

図1-91
『廣益秘事大全』
1851（嘉永4）年

鉄漿を即座におとす法
一笹の葉をくろやきて灰となし
指につけて歯を摺ればおはぐろ忽ち落て
白歯となるなり

図1-92
『秘事思案袋』（上）
江戸期

一笹の葉をくろくして灰とならざる
につけてみがけばおはぐろたちまちおちて白歯
となる也

染たる歯即座に白歯に仕様
一笹の葉をくろくして灰とあらざる
とうけくみがくもあらくろたちまちおちて白歯
とある

図1-93
『秘事指南車』
江戸期

○鉄漿の衣服に付たるを去法
一鉄漿の衣服に付たるは酢にてあらふべし即
おつる

図1-94 『萬寶智恵海』
河内屋新次郎
1828（文政11）年

（三）鉄漿の付たるを落す法
米の酢をせんじてすすぐべし
忽じてすき物にては落るなり
茶にてあらふものよし

図1-95
『新智恵海』巻之上
江戸期

婦人鉄漿を付て落ざる法
一柘榴皮を付て此薬を歯に塗べし
鉄漿を付て久しく落ず　また鉄漿にて染りかぬる歯には
始にこの粉薬を付て後鉄漿を付
粉薬を塗べし　此薬にてよく歯を固蛭牙
にもよし

一柘榴皮　樒の實　橙の實二味　等分粉にし　光沢あり
新多恵海巻上
婦は此粉薬と鉄漿とを歯に塗べし光澤あり
て久く廃ず又鉄漿にて染りぬる歯よ
りも始に此粉薬を金べし粉薬とてよく歯を固蛭牙
にもよし

図1-96 『新智恵海』巻之上　江戸期

鉄漿落さざる法
一婦人長途におもむき道中不自由なるゆへ
宿にてはぐろを能つけ　帰る節まで落ざる
仕様は　はぐろを能々つけ　つや甚よくすきと落ざる事妙也　もとも
べし　つや甚よくすきと落ざる事妙也　もとも
五倍子をも常のごとくましへ付べし　漆にまける
事なし　又鉄漿つきかねて雪歯という
あとより白くなる歯あり　是に用て猶よし

第1章 お歯黒

歯科医によるかね下の害と警鐘

　1881（明治14）年に発刊された高山紀齋による『保歯新論』の鉄漿の項には，「歯牙ヲ黒染スルの害ハ，一端ニシテ止マス。第一鉄漿ハ，酒酸，醋酸ヲ以テ鉄ヲ溶解シ，五倍子ニ逢テ黒色トナルモノナリ，歯牙ノ琺瑯質ハ滑沢ナルガ故ニ，染ムルト雖モ，退色シ易ク，其酸液ノ為ニ溶解シテ，滑沢面ヲ失ヘハ，卒ニ能ク染着ス，平常健強ナル歯ハ，染ミ難クシテ，退ケ易ク脆弱ナル歯ハ，染ミ易クシテ，且ツ退色スルコト難シ，乃チ其質ノ緻密ト髪粗ニ関係スルニ由ルナリ」とある。

　「市上ニ販ク"か祢じた""かねはげぬ藥"ト呼ブモノハ，酒石酸，硫磺酸ノ如キ強酸ナリ，是又歯牙ニ塗布スレハ，直ニ琺瑯質ヲ腐蝕シテ，鉄漿ヲ付着シ易クカラシム，……我国婦女ノ病弱ナルハ，之ニ原因スルヲ疑ヲ容レス，女子ノ病弱ハ唯一人ニテ止マス，延テ子々孫々ニ及ヘハ，其害タル一国ノ富強ニモ関スト謂ツベシ，将来ノ文明ヲ期スル者，心ヲ此ニ注キテ廃絶セスンハ，アラサルナリ」とある。

　また，1889（明治22）年に発刊された高山紀齋による『歯の養生』においても，「凶毒とは我国婦人の黒歯なり，之を染むるは五倍子粉に酸化鉄を用ゆ，尚又か祢じたを以て歯の外面を磨剥滑沢なるを粗造にし，更に染着し易からしむ，夫歯の土質にて酸に逢へば分解する化学作用の本性なり，然るにか祢じたは硫酸にて最も強き酸類なれば，其歯の外面をしょう落するのみならず，全体を損壊す。婦人の歯病多きは，男子に幾倍し，又外国の婦人に幾十倍せり，是果たして黒歯の害に因るなるべし。文明開化の運に於るいやしくも衛生上に害ありと認むる。其弊風を改進するに，独り婦人黒歯の旧弊は之を禁戒するものなし」とある。

　また，1898（明治31）年に発刊された武藤切次郎による『普通歯科衛生全』には，「涅歯（でっし）は，我国風教上の一大弊習であり，咀嚼器官を人工的に悪況に導くがごとき野蛮な風俗である。支那婦人の纏足，西洋婦人の腰を緊貼するコルセットの習慣と同様に涅歯は，廃絶する風俗である。鉄漿は，歯に有害な酸類より構成され，鉄を有機酸に溶解して五倍子を加えて黒色とするもので，かね下は酸類よりなり常にこれを塗布する時はその表面なる琺瑯質は固有の光沢を失い，剥脱して歯面粗造となり無数の小凹窩を生じ齲腐朽損するに至る。これは酸類に因りて歯牙の成形分なる石灰質が溶解されたもの。涅歯は，衛生上有害にして一蛮風たるを知るとともに矯正を計るべきものである。1873（明治6）年断髪令の公布と同時に黛を落とし，鉄しょうを剥がし給ひしという」とある。明治中期から，歯科医によるお歯黒，特にかね下の酸による歯質への害があるという警鐘も，お歯黒廃止に拍車をかけたと思われる。

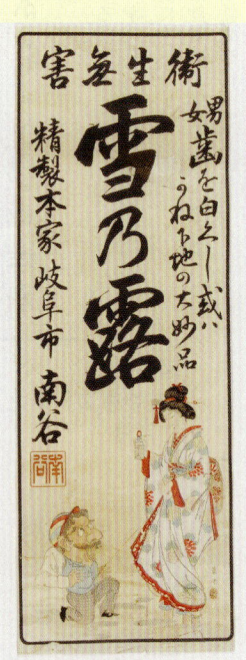

図1-97 「衛生無害　雪乃露」
（かね下の引札）
精製本家　岐阜市南谷
明治期　66×25.5cm
男女，歯を白くし，或はかね下地の大妙品

第1章 お歯黒

図1-98
「かねはげぬ水　萩の露の引き札」
近江日野町　町田荘七製造
66×25.5cm

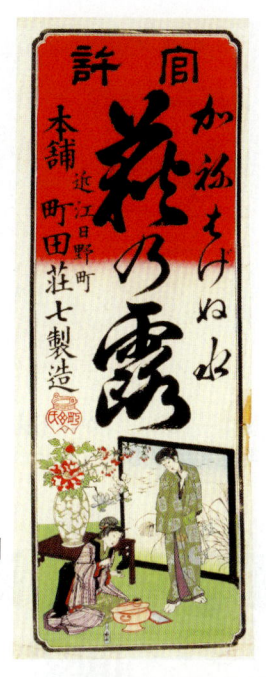

図1-99　「萩の露（かね下）のビン」
近江国日野　小林氏製　6×2.3cm
"此はぎのつゆは，かねをはやくつけ，つやをよくし，ながくはげぬ事妙なり。用ひてよろしきをしりたまへ，男女ともしら歯の人，常に用ひて歯をよくするなり"とラベルにある

図1-100
『女子愛敬都風俗化粧伝』
1813（文化10）年

鉄漿をつける時唇にしゆむには髪のあぶらをぬればしゆむことなし
鉄漿を久しくもたすに歯うるし玉の露あり製方別に記す
或人の云玉の露は薬気つよきがゆへしみて好まずといへり

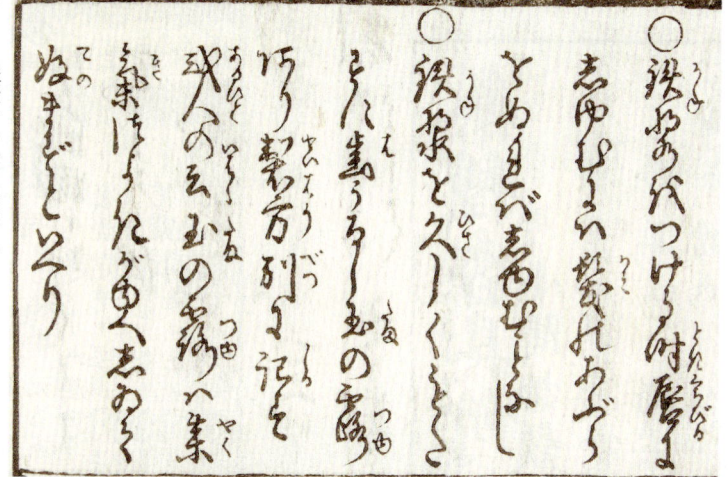

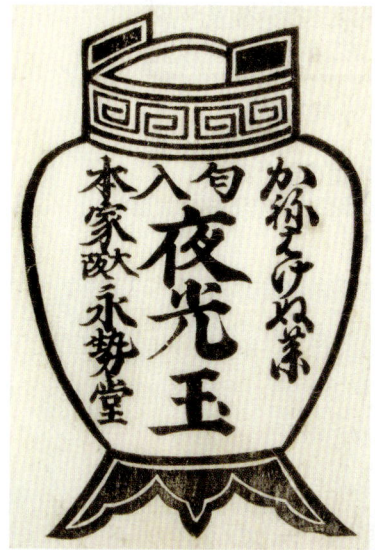

図1-101
左：「かねはげぬ薬　匂入夜光玉」
本家大阪永勢堂
明治期　12×8.3cm

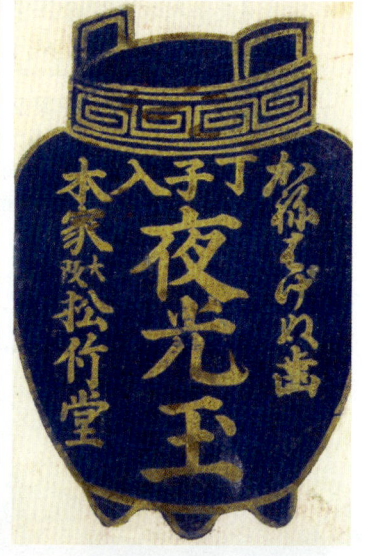

右：「かねはげぬ歯　丁子入夜光玉」
本家大阪松竹堂
明治期　12.6×6.5cm

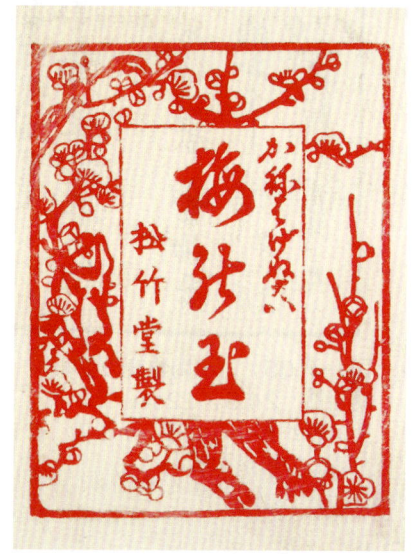

図1-102　「かねはげぬ薬　梅の玉」
松竹堂製
明治期　13×9cm

第1章 お歯黒

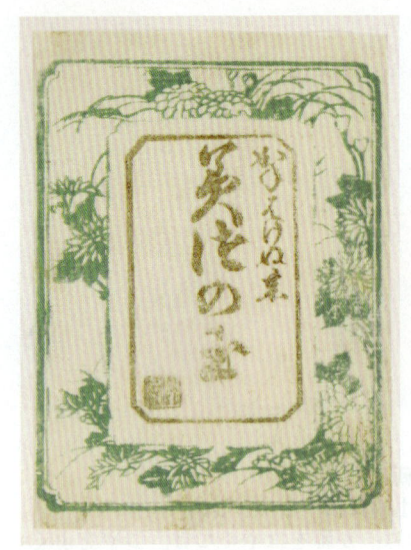

図1-103
「かねはげぬ薬　美津の玉」
明治期　12×8.7cm

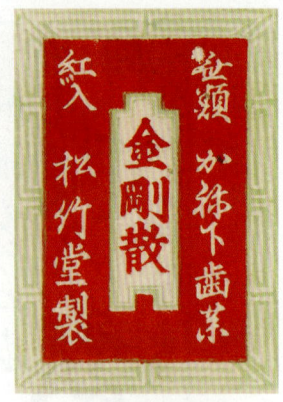

図1-104　「かね下歯薬　金剛散」
明治期　7.8×5.6cm

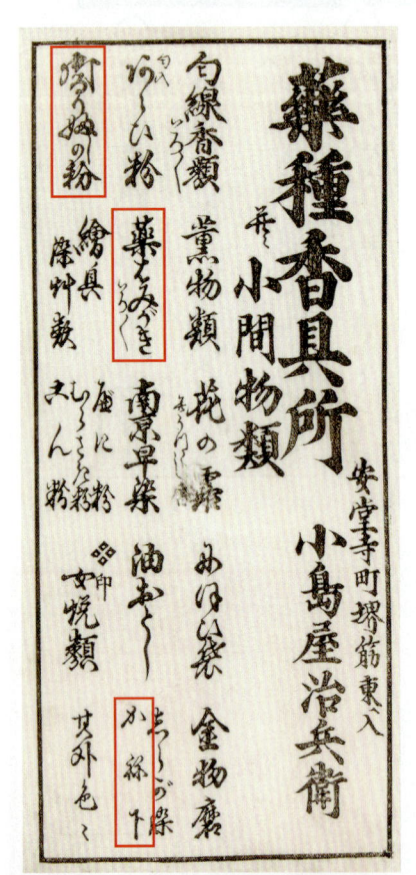

図1-105　「小間物類の引札」
明治期　24.5×12cm
薬はみがきいろいろ　かね下　御る
りふしの粉がある

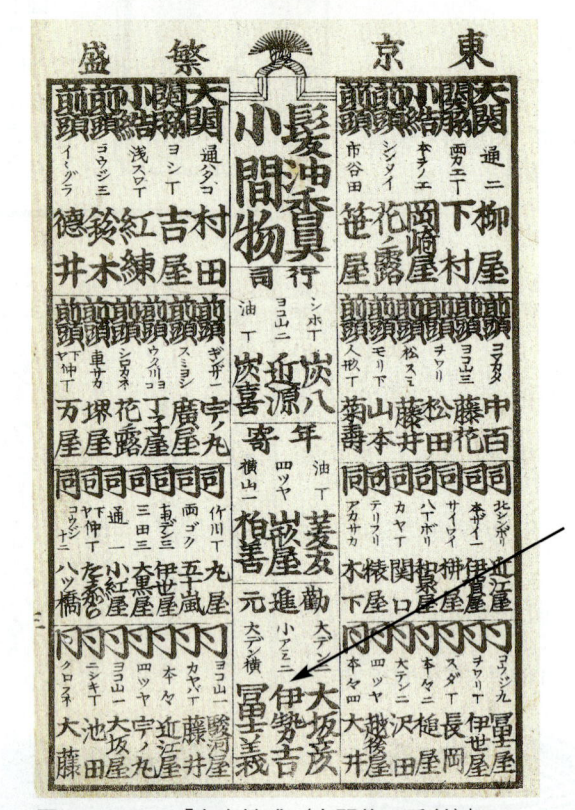

図1-106　「東京繁盛（小間物の番付）」
明治期　17.5×11.5cm
髪油香具などを商う小間物屋の番付見立て
紅の笹屋、お白粉の柳屋などと共に下段に歯磨
で有名な伊勢吉がある

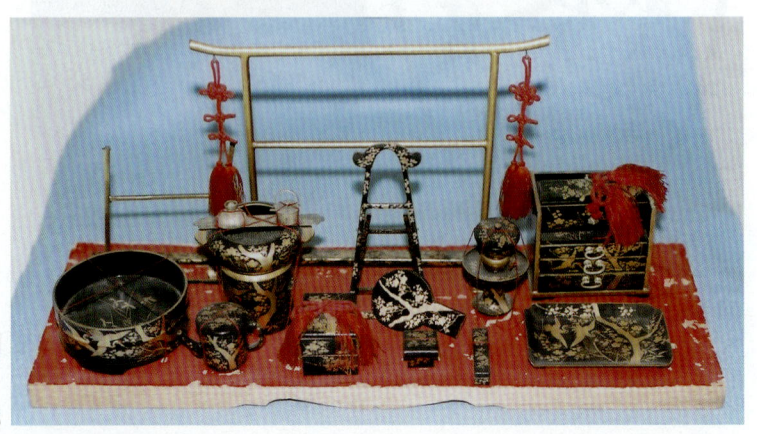

図1-107　「宮家のお雛様道具」
お歯黒道具が揃っている
神奈川県歯科医師会「歯の博物館」所蔵

36

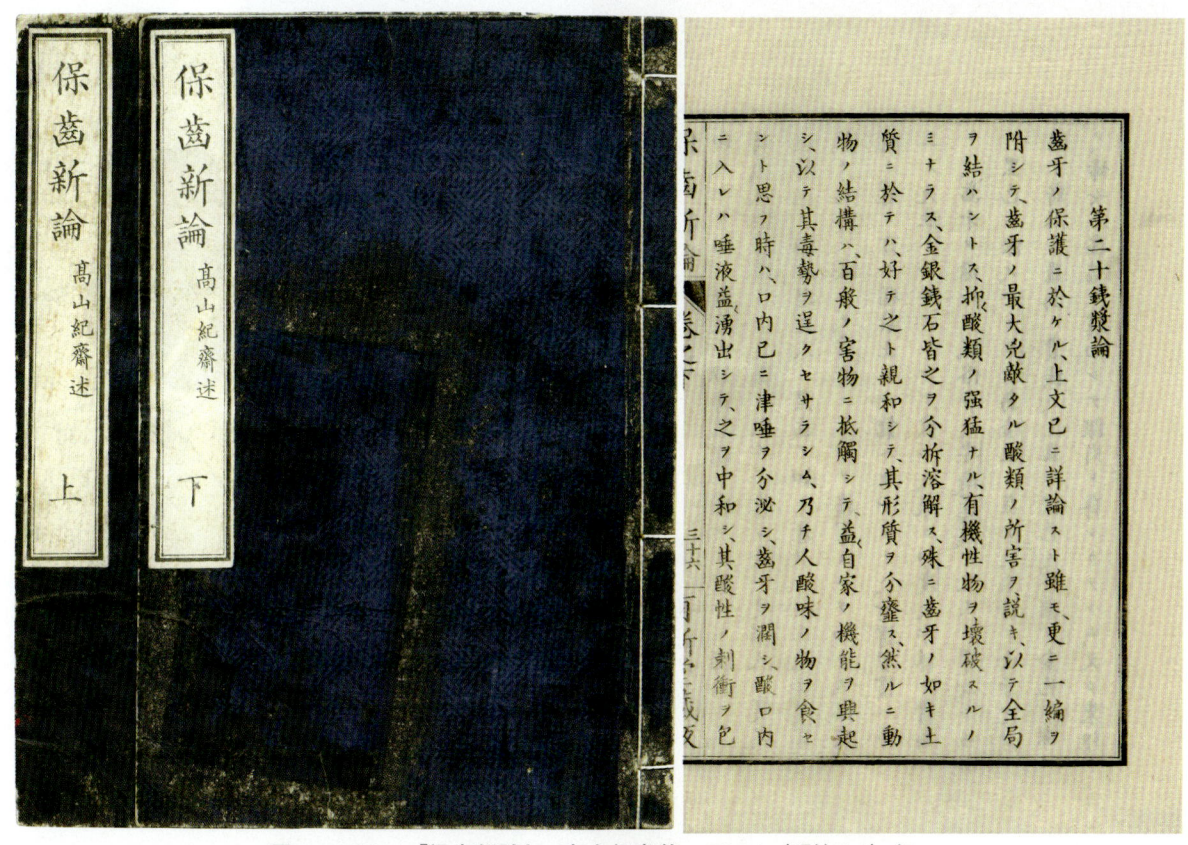

図1-108　『保歯新論』　高山紀齋著　1881（明治14）年
かね下の酸が歯の表面を痛めるため，お歯黒の廃止を提唱

神奈川県歯科医師会「歯の博物館」所蔵

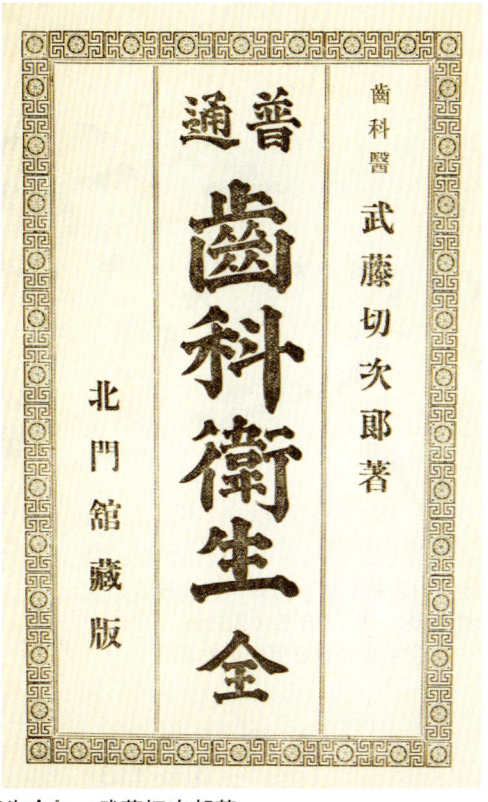

図1-109　『普通歯科衛生全』　武藤切次郎著
1898（明治31）年
お歯黒の害について書いてある

第1章 お歯黒

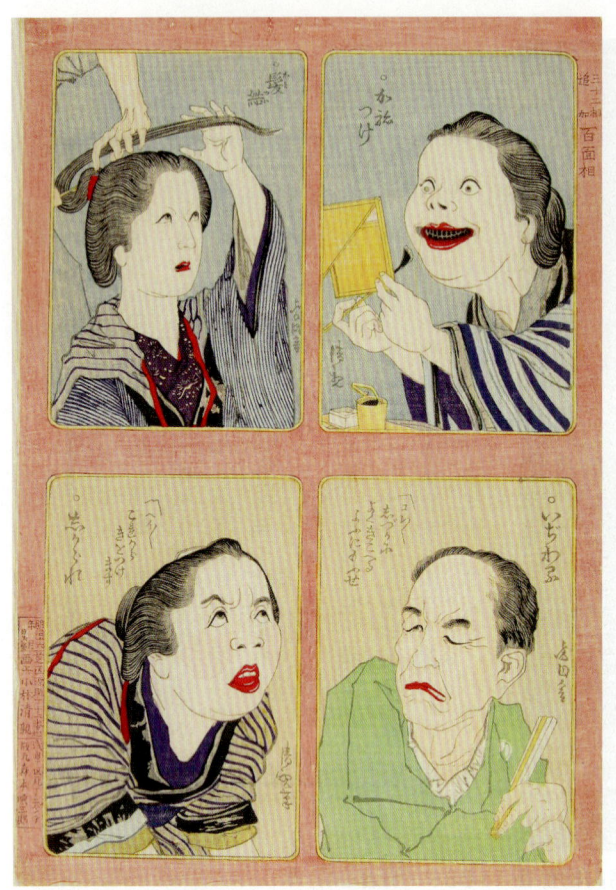

図1-110　「百面相」　小林清親画
1883（明治16）年　15.5×11cm
右上：かねつけ

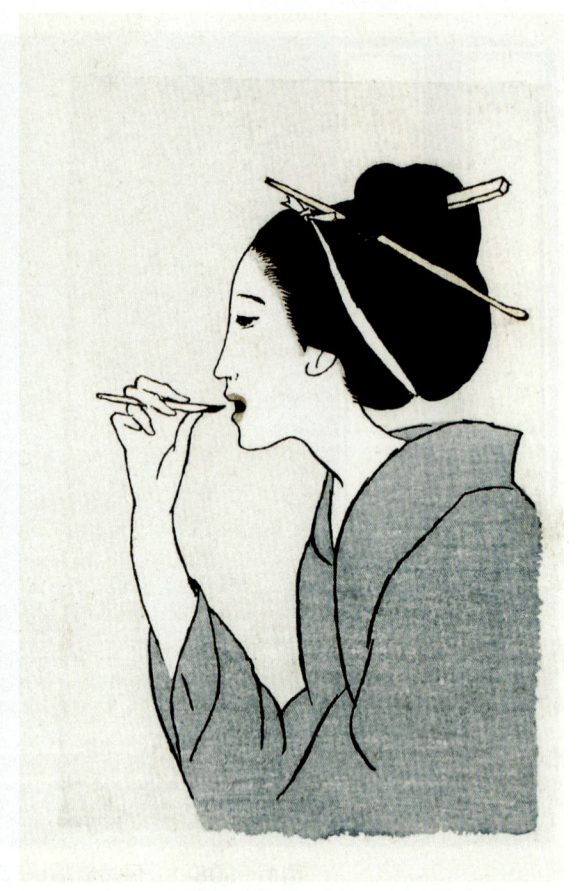

図1-111　「お歯黒をする女」　竹久夢二画
大正期　18×11cm

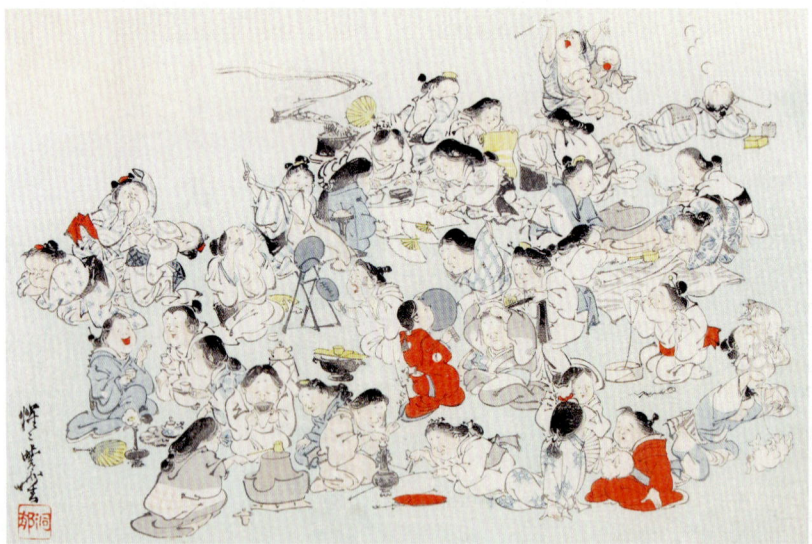

図1-112　「百福」惺々暁斎（河鍋暁斎）
1905（明治38）年　25.5×36cm
下段には，お歯黒をつける庶民の女性

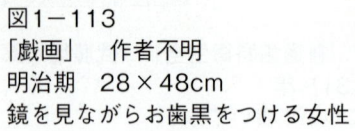

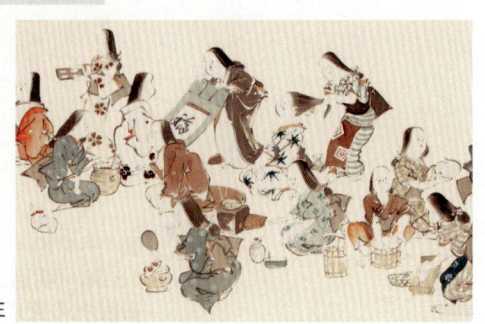

図1-113
「戯画」　作者不明
明治期　28×48cm
鏡を見ながらお歯黒をつける女性

芸妓のお歯黒

　舞妓から芸妓になった時には「襟替え」の儀式があり，現在でもお歯黒を塗ることが京都の祇園で行われている。舞妓から芸妓への経験者の山口公女著，『すっぴん芸妓』2007（平成19）年刊には，それが紹介されている。

　祇園の新入生は「仕込みさん」と呼ばれ，舞妓さんの卵になり舞妓としてデビューするまで1年間，置屋さんで修業をする。通常，仕込みさんになるには，中学卒業後である。そして，年季奉公が明けるまで置屋さんに住み込み，20歳まで舞妓，20歳を超えれば芸妓になる。「襟替え」は，舞妓がこの日から芸妓になる儀式のことで，都おどりが終わり，5月，行事がひと段落つく時期は「襟替え」が多い時期であるため，舞妓から芸妓に変わることを「襟替え」という。襦袢の襟の色が赤から白に変わる。「襟替え」は，当日から3週間遡って最初の1週間「奴」という頭を結い，色紋付を着る。次の2週間，この時期しか結うことができない貴重な「先コウ」という頭を結い，黒紋付きで装い，お歯黒をする。この日を境に，七つ道具の一つである舞用のお扇子，手ぬぐいが赤から紫に変わり，着物の袖が振袖から短くなる。舞妓時代は地毛を結っていたのが，鬘になる。「襟替え」の当日は，新の鬘となる。当日から1週間は，ただひたすら，挨拶回り，祇園中のお茶屋さんをとにかく回る。……祇園では，大人（芸妓）になるのも，ひと苦労なのだと紹介している。

　関根金四郎著，『江戸花街沿革誌（上巻）』1894（明治27）年刊には，吉原での歯染めが紹介されている。「新造とは，新しき船の意なるよし。新造には，振り袖新造，留め袖新造，番頭新造の3種があり禿が成長して13～14歳なる者をいう。新たに振り袖新造となる時，新造出し一切の周旋は楼主より姉女郎に依頼し，義務として負担しお役と呼んだ。10日ばかり前に姉女郎の懇意なる家七カ所より鉄漿を貰い集めて，振り袖新造となるべき女子即ち妹女郎に歯を染めさせる。これを付け染めと云い，この日はその楼内は勿論平生親しくせる茶屋及び船宿などへ蕎麦を配り又知己の許へ赤飯，反物，煙草，扇子，手ぬぐいなどを贈り出入りの者などへ祝儀として配った」とある（図1-114）。

　花柳界では，一人前の芸者（芸妓）になった時には，置屋の名や芸妓の名前を入れて歯染めの祝いを贔屓に配った。

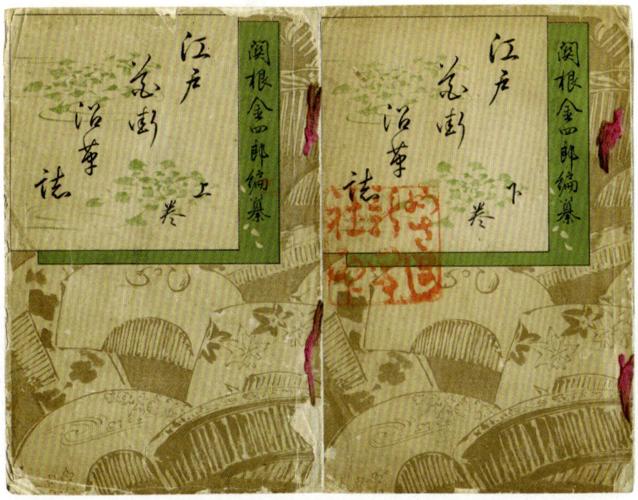

図1-114
『江戸花街沿革誌』　関根金四郎著
1894（明治27）年
姉女郎の懇意なる家七ヶ所より鉄漿を貰ひ集めて振新となるべき女子即ち妹女郎に歯を涅せしむ之を"付け染"といふとある

第1章 お歯黒

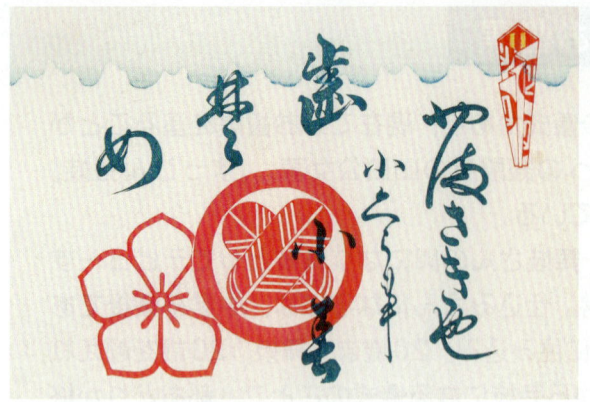

「歯楚め」　や満さきや　小くら事　小春　　　　「は楚め」　はつせや　はつね事　国江

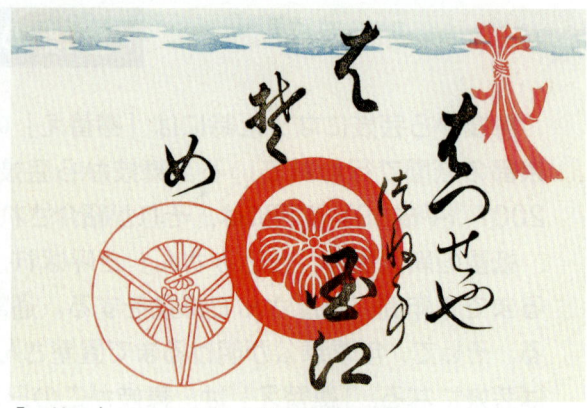

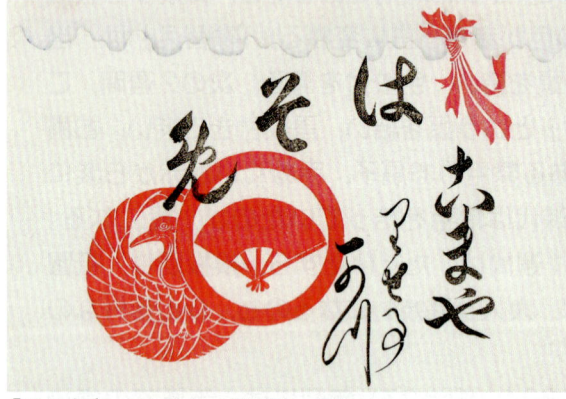

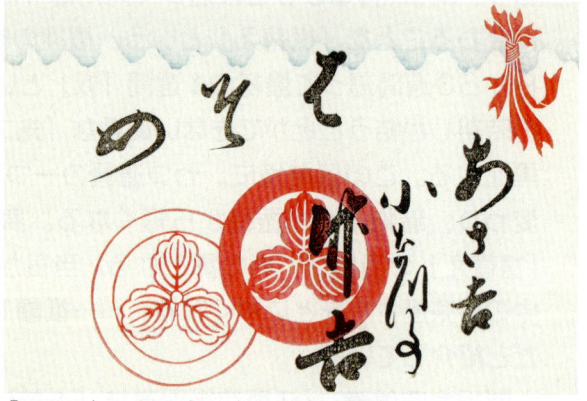

「はそ免」　こまや　里せ事　可つ　　　　　　　「はそめ」　あさ吉　小な川事　竹吉

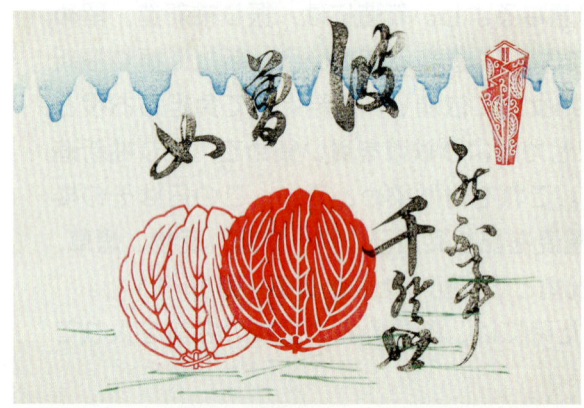

「波曽め」　のぶ事　千登世 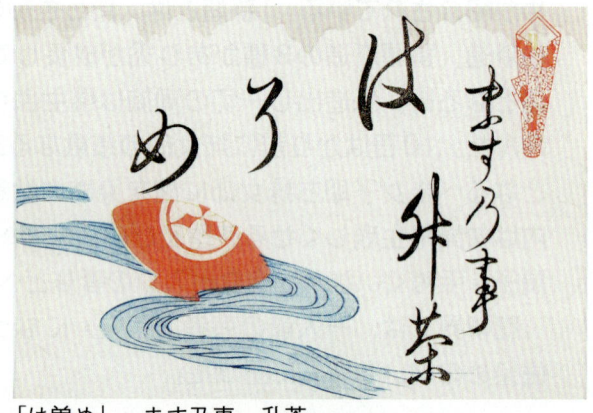　　　　　　　　　　「は曽め」　ます乃事　升茶

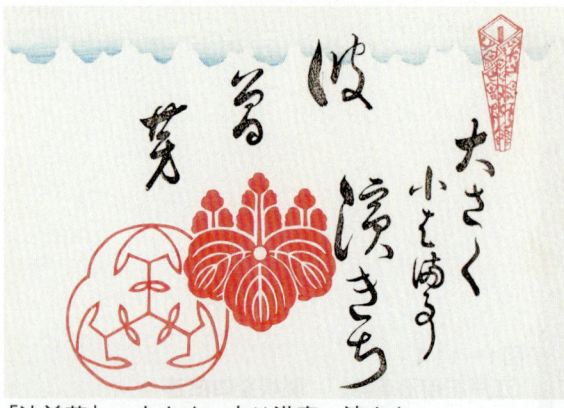

「波曽芽」　大さく　小は満事　濱きち　　　　　「葉楚芽」　松もとや　つ祢事　千代の

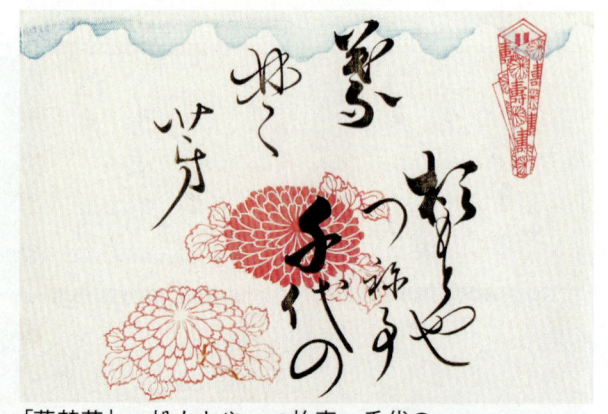

図1-115　「芸妓や妓楼遊女のお披露目の歯染め」
置屋と芸妓の名前が書いてあり，一人前の芸妓になる時に贔屓に配布した。歯染めのあて字がおもしろい
すべて19.5×26cm

第1章 お歯黒

玩具絵

　江戸時代の玩具絵は，こどもが遊びに使った絵で，様々な種類がある。多色刷りの浮世絵のような版画で，鑑賞用ではなかった。多くの浮世絵師が描いたが，中でも歌川芳藤が人気があり，豊かな色彩感覚で味のある玩具絵だった。立版古と呼ばれた「切組み絵」，立体的に組み立てていく「起し絵」や，風景や芝居などの一場面を描いた一枚絵もあった。

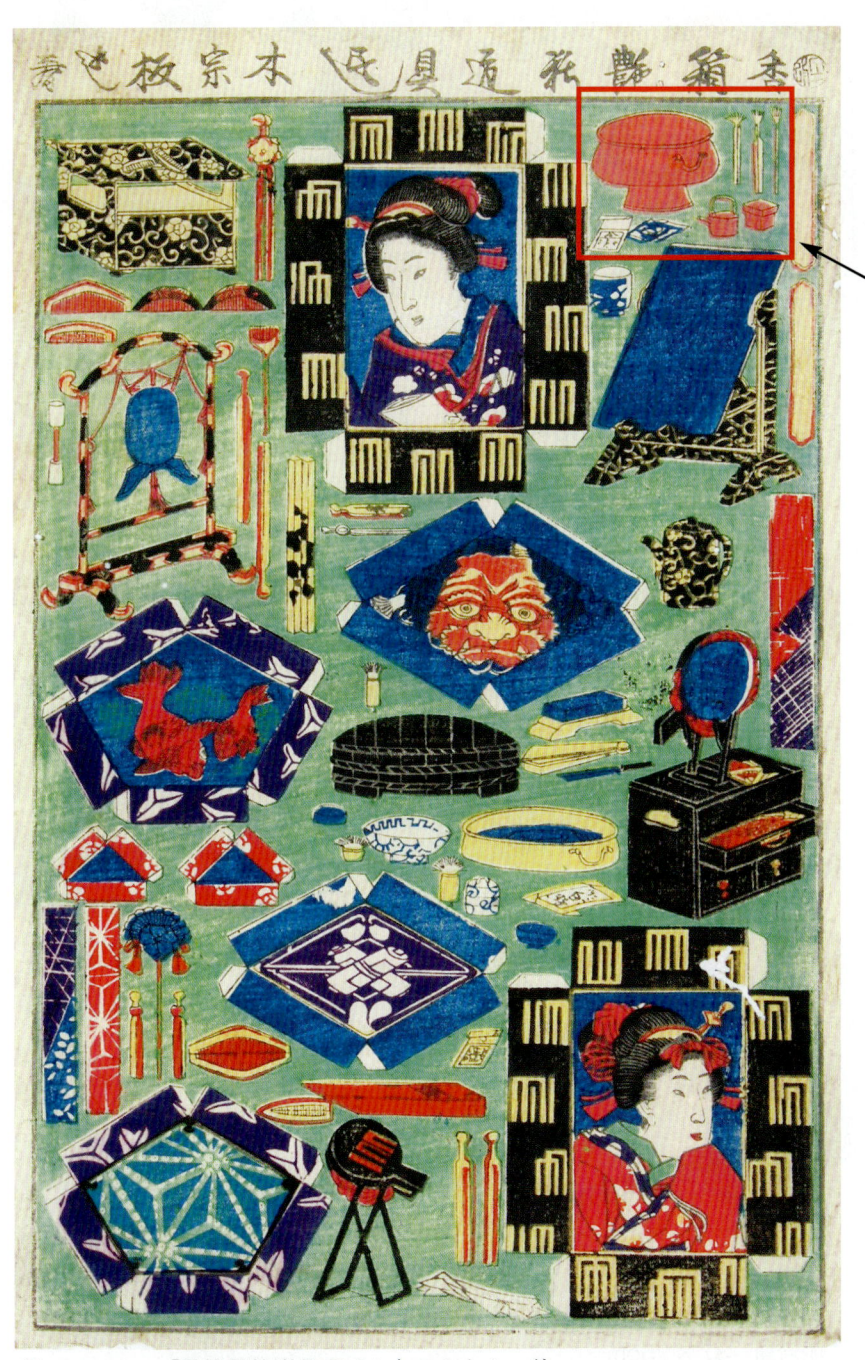

図1-116　「香箱艶箱道具尽くし」のおもちゃ絵
明治期　37×25cm
中央右に化粧箱，上段右にかなだらい，うがい茶碗などのお歯黒道具がみえる

41

第1章　お歯黒

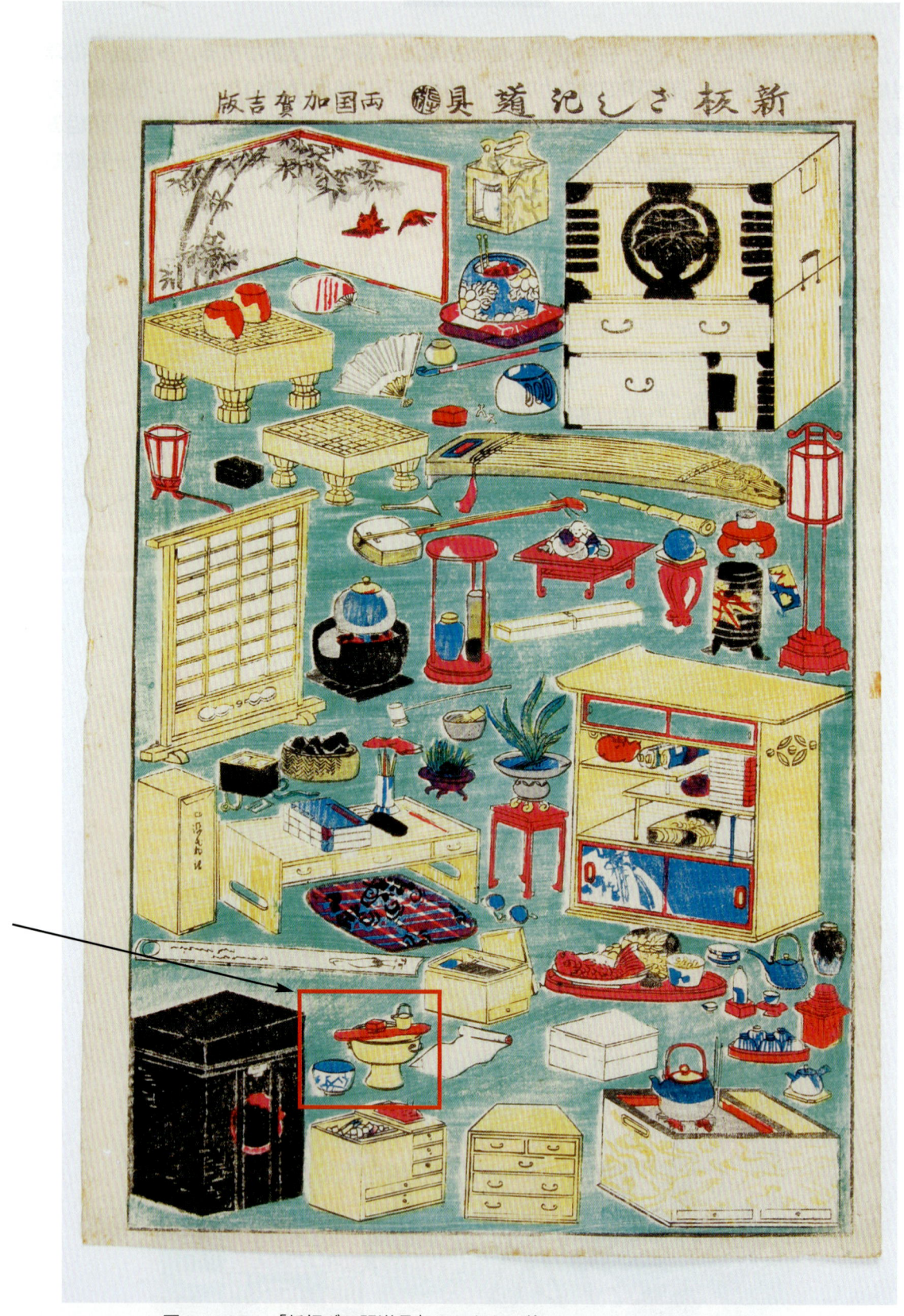

図1-117　「新板ざし記道具」のおもちゃ絵
明治期　37×25cm
下段中央にかなだらいの上に渡し金，かね碗，その左にうがい茶碗がみえる

第1章　お歯黒

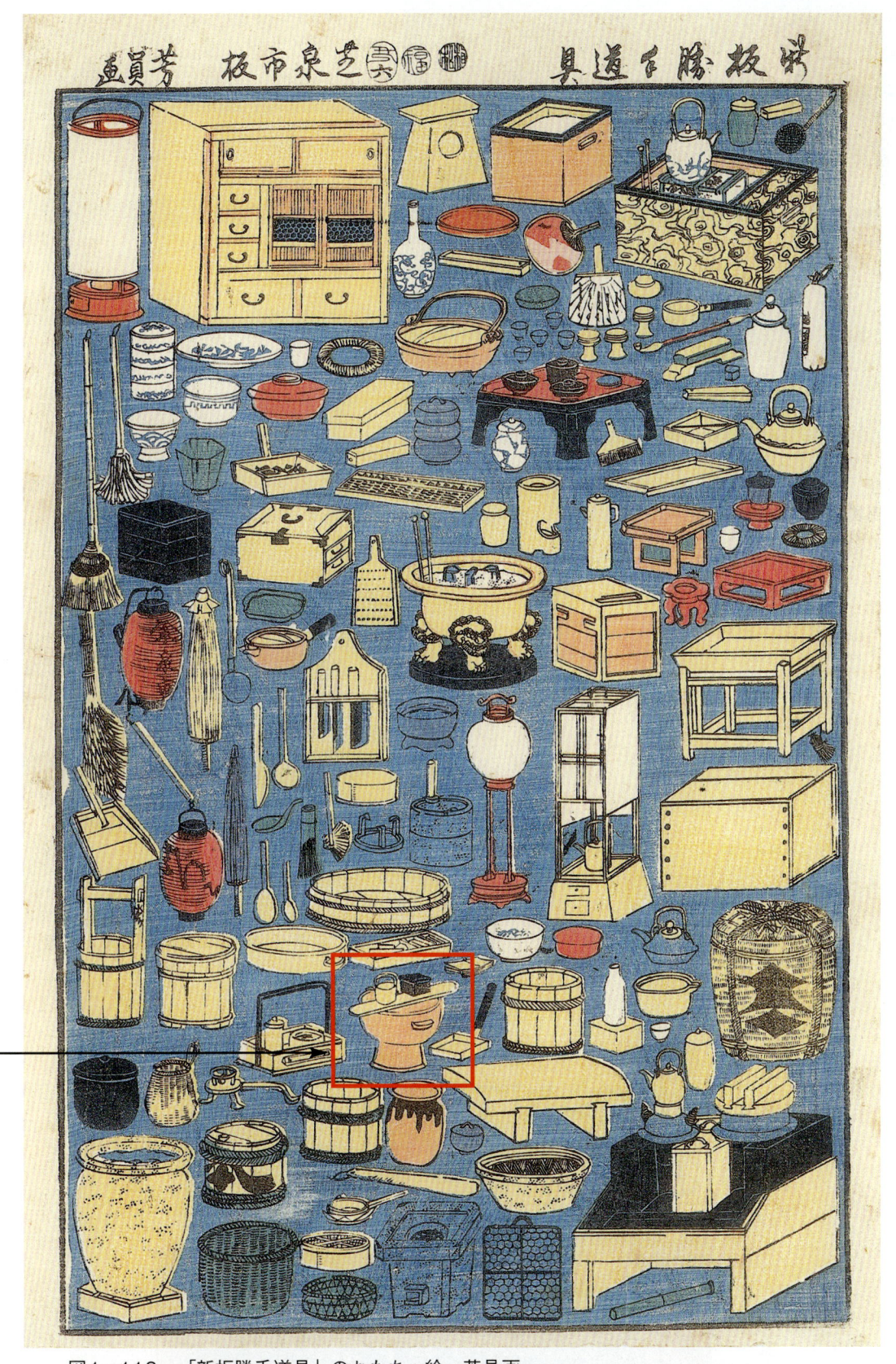

図1-118　「新板勝手道具」のおもちゃ絵　芳員画
明治期　37×25cm
下段中央にお歯黒道具が出ている。当時の女性は，夫が起きる前に台所でお歯黒を塗った

第1章 お歯黒

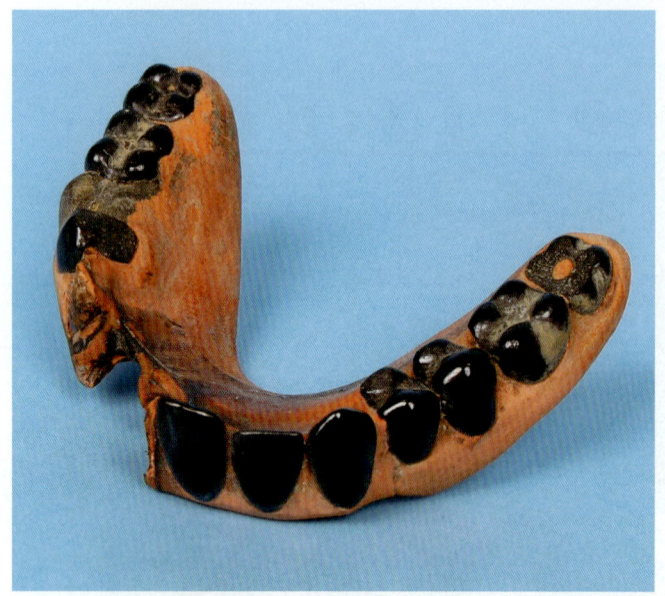

図1-119 「ゴム床の入れ歯」
明治期　6×5.5×1.5cm
黒い陶製の歯がついている

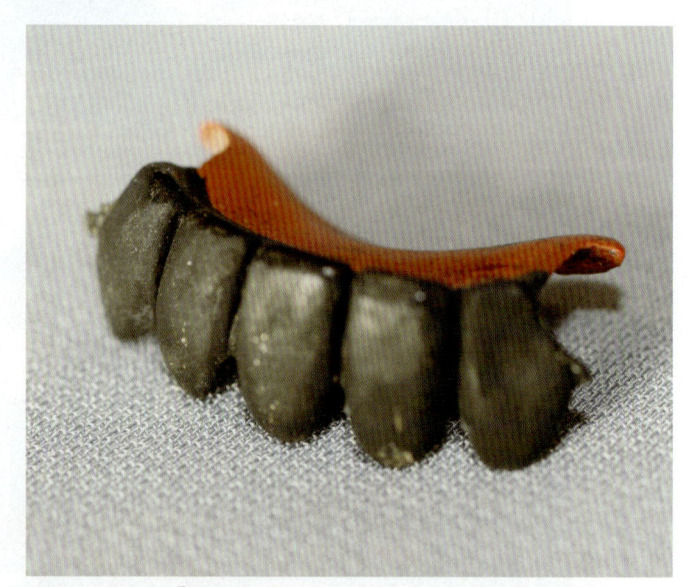

図1-120 「黒い前歯がついたゴム床の部分入れ歯」
明治期

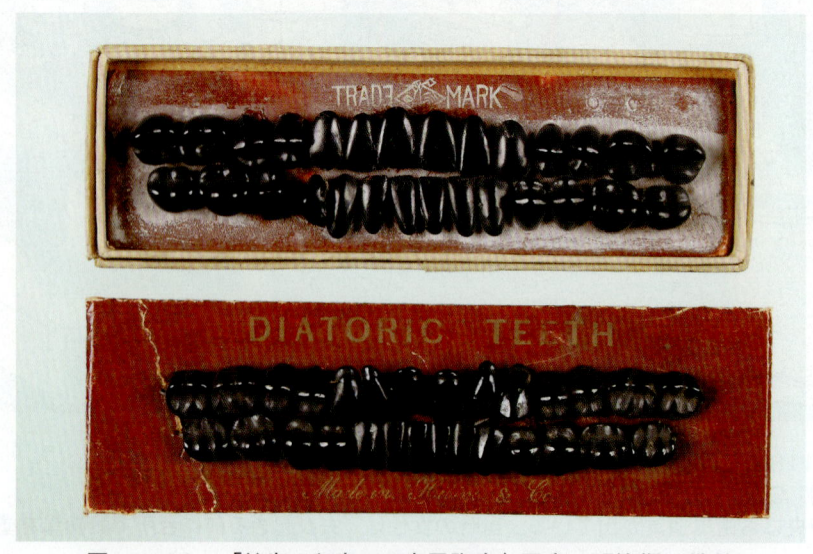

図1-121 「前歯，臼歯のお歯黒陶歯」国産　明治期～戦前

《お歯黒の禁止》

法令全書
自慶應三年十月
至明治元年十二月
內閣官報局

法令全書 明治元年
第九 男子ノ染歯若年作眉ハ所存ニ任セシム

法令全書
明治三年
內閣官報局

〔第八十八〕 二月五日（布）（太政官）
一華族自今元服之輩歯ヲ染メ眉ヲ掃候儀停止被 仰出候事

明治三年 二月 （皇紀二五三〇——西暦一八七〇）
華族が歯を染めたり眉を掃いたり——禁止
（二・五、太政官日誌）華族自今元服之輩、歯ヲ染メ、眉ヲ掃候儀、停止被仰出候事。

官許 東京日日新聞 第三百九號

皇太后宮 皇后宮
御黛 御鐵漿被廢候小冒三月三日
宮內省ヨリ被御出シト云

皇太后宮、皇后宮 御黛・鐵漿を廢せらる
（三・七、東京日日）皇太后宮、皇后宮、御黛、御鐵漿被廢候旨、三月三日宮內省ヨリ被仰出シト也。

明治六年 三月 （皇紀二五三三——西暦一八七三）

図1-122

第1章　お歯黒

岩倉使節団の提言

　岩倉使節団は，1871（明治4）年11月〜73（明治6）年9月にかけて1年10カ月，米欧視察のため12カ国を歴訪した。使節団は，岩倉具視を特命全権大使とし木戸孝允，大久保利通，伊藤博文など総勢100名をこえた。使節団の目的は，1）条約改正の予備交渉，2）米欧各国の制度の調査研究などであった。米欧の政治，経済，産業，軍事，社会，思想，宗教など各分野の制度などを詳細に見聞，調査を行い，近代日本に及ぼした影響は大きい。

　使節団として米欧を訪問した時の岩倉具視のメモ帳が1985（昭和60）年に見つかり，子孫の岩倉具忠氏が『岩倉具視－国家と家族－』にまとめた。この本には，日本の近代化の提言となった箇条書きのメモがある。具体的には，不平等条約の改正について調べ，条約，宗旨（キリスト教について），年号（太陽暦の採用），裁判，刑法に加えて，新しい天皇像として礼服の西洋化，断髪，一夫一婦制，眉毛・鉄漿の廃止などが書いてあり，日本が国際社会への仲間入りに障害になる事項を提言している。それらの影響と思われるが，1872（明治5）年2月10日の新年拝賀の儀には，天皇は洋服の着用が日常化し，西洋料理を食べた。1872（明治5）年11月9日には，太陰暦を廃して太陽暦を採用し，明治5年12月3日を明治6年1月1日にした。1873（明治6）年3月20日，天皇は断髪し，天皇と皇后はかき眉とお歯黒をやめた。日本の伝統的なお歯黒の廃止は，岩倉使節団による日本の近代化に必要な提言の一つでもあった。

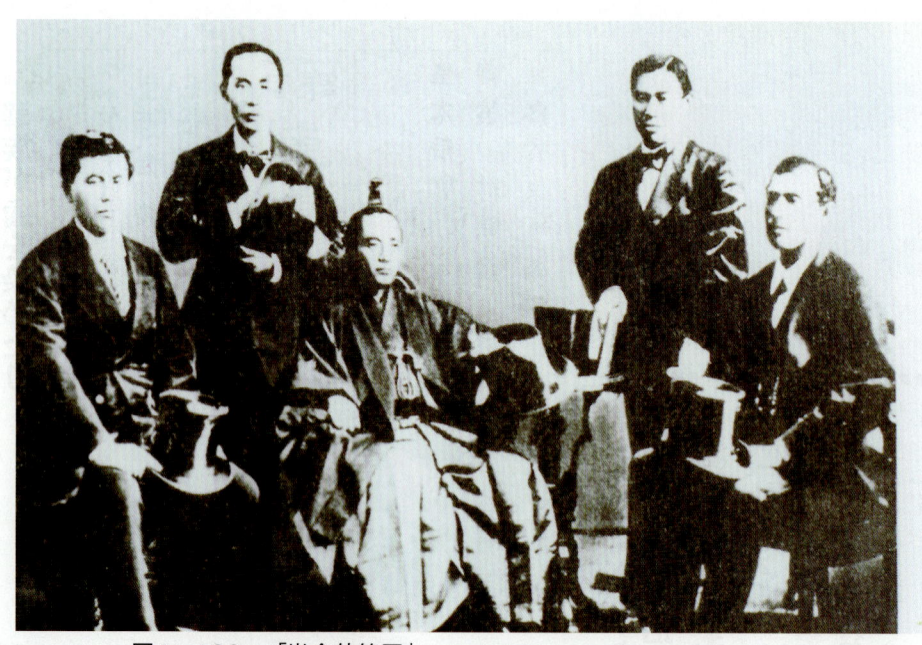

図1-123　「岩倉使節団」
左から，木戸孝允，山口尚芳，岩倉具視，伊藤博文，大久保利通
1872年1月23日（旧歴明治4年12月14日）撮影

日本大百科全書2　小学館より引用

第2章
江戸・明治時代の房楊枝(歯ブラシ)・歯みがき粉
"Fusayouji" (Toothbrush) and Tooth Powder of the Edo and the Meiji Periods

江戸時代の房楊枝（歯ブラシ）

《歯ブラシのルーツは歯木》

　日本における歯ブラシのルーツといえば，「歯木（歯をみがく楊柳の小枝）」である。わが国における楊枝を使って歯をみがく行為は，仏教の伝来とともにインドから中国，朝鮮を経て伝わった。古代インドでは，釈迦が弟子たちに，仏前に詣でる前に菩提樹の小枝を噛み，一端を房状にしたもので歯を清掃することを勧めた。仏教の教えは，楊枝を使い口を漱いで口中を清めなければならないと説いている。楊枝は，「歯木」と呼ばれ，高野山金剛峯寺では真言密教の灌頂の儀式に使われている。

　西遊記の三蔵法師のモデルで有名な玄奘三蔵は，16年間インドで修行して中国に帰り，歯みがきを伝えた。中国には菩提樹がないため，楊柳の小枝を使ったことから「楊枝」となったと言われている。日本に伝わった歯木による歯みがきは，初めは僧侶，公家，武家などの上流階級で行われていたが，江戸時代中期に歯木が房楊枝に発展して商品化され，庶民へ普及した（図2-1，2-2）。

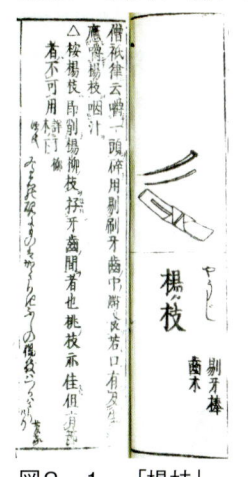

図2-1 「楊枝」
『和漢三才図絵』より
寺島良安著　1712（正徳2）年

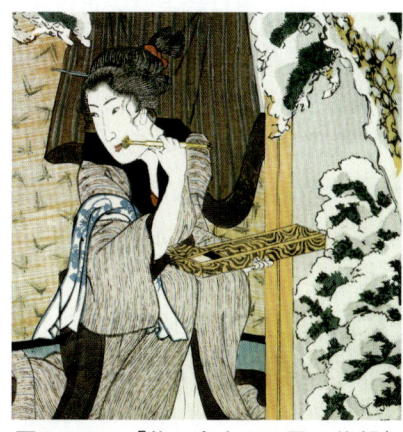

図2-2 「若い恋人との雪の後朝」
国芳画　江戸期
立て膝で楊枝箱を左手に房楊枝を使い歯をみがく女性
有働義彦著「江戸錦吾妻文庫」より
1995（平成7）年学習研究社

《歯ブラシの原形は宋の時代にあった》

　仏教と共に日本へ入ってきた「歯木」は，宗教上の厳しい規律で使われていた。歯木を使う歯みがきの記録は，道元による『正法眼蔵』という本にあり，「歯木を噛む」という言葉がお経に出てくる。道元が中国に渡った宗の時代（1223～1228年）に，楊枝で歯をみがく方法を現地の僧侶に尋ねても知らなかった。当時，宋では楊枝を使った歯みがきは廃れており，牛の角の柄で馬の毛を植えたもので歯をみがいていた。この角製の柄に馬毛を植えたブラシが，現代の歯ブラシの元祖である。道元は，馬毛の歯ブラシを，不浄で仏法の道具でないと日本に持ち帰らなかった。中国で考案された歯ブラシは，シルクロードを経てヨーロッパに伝わり，幕末から明治初期にかけて，日本の文明開化と共に西洋より輸入された。もし，道元が中国から馬毛の歯ブラシを日本に伝えていたならば，歯ブラシの歴史は変わっていたかもしれない。

第2章　江戸・明治時代の房楊枝(歯ブラシ)・歯みがき粉

《房楊枝づくり》

　楊枝が爆発的に一般庶民にまで広まったのは，江戸時代になってからである。木の楊枝は，「房楊枝」と呼ばれ，素材は，ハコヤナギ，柳，コブヤナギ，黒文字，桃，肝木，杉，竹などである。これらの樹の幹を割り，一端を煮つめて木槌などで叩き，木綿針を並べた櫛状の道具で掻いて房状にした。穂先はなめした鹿皮でもんで，繊維のささくれを除いて滑らかに仕上げた。主に女性が枝の部分，男性が幹の部分を用いた。既婚女性は，お歯黒を塗っていたため，柔らかい房楊枝を必要とし，男性は，肝木で作った少し硬めの房楊枝を使った。

　神奈川県の郷土史家，中村昌治著，『民俗』1982（昭和57）年刊によると，神奈川県愛甲郡中津では大正末期まで房楊枝づくりが行われ，厚木市近辺の上飯山，煤ケ谷の山から楊柳科の白楊（ドロ）の木を伐り出した。房楊枝づくりは，明治初期に士族の生業であったものが農民に伝えられた。工程は，用材の伐り出し，鋸断に始まり，材料のナタ割り，小刀削り，穂裂き，穂もみ，乾燥，荷造り，出荷であり，出来上がった房楊枝は，日本橋小網町のさる屋に納めたり，京浜地区に行商で売り歩いたという。

　房楊枝は，長さ9〜30cmで，普通は12cmぐらいのものが多く使われた。浮世絵にもあるように房状になった部分で歯をみがいたあとに，柄の部分を使って舌こきをする習慣が定着していた。舌の上にたまる舌苔を取るため，柄の部分はナイフのように鋭角に削り，角の部分を用いていた（図2−3）。舌こきは仏教の作法で，インド，中国を経て日本に伝わった。明治に入っても，舌こきの習慣は残り，歯ブラシの柄に折りたたみの舌こき用の道具がついていた。丹羽源男によると，1914（大正3）年にライオンの万歳歯刷子が舌こき付を廃止した。これは奥村鶴吉（元東京歯科大学教授）が舌こきは有害であると説いたことによるとある。江戸では，吉原をひかえた浅草寺の境内に楊枝店が多く集まっており，三代将軍家光が浅草観音詣での途中に房楊枝を買い求めたことから，文化年間には数多くの楊枝店が軒をつらね，『江戸名所図絵』にその風景が描かれている。浅草寺の境内の楊枝店は，美人の看板娘を置いて客の気をひいた。なかでも，柳屋のお藤は美人で有名で，浮世絵に描かれ，「寛永の三美人」としてもてはやされた。鼻の下の長い男性は，美人の看板娘を目あてに，房楊枝や歯みがき粉を買いにしげしげと通ったという（図2−4）。

　遊里では，房楊枝を使う前には指で房をもみほぐし，使い終わった時には二つに折り，二度と使えないようにするのが粋であった。庶民は，房の先が短くなれば木槌で叩いて使ったという。

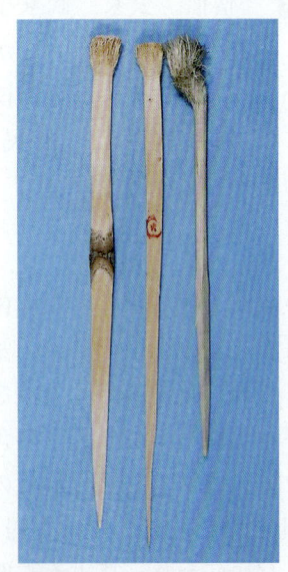

図2−3　「房楊枝3種」
左：21.5×1.5cm（房は1.5×1.5cm）
中：22×1.3cm　（房は1.5×1.5cm）
右：18×0.6cm　（房は3×2cm）

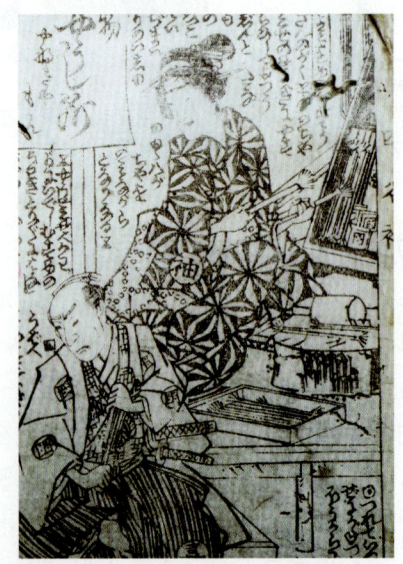

図2−4　「題不明」　江戸期
やうじ所・やなぎやで楊枝をたたく
看板娘

第2章　江戸・明治時代の房楊枝(歯ブラシ)・歯みがき粉

　京都の八坂にある女性に人気の油とり紙で評判の「ようじや」は，昔は房楊枝を売る楊枝店であり，店名として残っている。一般庶民は，銭湯や小間物屋から房楊枝や歯みがき粉を買った。房楊枝は，大正末期になると洋式歯ブラシに代わり姿を消した。

《日本の歯ブラシ》

　日本で初めて作られた歯ブラシは，洋式の歯ブラシをまねて，1872（明治5）年に大阪で鯨の髭に馬毛を植えて「鯨楊枝」という商品名で売られたものである。明治中期には，竹の柄に馬毛や豚毛を植えた「竹楊枝」が売り出され，1888（明治21）年に発行された絵双六には，柄が長い竹楊枝が描かれている。

　1913（大正2）年に発行された『東京小間物化粧品名鑑』には，鯨楊枝各種，竹楊枝各種，角楊枝各種とあり，材料も鯨，角，水牛，竹製柄などが掲載されている。大正時代には，セルロイド製の柄に中国から輸入した豚毛を植えた歯ブラシが生産され，大量に海外へ輸出されていた。

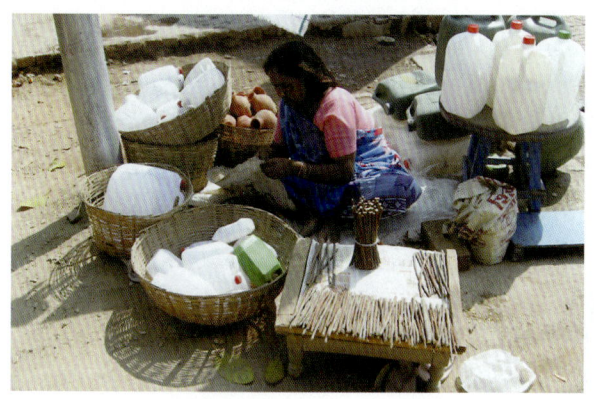

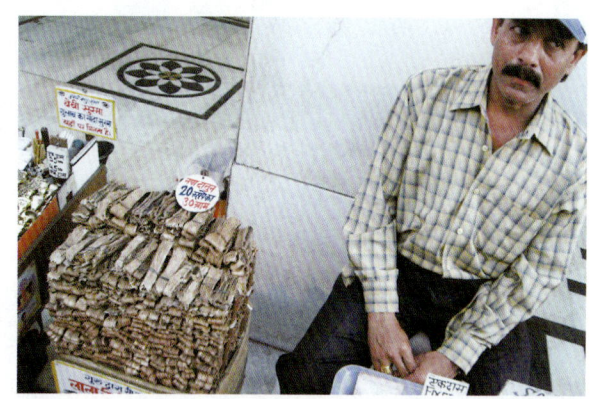

図2-5
左「ニーム売り」（インド・バラナジの町）　右「Dandasa売り」（ニューデリー）　2007年撮影

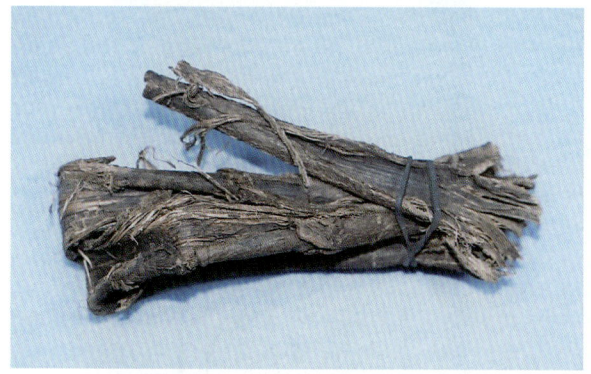

図2-6　「歯木の一種　Dandasa」（ニューデリー）
5×12cm　2008年撮影

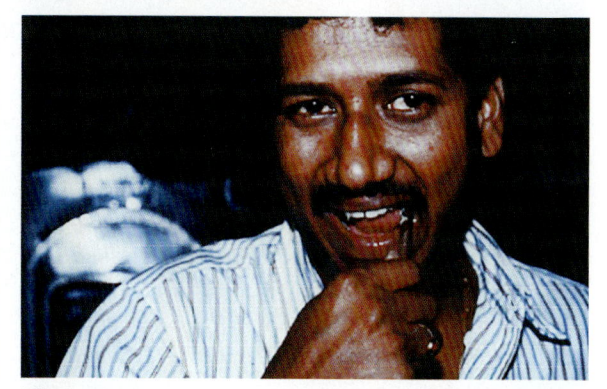

図2-7
「ニームで歯をみがくインド人男性」

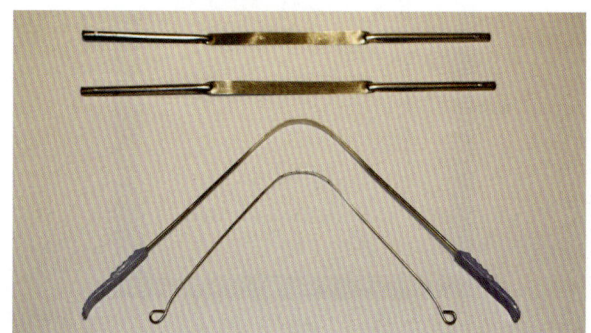

図2-8　「インドの金属製舌こき」
現在もインドでは食後3回舌こきをしている人が多い
上2本：21cm　中：28cm　下：20cm

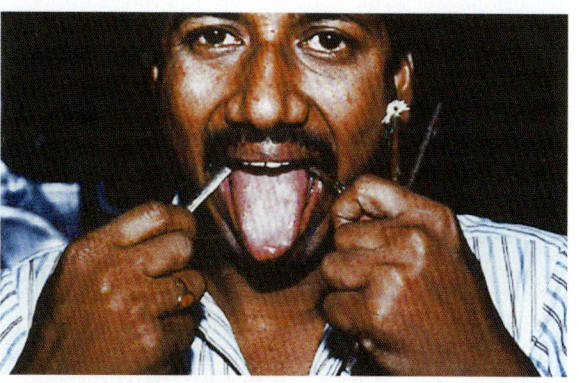

図2-9
「ニームで歯みがき後，舌こきをするインド人男性」

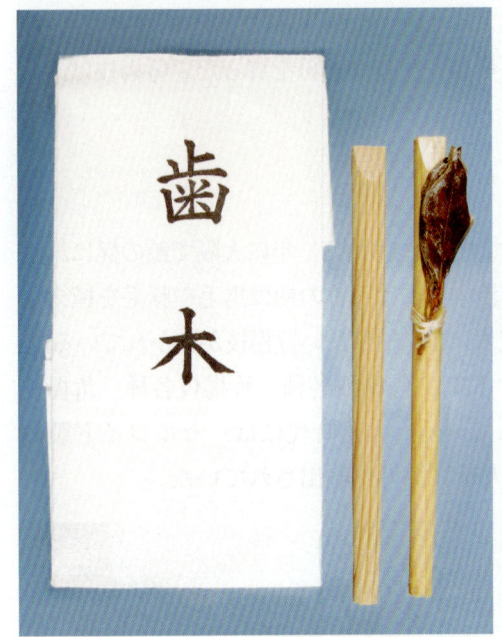

第2章　江戸・明治時代の房楊枝(歯ブラシ)・歯みがき粉

図2-10　「高野山金剛峯寺の歯木」
しきみの葉が結わいてある
右：18.5×1.5cm

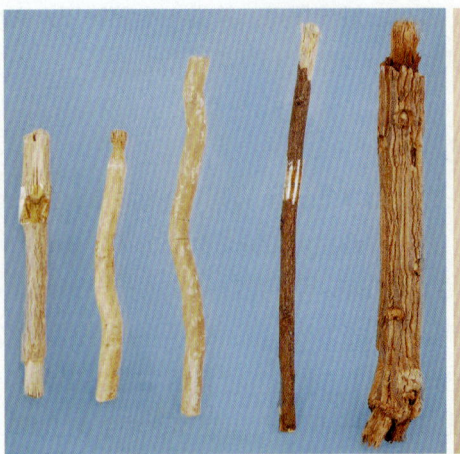

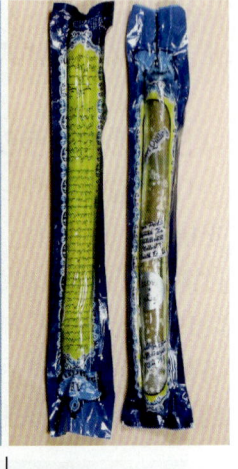

図2-11　「ミスワク（歯木）」
左よりケニア　　　　　11×1.5cm
　　　南アフリカ　　　11×0.9cm
　　　インド　　　　　13×0.8cm
　　　インド　　　　　13×5.0cm
　　　ギニア　　　　　17×2cm
　　　アラブ首長国連邦　20.5×1.5cm

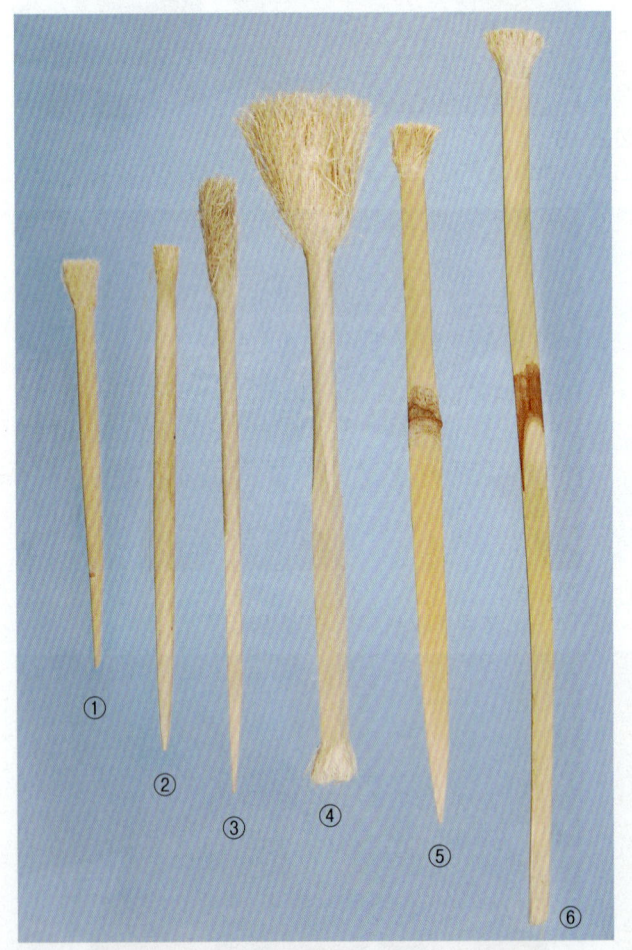

図2-12　「江戸から明治期の房楊枝」
①肝木　　12×1cm　　　④ドロ柳　20.5×3.5cm
②肝木　　15×0.8cm　　⑤黒文字　21×1.5cm
③ドロ柳　18.5×2cm　　⑥黒文字　27×2cm

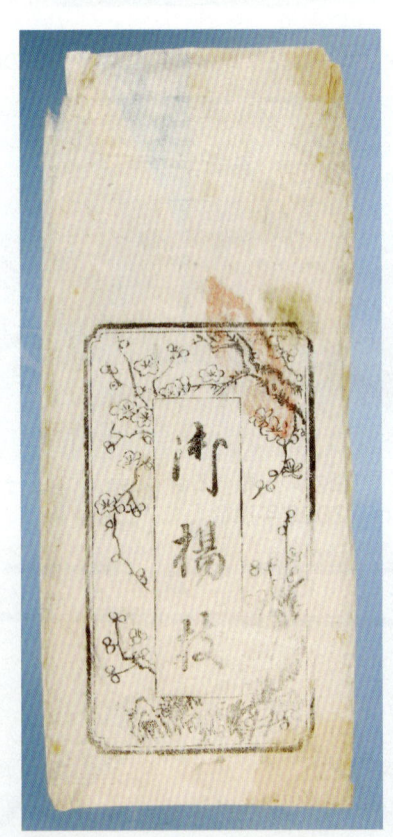

図2-13
「房楊枝が入っていた楊枝袋」
江戸期　22×9.5cm

50

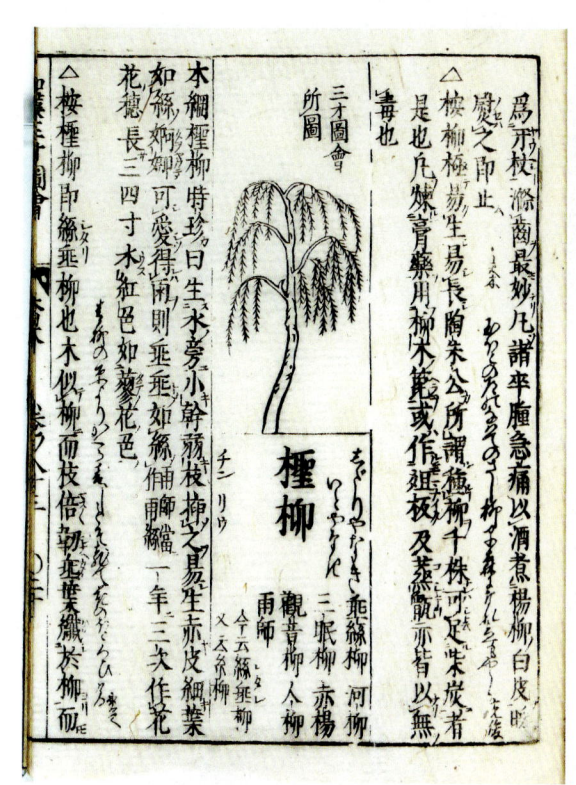

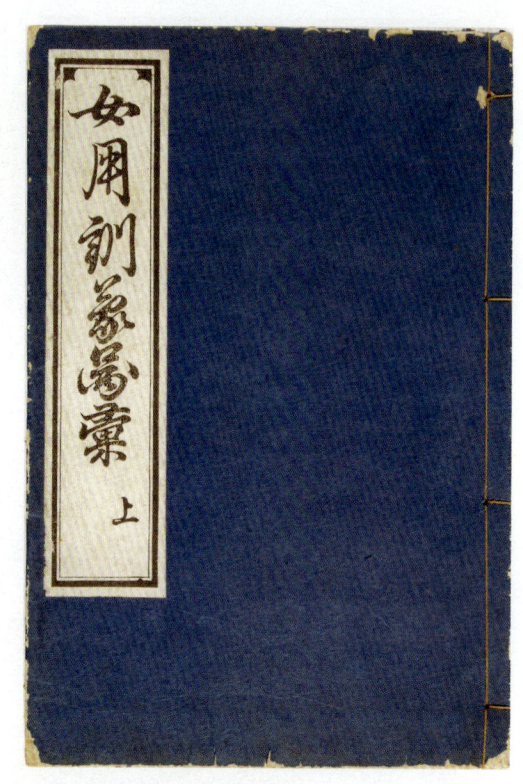

第2章　江戸・明治時代の房楊枝(歯ブラシ)・歯みがき粉

図2-14　『女用訓蒙図彙　上』　奥田松柏軒　1687（貞享4）年
歯を清めるやうじ（牙杖）とある

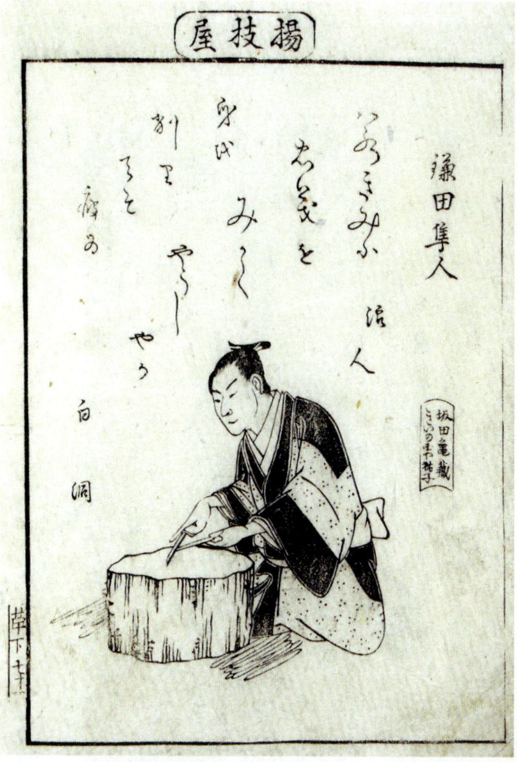

図2-15　「題不明」　鎌田隼人　1804（文化1）年
飢え浪人が房楊枝を削っている図
若ぎみに忠義をみがくやうじやが身をけずりてぞ痩る　浪人

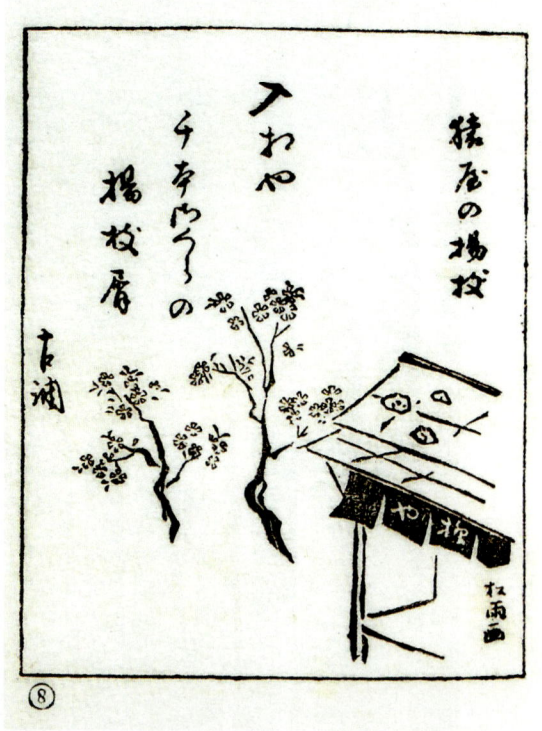

図2-16　『江戸名物鹿子　下巻』　猿屋の楊枝
復刻本　奥村玉花子
1733（享保18）年
入相や千本さくらの楊枝屑　古調

51

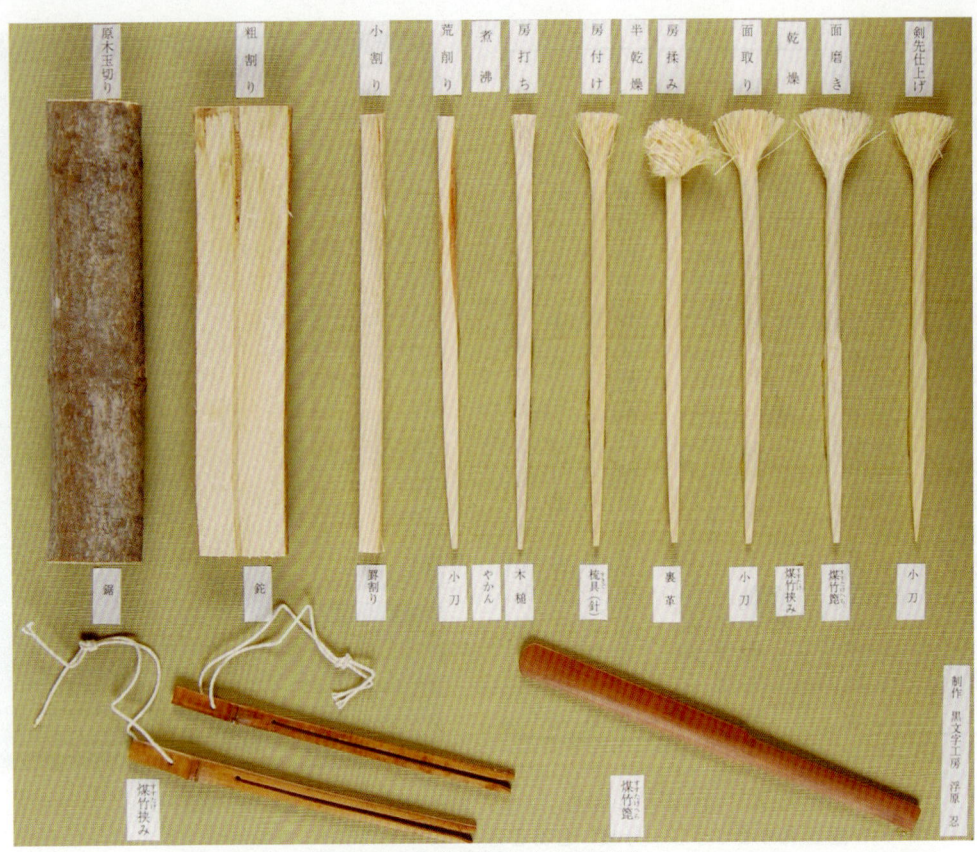

第2章 江戸・明治時代の房楊枝(歯ブラシ)・歯みがき粉

図2-17 「房楊枝の製造過程」(浮原忍作)
神奈川県愛甲郡愛川町中津に伝わる房楊枝づくりの再現

神奈川県歯科医師会「歯の博物館」所蔵

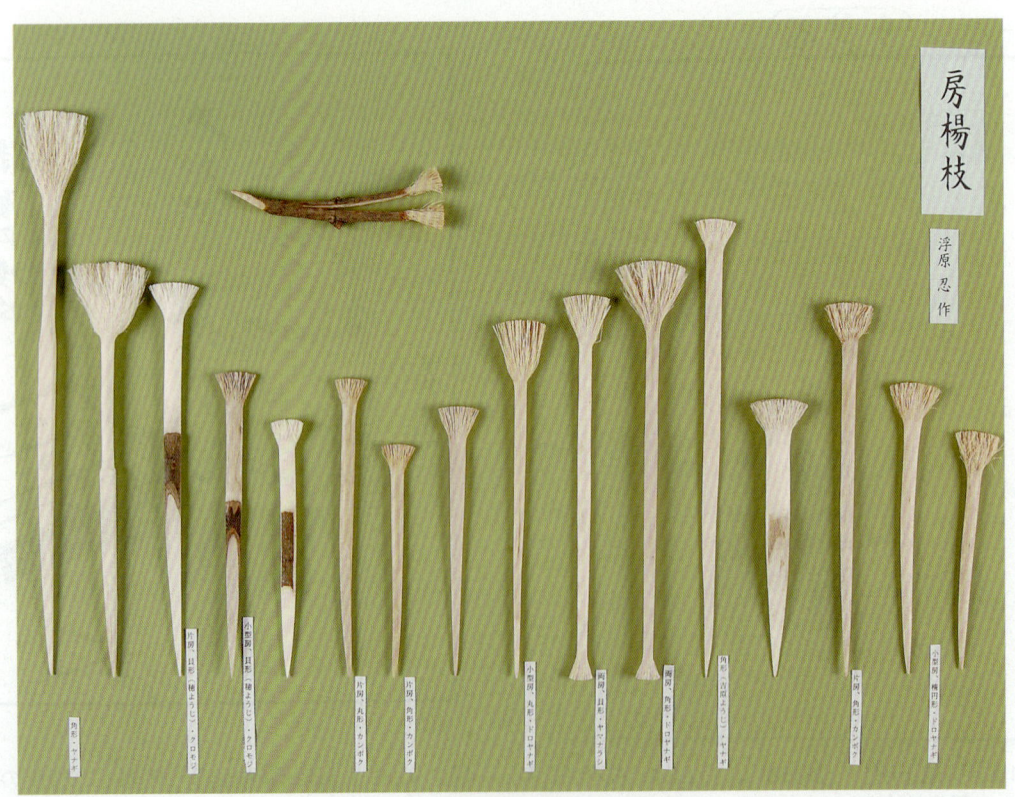

図2-18 「房楊枝各種」(浮原忍作)
江戸時代の房楊枝を再現

第2章　江戸・明治時代の房楊枝(歯ブラシ)・歯みがき粉

《房楊枝と浮世絵》

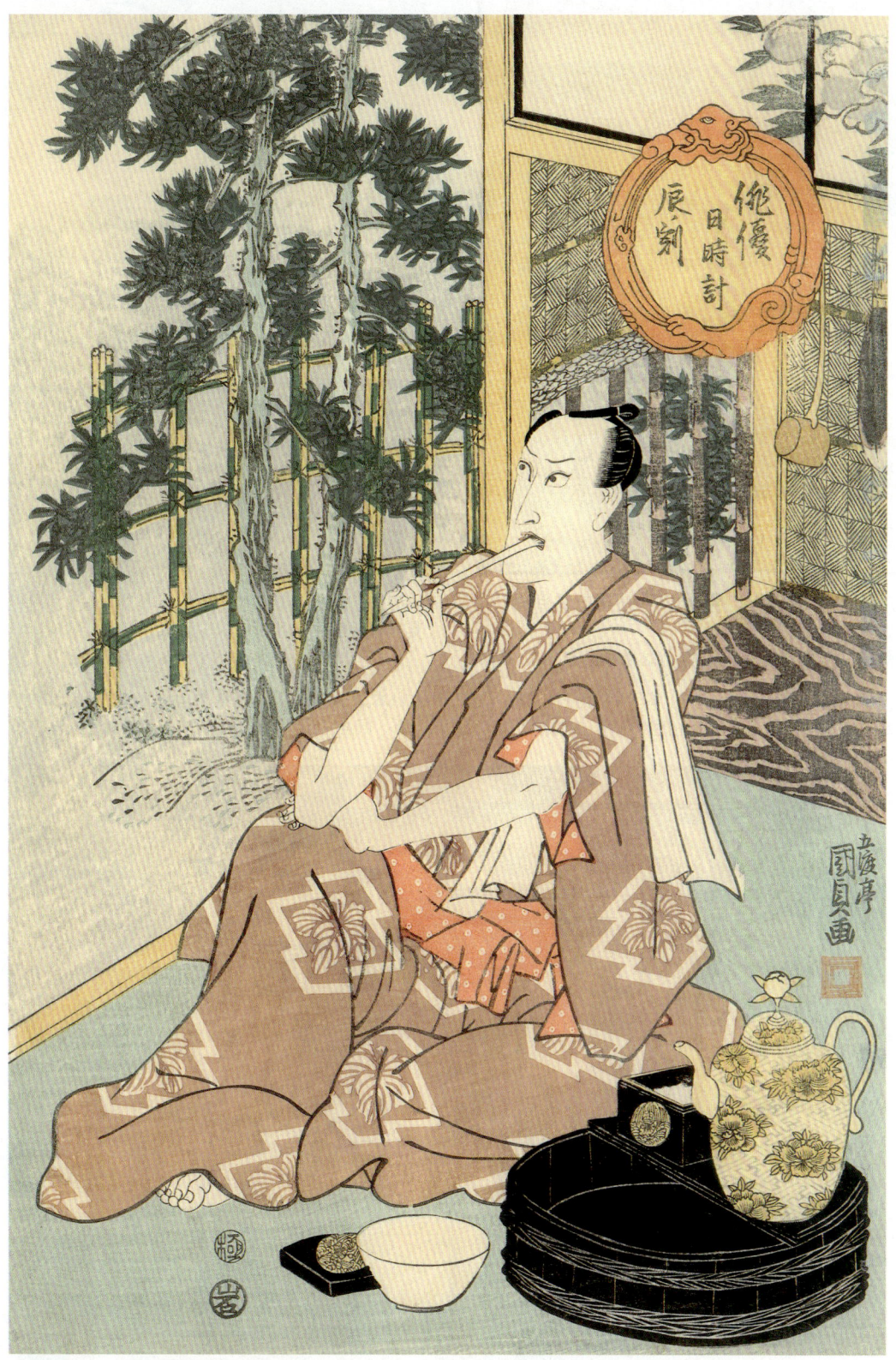

図2-19　「俳優日時計　辰刻」　国貞画　江戸期　38.2×25.5cm
1816（文化13）年　五渡亭国定画
6人の俳優で，一日の辰 巳 午 未 申 酉の刻を描いた大判錦絵6枚揃のうちの1枚。この浮世絵の人物は，七代目市川團十郎で，朝起きて房楊枝で歯磨きをしている。辰の刻は午前8時頃で，焼塩を入れる漆塗りの升には，市川家の紋様「荒磯の鯉」が金蒔絵で描かれている。着物の柄は，複数ある替紋の「松皮菱に蔦」，水差しには「杏葉牡丹」が描かれている

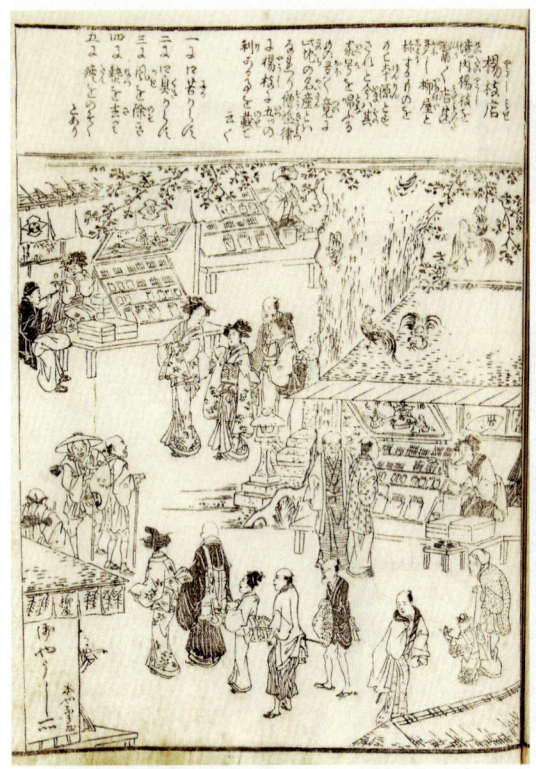

第2章 江戸・明治時代の房楊枝(歯ブラシ)・歯みがき粉

図2-20 『江戸名所図会』 伍重軒露月編
1733(享保18)年
浅草寺の境内には美人を置いた楊枝店が多くあった

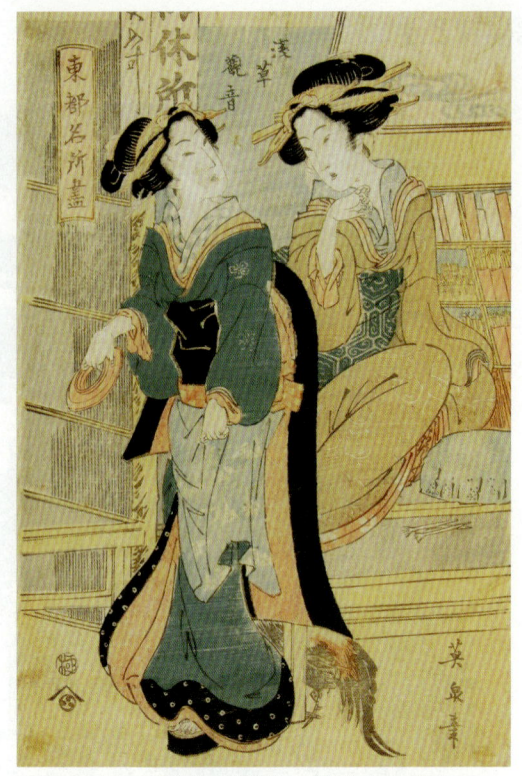

図2-21 「東都名所盡 楊枝店の美女」
英泉画 江戸期 35×23cm

『風俗画報』1897(明治30)年1月25日には,「仁王門より本堂に至る間,随身門より本堂に至る間,及び本堂の周辺に数多くの楊枝店あり……明治初年の頃より衰へ行きて今は一戸の之を商う者なし」とある

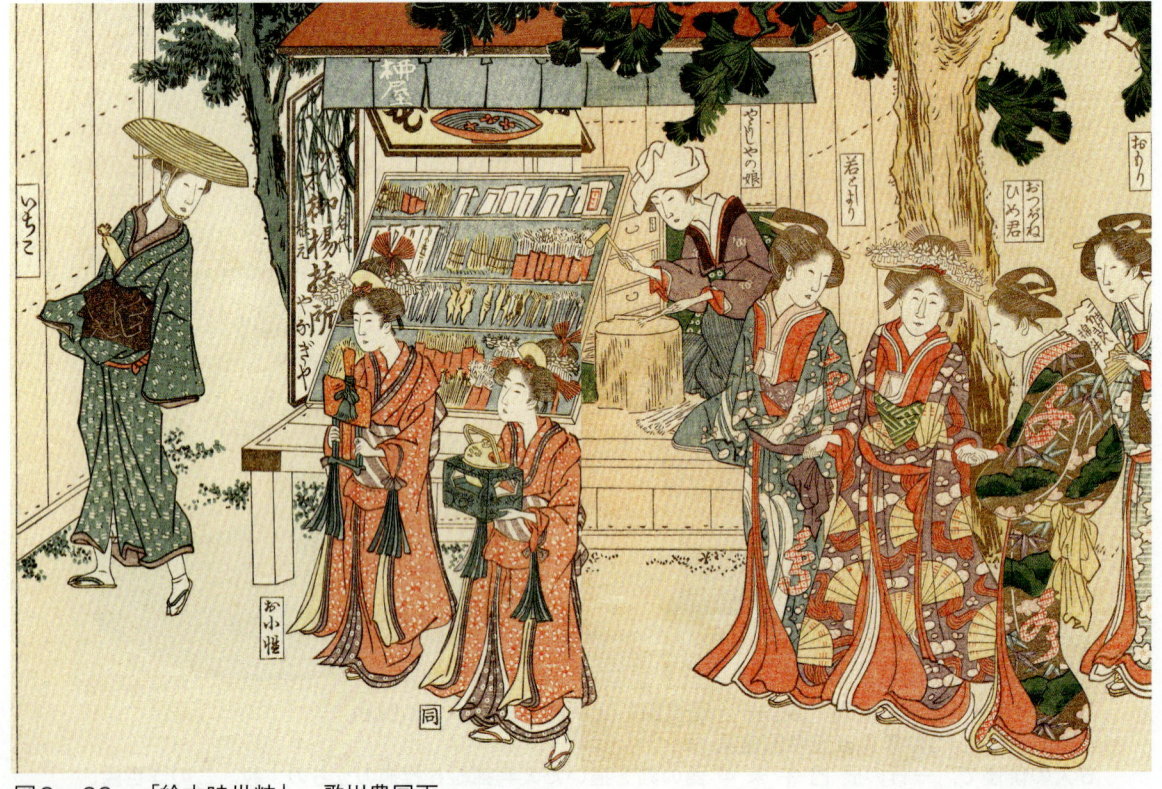

図2-22 「絵本時世粧」 歌川豊国画
復刻本 1802(享保2)年
楊枝店のやなぎやは,奥山銀杏樹の下なる楊枝,柳屋のおふじという者もっとも美女の聞之ありて,春信の錦絵に多く書ける由とある

54

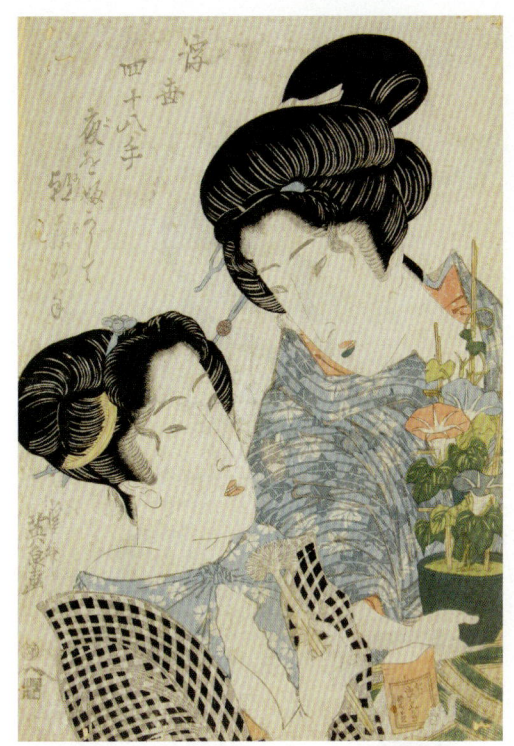

第2章 江戸・明治時代の房楊枝(歯ブラシ)・歯みがき粉

図2-23 「浮世四十八手」 英泉画
江戸期　37.5×25cm
夜をふかして朝寝の手
右手に房楊枝を持ち，左手に歯みがきの袋を持つ美女

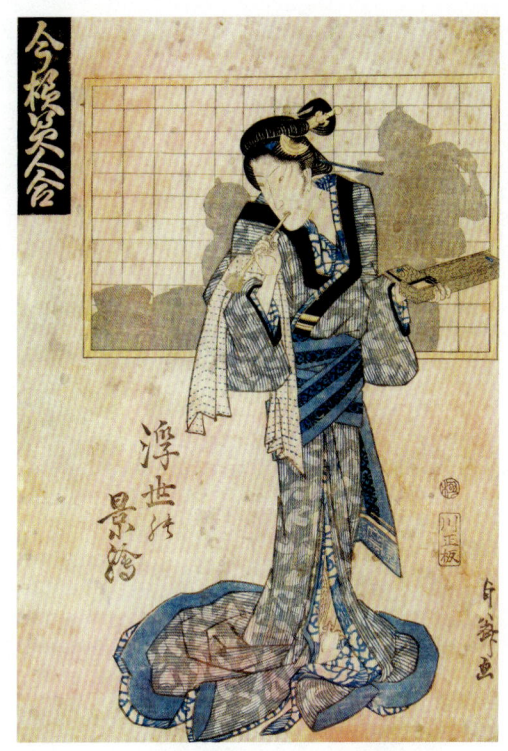

図2-24 「今様美人合」 貞斎画
浮世の景絵　江戸期　35×24cm
歯みがきをする傾城の美女

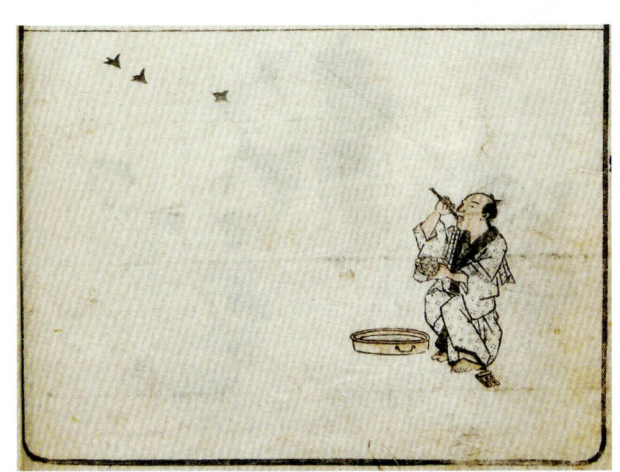

図2-25 『柳川書帖』
江戸期
かなだらいを前に歯をみがく江戸時代の男性

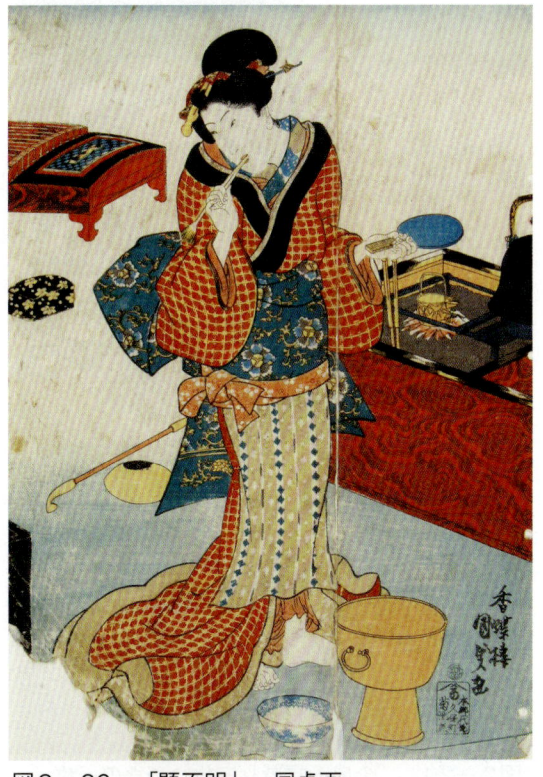

図2-26 「題不明」 国貞画
江戸期　37.5×25.5cm
かなだらいを前に，左手に手鏡を持ち，立って房楊枝で歯をみがく美女

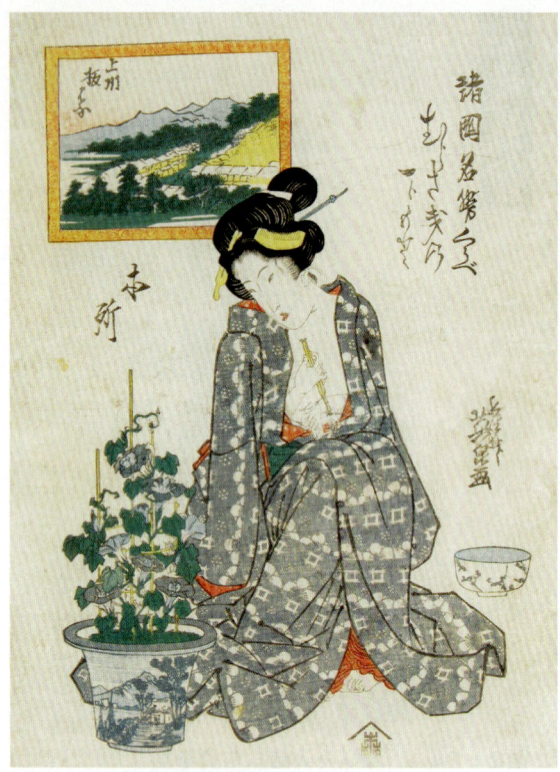

第2章　江戸・明治時代の房楊枝(歯ブラシ)・歯みがき粉

図2-27　「諸国名勝くらべ」　英泉画
江戸期　36.5×25.5cm
房楊枝で歯をみがく女性。左の手元にはうがい茶碗がある

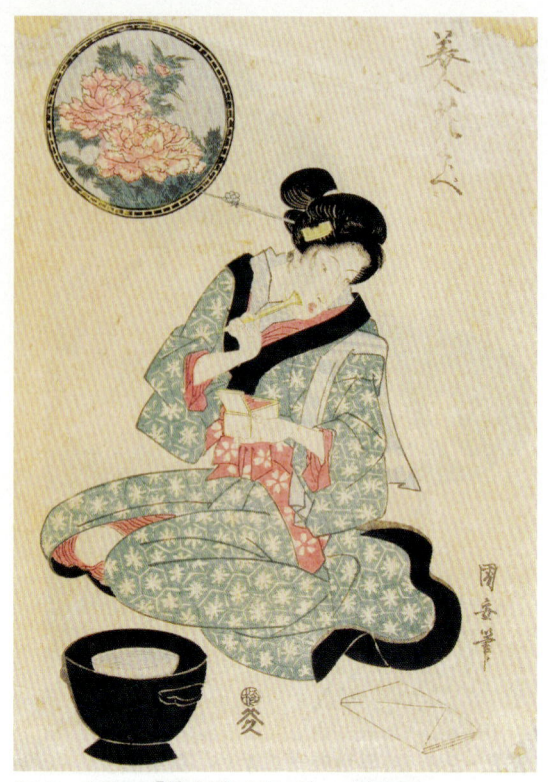

図2-28　「美人花くらべ」　国安画
江戸期　25×23.5cm
左手に歯みがき粉の入った楊枝箱を持ち，右手に房楊枝，手前には耳だらいに入ったうがい茶碗がみえる

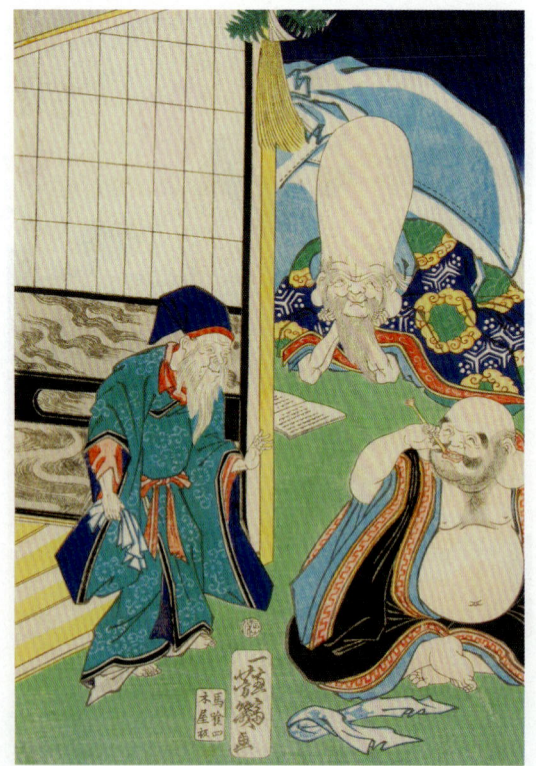

図2-29　「全盛七福遊」三枚つづきの一枚
芳幾画　明治期　36×25cm
房楊枝で歯をみがく七福神の一人布袋

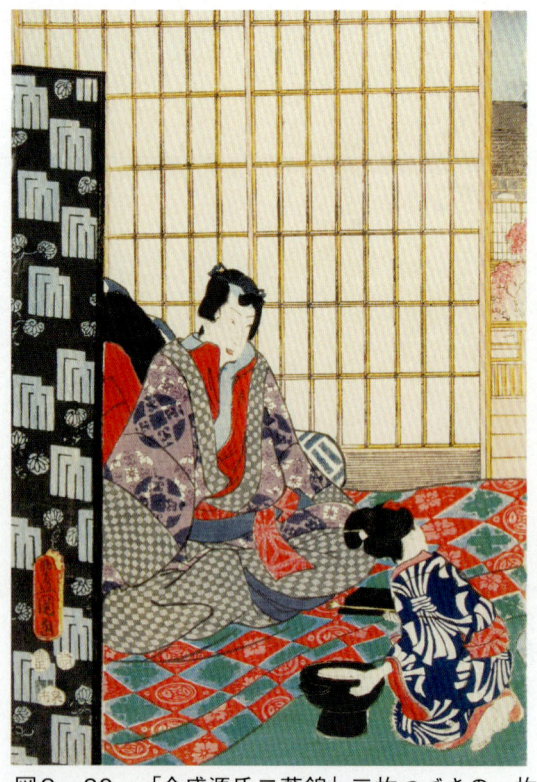

図2-30　「全盛源氏二葉錦」三枚つづきの一枚
豊国画　江戸期　37.5×24.5cm
かむろが後朝に房楊枝，うがい茶碗の入った耳だらいを差し出している

第2章 江戸・明治時代の房楊枝(歯ブラシ)・歯みがき粉

新相模　葉う多虎之巻
もとうた
あさがほのつぼみのふでもはしりがきまいらせ候もほつそりとやせるくがひのしのびづまつとふかきぬのむすびめはかたいゐにしじやないかいな
かへうた
あさごとにさきてみせつつやさしげにあきもしらずにいろふくかくかきねにまどふあさがほのやるせなきみもぬしゆへならばしんじつしんをたてとふす

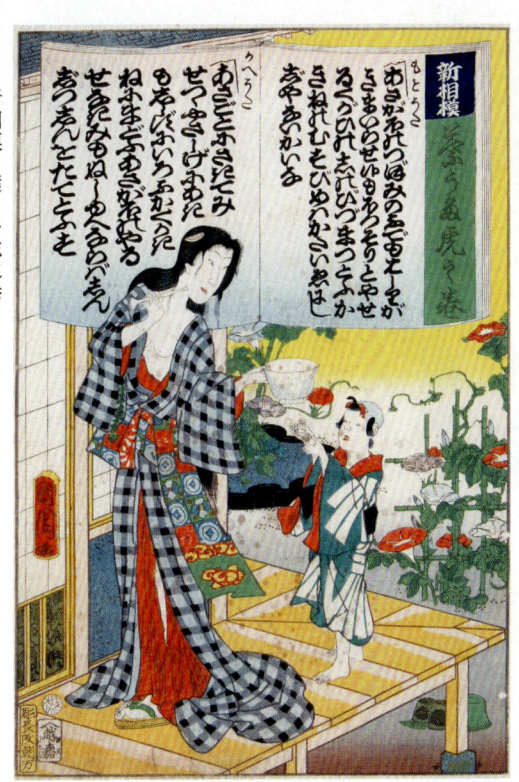

図2-31　「新相模　葉う多虎之巻」
国周画　江戸期　35.5×23.5cm

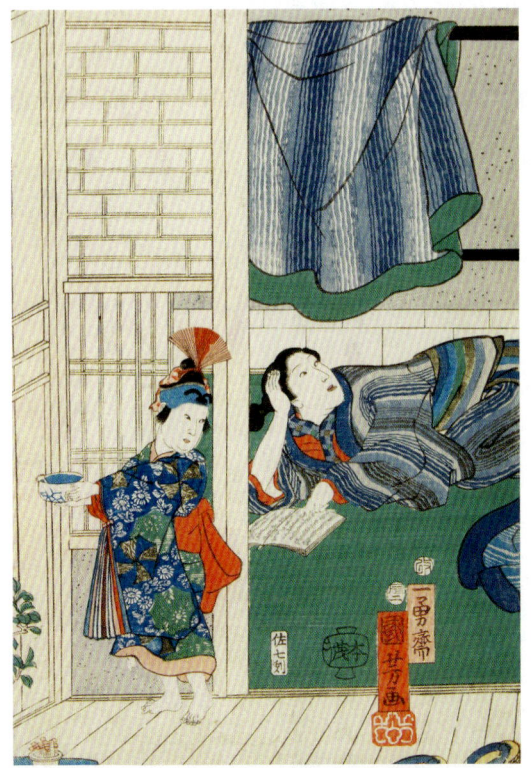

図2-32　「人形の図」二枚つづきの一枚
国芳画　江戸期　36.5×24cm
かむろが花魁の使った房楊枝とうがい茶碗を下げている

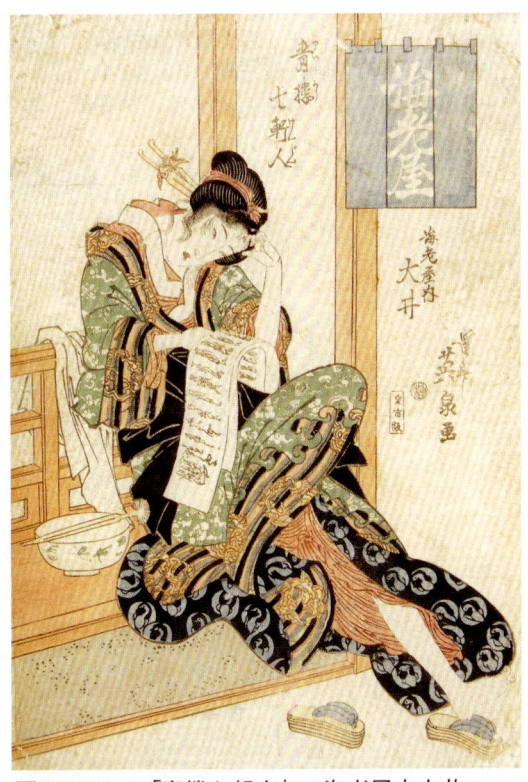

図2-33　「青楼七軒人」　海老屋内大井
英泉画　江戸期　37×26.5cm
手紙を読む傾城の美女。右の手元にはうがい茶碗の上に房楊枝が置いてある

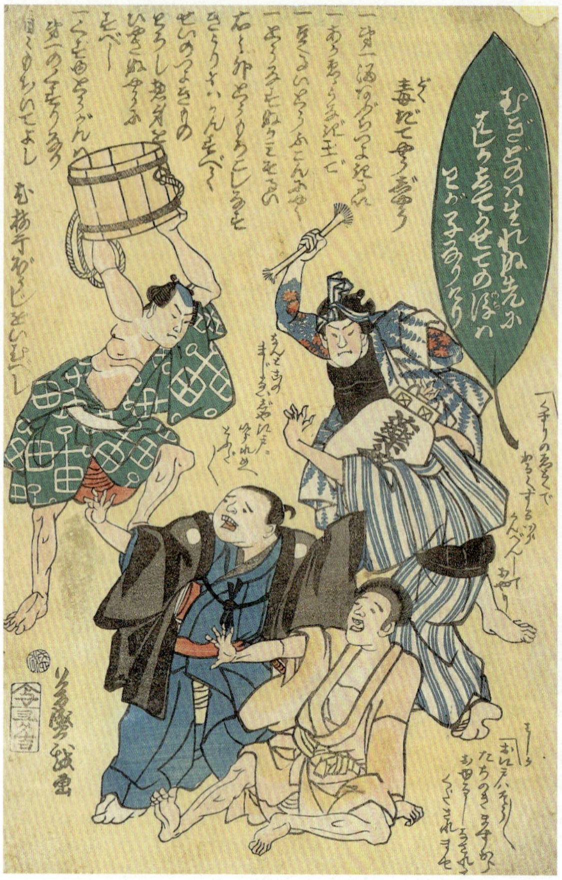

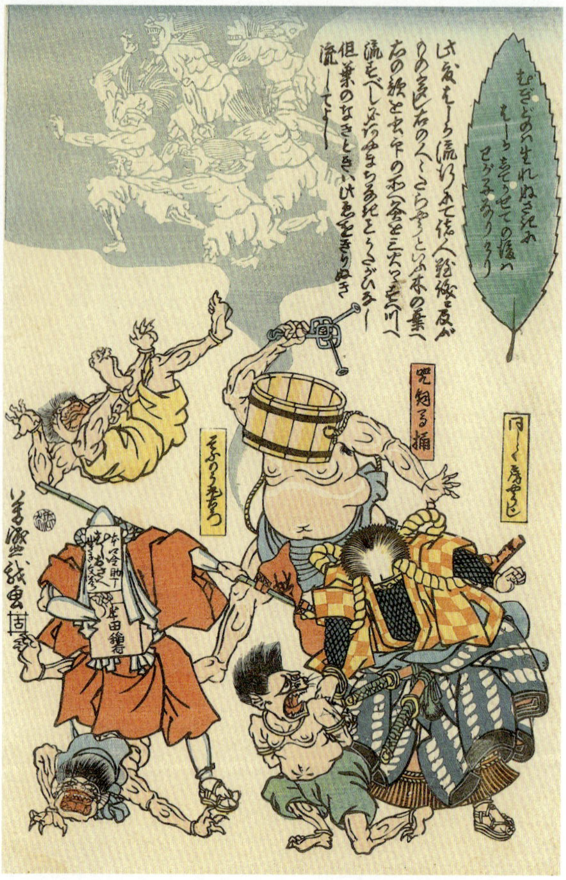

第2章　江戸・明治時代の房楊枝(歯ブラシ)・歯みがき粉

図2-34　「麻疹絵」
疱瘡は器量定め，麻疹は命定めといわれた。麻疹絵は，麻疹にかかった家への見舞いや麻疹よけに持っていった
左：「毒だてやうじやう」　芳盛画　江戸期　35×24cm
右：「題なし」　芳盛画　江戸期　35×24cm
　麻疹の呪い（まじない）として，房楊枝，馬の飼葉桶，麻疹のお守りを出す半田稲荷が麻疹の神を追い払っている
　麦どのは生れぬさきに，麦は形や色から麻疹除けの呪いとなった

　毒（どく）だてやうじやう
一　第一酒　あぶらつよきるい
一　あかる、、うなぎ　どぜう
一　豆るい　とうふ　こん㐧やく
一　とうなす　ぬかミそるい
　　右之外　とうもろこし　なす
　　きうり　いんげんすべて
　　せいのつよきもの
　　わろし惣身を
　　ひやさぬやう㐧
一　くすゆ　とうがんハ
　　第一のくすりなり
　　日々もちいてよし　尤梅干　ほうじをいむべし

くすりのゑとくで
かるくするから
はしか
お江戸ハそうく
たちのきますから
おゆるしなされて
くだされませ

なんとこの
まじないじや江戸二
いられめへ
とふだく

むぎどのハ生れぬさきに
はしかしてかせての後ハ
わが子なりけり

此度はしか流行にて諸人難儀二及ぶ
もの多し右の人々にたらやうといふ木の葉へ
右の歌を書　印の所へ灸を三火ツ、すへ川へ
流すべし必あやまちなきことうたがひなし
但葉のなきとき此ゑをきりぬき
流してよし

同じく房やうじ

呪飼馬桶

そふりう房やうじ

そふりう丸右衛門

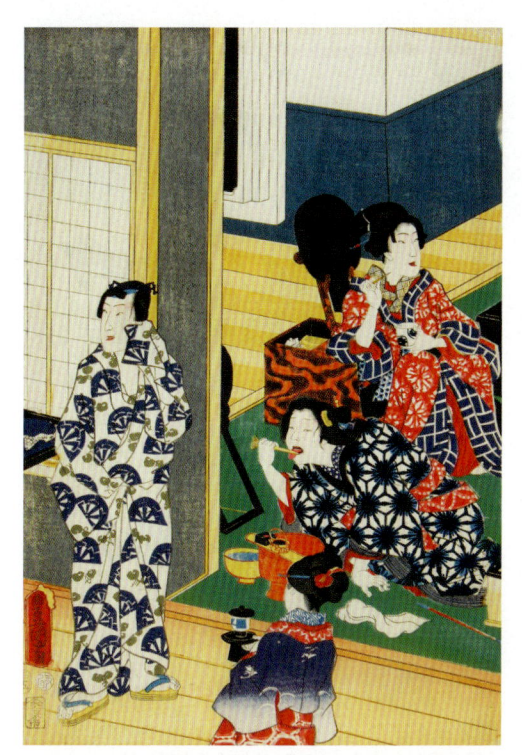

第2章　江戸・明治時代の房楊枝(歯ブラシ)・歯みがき粉

図2-35　「君たち集まり粧ひの図」三枚つづきの中央
豊国画　江戸期　36×24.5cm
女性がお歯黒道具を前に房楊枝の柄で舌こきをしている

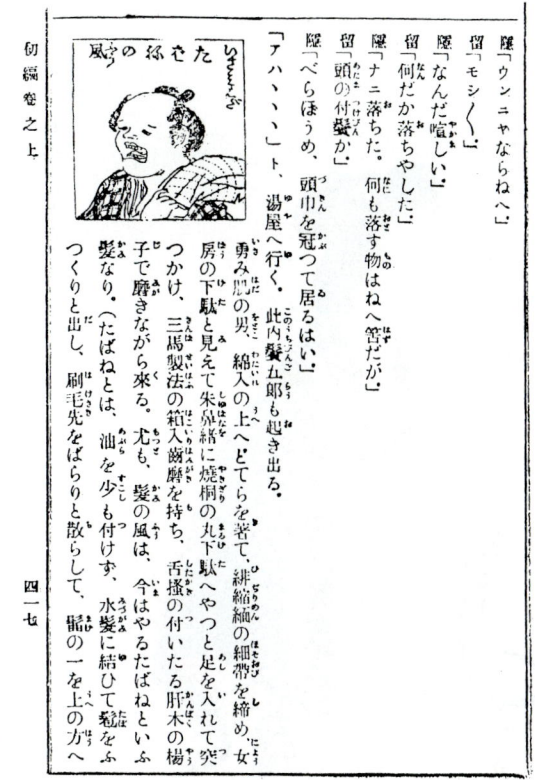

図2-36　『浮世風呂』　式亭三馬　1809（文化6）年
舌搔のついた肝木の楊枝で磨きながら…とある
房楊枝の一端は，鋭利な形状になり舌苔をかいた

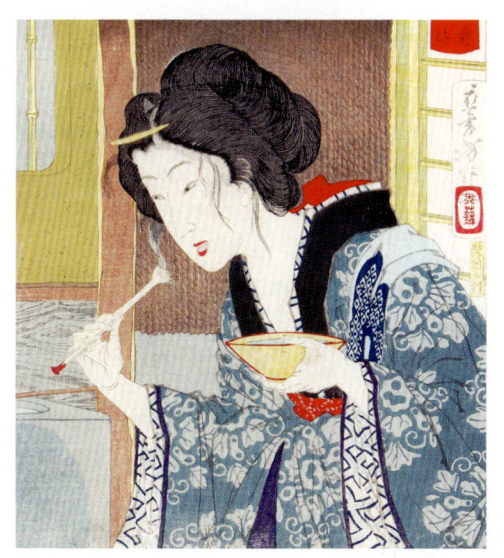

図2-37　「新柳二十四時　午前八時」　芳年画
明治期　34×24cm
朝起きて寝乱れた髪の女性が手拭いを肩にかけ，うがい茶碗を左手に，右手に房楊枝を持って歯をみがく風景。左に格子窓，後方になわのれんがあり岡場所の洗面所か

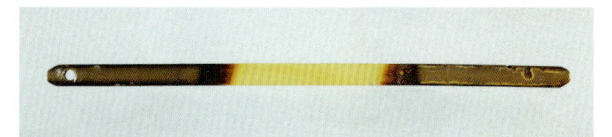

図2-38　「べっこう製の舌こき」
明治期～大正期　0.7×14.5cm
歯をみがいた後，舌こきの両端を指でつかみ，舌の上の舌苔をかきとる

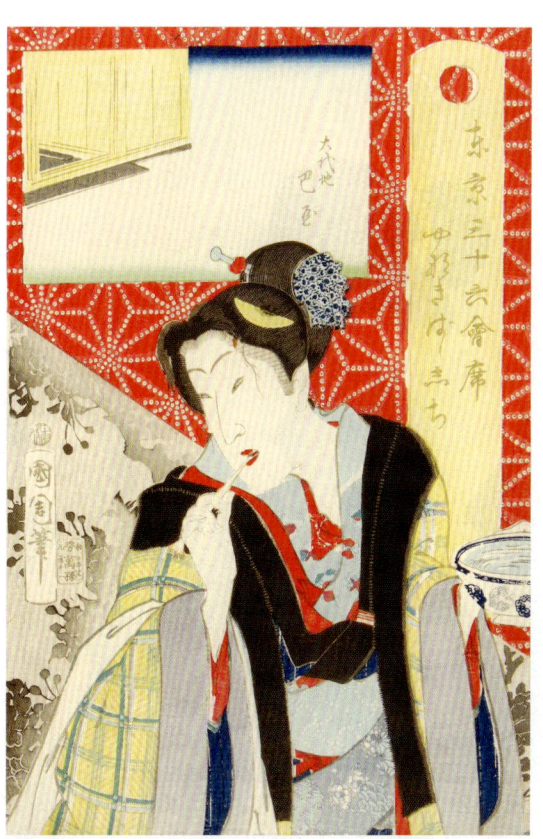

図2-39　「東京三十六会席」　国周画
明治期　36×25cm
右手に持った房楊枝で歯をみがく女性。左手にうがい茶碗を持つ

59

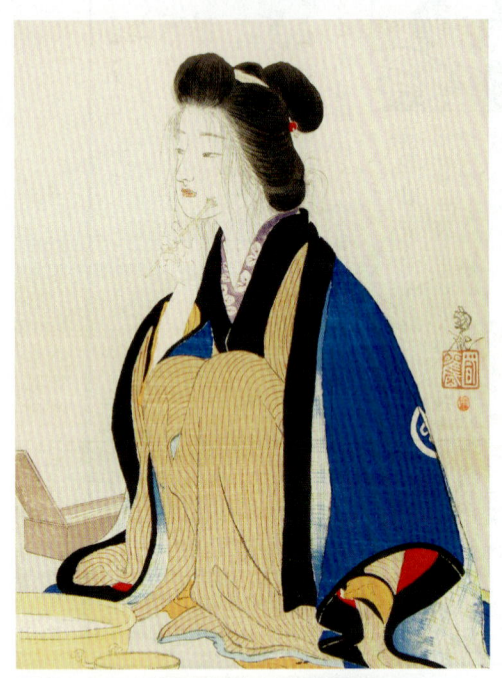

第2章　江戸・明治時代の房楊枝(歯ブラシ)・歯みがき粉

かはたけのうきなをなかす
とりさへもつがひはなれぬ
おしどりのなかをよびつぎ
すくすくとわかれのつらさに袖しく
れほんにしんきなことじやいな

図2－40　「題不明」　作者不明
明治期　30.5×21.5cm

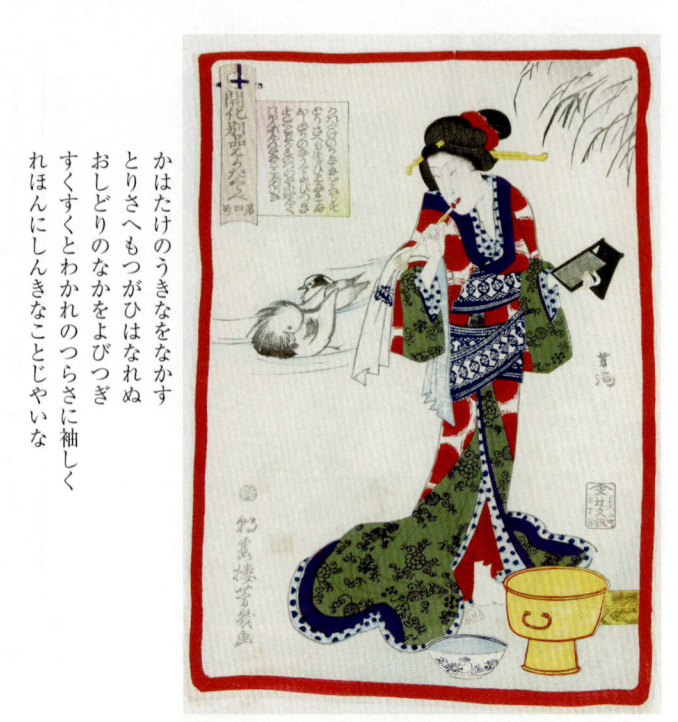

図2－41
「開化別品はうたくらべ」ちりめん絵
芳幾画　明治期　32.5×22.5cm

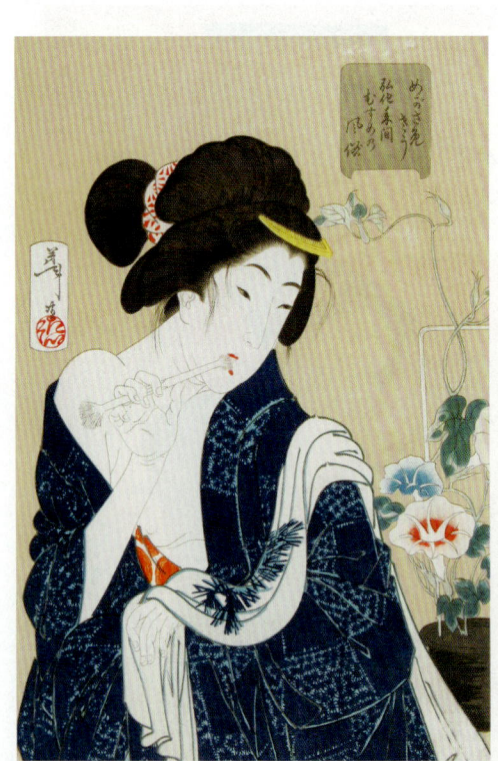

図2－42　「風俗三十二相」めがさめそう
芳年画　明治期　34×24cm

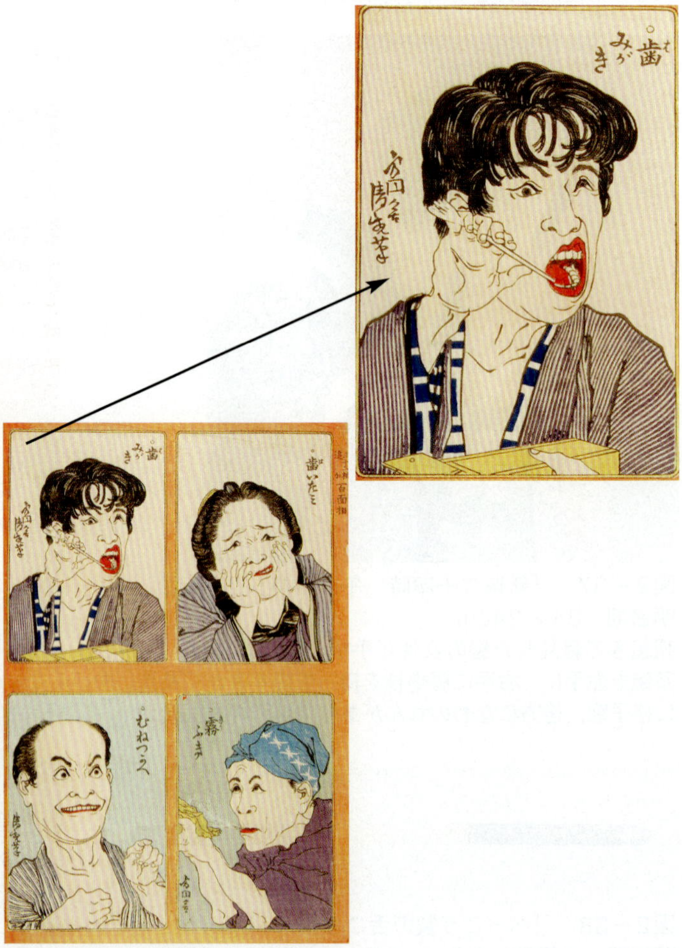

図2－43　「百面相」
上右：歯いたみ　上左：歯みがき
小林清親画　明治16年　15×11cm

60

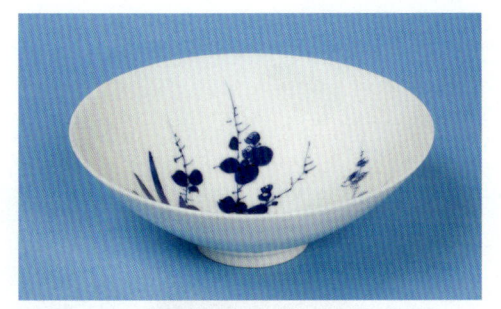

第2章　江戸・明治時代の房楊枝(歯ブラシ)・歯みがき粉

図2-44　「古伊万里染付うがい茶碗」

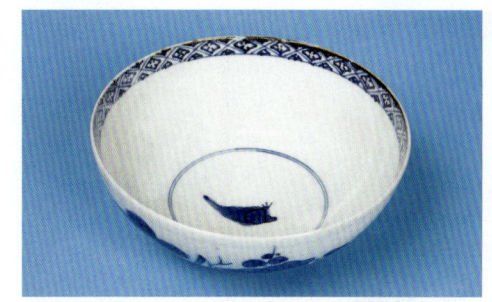

図2-45　「古伊万里染付うがい茶碗」

図2-47　「鏡台」
箱　27×34.5×25.5cm
鏡　高さ　34cm
手鏡が立てかけられている

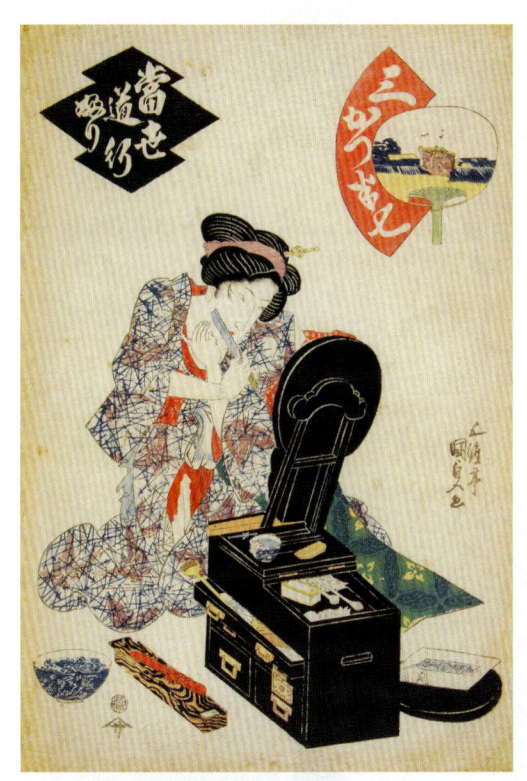

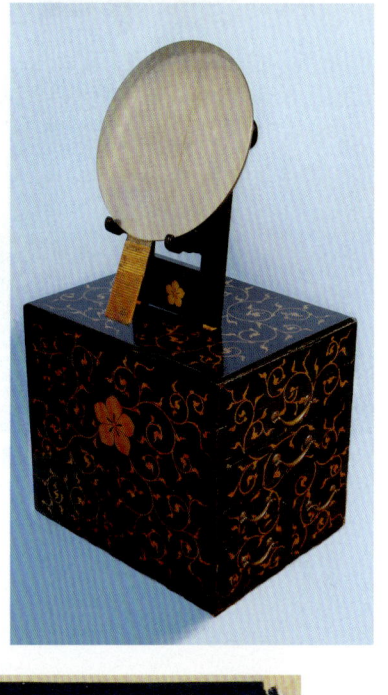

図2-46　「当世道行婦り」
国貞画　江戸期　38×26cm

古今名婦傳
掃溜於松
芝三田の局見世なり　その
身賤しき身ながら心清く
この女の異名を掃溜
お松といふにぞ　或時
塵塚の歌は詠みたり
是よりして其名一時に
高く實に珍らしき
　　　　　　　　女なり

塵塚のちりに
　交はる松虫も
こゑは涼しき
　物と知らずや
　　柳亭梅彦記

図2-48　「古今名婦伝」
芳国画　江戸期
37×25.5cm

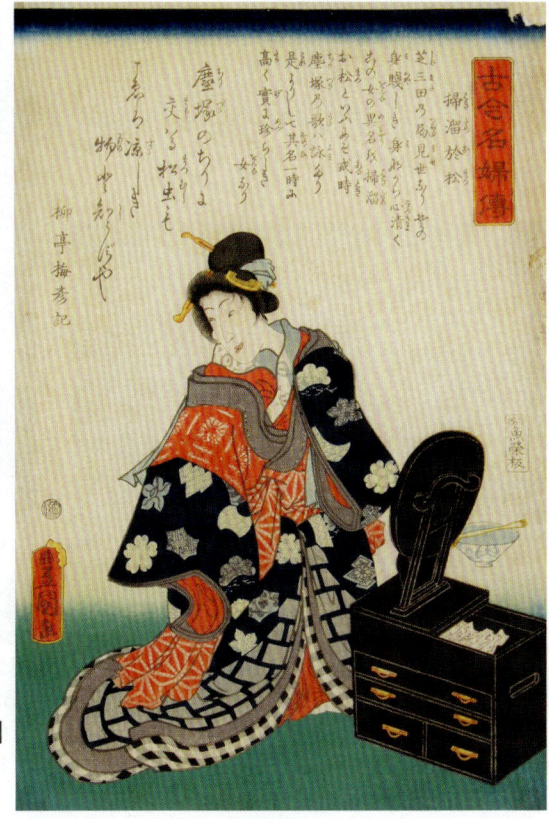

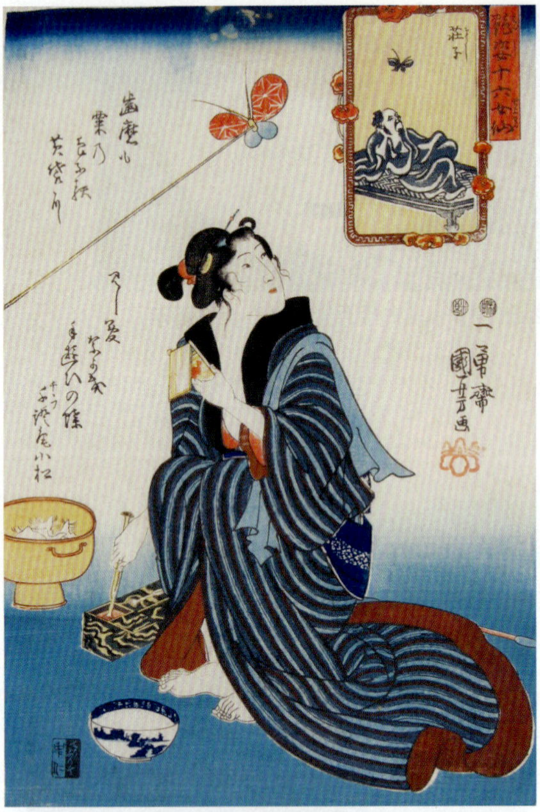

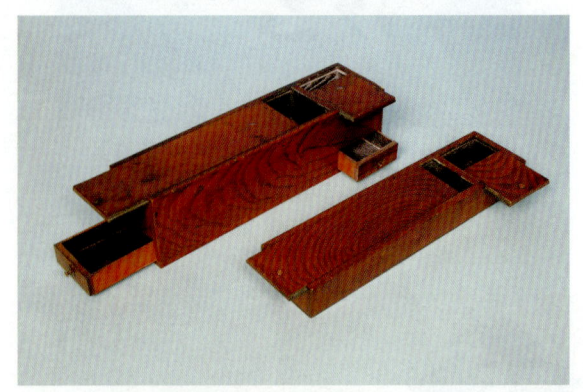

第2章　江戸・明治時代の房楊枝(歯ブラシ)・歯みがき粉

図2-50　「楊枝箱」　明治期
左：28×7.5×7.5cm
右：28×7×3.5cm
上段には房楊枝や歯みがき粉を入れ，下段のひき出しには日本剃刀（かみそり）などを入れた

図2-49　「艶姿十六女仙」
国芳画　36.5×26cm　江戸期

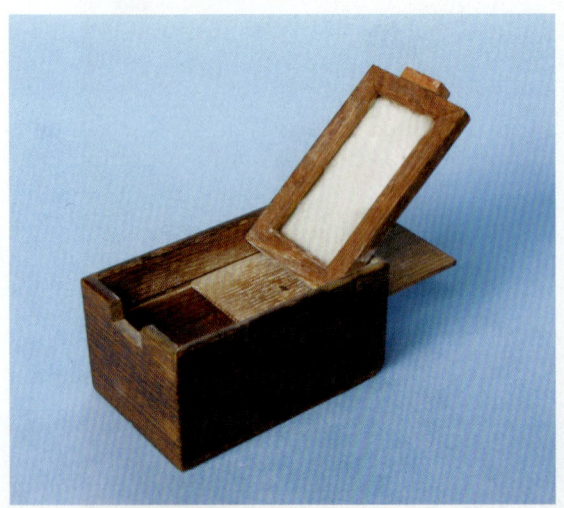

艶姿十六女仙
歯磨も
粟の
〇〇ふる
黄袋に
見し夢
なかき
手遊びの蝶
千證屋小松

図2-51　「楊枝箱」　明治期
8.5×6×5.8cm
歯みがき粉入れに鏡がついたもの

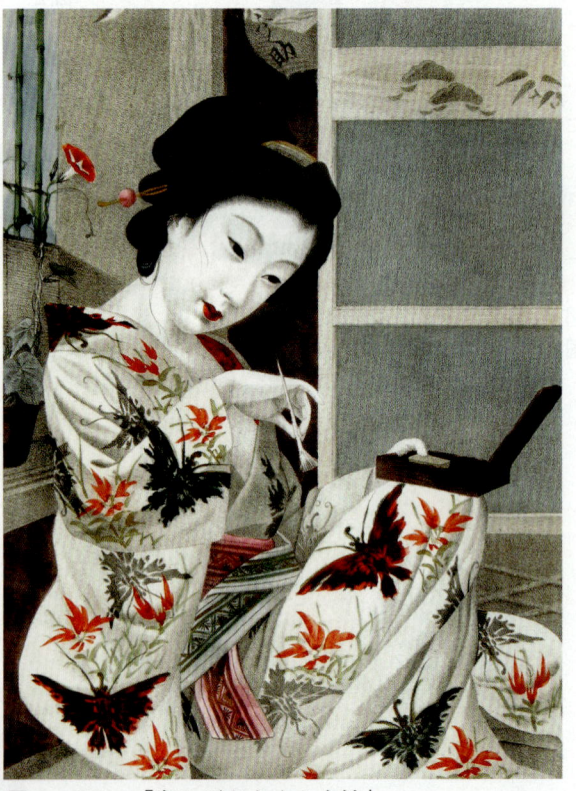

図2-52　「歯みがきをする女性」
1888（明治21）年　40×28cm
石版画で，明治中期まで房楊枝が使われていたことがわかる

神奈川県歯科医師会「歯の博物館」所蔵

第2章　江戸・明治時代の房楊枝(歯ブラシ)・歯みがき粉

小笠原流楊枝の作法

　食事後，人前で小楊枝を使い，歯間をほじることは，日本でも行儀がわるい行為とされている。小笠原流のしつけの本には，人前で楊枝を使うこと，楊枝をくわえて人に物を言うことなどは慎むようにと書かれている。また小楊枝で歯間をほじる行為は，歯や歯肉に悪いとされている。

　『小笠原流躾方百ヶ条』1768（明和5）年刊には，五つの楊枝の作法が書かれている。
　1．人前にて楊枝をつかう事
　2．人前にてやうじを以て歯を磨く事
　3．人前にてやうじを以て舌をかく事
　4．やうじをくわへて人に物をいう事
　5．位なくして大なるやうじをつかう事

　1．は小楊枝，2．～5．は房楊枝についての作法である。楊枝を人に差し出す時の作法として，「やうじは扇にても，はながみにても，すべて頭を我右になしてすぎよ」とある。

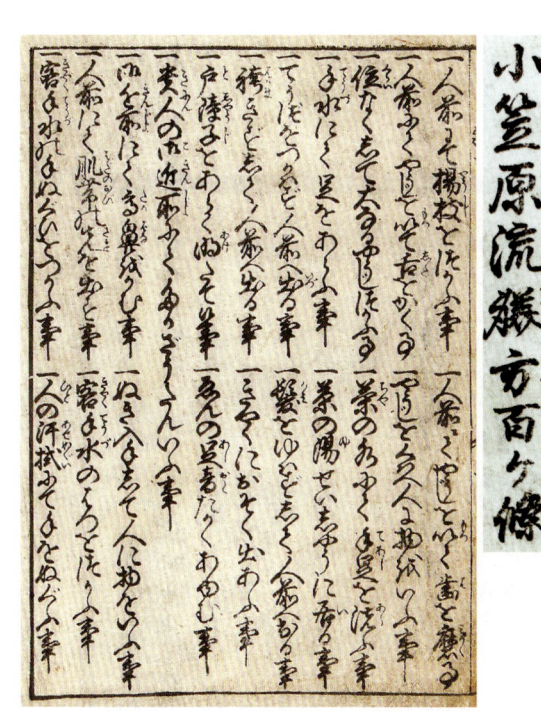

図2-53　「小笠原流躾方百ヶ條」
1768（明和5）年

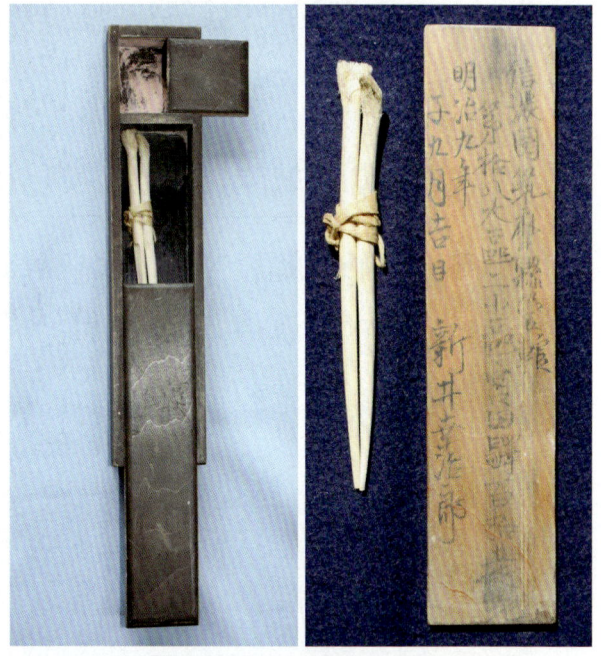

図2-54　「楊枝箱と房楊枝」
4.8×18.5×14.5cm
楊枝箱の蓋の裏には，"信濃國筑摩縣營館，第十八大區二小區宮田驛百拾五番地，明治九年，子，九月吉日，新井幸次郎"とある。房楊枝2本と，紅色の歯みがき粉が入っており，明治初期に使っていた様子が伺える

江戸・明治時代の小楊枝

　小楊枝は，房楊枝の一端の尖った部分が独立したものと言われている。小楊枝，爪楊枝，妻楊枝という呼び方があるが，語源は爪で楊枝をつまんで使ったことに由来する。日本の爪楊枝は，楊柳，黒文字，うつぎ，白樺の木や竹で作り，使い捨てである。

　江戸，明治期には，楊枝師による手づくりで，形状をキセル，白魚，ウナギ，鉄砲，舟の櫂，結びなどの形に作った粋で優雅な小楊枝もあり，江戸の楊枝職人の粋な技が光っている。

　珍しい小楊枝として，明治時代後期，大正時代には，携帯用の折り畳み式の角製や象牙製の耳かき付小楊枝もあった。また，長さ5cmぐらいの小型の房楊枝型のものがあり，歯みがきや爪楊枝と共用だったかもしれない。文献はないが，単に装飾か，又は歯間ブラシのように歯間の掃除に使ったのか。

　小楊枝を一まわり大きくし，房楊枝様のものがある。携帯用で布製の楊枝入れに入っており，1821（文政14）年の暦が付いており，使い捨てにしない小楊枝である（図2－61，2－62）。

　良い香りのする黒文字製の小楊枝は，手作りで少し黒皮を残してある。丸軸の小楊枝は，明治中期に白樺やうつぎの木を機械で削って生産された。大阪の河内長野市は，小楊枝の生産地として有名である。

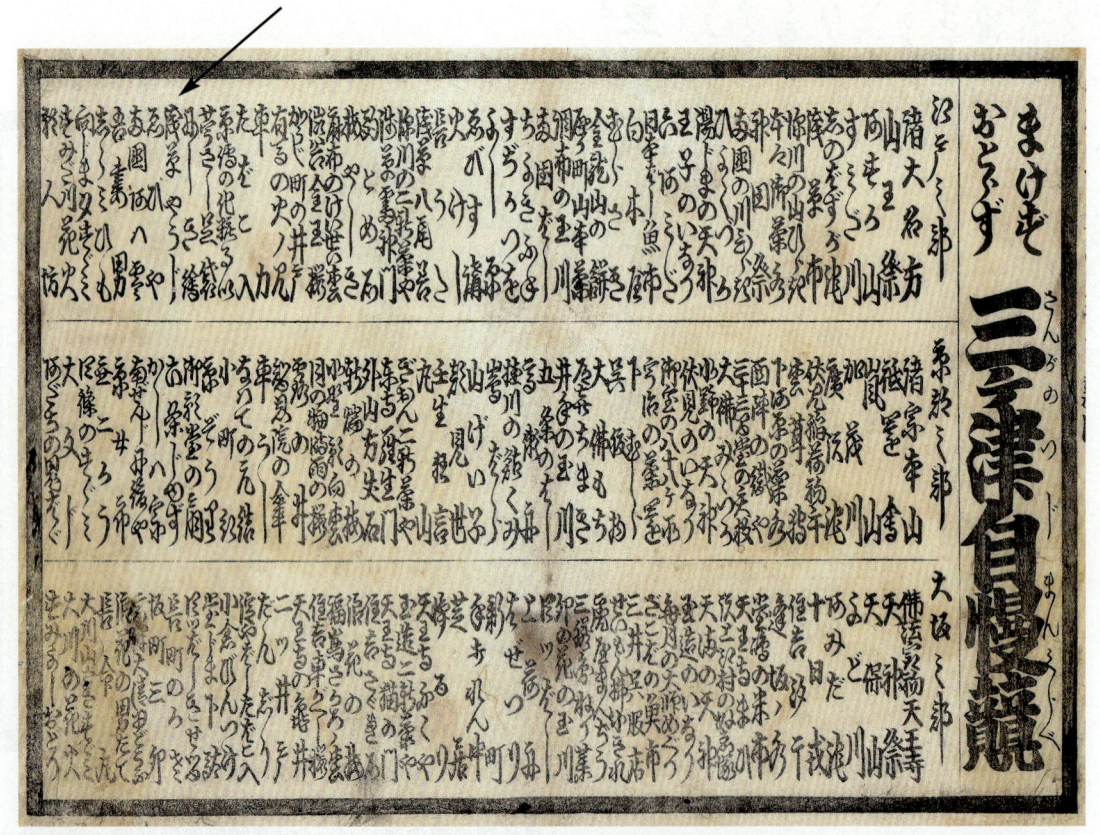

図2－55　「まけずおとらず三ヶ津自慢競」（さんがのつじまんくらべ）
江戸期　16.5×23cm
上段（江戸），中段（京都），下段（大阪）に分けて自慢するものが出ている。上段左，名物として浅草やうじ，中段には京都の化粧類がある

第2章 江戸・明治時代の房楊枝(歯ブラシ)・歯みがき粉

《小楊枝》

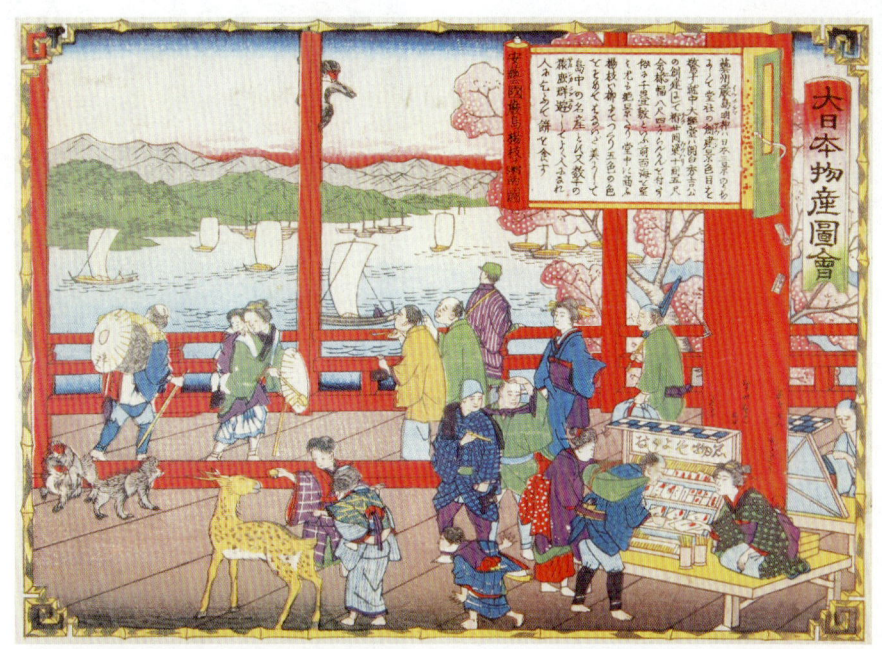

図2-56 「大日本物産図絵厳島神社」 明治期 28×38.5cm
下段右に厳島の名物楊枝店がある

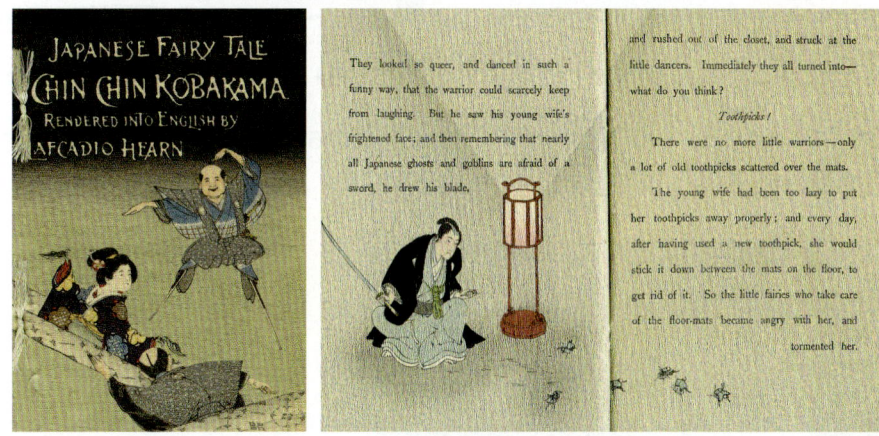

図2-57 『ちんちんこばかま』小泉八雲(ラフカディオ・ハーン) JAPANESE FAIRY TALE(日本昔話)
1900(明治33)年
美人だが不精な武士の妻が小楊枝を使った後,たたみの間に突き刺していた。夫が戦に出ていたとき,毎夜,小楊枝のおばけが現われ「ちんちんこばかま,夜もふけてそうろう…」と歌った

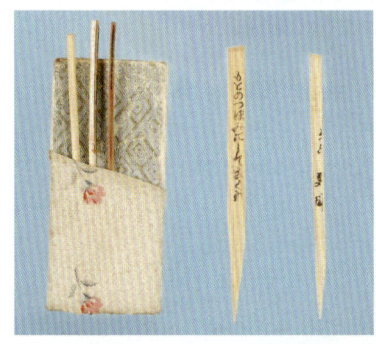

図2-58
左:「小楊枝と小楊枝入れ」
　　着物を着た女性が帯の間などに挟んだ
右:「機械で作った平楊枝」
　　平面には粋な文が書いてある
明治期

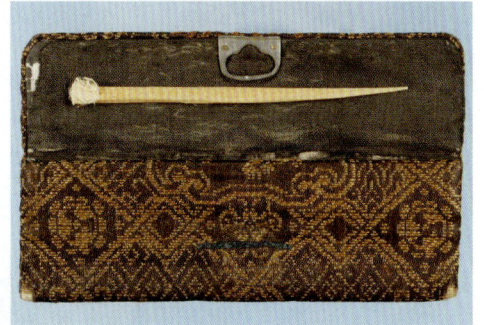

図2-59 「楊枝入れと小楊枝」
江戸・明治期か
3×8.5cm　小楊枝は0.4×6.5cm
房楊枝の形状をした少し大きめの小楊枝は珍しい

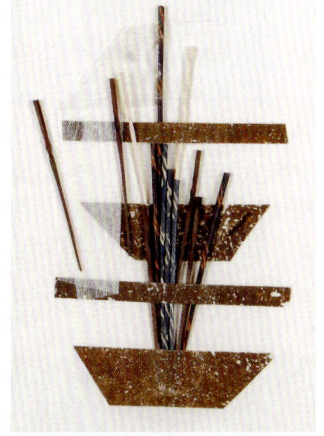

図2-60 「厳島の色楊枝」
明治期

65

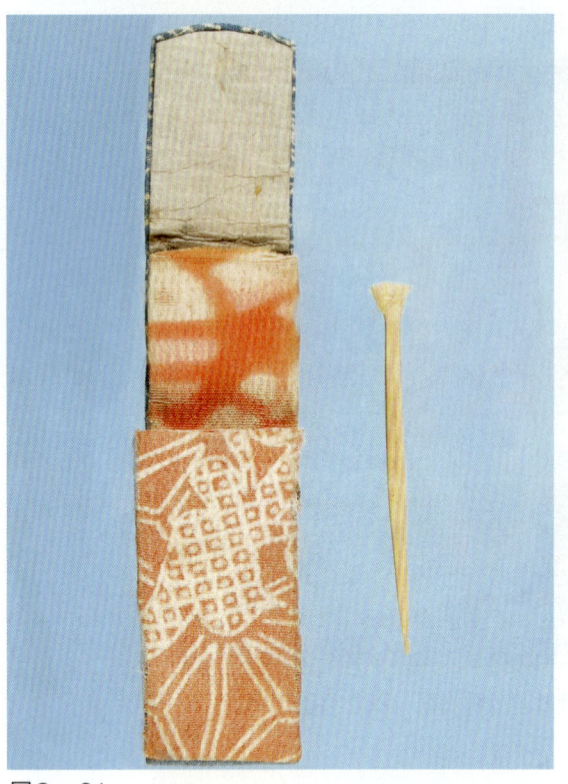

第2章　江戸・明治時代の房楊枝(歯ブラシ)・歯みがき粉

図2-61
「携帯用の小楊枝入れと少し大き目の小楊枝」
江戸期
3×9cm　小楊枝は6.5×0.8cm
右の少し大き目の小楊枝は，房楊枝の形状をしている

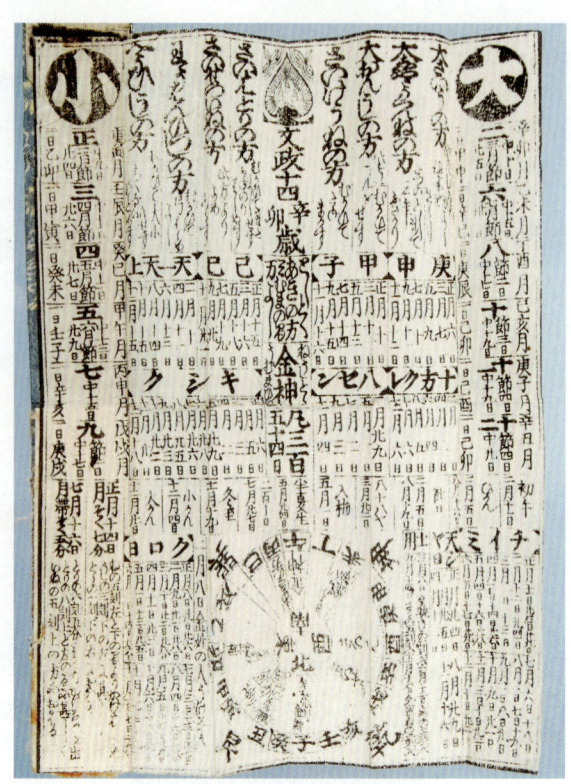

図2-62
「図2-61の小楊枝入れに貼りつけてあった文政14年の暦」
16×12.5cm

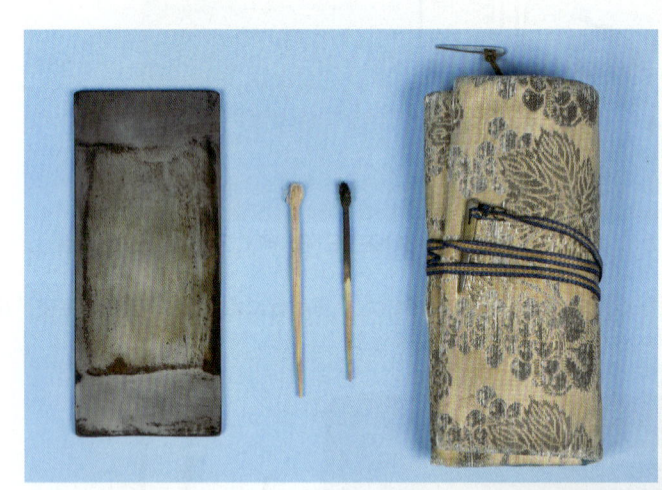

図2-63　「小楊枝入れ」
明治期　18.5×6cm
小楊枝の一端が房楊枝のようになったものと左側の銀製の四角い手鏡。
右の小楊枝は，剥げたお歯黒の修正用に使ったものか

図2-64　「小楊枝入れ」
明治期　18.5×6cm
小さな中袋に小楊枝が入っている。楊枝入れは，きれいな布に刺繍や色のついた糸の房がついている

66

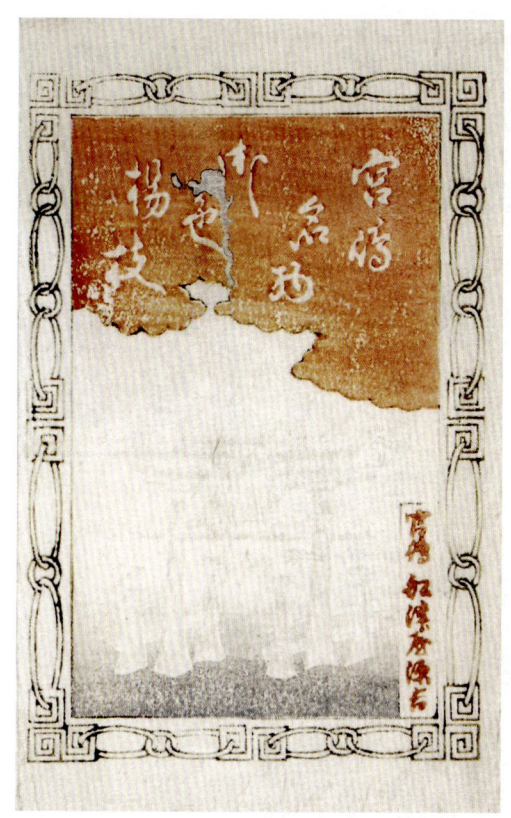

第2章　江戸・明治時代の房楊枝(歯ブラシ)・歯みがき粉

図2-65　「宮嶋名物御色楊枝」　明治期
色楊枝の袋

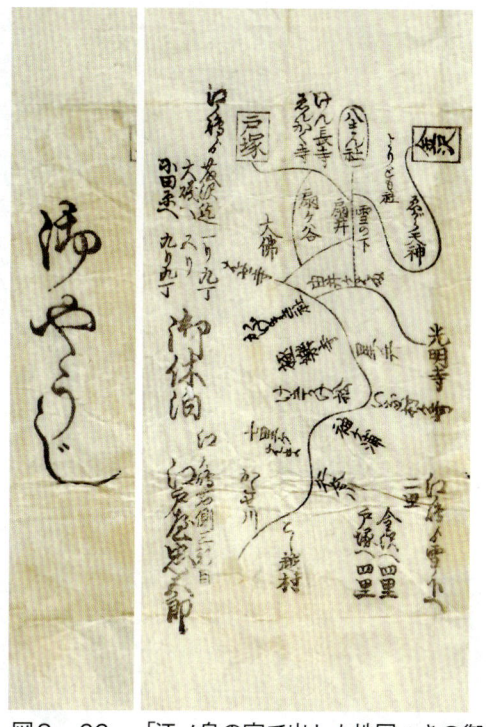

図2-66　「江ノ島の宿で出した地図つきの御やうじの袋」
13×19cm
袋の裏には，戸塚・金沢・鎌倉の地図
御休泊　江戸屋忠太郎とある

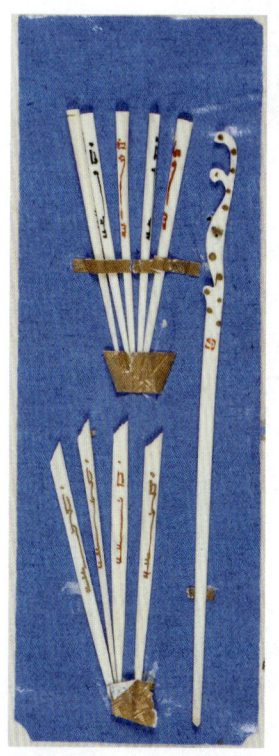

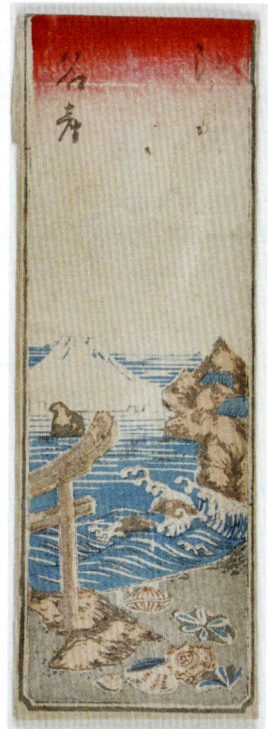

図2-67　「江島楊枝」
明治期　大：12×0.4cm　小：5.5×0.3cm
小楊枝の入った袋には，江の島名産とあり富士山を背景に江の島が描いてある。
小楊枝は，象牙ではなく動物の骨製のようで，小楊枝5本，菓子楊枝4本，長い取り楊枝が組み合わせてある。小楊枝の柄には"えのしま"という字が見える

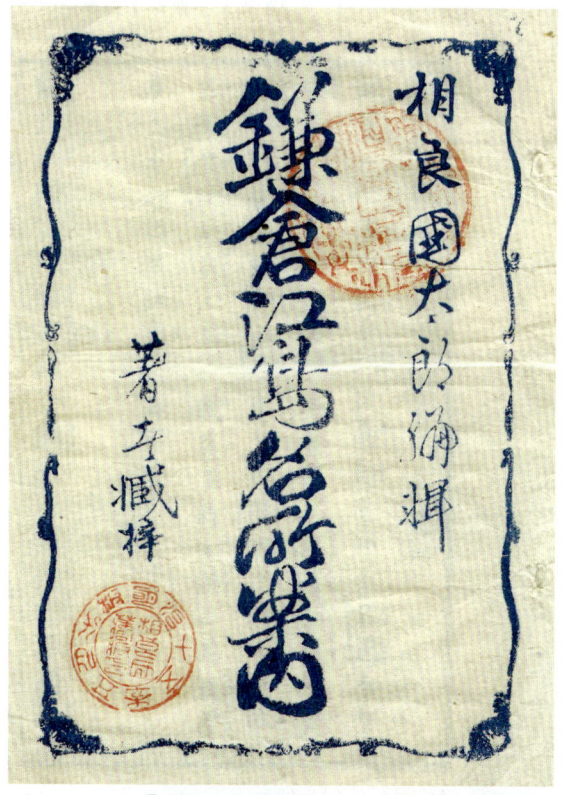

図2-68　「鎌倉江島名所案内」　相良國太郎編揖
1882（明治15）年　18×12cm
鶴岡八幡，建長寺，大佛，江の島などが紹介してある。江戸・明治時代には，大山詣の帰りに鎌倉，江の島に立ち寄る2〜3泊の旅として人気があった

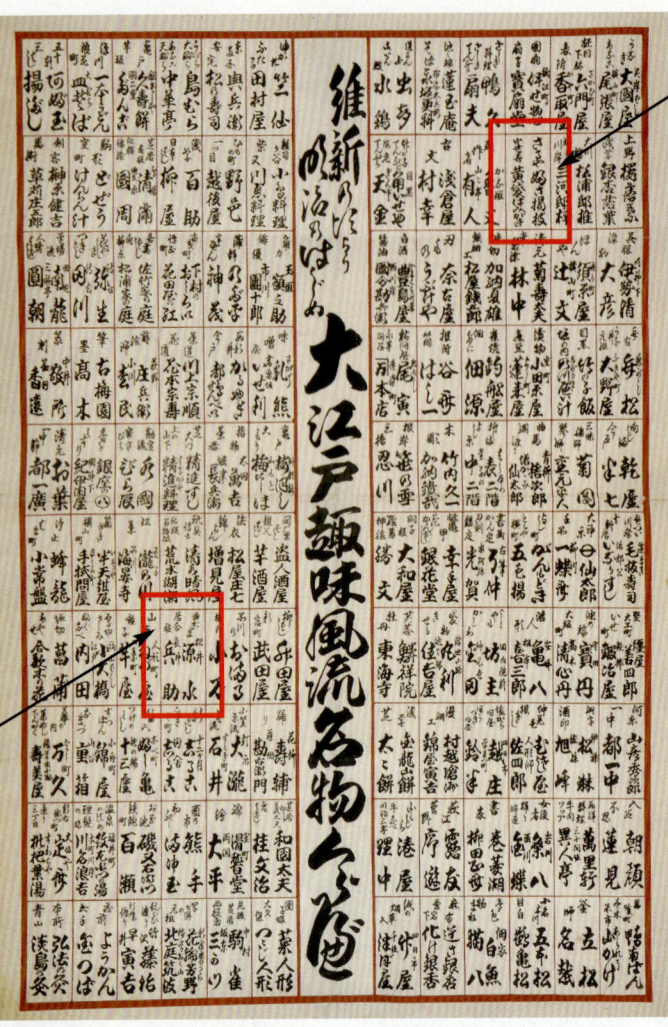

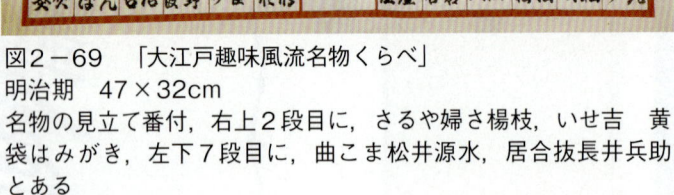

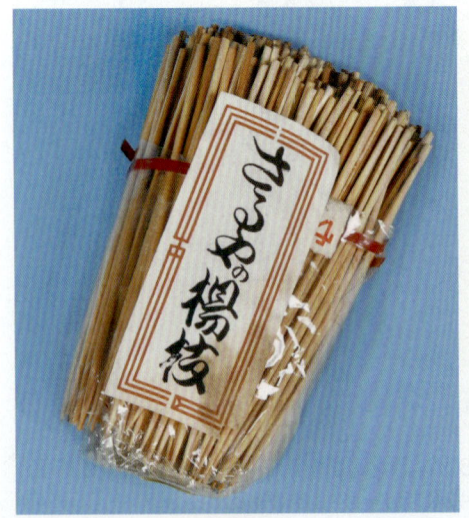

第2章 江戸・明治時代の房楊枝(歯ブラシ)・歯みがき粉

図2-69 「大江戸趣味風流名物くらべ」
明治期　47×32cm
名物の見立て番付，右上2段目に，さるや婦さ楊枝，いせ吉　黄袋はみがき，左下7段目に，曲こま松井源水，居合抜長井兵助とある

図2-70 「さるや楊枝」
大正期〜昭和期　7.5×8cm（袋入り）
長くてやや細い小楊枝

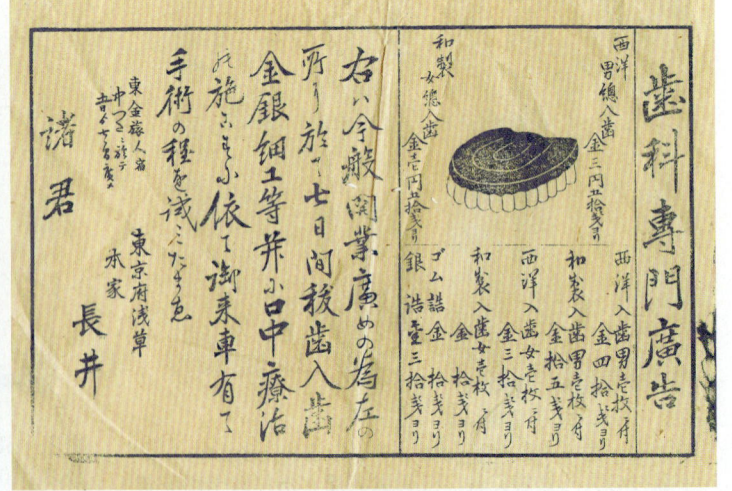

図2-71 「東京府浅草 本家　長井の引札」
東金（現千葉県）への7日間の出張診療
西洋入れ歯，和製入歯，銀詰などの内容から，明治20年代の入れ歯師のものか

68

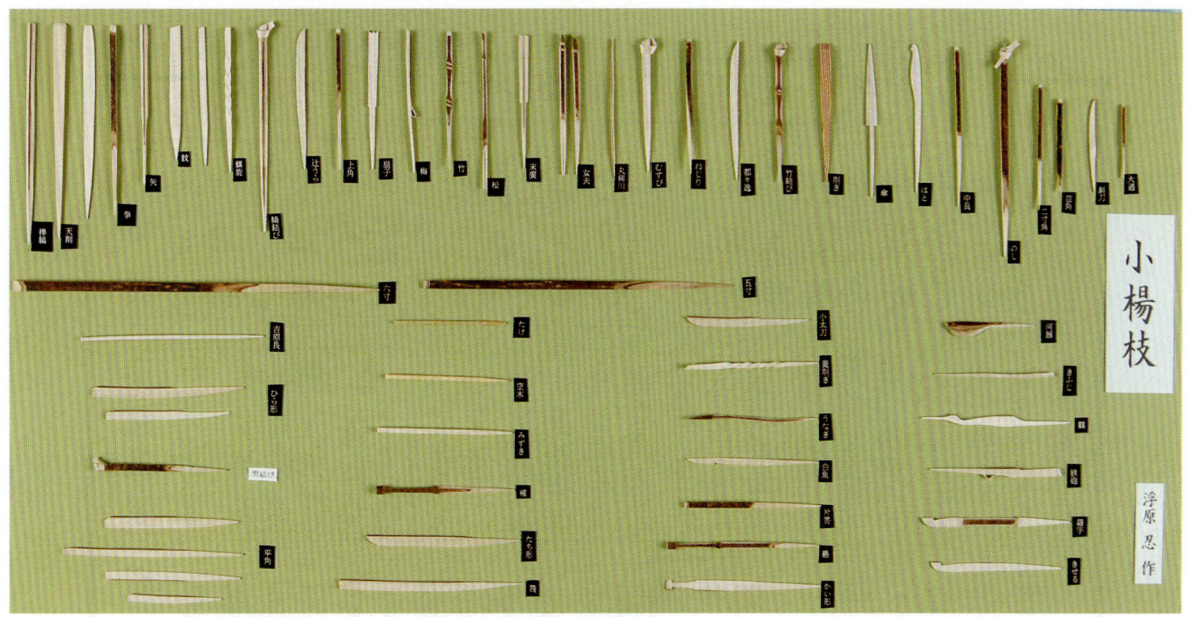

第2章　江戸・明治時代の房楊枝(歯ブラシ)・歯みがき粉

図2-72　「江戸小楊枝」の再現（浮原忍作）
いろいろな形をした小楊枝を再現したもの
機械で作ったものに比べ"粋"や生活を楽しむ精神的な余裕が感じられる

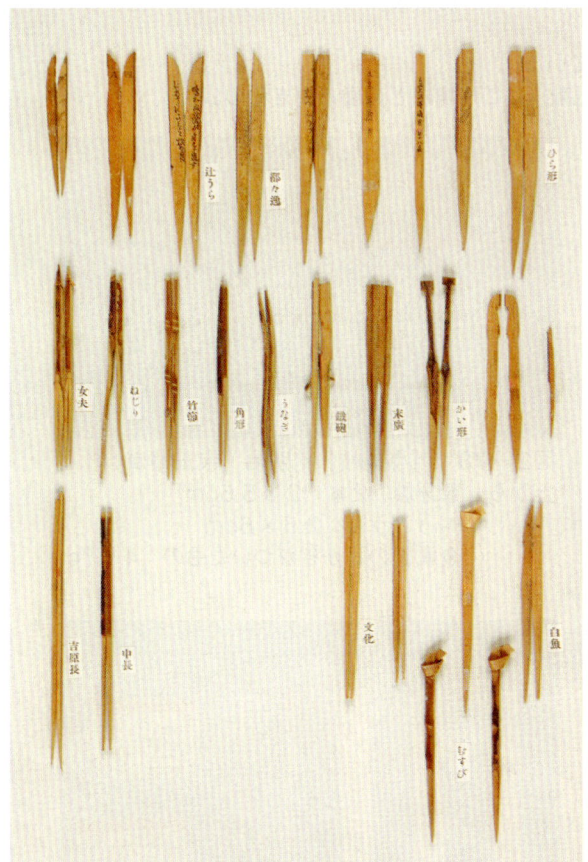

図2-73　「小楊枝」
江戸・明治初期か　20×29cm
末広，鉄砲，うなぎ，角形，竹節，結びなどの形をした粋な小楊枝

神奈川県歯科医師会「歯の博物館」所蔵

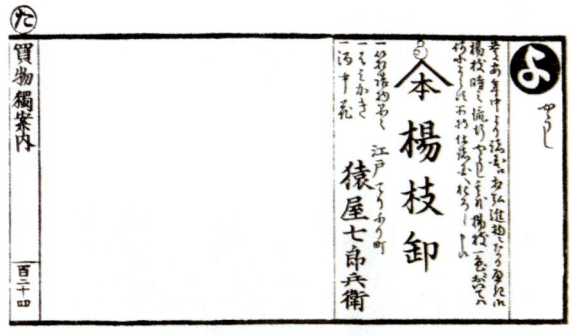

図2-74　『江戸買物独案内』復刻
江戸の有名な猿屋七郎兵衛の店が出ている

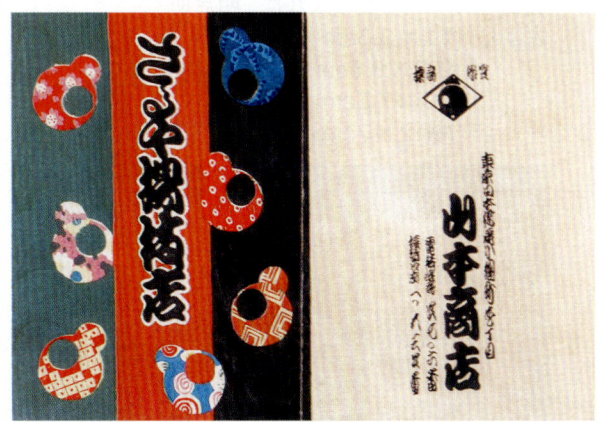

図2-75
「さるや楊枝店　山本商店の引札」　明治期
13×19cm

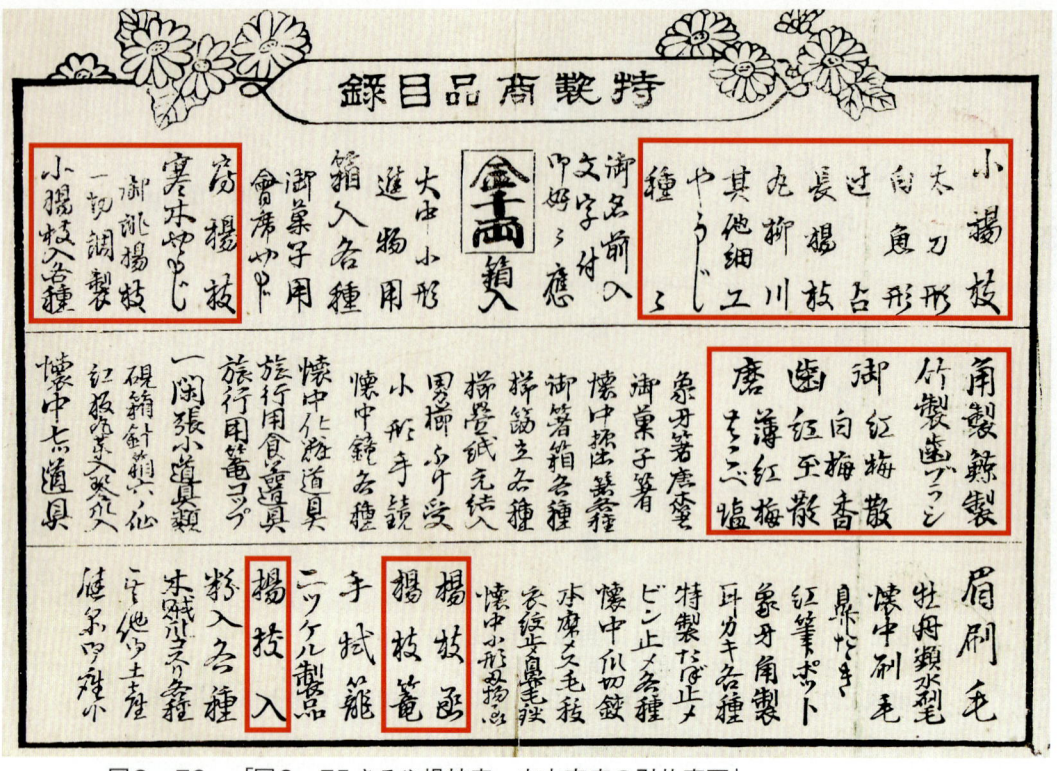

第2章　江戸・明治時代の房楊枝(歯ブラシ)・歯みがき粉

図2-76　「図2-75さるや楊枝店　山本商店の引札裏面」
明治期　19×23cm
上段には小楊枝の様々な形状の名前が出ている
中段に角製，鯨製，竹製の歯ブラシ，紅玉散，はこべ塩などの歯みがき粉の広告

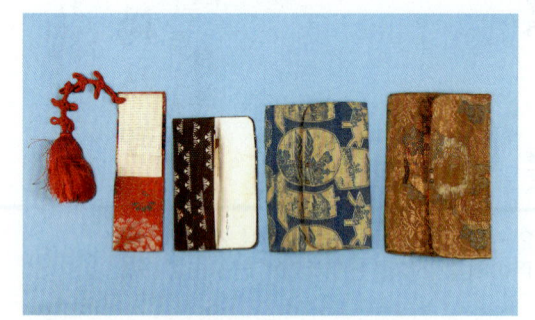

図2-77　「小楊枝入れ」　明治期
左より　11×3.5cm
　　　　9.2×3.5cm
　　　　10×7.5cm
　　　　11.2×7cm

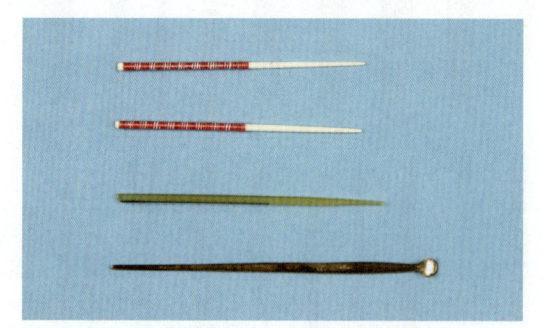

図2-78　「小楊枝」　明治・大正期か
上から　象牙製　2本　2×5.5cm
　　　　べっこう製　2.5×6cm
　　　　金属製の耳かきがついたもの　4×7cm

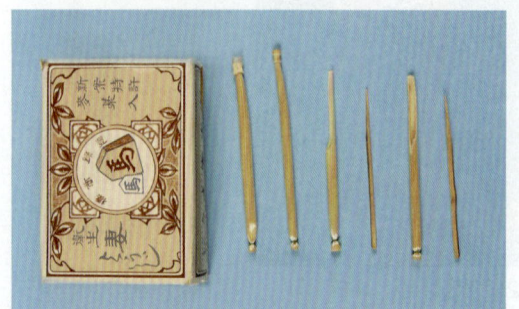

図2-79　「衛生小楊枝」　昭和期
箱　8×5.5cm
楊枝　7.2×0.4cm
麦わらの中に小楊枝が入れられ，両端は糸で結んである

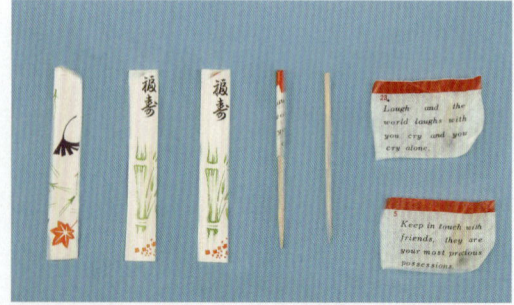

図2-80　「小楊枝」　昭和20年代の輸出用
左：7.5×1.3cm
右：3.3×4.5cm
広栄社製
英文がついたおみくじ式の小楊枝

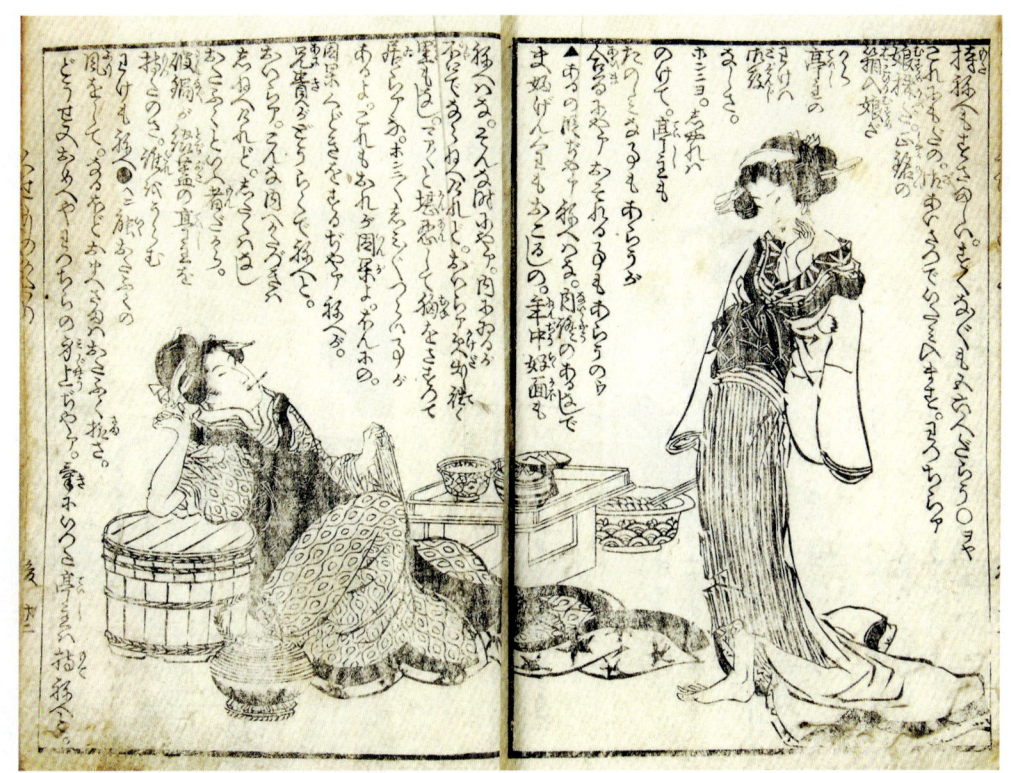

第2章　江戸・明治時代の房楊枝(歯ブラシ)・歯みがき粉

図2−81　『四十八癖』　式亭三馬　1812（文化9）年
小楊枝をくわえる女性。食後のくつろいだ風景

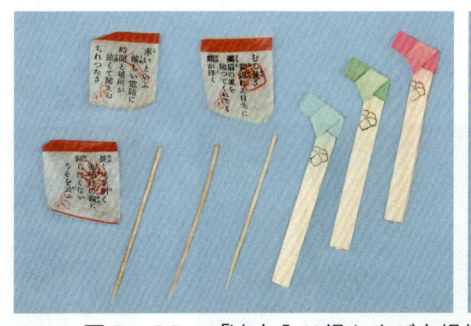

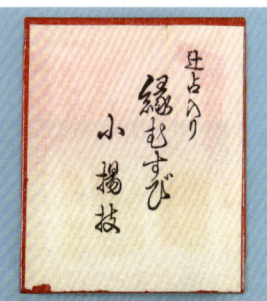

図2−82　「辻占入り縁むすび小楊枝」　大正〜昭和期
左：3.3×3cm　　　　　　　　　　　　右：9.5×8cm
中：6.2×0.1cm
右：7×2.2cm
粋な文が書いてある紙で小楊枝を包んである

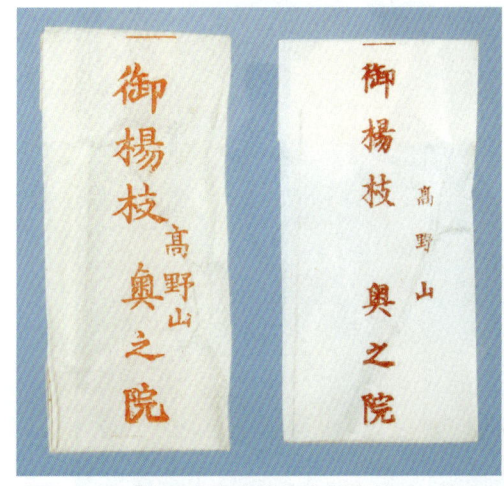

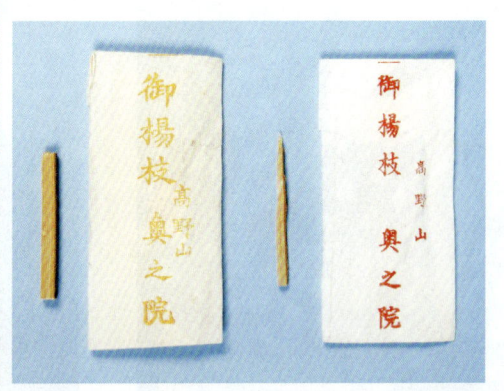

図2−83「高野山奥之院で高額寄付のお礼として出していたと言われている小楊枝」　年代不明
　　小楊枝の袋　　　　　　　　　中の小楊枝（5×0.5cm）は小さな木片であ
　　8.5×4cm　　　　　　　　　　り，小楊枝の形状をしていない

第2章　江戸・明治時代の房楊枝(歯ブラシ)・歯みがき粉

《小楊枝と浮世絵》

図2-84
「浮世美人十二箇月」
英泉画
36.5×23.5cm
江戸期

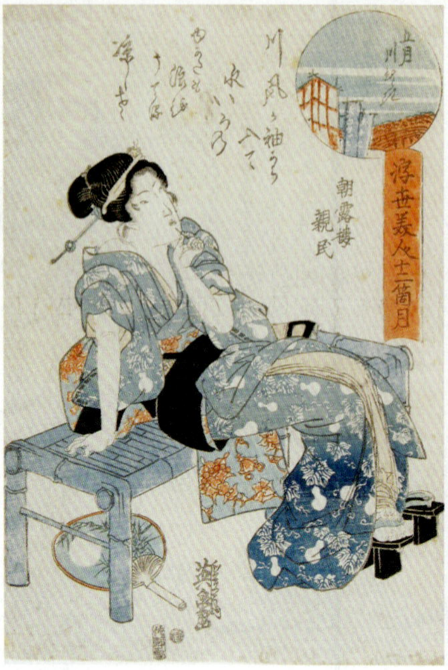

浮世美人十二箇月
　朝露樓
　　親民

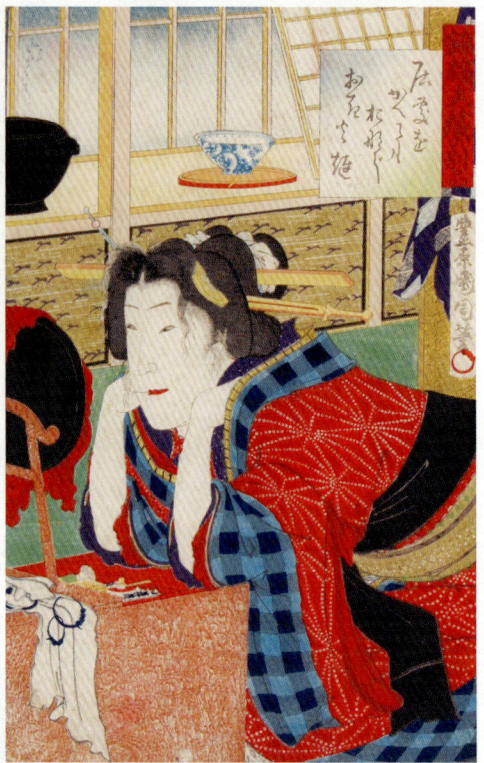

川風が袖から入て
水いろの
ゆかたも
浪を
うてる
涼しさ

英泉画

図2-85　「錦織武蔵の別品」
豊国画　江戸期　36.5×23.5cm

錦織武蔵の別品

居處を
かへても
おなじ
おき
火燵

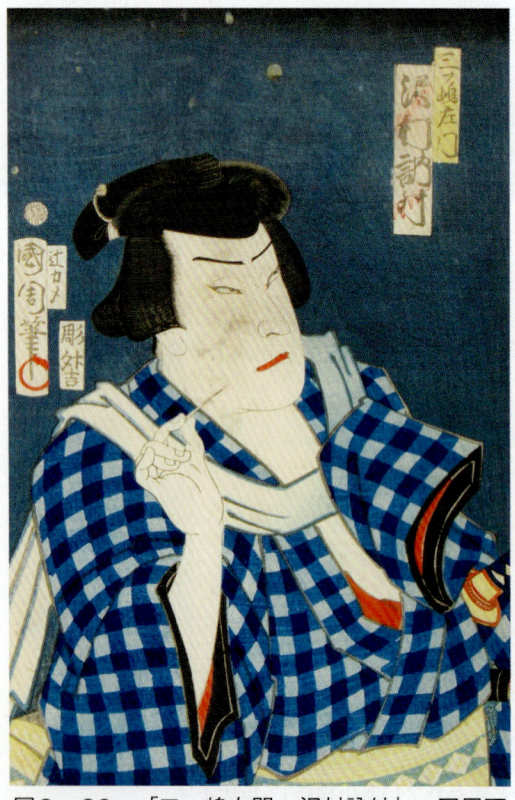

図2-86　「三ッ嶋左門　沢村訥舛」　国周画
江戸期　35.5×24cm
右手に小楊枝

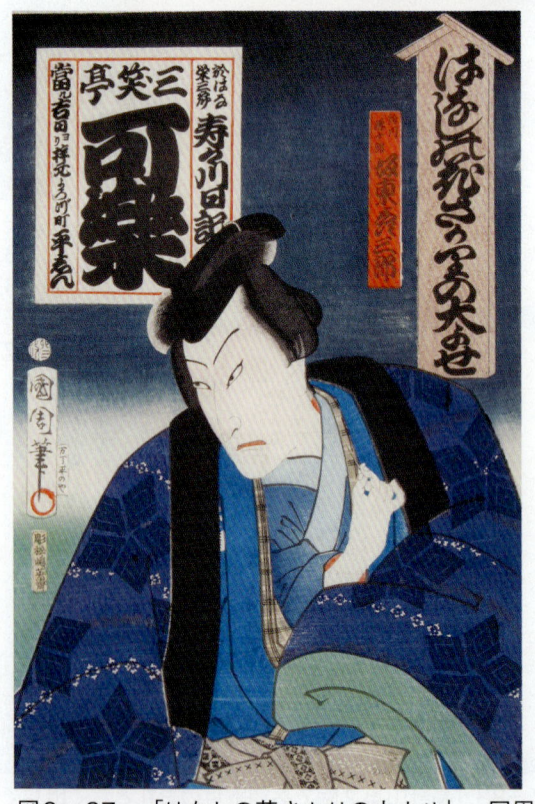

図2-87　「はなしの花さかりの大よせ」　国周画
江戸期　37×25.5cm
右手に小楊枝

72

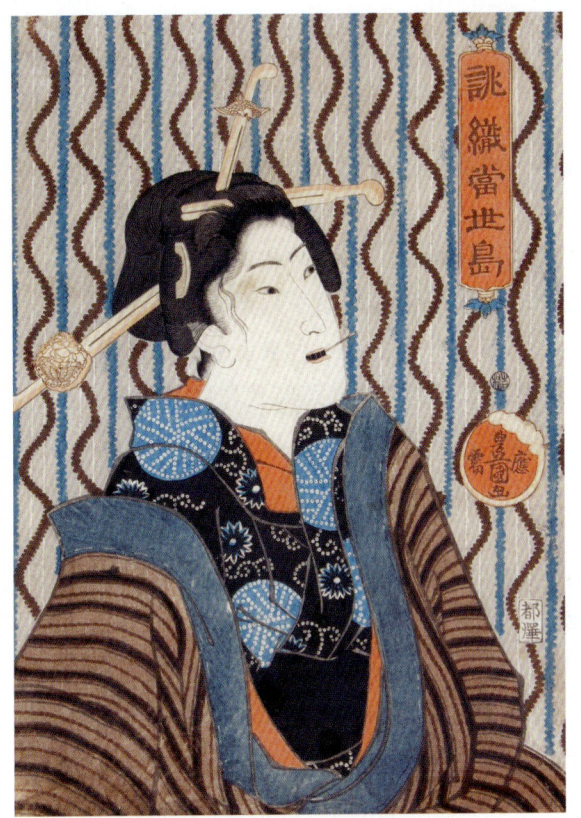

第2章 江戸・明治時代の房楊枝(歯ブラシ)・歯みがき粉

図2-88 「誂織当世島」 豊国画
江戸期 35.5×23.5cm
お歯黒をした女性が小楊枝をくわえている

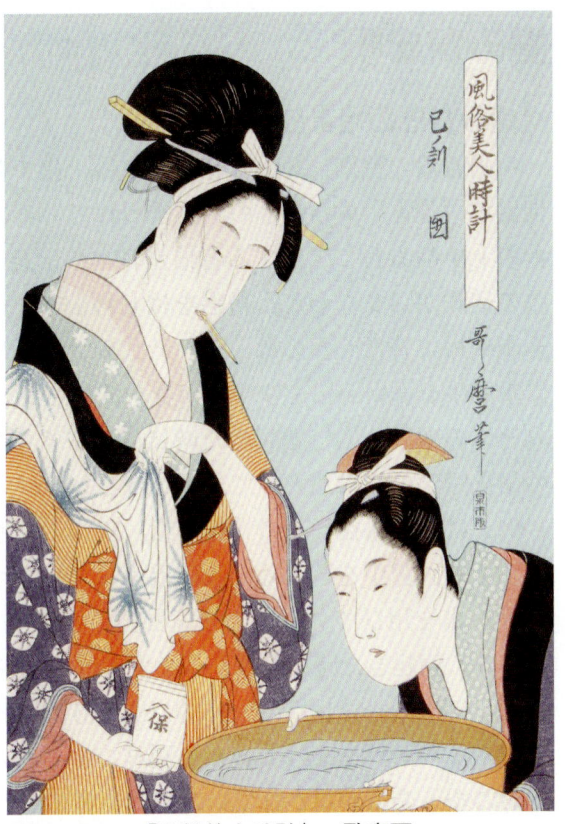

図2-89 「風俗美人時計」 歌麿画
江戸期 35.5×23.5cm

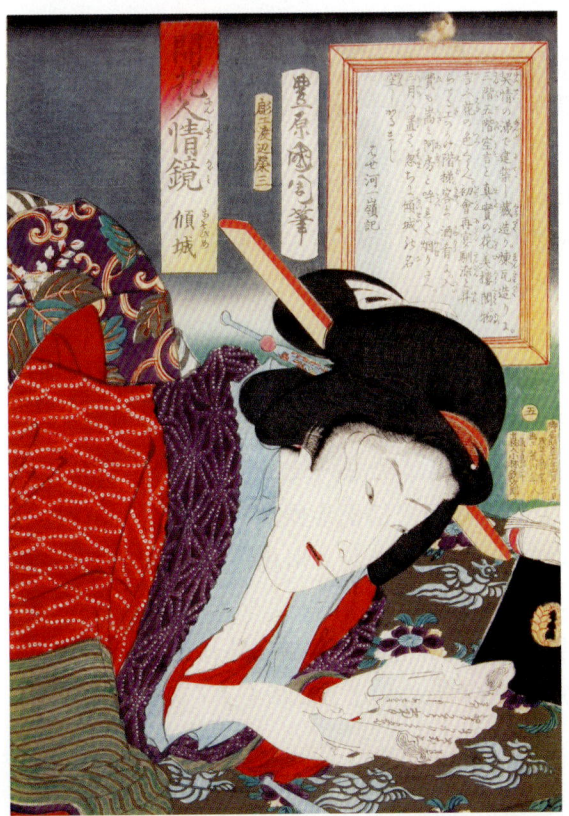

図2-90 「開花人情鏡」 傾城 国周画
江戸期 35.5×23.5cm
遊女が小楊枝をくわえて、なじみ客からの恋文を読んでいる

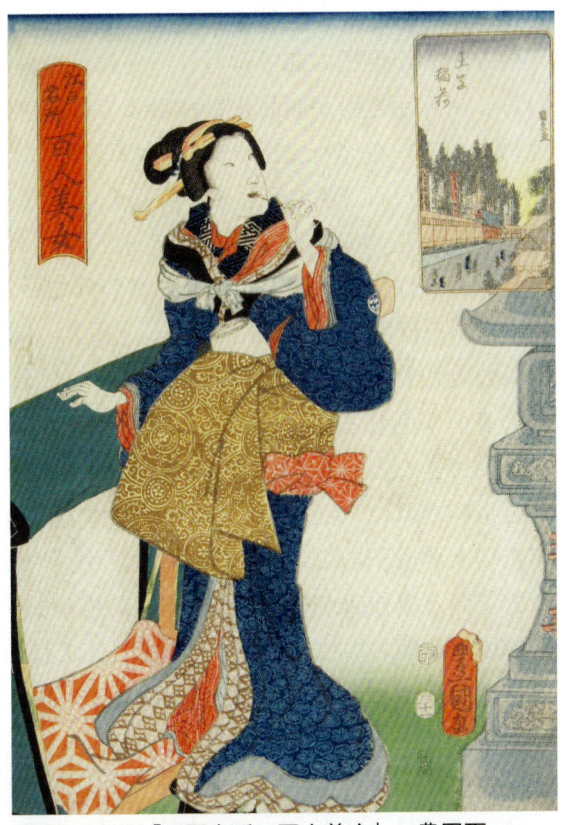

図2-91 「江戸名所 百人美女」 豊国画
江戸期 36.5×25cm
左手で小楊枝を持つ女性

歯みがき粉

《歯みがきの始まり》
　中国敦煌の壁画（3～4世紀）には，指で歯をみがく揩歯（かいし）が描かれており，これが世界で一番古い歯みがきの図と言われている。仏教の伝来とともに，歯木（楊枝）で歯をみがき，舌の上を削る舌こきをする習慣が日本へ伝えられた。高野山では，平安時代に「歯木を噛む」密教の儀式がおこなわれ，僧侶をはじめ公家，武士などは歯木を使って歯をみがいていた。歯みがきが庶民に普及したのは，江戸時代の元禄の頃からである。日本では，古来より神仏に詣でる時に水で手を洗い，口をゆすいで身を清める風習があった。そのため，江戸時代には，身を清める，みそぎの習慣として朝起きた時に歯みがきをした。食後に歯をみがく習慣は，明治になって西洋の歯科医学の知識が入ってきてからであるが，一般の人々にはなかなか普及しなかった。

　例えば，貝原益軒著の『養生訓』1713（正徳3）年刊にも，「朝ごとに，まづ熱湯にて目を洗いあたため，鼻中をきよめ，次に温湯にて口をすすぎ，昨日よりの牙歯の滞を吐きすて，ほしてかはける塩を用ひて，上下の牙歯と歯ぐきをすりみがき，温湯をふくみ口中をすすぐ事二三十度」とあり，朝起きた時に歯みがきをする習慣を説いている。

　式亭三馬の『浮世風呂』1809（文化6）年刊にも，「手のひらに塩をのせて，右の指で歯を磨きながら，少し首をまげて奥歯を楊枝で磨きながら来りしが…」とあり，指に塩をつけて歯みがきをおこなう光景が描かれている。養生書の中には，朝晩2回歯をみがくことを勧める本もあるが，庶民はみがいたとしても朝1回だったようだ。

《歯みがき粉の商品化》
　歯みがきが庶民の間で行われ，房楊枝や歯みがき粉が商品化されたのは江戸中期頃と言われている。歯みがき粉が商品化されるまでは，庶民の歯みがきは焼塩やはこべ塩（はこべの葉と塩を焼いたもの）を作って指や布で行われていた。現在でも，民間伝承により塩で歯みがきをすると歯が丈夫になる，歯肉がしまって丈夫になると言われている。

　歯みがき粉の元祖は，1625（寛永2）年，丁字屋喜佐衛門が，朝鮮から日本に来ていた人に教えてもらい作ったものが始まりと言われている。丁字屋の歯磨きは，「大明香薬砂」，「丁字屋の歯磨」という商品名で売られていた。

　いなせな江戸っ子は，歯が真っ白でなければ一人前でないと言われた。歯みがき粉を使って，歯の表面が削れるほど房楊枝でみがき，歯みがき粉を使うか使わないかで江戸っ子か，田舎者かを区別できたという。田舎者は歯をみがかなかったため，歯垢がたまって黄色くなり，枇杷色の歯と形容された。江戸っ子の粋な男性の歯を白くしたいという"清潔症候群"ぶりも，女性にもてたいという一心だった。江戸時代，浅草寺の境内には，歯みがき粉，房楊枝，お歯黒のふし粉などを売る楊枝店が多くあり，美人の看板娘をおいて客寄せをしていた。

　柳屋のお藤の楊枝店には，美人を目当てに大勢の男性が歯みがき粉を買いに訪れた。浅草寺の裏は吉原遊廓があり，若いいなせな男性は，遊女に口が臭く嫌われないように歯をよくみがいていた。

《歯みがき粉は江戸の名物》
　『嬉遊笑覧』1625（寛永2）年刊には，歯みがき粉の処方として「江戸には，常に房州砂を水干して龍脳，丁子などを加えて，諸州にも白砂又白石等を粉となし又は米糠を焼て用るもあれど房州砂には及ばず。故にみがき砂は江戸にまさるものなし」とある。

第2章 江戸・明治時代の房楊枝(歯ブラシ)・歯みがき粉

　江戸の奇人といわれた平賀源内は，風来山人という号で，引札の宣伝文句を書いている。箱いりはみがき「嗽石香」の口上には，「房州砂ににほひを入れ，人々のおもひ付にて名を替えるばかりにて，元来下直の品にて御座候――」とある。
　歯みがき粉の多くは房州産の琢砂(みがきずな)を原料に香料を加えたものであった。この房州砂は，よく間違えられるが海砂ではない。房州産の陶土を水に溶かし，上澄みの細かい粒子を沈澱させ，天日で乾かし泥灰質の粒子にする手法で水干(すいひ)と言った。房州砂の主成分は，炭酸カルシウムである。江戸の近く房総半島で，歯みがき用の良い房州砂が産出したため，歯みがき粉は土産用として江戸の名物であった。江戸時代中期，末期の最盛期には，数多くの商品が売られていた。文化年間に販売された有名人の歯みがき粉には，式亭三馬の「箱入御はみがき」，小野玄入による「固歯丹」，小三馬による「助六はみがき」，為永春水による「丁子屋の歯磨」，松井源水の「市之丞はみがき」などがあり，戯作者などの有名人は，本業の他に副業として歯みがき粉，化粧品，薬を製造販売し，おまけに自分の本に商品の宣伝を書き，販売合戦も熾烈を極めたという。

《歯みがき粉の処方》
　歯みがき粉の処方が，『増補救民妙薬集』1823(文政6)年刊に「歯磨薬砂」として出ている。「房州砂百目に，新丁子二匁，薄荷一匁，桂心一両，龍脳二分，紫檀一両，甘松一両」で，お土産やお年玉によいとある。『秘方奇方録』には，「房州砂百五十匁，龍能十戔，草撥二戔，鶏舌二戔，丁子二戔，右五味細末用」とある。
　房州砂の産地として，『日本地誌略』1875(明治8)年刊には，安房国の物産として磨砂がある。高級な歯みがき粉には，麝香，白檀，龍脳などの高価な香料が入っており紅色にしてあった。これに対して，安い歯みがき粉は，粒子も荒く，箱に残っている移り香で臭いをつけたという。房総半島が，質の良い琢砂の産地であったことは，『日本地誌略』巻一に，安房国の産物として紫菜(海苔のこと)，水仙，木綿，蝋，牡蠣，琢砂があげられており，現在の千葉県館山，久留里近辺で産出した。

《歯みがき粉の宣伝合戦》
　江戸名物の歯みがき粉は，浅草寺の境内，銭湯，小間物店などで手にいれることができた。香具師は，歯みがき粉や歯薬を売るためにいろいろな芸を披露して客を集めた。
　和田信義著の『香具師奥義書』1929(昭和4)年刊には，初期の香具師は売薬，香具，艾など十何種を扱っていたが，時代によりその数を増し55種になったという。その中に，「見切品歯磨粉及び楊子」が扱う品目としてあげられている。売薬業として香具師の売る品目は，歯薬，眼薬，傷薬の三種に限られていた。歯痛止の歯薬は，松井源水が独楽を廻し，長井兵助が長太刀を振り廻して売った。
　居合抜きは，寛文年間(1661～1673年)に京都四条河原で見せ物として始まったという。元禄，宝永年間(1688～1711年)の頃から，客寄せのために居合抜きをして反魂丹(富山の薬)などの売薬や歯みがき粉を販売していたのは，香具師の松井一家の者であった。
　松井一家の源左門という歯磨き売りは，黒塗りの箱を重ねたる高荷を両掛にして，居合の刀三尺計なるを第一として，それ

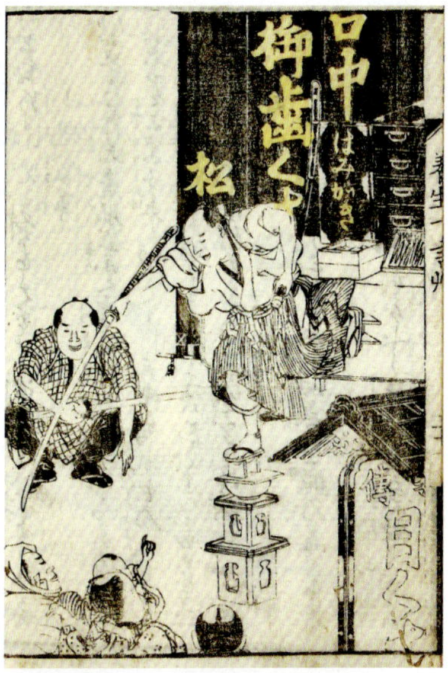

図2-92　『養生一言草』
著者不明　1831(天保2)年
高下駄をはいた香具師が居合抜きをして，口中はみがき，歯薬を売る

第2章　江戸・明治時代の房楊枝(歯ブラシ)・歯みがき粉

より段々寸劣りの刀を掛けて居合を抜いたという。

その他，茗荷屋紋次郎が，江戸の両国に店をかまえて，居合抜きで歯抜き，歯磨き粉を売った。そして，二代目で断絶した後に長井兵助が居合抜きで有名になった。

方外道人著，『江戸名物狂詩』1836（天保7）年刊には，「長井兵助歯磨，御蔵前，看板太刀正面飾，兵助居合三方，人々待得今将抜，歯入歯磨口上長」とあり，講釈が長く客をじらし居合で長い太刀をなかなか抜かない様子が描かれている。

その他，歯みがき粉売りには，曲独楽で客寄せをした香具師がいる。九州から江戸に出て博多曲独楽を披露したのが最初と言われているが，松井源水は浅草で曲独楽で客寄せをして売薬や歯薬，歯みがき粉を売った。源水の曲独楽は，刀や糸の上を独楽が渡る芸であり，見物人の虫歯を抜歯して喝采を得たという。

『江戸名物鹿子』1733（享保18）年刊には，三條小六がしの竹で曲鞠を廻す挿し絵がある。

江戸庶民の人気を集めたのが「百眼（ひゃくまなこ）の米吉」。目かつらをかけ，笑う目，泣く目，腹立つ目など目つきをかえ，百面相をして歌舞伎役者の声色をして見せる寄席芸で歯みがき粉を入れる箱をかついで朝早く売り歩いた（図2－93）。浅草寺境内には，楊枝店が多く店を並べ，美人の看板娘をおいてお歯黒のふし粉，白粉などと一緒に歯みがき粉を売っていた。庶民は，小間物屋や銭湯，入れ歯師のところで歯みがき粉を買い，楊弓店の景品にも歯みがき粉を出している店もあった。戯作者は，引札（ちらし）文を書いて自家製の歯みがき粉を宣伝し，歌舞伎役者の団十郎，歌舞伎の役柄助六の名前をつけた歯みがき粉もあった。

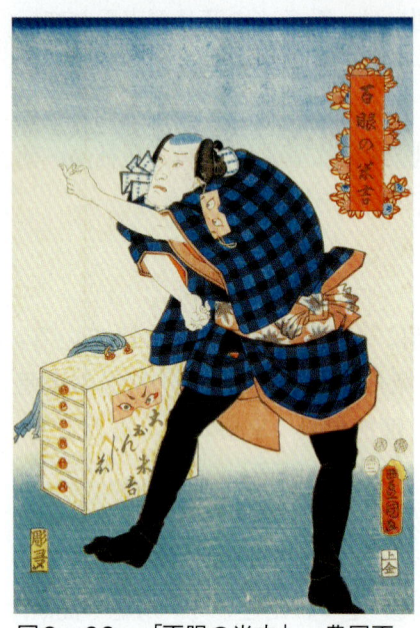

図2－93　「百眼の米吉」　豊国画
江戸期　34×25cm
七変化する面をつけ，役者の声色をして歯みがきを売った

《房楊枝による歯のみがき方》

『都風俗化粧伝』にも，「朝起きては歯をよく磨き，楊枝をもて歯の間の滓を去るべし。又，食事の後は楊枝にて舌の上の滓をなで去り，湯か茶を口にふくみて歯の間に挟まりたる食物の滓を吐去るべし」とある。それでは，浮世絵に描かれている房楊枝の持ち方，歯のみがき方はどのようにしていたのだろうか。一番多いのは，親指で下から支えてあとの4指を上から押さえる房楊枝の持ち方である。また，小指を外して房楊枝の下を支えたり，小指を立てるような仕種もある。その他の変形は，親指，薬指，小指の3指で支え，人指し指と中指で房楊枝の上から押さえる仕種などがあり，浮世絵師の好みで女性にポーズをさせたのだろう。

神奈川県歯科医師会歯の博物館では，夏休みに中学生が訪れ，歯垢染色液で赤く染め出しをおこない房楊枝による歯みがきを体験学習したことがある。房楊枝による歯みがきは，歯の表面が予想以上にきれいにみがけるが，前歯の裏側はみがきにくい。房楊枝の穂先は，歯みがきだけでなく歯肉のマッサージ効果もかなりあった。

《外国から伝わった歯のみがき方》

1878（明治11）年に発刊された『初学人身窮理』森下岩楠，松山棟庵合訳には，「歯ブロッシト唱フル歯磨ノドウグヲ用イ水ニテ能ク洗フ可シ，食物ノブロッシニテ除キ去リ難キモノハ象牙

ノ細楊枝ヲ用イ之ヲ焙リ出スベシ，金ノ楊枝ニテハ彼ノイ子メル（エナメル質のこと）ヲ損フコトアレバ決シテ之ヲ用フ可ラズ」とあり，金属の小楊枝の乱用について慎むように書いてある。

歯みがき粉の歴史

　わが国では，神仏に詣でる時，手を洗い禊として口をすすぐ習慣があり，これが朝起きて歯をみがくことにつながった。そのため，江戸時代の歯みがきは，焼塩，はこべ塩（はこべの葉と塩を竹筒に入れて焼いたもの），牡蠣の殻や珊瑚の粉末などが使われていた。それまで指や布などでみがいていたが，房楊枝や歯みがき粉の商品化により江戸っ子は歯が白いのを自慢するように歯をみがいた。

　元禄時代から明治初期までは，房州砂を水干（水に溶いて上澄みの粒子を沈殿させ乾燥）したものを主成分にした歯みがき粉が販売されていた。江戸は房州（安房）から近いため，房州砂という原料が調達でき，麝香，丁子，薄荷などの香料を入れ，紅で赤くし歌舞伎役者の名前などをつけた歯みがき粉が多く販売されていた。

　明治期になり，それまでの粉歯みがきに代って1888（明治21）年に練歯磨，明治末期にはチューブ入り歯磨，水歯磨，固練歯磨が販売された。笹田富士雄著，『歯みがきの歴史』から要約すると，明治初期の歯みがき粉は，房州砂や炭酸カルシウム，炭酸マグネシウムなどの研磨剤による歯面の清掃，薬効，清涼感のある香料で清潔にすることを目的にした"物理的歯みがき"であった。

　明治中期の歯みがき粉は，洋式歯みがきの影響で殺菌消毒剤を入れたり，発泡剤として石鹸を入れ始めた。大正期には，子供用の歯みがき粉が販売され，中国にも輸出された。大正末期には，潤製，半練の歯みがき，チューブ入り練歯みがきが現われ，歯を白くする美白効果，殺菌剤が配合された"化学的歯磨"が販売された。

　昭和期に入り，炭酸カルシウム，炭酸マグネシウムに加えて，清浄剤としてゼオライト，発泡剤として石鹸の代りに界面活性剤が使われるようになった。粘結剤や湿潤剤を使った潤製，半練，練歯磨は，容器として鉛，アルミニウムを使っていたため，1941（昭和16）年，太平洋戦争の勃発により製造中止になる。

　戦後，1946（昭和21）年には潤製，半練歯磨の製造が認可され，1950（昭和25）年に統制解除された。アメリカでは，虫歯予防としてアンモニア，尿素，ペニシリン，DHA，葉緑素，フッ素などを入れた歯磨が発売された影響により，日本においても昭和30年代には，これらの抗酵素剤による虫歯予防，口臭予防に重点を置いた"生化学的歯磨"が販売された。

　昭和40年代には，歯を白くする第二リン酸カルシウム，無水ケイ酸などの新研磨剤が入ったもの，歯周病の予防としてコレステリン類，グリチルリチン類，口臭除去には殺菌剤，虫歯予防には坑酵素剤，香料としてミント入りの歯みがき粉が発売された。歯みがき粉の主成分は，炭酸カルシウムやリン酸カルシウムで研磨剤（基礎剤）の役割を果たしている。それにラウリール硫酸ソーダやアルキル硫酸ソーダなどの発泡剤や清浄剤が入っている。さらに，薬効を高めるためフッ素，葉緑素などを加えて虫歯予防，口臭予防効果を期待したのである。歯磨の研磨剤の粒子を顕微鏡により調べた研究では，20～30ミクロンの結晶であり，とくにタバコのヤニを落とす効果を謳っている歯みがき粉では，40～50ミクロンと荒い結晶である。

　近年，バイオテクノロジーにより新素材が開発され，虫歯予防，口臭予防，歯周病，歯を白くする，お茶のタンニンなどの着色を落とす効果などをキャッチフレーズにする歯みがき粉が発売されている。現代人は，口腔衛生の観念，健康志向により歯をみがくようになってきている。

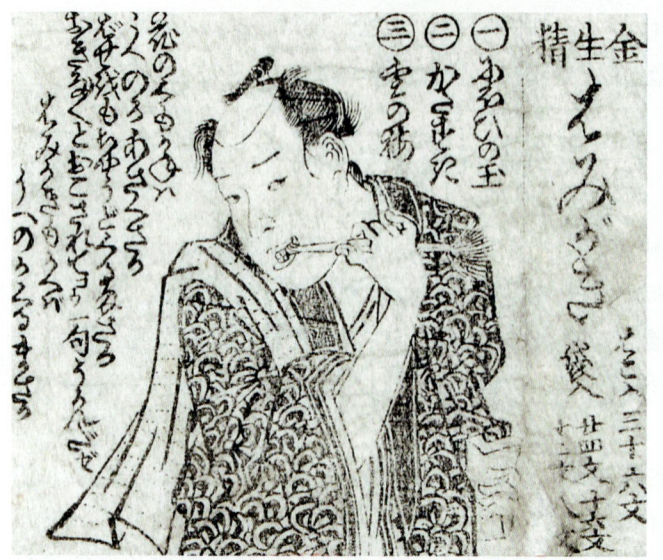

第2章 江戸・明治時代の房楊枝(歯ブラシ)・歯みがき粉

金　　はこ入　三十六文
生　はみがき　袋入　廿四文　十六文
精　　　　　　　　　十二文　八文

精　一　にほひの玉
　　二　かたたすき
　　三　雪の梅

花のくもかねは
うへのかあさくさか
ばせをもちやうどくるまさか
おきな〳〵とおこされてコウ一句うかんだぜ
はみかきもかへば
うへのかくくるまさか

図2-94　「寶のやま松繁盛双六」の内はみがき
国芳画　江戸期
いなせな男性が肩に手拭をかけ，房楊枝で歯みがき
はこ入・36文，袋入・24文，16文，12文，8文とある

歯を磨
薬買人
多けれど
心の酔は
知らぬ
かちなり

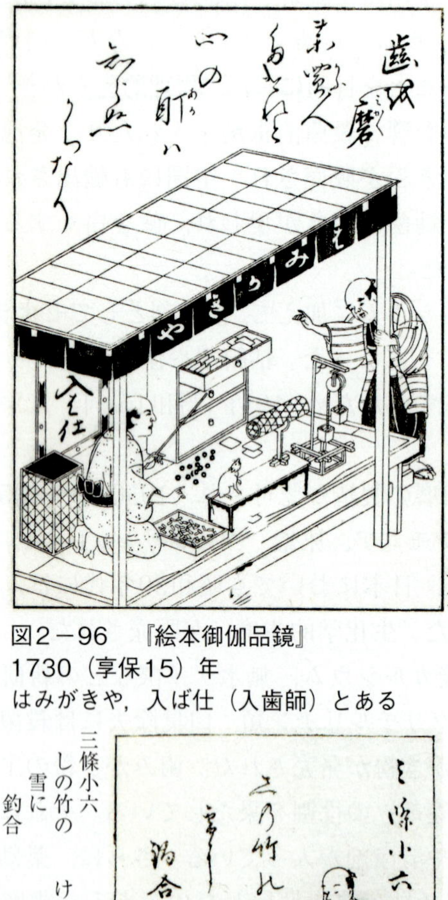

図2-96　『絵本御伽品鏡』
1730（享保15）年
はみがきや，入ば仕（入歯師）とある

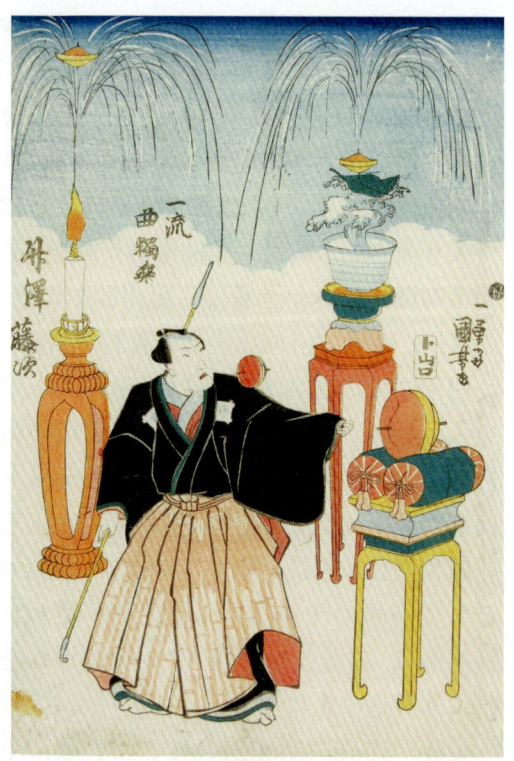

図2-95　「一流曲独楽」　竹澤藤次　国芳画
江戸期　35.5×24.3cm
上野山下，両国広小路，曲ゴマ歯磨売，口中治療や入れ歯を作った

三條小六
しの竹の
雪に
釣合
けしき
哉
淳之

図2-97
『江戸名物鹿子』
1733（享保18）年
伍重軒露月編の三條小六
曲ゴマを演じて，歯みがきと膏薬を売った

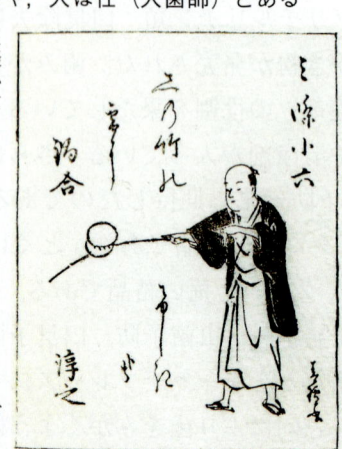

伊勢大輔
歯磨に
とりまく
人の
七重
八重
けふこのへに
匂ひぬる
哉

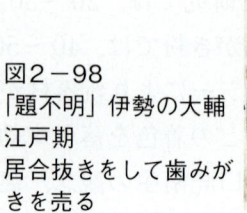

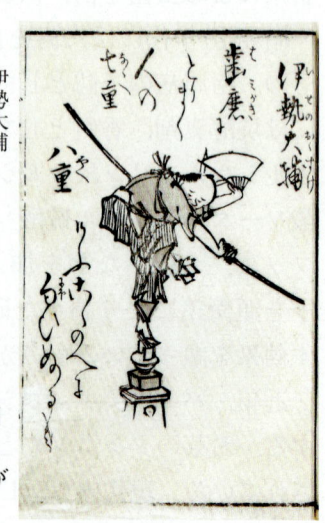

図2-98
「題不明」伊勢の大輔
江戸期
居合抜きをして歯みがきを売る

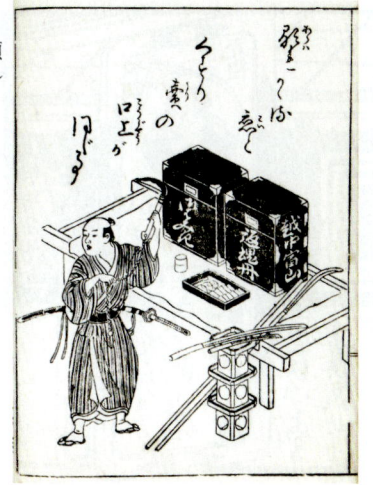

第2章　江戸・明治時代の房楊枝(歯ブラシ)・歯みがき粉

図2-99
『祐信風俗図譜』巻の上　江戸期
越中富山の薬，反魂丹と歯みがき売りをする居合抜き

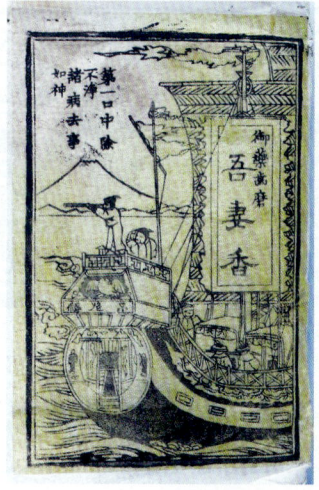

顕れかかる恋と
くすりの
売り口上が
同じ事

図2-100　「御薬歯磨　吾妻香」
江戸期　13.5×8.5cm
表には，南蛮船の絵が刷ってあり，第一口中不浄を除く諸病去る事神の如し
裏には，極上　江戸日本橋瀬戸物町

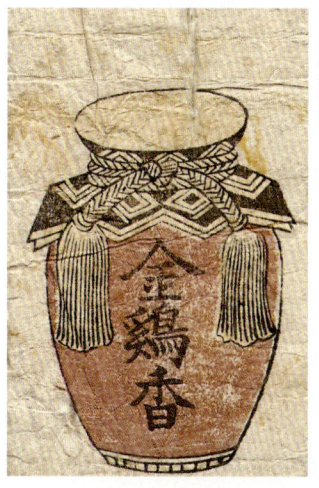

図2-101　「金鶏香」
江戸期　8.5×5.6cm
團十郎はみがき

図2-102　「図2-101の裏」
江戸期
調合所，市川白猿伝　中橋北槇町
瓢箪屋治郎左衛門
市川家の表紋三枡がある

江戸一方
歯を白くし
ゆるくはをすへ
あしきにほひをさる
事きめうなり
団十郎はみがき
調合所
市川白猿伝
中橋北槇町
瓢箪屋治郎左衛門

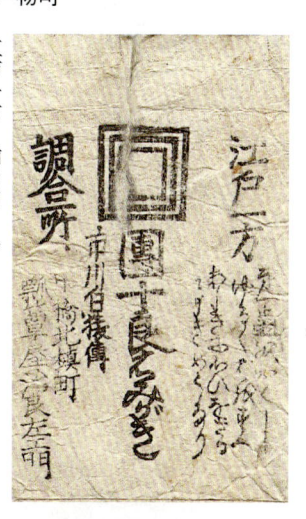

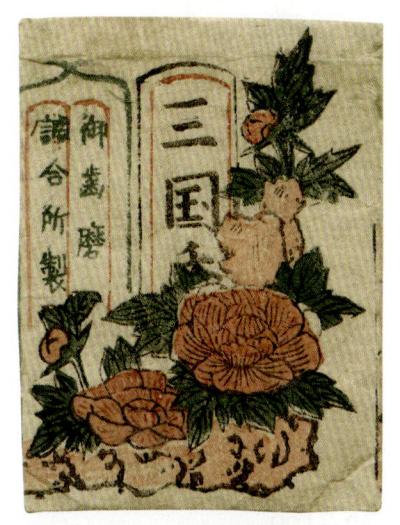

図2-103　「三国香歯磨」
幕末か明治初期
7×5.3cm

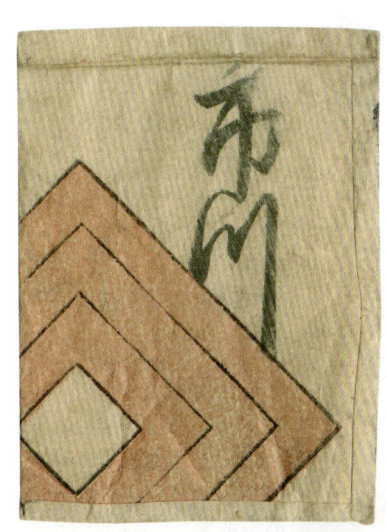

図2-104　「図2-103の裏」
市川家の表紋　三枡

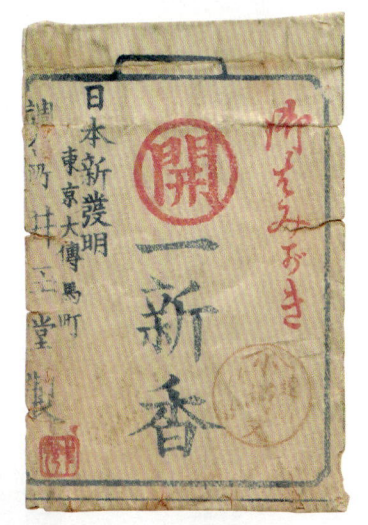

図2-105　「一新香」　井玉堂
明治初期か　11×7.2cm
一新講は，富士講などと同じような旅行組織，遠州の屋号と宿屋名

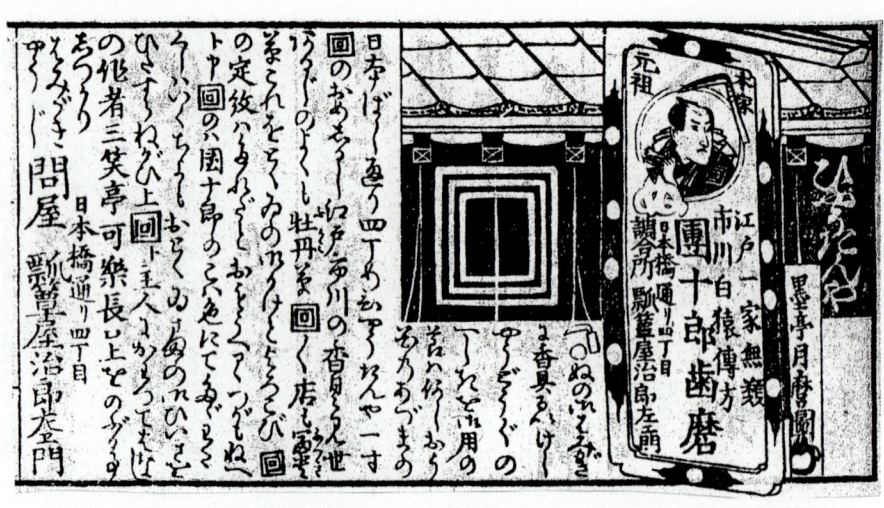

第2章 江戸・明治時代の房楊枝(歯ブラシ)・歯みがき粉

図2-106 「江戸買物独案内」 江戸期 江戸一家無類 市川白猿傳方 團十郎歯磨き 調合所 瓢箪屋治郎左衛門

ひょうたんや
墨亭月磨圖
本家 江戸一家無類
市川白猿傳方
團十郎歯磨
日本橋通り四丁目
元祖 調合所瓢箪屋治郎左ヱ門
かまわぬの御はみがきに香ぐるいけしきやう
どうぐの一しきを御用の節ハ何しおう
花のあづま
日本ばし通り四丁目めひょうたんや一寸
みますのおめしるし江戸市川の御ひいきの
あるじのよくも牡丹草マスマス店も富貴
草これをくゐの御かけとおもうヘアアつがもねへ
トゆマスの八團十郎のこゐ色にてただわた
くしハいくちよもおとくゐさまの御ひいきを
ひたすらねがひ上マスト主人にかわってはなし
の作者三笑亭可楽長口上をのぶる事
しっかり
はみがき 日本橋通り四丁目
やうじ 問屋 瓢箪屋治郎左ヱ門

圖 みます・かまわぬの解説

みます
三枡。大、中、小の三つの枡形を重ねた紋所、
市川家の表紋。

かまわぬ
"鎌"と"輪"の絵と"ぬ"の字を組み合わせ
た模様で元禄(一六八八～一七〇四)前後、
町奴等の間で流行った。
その後、七代目團十郎が《かさね》で使い、
人気が出て市川家のもののようになっている。

このごとく年よりたりとも、此の御くすり、御用ひ候はゞ一生、歯のおちる事なし。

図2-107
「一生歯のぬけざる薬」(歯みがき粉)
江戸期 23.5×10cm

図2-108
「新吉原 細見散 御はみがき」
江戸期 78×18cm
一家調合所東都日本橋四日市 萬國屋長兵衛。遊里の情報『吉原細見』にちなんで細見散とある

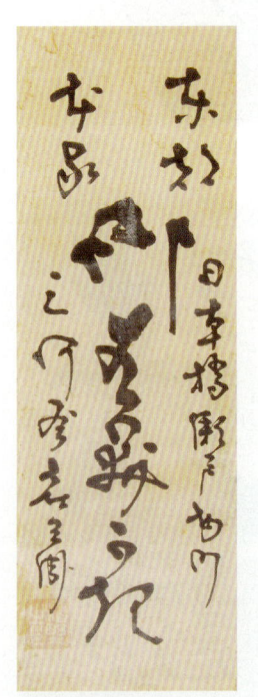

図2-109
「東都本家 御はみがき」の引札
三河屋 江戸期
60×16cm

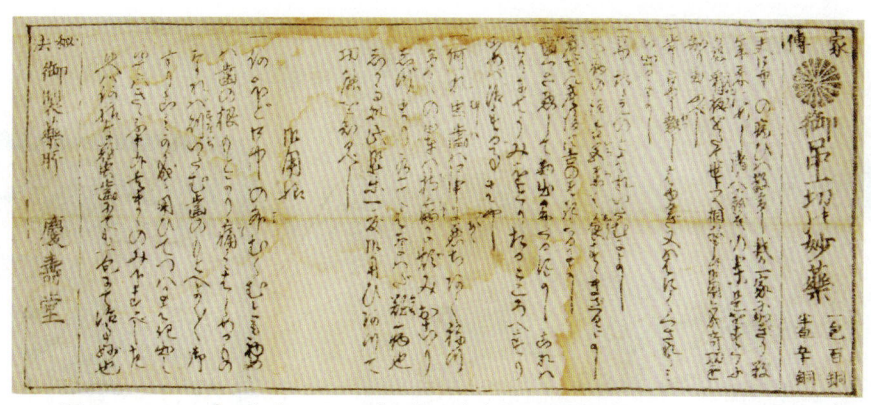

第2章　江戸・明治時代の房楊枝(歯ブラシ)・歯みがき粉

図2-110　「一生歯のぬけざる薬・裏」　江戸期
御口中一切の妙薬として歯みがきをしていれば，虫歯にならないとある

家伝　御口中一切の妙薬　一包百銅　半包五十銅

一夫○○の病ひは数多し　我が一家にかぎり数年来ためし諸人御難儀の素　是をすくふが○看板をたて世上へ相○○○奇功を知り給ふべし
常○○○はゆるぎ又ははにくくされること○○○
一○○たものはれいたむぬよし
一○○によし
一○○○○○○によし
一歯○○越して物出くるによし　こわははりにてうみをとりたるところへすりこめば治する事にてよし
一れ虫歯は口中に悪ちあくねつ多くの輩は持病に煩みおこりしづまり候てはなはだ難病也
しかる故此御薬一度御用ひあつて功能を知るべし

御用様
一何ほど口中の外むくむとも初めは歯の根もとより痛みはじめるものなれば　則いたむ歯のもとへよくよく御すりこみ可被成候　用ひてつはにはき出し候てはきき不申候　其ままのみ下すべし　左候へは何様な歯にても二包にて治るぬ也

秘法
御製薬所　慶壽堂

図2-111　「はこいり歯みがき　漱石香の口上」
『東都大家戯文』上　1882(明治15)年
風来山人とは平賀源内である。歯みがき粉の処方として防州砂に，においを入れた大袋の宣伝をし効用として"あしき臭をさり熱をさます"とある(文中には防州砂とあるが正しくは房州砂である)

81

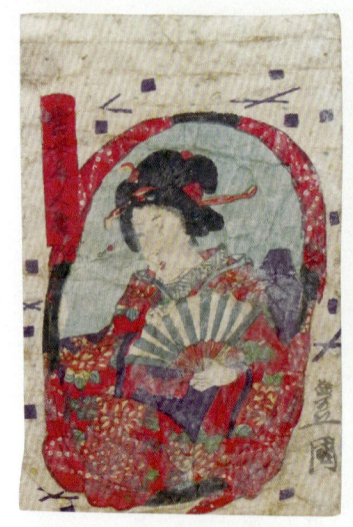

第2章　江戸・明治時代の房楊枝(歯ブラシ)・歯みがき粉

図2-112　『當世　美人香』
明治期　10.5×6cm
表紙の美人は，豊國画
裏には，東京金袋堂製，麝香 紅入　極上御はみがきとある。
高級品には，麝香で香りをつけ紅でピンク色にした

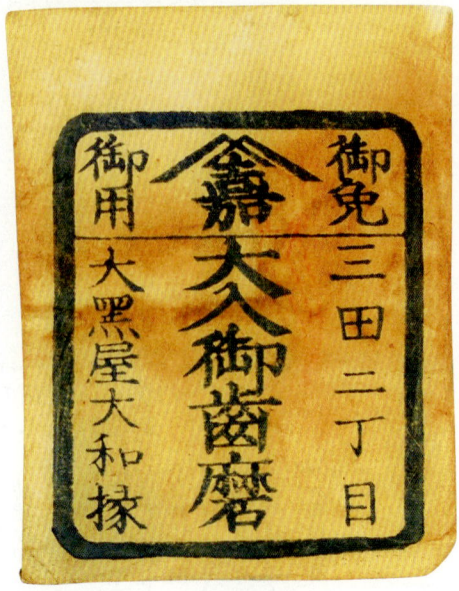

図2-113　「大入御歯磨」
大黒屋大和掾　明治期　8.5×7cm

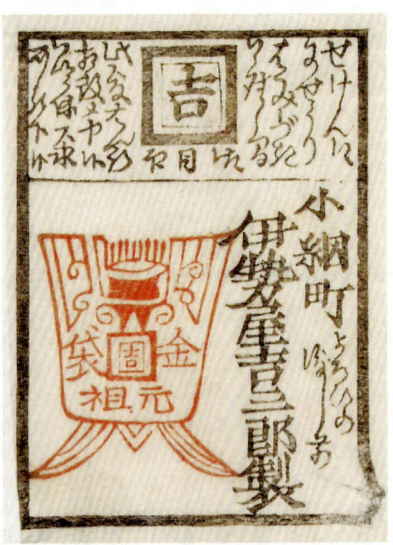

図2-114　「伊勢屋吉三郎のはみがき」
江戸期　6.3×4.3cm

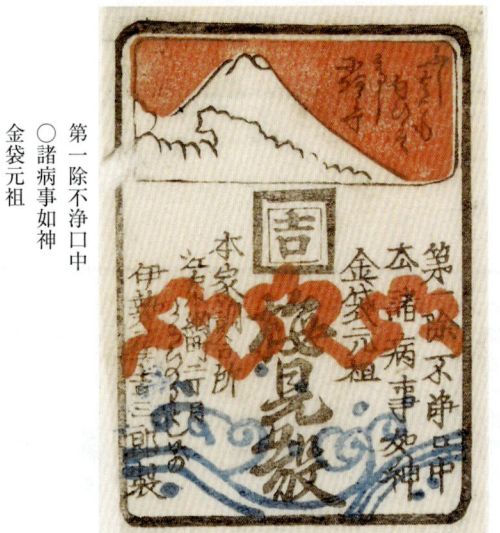

図2-115　「梅見散」
江戸小細町二丁目　伊勢屋吉三郎製
江戸期　7.2×4.6cm

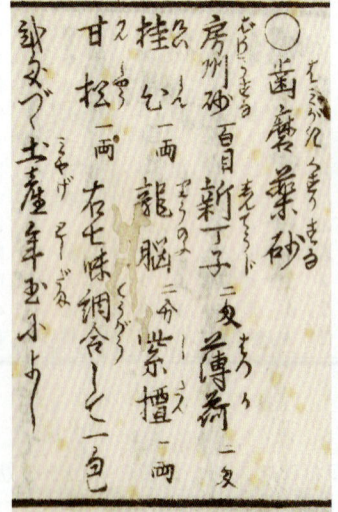

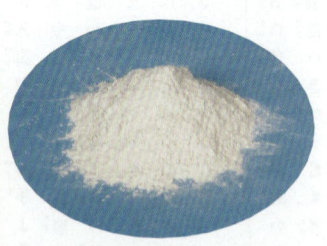

房州砂

図2-116
「江戸時代の歯みがきの処方」
『救民妙薬集』　穂積甫庵
1693（元禄6）年
房州砂に丁字，薄荷，桂心，龍脳，紫檀などが入っており，
土産や年玉によしとある

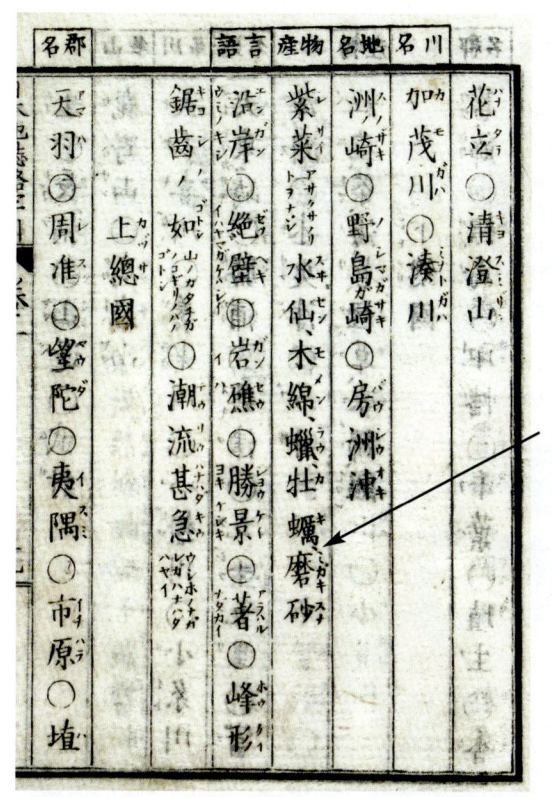

第2章　江戸・明治時代の房楊枝(歯ブラシ)・歯みがき粉

図2-117　『日本地誌略』　田谷三字引
1875（明治8）年
房州の産物の一つとして磨砂がある

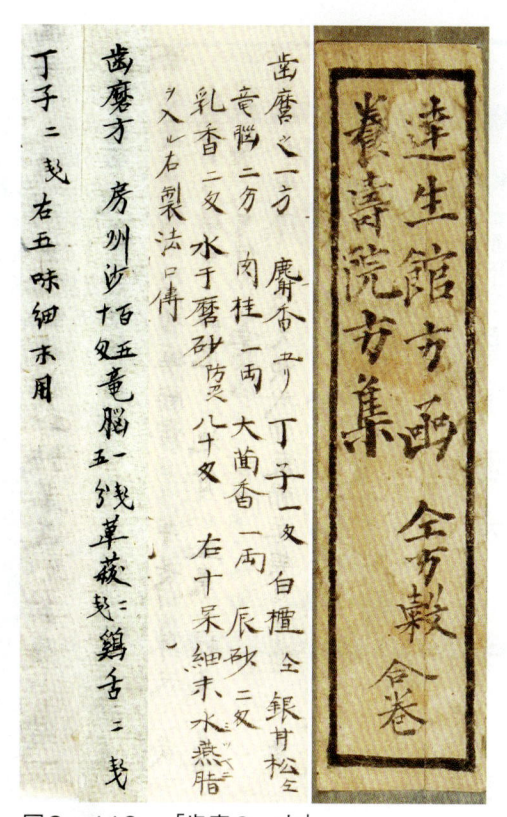

図2-118　「歯磨の一方」
『達生館方函』写本　江戸期
匂いをつけるため麝香をいれ磨砂に丁子，白檀，甘松，竜脳，肉桂，辰砂，乳香などを加え高級品ができる。水干磨砂とは，陶土を水に溶かしかきまぜ，上澄を沈殿させ，乾燥するとできた細かい粒子

神奈川県歯科医師会「歯の博物館」所蔵

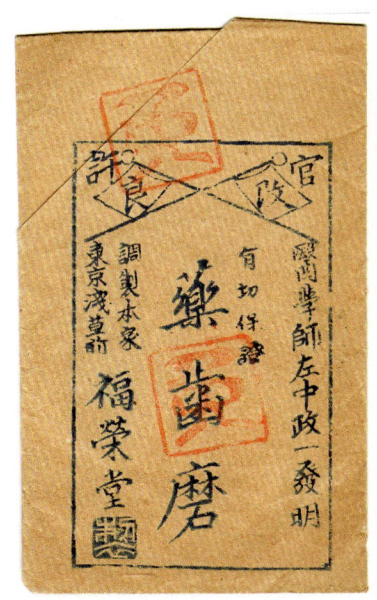

図2-119　「有効保證薬歯磨」
官許　医学師　左中政一発明
調製，東京浅草前　福栄堂製
明治期　16×10cm

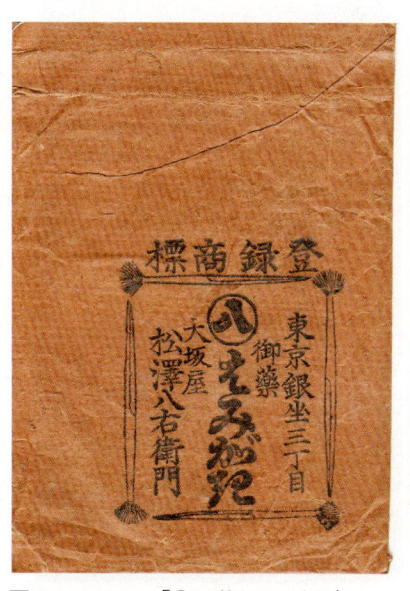

図2-120　「㊇お薬はみがき」
東京銀座三丁目
大阪屋松澤八右衛門
明治期　11×7.5cm

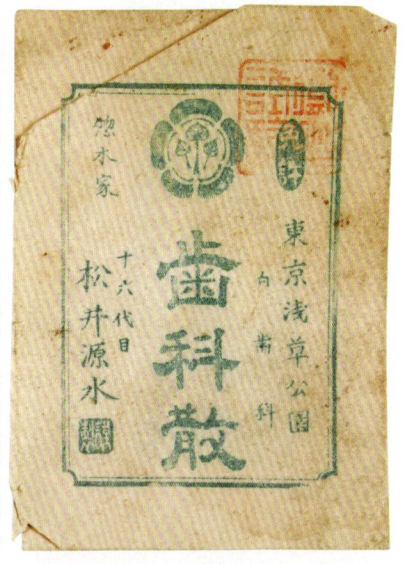

図2-121　「東京浅草公園　白歯科　歯科散」
惣本家　十六代目　松井源水
明治期　14.5×11cm

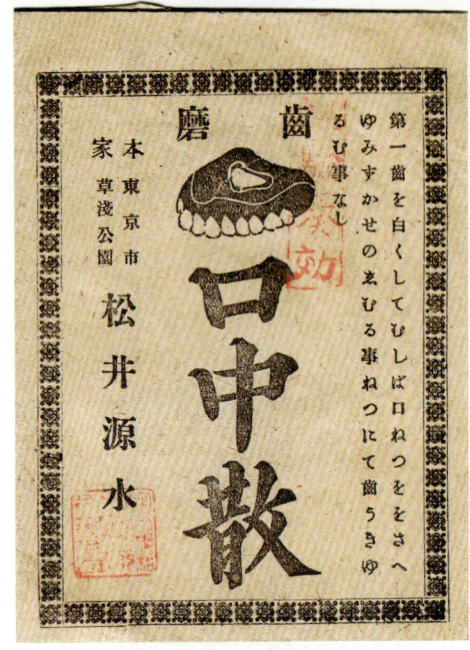

第2章　江戸・明治時代の房楊枝(歯ブラシ)・歯みがき粉

図2-122　「歯磨　口中散」
東京市浅草公園　本家　松井源水
明治期　13×10cm
第一歯を白くして，むしば，口ねつををさへゆみずかせのしむる事ねつにて歯うき，ゆるむ事なしとある
『風俗画報』1897（明治30）年1月25日には「相続せる源水は奥山凌雲閣の側らに家を構えて，専ら居合抜を媒して歯磨粉の歯科散といふを売れり，今は16代と云う」とある

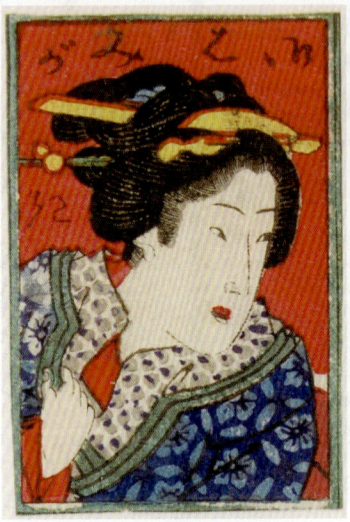

図2-123　「御はみがき」
明治期　6×4cm

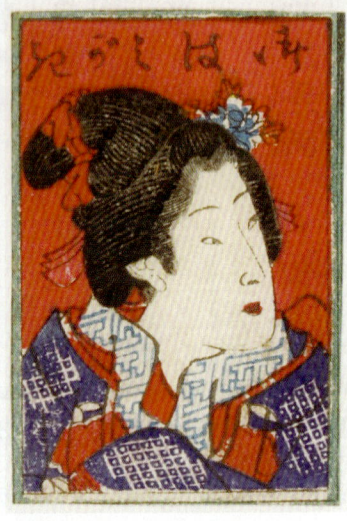

図2-124　「御はみがき」
明治期　6×4cm

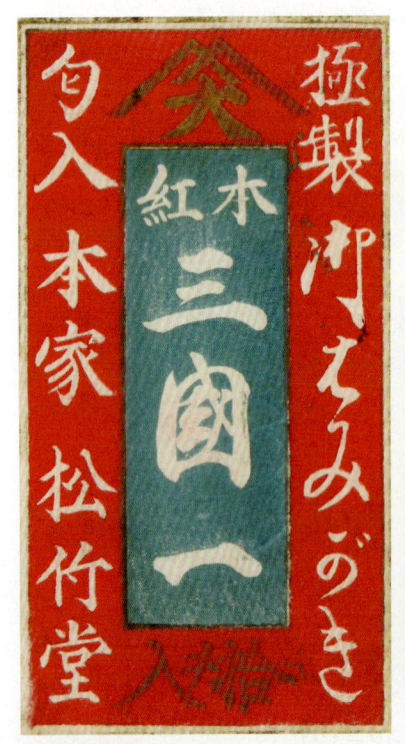

図2-125
「極製　御はみがき」
本紅　三国一
匂入　本家　松竹堂
明治期　13.5×9.5cm

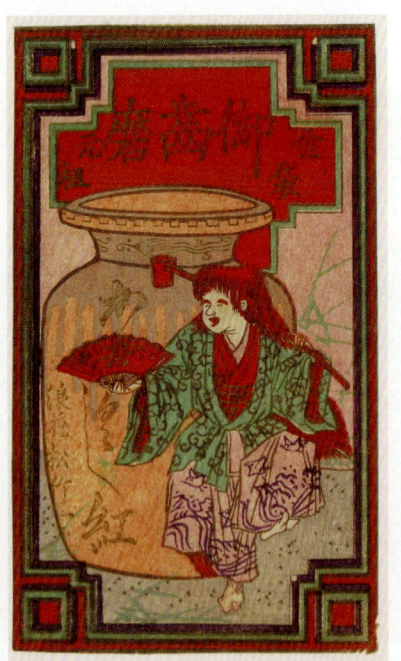

図2-126　「本家　御歯磨　元祖」
浪花松竹堂
紅入りでピンク色の歯みがき粉は高級品
明治期　14×8.2cm

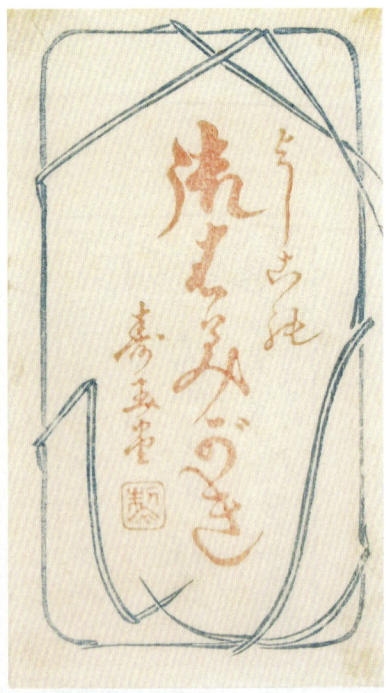

図2-127　「よしこの　御はみがき」
寿玉堂製
明治期　14×8.5cm

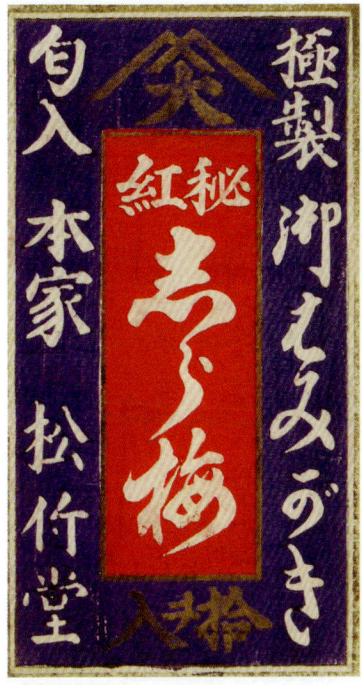

第2章　江戸・明治時代の房楊枝(歯ブラシ)・歯みがき粉

図2-128　「秘紅　志ら梅」
極製　御はみがき
匂入　本家　松竹堂
明治期　13.5×7.2cm

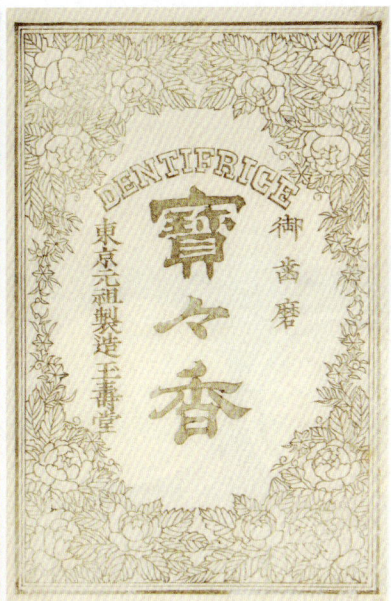

図2-129　「御歯磨　寶々香」
東京元祖製造　玉寿堂
明治期　14.5×9.5cm

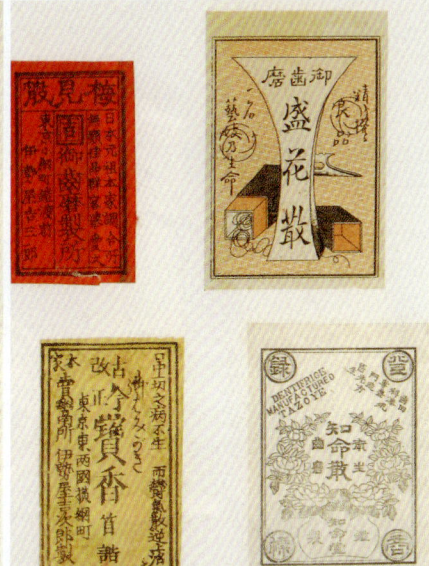

図2-130　「明治期の歯みがき」
上左：「梅見散」　5.7×3.5cm
　右：「盛花散」　7.1×4.7cm
下左：「寶香」　6.2×3.5cm
　右：「知命散」　6.8×4.7cm

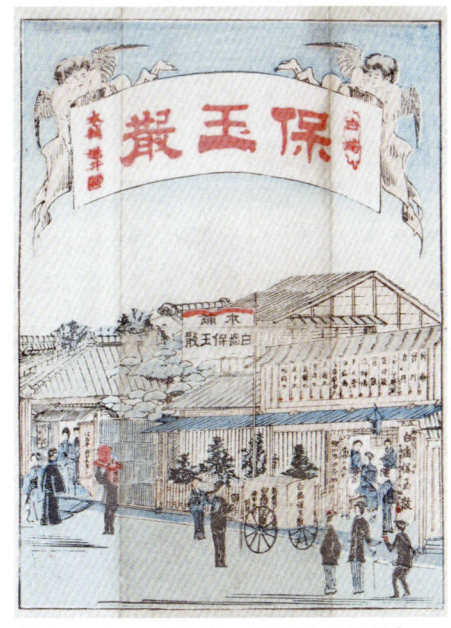

図2-131　「白歯　保玉散の引札」
明治中期　28×20cm

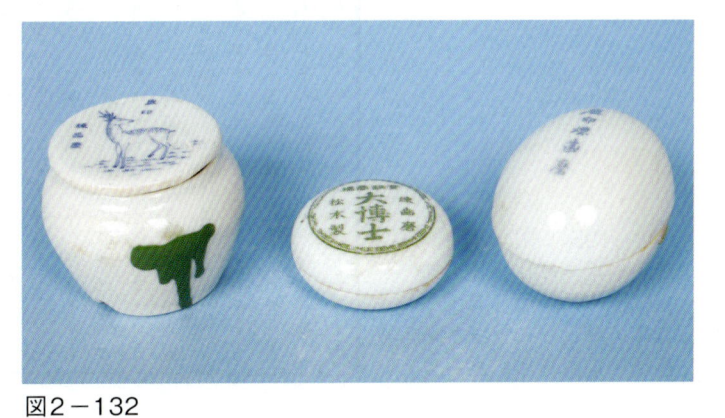

図2-132
左：「鹿印練歯磨」　1893(明治26)年
　東京長瀬製　5.5×5cm
中：「大博士」　1893(明治26)年
　東京松本伊兵衛製　4.5×4.5×2cm
右：「鹿印練歯磨」　7×5cm

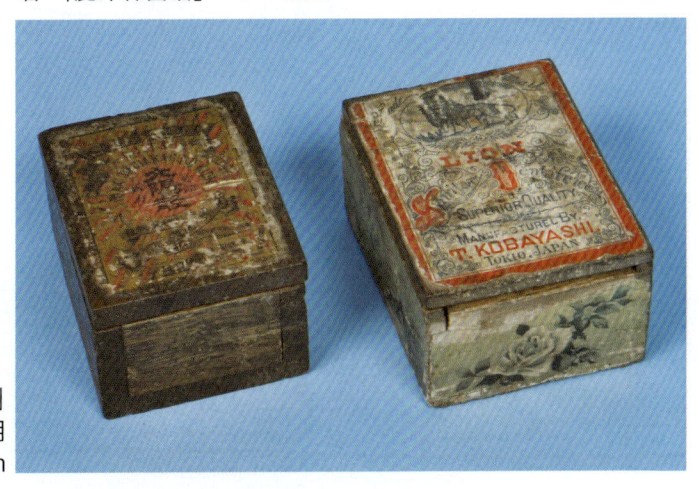

図2-133　「木箱入歯磨」
　左：大陽散　右：LION　明治期
　　7.5×5.5cm

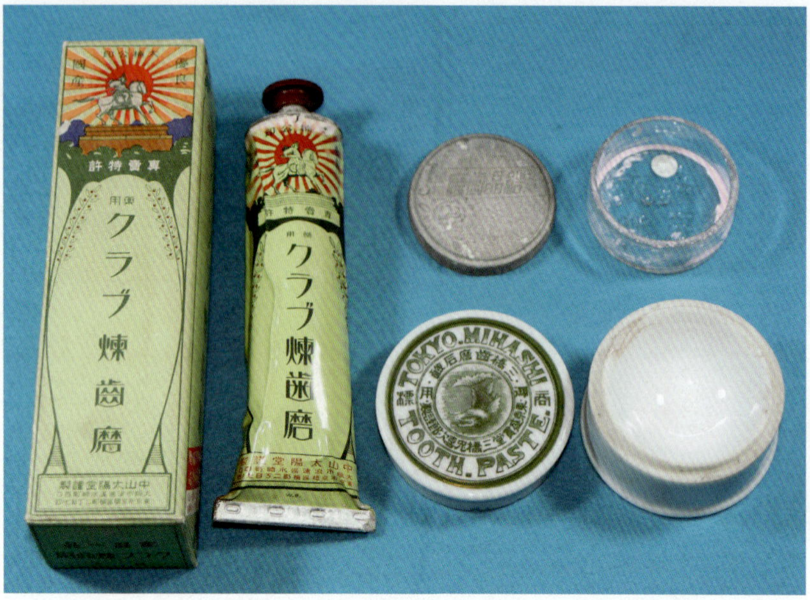

第2章 江戸・明治時代の房楊枝(歯ブラシ)・歯みがき粉

図2-134 「歯磨剤」
右上
　結晶歯磨　1898(明治31)年
　4.5×2cm
右下
　三橋歯磨　1900(明治33)年
　5.9×1.4cm
左
　クラブ煉歯磨　1921(大正10)年
　15×4.2×4.4cm

神奈川県歯科医師会「歯の博物館」所蔵

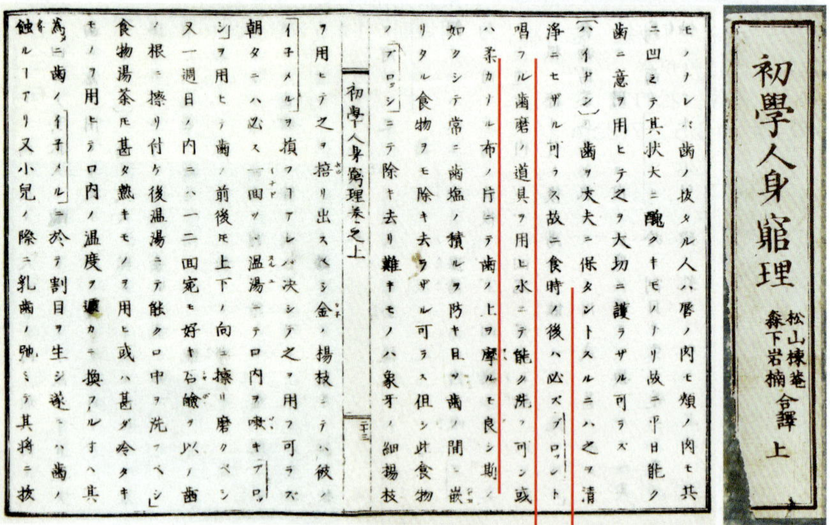

図2-135 『初学人身窮理』
森下岩楠・松山棟庵合訳
1878(明治11)年
食事の後はブロッシと唱える
歯磨の道具を用いとある

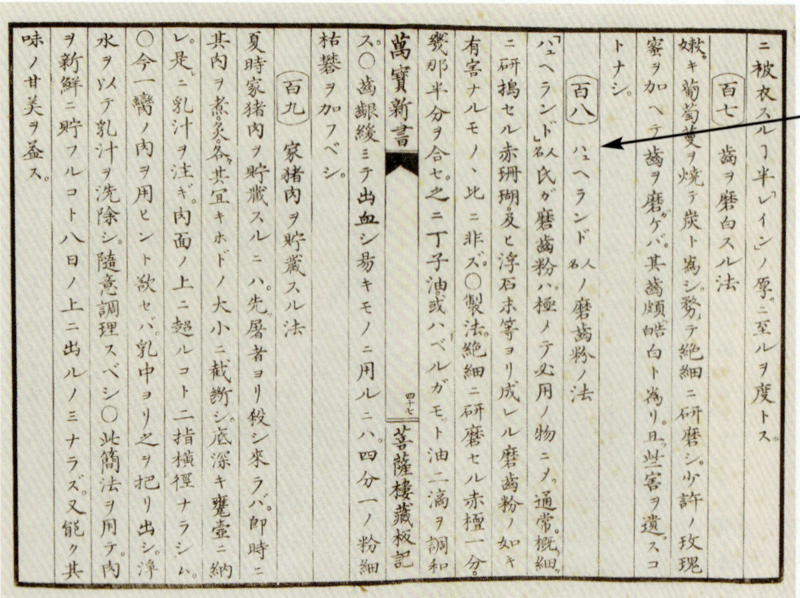

図2-136
「ハュヘランド名人の歯磨粉の法」
『萬宝新書』　宇田川興斎
1865(万延6)年
製法, 絶細に研磨せる赤檀一分。
幾那半分を合せ。之に丁字油或は
ベルガモット油二滴を調和す。歯
齦緩みて出血し易きものに用るに
は四分の一の粉細枯礬を加ふべし

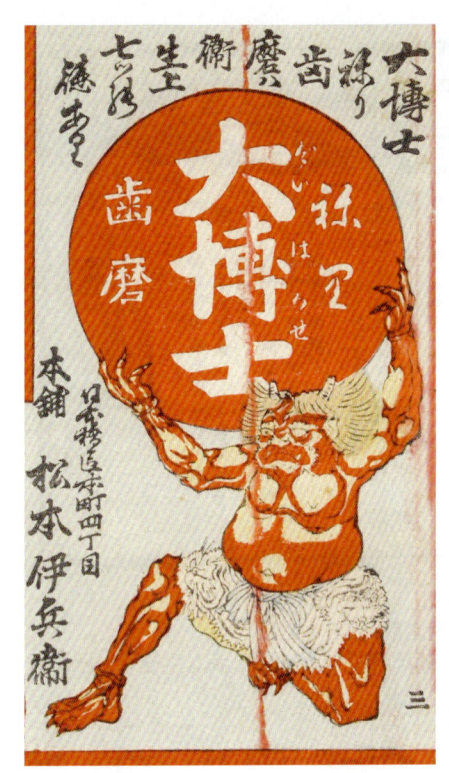

第2章 江戸・明治時代の房楊枝(歯ブラシ)・歯みがき粉

図2-137 「ねり歯磨　大博士引札」
1888（明治21）年　16.5×9cm
商品双六

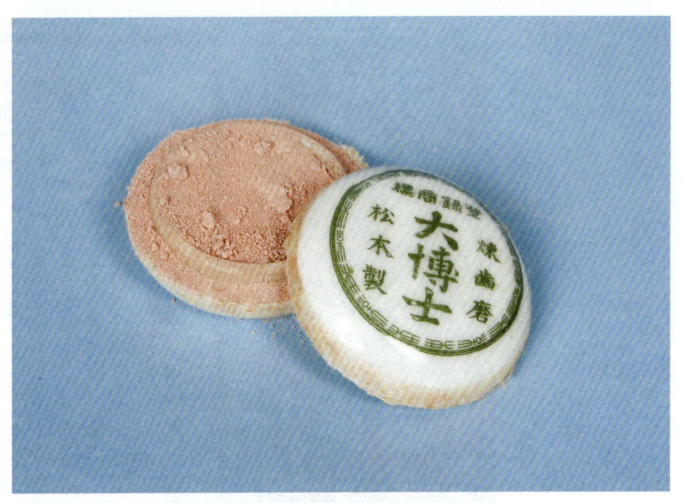

図2-138 「ねり歯磨　大博士」
紅色の歯みがき粉入り
1893（明治26）年　4.5×4.5×2cm

神奈川県歯科医師会「歯の博物館」所蔵

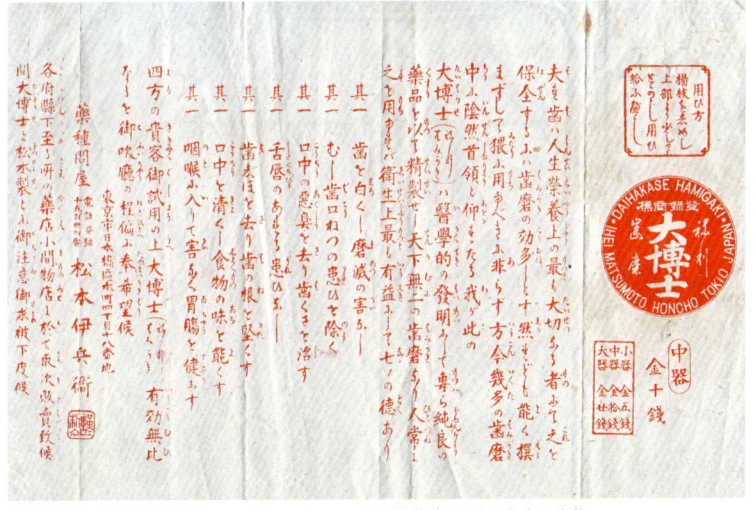

図2-139 「ねり歯磨　大博士の説明」　松本伊兵衛
明治期　17×25cm
歯を白くし磨滅の害なしなど7つの効用をあげている

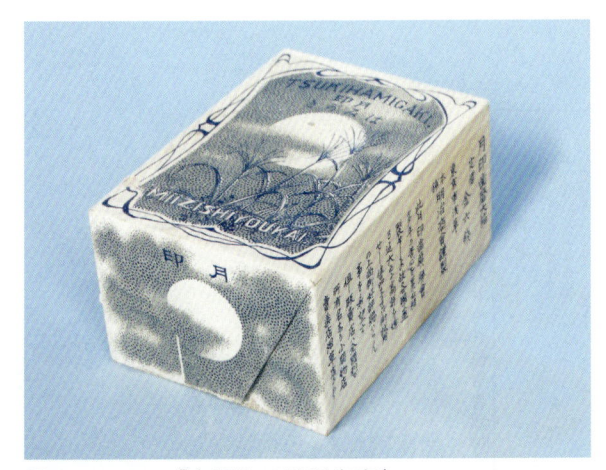

図2-140 「木製入り月印歯磨」
明治期　7.7×5.5cm

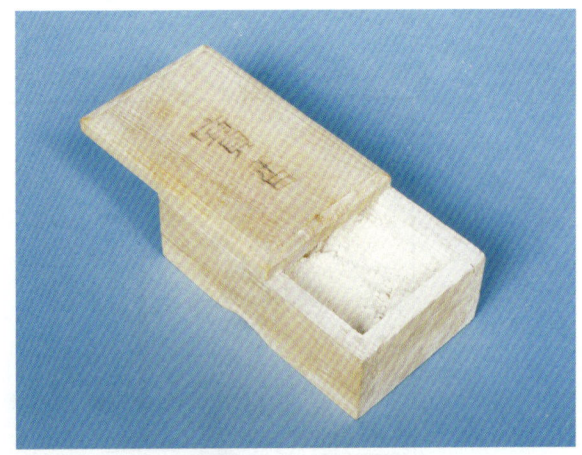

図2-141 「寶香」
いせ屋　盛岡吉三郎製
明治期　7×4.5×3cm

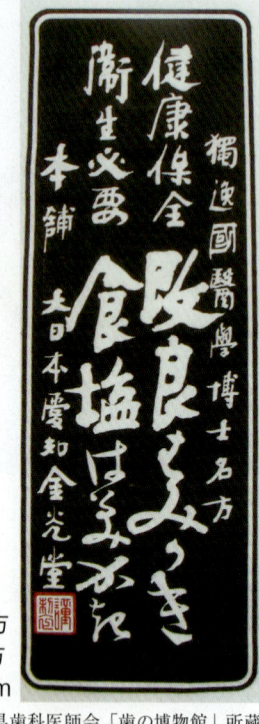

第2章　江戸・明治時代の房楊枝(歯ブラシ)・歯みがき粉

図2-142
「はみがきの引札」
独逸国醫学博士名方
西洋はみがきの処方
明治期　67×24cm

神奈川県歯科医師会「歯の博物館」所蔵

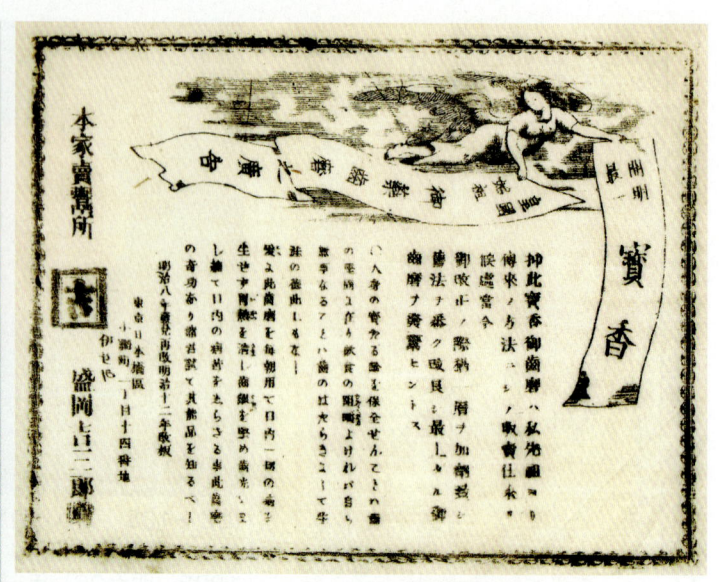

図2-143　「寶香の引札」　東京日本橋小細町
伊せや　盛岡吉三郎製　明治期　16×21cm
先祖伝来の方法を改良。毎朝用いて口内一切の病を生ぜず…とある

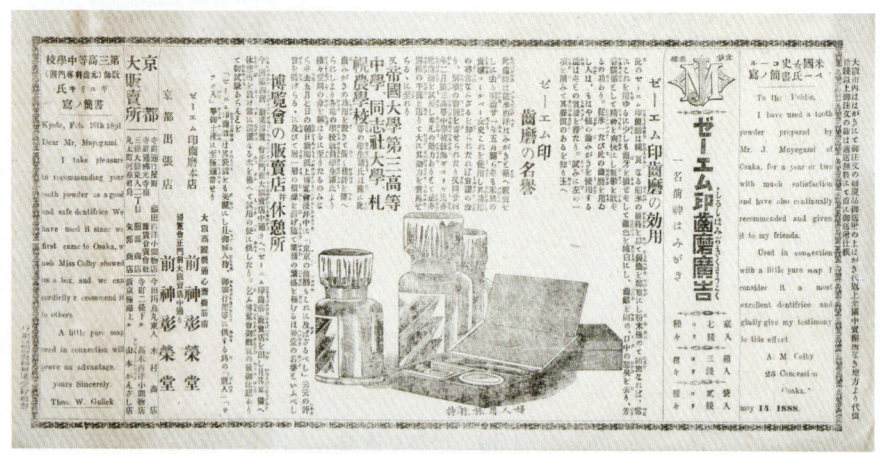

図2-144　「ゼーエム印歯磨広告」　明治期　20×39cm
ゼーエム印歯磨広告　外国人処方の歯磨粉，左には，横浜居留地で開業し神戸に
移ったアメリカ人の歯科医ギュリキの推薦文がある

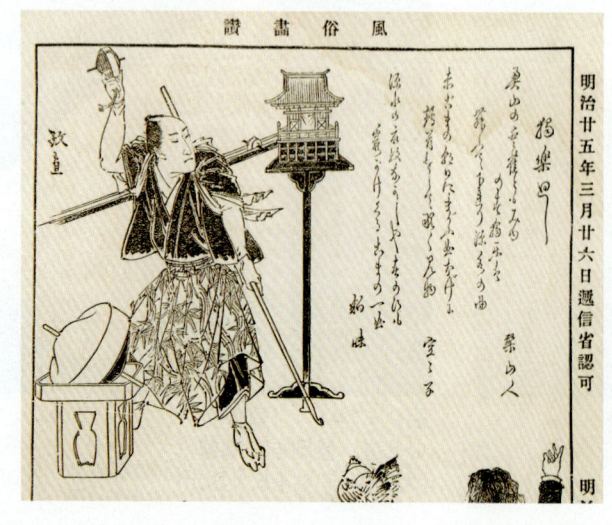

図2-145　「独楽廻し」
『風俗画報』東陽堂
1892（明治25）年5月

88

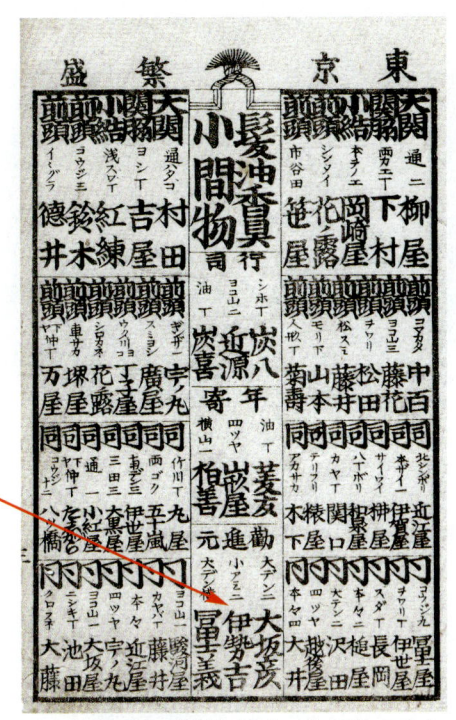

第2章 江戸・明治時代の房楊枝(歯ブラシ)・歯みがき粉

図2-146 「東京繁盛 小間物見立」
明治期 22×16.5cm
勧進元に、歯みがき粉で有名な伊勢吉がある

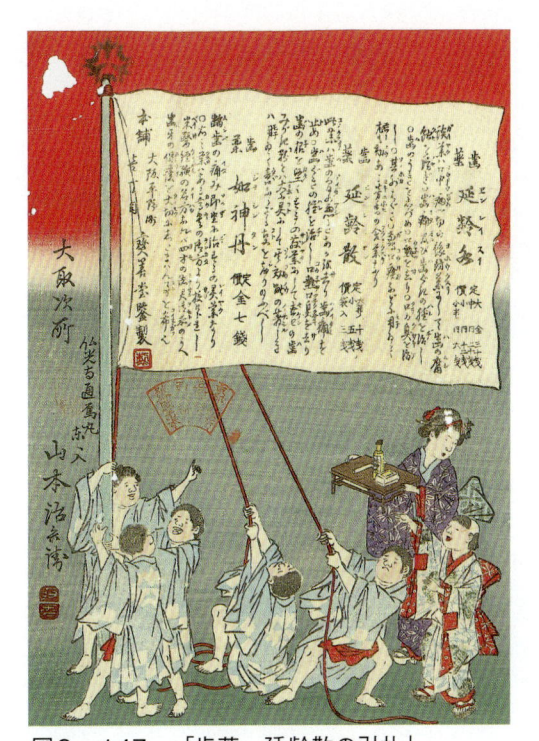

図2-147 「歯薬 延齢散の引札」
明治期
歯痛を止め、歯ぐきの腫れを治し、口熱、口臭を去り、歯の根を堅くする…とある

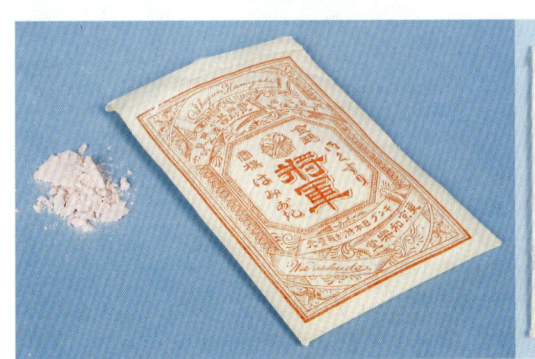

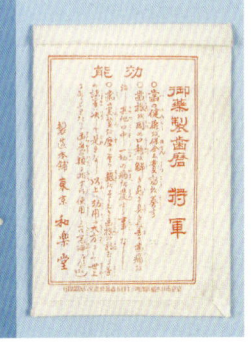

図2-148
「将軍はみがきの紅色の粉末」
明治期 10.5×7.2cm

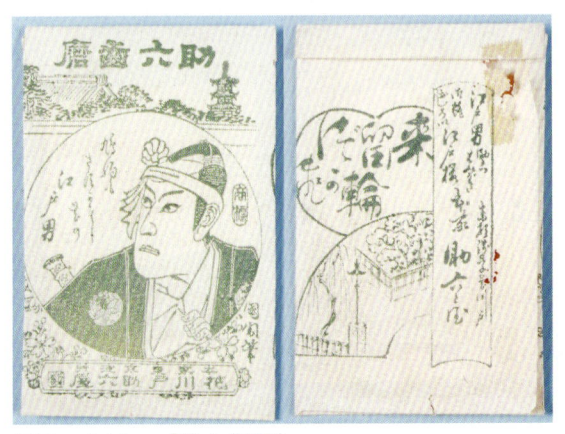

図2-149 「助六歯磨」
江戸期 10.5×7cm

江戸男助六
歯みがき
御しろい
江戸桜
来留輪
づかい

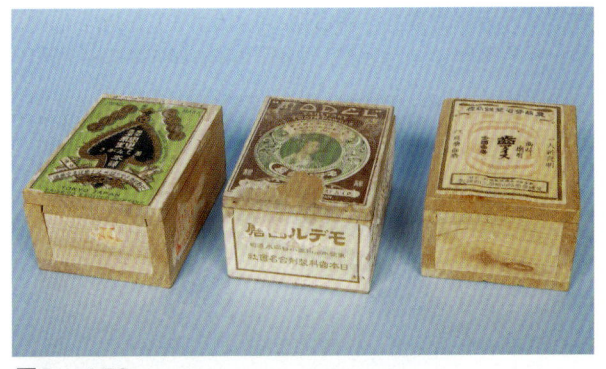

鳩駒も
さすがに
花の
江戸男

図2-150
左:「總理薬はみがき」 済世堂薬舗
中:「モデル歯磨」 7.5×5.6×3.7cm
右:「歯科薬用・歯アイス」 愛国歯磨 7.5×4.9cm
愛国堂薬舗 山崎英三郎謹製 明治期

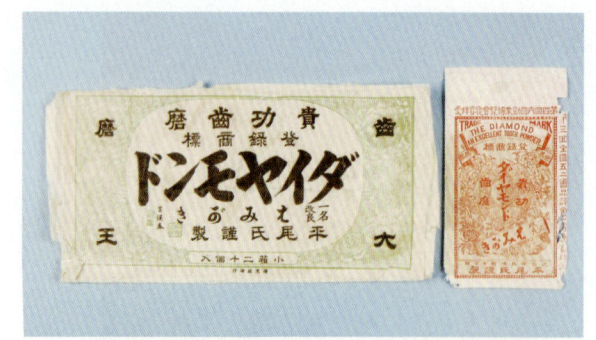

第2章　江戸・明治時代の房楊枝(歯ブラシ)・歯みがき粉

図2-151　左:「歯磨大王　ダイヤモンド」
平尾氏謹製　11×22.5cm　小箱20個入り
右:貴功ダイヤモンド歯磨　明治期　11×7.5cm

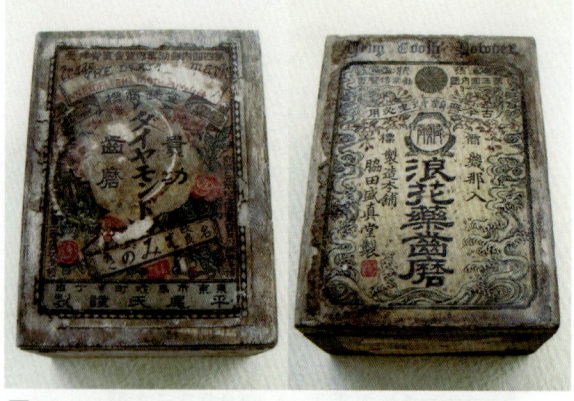

図2-152
「箱入りダイヤモンド歯磨」　「箱入り浪花薬歯磨」
明治期　7.5×5.5cm　　　　明治期　7.5×5.5cm
平尾氏謹製　　　　　　　　脇田真堂製

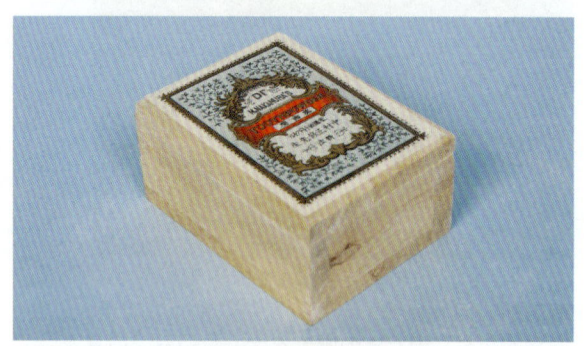

図2-153　「宮様家　陸軍海軍御用品」
明治期　7.5×5.5cm
DR. M. NAKAMURA'S TOOTH POWDER
米国歯科ドクトル　中村正修先生　新法

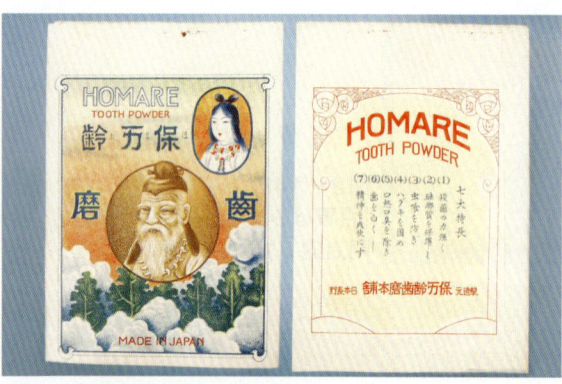

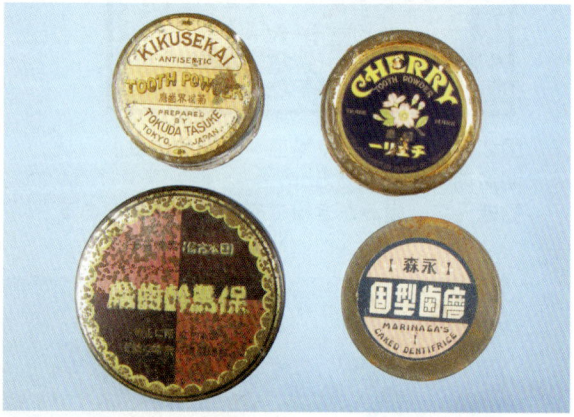

図2-154
上左:「KIKUSEKAI」
　右:「チェリー」　6.2×6.2×1.5cm
下左:「保万齢歯磨」
　右:「森永　固形歯磨」　5.3×5.3×3.1cm
明治期

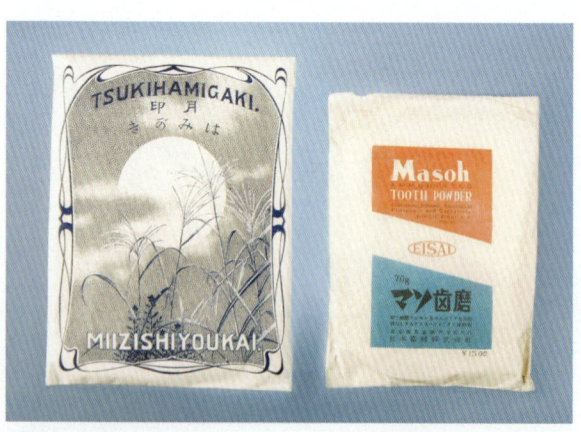

図2-155
左:「保万齢歯磨」　明治期　14.5×11.5cm
右:袋の裏面　　　神奈川県歯科医師会「歯の博物館」所蔵

図2-156
左:「月印はみがき」　右:「マソ歯磨」
明治期　13×9.5cm

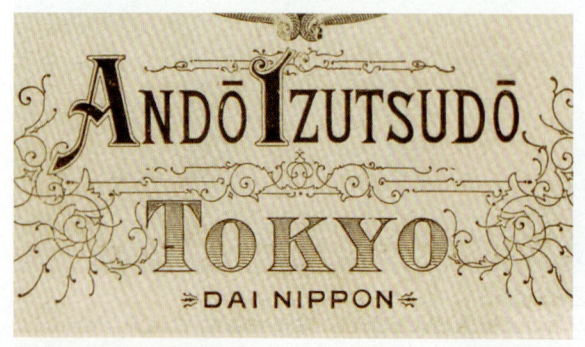

図2-157　「ANDŌ IZUTSUDŌ」　安藤井筒堂
明治期　8.3×11cm
　　　　　　　神奈川県歯科医師会「歯の博物館」所蔵

90

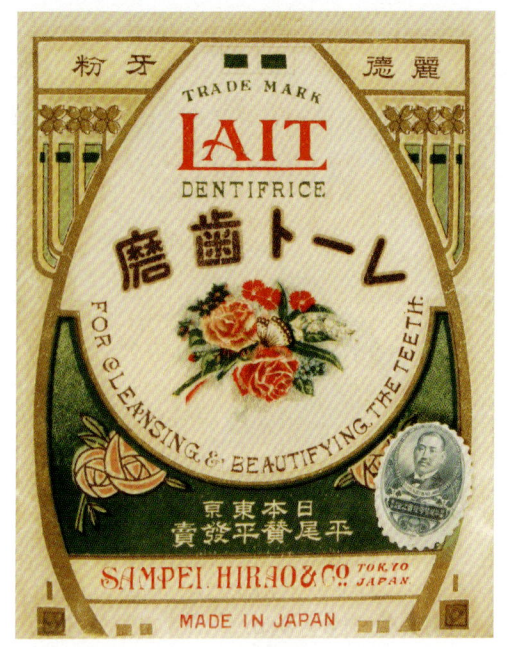

第2章　江戸・明治時代の房楊枝(歯ブラシ)・歯みがき粉

図2-158　「レート歯磨」
明治期　12.5×9.3cm
神奈川県歯科医師会「歯の博物館」所蔵

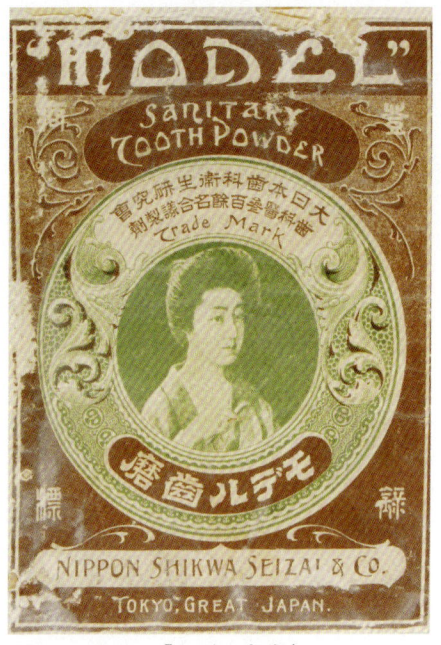

図2-159　「モデル歯磨」
明治期　14×9cm
神奈川県歯科医師会「歯の博物館」所蔵

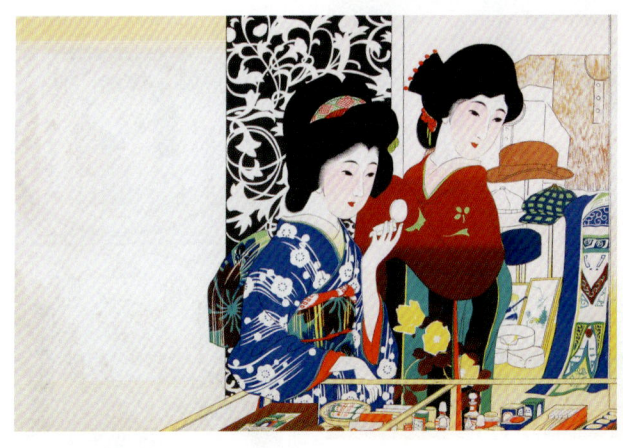

図2-160
「小間物屋の化粧品の引札」
大正期　25.5×37.5cm
歯ブラシ・歯みがき粉が見える
大正ロマンの雰囲気が漂っている

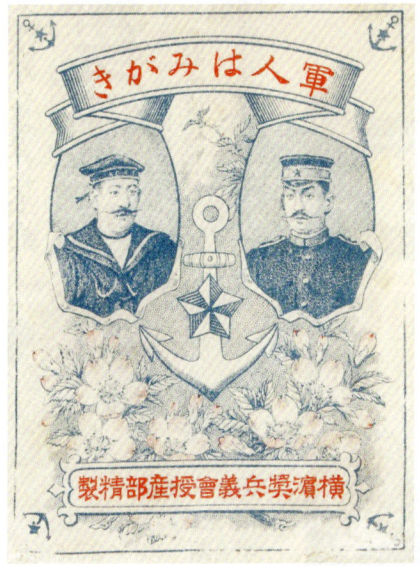

図2-161　「軍人はみがき」
明治期　10.5×7.5cm
神奈川県歯科医師会「歯の博物館」所蔵

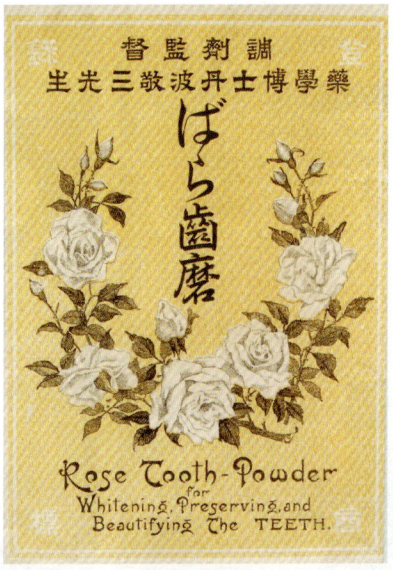

図2-162　「ばら歯磨」
明治期　13.0×9cm
神奈川県歯科医師会「歯の博物館」所蔵

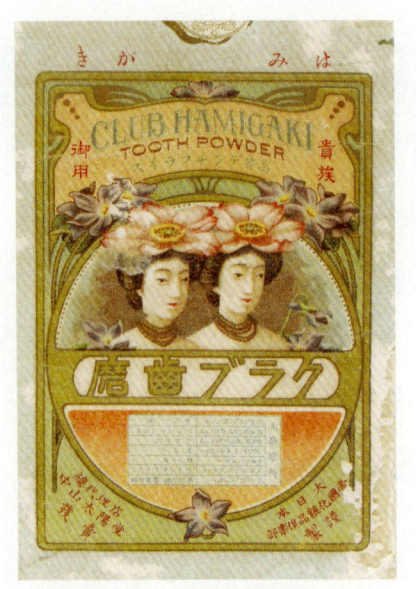

第2章　江戸・明治時代の房楊枝(歯ブラシ)・歯みがき粉

図2-163　「クラブ歯磨」
明治期　12.5×9cm
神奈川県歯科医師会「歯の博物館」所蔵

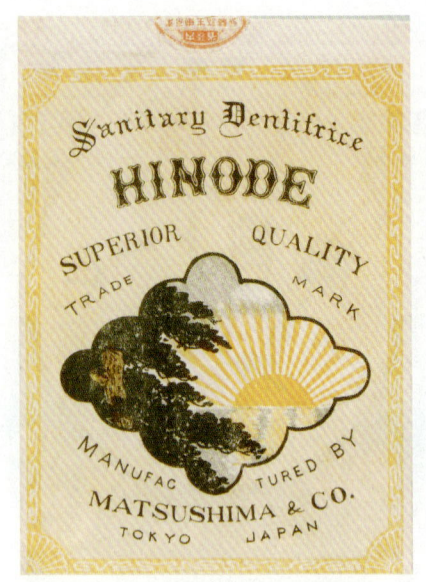

図2-164　「HINODE　歯磨」
明治期　13×9cm
神奈川県歯科医師会「歯の博物館」所蔵

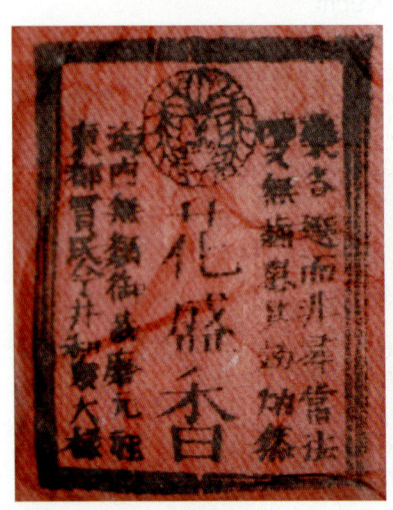

図2-165　「花盛香」
明治期　6.5×8.5cm

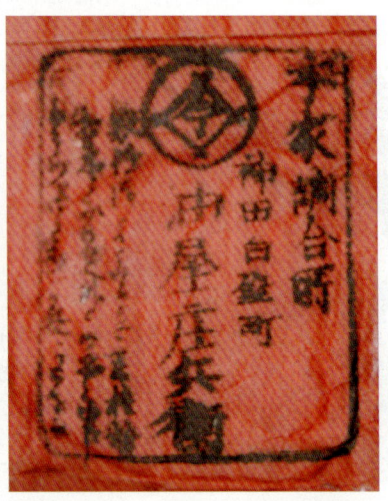

図2-166　「図2-165の裏」

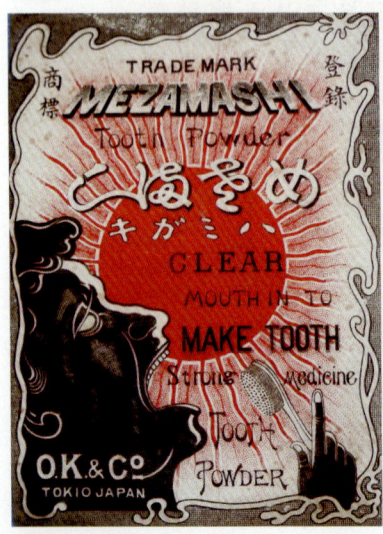

図2-167　「めざ満しハミガキ」
明治期　10.5×7.5cm

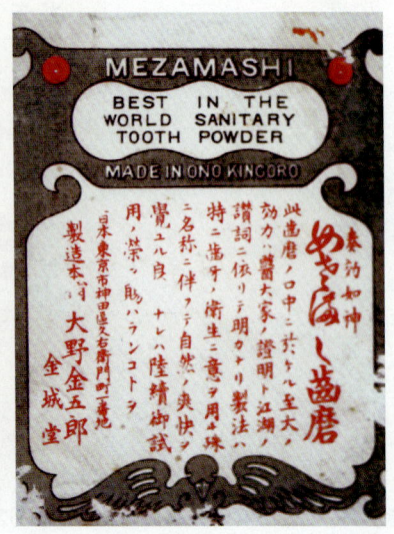

図2-168　「図2-167　めざ満しハミガキの裏」

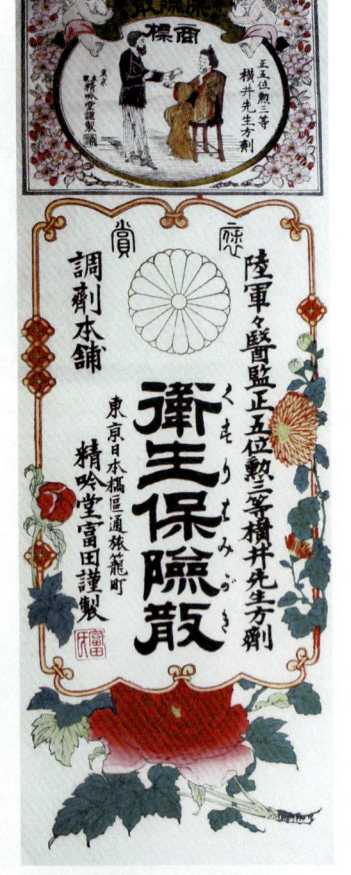

図2-169　「衛生保険散の引札」
明治期　72×27.5cm

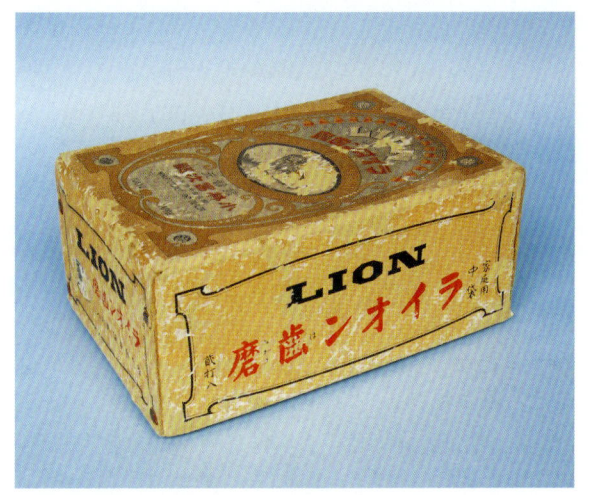

第2章　江戸・明治時代の房楊枝(歯ブラシ)・歯みがき粉

図2-170　「ライオン歯磨の大箱」
21.5×14×9.5cm

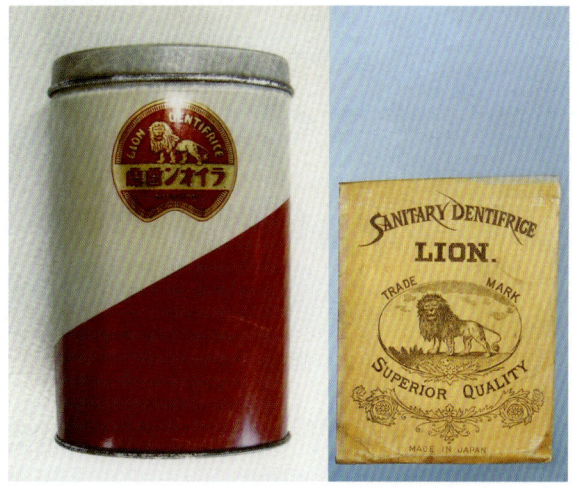

図2-171
左：「缶入りライオン歯磨」　8.8×5.5×3cm
右：「SANITARY DENTIFRICE LION」
10.5×8.5cm

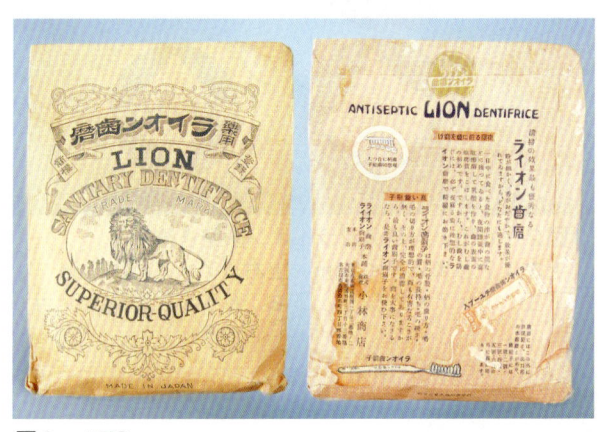

図2-172
左：「ライオン歯磨」　15×11.4cm
右：「袋の裏面」

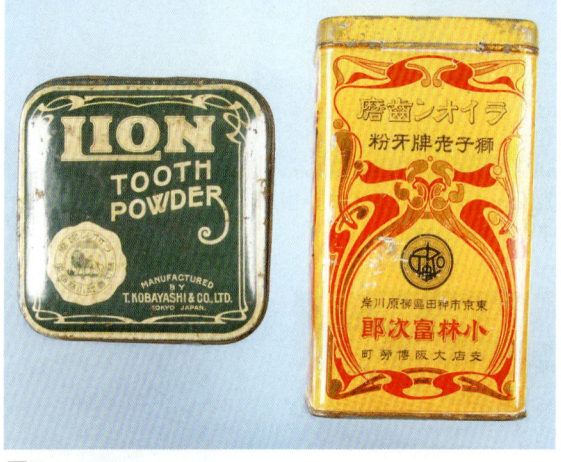

図2-173
左：「ライオン缶入り歯磨」
　　9×9cm
右：「ライオン歯磨」
　　海外で販売したもの　13×7.5cm

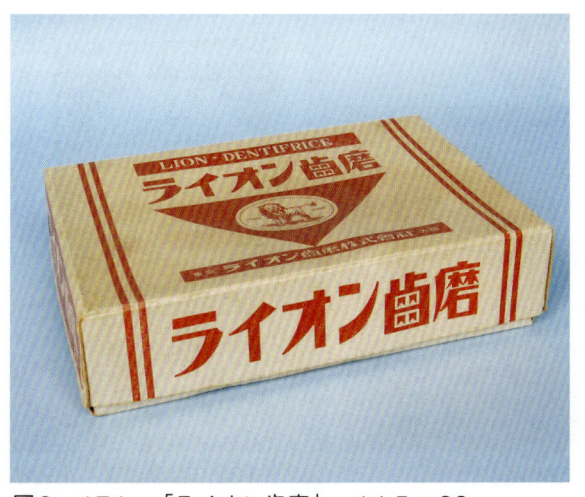

図2-174　「ライオン歯磨」　14.5×22cm
1ダース入り

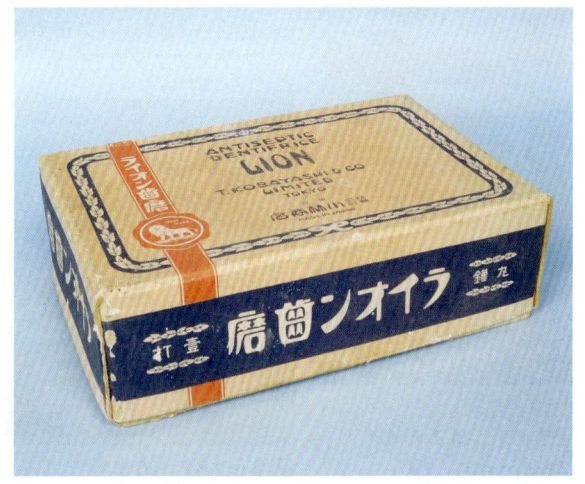

図2-175　「ライオン歯磨」　16×22.5cm
1ダース入り

93

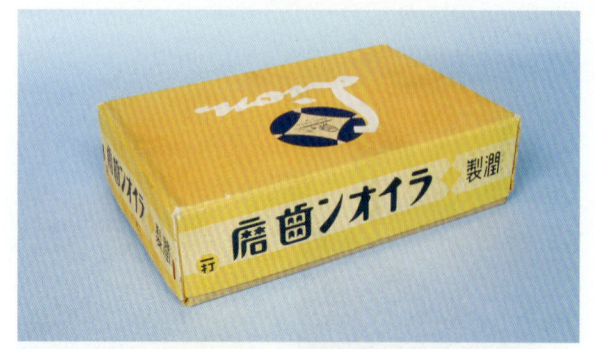

第2章 江戸・明治時代の房楊枝(歯ブラシ)・歯みがき粉

図2-176 「ライオン歯磨の箱」
15.5×22.5cm

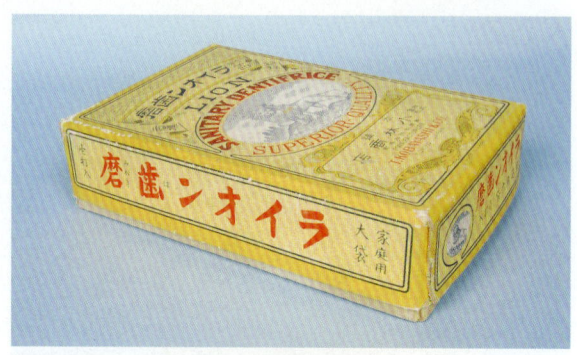

図2-177 「ライオン歯磨の箱」
6.5×25cm

神奈川県歯科医師会「歯の博物館」所蔵

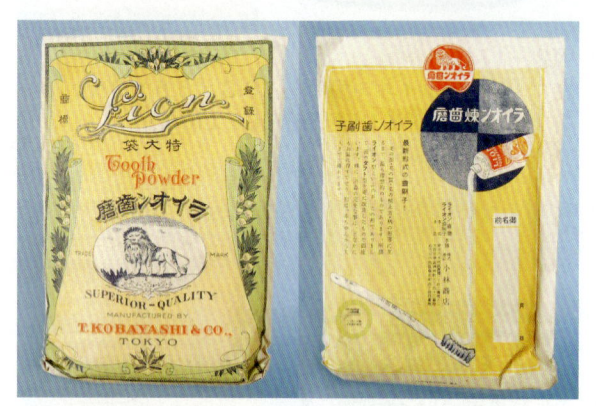

図2-178 「ライオン歯磨」
17×12.5cm

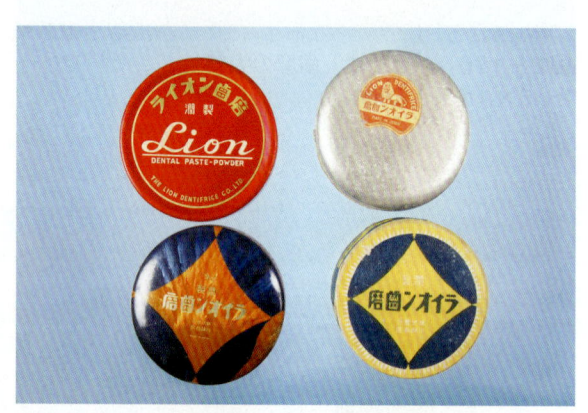

図2-179 「缶入りライオン歯磨各種」
上左：7.3×7.3×2cm　上右：7×7×2.5cm
下左：7×7×2.5cm　下右：6.7×6.7×3.6cm

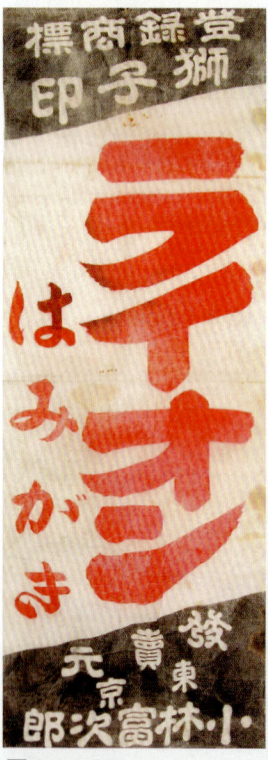

図2-180
「ライオンはみがきの販売店用のちらし旗」
89×26cm

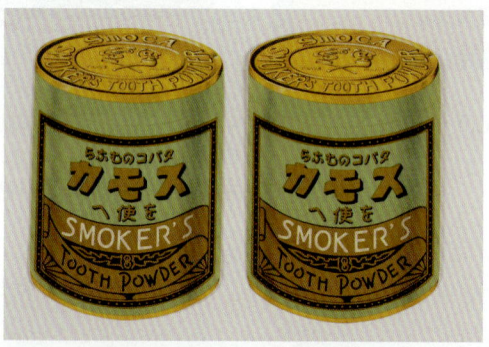

図2-181 「スモカ歯磨の広告」
7.7×7.7×8.5cm

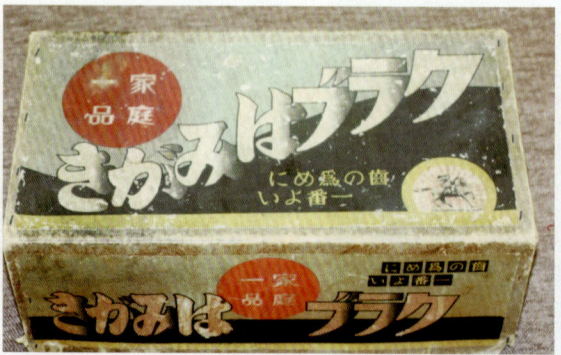

図2-182 「クラブはみがきの大箱」
28×53cm

神奈川県歯科医師会「歯の博物館」所蔵

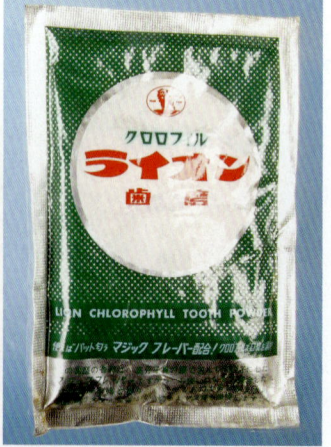

図2-183「クロロフィル入りライオン歯磨」
15×11cm

94

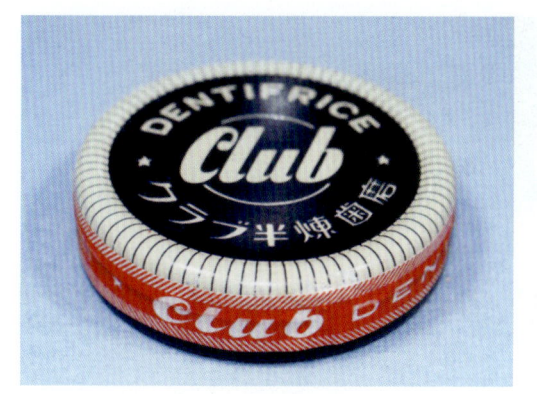

第2章　江戸・明治時代の房楊枝(歯ブラシ)・歯みがき粉

図2-184　「クラブ半煉歯磨」

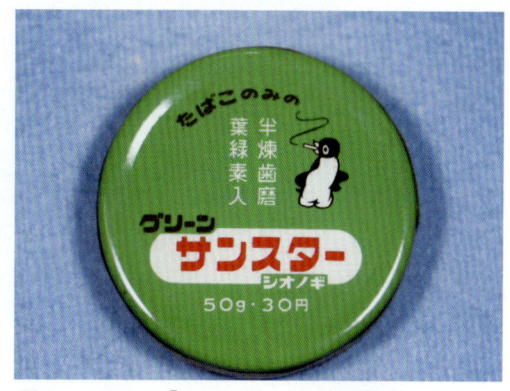

図2-185　「サンスター半煉歯磨」
6.5×6.5×1.5cm

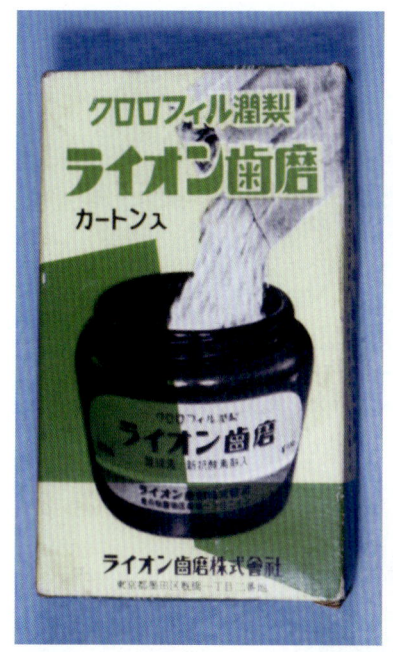

図2-186
「クロロフィル潤製ライオン歯磨」
12×7×2.8cm

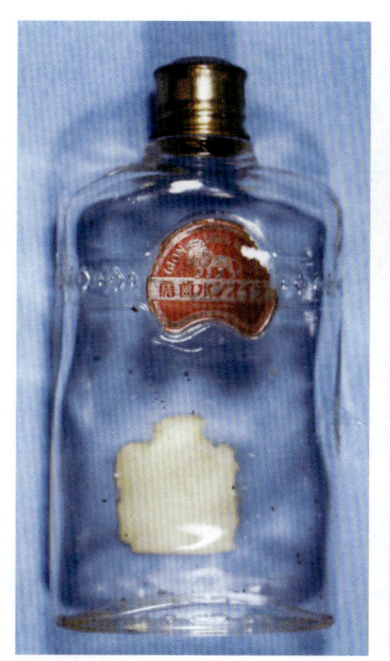

図2-187
「ライオン水歯磨」

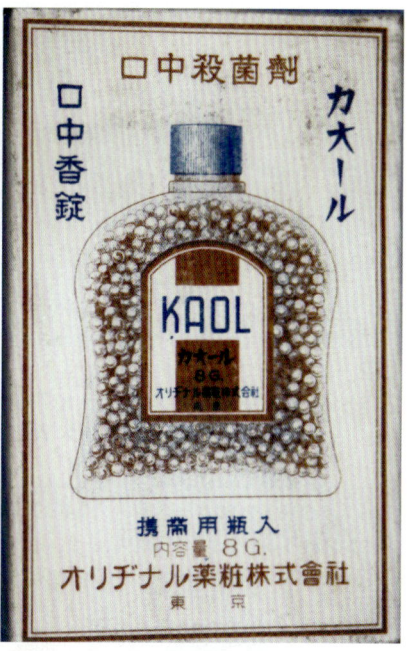

図2-188
「口中香錠カオール」

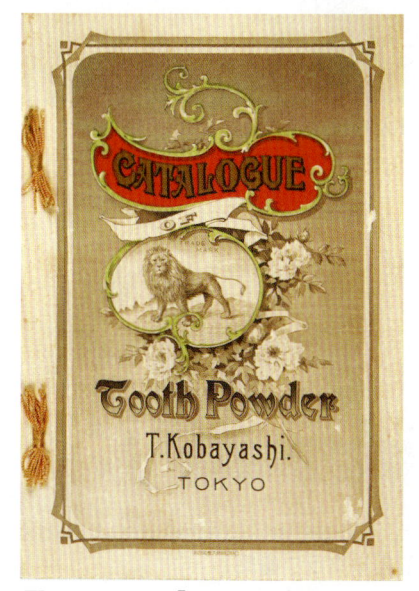

図2-189　「ライオン歯磨のカタログ」
神奈川県歯科医師会「歯の博物館」所蔵

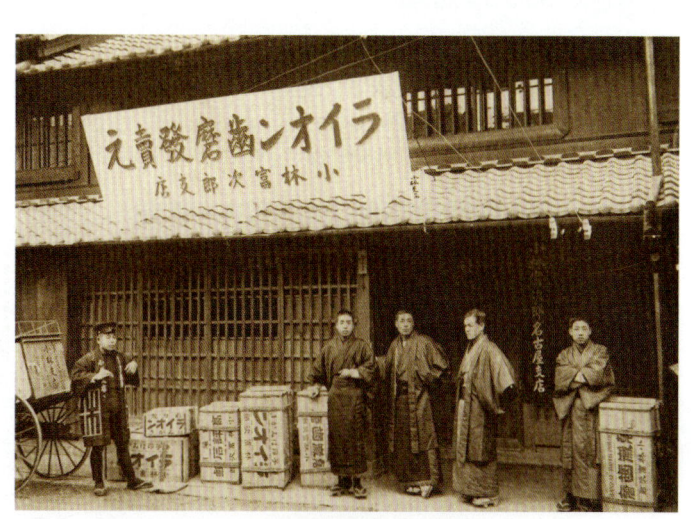

図2-190　「ライオン歯磨発売元の写真」

95

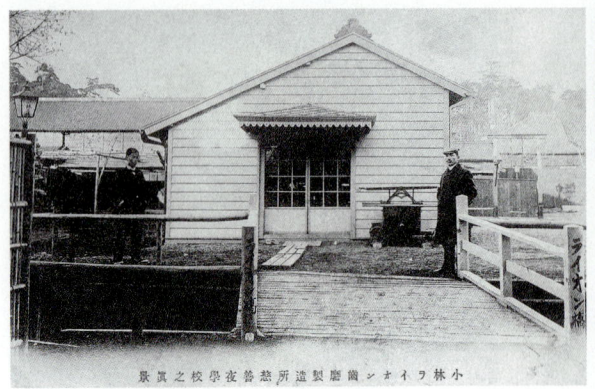

第2章　江戸・明治時代の房楊枝(歯ブラシ)・歯みがき粉

図2-191　「ライオン歯磨製造所」

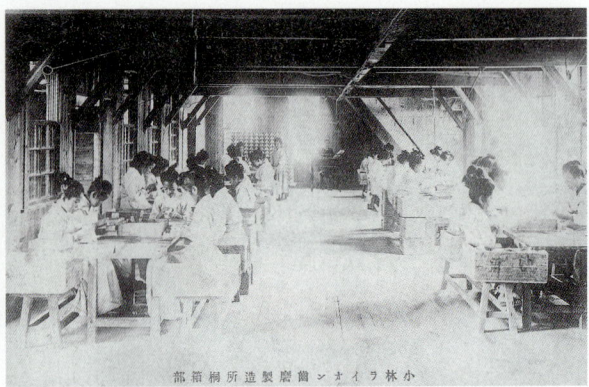

図2-192　「ライオン歯磨製造所」

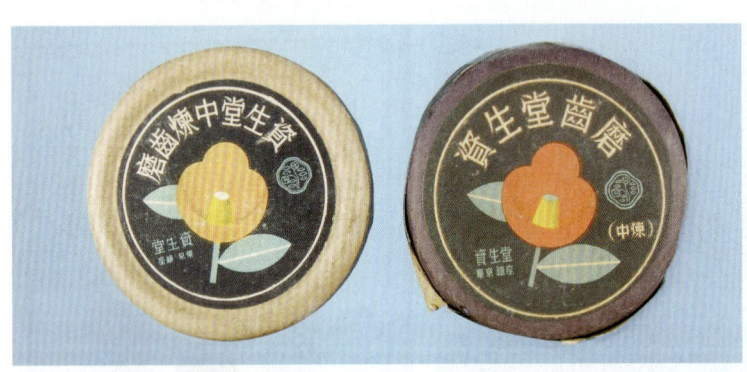

図2-193
左:「資生堂中煉歯磨」　7.5×7.5×2.4cm
右:「資生堂中煉歯磨」　7.5×7.5×2.4cm

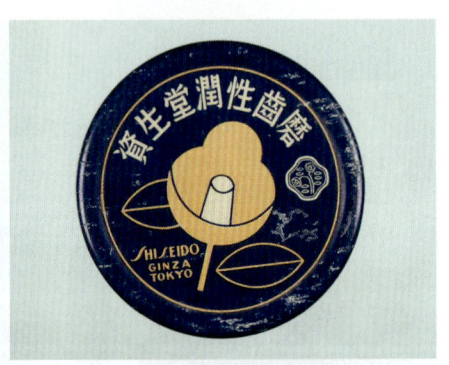

図2-194　「資生堂潤性歯磨」
7.5×7.5×2.4cm

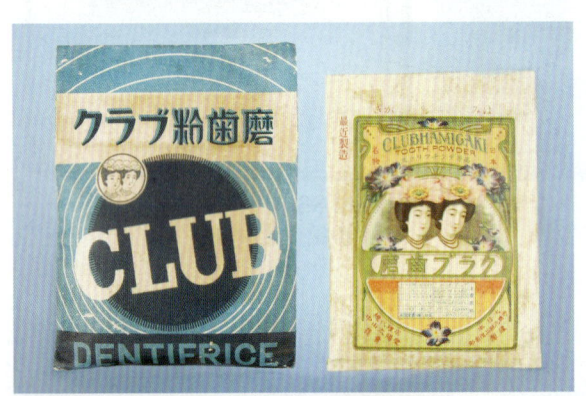

図2-195
左:「クラブ粉歯磨」　15×11cm
右:「クラブ歯磨」　12.2×9cm
神奈川県歯科医師会「歯の博物館」所蔵

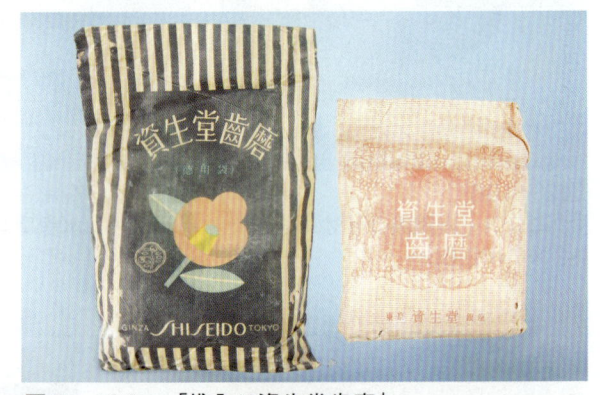

図2-196　「袋入り資生堂歯磨」
左:13×9cm

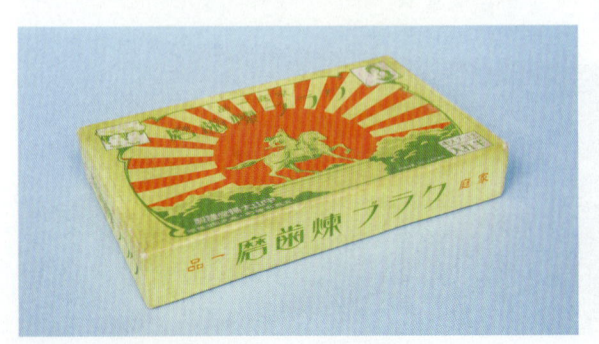

図2-197　「箱入りクラブ煉歯磨」
11.5×19cm

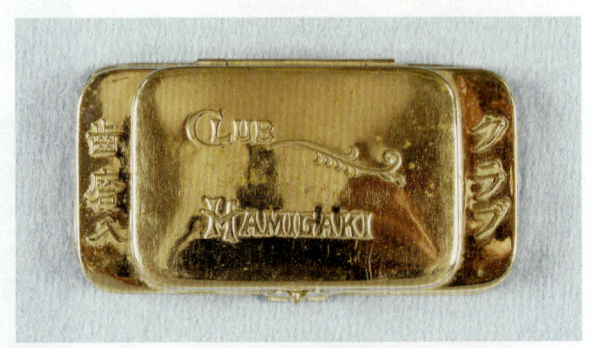

図2-198　「缶入りクラブ歯磨」
5.5×10.2cm
神奈川県歯科医師会「歯の博物館」所蔵

第2章　江戸・明治時代の房楊枝(歯ブラシ)・歯みがき粉

図2-199
上：「缶入りクラブ歯磨」　8×8×3.2cm
下：「クラブ煉歯磨」　4×13.5×3cm
神奈川県歯科医師会「歯の博物館」所蔵

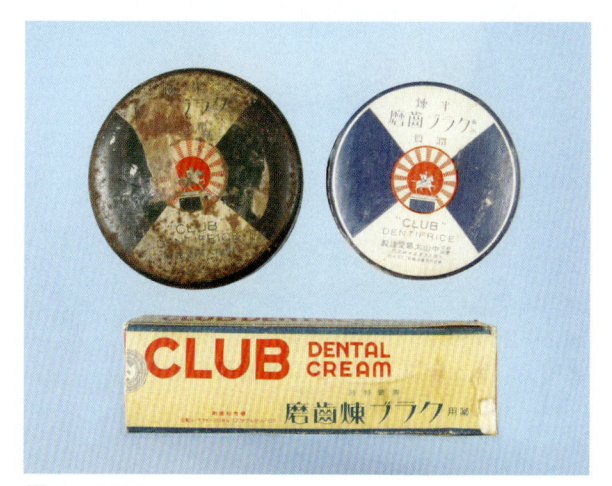

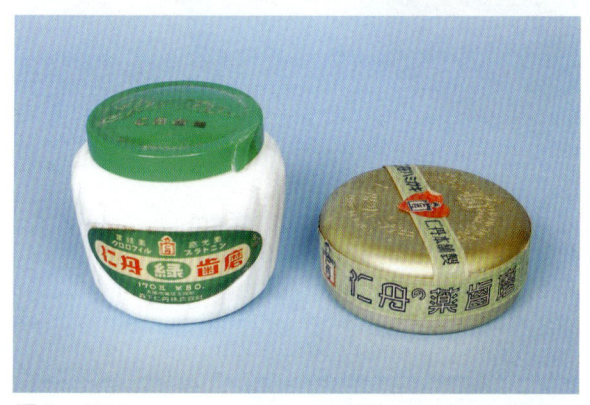

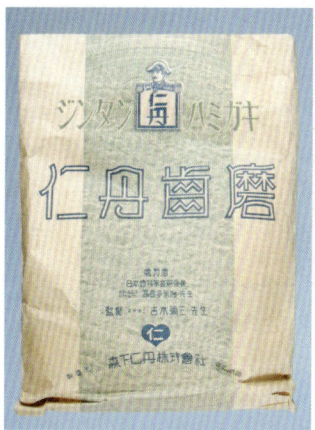

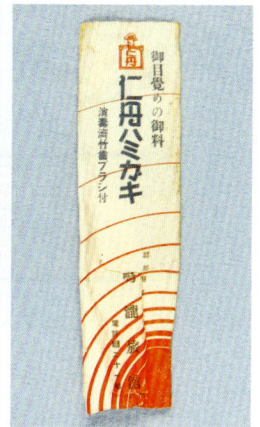

図2-200　「歯ブラシ付仁丹ハミガキ」
左：15×11.5cm

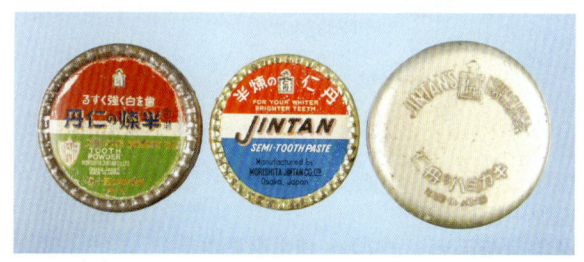

図2-201
左：「仁丹緑歯磨」　7×8cm
右：「缶入り仁丹薬歯磨」　8×8×3.2cm

図2-202
左：「缶入り半煉仁丹歯磨」　7.5×7.5×1.7cm
中：「缶入り半煉仁丹歯磨」　7×7×1.5cm
右：「缶入り半煉仁丹歯磨」　8.2×8.2×2.8cm

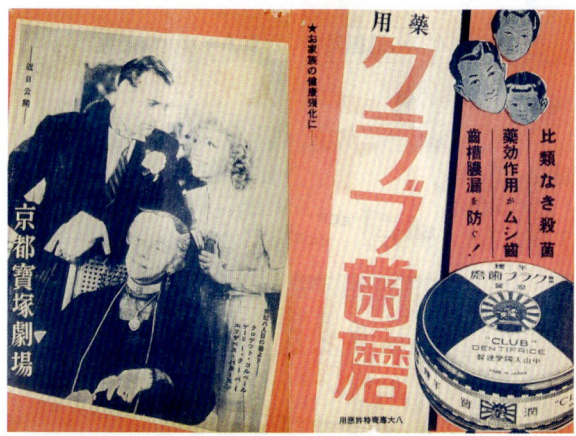

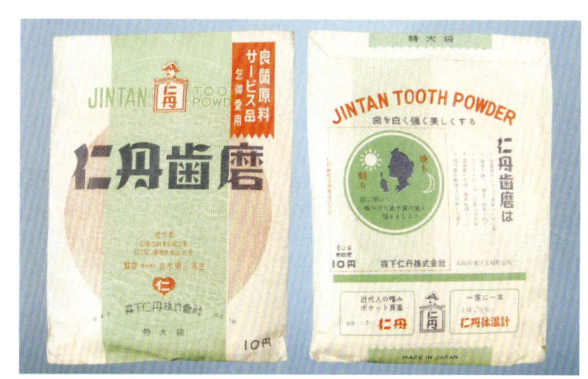

図2-203　「クラブ歯磨の宣伝用チラシ」
「青髭八人目の妻」の広告
　クロデット・コルベール
　ゲーリー・クーパー
　エリザベス・パタースン

図2-204
左：「仁丹歯磨」　15×11.5cm
右：「袋の裏」

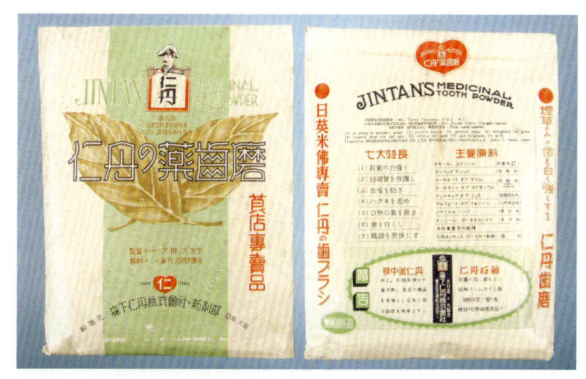

図2-205
左：「仁丹の薬歯磨」　15.2×12cm
右：「袋の裏面」

97

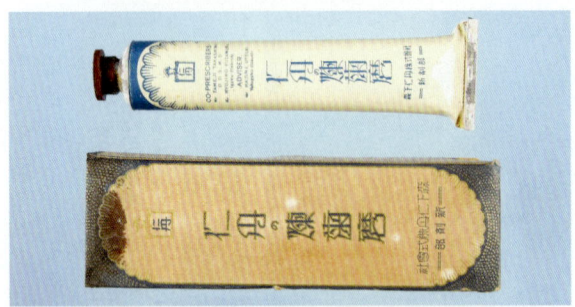

第2章　江戸・明治時代の房楊枝(歯ブラシ)・歯みがき粉

図2-206「チューブ入り仁丹煉歯磨の包装と中味」
4×13cm

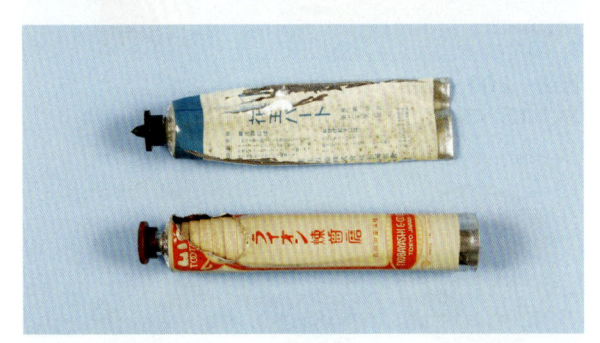

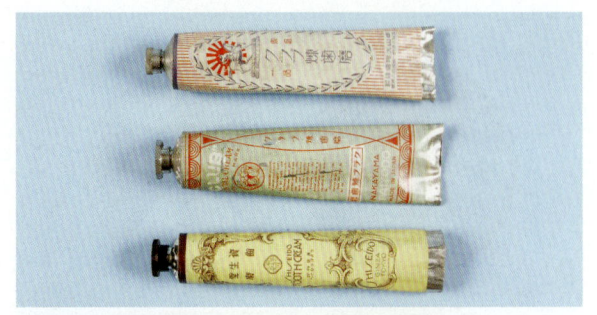

図2-207
上中：「チューブ入りクラブ煉歯磨の見本」
　　　13×2.5cm
下　：「チューブ入り資生堂歯磨見本」
　　　13×2.5cm

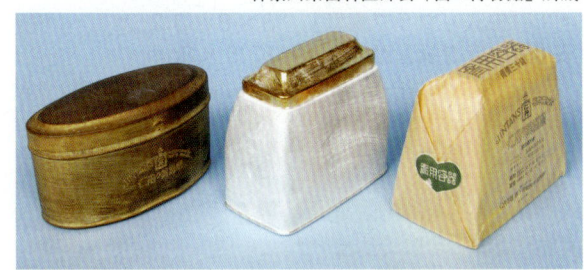

神奈川県歯科医師会「歯の博物館」所蔵

図2-208
上：「花王チューブ入り煉歯磨見本」
　　13×3.5cm
下：「ライオンチューブ入り煉歯磨見本」
　　13.5×2.5cm

神奈川県歯科医師会「歯の博物館」所蔵

図2-209
左：「仁丹歯磨」　5.5×11×6cm
中：「仁丹薬歯磨」　8×4.5×9cm
右：「仁丹薬歯磨　包装」

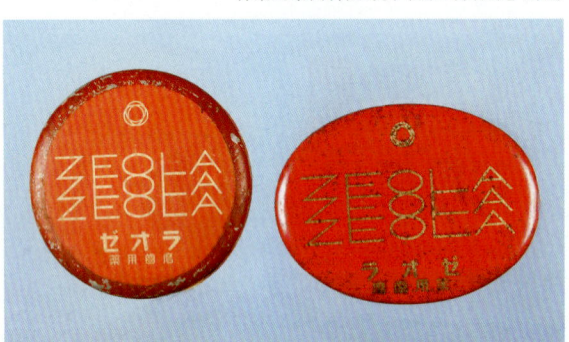

図2-210　「缶入りゼオラ薬用歯磨」
左：7.5×7.5×1.7cm　右：6.3×9×2.6cm

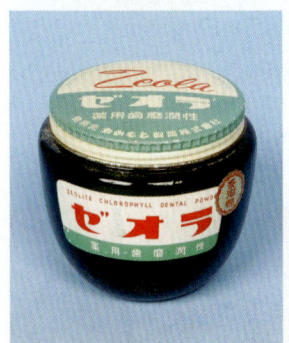

図2-211
「ゼオラ歯磨」
7.3×7.3×6.6cm

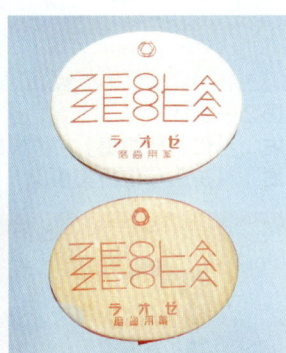

図2-212
「缶入りゼオラ歯磨」
6.3×8.6×2.8cm

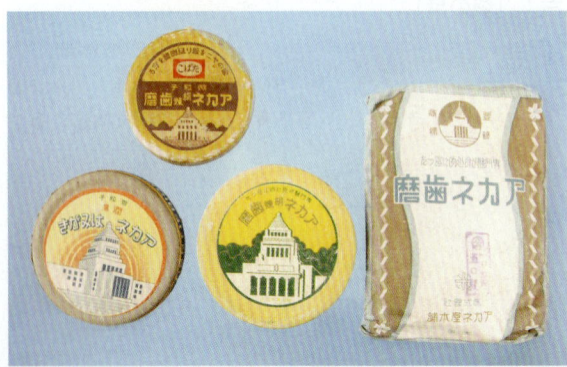

図2-213　「アカネ歯磨」各種
上：6.2×6.2×1.8cm
下左・中：7.5×7.5×1.8cm
右：8.5×1.2

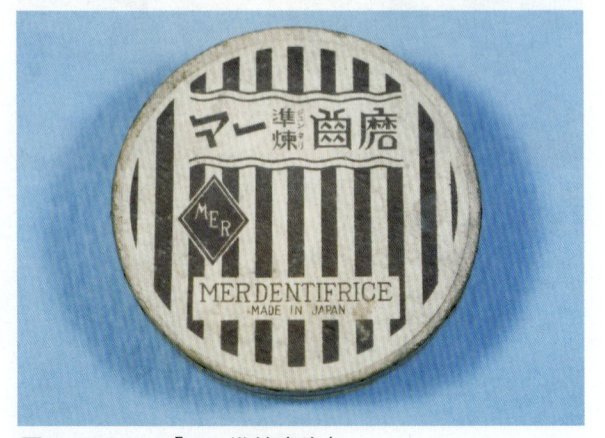

図2-214　「マー準煉歯磨」
8.5×8.5×3.5cm

明治期の西洋処方歯みがき粉

　明治元年，3年，6年と三回，華族を対象にお歯黒と眉を剃り眉墨を塗る禁止令が出てから，若い女性の間に白い歯が美しいという審美感が芽生えてきた。

　明治期に入っても日本の歯みがき粉は，房州砂を基材に，香料として薄荷，丁子などを入れたものが主流であった。1872（明治5）年10月の東京日日新聞に，独乙医方西洋歯磨の広告が出ている。その広告には，「我国従来の歯磨は，房州砂に色香を添，唯一朝の景容のみにて，歯の健康に害多し。此歯みがきは西洋の医方にして，第一に歯の根を固め，朽ず減ず動ざるを薬力の功験とす」とある。

　1872（明治5）年10月の博聞新誌には，「世上ノ歯磨多クハ土砂ニテ製スレバ，其害少ナカラズ。依テ西洋ノ伝法ヲ以テ良薬ヲ聚メ，精製スルモノナレバ，口熱ヲ除キ，歯ノ根ヲ固メ総ベテ口中ノ患ナカラシム。其効験ハ用いヒテ知リ玉ヘカシ」とある。

　房州砂は，水干して細かい粒子を使っていたが，粒子が荒く歯に害があると指摘され，西洋式の処方は細かく精製している。1875（明治8）年発売の改良歯磨「花王散」は，横浜居留地で開業していたヘボン医師から歯みがき粉の処方を教えてもらい，炭酸石灰を原料に塩酸カリ，龍脳などを入れてバラの花のような臭いで評判になった。明治期の歯みがき粉は，炭酸カルシウムや炭酸マグネシウムの細かい粉末を基材に用いていた。

　練歯みがきの草分けは，資生堂より1888（明治21）年発売の「福原衛生歯磨石鹸」で，陶製の容器入りで25銭という高価なものであった。1893（明治26）年には，花王より「鹿印煉歯磨」が発売された。粉末では，1891（明治24）年に「ダイヤモンド歯磨」（平尾賛平），1893（明治26）年に「象印歯磨」（安藤井筒堂），「ライオン歯磨」（小林商店）などが発売された。

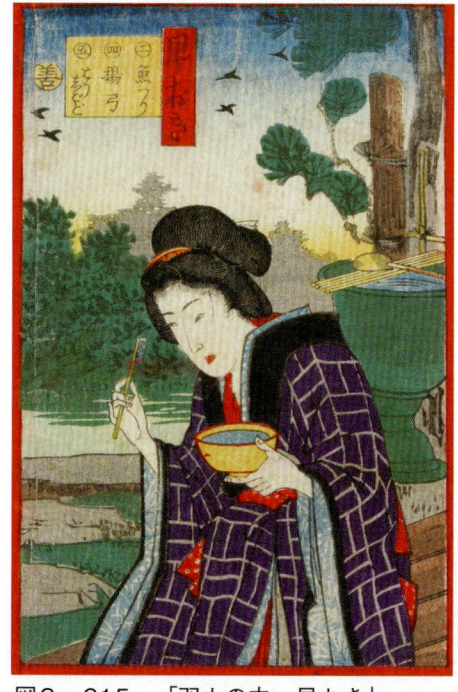

図2-215 「双六の内　早おき」
周延画　明治期　17×12cm
長い竹歯ブラシとうがい茶碗を持った女性

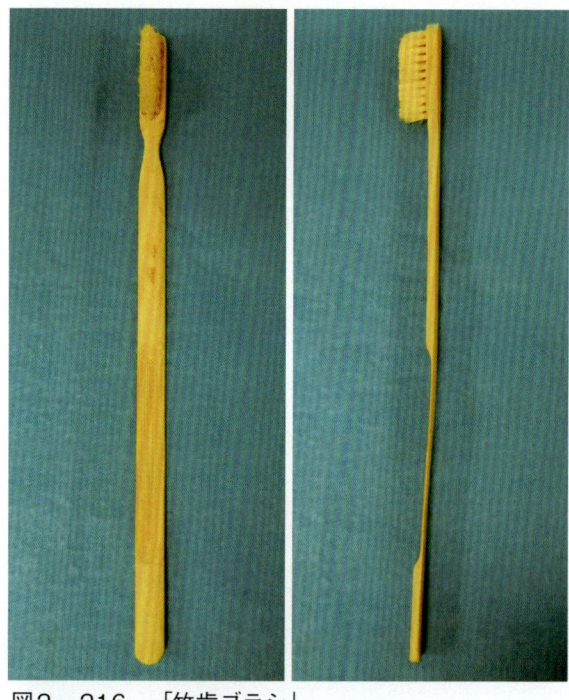

図2-216 「竹歯ブラシ」
明治期　24×1.2cm
柄の下の方が細く削ってあり，舌こき用になっている

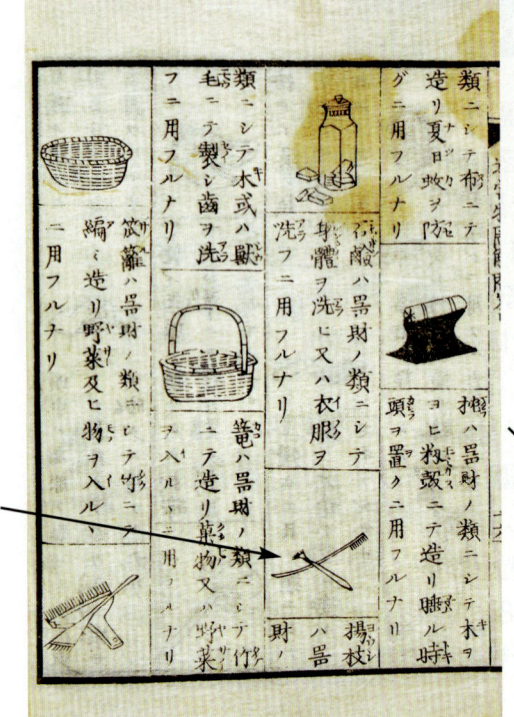

第2章　江戸・明治時代の房楊枝(歯ブラシ)・歯みがき粉

図2-217　『初学入身窮理』上
森下岩楠　松山棟庵合訳　1878（明治11）年
楊枝ハ器財ノ類ニシテ木或ハ獣毛ニテ製シ歯ヲ洗フニ用フルナリ

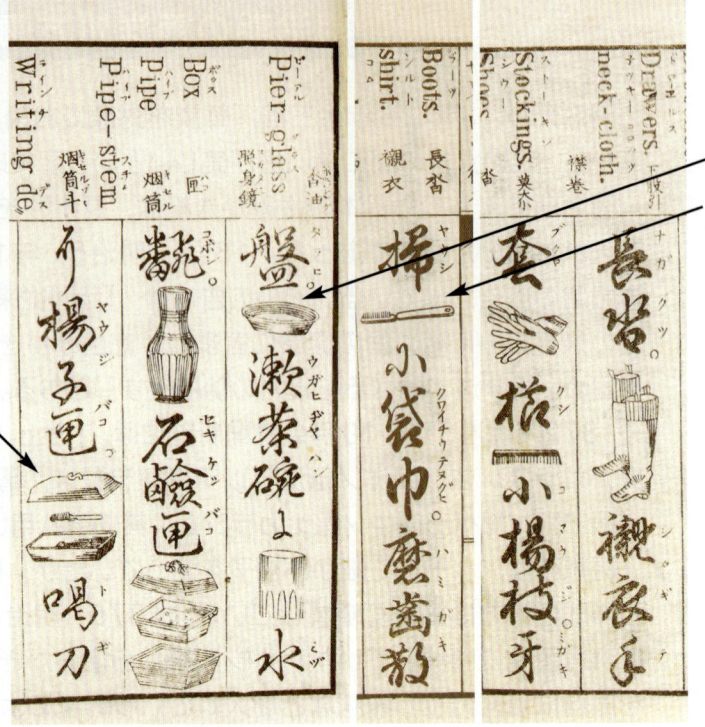

図2-218　『世界商売往来』
橋爪貫一　1872（明治5）年
服飾，身体など単語を図解し，絵入りで英語のスペルと発音を記載してある

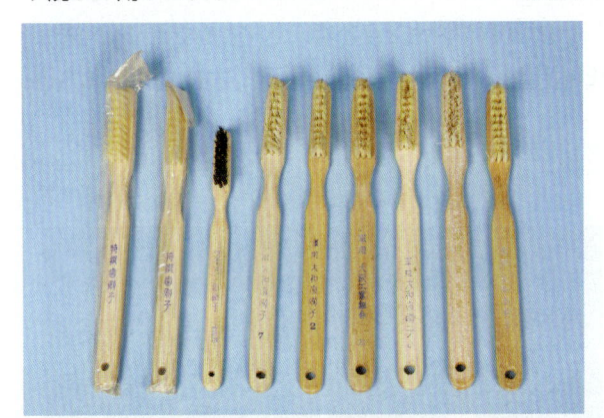

図2-219　「木製・竹製柄の歯ブラシ」
1943（昭和18）年頃
物資のない時代の品

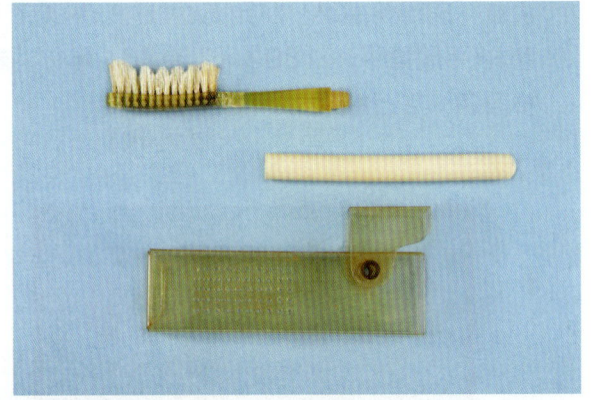

図2-220　「携帯用の折りたたみ式歯ブラシ」
昭和期

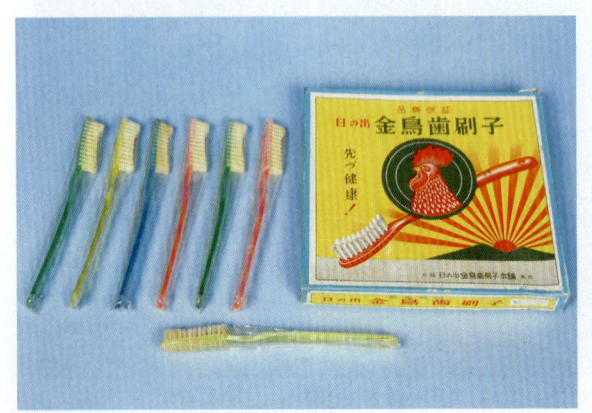

図2-221　「金鳥歯刷子」
昭和期

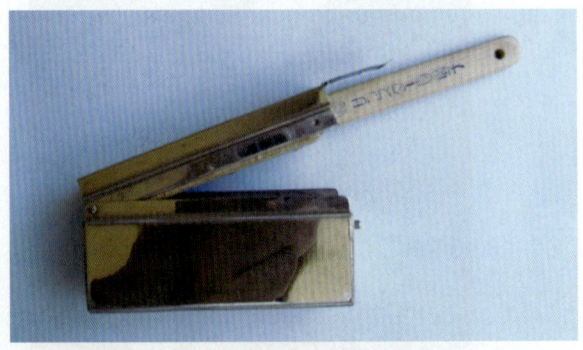

図2-222　「ステンレス製の携帯用歯ブラシ」
昭和初期　4.5×9×2.5cm
歯ブラシの入った蓋を開けると，容器の下に歯磨き粉が入っている

100

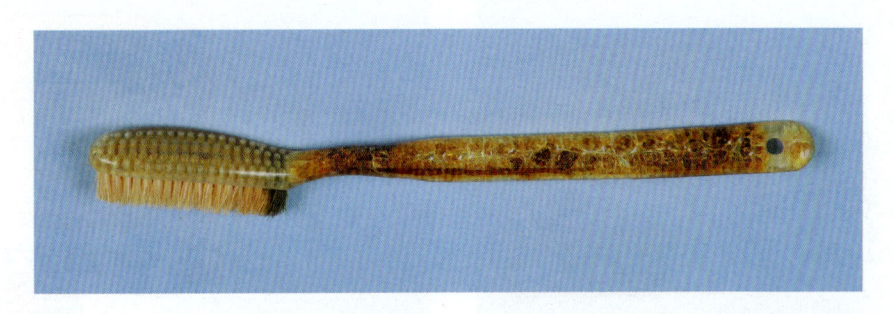

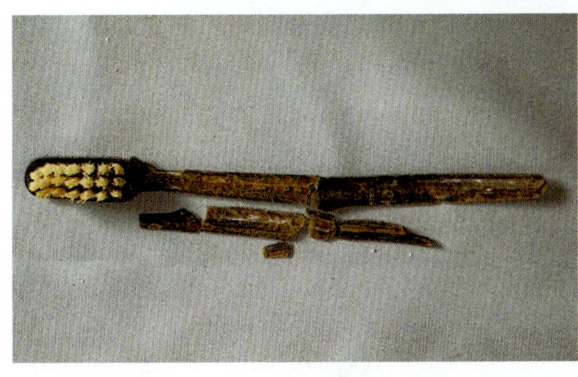

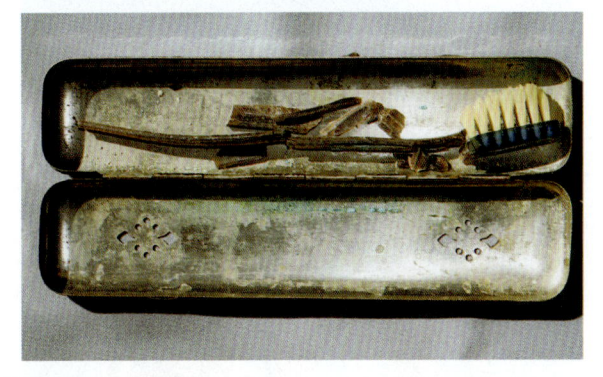

第2章　江戸・明治時代の房楊枝(歯ブラシ)・歯みがき粉

図2-223　「セルロイド製歯ブラシと金属ケース」
大正期～終戦直後　14×11.6×1.7cm
大正に入ると，セルロイド製の柄が製造され豚毛等の動物の毛を植えた歯ブラシが全盛になる。プラスチック製の柄は，終戦後である。セルロイド製の柄は，風化して変色しボロボロになっている

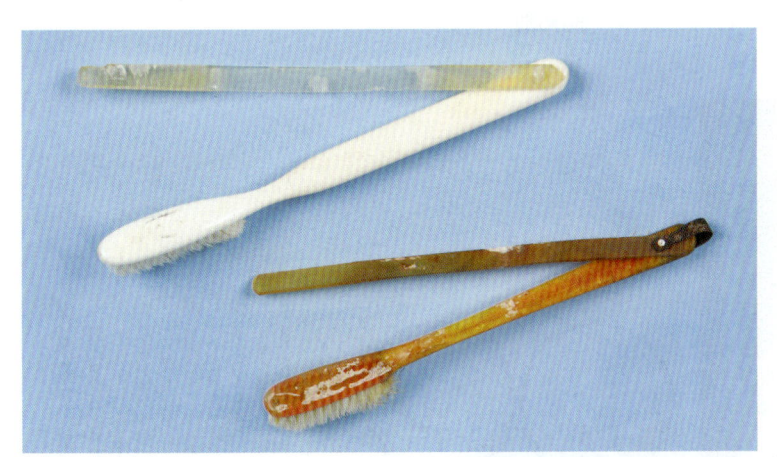

図2-224　「舌こき付の歯ブラシ」
大正期～昭和中期
22×1.5×0.5cm
21×1.5×1cm
(小)　20×15×0.8cm
歯みがきをした後，柄についたセルロイド製の舌こきを出し，両手で端を掴み舌背を掻く習慣があった。近年，口臭予防の面から舌背の清掃がリバイバルし，いろいろな器具が販売されてている

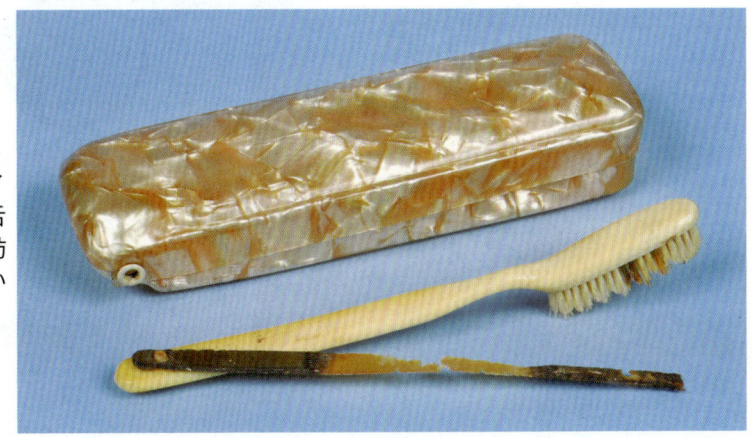

101

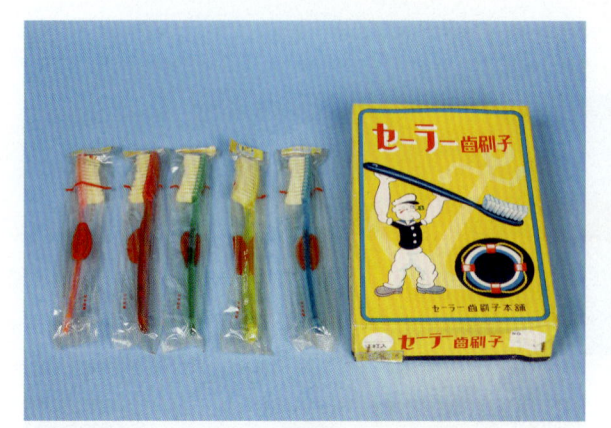

第2章　江戸・明治時代の房楊枝(歯ブラシ)・歯みがき粉

図2-225　「セーラー歯刷子」
昭和期

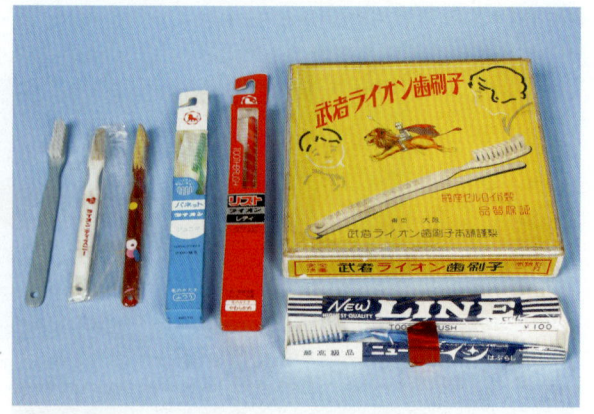

図2-226　「武者ライオン歯刷子」
昭和期

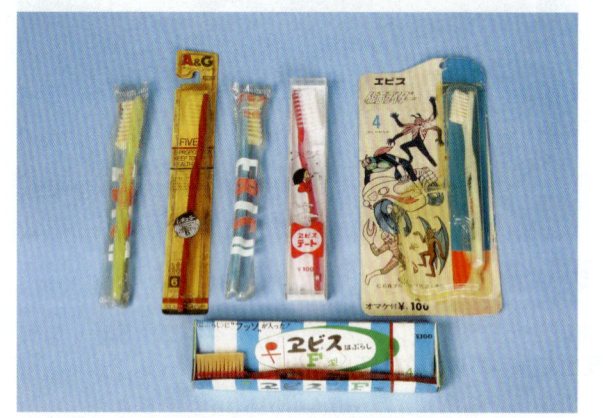

図2-227　「エビスこども用歯ブラシ」
昭和期

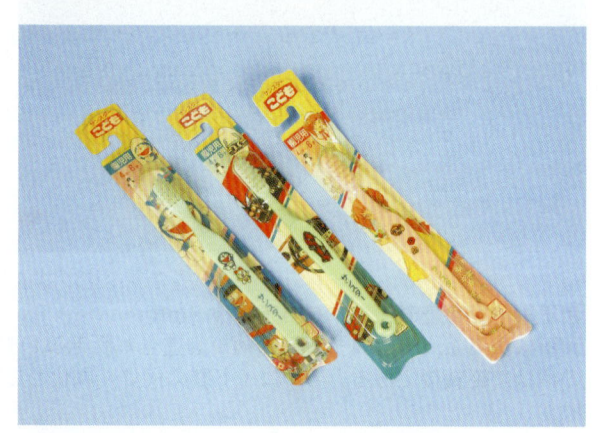

図2-228　「サンスターこども歯ブラシ」
昭和期

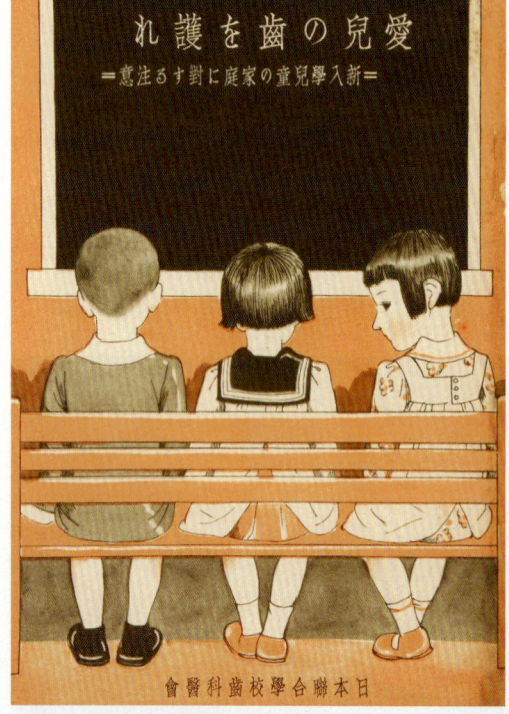

図2-229　『愛児の歯を護れ』
日本連合学校歯科医会
1938（昭和13）年

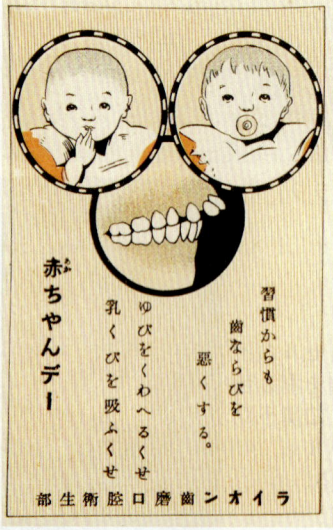

図2-230　「図2-229の解説文」

102

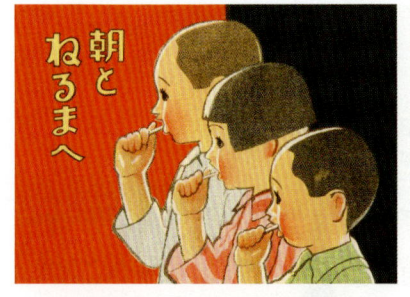

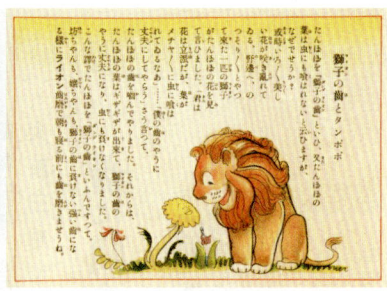

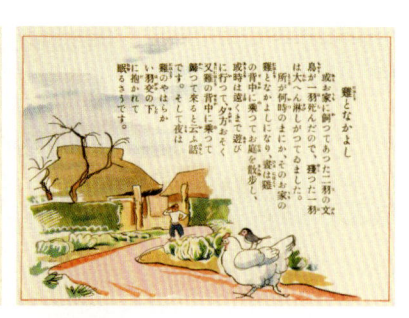

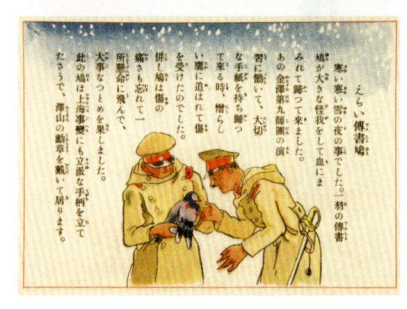

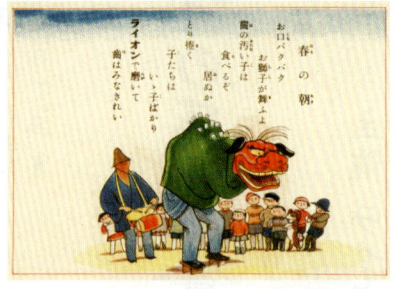

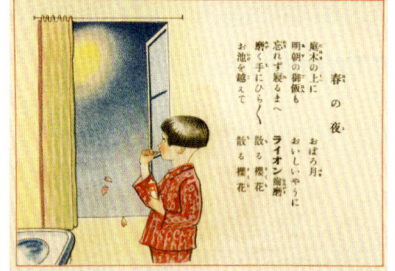

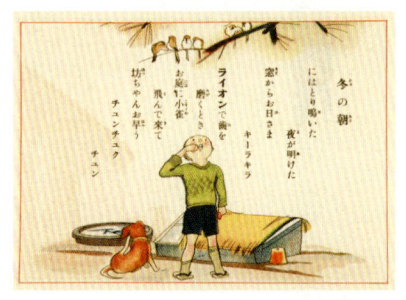

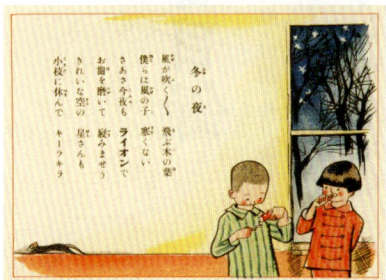

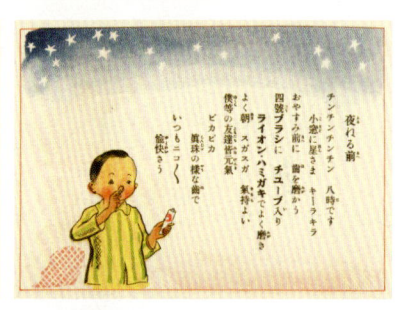

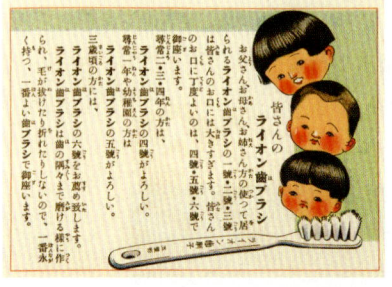

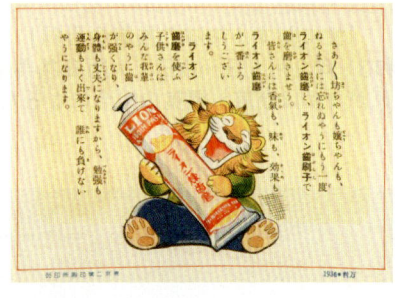

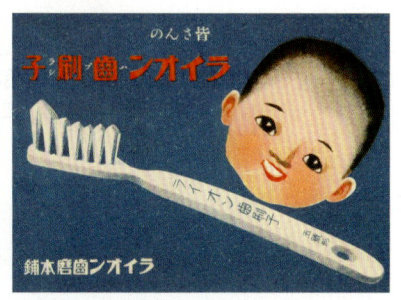

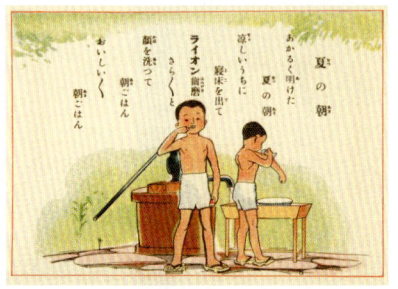

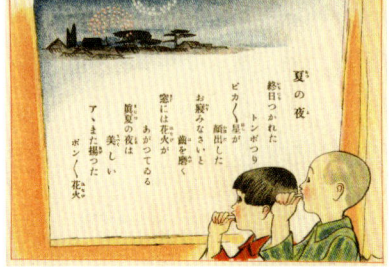

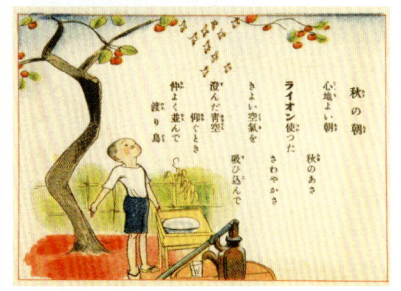

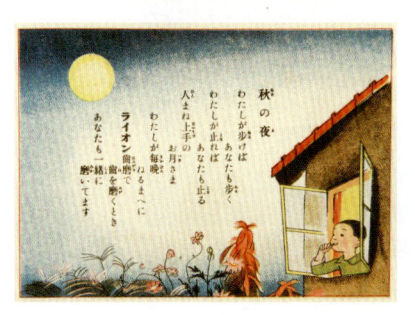

第2章　江戸・明治時代の房楊枝（歯ブラシ）・歯みがき粉

図2-231　朝とねるまへ「ライオン歯磨本舗」　昭和初期

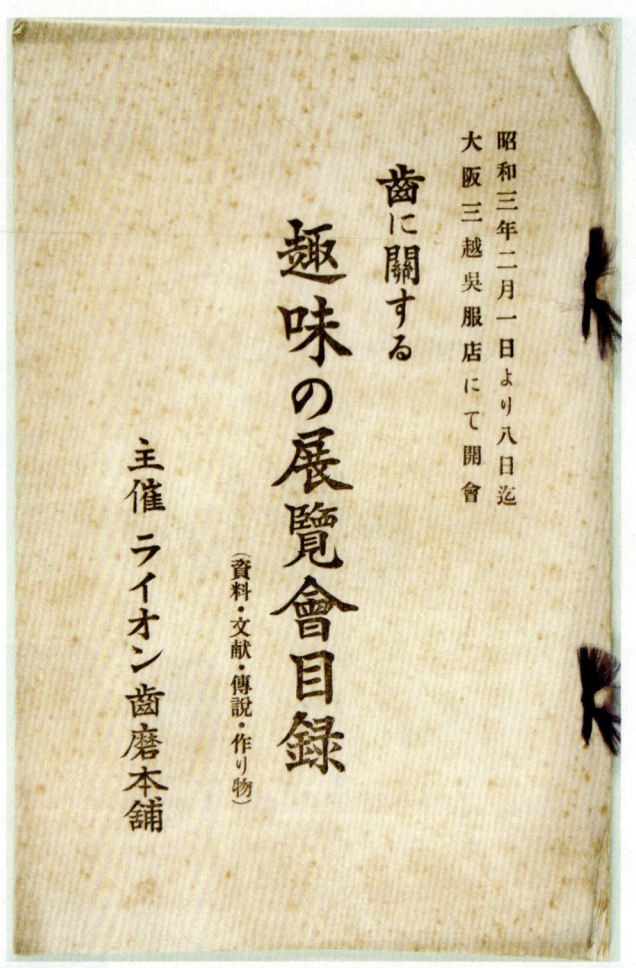

第2章　江戸・明治時代の房楊枝(歯ブラシ)・歯みがき粉

図2-232　「歯に関する趣味の展覧会目録」
1928（昭和3）年2月1日〜8日，大阪三越呉服店で行なわれた。これが「よはひ草」編集の機会になった

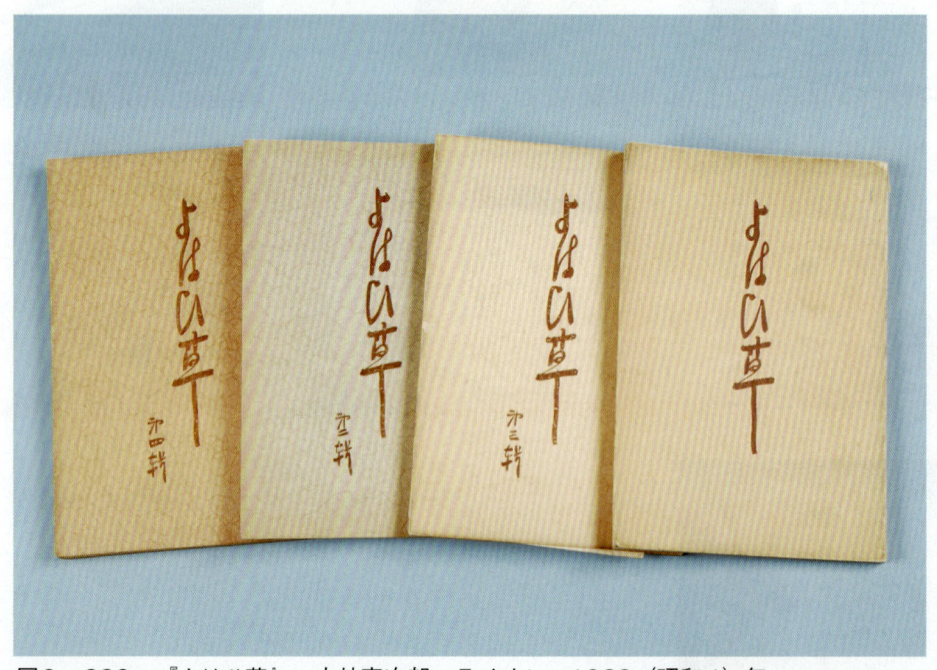

図2-233　『よはひ草』　小林富次郎　ライオン　1929（昭和4）年
歯の歴史について書いてある大著

第3章

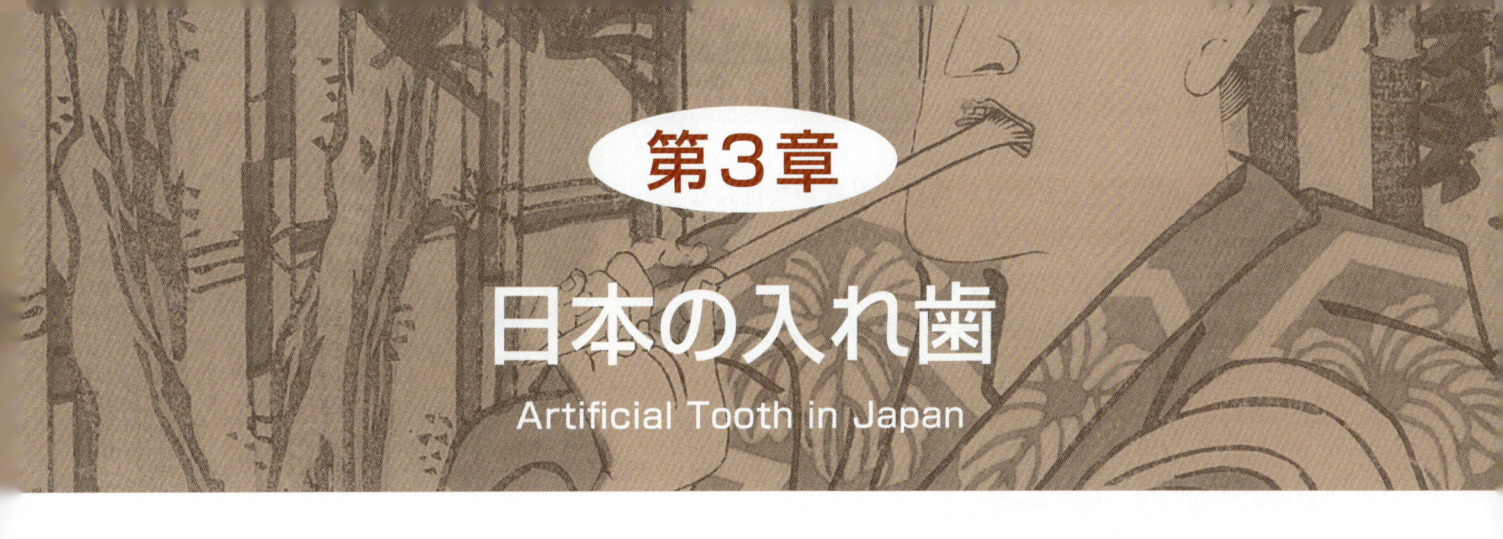

日本の入れ歯
Artificial Tooth in Japan

日本の木の入れ歯

《世界で一番古い木の入れ歯》

わが国で現存している最古の木の入れ歯は，和歌山市の願成寺の尼僧，通称仏姫が入れていた木の入れ歯である。仏姫は，1538（天文7）年に亡くなったので，それ以前に木の入れ歯が作られていたことになる。なんと今から470年前で，前歯も顎の部分も全体が木で彫刻され，奥歯の咬む面もすり減り，使用していた痕跡がある（図3-1，3-2）。

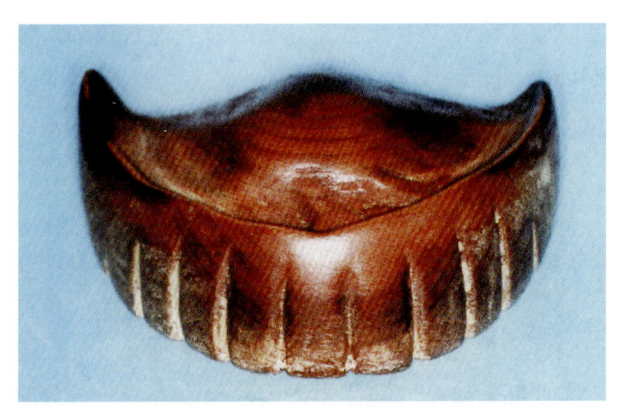

図3-1　「仏姫の木床義歯」和歌山市願成寺
『歯科の歴史への招待』本平孝志他著より引用

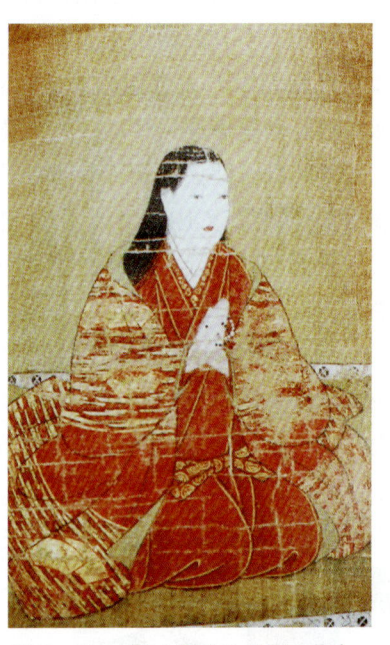

図3-2　「24歳時の仏姫の像」
『歯科の歴史への招待』本平孝志他著より引用

《木の入れ歯》

1927（昭和2）年に東京下谷，広徳寺の柳生家の墓地が区画整理により移動され，柳生飛騨守宗冬（1613～1673年）の木の入れ歯が副葬品と一緒に発見された。宗冬は，柳生宗矩の三男で1657（明暦3）年に飛騨守になり，また五代将軍徳川綱吉に剣術指南役として仕えた。

又十郎こと柳生飛騨守宗冬の入れ歯は，つげ製で蝋石の前歯を埋め込んである。これをヒントにして，作家，五味康祐は1956（昭和31）年に『柳生武芸帳』を書いた。小説（巻の一）には，柳生新陰流の父宗矩が友矩に命じて弟宗冬の歯を小柄で抜き，入れ歯師小野玄入が作ったお歯黒の黒い歯がついた木の入れ歯を入れ，「くの一」の術で女性や公卿に変装する情景が見事に描か

第3章　日本の入れ歯

れている。小説はフィクションだが，忍者が女性になる時には，黒い歯がついたお歯黒の入れ歯を入れて「くの一忍者」に変身する話が出てくる。柳生宗冬の木の入れ歯は，前歯は左右4本ずつ蝋石の歯が彫刻され，つげ製の入れ歯に差し込んである。蝋石の前歯には，抜け落ちないように横穴を開け，三味線の糸を通して内側の穴から出して結んであり，奥歯は真鍮の鋲を打ち，硬い食べ物も噛めるような工夫がしてあった。三重県四日市代官所跡より，1990（平成2）年8月6日に出土した木床義歯はつげの一木造りで，歯の形態が丁寧に作られている。使用した痕もあり，使い勝手の良い入れ歯と言われている（図3-3）。

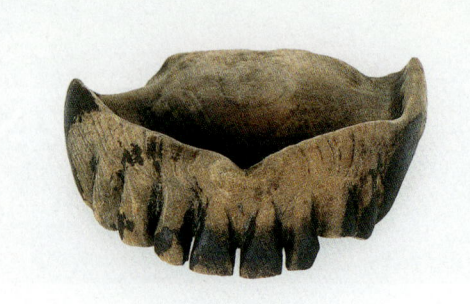

図3-3　「四日市代官所跡より出土した江戸期の木製入れ歯」
前歯の黒い部分は火事で焼けたもの
5×7×3.5cm

四日市教育委員会　提供

《どのような人が入れ歯をつくったか》

　新藤恵久は，木の入れ歯は仏師の手なぐさみから始まったと述べている。その理由は，鋳造仏が増えて木彫仏の注文が少なくなり，仏師が失業し，木の彫刻技術を活かして「入れ歯師」に転向したと言う。入れ歯作りは仏師だけではなく，『装剣奇賞』1781（天明元）年刊には，54人の根付師のうち2人が入れ歯師を兼業したという記載がある（図3-25）。

　新藤は，日本の木の入れ歯の歴史は古く，平安時代末期頃より仏師により作られ，江戸時代には入れ歯づくりを専業にする「入れ歯師」という職業ができたと述べている。入れ歯師には小野玄入，長井兵助，関口永蔵，竹澤伝次などがいた。

　岡田義雄著，『紫草』1916（大正5）年刊には，小野玄入の口中治療，入れ歯の引札がある。日本橋南三丁目と麹町五丁目にも同名の小野玄入がおり，「金看板名高かりし」とあり「後者は分家なりや否や」とある。

　「歯いしや御入は師小野玄入，白はきのこぼれかかるやみがき砂」とあり，引札にあるように口中薬や歯みがき粉を売った。

　木の入れ歯の材質は，弾力があり割れにくいつげの木を使い，蜜蝋に松ヤニを加えて，口の中の型どりを行った。制作にあたっては，上あごに食紅を塗り，制作中の入れ歯が当たる部分を見つけて削っていった。前歯は，白い蝋石，動物の骨，抜けた人間の歯などを細工して入れ歯に嵌め込み，抜け出ないように前歯の横に穴を開け，三味線の糸を通して結んだ。また，蝋石の前歯を2本ずつ嵌め込み，細工して抜けないようにしたものもある。奥歯は，硬い物でも噛めるように平らに削り，小さな真鍮や銅の釘が打込んである。また，江戸時代の既婚の女性は，お歯黒を塗る風習があったため，黒柿の木で作った黒い前歯を嵌め込んだ入れ歯を入れていた。日本の木の総入れ歯は世界でも一番古く，仏姫が亡くなった年に遡っても，今から470年前に作られていたことになる。材質は，現在と異なっていても精巧に作られており，現代の入れ歯と同じ様に上あごに吸いついて落ちないように作られていた。豊富な木と手先きの器用さが結びつき，世界で類のない「木の文化」を日本人は

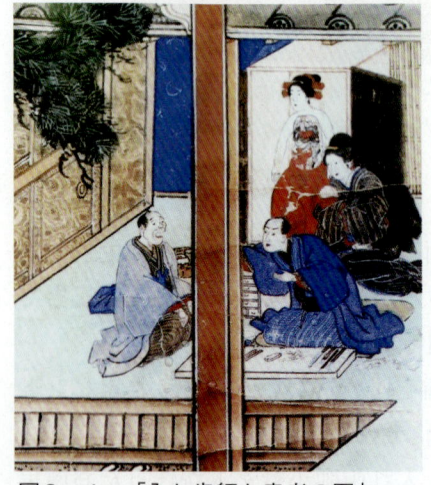

図3-4　「入れ歯師と患者の図」
『五臓圓松五郎と八王子須田一族』より引用

持っていたのである。

『五臓圓松五郎と八王子須田一族』に，入れ歯についての記述がある（図3-4）。

新藤恵久著，『木床義歯の文化史』1994（平成6）年刊には，義歯の材料，製作法，仏師と木床義歯などが詳しく紹介されている。

《見立て番付と職人》

江戸時代の見立て番付は，相撲番付の形式をとり東西の大関，関脇，小結，前頭と分け，ものの優劣を一覧表にしたものである（当時は大関が番付の最高位）。現代に例えれば，評判の良い店や品物のランキング表である。見立て番付には，料理屋，神社仏閣，酒，刀，儲かる商売，名産，名所などがある。この"諸職番付"では142種の職種があげられ，右（東）の大関に番匠大工，関脇に壁塗り左官，小結に舟大工，前頭はたたみ師，左（西）の大関に刀鍛冶，関脇はやね葺き，小結は橋大工，前頭はたてぐ師である（図3-5）。

職業に貴賎はないが，職種による序列という難しいものではなく，必要度による高さと考えた方が良いという意見もある。

相撲番付では，真ん中の"蒙御免"と寺社奉行の許可が必要であったが，これをまねたものが"為御覧"である。行司は，冠師，装束師，天秤師，時計師，秤師，物差し造。二段目は，矢師，具足師，馬具屋，行司の五段目には，琴三味線師，鼓の調師，鉄砲師，弓師が出てくる。

入れ歯師の職人としての地位や技術評価はどのくらいだったのだろうか。この諸職番付では一番下の五段目で低い。五段目のその他の職種であるまげものや，やすり師，やきつぎ，ねつけほり，鋸めたて，こびき，かがみとぎなどと同レベルである。身分の高い人を対象にした口中医は入れ歯を作らなかったが，入れ歯は入れ歯師や香具師が彫ったということが"諸職番付"のランクで頷ける。仏師が入れ歯師に転向したという説があるが，一部の仏師は転職したとしても人々に崇められる仏像を彫った地位のある名のある仏師が作ったかどうかは疑問である。

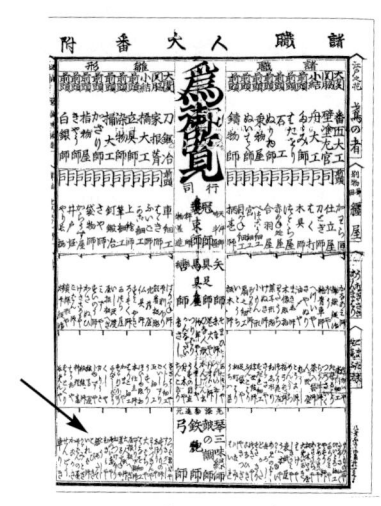

図3-5 「諸職番付」
『番付で読む江戸時代』より引用

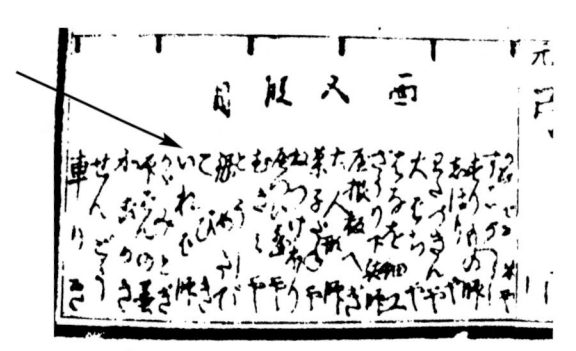

下段拡大図
諸職番付では，入れ歯師は最下段で根付師などと共にランクは低い

《江戸時代の有名人の入れ歯》

江戸時代に入れ歯を入れていた有名人には，瀧沢馬琴，杉田玄白，本居宣長，平賀源内などがいる。本居宣長による『宣長書簡抜抄』1796（寛政8）年刊には，「昨日，津の入れ歯師参り，入れ歯致し申候。殊外宣き細工成物に而，存じ之外，口中心持わろくもなき物に御座候」とあり，入れ歯がよく適合していたことがわかる。

第3章　日本の入れ歯

『馬琴日記』には，1831（天保2）年9月4日，「尚又入歯つくろひ之事申付，吉田源八方へ近日持参いたし，注文之通り申付候様示談，わたしおく。源八先頃又かくら坂へ転居いたし候よし」。同19日には，「かねて吉田源八に申付させ候，上入歯の歯八枚取かへ，つなぎ出来，今日，清右衛門持参。則，代金壱分，清右衛門へわたし遣ス」とあり，上下の入歯の代金は日記から判断すると一両三分（1.75両）となる。木の入歯の修理を嫁に頼み，神楽坂の吉田源八という入れ歯師に出しており，実際に使っていたことがわかる。

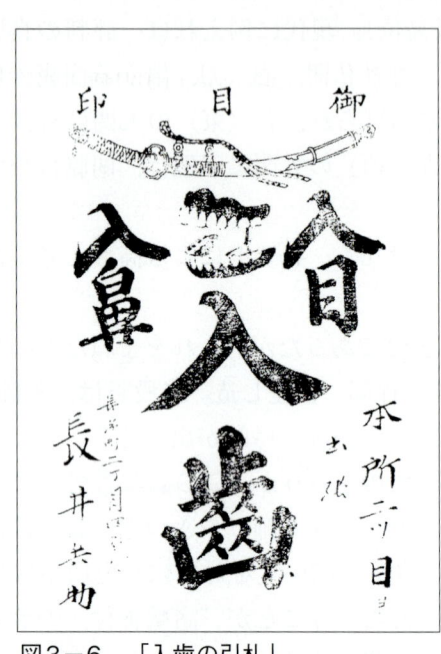

図3-6　「入歯の引札」
浅草蔵前で店を構えていた初代長井兵助の引札。入れ歯だけでなく，梅毒で鼻が落ちた人に木で作る入鼻が人気があった

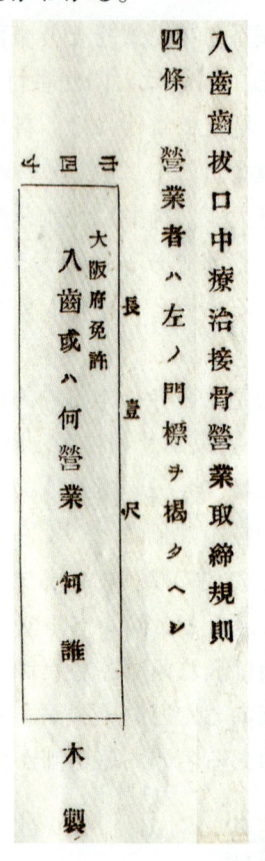

図3-7　「入歯歯抜口中治療接骨営業取締規則」
1885（明治18）年4月18日
入れ歯師，口中医などの従来家では一代限り，鑑札を出して営業を許可された。歯科医という標榜は歯科医術開業試験に合格した者のみが表示できた

《横浜居留地でアメリカ人歯科医が作った入れ歯》

西洋の陶製の入れ歯は，上下の後方部にコイルスプリングを取りつけて，落ちないように下から上に跳ねあげていた。スプリングなしで上顎に吸着して落ちないことは，1800（寛政12）年アメリカ人歯科医のガーデットが偶然に発見したのである。1839（天保10）年にチャールズ・グッドイヤーが，ゴムに硫黄などを加えて高温で加圧して硬化する加硫ゴムを発明し，1855（安政2）年には硬化したゴム床義歯が実用化された。

幕末から明治初期に，イーストレーキ（Eastlacke），エリオット（Eliott）など外国人歯科医が横浜居留地に開業し，日本人の助手を雇用した。

1865（慶応元）年に来日したイーストレーキを始めとし，エリオットなどの来日したアメリカ人歯科医は，アメリカの最先端の歯科材料を輸入して使っていたが，ゴム床義歯の材料も輸入されていた。イーストレーキが，『デンタルコスモス誌』に投稿した1875（明治8）年「Suggestions」という論文には，金箔充填は紹介されているが，ゴム床，金属床義歯についての記録はない。エリオットは1878（明治11）年の論文で日本の木床義歯を紹介している（図6-21）。

幕末から明治初期に来日し横浜居留地で開業していた外国人歯科医は，日本人弟子の記録より，「虫歯の鎮痛，ゴムや金箔充填，抜歯，ゴム床や金床義歯」などを行っていた。1876（明治9）年にドイツから帰国した長谷川保（保兵衛）は東京・本所で開業したが，金箔充填，金床義

歯，継続歯（継ぎ歯）を得意にしていた。1866（慶応2）年，横浜居留地で開業していたレスノー（Lysnar）は，海外新聞（慶応2年5月5日号）に「入歯を成んとなさる御方は，御尋被下所持の細工歯御覧の上にて御用も仰付下度候。之ハ尋常の骨或ハ象牙蝋石にて造りしに非ず，せとものにて類せし金にて造りし故，持甚宜敷つやなど天然の歯に異ならず」と陶歯と金床の入れ歯の広告を出している。

《木床義歯の終焉と従来家の鑑札》

日本の入れ歯師は，西洋の歯科技術をすぐ取り入れている。横浜の入れ歯師，太田氏の引札で，和洋の入れ歯を制作していたことがわかる。女性用のお歯黒の前歯付の総義歯は1円50銭，男性用の総義歯は2円50銭とある。その他，新工夫として，金銀金具留は現代のクラスプ（入れ歯を安定させるバネ）で上等，並とあり，金着入歯は義歯の臭いがしないように金箔を貼ってあったようだ。

明治中期までは，入れ歯師のつくる木床義歯（皇国義歯）と洋式のゴム床義歯が混在していた。木床義歯は，制作に時間がかかる割にゴム床義歯より安かったため，徐々に廃れていった。1883（明治16）年10月に入れ歯師，歯抜き，口中科医は，内務省より鑑札を貰って一代限りの営業を許可された。入れ歯師は近代歯科医術を修めていないため，歯科医として認めないという訳である。1893（明治26）年の調査では，入れ歯，歯抜，口中療治免許者は東京87名，大阪57名，各県に10～40名であったが，1910（明治43）年には全国で71名，翌年には51名に減少したという。

神津文雄著，『信州における入歯師』という論文によると，1806（文化3）年から1906（明治39）年の間に，長野県内にはいろいろなタイプの入歯師がいたという。

1. 定住型——一定の所に居をかまえて，入歯作りと口中療治
2. 店舗型——売薬と入歯作り
3. 家中型——武士が内職として入歯作り
4. 旅商型——地主や庄屋などの家へ泊り込み入歯渡世
5. 大道型——太刀二本を飾り，売薬や入歯作り
6. 口中型——主として口中療治と売薬を行い，時には入れ歯制作

日本の歯科医学も，明治初期から中期にかけてアメリカ歯科医学の導入，1884年（明治17）年，歯科医術開業試験に合格しなければ歯科医として開業できなくなったため，一気に西洋化していった。

《木床義歯は飲食物の影響により悪臭を》

遠藤爲吉が，『歯牙衛生之警告』1904（明治37）年6月刊の中で，木床義歯の欠点について述べている珍しい記事がある。

「本邦古來ノ義歯ハ外見ノ拙劣ト加フルニ咀嚼ノ用ニ耐ヘス其材料ハ歯床（はたい）共ニ木製ナルアリ骨，牙，角質，蝋石，ノ類ヲ木床ニ植ヘシアリ此等ノ材料ノ多クハ飲食物ニ侵襲サレ為メニ悪臭ヲ放チ其汚液食物ト混下シ胃腸ヲ害シ或ハ砕脆（もろく）シテ缺損シ易ク永久ニ耐ユル能ハス且ツ糸ヲ以テ隣歯ニ結縛スルカ故ニ次位ノ健歯ハ其部ヲ腐蝕セラレ或ハ動揺脱落セシメ終ニハ一歯ナキニ至ル又總義歯ノ如キ其床厚クシテ重キカ故ニ口内常ニ不快ヲ感シ洋風義歯ノ功妙ニシ實用ニ適スルニ若カサルヤ遠シ然トリ雖モ洋風義歯モ製作不完全ナルモノハ舊套義歯（むかしのいれば）ト何ト異ナラン受療者亦茲ニ心シテ彼ノ敗徳入歯師ノ甘言ニ欺カル，等ノコト勿レ」とあり，つげの木の入れ歯が水分や食物の影響で臭くなったと記されている。

第3章 日本の入れ歯

木床義歯（木の入れ歯）

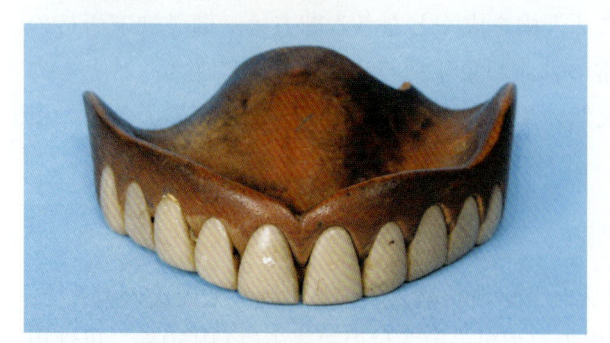

図3-8　「木の入れ歯（上）」
正面蝋石の歯　江戸期　5×7×1.7cm
神奈川県歯科医師会「歯の博物館」所蔵

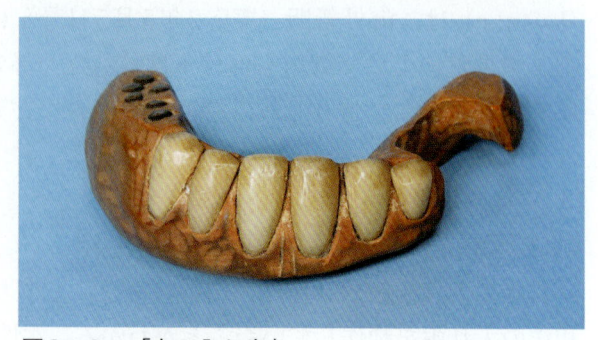

図3-9　「木の入れ歯」
欠けた部分は歯が残っている　5×7cm
石川清富弥氏　所蔵

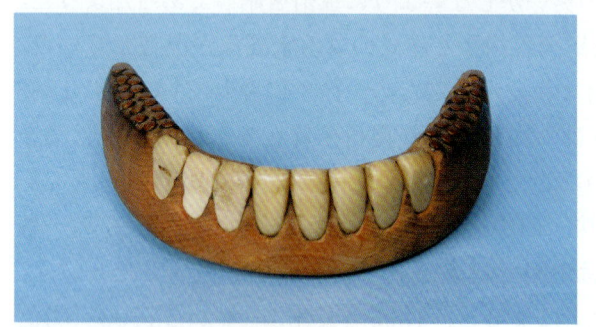

図3-10　「木の入れ歯（下）」
正面　江戸期　5×6.5×2.1cm

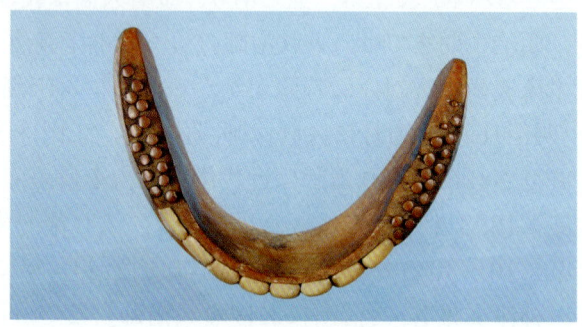

図3-11　「図3-10の木の入れ歯（下）の咬合面」
奥歯には銅の釘が打ってある
神奈川県歯科医師会「歯の博物館」所蔵

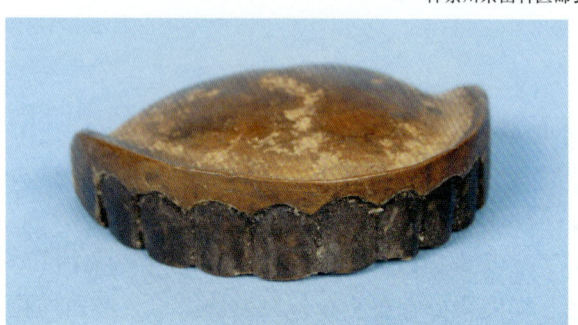

図3-12　「女性用お歯黒の入れ歯（上）」
江戸期　3.8×5.5×1.4cm
歯は彫ってあり黒く塗ってある

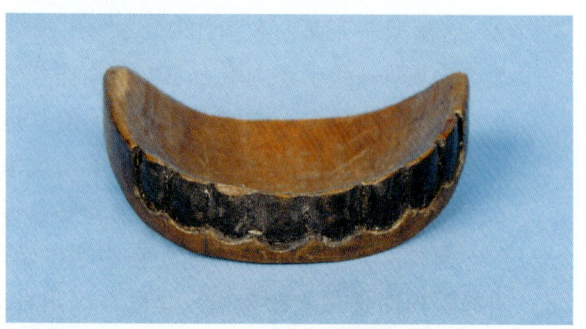

図3-13　「図3-12女性用お歯黒の入れ歯（上）の咬合面」
神奈川県歯科医師会「歯の博物館」所蔵

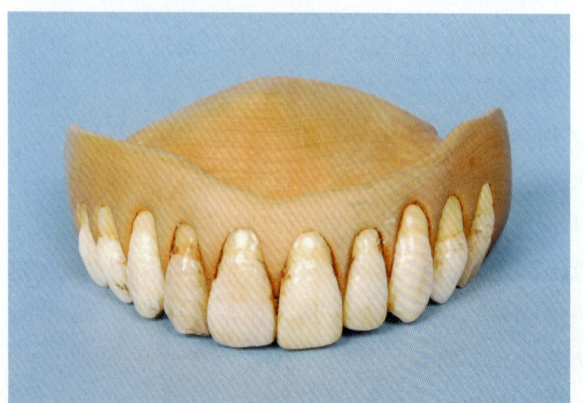

図3-14　「木の入れ歯」
江戸期　5.8×6.5×2cm
人間の抜けた歯を嵌め込んである

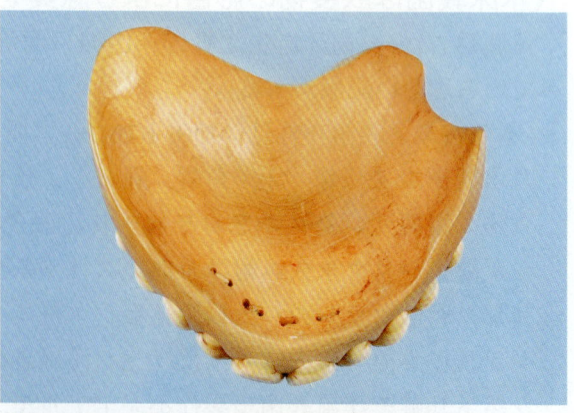

図3-15　「図3-14木の入れ歯の粘膜面」
前歯の横にキリで穴を開け，三味線の糸で結び内側の穴はその糸の出る所

第3章 日本の入れ歯

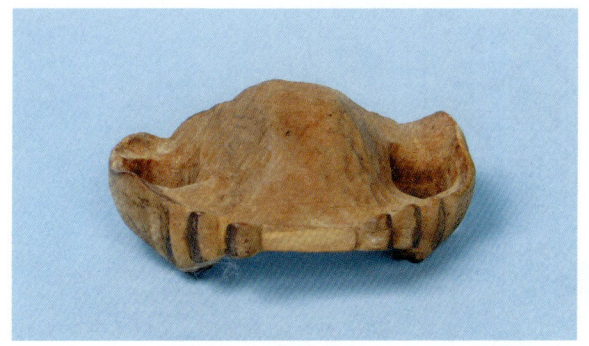

図3-16 「子供の入れ歯といわれていたもの」
制作中の入れ歯か，素人の彫った入れ歯か

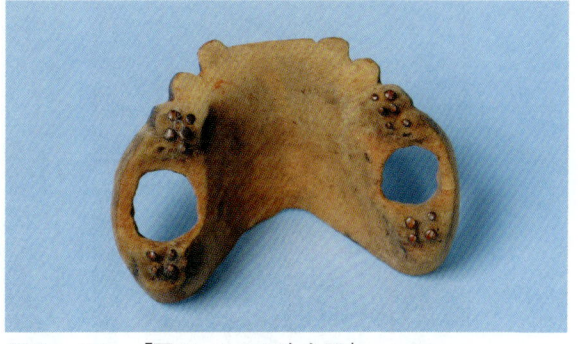

図3-17 「図3-16の咬合面」

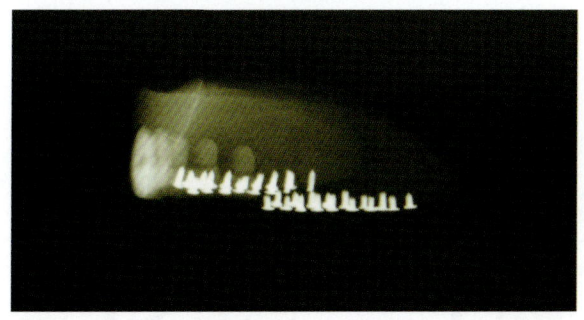

図3-18 「入れ歯のレントゲン写真」
奥歯の片方のみ銅のくぎが打ってある反対側は平面
神奈川県歯科医師会「歯の博物館」所蔵

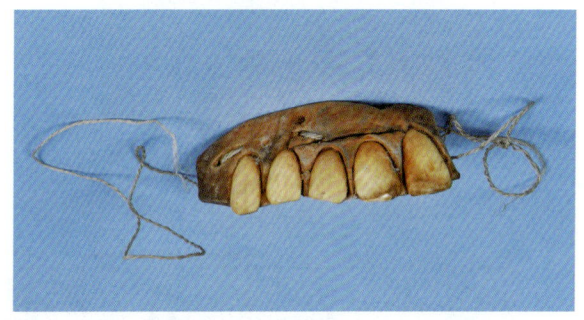

図3-19 「木の部分入れ歯」
江戸末期〜明治期　1.8×5.5×1.0cm
上顎局部義歯，隣在歯には義歯が落ちないように，テグス（釣糸）などで結ぶ。糸で結ぶ方法は，明治期に誕生した歯科医により歯の脱落の原因になると批判された

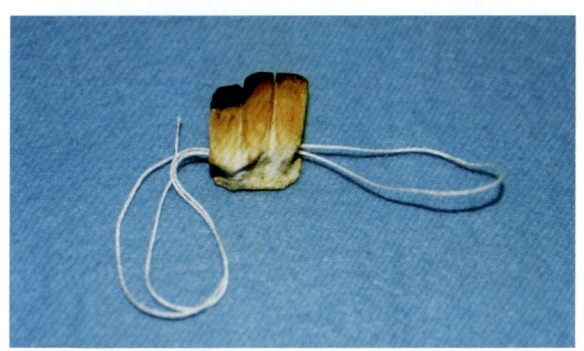

図3-20 「木の部分入れ歯」　幕末，明治期か
糸で残存する隣在歯に結ぶ。取りはずしができる。糸は前歯に横穴を通したもの

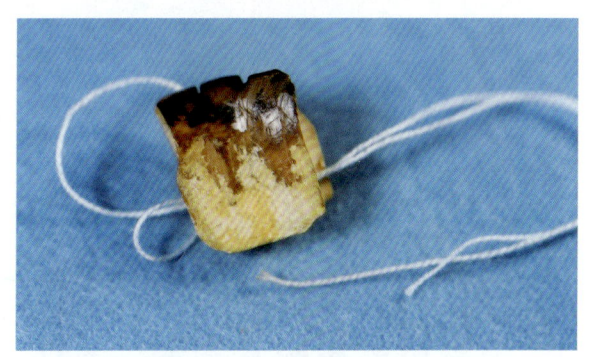

図3-21 「図3-20の舌側面」
裏側には装着していた証拠として歯石がついている

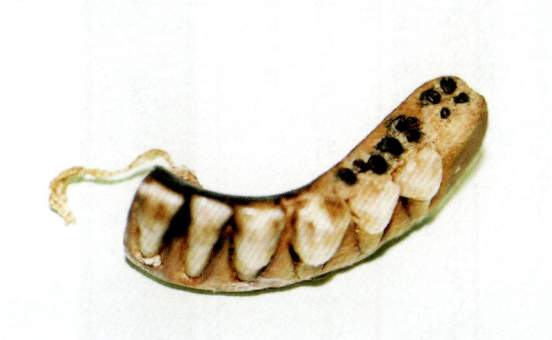

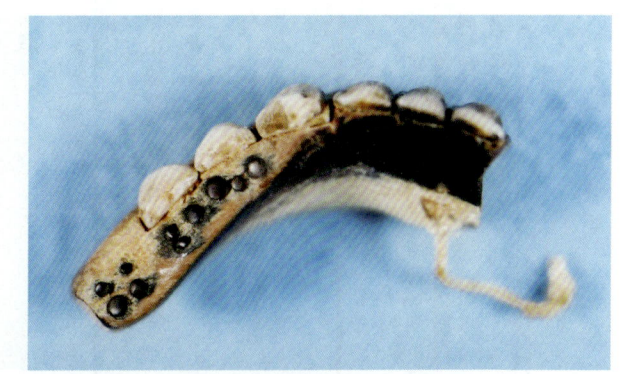

図3-22 「木の部分入れ歯」（左：外側・右：裏側）　幕末，明治期か
下顎左側の木の部分入れ歯で，裏側には使用していた証拠に歯石がついている。糸は使われていたもの，部分入れ歯の両端は，隣在歯にはめ込むように凹状に形成してある
『保歯新論』には，糸を他の歯に縛って固定すると，健歯を損傷するとある。

111

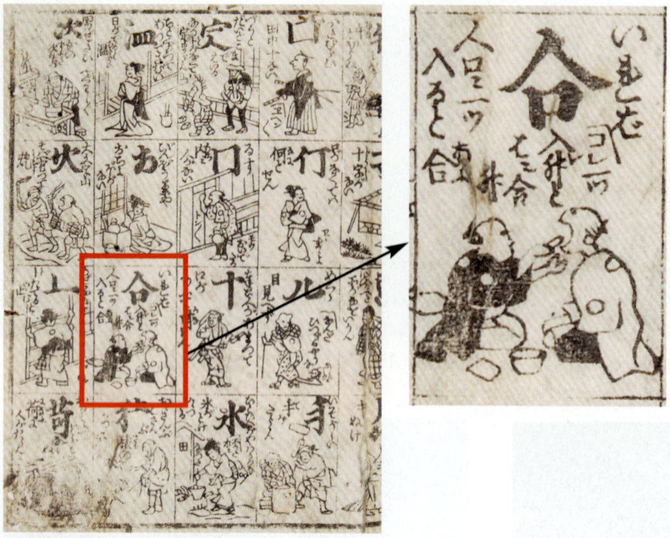

第3章　日本の入れ歯

入口
いれば
コレーツ
入れ升と
はに合い升
入口二ツ
入ると合

手前に入れ歯を調整している糸を入れた茶碗と入れ歯があり，入れ歯を調整している図

図3-23　「大しんぱんどん字づくし」
江戸期　7×4.5cm
入れ歯師が入れ歯を合せている図

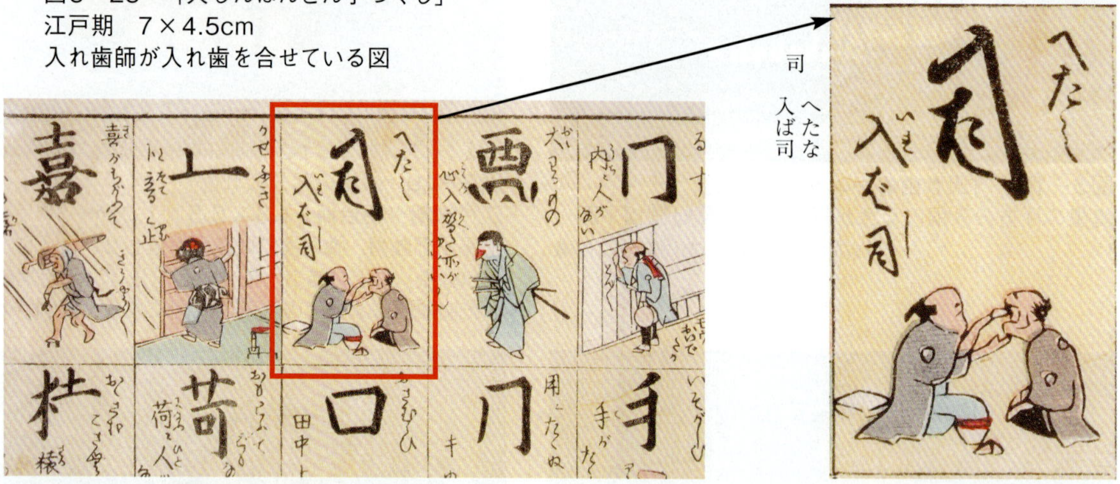

司
へたな
入ば司

図3-24　「大新板どんじづくし」
江戸期　16×37cm

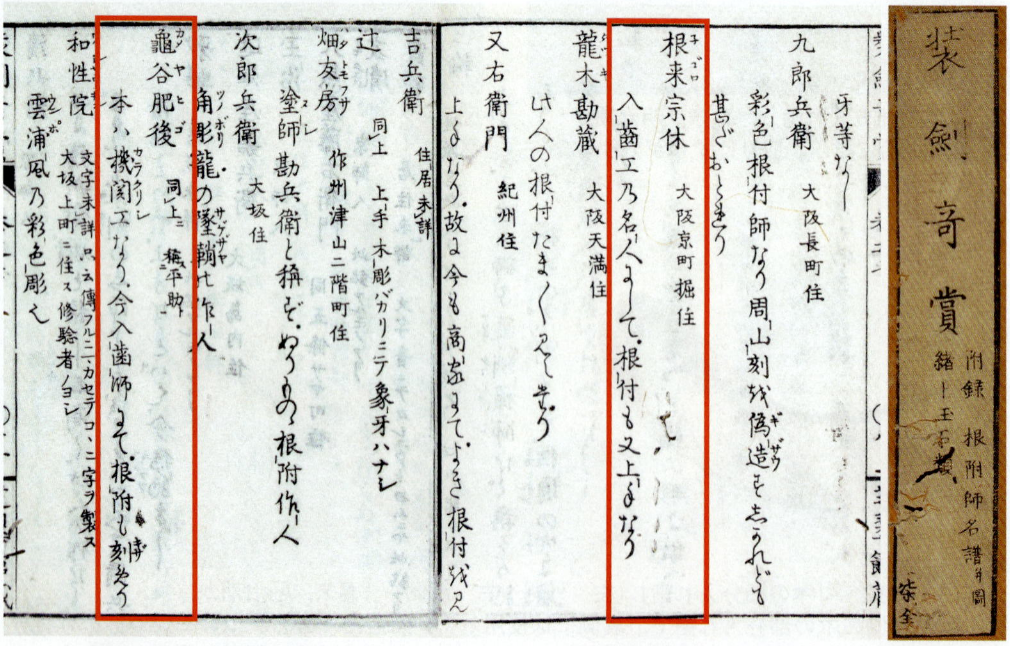

図3-25　『装剣奇賞（そうけんきしょう）』稲葉新右衛門　1781（天明元）年
根来宗休，亀谷肥後の二人の根付師が入れ歯を作っていたという証拠

第3章 日本の入れ歯

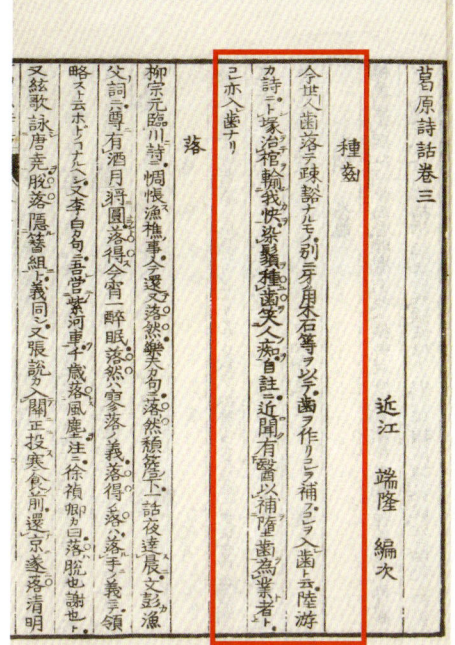

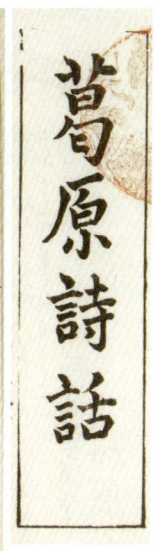

図3-26 『葛原詩話』六如上人 1787(天明7)年
入れ歯のことを種歯とし，牙，角，木石で歯を作っている。日記には，随所に歯の痛みで苦労した記事がある。遺品の中に，入歯師に作らせた総入歯が数点残っている。入歯が合わないため自分で細工をしたという。

今世入歯落テ疎豁ナルモノ別ニ牙・角・木石等ヲ以テ歯ヲ作リコレヲ補フ。コレヲ入レ歯ト云。………歯堕テ業ト為ス物有。コレ亦入レ歯ナリ

図3-27
『馬琴日記』には入歯師に修理を依頼した記述がある
1831(天保2)年11月15日と19日
入歯に関係する記事
1827(文政10)年6月5日，6日，13日，14日
1831(天保2)年9月4日，19日
　　　　　　　11月15，19日，20日
1832(天保3)年2月21日，23日，26日
　　　　　　　8月9日，15日，28日
　　　　　　　9月18日
　　　　　　　10月12日
1834(天保5)年10月5日，15日

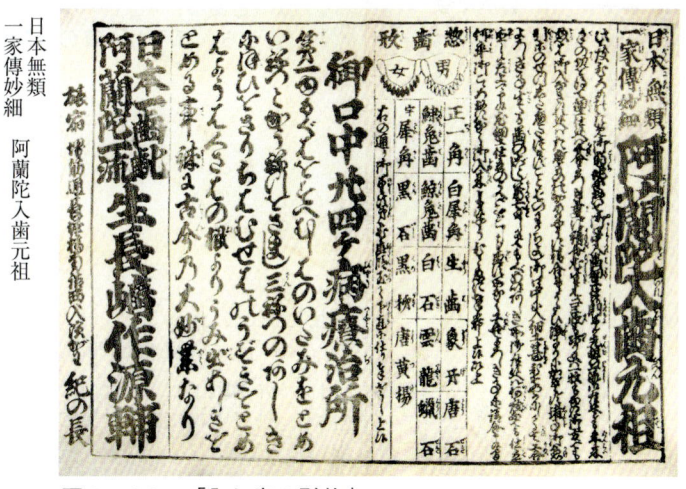

図3-28 「入れ歯の引札」
「日本無類一家伝妙細　阿蘭陀入歯元祖」
生長嶋作源輔　36×42cm

日本無類
一家傳妙細　　阿蘭陀入歯元祖

御口中廿四ケ病療治所

此度ひろめのため御当地において御口中入歯細工仕候則予が先祖の一流御座候へども年来手の功を得て細工仕候へは工合よろしき事は請合尤生歯二三枚も残り又は一枚もなき御方にても惣歯御入なされ候へばたべものかめるやうにうたたひ浄るりにかぎらず諸事御懸引等のせつしたるべつかずと歯のわかちよし御口中に入細工甚ひそやかにして其工合よろしき事生たる歯のごとく万一なじみても合わいあしき所御座候へはいつしも直す物なく工合直し差上可申候尤細工仕立のうへはまことしもなく御入来被下候やうひとへに奉希上候以上

惣　　歯
男　女　形　歯

正一角　　白犀角・生歯・象牙・唐
鍊兎歯　　鯨兎歯・白石・雲龍・蠟
宇犀角　　黒石・黒柿・唐黄楊・蠟石
右の通り　　御希次第　尤値段至て下直に仕り奉さし上候

日本一流
阿蘭陀一歯龕　　生長嶋作源輔
旅宿　　堺筋通長堀橋南詰西へ入演がわ　紀の長

第一ゆるぐはをすへむしはのいたみをとめいねつとかうねつをさまし三ねつのあしきにほひをさりちはせはのねよりうみ出あしきはようはくさはの根よりうみ出あしきをとめる事誠に古今の大妙薬なり

日本一歯龕　　
旅宿　　堺筋通長堀橋南詰西へ入演がわ　紀の長

113

第3章 日本の入れ歯

入歯細工司
口中療治仕候

御當所様益御機嫌能可被遊御座候恐至極奉存候私儀
於東京口中りやう治入歯細工仕候処先年大阪表江罷越右之
職業相弘申候処此度御客様依御贔屓御當所江出張御ひろう
仕候間私宿迄御入来可被下候
入歯之義一枚二枚八糸を用ひずはめこみのやうの細工二仕候
いたかたき事いり豆にてもかめるやうの細工安料二仕候間
時ハいくへんニても仕直し尤直し料ハ請不申入念上細工安料二仕候間
同職も御座候へども御開合せ御奉希上候尚口中療治の儀ハ
何職も年久しきわづらひニても家伝妙じつを以仕候間治する事
如神且又あしき歯をぬき候時ハ少しもいたむといふ事なし
何卒万之御御用被仰付可被下候以上

　　　　　西京誓願寺
　　　　　　加藤谷五郎

図3-29 「入歯細工司」 口中療治支度
明治期　25×17cm

図3-30 「男女　御入歯引札」
江戸期　16.2×11.3cm　八坂谷町　松下喜三郎製
志んの食もつ，くいあハせの事
表紙の裏には，"おはぐろつけたあとで，ほうれんそうをくへば，だいどくなり"とある
(昔から，ほうれん草の蓚酸によりお歯黒が剥げると云われていた)

十一味　乳香散

今般私義心願二付神社佛閣道中筋
御城下町々在々為修行之外科
其外諸病見分灸鍼針口中眼病腫毒一
切りやふじほどこし仕候

第一ゆるぐはをすへはやうむせば口
ねつのいたみをとめ　ゆ水のしむに
すんばく五かん　ぜつそうのんどのはれいた
のみちあざなまづ　はようはくきは
白くもいんきんたむし　のねよりうみちでるによし
ちだつこわん病しよぼち
ひゑ一切よし

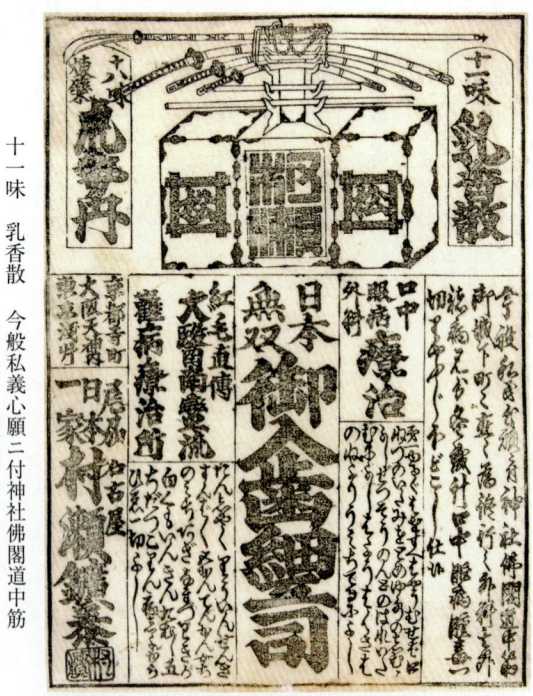

口中　治療
眼病　よし
外科　むによし

日本　御入歯細工司

松　村
瀬

紅毛直傳
大醫南蛮流
難病治療所

京都寺町　　尾州　名古屋
大阪天神内　日本
東京浅草　　一家　村瀬鑛泰

十八味　虎勢丹

煉薬

図3-31 「日本無双御入歯細工司」
村瀬鑛泰　明治期　33.5×24cm
口中，眼病，外科治療とある。虫歯の薬，
乳香散，虎勢丹が売られていた

第3章　日本の入れ歯

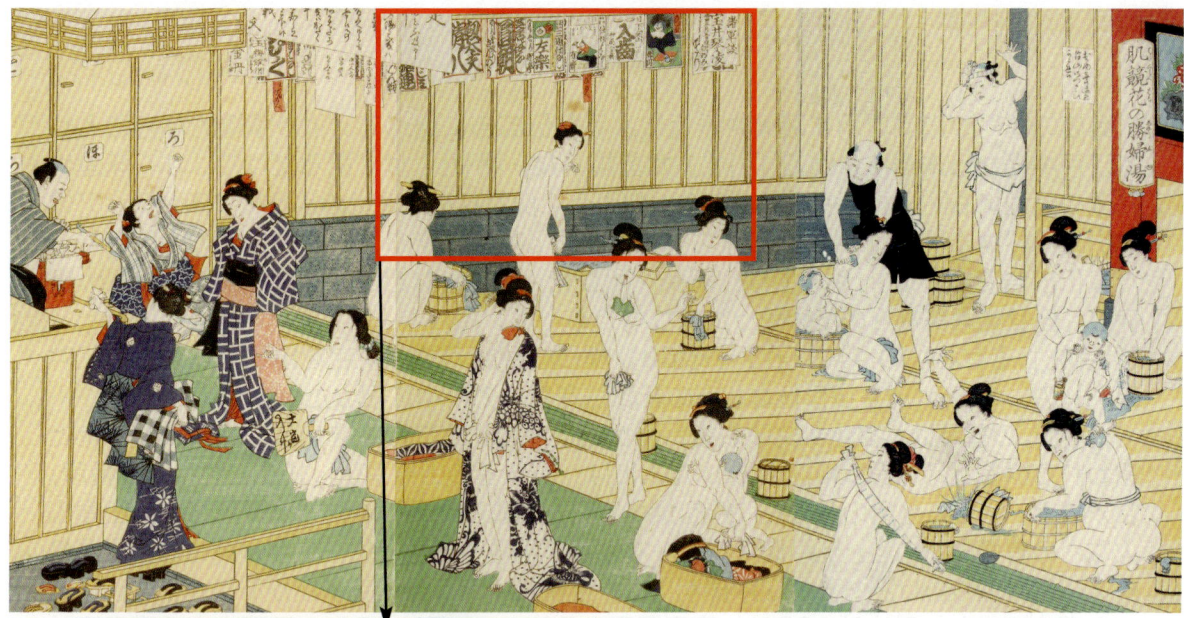

図3-32　「肌競花の勝婦湯」　作者不明
江戸末期　36×74cm
銭湯の板張りには，落語，講談，入れ歯の引札広告が貼ってあった

壁面に入れ歯師の引札が貼ってある

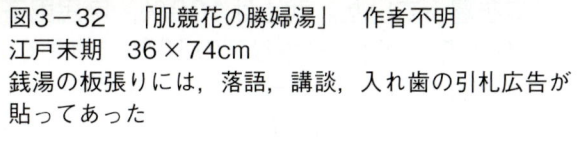

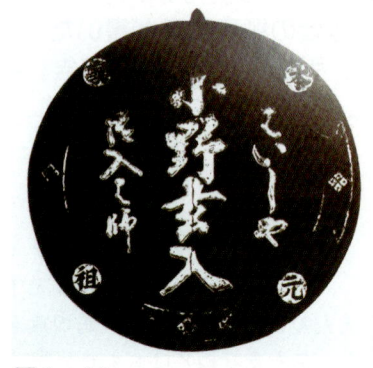

図3-33
はいしゃ，小野玄入，御入れ歯師
江戸期

『よはひ草』より引用

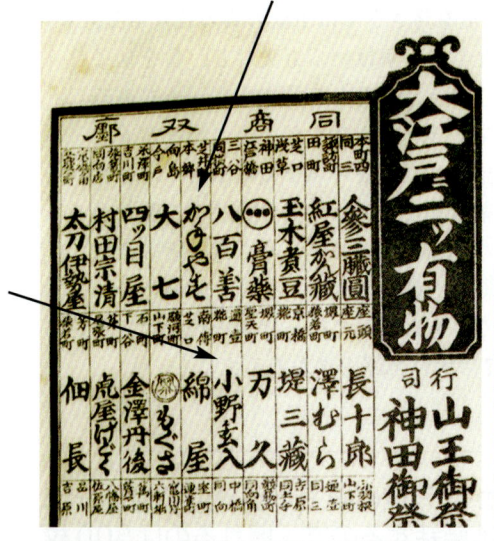

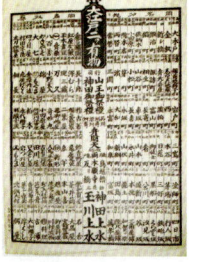

図3-34　「引札，江戸に二つあるもの」　復刻版
41×29.5cm
入れ歯師で有名な小野玄入の名が西方二段目にある。
麹町五丁目に住み，本家は日本橋に1658（万治元）年に，麹町店は弟の家で1680（万治23）年に開いたという
かねやすは本郷と芝にあった

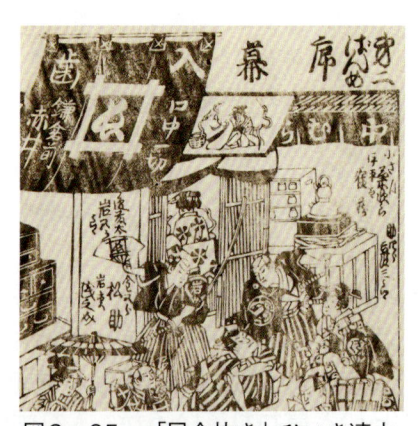

図3-35　「居合抜き」ひいき連中
江戸期　18×11cm
口中一切，入歯，鎌倉前赤井と書かれたのれんの前で長い刀で居合抜きをしている人物がいる

入れ歯の引札

　商店の屋号や商品を示す暖簾や看板による宣伝広告に比べて，より積極的な方法として江戸中期から末期にかけて「引札」が登場した。「引札」は，配るだけではなく床屋や銭湯の壁面にも貼られ，今日のポスターのように使われた。現代のようにマスメディアのない時代には，「引札」は多くの人に情報を伝える手段であり，民衆の生活の中に定着した宣伝広告であった。「引札」は，報条，配り札，チラシなどと呼ばれて開店披露，大安売り，見せ物興業などのため配った摺り物であった。

　「引札」で有名なのは，1683（天和3）年に江戸駿河町に新店を出した越後屋（三井高利）のもので，「現金掛け値なし」の新商法を書いて市中に配った。

　「引札」の普及は，文化，文政以後，浮世絵と同じように版木を使って盛んになったと言われている。「引札」の口上を書いた人には，戯作者の山東京伝，式亭三馬，柳亭種彦，為永春水，そして土用の丑の日に鰻を食べる口上を書いた平賀源内，滝澤馬琴，大田蜀山人などの有名人がいる。江戸時代をテーマにした落語や芝居では，文字が読めない長屋の住人の話が取り上げられる。江戸後期には，全国に1万5千の寺子屋があり，子供達は文字を習っていた。武士は100％，庶民男子は50％，女子は20％，江戸市中の識字率は70％で，当時のイギリスの30％を超えていた。庶民は，貸本屋で借りた本や瓦版などの字を読んでいた。幕末に訪れた外国人は，日本人が，かなと漢字で読み書きができると称賛している。「引札」の多くは，読んだあと捨てられたが，一部は暮らしの情報として保存された。"この引札をご持参の方には代金を引きます"などの特典もあったからである。

　戯作者の柳亭種彦が書いた，入れ歯師の竹澤藤治の引札の口上を，『江戸から明治・大正へ，引札，絵びら錦絵広告』より引用する。

御口中一切之療治　　　　　　　　　　　　　　　男女御入歯細工
　　　　　　　　　　　　　　　　　　　　　　　上野東叡山御山下　竹澤藤治

　歯は命の根なり，故に歯の字をよはひと訓めり，日本の異名を黒歯国と山海経に記したりと○。王子に忍歯の称号あれば先ず正月の寿にも歯固めを初めとし，しだの字もし歯桨と書き，美人の歯をば貝に比へ，馬の歳をば歯を以て知る，歯に絹を着せぬとは直言を吐く事にして，白い歯を見せぬとはあまやかさぬという俗語なり，雨中に足を汚さざるは下駄の歯の徳にして，重きをつみて遠く行く事も両歯の力なり，髪櫛稲こぎ灰ならし，鋸はいふも更なり，歯を以て用をなすもの非情にすら最多し，まして人間に於てをや，歯ほど大切なる物あらじ，未だ御若年の方々も，或は逆上あるひは又食に交りし石を噛みあて，浮きたる歯を其ままに捨ておく時は痛みを生じ，小事より大事となる。とみに予が療治を請給へば，後の煩ひ更になし，その性により薬をあたへ，ゆるぐ歯をすえ，齦より血をとりて痛みを止め又は鬼歯の尖りたる乱杭歯の斜に生えたる撞木歯，八重歯，虫喰歯をば少しでもいたまぬやうに抜きとり，御入歯の儀は取りわけて，予が家の一子相伝，生歯，黄楊彫，蝋石，魚骨，御好み次第工合よく，齦へさはらず梅干を実とも噛み割り，なま焼のするめを縦に喰さくとも御随意で御一代請合細工，御値段も手軽に致候間，被仰付候様願ふよしを主人にかはりて，木に竹澤を次たる不文は

　　　　　　　　　　　　　　　　　　　　　　　　　　　　　　　柳亭　種彦記

　江戸，明治期の入れ歯の「引札」には，入れ歯師が念入りに細工し自分の技術は一流で，固い食べ物も噛めるなどを知らせている。版木は磨耗するので，摺れるのは500枚ぐらいと言われているが，入れ歯師は，「引札」に滞在期間を記入して，訪れる町に配った。明治時代になり新聞が発行されると，「引札」は徐々に新聞に宣伝広告の座を譲ったが，入れ歯師が地方の町を限定して訪れる場合に配布されていた。

第3章　日本の入れ歯

日本一流　御入歯細工司　元祖

入眼　入鼻

夫歯は命をやしなう者也　はなき時は食かまずして呑込ゆへしぜんと五臓をやぶり病生るゆへ夫によつて入はを用る人多し　しかるに私儀幼少より細工を好　昼夜いれば一度うがへば其侭御生らし妙におぼへ口中に一枚二枚はのとふり細工仕候　但し口中に一枚二枚はのこりほり候てもほりぬき仕候そうはに仕候て食物御めしあがり候てもかわりこれなく候　猶又細工之儀は格別念入仕候　万一ぐわいにてもなおし差上申候間御心置なく御用被仰付可被申由　尤直段之儀は下直に仕候　見立之上あしきははぬき取療治仕候

男惣歯　　一枚　金三分ヨリ　　口中　御歯薬
女惣歯　　一枚　金二分ヨリ　　療治
信州佐久郡志賀　　一枚ニ付二匁ヨリ　福嶋久吉

図3－36　「御入歯細工司の引札」
信州佐久郡志賀　福嶋久吉
幕末～明治初期　22.5×23.5cm
男惣歯，女惣歯とは，男女の総入れ歯のこと。女性用は黒柿の黒い木でお歯黒の前歯を作った。神津文雄によると，福嶋久吉は江戸浅草から信州の志賀に来て，1856（安政3）年より1906（明治39）年までいた

安　女　男　御入歯並口中一切歯抜所

凡入歯は人間第一の相也　予細工の義は其人々歯相応して随分念入ていかていのものを食飲候とも生歯のごとく工合大ちやうぶいたし差上可遣候　若万一ぐわいあしく候はば幾度にても直し可遣候　此度阿蘭陀代がはり武内名前御ひろめのため用ひず細工仕候　一本二本のはしたははは糸を今日より三十日の間　値段かくべつ下値に仕候　これまでとは半分値に仕候間　御のぞみの御かた様は相かはらず御用被仰付可被下候　尤とも早朝より御光来奉希候
長ほりばし南詰常店
りやうじけちゑん　武内安治郎

図3－37　「男女御入歯並口中一切歯抜所の引札」
りやうじけちゑん（療治血縁）
武内安治郎
幕末から明治初期か　25×17cm

私之師匠西京よりまいり
三十日の間りょうじほどこし

図3－38　「御入歯司の引札」
尾張　大澤氏　明治期か　11×14cm
あしき歯をぬきとあり，入れ歯と共に歯抜きなど口中療治をしていた。熊ノゐ丸も販売

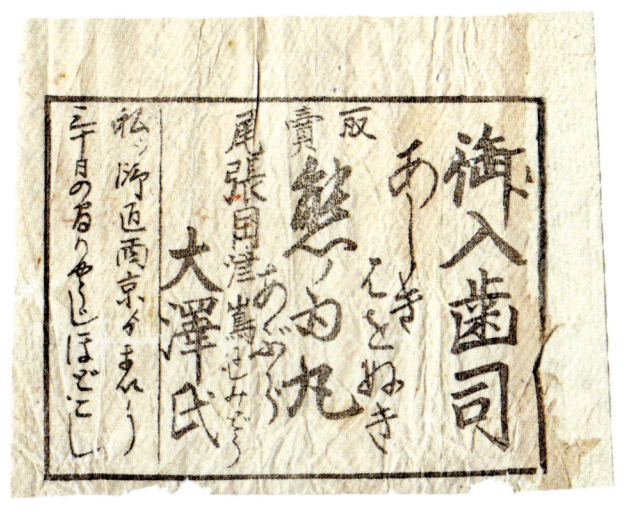

第3章 日本の入れ歯

瘡毒一切請合

紅毛伝来にていかがな様のさうどくにても治する事うけあひなり世上のくすりとちがひ粉薬湯薬にて口中ただれの患なし薬毒のこる事なし。只大便にべんに取、夫婦の中にもしらず見分の上うけ合 日数をきり療治いたし申候

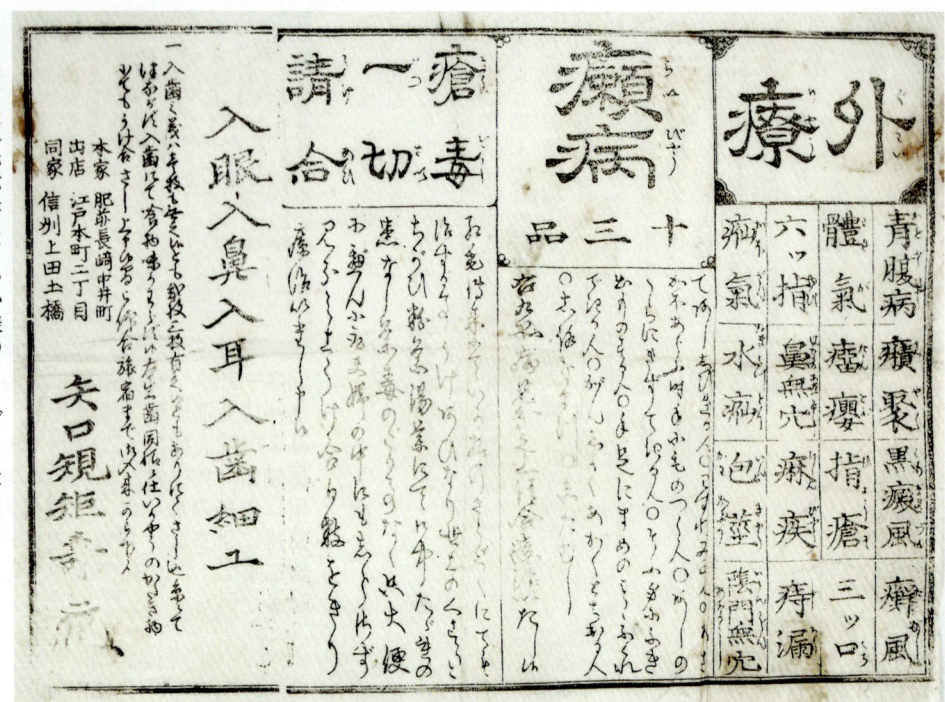

図3-39 「入眼，入鼻，入耳，入歯細工の引札」
矢口規矩壽 江戸期 26×31cm
外療，癩病，瘡毒一切請合とある
江戸時代は，梅毒が流行し進行すると鼻が落ちたため，木を細工して入れ歯師が入鼻を作った

入眼 入鼻 入耳 入歯細工

一 入歯之義は壱枚も無之候とも二枚三枚有之候ともありにてさし込、糸にてつながず入歯にて喰物味かわらず候。右生歯同様に仕、いかやうのかたき物にてもうけ合さし上申候間。被仰合旅宿まで御入来可被下候

本家　肥前長崎中井町
出店　江戸本町二丁目　矢口規矩壽
同家　野州南麻手油田

図3-40
「入眼，入鼻，入耳，入歯細工の引札」
江戸期　27.0×19.5cm
上図（図3-39）と同じ入れ歯師の矢口規矩壽による引札。比較すると，男女の入れ歯の図，眼の見分療治（鑑別診断）が加えられている

第3章　日本の入れ歯

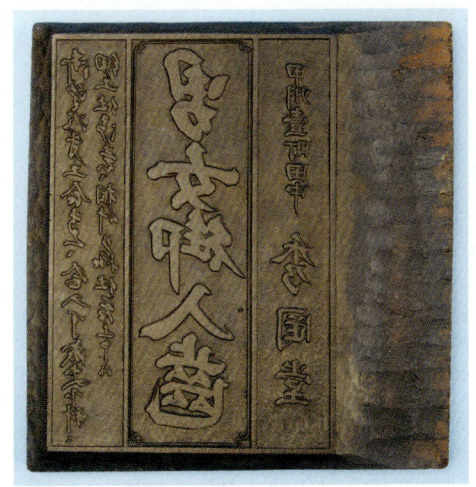

図3-41　「入れ歯の引札の版木」
甲州台町田中　秀岡堂　江戸期　6×6cm
現在の石和温泉の近くに町田中という町がある

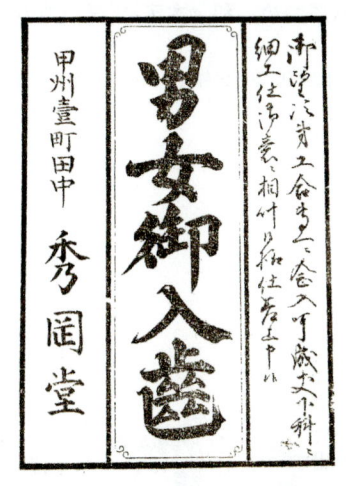

図3-42　「図3-41を刷ったもの」
御望次第，工合悪いに念入に成るだけ下料（安値）に細工仕り。御意に相叶候様差上申し候とある

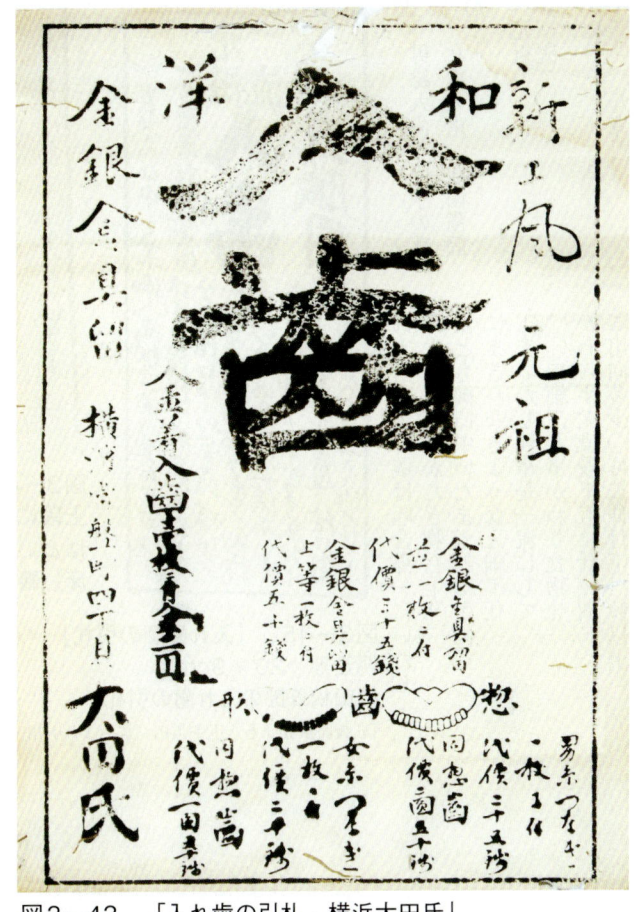

図3-43　「入れ歯の引札　横浜太田氏」
明治期　41×30cm
和は木床義歯，洋はゴム床義歯，新工風（夫）として金銀金具留は現代のクラスプ（バネ）。金着入歯は，木床義歯の裏面に臭いを止める金箔を貼ったようだ

神奈川県歯科医師会「歯の博物館」所蔵

むせばにてはにあなのあいたるところへきんぎんあるひはごむをもつてつめめ　たべものはいらぬようにいたし　大人小児ともはのいたみ一切りやうじ仕候　又どのやうなるあしきはにても手びやうしにてぬきとり仕候

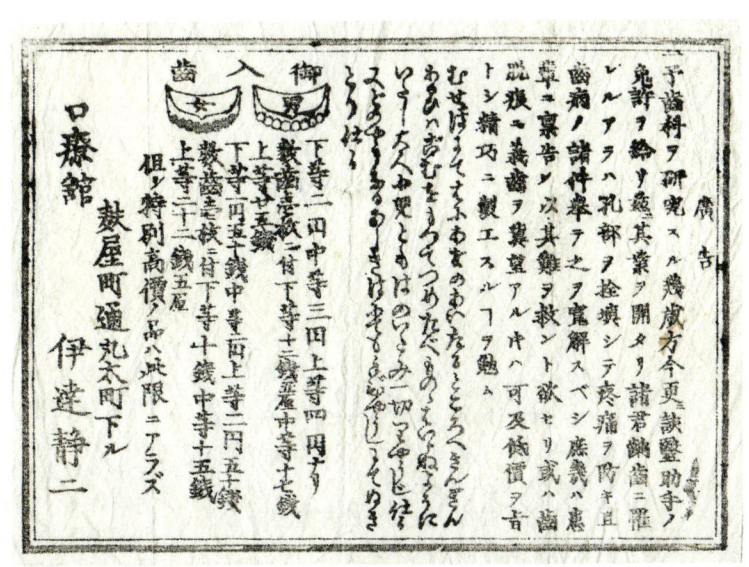

図3-44　「入れ歯の引札」　明治期　11.5×16.5cm
京都麩屋町通丸太町下ル　口療館　伊達静二

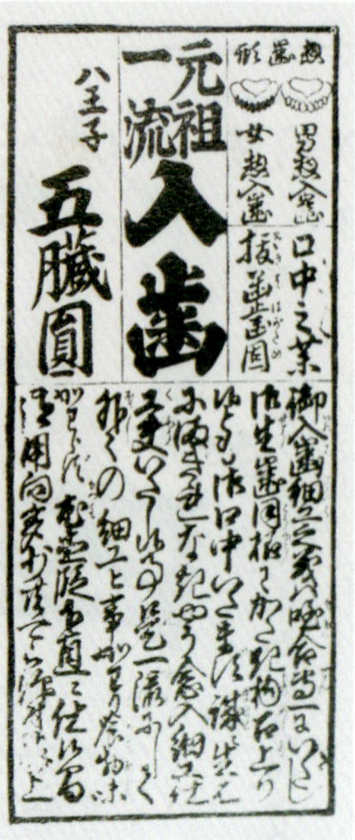

第3章 日本の入れ歯

惣
 男総入歯　口中の薬
歯
 女総入歯　抜歯歯固
形
一元祖　一流
八王子　五臓円

御入歯細工の儀は咥合専一にいたし
御生歯同様にかたき物召上り
候とも御口中いたまず誠に生歯
にまぎれなきよう念入細工仕
工夫いたし候事是一流にして
○○の細工と事かわり食物味
かわらず尤直段下直に仕候間
ご用向多少○可被仲付下　候以上

図3-45　「入れ歯師の引札」
明治期　20×9cm
須田松五郎の入れ歯の引札
『五臓圓松五郎と八王子須田一族』より引用

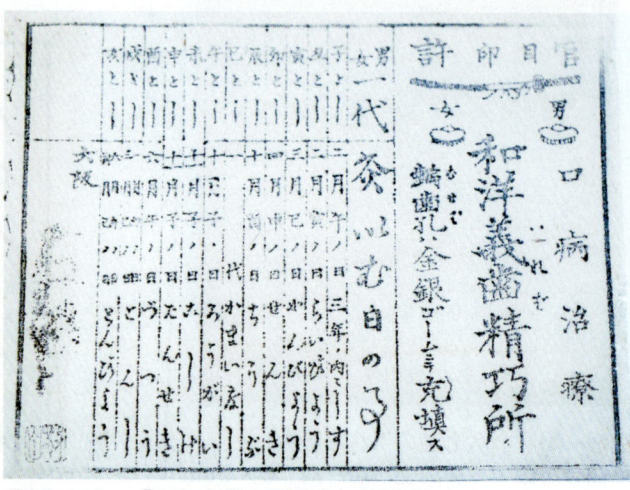

図3-46　「入れ歯師の引札」　明治期　22×25.5cm
上段に居合の刀があり，香具師系の入れ歯師が虫歯をむせばといい，穴を金・銀・ゴムでつめ，和（木床），洋（ゴム床）義歯精巧所とある

神奈川県歯科医師会「歯の博物館」所蔵

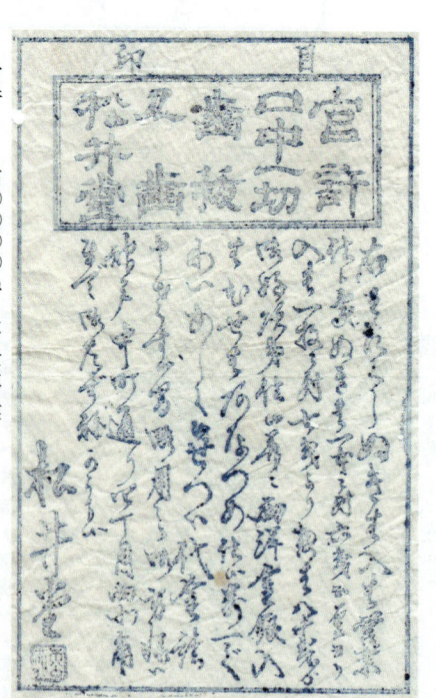

官許
口中一切
歯抜
入歯
松井堂

右○○○○ぬきは入は営業
仕候処
ぬきは一本ニ付六銭五厘より
入は一本ニ付七銭より惣は八十銭より
御好次第仕候
はむせはあなつめ仕候　代金請
わいあしく候せつは万一ぐ
申さず候間　御用之御方様は
神戸中町通り四丁目西北角
まで御たずね可被下候
　　　　　　　　　松井堂

図3-47　「香具師系の入れ歯師の引札」
明治期か　24×16cm
口中一切，歯抜，入歯，松井堂とある
香具師の松井源水の系統か

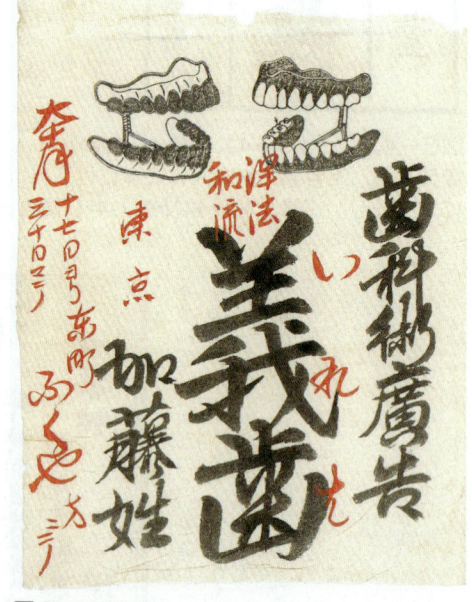

図3-48
「歯科術広告　義歯（いれば）の引札」
明治期　32×24.5cm
洋流，和流とあり，ゴム床，木床義歯の両方を作る。明治初期に，実物広告として入れ歯の実物をガラスケースに飾ることが流行した。引札に上下の義歯を描いたものは珍しい

第3章　日本の入れ歯

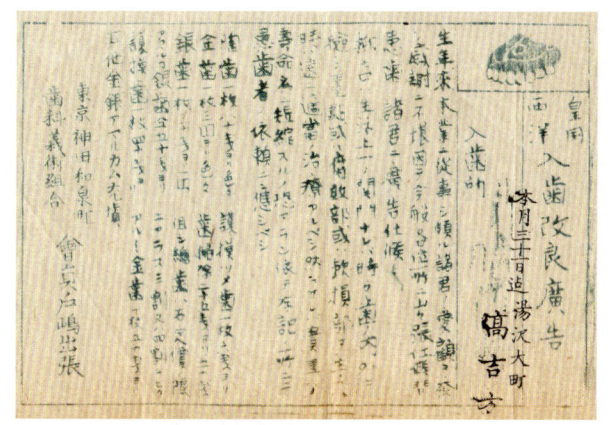

図3-49　「入れ歯の引札」
明治中期　16.5×24cm
皇国，西洋入歯改良広告，歯科義歯組合とあり，湯沢，大町に出張診療をしていた入れ歯師か

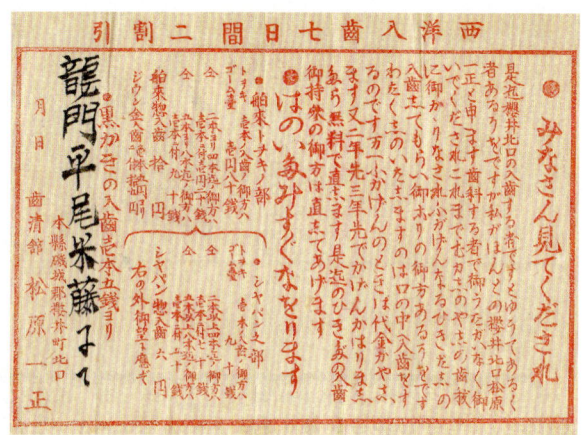

図3-50　「入れ歯の引札」
明治中期　16×23cm
偽物が自分の名をかたっているが，本物は私であるという広告

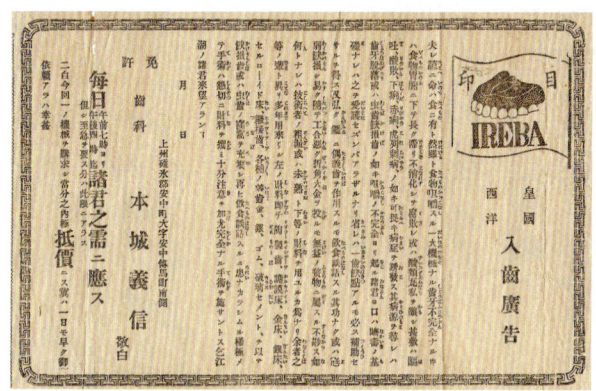

図3-51　「入れ歯の引札」
1892（明治25）年
16×26cm
皇国（木床）義歯，西洋（ゴム床）義歯とあり，ローマ字でIREBAと書いてあるのが面白い。免許，歯科とあるので歯科医術開業試験を通った歯科医か

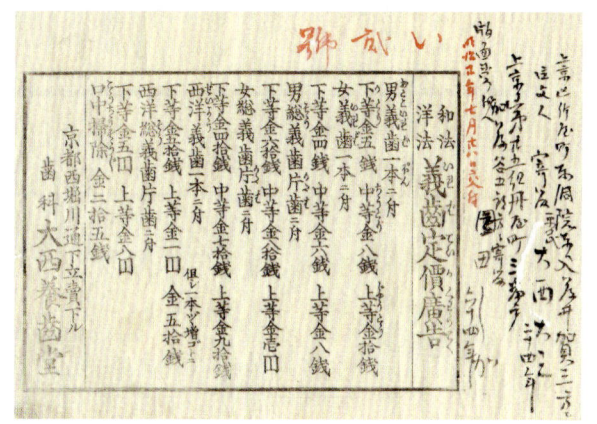

図3-52
「和法・洋法義歯定価の引札」
1891（明治24）年
14×20.5cm
歯科大西養歯堂とあり，広告主は歯科医か

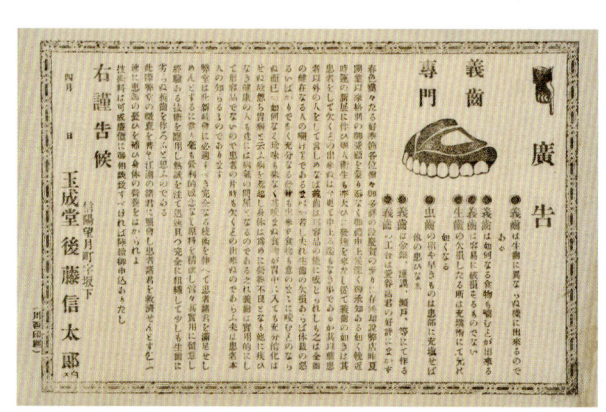

図3-53　「入れ歯の引札」
明治中期　16.5×23.5cm
引札には，玉成堂　後藤信太郎とあり，明治中期頃の入れ歯師のものと思われる。図の入歯には，口蓋に入歯の落ちるのを防ぐ吸着腔がついている。材料については，金製，護謨製，瀬戸等にて作るとある

第3章 日本の入れ歯

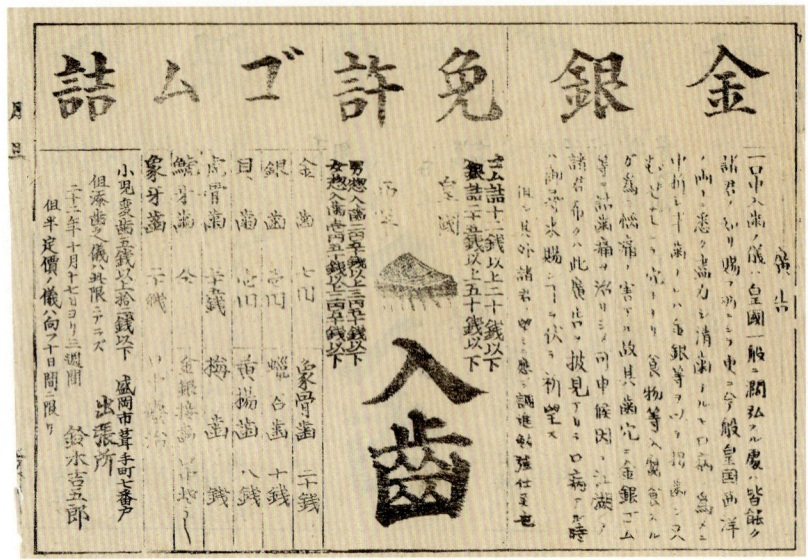

図3-54 「入れ歯の引札」
1889（明治22）年
17×24cm
皇国，西洋とあり，中央に免許とあるが，歯科医とないので西洋歯科を学んだ入れ歯師か

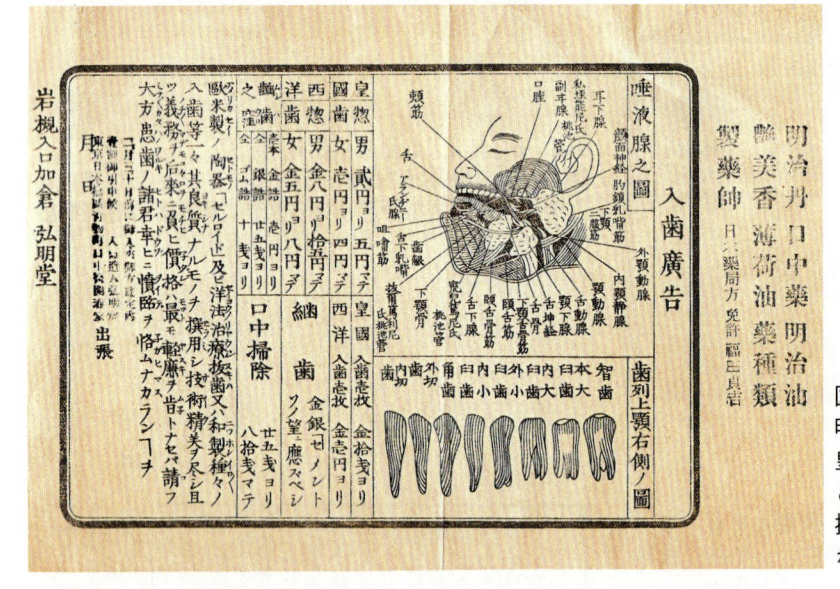

図3-55 「入れ歯の引札」
明治中期　17×24cm
皇国，西洋惣歯（総入れ歯の意）とあり，ムシバの窪，継歯，口中掃除（クリーニング）とある。入れ歯師か

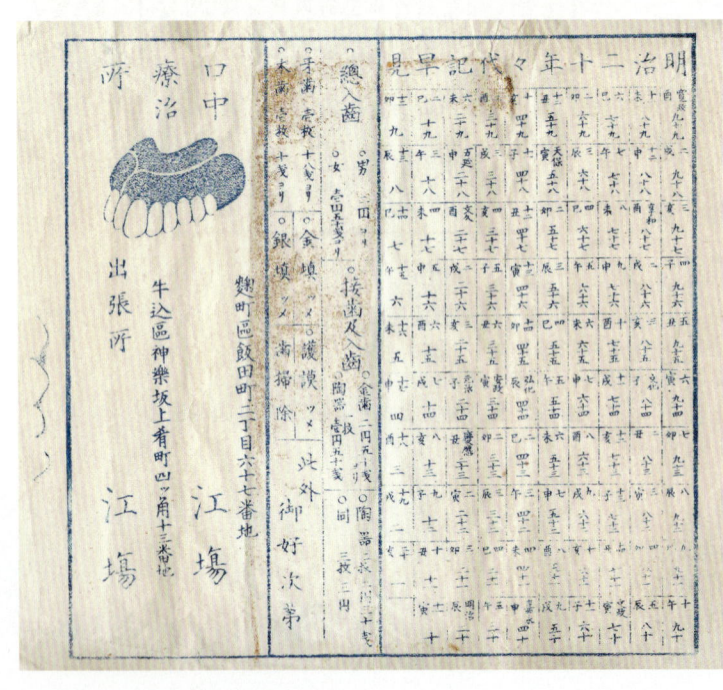

図3-56
「口中療治所　入れ歯師の引札」
1887（明治20）年　20×22cm
接歯，入歯，金銀充填とある
出張所とあるのは，数か月ごとに出張して入れ歯や治療をおこなった巡回診療

第3章　日本の入れ歯

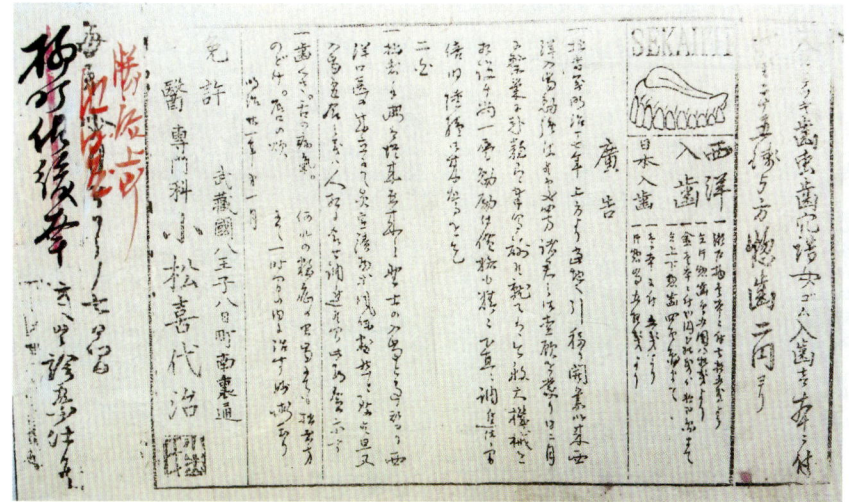

図3-57　「西洋入歯の引札」
1888（明治21）年
15×25.5cm
入れ歯の図に，SEKAIITI（世界一）とある。西洋入歯は得意なのか大きく日本入歯は小さく書かれている
金ニツギ歯　虫歯穴詰　入歯とある
武蔵國八王子八日町南裏通
免許　醫　専門家　小松喜代治
とあるが入歯師である

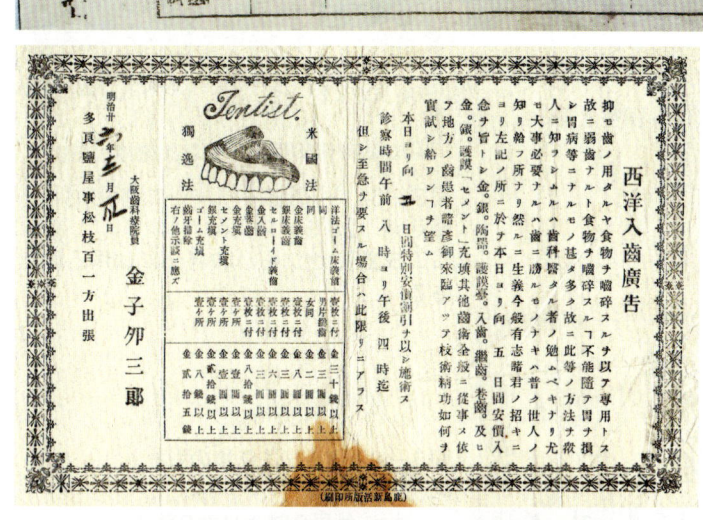

図3-58　「西洋入歯の引札」
1893（明治26）年　18.5×28cm
洋方ゴム床，金床，銀床，セルロイド床がある
義歯の上にDentistとあるので，歯科医術開業試験を通った歯科医か

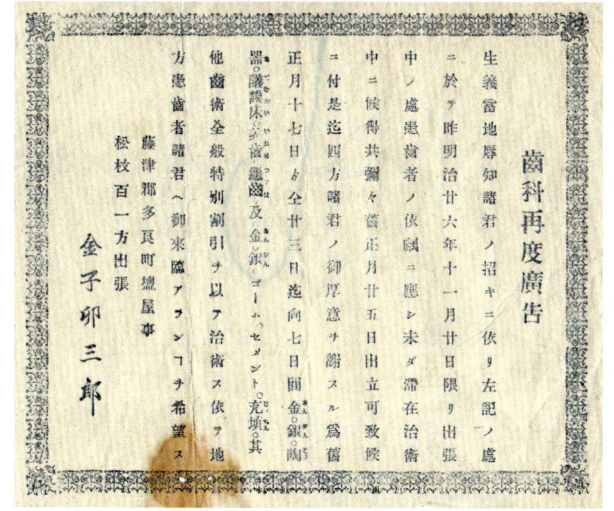

図3-59　「歯科の引札」
1893（明治26）年11月より　16.5×21cm
出張とあり，歯科治療や入れ歯を製作

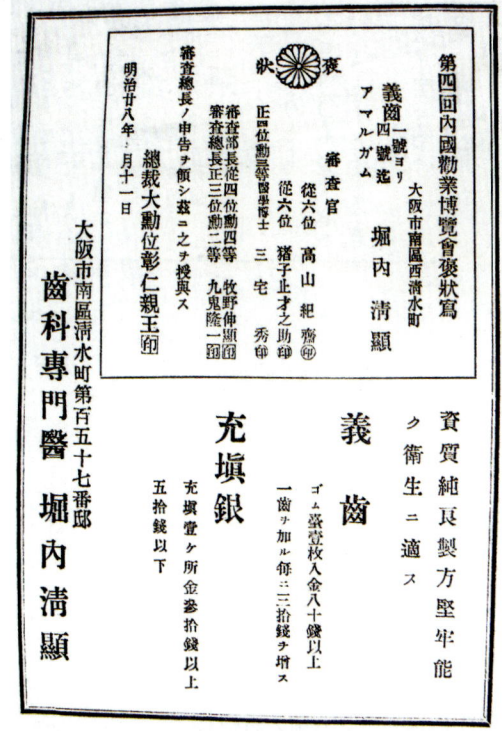

図3-60　「歯科医の引札」
1895（明治28）年　23.5×18.5cm
第4回内国勧業博覧会に出品し，表彰を受けたむねを広告

第3章　日本の入れ歯

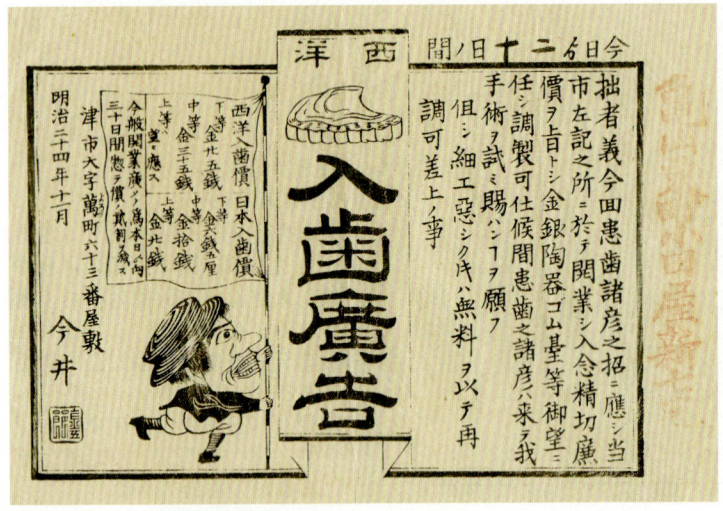

図3-61　「西洋入歯の引札」
津市　今井「明治24年11月」　16.5×24.5cm
入念精巧廉価ヲ旨トシ金銀陶器ゴム台等御望ニ任シ調整とある

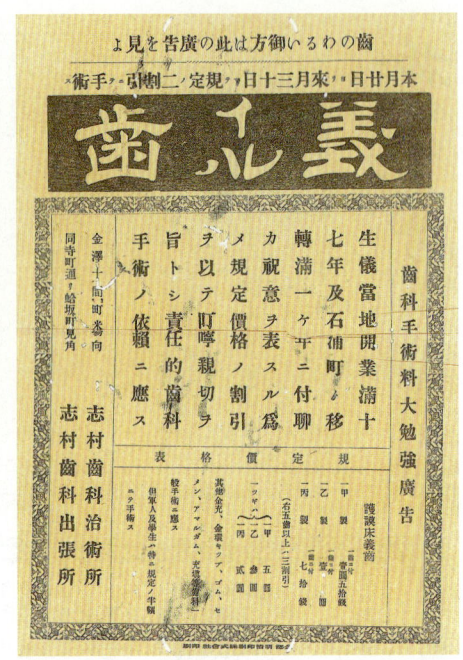

図3-62　「義歯（イレハ）二割引の引札」
明治期　28.5×20cm
ゴム床義歯やツギハの料金には甲乙丙とある

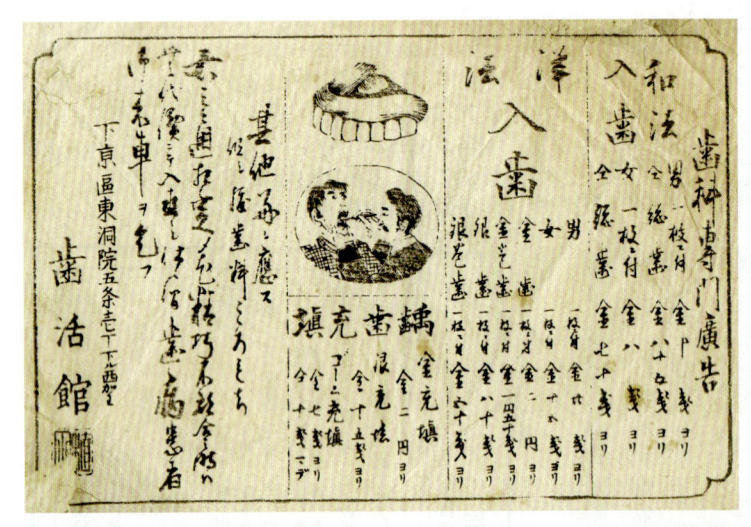

図3-63　「洋法入歯の引札」
和法入歯
　　一枚に付男9銭より女8銭より
総歯
　　一枚に付男85銭より女70銭より
洋法入歯
　　一枚に付男20銭より女18銭より
金歯2円より　　金差歯1円50銭より
銀歯80銭より　銀差歯50銭より
京都下京区東洞院　歯活館
明治中期　17×24.5cm

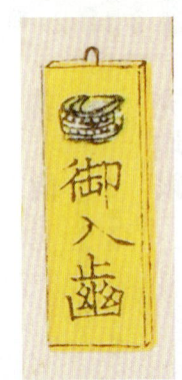

図3-64　「入れ歯の看板」
『吾妻餘波』壹編　復刻版
岡本昆石編　1885（明治18）年
　　　　神奈川県歯科医師会「歯の博物館」所蔵

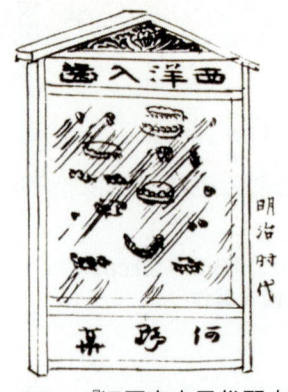

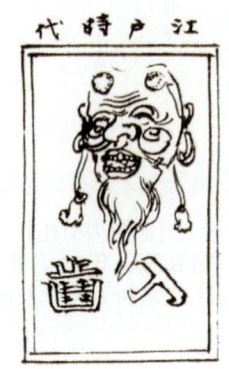

図3-65　『江戸東京風俗野史図絵』江戸と東京看板図
明治中期　35×23cm
左には入れ歯の実物がガラスケース入り，右には翁の面。米国人歯科医アレキサンドルがこのような入れ歯の実物看板を出したと言われている

神奈川県歯科医師会「歯の博物館」所蔵

第3章 日本の入れ歯

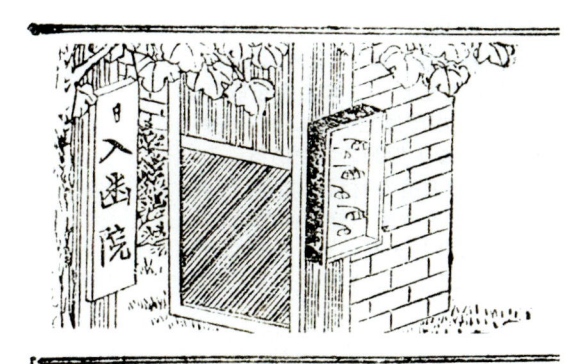

図3-66 「小国民 第13号」
1893（明治26）年
入歯院とし，入れ歯の実物を飾った看板が入口にある

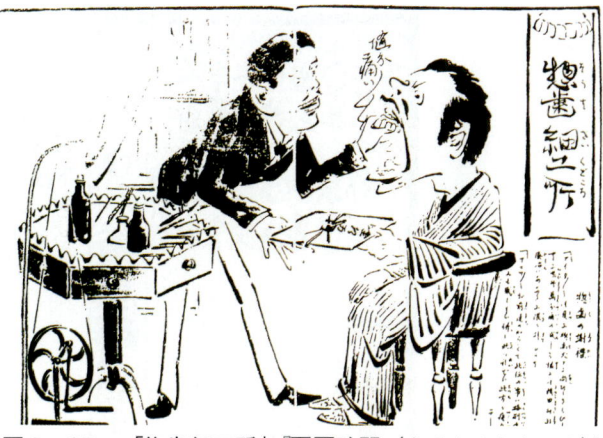

図3-67 「惣歯細工所」『團團珍聞（まるまるちんぶん）』
1888（明治21）年12月8日号より
惣歯とは総入れ歯のこと。「團團珍聞」は明治16年発行の
風刺雑誌で自由民権運動推進に大きな力となった

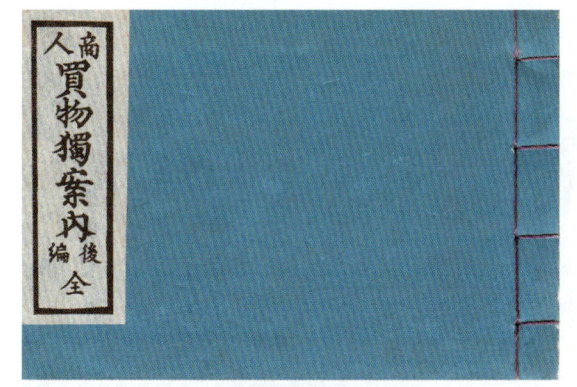

図3-68 『商人買物独案内』後編
1833（天保4）年　復刻本

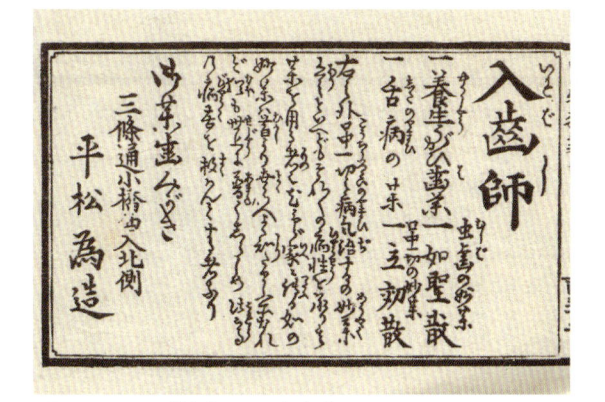

図3-69 「京都の入歯師」
『商人買物独案内』より
虫歯の妙薬，口中一切の妙薬，薬歯みがきも販売
している

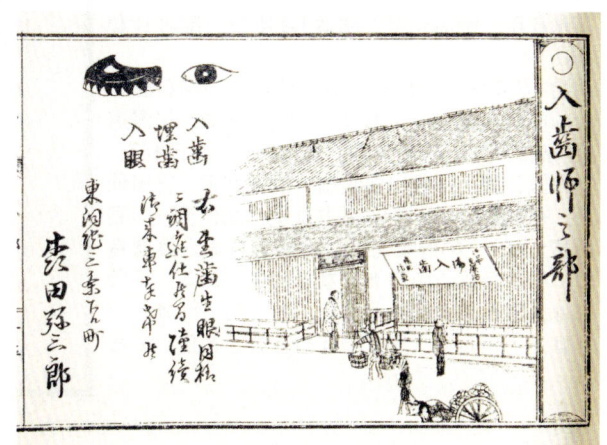

図3-70 「京都の入歯師の引札」
『都の魁』上より　1883（明治16）年の復刻版
石田有年編
入歯，埋歯，入眼とある

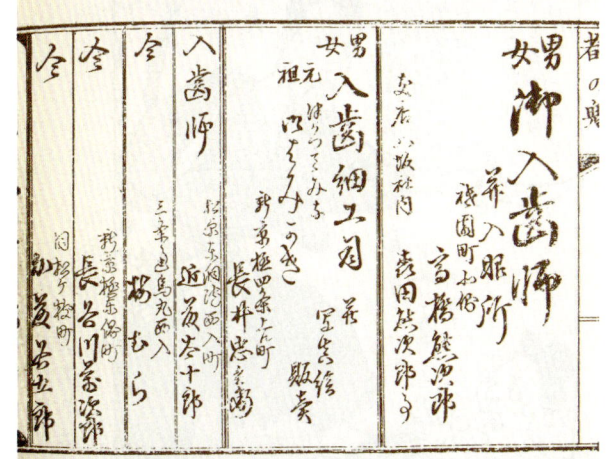

右之外　口中一切の病気治するの妙薬
有るといへどもそれぞれの病性を承り其
薬を用る者也　尤予が家に伝へたまふ処の
妙薬は昔より世の人よく知たまふなれ
ど　猶も世上に普くしらしめ此等
の病苦を救はんとする者なり

図3-71 「京都の入歯師」
『都の魁』上より
入眼所を併用している。女性はお歯黒用に黒い前歯を入
れたため，男女用を分けている

第3章 日本の入れ歯

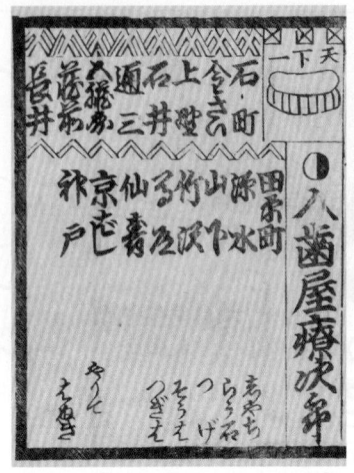

図3-72 「江戸細撰記 天下一 入歯屋療治」
江戸期 1853（嘉永6）年 18×12cm
『吉原細見』に形式をまねて，有名人を取り上げて編集した本。入歯屋療治の項には，長井，源水，竹澤等の有名な入歯師の名がある。その下段には，入歯や人工歯の材料として，しゃち，ろう石，つげ，そう歯（総義歯のこと），つぎは，やりて歯ぬきとある
名前の上の◿◿印はランク付

図3-73 「東京流行細見記 漢洋 入歯屋療治」
1885（明治18）年 清水市次郎編
18×12cm
嘉永6年，明治元年と明治18年の三部よりなる。
明治18年版の入歯屋療治の項には，歯科医と入れ歯師が混在しており，小幡英之助，伊澤道盛，高山紀齋，井野春毅，西村輔三，山田利充，竹澤國三郎，長谷川保兵衞，松下良定，吉田仙正，神翁金松（金齋），長井兵助，高橋虎一（高橋富士松），小野寅之助，池野谷貞司，渡邊良齋，松下良貞，山口洲一などの名がある。下段には，きん，ぎん，ぞうげ，ろう石，つげ，つぎは，げいしゃ，やりてはぬきなどと書いてある

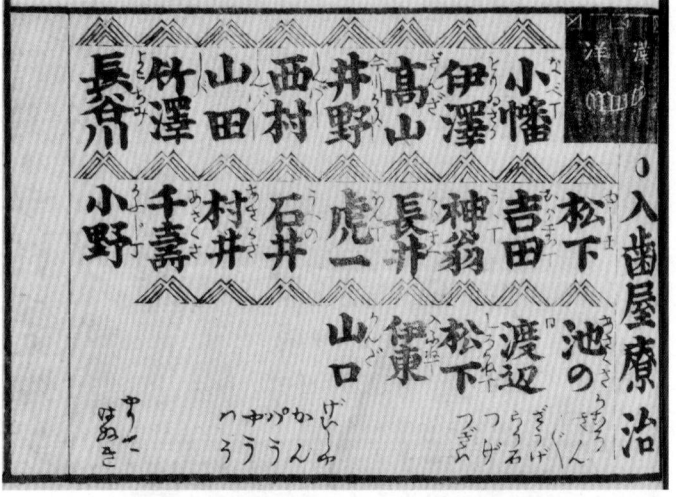

◿ 日の出新流行　大上々吉　大々叶
◿ 日々流行　　　上々吉　　大繁昌
◿ 部之印終　　　大　吉　　利　市

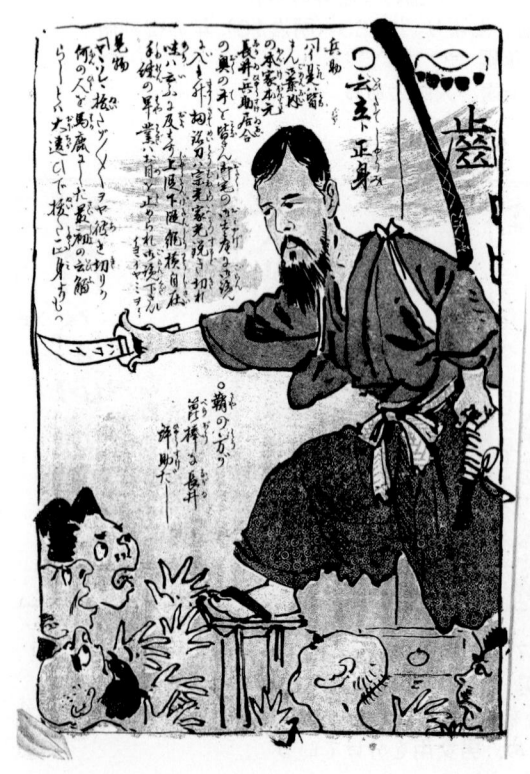

図3-74 「居合抜きの抜歯 團團珍聞（まるまるちんぶん）」
1894（明治27）年5月 24.2×19.5cm
長井兵助，云い立ての正味，兵助"是は皆さんご案内の本家，本元長井兵助居合の奥の手を皆さんお宅のお土産にご覧にいれます。さぞかし銘刀の切れ味，家光○○切れ味は云うに及ばず，上段，下段○○自在，手練の早業はお目を止められご覧ください"，"──ヤレソレ，抜いたぞ，ヲヤ○○○○何の人を馬鹿にした最初の言い触らしとは，大違いで抜いた正身より鞘の方がべらぼうに長井（い）兵助だ"
右上はお歯黒の入れ歯の図

第 3 章　日本の入れ歯

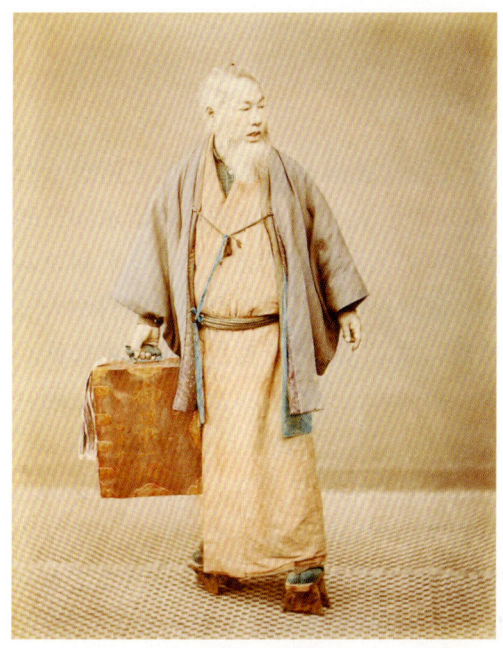

図 3−75　「入れ歯師　石井倉之進の彩色絵」
1872（明治5）年5月31日　12.5×24cm
居留地で発行された英字新聞 The Far East に，The Dentist として紹介された入れ歯師
神奈川県歯科医師会「歯の博物館」所蔵

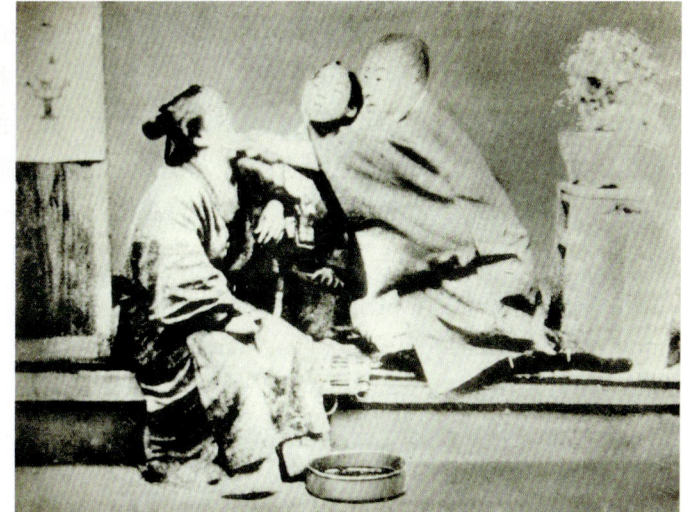

図 3−76　「石井倉之進による往診，縁側での診療風景」
明治初期　17×22cm
往診の手提げ道具箱が図3−75のものと一致する

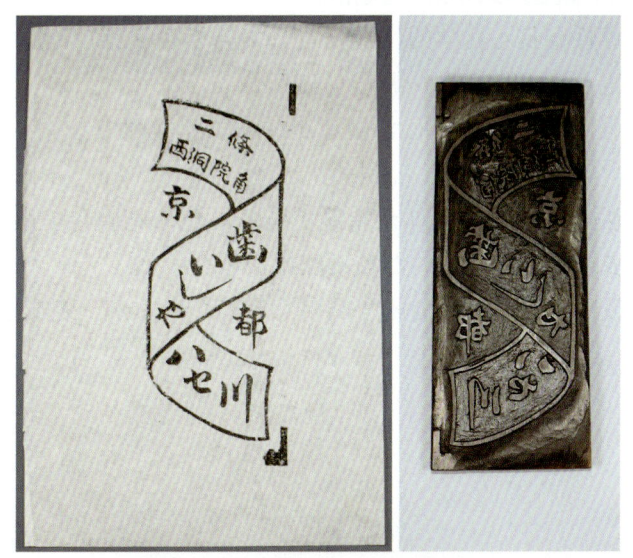

図 3−77　「歯いしゃの版木」
明治期　18×7.5cm
京都二條西洞院角歯いしゃハセ川

127

ゴム床・金属床

《ゴム床義歯》

　幕末から明治初期に，横浜居留地で外国人歯科医によって西洋義歯としてゴム床義歯がもたらされた。蒸和釜やゴム床義歯の材料（蒸和ゴム）は，1875（明治8）年，瑞穂屋の清水卯三郎がアメリカより輸入した。明治中期頃には，日本の伝統的な木の入れ歯は消えていく。蒸和ゴムはチャールズ・グッドイヤーが開発したもので，弾性ゴム，硫黄，色をつけるための顔料が入っており，蒸気によって加熱して硬化させた。蒸和ゴムの種類には，床用の暗褐色，上顎用に軽くするため黒色のゴム，歯肉用にピンク色のものがあり，薄く歯肉の部分を被った。床用も，硬いゴム材と粘膜に接する層に用いる軟かめのゴム材があった。

　ゴム床義歯の蒸和をおこなう蒸和釜は，検温器安全弁，放気管がついており，製作用のフラスコに陶材の歯を並べて，パラフィンで製作した仮の義歯を石膏の中に埋める。そして，パラフィンを熱湯で流した後，柔らかくし小さく切った蒸和ゴム材をつめて蒸和釜に入れ，8分目まで水を入れて加熱し，放気管を開き空気を抜く。蒸和は，低い温度から長時間をかけて華氏300～320度（摂氏148－160度）で加熱し，止めてから30分～1時間置く。急激に加熱すると，ゴムの表面のみ硬くなり気泡を生じ脆くなる。下顎の義歯は，安定を保つようにゴム材の中に金属の粉や金属線や板を入れて重くした。上顎の義歯は，吸着を良くするため粘膜に接する中央部に空室を作ったが，粘膜が吸引されて肥厚し炎症を起すことがあった。

《金属床義歯》

　金，白金，銀，アルミニウムなどを使った金属の義歯床は，陰型と陽型の鋳型を作り，白金板や18～20カラットの金板を火炎で焼いて柔らかくし圧接した。幕末から明治初期に来日した外国人歯科医は，圧印により金属床義歯を作っていた。金属の床は熱電導性が良く，熱いもの，冷たいものが顎の粘膜の感覚で分かるように薄くなっていた。

《金属の種類やゴム床義歯の利点・欠点》

- 金床は薄く熱の電導性が良く化学的にも安定しているが，高価である
- 白金床は薄く熱の電導性が良いが，調整が難しい
- アルミニウム床は軽く上顎用に適しているが，あまり強固でなくクロール，酸やアルカリに抵抗力がない
- ゴム床は比較的に強くて軽いが製作が煩雑である。色も粘膜色で廉価だが，薄くすると破折の危険がある。表面が緻密でないため不潔になりやすい
- セルロイド床は比較的弾力があり美麗で調整も容易であるが，変形しやすく燃えやすい

第3章　日本の入れ歯

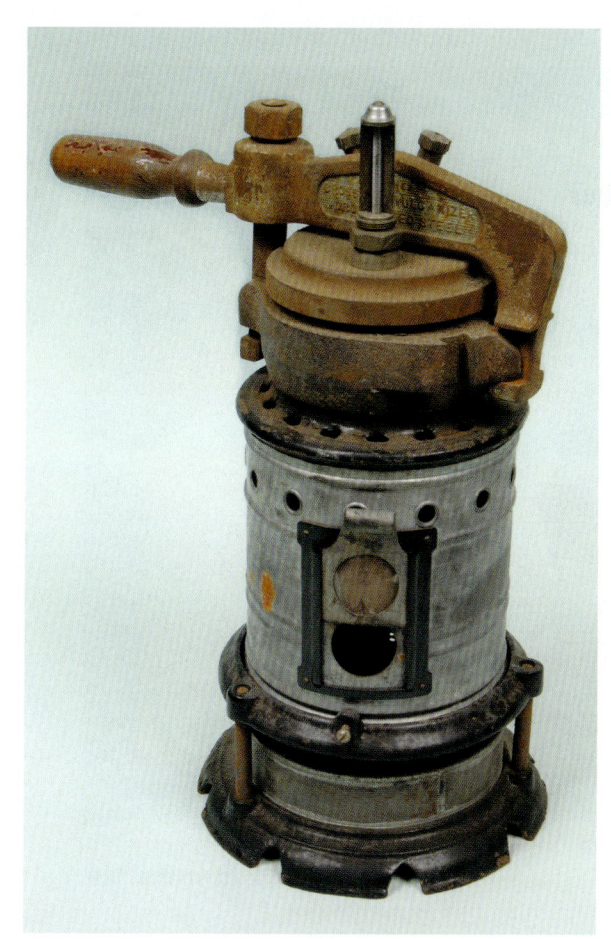

図3-78　「蒸和釜」　明治期　32×17cm
加圧，加熱してゴムを硬化させる
神奈川県歯科医師会「歯の博物館」所蔵

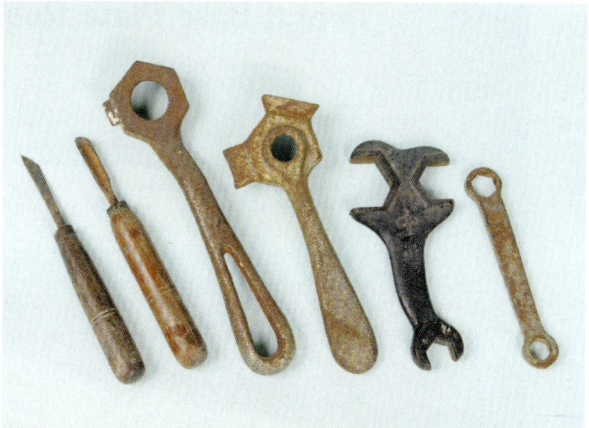

図3-79　「蒸和釜を開閉する道具とスクレーパー」
明治期　19×5.5cm
神奈川県歯科医師会「歯の博物館」所蔵

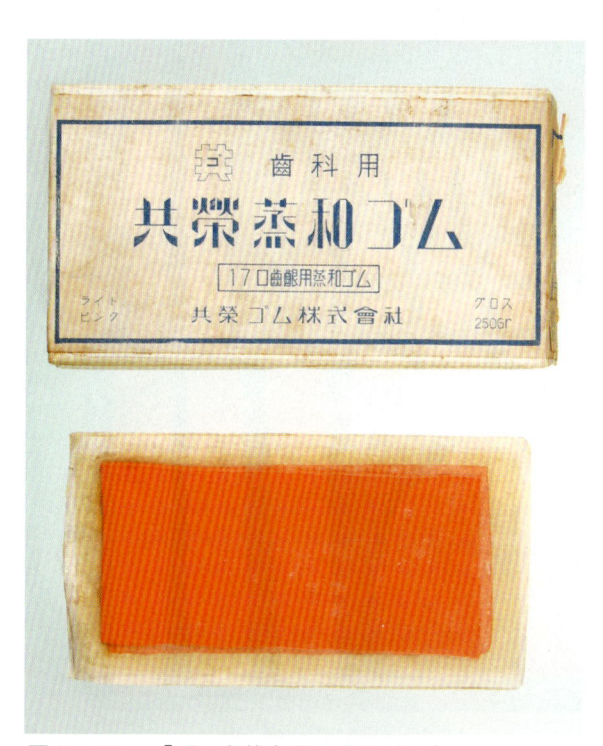

図3-80　「ゴム床義歯用の蒸和ゴム」
明治期　9×16cm
神奈川県歯科医師会「歯の博物館」所蔵

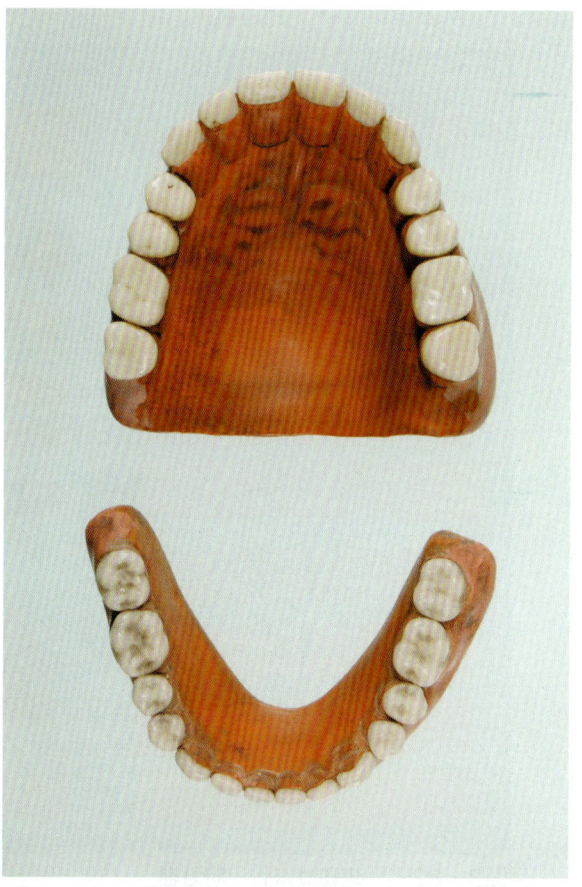

図3-81　「陶製の人工歯を配列したゴム床義歯」
明治期　5.5×6cm
神奈川県歯科医師会「歯の博物館」所蔵

129

第3章 日本の入れ歯

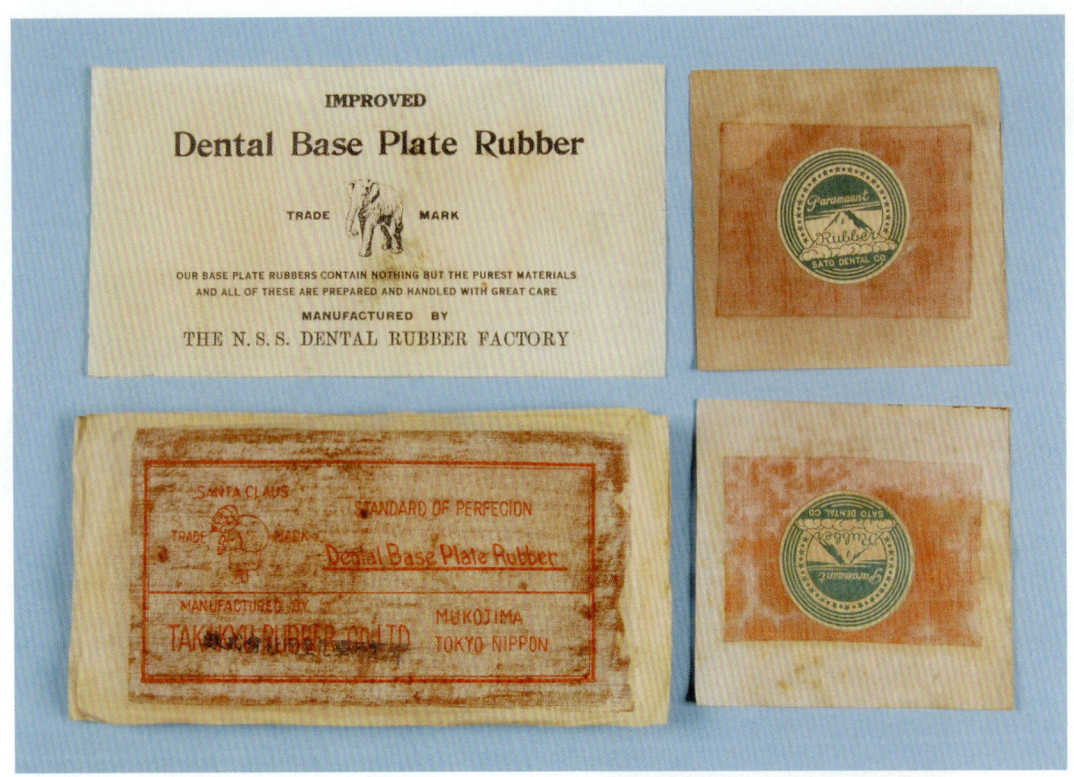

図3-82 「蒸和ゴムの材料」 明治期 9×16cm

神奈川県歯科医師会「歯の博物館」所蔵

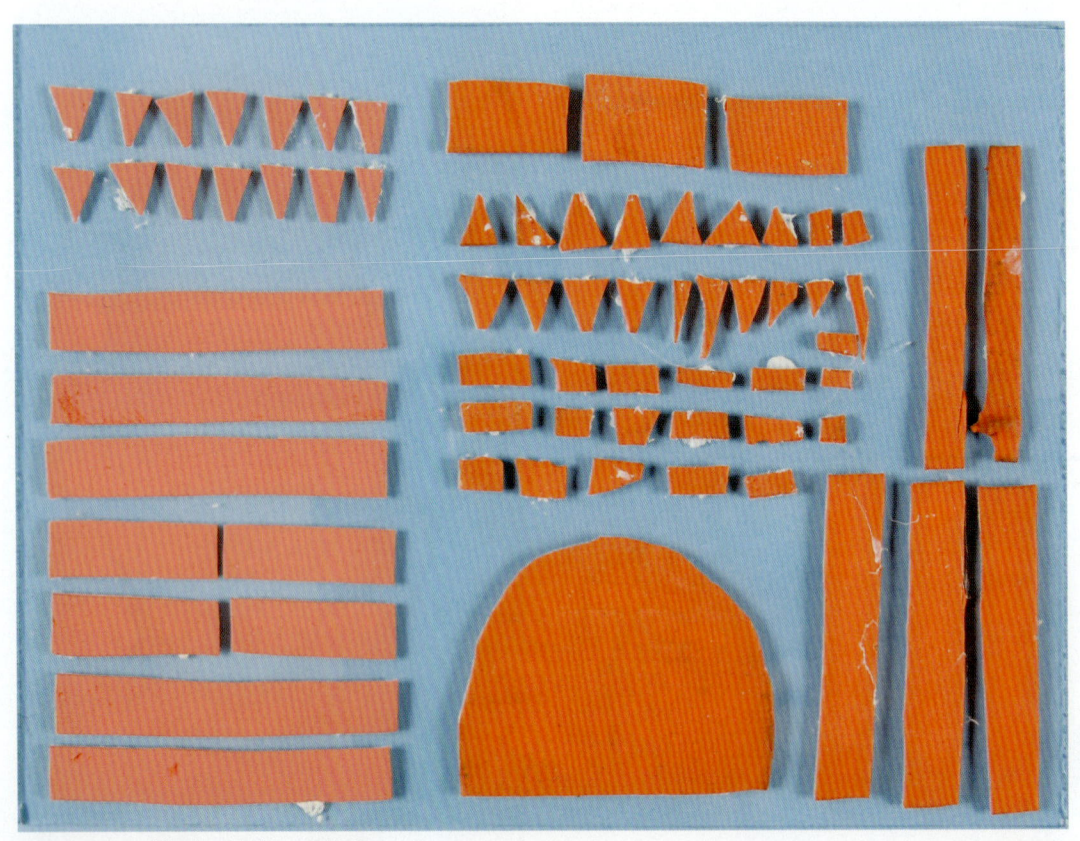

図3-83 「蒸和ゴム」 明治期
蒸和ゴムを詰めやすいように，小さく切りガラス板上で蒸気で温めながら詰めた。明治期より昭和20年頃まで使われていた

神奈川県歯科医師会「歯の博物館」所蔵

第3章 日本の入れ歯

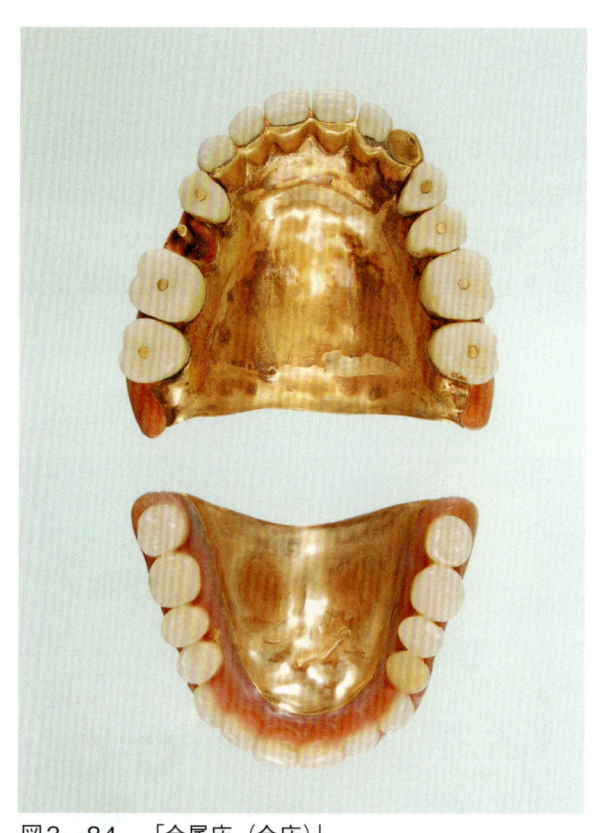

図3-84 「金属床（金床）」
明治期か大正期　5.5×6.5cm
神奈川県歯科医師会「歯の博物館」所蔵

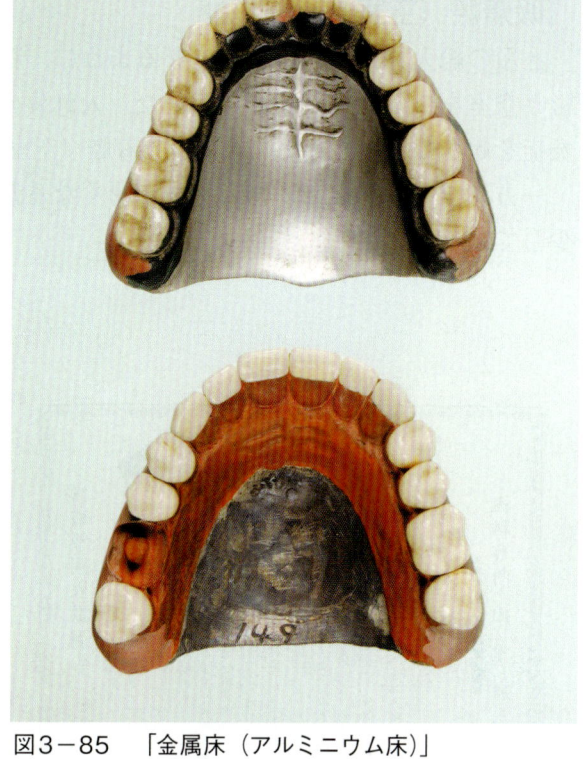

図3-85 「金属床（アルミニウム床）」
明治期か大正期　4.6×6cm
神奈川県歯科医師会「歯の博物館」所蔵

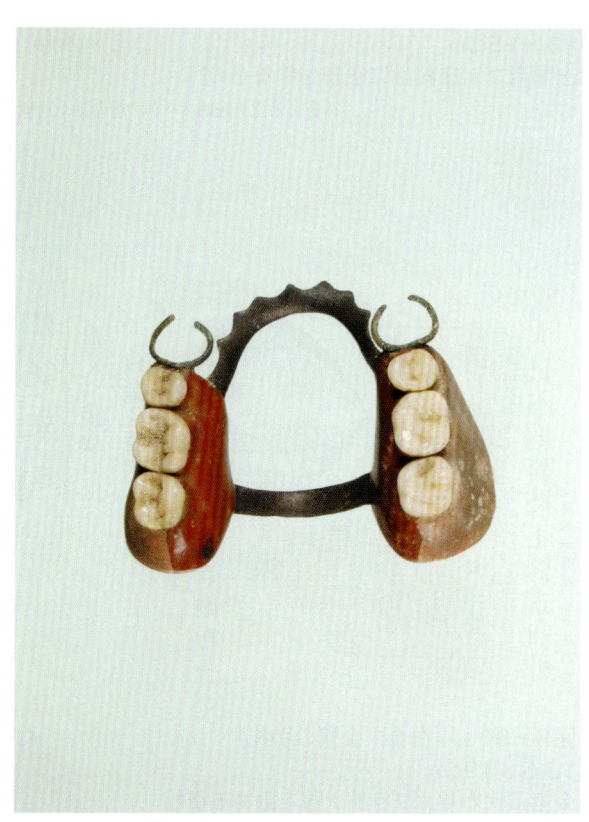

図3-86 「上顎用の金属床」
昭和期　5×5.5cm
神奈川県歯科医師会「歯の博物館」所蔵

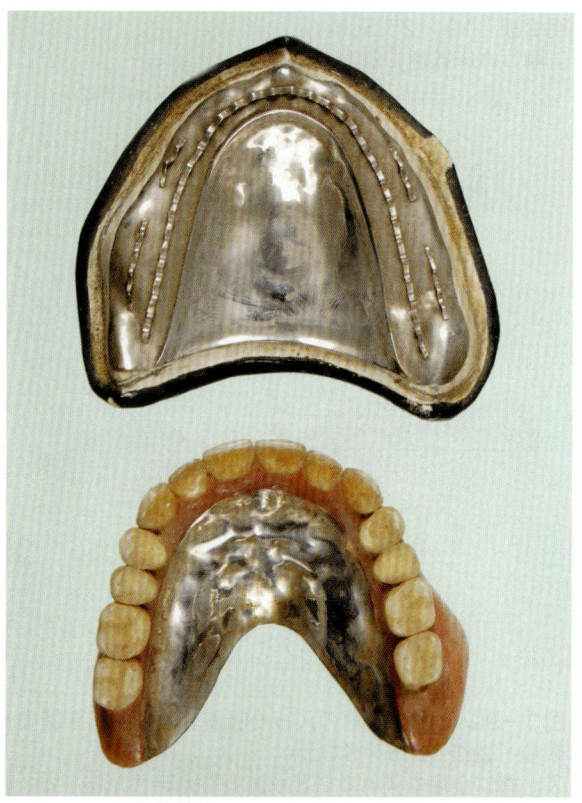

図3-87 「金属床（コバルトクロームの圧印床）」
昭和期　5×5cm
神奈川県歯科医師会「歯の博物館」所蔵

第3章　日本の入れ歯

吸着腔

《吸着腔（空室）》

　上顎の総入れ歯の吸着が良くなるように，粘膜に接する面の中央部にハート型や長楕円型に彫り空室を作る工夫が行われていた。入れ歯の吸着が良くなる反面，空室に粘膜が盛り上がり炎症を起すことがあった。既製の吸着腔（空室）は，外国製，日本製が販売されていた。

　一方，空室を作るために入れ歯が厚くなる傾向があり，大正時代には空室の使用は次第に減少していった。

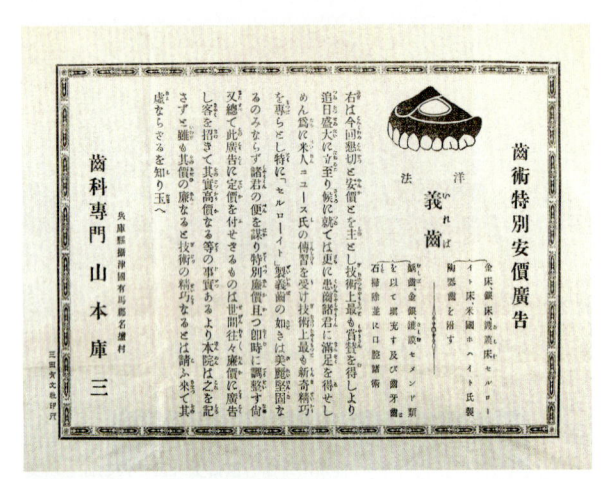

図3-88　「入れ歯の引札」
明治期　19×25.5cm
上顎ゴム床義歯に吸着腔がある
　　　　　　　　　　　　神奈川県歯科医師会「歯の博物館」所蔵

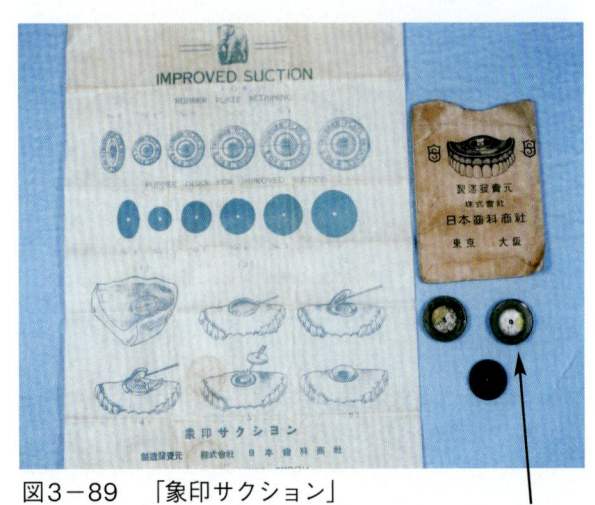

図3-89　「象印サクション」
23×15cm　　　　　　　　　　2×2cm
上顎用ゴム床義歯に空室を作るもの
　　　　　　　　　　　　神奈川県歯科医師会「歯の博物館」所蔵

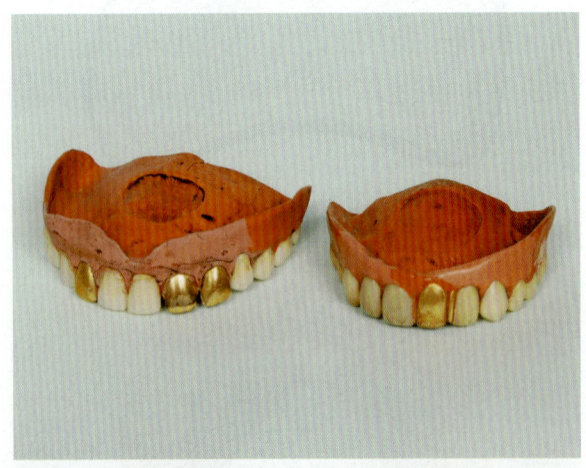

図3-90　「前歯金冠の入った吸着腔付のゴム床義歯」
戦前・戦後　5.5×5.5cm
入れ歯に金歯を入れることが流行した時代があった
　　　　　　　　　　　　神奈川県歯科医師会「歯の博物館」所蔵

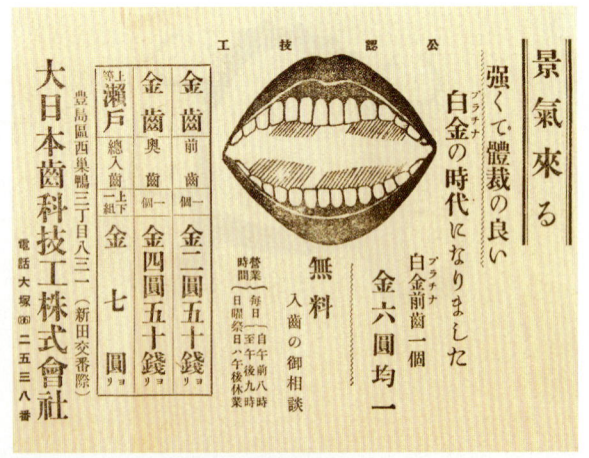

図3-91　「白金，金冠の引札」
13.5×19cm
金歯に代わり，プラチナ冠を勧める引札
　　　　　　　　　　　　神奈川県歯科医師会「歯の博物館」所蔵

第3章　日本の入れ歯

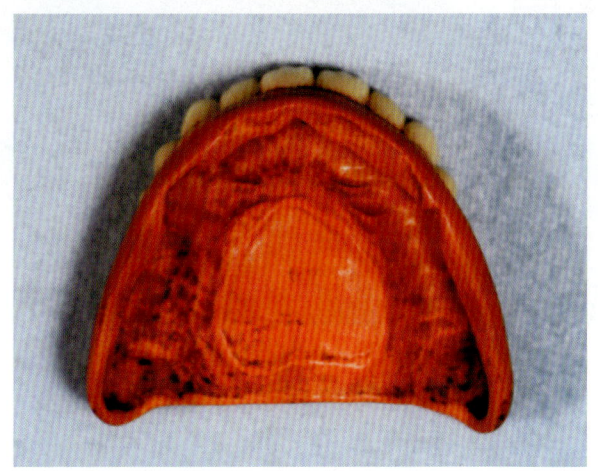

図3-92　外国製のゴム床義歯（口蓋にハート型の吸着腔付）　19世紀　5×6cm
神奈川県歯科医師会「歯の博物館」所蔵

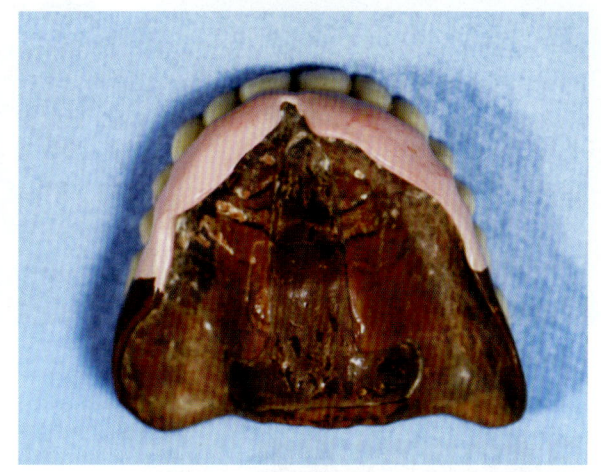

図3-93　外国製のゴム床義歯（口蓋にT字型の吸着腔付）　19世紀　6×5.5cm
神奈川県歯科医師会「歯の博物館」所蔵

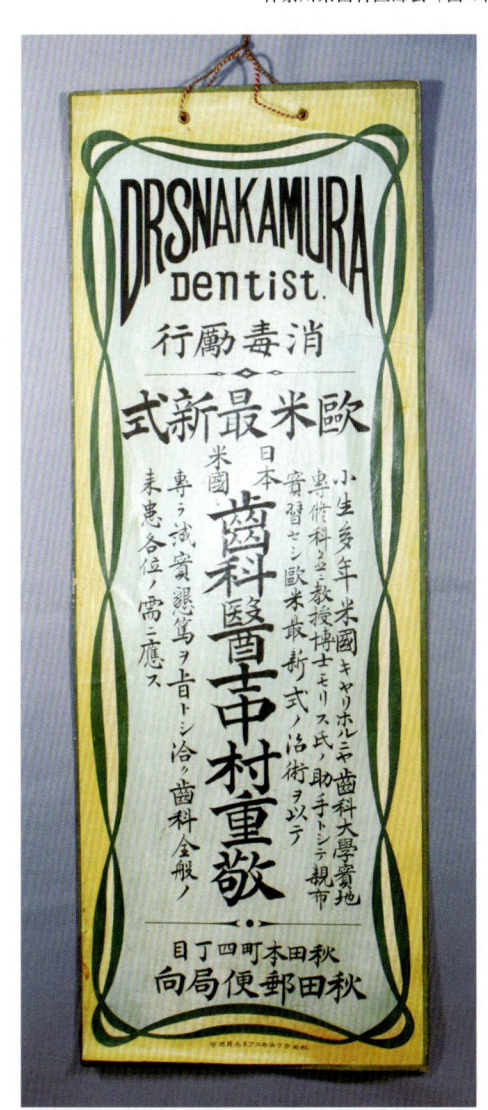

図3-94　「歯科醫士　中村重敬の紙看板」
明治期　54×20cm
秋田本町4丁目で開業した歯科医の広告。日本の歯科医専を卒業し，アメリカ カリフォルニア大学歯学部に編入し，帰国後ドクトルを名乗り通称"アメドク"と呼ばれた

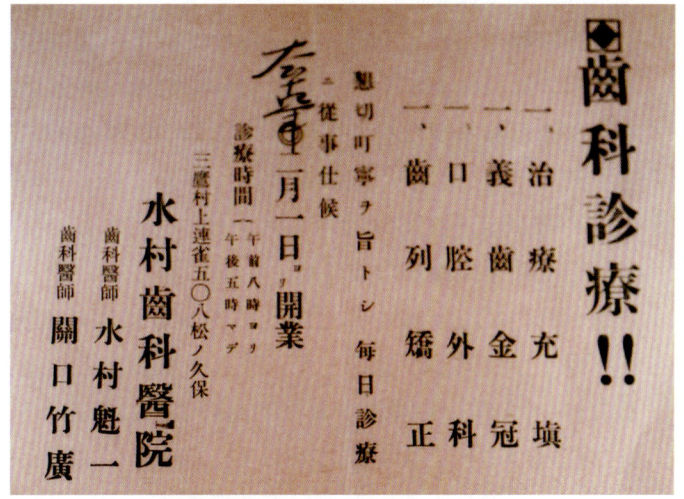

図3-95　「歯科医院のチラシ広告」
1925（大正14）年　14.5×18.5cm
義歯金冠，口腔外科，歯列矯正が診療内容にある
当時の歯科医は日曜日を含め，毎日診療し休みがなかった

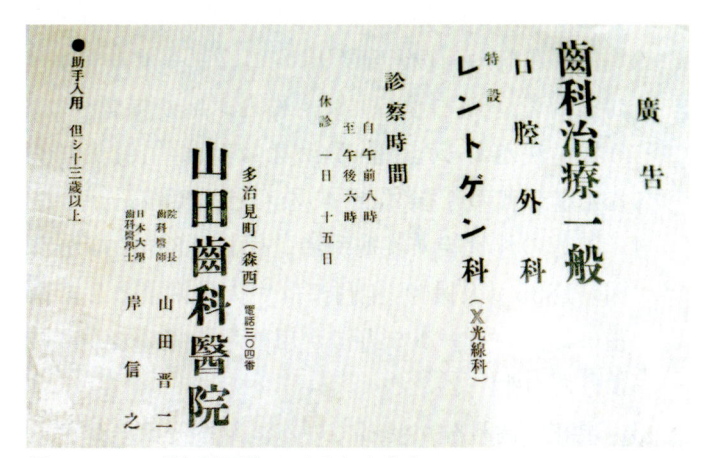

図3-96　「歯科医院のチラシ広告」
昭和初期　19×26cm
口腔外科，レントゲン科が入っている
レントゲンの普及は昭和期に入ってから
（1日，15日のみ休診）
神奈川県歯科医師会「歯の博物館」所蔵

133

第4章

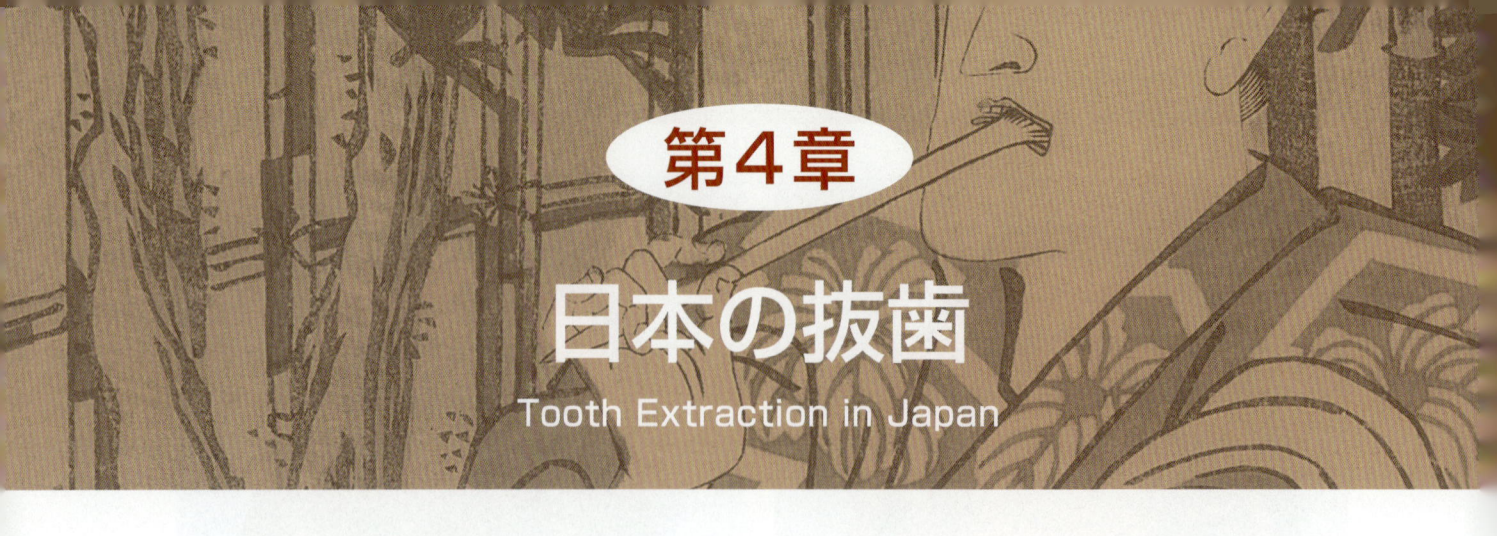

日本の抜歯
Tooth Extraction in Japan

日本の抜歯の歴史

《日本の伝統的な抜歯法》
1. 弓と矢で抜く
2. 三味線の糸などを歯に引っ掛けて抜く。銅線や糸の一端を寛永通宝などの穴開き銭に結んで手のひらに隠して抜く（香具師の抜歯手技）
3. 木槌と棒を歯に当てて叩いて抜く。鉄棒を歯に当てて石で叩く
4. 釘抜き型の鉗子や歯鋏を使い，掴んで抜く
5. 尖端が扁平な鉄の棒（エレベーター状のもの）で残根を抜く
6. 指で歯をつかんで抜く

発掘された縄文時代や弥生時代の頭蓋骨には，上顎犬歯，下顎前歯などの生歯抜の風習がみられ，種々な抜歯法が発達した。成人や服喪などの通過儀礼によるものと推測されている。

上の1～6を詳しく解説すると下記のようになる。

1. 弦（つる）を抜く歯にかけて，後方から助手が頭を抑えて抜いたが，日本だけではなく中国や台湾にもあった古い方法である。
2. 江戸時代に香具師が居合抜きや曲独楽などをして人を集めて用いた。糸の一端を寛永通宝などの穴開き銭や小さな木の棒に結び，手のひらに隠し一瞬の早業で抜いたという。口中医が殿様の歯を抜く時，絹糸で歯を縛って引っ張って抜いたという話も残っている。
3. 入れ歯師や歯抜き師が用いた。シーボルトが，帰国後まとめたシーボルト『日本』や本間玄調著，『瘍科秘録』にも棒と木槌が掲載されている。古代中国やインドにも，打牙という抜歯法があったという。『よはひ草』1929（昭和4）年刊には，入れ歯師か歯抜師が使った木槌の代わりをする平らな石と鉄棒が紹介されている（図4-5，4-6）。
4. 国芳の浮世絵「難病療治」（図4-8）に描かれて有名である。筑前伊沢家の『口科道具図』1835（天保6）年刊には，抜歯鉗子として歯抜と歯鋏が描かれている。江戸時代の抜歯には，いろいろな方法が用いられていたが，抜歯鉗子の使用が主として用いられていたようだ（図4-2）。
5. 現在，歯科医が使っているエレベーターに似た器具で，残根を挺出させて抜歯する方法で「押しごく」という呼称があった。
6. 香具師が大道で指で歯を掴んで抜いた。普段の鍛練として，板に釘を打ち指で抜き指の握力を強めたという。江戸時代には，口中医，入れ歯師，歯抜師，香具師が歯薬，歯みがき粉を売り，大道で歯を抜いた。

第4章　日本の抜歯

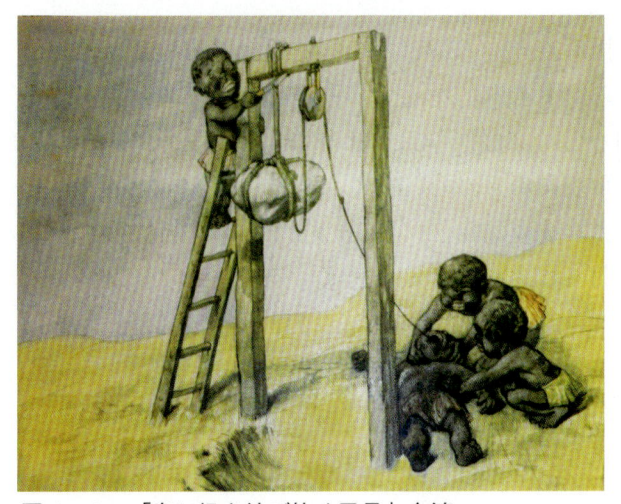

図4－1　「歯に紐を結び抜く風景」台湾
神奈川県歯科医師会「歯の博物館」所蔵

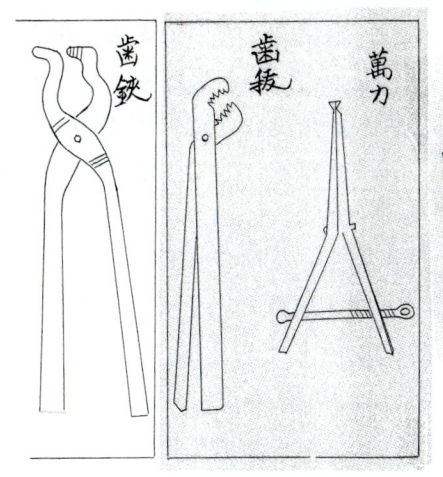

図4－2　「伊沢家の口科道具図」
加藤増夫著，『漢方歯科』1992（平成4）年より引用

《宣教師フロイスが記録した日本の抜歯》

　16世紀後半の信長，秀吉の時代，日本に30年間滞在したイエズス会宣教師のルイス・フロイスは，日本人の様々な風習を観察して記録している。

　ヨリッセン，松田毅一著，『フロイスの日本覚書』1986（昭和61）年刊には，日本の抜歯について「われらは，抜歯鋏，鉗子，鸚鵡の嘴（ピコデパパガイオ）などを用いて歯を抜く。日本人は，鑿，小槌，歯につける弓と矢，または鉄の釘抜を用いる」と日本と西洋の抜歯器具や方法の違いについて書かれている。鸚鵡の嘴とは，西欧で用いられていた抜歯器具のペリカンではないかと考えられる（図4－3）。

　釘抜きのように抜歯鉗子など器具を使い，歯を掴んで抜く方法は日本と西洋に共通しているが，鑿や木の棒を歯に当てて木槌で叩いて抜く方法は，日本独特の方法である（中国には打牙という記録はある）。

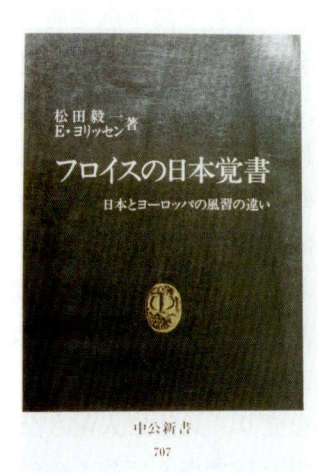

図4－3
『フロイスの日本覚書』
1986（昭和61）年刊
日本の抜歯について西欧と比較している

《江戸時代末期の本『瘍科秘録』に記録された抜歯器具と抜歯法》

　華岡青洲の門下でシーボルトに師事した本間玄調は，1837（天保8）年『瘍科秘録』の中に，叩いて抜く抜歯器具を挿し絵で記録している。それには，「矢ト云フ器ヲ齦ニカケ抜キタリキ……，タトエハ左牙ヲ抜ント思ハハ，左手ノ食指ヲ手ニテツツミ病牙ノ内ニ当テ右手ニテ槽柄ヲ持チ病牙ノ外ヘ当テ，内外相応シテ端的ヲ定メ，一人介者左側ニ座シ，木槌ヲ持チ力ヲ極メテ槽柄ヲ打ツ時ハ，歯牙脱然トシテ落チ痛ミモ又失スルガ如クニ去ルナリ」とある。シーボルトは，ドイツに帰国後，シーボルト『日本』に木槌と棒を紹介している。神奈川県歯科医師会「歯の博物館」では，本間玄調の『瘍科秘録』の槽柄と木槌を，挿し絵から寸法図面を正確に起こし，樫の木で再現した。実際に叩いてみると，マレット型の木槌よりも羽子板型の木槌の方が手首のスナップを利かして的を外さないように打つことができた。

第4章　日本の抜歯

《麻酔はどうしていたか》

　江戸時代には，麻酔をしないで歯抜き鉗子で抜いたり，木槌と木の棒で叩いて抜いたというのが通説である。しかし，筆者等は種々な資料から，塗布麻酔をして痛みを和らげて抜歯をしていたと考える。『古今智恵枕』1724（享保9）年刊などの家庭医学書のような本には，「トリカブト，卑撥，山椒，細辛を細末にして，ゆらぐ歯のうら表にぬり，しばらくしてその歯をぬくべし，痛くなくぬくる事奇妙なり」とある。また，『家法難波骨継秘伝』1819（文政2）年刊には，歯落薬，麻薬，魔薬として同様の処方があり，麻酔薬について酒を飲むとよく効くとあり，麻酔をさめさせるには，塩水を飲むとよいと書かれている。私達は，口中書を10冊所蔵しているが，口中書にも抜歯奇方として患牙散，抜患牙があり，「烏頭，卑撥，細辛右三味為末塗其歯斤必落」とある。これらは，現代の注射針を刺す前の表面麻酔，塗布麻酔剤に相当するものであろう。麻薬を綿糸に染み込ませて歯根と歯肉の間に押し込み，しばらく時間を置いてから抜歯した。

《香具師の抜歯》

　香具師が歯を抜く時には，大道で居合い抜き，曲独楽などで大勢の見物人を集めた。長井兵助は，居合抜きで有名で高下駄を履き長い刀を持ち熟練の早業と気合いで抜き，見物人を驚かせたという（図4-4）。

　和田信義著，『香具師奥義書』1929（昭和4）年刊には，香具師の売り物として「此の小売の内種々あり。路上の商人多し，歯抜きも此の一種也」とある。「大阪の松井喜三郎，江戸は長井兵助，玄（源）水等最も名あり，喜三郎と兵助は人集めに筥三方を積み累ね，其の上に立って太刀を抜き或いは居合の学びをなし，玄（源）水は独楽を廻して人を集め，歯磨粉及び歯薬を売り，又歯療入歯もなす也」とある。堅固な歯では，歯を指で掴んで抜くのは難しかったかもしれない。

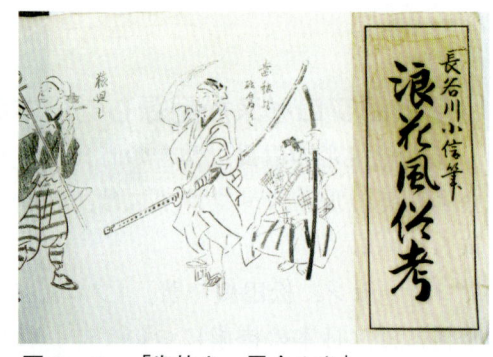

図4-4　「歯抜き　居合ぬき」
長谷川小信筆『浪花風俗考』
25×31cm
神奈川県歯科医師会「歯の博物館」所蔵

《江戸末期の抜歯》

　須田家は，天保時代に埼玉県飯能町で売薬「人参五蔵円」を商っていた。二代目松兵衛が歯に関する技術を学び，歯科技術の種々なる方法を考案し一家をなした。三代松兵衛は，抜歯術，木彫（床）義歯を修得し，1875（明治8）年，米国人歯科医アレキサンドルの弟子神翁金齋に西洋歯科技術の教えを受けた。

　大橋平治が，1934（昭和9）年5月13日，台湾歯科医師学会例会に発表した内容をとめた「八王子須田家に伝わりし我邦百年前後の歯科施術」という論文がある。

　二代目が幕末に行っていた抜歯について，興味ある記述があるので紹介する。

　「歯髄疾患の場合，六味合剤（タンニン，竜脳，辰砂，炭酸石灰等を調合）を貼付し，鎮痛効果がないと抜歯を行った。幕末は，主として抜歯と入れ歯が，歯科技術であったという。

　当時の抜歯は，鉗子もなく，局所麻酔法と云うものも勿論なく，所謂抜歯の術であった此方法は原始的であり，且つ根治療法であるかもしらんが，其方法は主として鉄棒，銅線の二通りを応用して其目的を達したのである。

　鉄棒は丸棒になって居って，先端が稍扁平であってこれを歯頚部に圧定して，"押しごく"と

第4章 日本の抜歯

云う押方に依って抜歯すると云う"押方の極意"とでも云う意味の言葉を使用した。銅線の応用法は，適当な長さの一本の銅線を其両端に一方大きく，一方小さき輪を作って，小さき方に患歯を嵌め，大きな方に指を掛けて，引くのであるが，此器具は患者に見られない様に秘する為めに，半紙又は布片で包んで施術を行うのであってこれを"引きごく"と称し，"引方抜去の極意"と云う意味だそうである。押ごくは相当腕力を必要とするが，尚力及ばずして抜歯出来ない場合は，上述の先端扁平の鉄棒を更に歯頚部に圧定して，予め布片に包んである石塊を以て"エイ"と，気合諸共打降して，如何なる頑固な植立の歯牙でも脱臼せしめたと云うことである。

此鉄棒は今日のエレベーターに相当し，銅線は抜歯鉗子に相当することは，前者の押方，後者の引方によって，抜歯の目的を達することによっても肯くことが出来る。此抜歯術の呼吸は，相当の練習を要することで，一つの極意となって居ったそうである。その様にして抜歯し其抜歯創には，例の六味合剤を押し込んで半紙を丸めて堅く噛みしめさす，所謂圧迫止血法をとったのであるが，これが当時の抜歯に関する事柄である」。

この記述から，入れ歯師の抜歯の極意として，鉄棒で"押しごく"，銅線で"引きごく"という方法があったことが分かる。

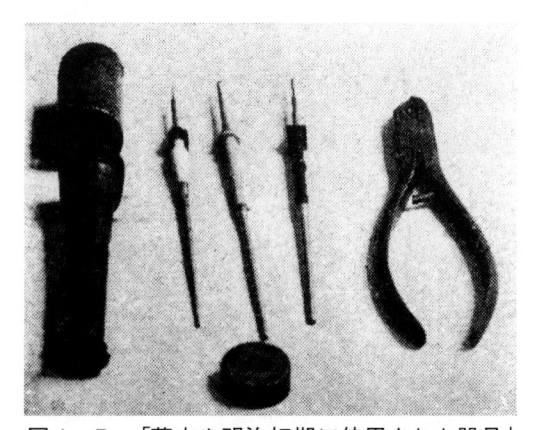

図4-5 「幕末や明治初期に使用された器具」
『よはひ草』より引用

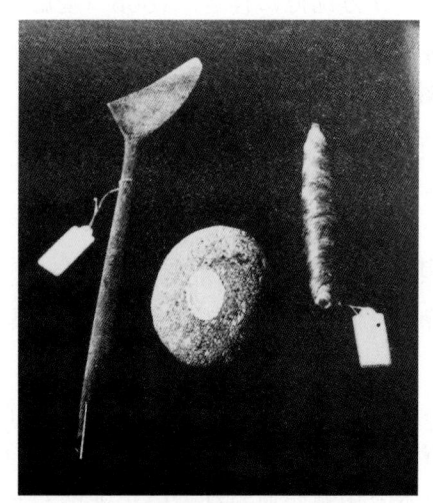

図4-6 「抜歯器具」
金属の棒と小さな平たい石，残根を抜く尖端が細くなった金属の棒
『よはひ草』より引用

《オランダの抜歯器具の日本への導入》

長崎出島には，オランダ人の商人と医師が滞在し，商館内で日本人医師にオランダ医学を教えた。シーボルトは，ドイツのゲッティングゲン大学で医師になり，日本でオランダ医学（ドイツ人だったためドイツ医学）を実践した。1823（文政6）年に来日して7年間滞在し，禁制品の地図の持ち出しが発覚し帰国させられたが，開国後の1859（安政6）年に再来日した。シーボルトは，外科手術器具の一部として抜歯器具のセットを持参した。抜歯器具としては，歯鍵1，挺子1，抜歯鉗子3，歯齦刀1であり，長崎歴史文化博物館に保存されている（図4-7）。これらの抜歯器具が，口中医や入歯師に伝わったという記録はない。谷津三雄等は，オランダ医学がわが国の歯科学の発展にあまり影響を及ぼさなかったと述べている。杉生方策は，シーボルトが持参した歯鍵を『内服同功』1859（安政6）年刊の器械編に臂鉤（ひこう）として挿し絵を描き，使い方を解説している。杉生は，蘭医でありシーボルトと親交があったため，臂鉤の

第4章　日本の抜歯

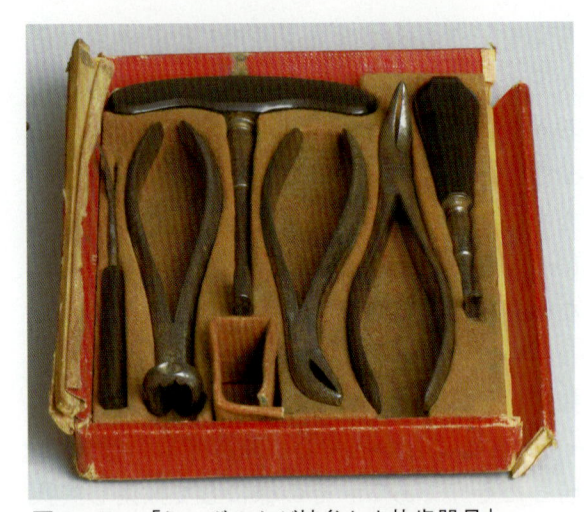

図4-7　「シーボルトが持参した抜歯器具」
歯鍵1，挺子1，抜歯鉗子3，歯齦刀1
　　　　　　　　　長崎歴史文化博物館　所蔵

挿し絵はシーボルトの持参した歯鍵を模写したものと考えられる。臂鉤は，「施用最も簡便にして患者より其術に堪う便と謂うべし」とあり，「載，支，力の三点を備えたる一種の桿なり」と紹介し，「螺旋を以て掛卸す，これ歯牙を抜去するとき此に力即力点を加うる所なり」と記している。

　また，箕作玄甫は，『外科必読』1832（天保3）年刊にフォシャールの『外科歯科医』1728（享保13）年刊の一部を翻訳し，抜歯術や抜歯器具について紹介しているが，器具の挿し絵は描かれていない。

　西洋の抜歯器具は，幕末から明治初期にかけて横浜居留地で開業したイーストレーキ，エリオットなどのアメリカ人歯科医が持参し，日本人の助手を介して伝わったと思われる。清水卯三郎は，パリ万国博に行き，1868（慶応4）年，帰国後，日本橋に瑞穂屋商店を開き，洋書の販売や歯科雑誌を発刊した。日本人歯科医の要請により，アメリカS. S. ホワイト社などから，1875（明治8）年に歯科器材を輸入した。後に模倣して国産化し，日本人歯科医は西洋式の抜歯鉗子やエレベーター（歯根を押し出す器具），スクリュー（螺旋式の歯根抜歯器）などの抜歯器具を使うようになっていく。

《明治期の日本の抜歯器具》

　江戸時代に使われていた日本の抜歯器具は，西洋歯科医学の伝来により西洋式の器具に大きく変化していく。

　遠州屋十兵衛，『醫術用圖書』1877（明治10）年12月刊は，日本最初の医科器械カタログであり，124ページに及ぶ銅版印刷で抜歯鉗子，挺子，歯鍵が掲載されている（図4-30）。明治初期に，日本で歯鍵が使われていた証拠であろう。1874（明治7）年に小幡英之助が受験した医術開業試験の口頭試問に，「歯鍵を示してその用法を問う」とあり，歯鍵は確実に日本に伝わっていた。

　高山歯科医学院編，『歯科汎論』1896（明治29）年刊，第16章には，明治中期の抜歯器具や抜歯法が紹介されている。それには，「抜歯機械ハ主トシテ鉗子トス。其刃ハ歯牙ノ各種類ニ随ヒ種々ノ形状ヲ為シ，歯ヲ破壊スルコトナク最モ把持ニ便ナラシメ…」とあり，明治中期には抜歯鉗子が主に用いられていたことがわかる。また，この本には，残歯根を抜く器具として，螺旋鑽を備え歯槽中に推進し窩孔に鑽入するスクリューと起骨器（エレベーター）の使い方が紹介されている。

　歯鍵の使用については，「往時，歯鍵ヲ用フルノ時代に在リテハ其通常ノ結果トシテ歯齦ノ破傷ヲレサリシトイエドモ，輓近鉗子ヲ用フルニ及ンテハ亦此危険ニ遭遇スルコトナシ…」とあり使わなくなっていた。

　中川大介著，『抜歯術』1925（大正14）年刊には，「抜歯ニ対シテハ古来種々ナル器械使用セラレタリ，抜歯鉗子，歯鍵，歯根挺子，螺旋等之レナリ，然レドモ，現時専ラ使用セラルツ，アルハ抜歯鉗子，歯根挺子ノ二種ニシテ他ノモノは特別ノ場合ノミ使用セラルニ過ギズ」とある。

《抜歯に関する逸話から》
　高谷道男編訳，『ヘボン書簡集』1959（昭和34）年刊には，1865（慶応元）年10月13日，ラウリー博士宛に施療所における手術の数々として，次のように記録がある。「施療所は，満員の盛況である。患者は，1日平均35人，その十分の六は眼病でかなり多くの手術をおこないました。腕の切断一回，兎唇の手術一回，弾丸の摘出一回，白内障の手術四回，痔の手術数回，その他直腸炎の手術及び瘢痕性内反や翼状片など眼疾のかずかず，おできの切開，抜歯，膿瘍の切開などでした」とある。ヘボンは眼科医であったが，抜歯を含めた外科手術をおこなっていたことが分かる。
　アメリカでは，1846（弘化3）年，H.Todd's社で，すでに鉗子，歯鍵，エレベーターが製作されており，横浜居留地で開業する外国人歯科医は，日本にそれらを持参し臨床に使用していたようだ。『木戸孝允日記』には，木戸孝允がエリオットの診療所を訪れた記録がある。
　1870（明治3）年9月2日には「…今日より横浜に至り，歯痛を洋醫に見せんと欲す…」
　　　　　　　　　3日には「…米醫ヘボンを訪ふヘボン之気付にてエリアタ（エリオットのこと）を又訪ふ明日より歯齦の療治をなさんと云」
　　　　　　　　　5日には「…エリアタを訪ふ又薬汁を歯齦にそゝぐ…」
　　　　　　　　　6日には「…今日歯九本を脱抜其根深もの六七歩痛徹骨終日出血不止食事に尤困却す…」
　小池猪一著，『醫（意）外史』1996（平成8）年刊には，「米宣教医ヘボンと米近代歯科医の来日」として，「米宣教医ヘボンは，開港間もなく神奈川宿で診療所を開き，貧困者の無料治療や色々の難しい手術を施し，キリスト教の布教の成果もあげていた。この頃，外国人居留者の歯痛に歯科医がいないため困っていた。その診療費に莫大な高い料金がとれることを聞いたアメリカ人歯科医は，これに目をつけ一旗あげようとしていた。これらの歯科医の治療費は一回一両といわれ，庶民には手の届かない高額なものであったが，評判を聞き各地から治療を乞う者があとを断たない盛況ぶりであった」と紹介されている。

《西洋の抜歯技術の日本への導入》
　抜歯鉗子，歯鍵，エレベーターなどの西洋の抜歯器具や抜歯法は，横浜居留地108番地で1865（慶応元）年に開業したイーストレーキ，エリオットなどアメリカ人歯科医の日本人助手やアメリカに留学した歯科医などにより伝わった（第6章参照）。
　清水卯三郎は，フランスのパリで開かれた万国博覧会に参加し，1868（慶応4）年パリから帰国してから日本橋に瑞穂屋商店を開き，洋書の販売や歯科雑誌を発刊した。歯科器材を輸入し，S.S.ホワイト社より歯科材料，器材として鉄蓋釜，砥石車，陶歯，アマルガムなどの他，歯抜鉗子2挺を輸入している。その後，1895（明治28）年，京都の第4回内国勧業博覧会に，職工に国産化させた歯抜鉗子で有功一等賞を受けた。抜歯鉗子は，「形状装飾硬度質共に可にして之を舶来品に比するとも毫も径庭なし。殊に，尖端把手の形状解剖的に適ひ恐らくは外国の輸入を防止するに足るべしと信ず」とあり，国産化が進んでいった。

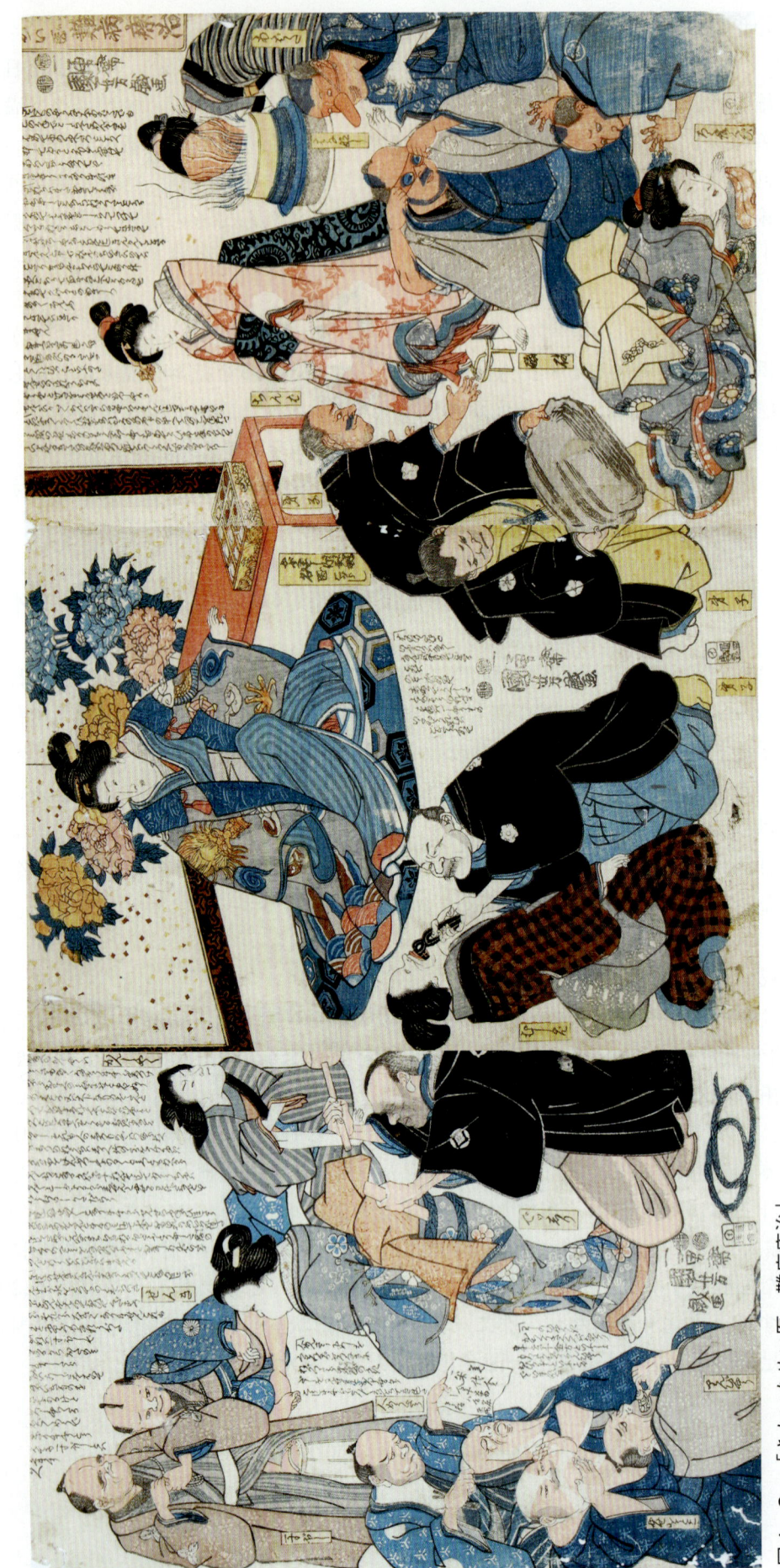

図4-8 「きたいなめい医 難病療治」
国芳画 1850（嘉永3）年6月11日 34.5×74cm
社会風刺の錦絵。きたいな名医とは、当時は珍しい女医で、名前を「やぶくすし竹斎娘医こがらし」といった。弟子である総髪の医者四人がろばた、鼻なし、近眼、ろくろ首、むしば、出っ尻、かんしゃく、疝気、人面瘡、一寸法師、かぜおとこなどに滑稽な治療をしている。かぜ首の女には鉄粉を入れた髪油で髪をゆわえ、尻っ尻にはたがをはめ、出っ尻をあてて蒸し直し、ろくろ首の女には湯気をあてて首を伸びないように引き寄せている。あばたには磁石をあてて髪行所によばれて取り調べをうけた錦絵の人物を幕府の高官に見立てて大評判になり、売り出してまもなく幕府を風刺したため三日で発禁となり、絶版にとなった。作者は町奉行所によばれて取り調べをうけた

《抜歯図・抜歯道具・引札等》

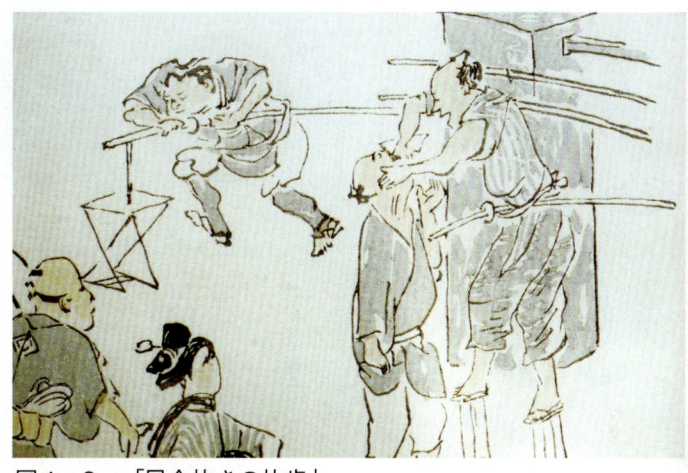

図4－9　「居合抜きの抜歯」
『一掃百態』　渡辺華山　1884（明治17）年

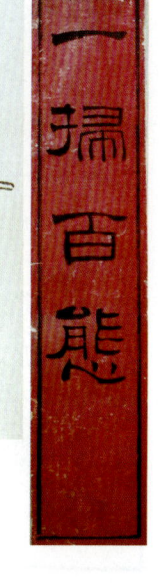

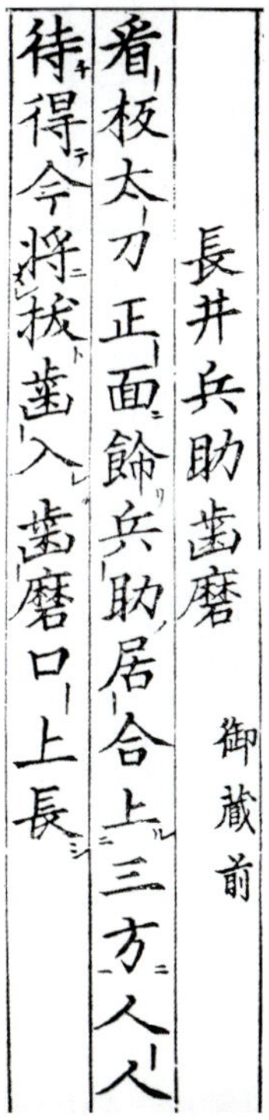

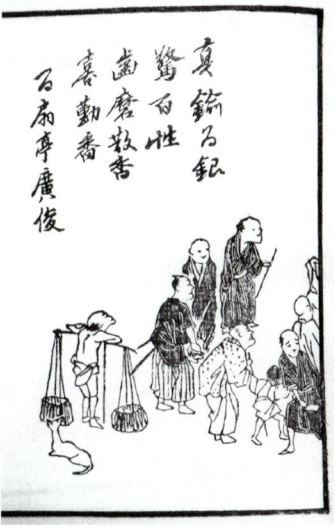

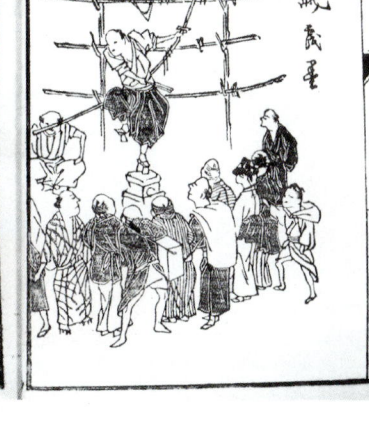

図4－10　「居合抜き」
『養生一言草』　江戸期
長井兵助歯磨，御蔵前
人待ち得て，今まさに歯を抜かんと，入歯歯磨口上長シ

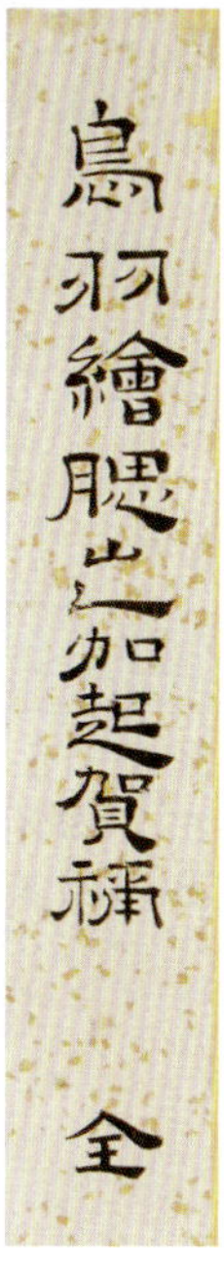

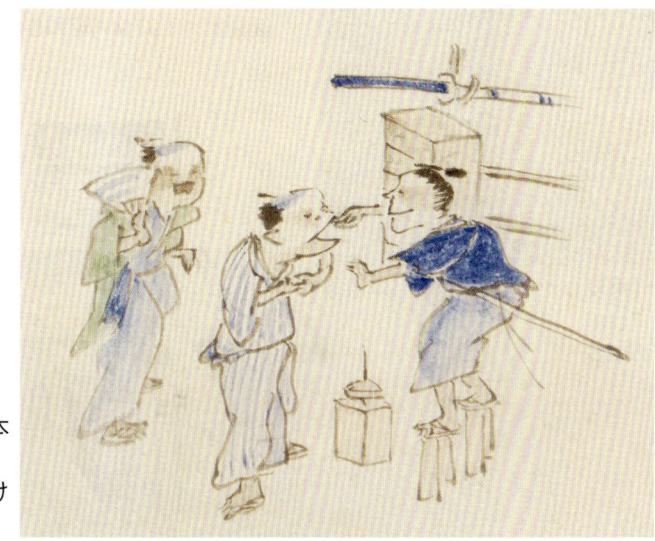

図4－11
「大道香具師の歯を抜く図」
『鳥羽絵腮○加起賀祢』より　写本
年代不明
高下駄をはいて高荷に太刃を掛けて，独楽を置いて演出している

第4章　日本の抜歯

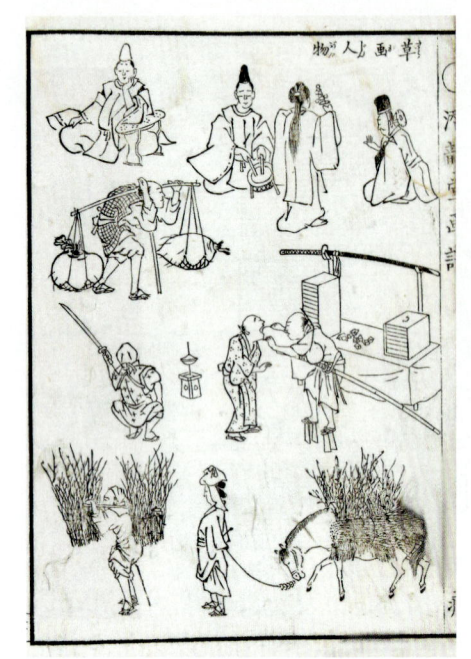

図4-12　『潜龍堂書譜』　江戸期
小者に刃を持たせ，こま，大太刀を高荷に両掛けにして歯を抜く図

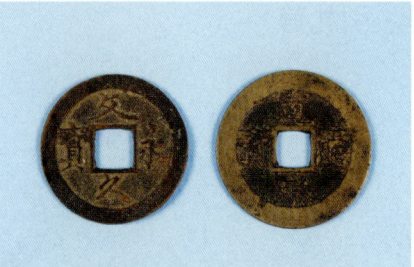

図4-13　「寛永通宝」
2.7×2.7cm
香具師は穴開き銭に糸を結び，抜く歯に引っかけて抜いたという

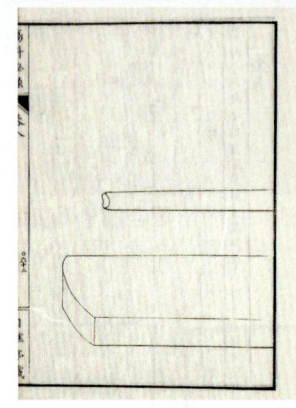

図4-14　「槽柄と木槌の図」
『瘍科秘録』本間玄調　1837（天保8）年

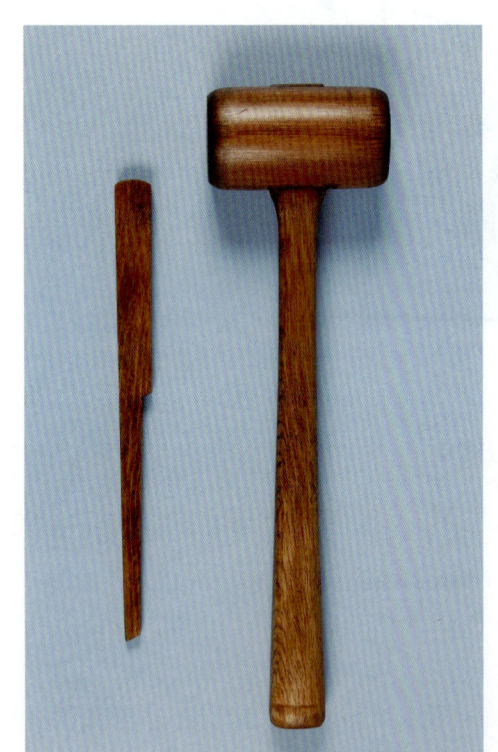

図4-15　「再現した槽柄と木槌」（浮原忍作）
左：19×1.7cm
右：26×7.5cm

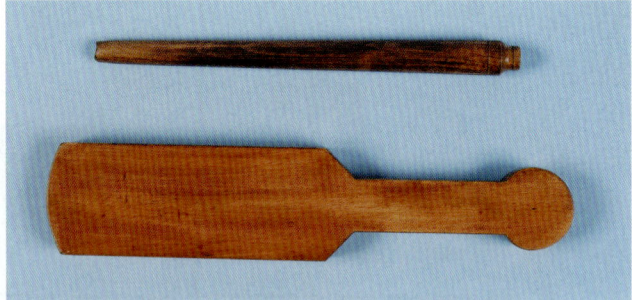

図4-16　「再現した槽柄と木槌」（浮原忍作）
上：1.3×18cm　下：4.7×22cm

図4-17
シーボルト『日本』図録第三巻
復刻本　1979（昭和54）年

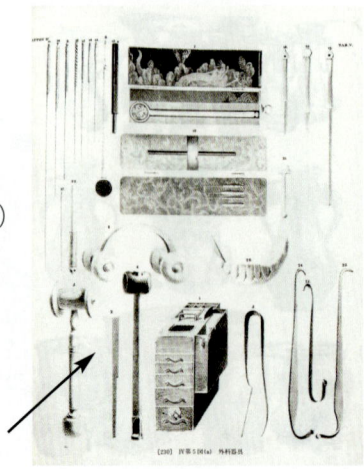

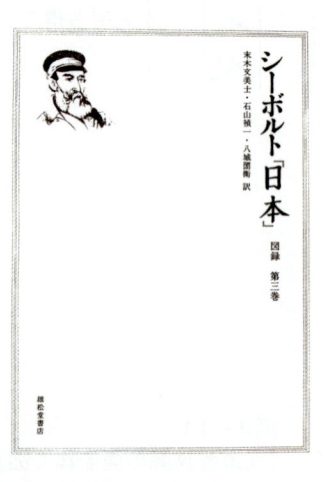

図4-18
シーボルト『日本』には抜歯道具の図が描かれている

第4章 日本の抜歯

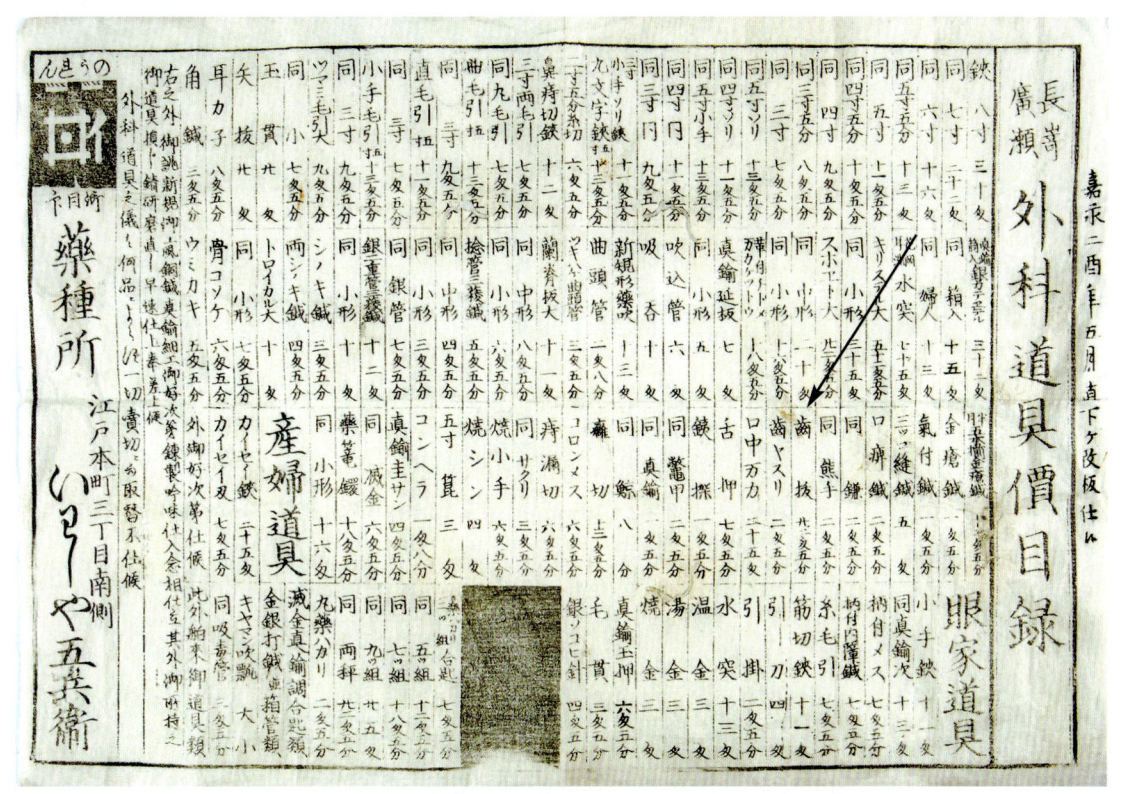

図4-19 「長崎広瀬　外科道具価目録」
1849（嘉永2）年　32×45cm
有名ないわしや五兵衛が販売元。中央に歯抜，歯ヤスリ，口中万力，舌押が出ている

神奈川県歯科医師会「歯の博物館」所蔵

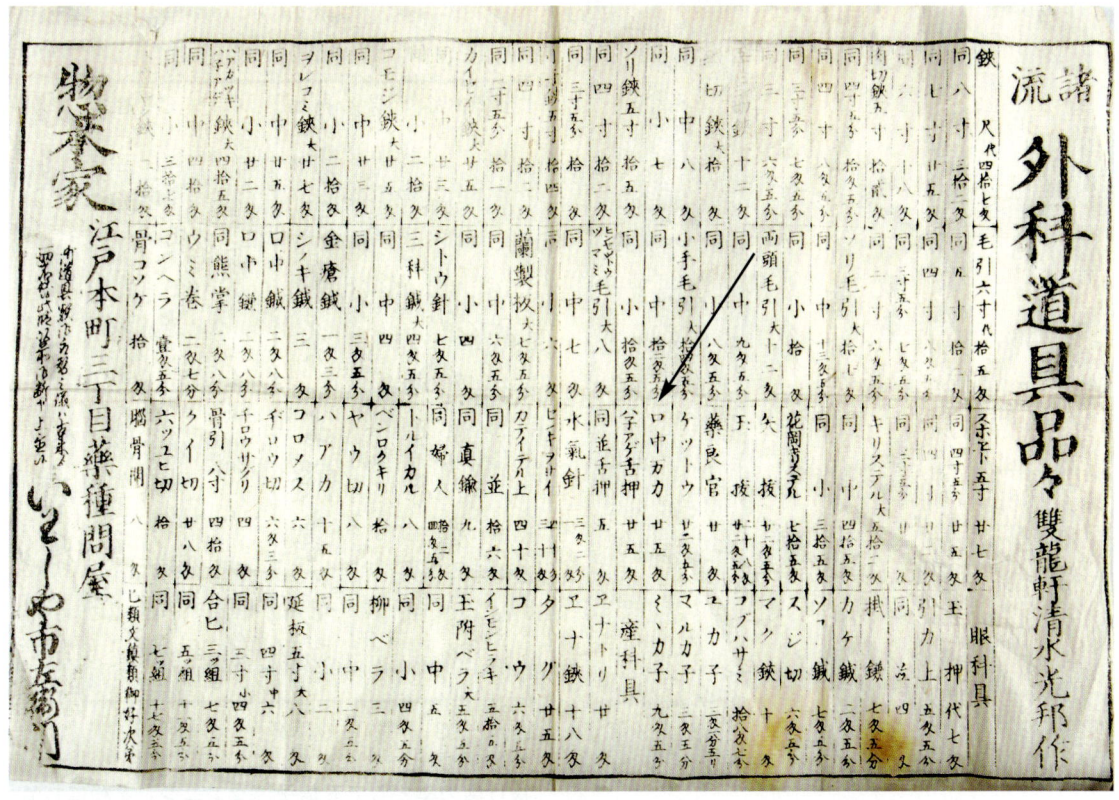

図4-20 「諸流外科道具品々の引札」
江戸末期　28×40cm
いわしや市左衛門が販売元。中央に外科道具と共に口中万力，ハネアゲ舌押，同並舌押がある

神奈川県歯科医師会「歯の博物館」所蔵

第4章　日本の抜歯

図4-21　『古今智恵枕』白河河内玄宅
1724（享保9）年

秘伝歯をぬくに手をうつてぬく奇方
草烏頭、草撥　各あま　山椒、細辛　各三分
右細末となし　ゆるぐ歯のうら表に
ぬりつけ　しばらくして其歯をぬくべし
痛なくぬくる事奇妙なり
　又方
白馬䖅　蜈蚣　良姜　細辛　草烏頭
草撥　各等分
右細末となす　歯ぬき様上のほうと同じ

図4-22　『妙薬博物筌』鳥飼洞斎
1823（文政6）年

歯を脱方
一手を付ずして歯を取には草烏頭、草
撥　各五匁　山椒、細辛　各十匁　各細末之少許
脱と思ふ歯の内外に摺付べし　其歯自落也

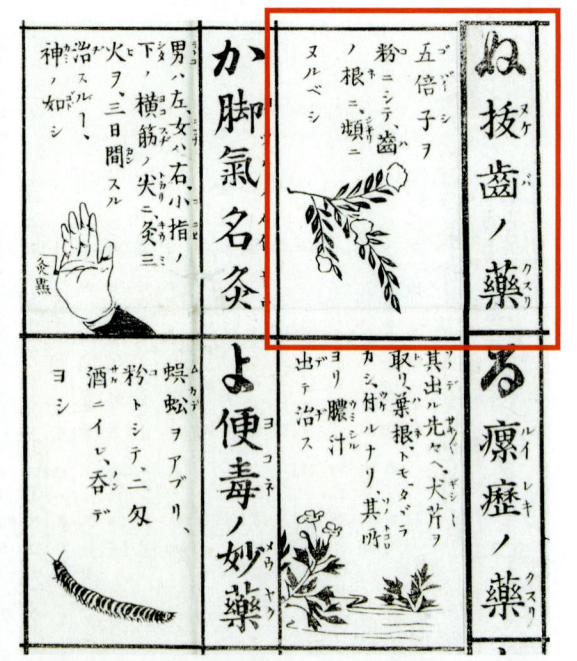

図4-23　『救急妙薬集』作者不明
1880（明治13）年
抜け歯の薬として五倍子（タンニン）を粉にして，
歯の根にしきりにぬるべしとある

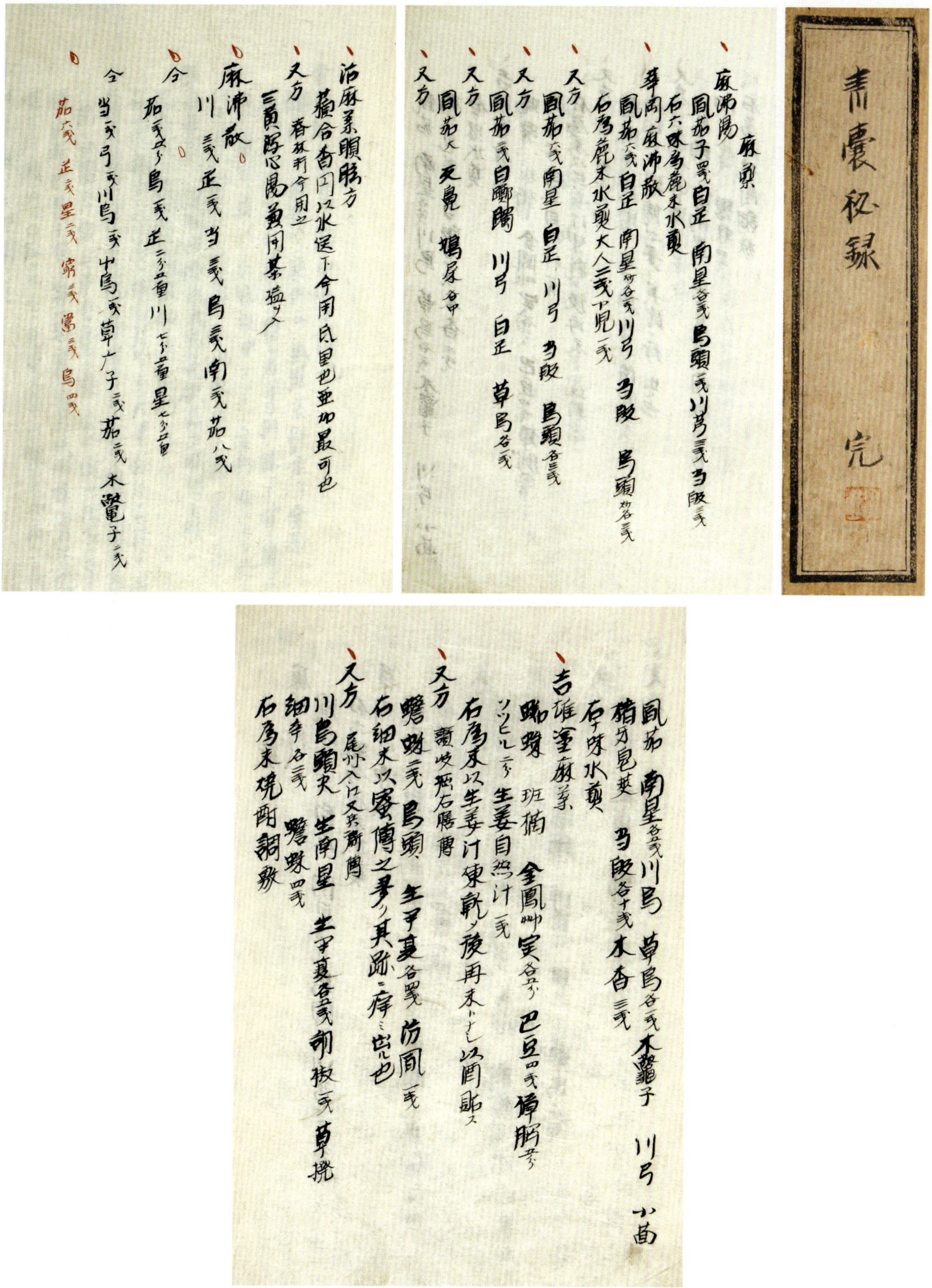

第4章 日本の抜歯

図4-24 『青嚢秘録』写本
華岡青洲　江戸期
有名な麻沸湯の処方として風茄子，白芷，烏頭，川弓とある。塗麻薬の処方がある

神奈川県歯科医師会「歯の博物館」所蔵

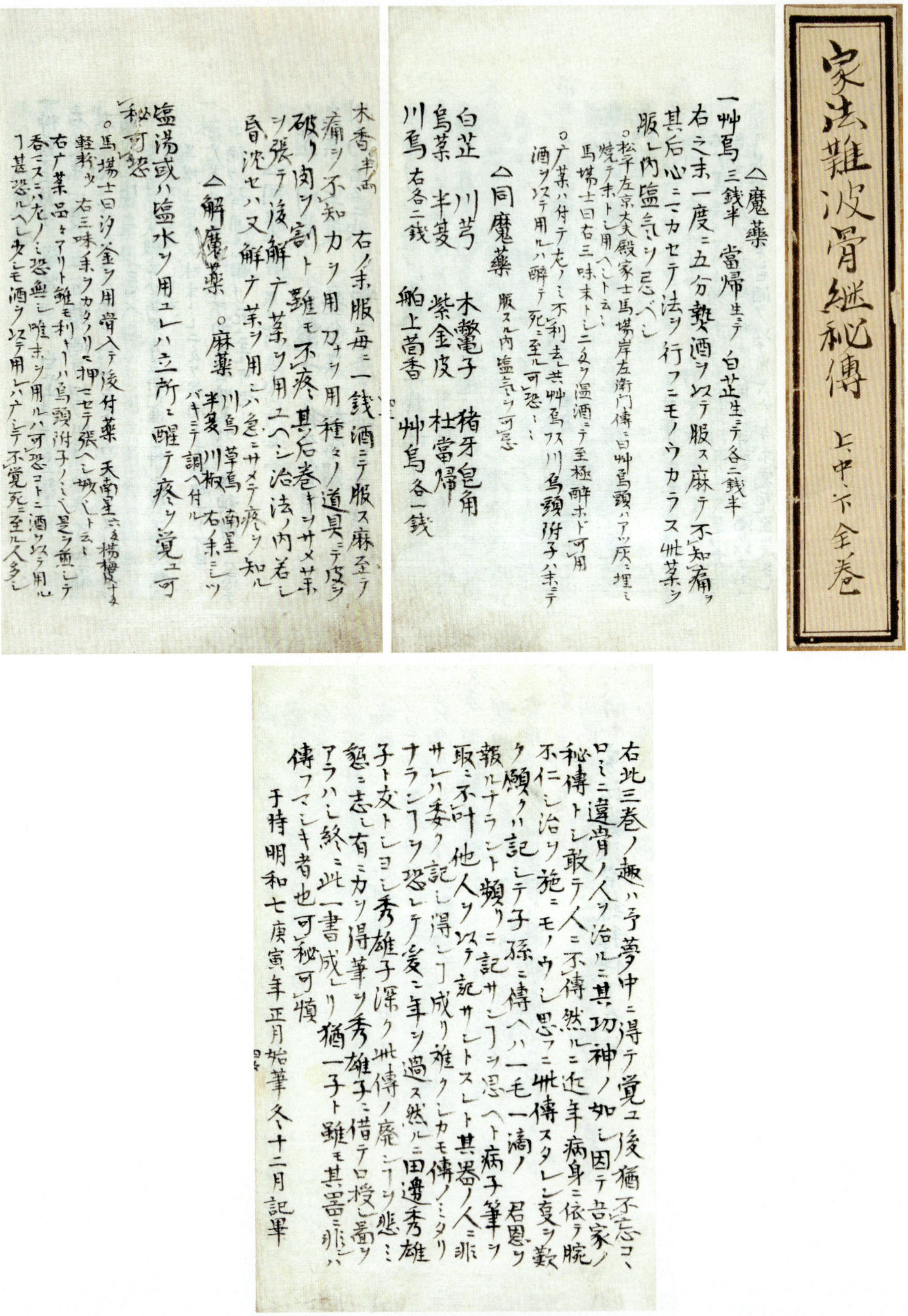

第4章　日本の抜歯

図4-25　『家法難波骨継秘傳』写本
1819（文政2）年
骨継が使っていた魔薬（麻酔薬）の処方が出ており，お酒で飲む。麻酔を醒ますには塩水を用いる

第4章　日本の抜歯

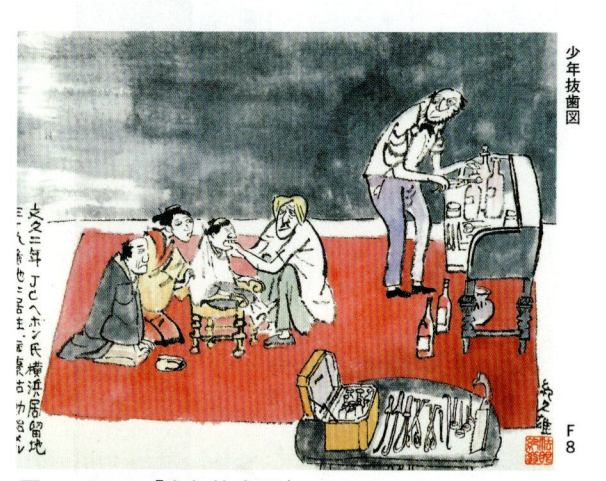

図4-26　「少年抜歯図」
松下紀久雄画　昭和期
ヘボンの日記には，手術の数々と兎唇，白内障，痔，直腸，抜歯を行ったとある

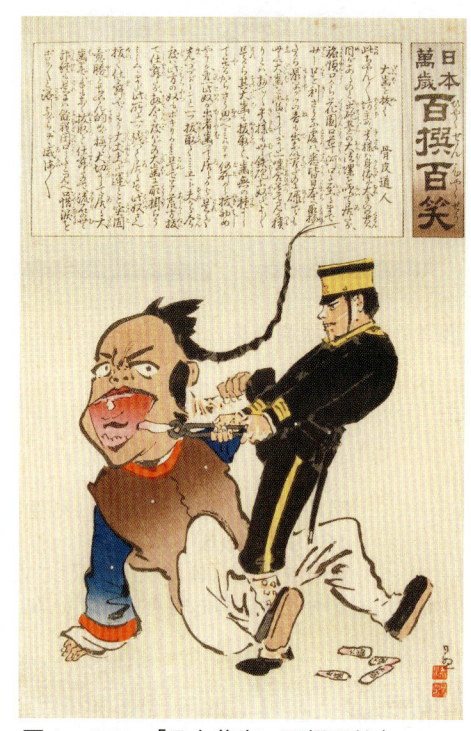

図4-27　「日本萬歳　百撰百笑」
1894〜1895（明治27〜28）年日清戦争頃のものか　23.5×36cm
犬歯を抜く骨皮老人

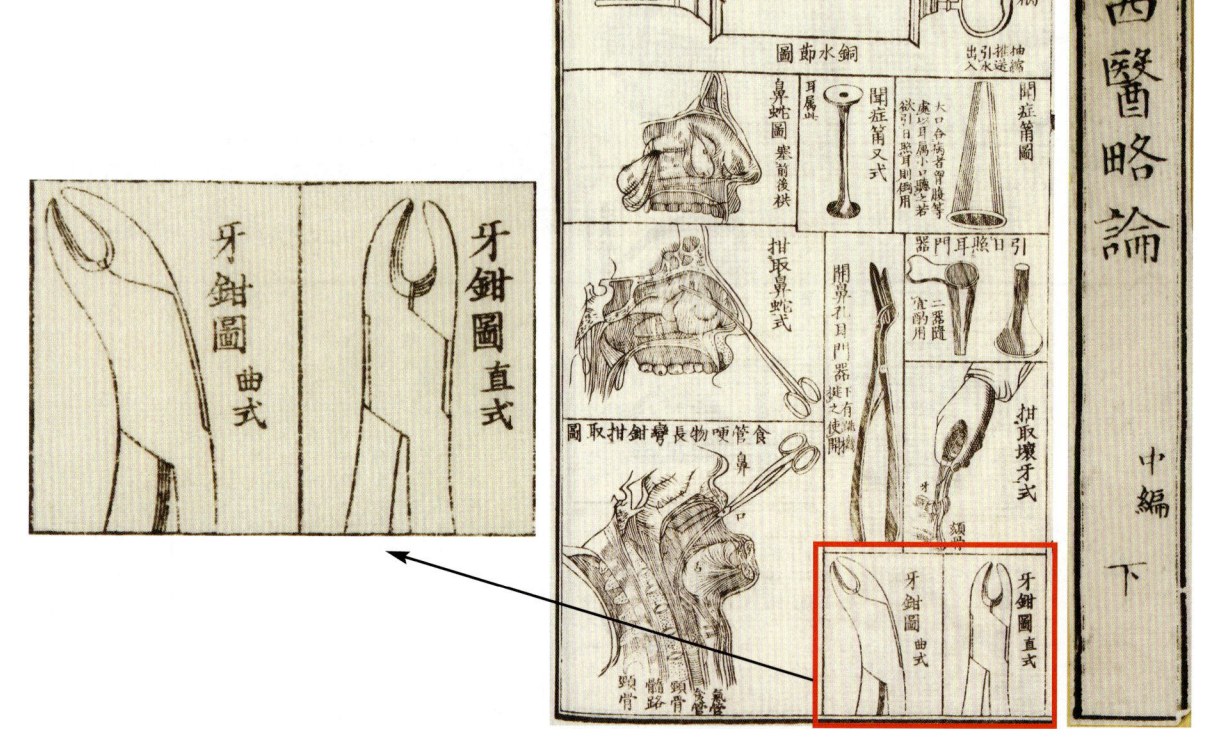

図4-28　『西醫略論』　英国医士合信（ホブソン）著
1857（安政4）年
外科道具の中に，歯を抜く道具牙鉗（抜歯鉗子）が出ている

147

第4章 日本の抜歯

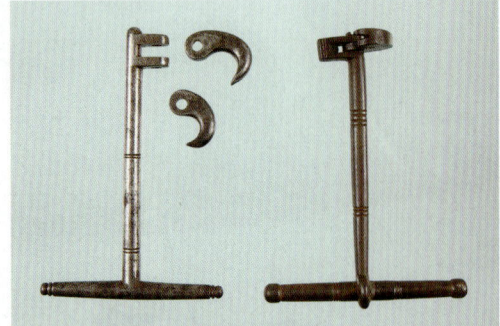

西洋の歯鍵（抜歯道具）

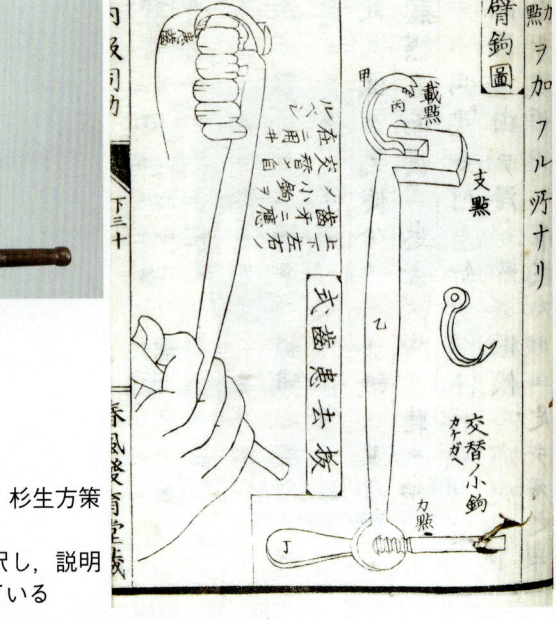

図4-29 『内服同功』 杉生方策
1859（安政6）年
歯鍵を臂鉤（ひこう）と訳し，説明をおこない挿し絵を描いている

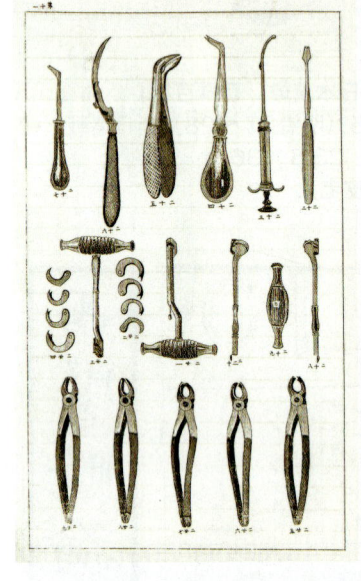

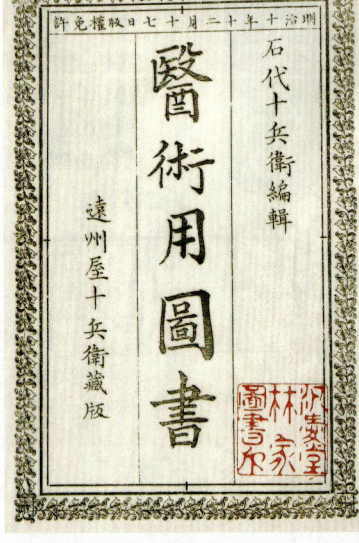

図4-30 『醫術用圖書』 遠州屋十兵衛
1877（明治10）年
日本で最初の医療器具のカタログ
歯を抜く道具（抜歯鉗子，歯鍵，挺子）が出ており，当時歯鍵が日本で使われていたことがわかる

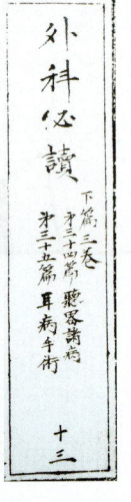

神奈川県歯科医師会「歯の博物館」所蔵

図4-31 『外科必読』 箕作阮甫 写本 1832（天保3）年
下篇三巻に，抜去歯牙法が出ている
1728年フランスで出版されたフォシャールの『歯科外科医』と内容が類似している

第5章

歯痛・歯草の治療
Treatment of Toothache and "Hakusa" (Periodontal Disease)

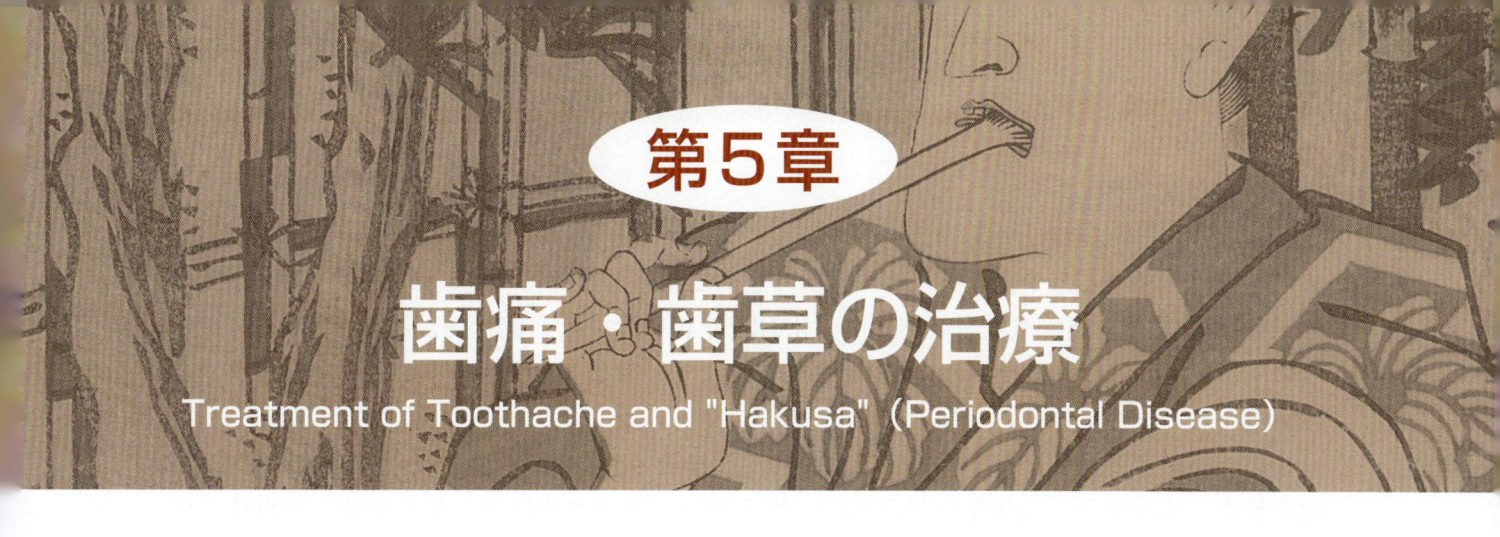

歯 痛

　前近代においては，齲蝕は「歯虫」が歯質を食べて歯を壊していくと考えられていた。古代の歯痛の治療は，西洋や中国においても歯虫を退治するため齲窩に乳香をつめたり，口を開けてヒヨスの実を薫蒸した煙で燻していた記録がある。

　中国，隋（583～617年）の医書にも，「牙虫」，「牙歯虫」と出ている。日本では中国医学の影響が強く，丹波康頼が編纂した『医心方』984（永観2）年の口科の項に齲歯痛があり，歯虫について「虫長六，七分，皆黒頭」と記してある。室町時代末期には，上層階級の人を対象に口中医が口，のど，歯の治療を行なっていた。

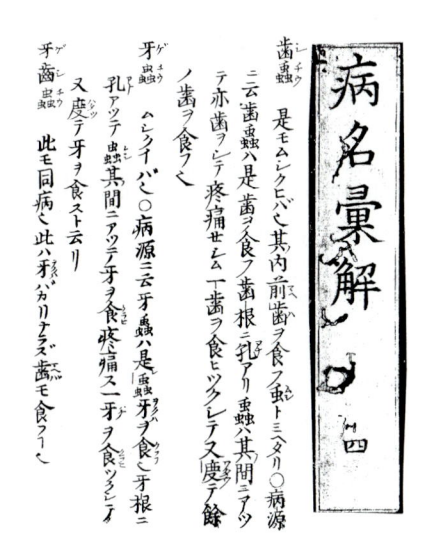

図5－1　『病名彙解』より
1686（貞享3）年
歯蟲，牙蟲，牙歯蟲

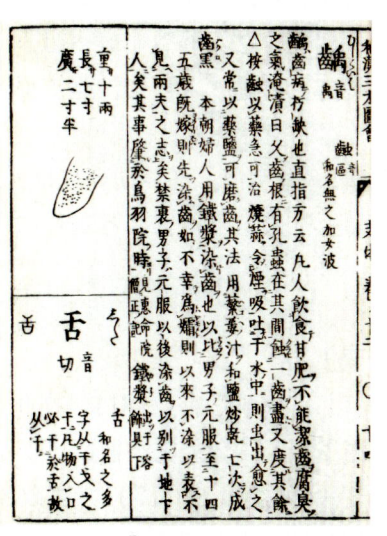

図5－2　『和漢三才図絵』　寺島良安
1713（正徳2）年
むし歯は虫が食って歯に穴が開くとある

《江戸時代の歯痛祈願と治療》

　江戸時代，明治初期（西洋歯科医学導入前）に歯痛を治すには，次のような方法があった。
1．神仏に祈願
2．まじない
3．鍼・灸
4．生薬などの民間療法
5．口中医の処方・入歯師や香具師の口中薬

第5章 歯痛・歯草の治療

[1. 神仏に祈願]

「困った時の神だのみ」というように，庶民は現世利益を求めてお参りした。寛政年間から幕末にかけて，願いごとや悩みを神仏に願掛けをおこなう「流行神」現象が起きた。萬壽亭正二著，『江戸神仏閣・願掛重宝記』1816（文化13）年刊には，31の流行神がとりあげられている。その中に，芝土器町，善長寺の「口中おさんの方」，「日本橋の欄干」，赤坂一丁目「榎坂の榎」，浅草奥山の「三途川の老婆」の4つが，歯痛や口中病の願掛けの対象だった。

歯痛で祈願する神仏としては，如意輪観音，顎無地蔵，白山神社，戸隠神社，歯吹如来，九頭龍権現，歯痛地蔵，歯神様などがある。供え物は，賽銭の他に箸，萩の小枝，房楊枝，豆，梨，穴の開いた石，土団子などである。小絵馬は，江戸時代に盛んになり，個人の願いや悩みを描いた。「錨噛みの小絵馬」は，南千住日枝神社の「歯神　山王清兵衛」に歯痛祈願として奉納されている。女性が錨を噛んでいる図は，何でも噛める強い歯になり，ゆらぐ歯もしっかりするようにという意味がこめられている（図5-8）。

新橋，日比谷神社の鯖稲荷明神には，「違い鯖の小絵馬」が奉納され，虫歯の痛みに鯖断ちをし，成就した時に鯖を奉納したという（図5-9）。

[2. まじない]

祈祷師にお祓いをしてもらい，歯痛を治す風習もあった。大阪立売堀，赤松氏の引札には，「此のまじないの儀は，天満宮の御夢想にして，予が家一子相伝にて，是迄歯痛にて御難儀の御方，色々療治なされ候ても，治り兼候歯いたり候，予が家の呪いなされ一人も治せずということなし。一度此まじない致し候へば，再び歯の痛おこり申さず候。然るに，此度，歯のいたみなおり候御方々の勧にとって，世々弘め申す処也。歯痛の御難儀の御方は，ご入来候て其の妙を知り給うべし」とある。

藤井政武輯，『智慧海』江戸期刊には，虫歯の痛みを止める法として「虫是江南虫，郤来食吾牙，釘在椽頭上，永世不還家」と二行に書き，「鉄釘で柱の高き処へ打ち，まじないを七遍唱える」とある。

[3. 鍼・灸]

口中医の『二宮口科伝書』1811（文化8）年刊には，歯痛の時，「歯ノ根ニ鍼ヲ刺シ乳香散ヲ含ム。虫歯痛キ時ハ，金袋乳香散ニ，丁子ヲ加テ付」とあり，鍼を併用している。

丹波元簡著，『備急續方』1791（寛政3）年刊には，虫歯の根を切る灸として，「かかとの厚い皮と薄い皮の間，あしのふくらはぎの方よりなでて，骨のとまりの真中にてんを付け，灸を五ひか七ひすゑべし。しばらくあると，そのまま痛みがとまりてその歯は一生むしばおこらず。」とある。その他，「惣て歯のいたみには，手の中指の爪の先の肉のきはより，手のひらの指の付きはの筋まで，……一穴に灸を七ひづつすべし」とある（図5-11）。

[4. 生薬などの民間療法]

穂積甫庵著，『救民妙薬集』1693（元禄6）年刊は，水戸の徳川光圀が藩医に命じて出版したもので，動植物についてまとめた庶民用の漢方書である。歯痛薬としては，「あかざ，昆布，二色くろやき，等分合わせ粉にして付吉」，「松葉手一束，柚子皮，上皮をとり，うすくきざみ，茶三服程，水一盃半入れ，一盃に煎じ，滓を去りふくみ吉」，「茘枝くろやき，粉にしてぬる」，「車前草，酒にて煎じ，ふくみ吉」，虫歯の薬として，「焼酎にて口をすすぎ，又ふくみ吉」，「杉

脂又は桧脂，丸じてむし歯のあなに入れよし」，「おけら，焼き粉にして絹に包み，大豆の大さにし，いたむ所にあてて吉」，「胡椒一粒，あつき湯にひたして，上皮を取，きれにつつみ，ふくみ吉」，「葱の白根を，ごまの油にて煮あたため，ふくみて吉」，「くそ虫やき，虫歯の穴に入れてよし」などがある（図5-12）。

佩芳園主人輯，『経験千方』1832（天保3）年刊には，「歯むしばにて痛に，だいこんの志ぼり汁いたまざる方の耳へそそぐべし」，「杏仁黒やきにしき婦につけて，くわえてよし」，「楊梅皮せんじ含むべし」，「骨砕補細末糊に丸し，歯の穴へ入置べし」，「ふし粉をきれに包み含むべし」とある（図5-16）。

[5．口中医の処方・入歯師や香具師の口中薬]

『二宮口科伝書』には，歯痛の処方として「輸音玉冠散……一切歯痛，紅花，梨實，鶏冠霜右三味為末絹ニ包ミ咬ム」，「母丁散……治一切歯痛，丁子，ウツ木，右麻油ニ和シ綿ニ包ム」，「歯痛の奇方……葱，明礬，甘草，右三味」，「固禮之子散……丁子，胡椒，丹礬右4味虫歯の穴ボドニ俄ニ丸シテ火ニ炙リ，乾シ穴へ入ル，若シ穴ナクハ絹ニ包ミ痛ム歯ニテ咬テヨシ，虫歯ノ奇薬也，十人ニ八人ニ治スル也」，「源氏五倍子散……治歯浮，痛虫歯，五倍子，柘榴皮，丁子，楊梅皮，甘草右五味」がある。

口中薬は，口中医，入歯師，香具師などが販売していた。熊谷の口中医，高橋岩吉の引札に口中一切御薬が，下野国，小高一流太刀の口中一切薬は，居合の太刀の図があり，香具師が販売したものであろう。

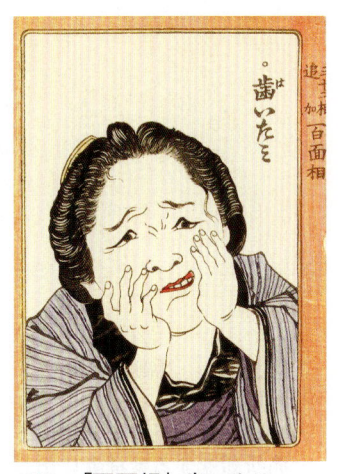

図5-3　「百面相」歯いたみ
小林清親画　1883（明治16）年
16×11cm
歯痛を起こし，手で頬を押えて我慢している様子が描かれている

《外国からの歯痛の治療》

幕末や明治初期に，クレオソートなどの貼薬による歯髄の鎮痛，抜髄，根充などの歯内療法，ゴム，セメント，アマルガムなどの充填は，幕末から明治初期にかけて横浜居留地で開業したイーストレーキ，ウィン，エリオットなどの外国人歯科医により西洋歯科医学が伝えられてからである。

1866（慶応2）年，横浜居留地108番で開業したヘンリー・ウィンは，万国新聞紙に「口中一切療治仕候」と広告を出している。金児篤齋謹告の引札には，「先生の歯療の法術は，感歯齲歯複歯を抜去ことは不言，齲歯歯痛の如きは未抜去に及ばざる者が，其痛を知覚る神経を麻廃し其焦口へ金銀或いは護謨の類を埋充再発痛楚の患ならしむ。…」とある。

横浜でエリオットに師事した小幡英之助は，1875（明治8）年夏に東京で開業した。小幡の歯科治療をみると，師のエリオット，明治初期の歯科治療の内容が伺える。

「歯髄充血には，クレオソートを貼用し鎮痛すれば，護謨充填を施し数カ月間其の経過を観察し故障なきに至りて永久充填を行ふ。歯髄露出には，失活剤を貼布し，綿紙にサンダラックバーニッシュで仮封す。48時間経過の後，該薬品を除去し髄腔を開鑿しフーク状神経針を以て歯髄を抽出す，抽出完了したる時ゴム充填を行ふ」とある。

第5章 歯痛・歯草の治療

《歯痛祈願・まじない》

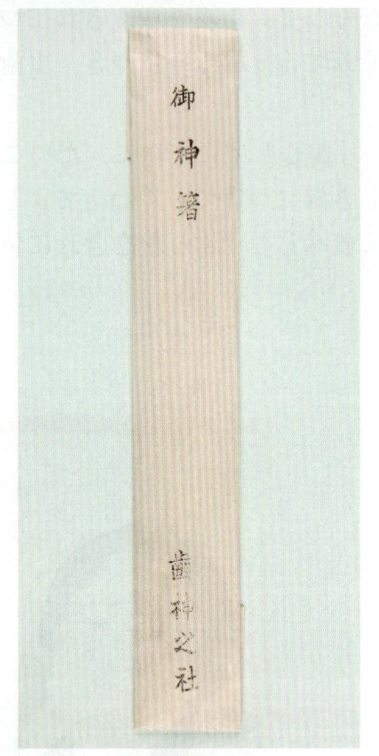

図5-4 「御神箸」
29×4.5cm
京都歯神之社で出しているお神箸。歯痛祈願をする参拝者に出している

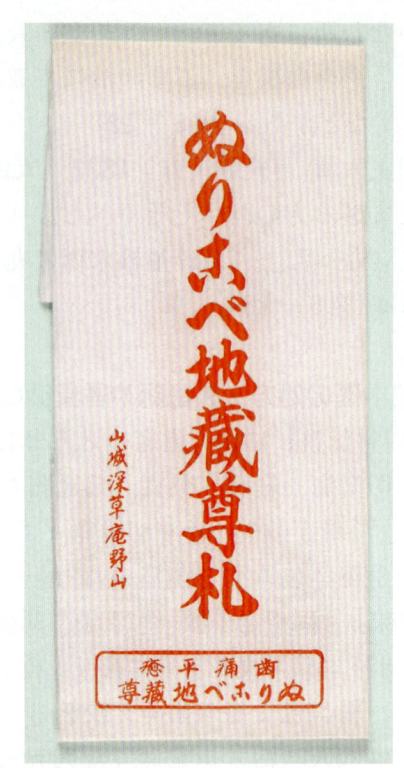

図5-5 「ぬりこべ地蔵尊札」
15×7cm
京都伏見のぬりこべ地蔵尊の歯痛平癒のお守り札

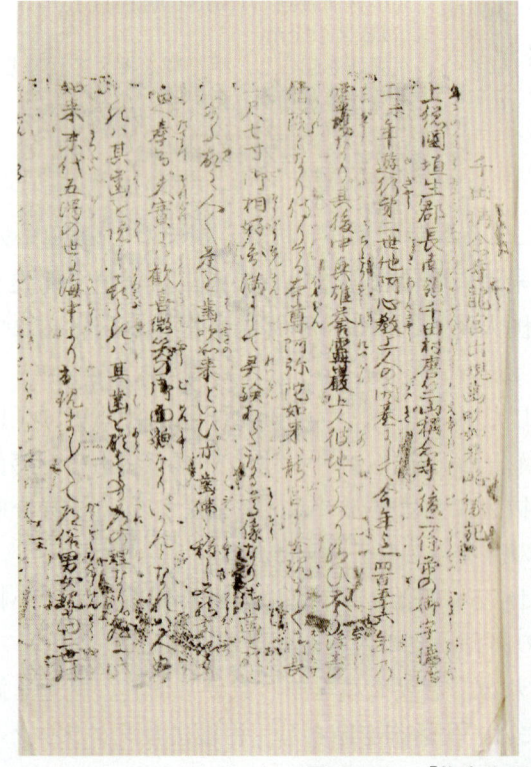

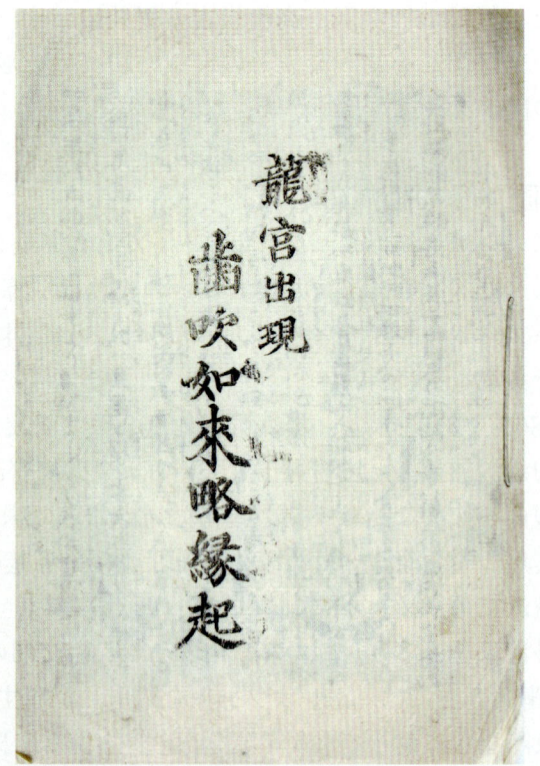

図5-6 「龍宮出現　歯吹如来略縁起」
江戸期か　24×17cm
房総半島にある祢念寺の歯吹如来
歯の見える仏像は，歯痛の信仰対象になった

第5章 歯痛・歯草の治療

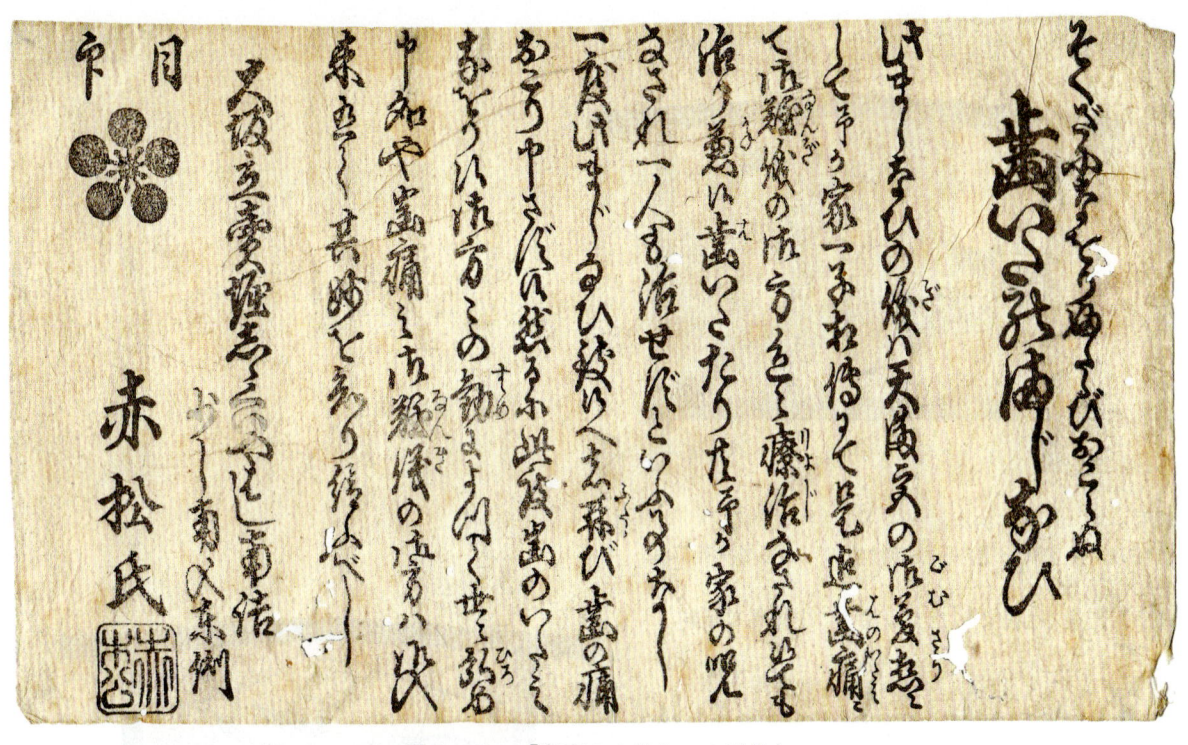

図5-7 「歯痛のまじないの引札」
明治初期か　13×21.5cm

　　そくざになおり　ふたたびおこらぬ
　　歯いたの　まじなひ

此ましなひの儀は　天満宮の御夢想に
して　予が家　一子相傳にて　是迄　歯痛に
て御難儀の御方　色々療治なされ候ても、
治り兼候　歯いたたり共　予が家の呪
なされ一人も治せずといふ事なし
一度此まじなひ致候へば　再び歯の痛
おこり申さず候　然るに　此度　歯のいたみ
なをり候御方々の勧によって　世に弘め
申処也　歯痛の御難儀の御方は　御入
来有て　其の妙を知り給ふべし

　　　　大坂立賣堀　しくいやはし南詰
　　　　　　　　　少し南入東側
　　　目　　　　　　赤　松　氏
　　印

第5章 歯痛・歯草の治療

《小絵馬》
　江戸時代には民間信仰が盛んになり，絵馬を神社などに奉納した。庶民の祈願は，具体的に絵を描いて願掛けとして小絵馬を奉納した。

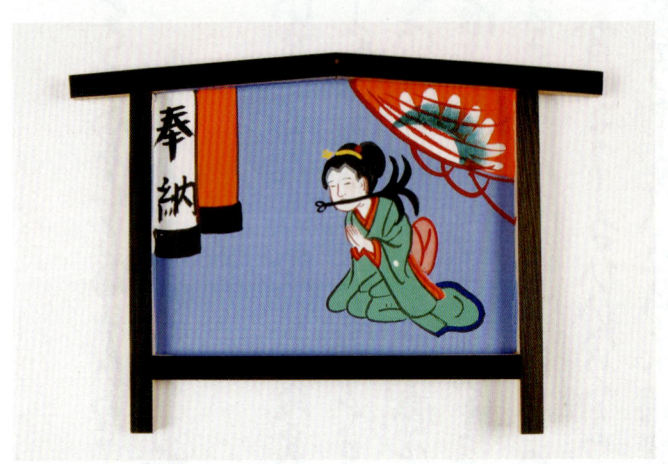

図5-8　「歯痛の小絵馬」
錨噛み（東京南千住の日枝神社歯神　山王清兵衛）
19×27.5cm
ゆるんだ歯もしっかり止まるように小絵馬を奉納した
　　　　　　　　　　　神奈川県歯科医師会「歯の博物館」所蔵

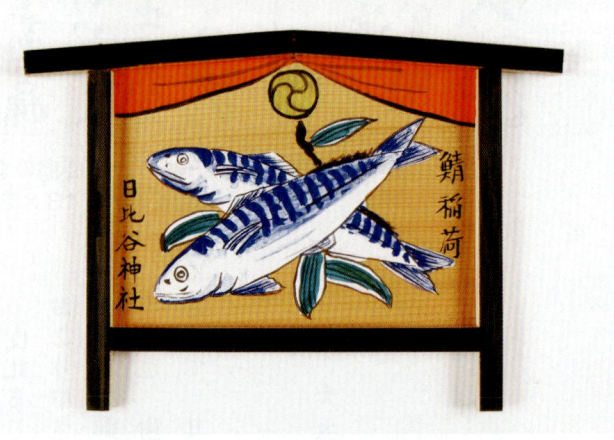

図5-9　「歯痛平癒の小絵馬」
（新橋　日比谷神社　鯖稲荷明神）
19×27.5cm
違い鯖と呼ばれ，二匹の鯖が交叉して竹の葉が画かれている
1年間鯖だちをして祈願
　　　　　　　　　　　神奈川県歯科医師会「歯の博物館」所蔵

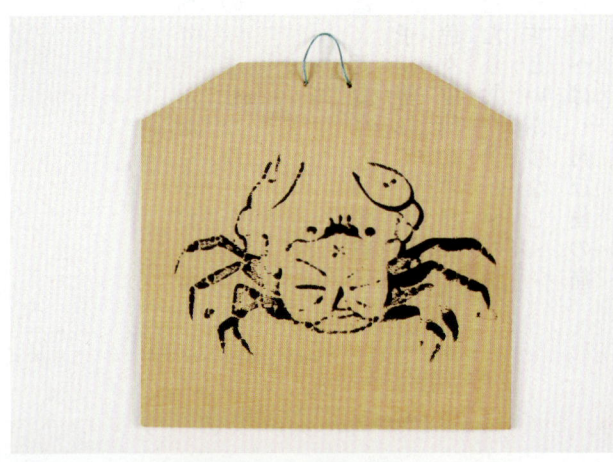

図5-10　「歯痛平癒の小絵馬　蟹」
徳島県小松島　日の峰神社（右）
19×24cm
硬いカニの甲羅でもバリバリ噛めるように
　　　　　　　　　　　神奈川県歯科医師会「歯の博物館」所蔵

《灸による歯痛止め》

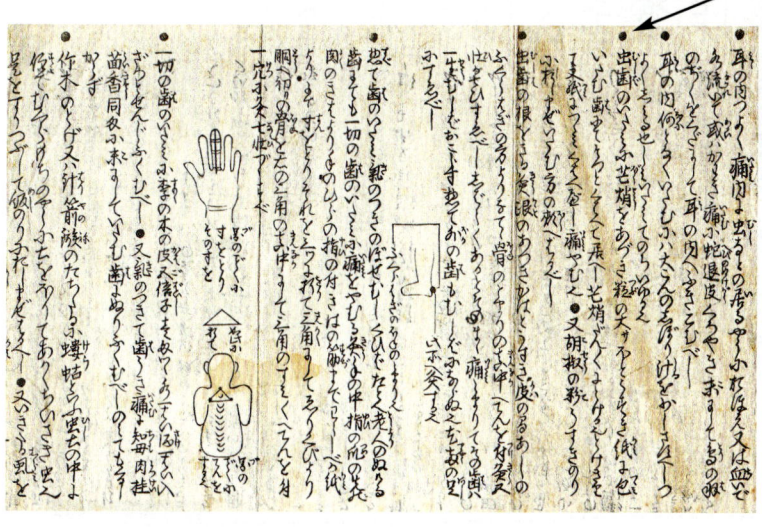

図5-11　『備急続方』
法眼侍医　丹波元簡
1791（寛永3）年　30×41cm
芒硝（硫酸ソーダ）を紙につつみ，虫歯の元に入れて噛むと溶けて歯痛が止まる。足のかかとや中指に歯痛止めの灸をする

- 虫歯のいたみに芒硝（硫酸ソーダ）をあづき粒の大さほどうすき紙に包みいたむ歯にてそっとくはへて居るべし　芒硝だんだんにとけきりて又　紙につつみくはへべし　痛やむ也におしまぜ　いたむ方の頬へ貼るべし
- 虫歯の根をきる灸　踵のあつきかはとうす皮の間　あしのふくらはぎの方りなでて　骨のとまりの真中にてんを付け　灸を五柱か七ひすゑべし　しばらくあると　そのまゝ痛とまりてその歯は一生むしばおこらず　惣て外の歯もむしばにならぬ也尤両の足へすゑべし　●又　胡椒の粉　うすきのり
- 惣て歯のいたみ　気のつき　のぼせ　むしくひば　たとへ老人の抜ける歯にても　一切の歯のいたみに痛みをやむる灸　手の中指の爪の先の肉のきはより　手のひらの指の付きはの筋までわらしべ（藁）か紙にて寸をとり　それを三つに折りて　三角にして　ゑりくびより銅へ初々の骨を右の三角の真中にして　三角のすみずみへてんを付一穴に灸を七柱つづすべし
- 一切の歯のいたみ　気のつきて歯うき痛に知母　肉桂　茴香　同みに末にしていたむ歯にぬり　ふくむべし　のみてもくるしからず　●又　気のつきて歯うき痛に知母　肉桂ざっとせんじふくむべし　●又　五倍子壹匁づつ水一ぱい　酒一ぱい入れ

第5章 歯痛・歯草の治療

《歯痛・歯草》

図5-12 『救民妙薬集 全』
穂積甫庵 1693（元禄6）年
水戸光圀公が藩医，穂積甫庵に命じて，医薬に恵まれない農民などに民間伝承の治療処方を教えた本

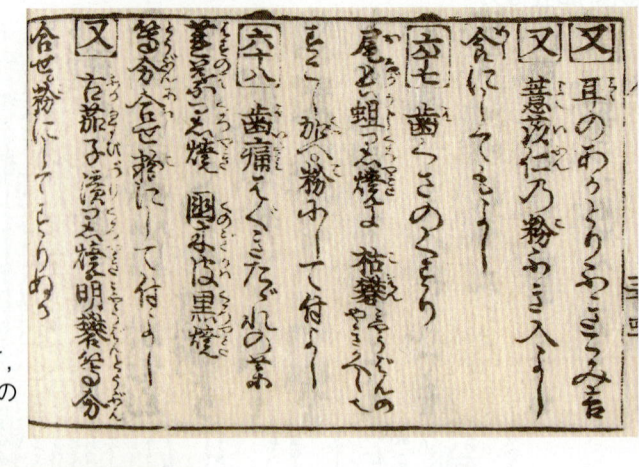

六十七 歯くさのくすり
尾長蛆黒焼に　枯礬　みやうばんのやきかへし也
すこし加へ粉にして付よし
六十八 歯痛はぐきただれの薬
蓮葉黒焼　国木皮黒焼
等分合わせ粉にして付よし
又古茄子漬黒焼　明礬等分
に合わせ　粉にしてすりぬる
六十九 歯動痛むに吉
榎を煎じ　毎日含みよし
七十 歯痛薬　藜　昆布　二色
くろやき等分合せ　粉にして付吉
七十一 歯齦くちびる吉
七十二 虫歯の薬

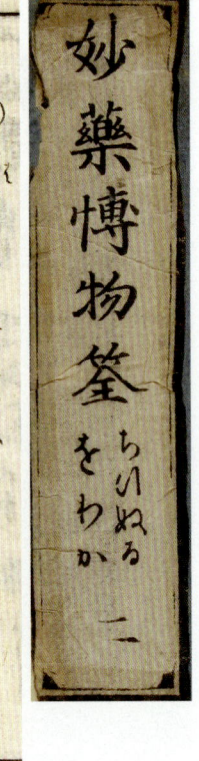

図5-13 『妙薬博物筌』　鳥飼洞斎　1823（文政6）年

第5章　歯痛・歯草の治療

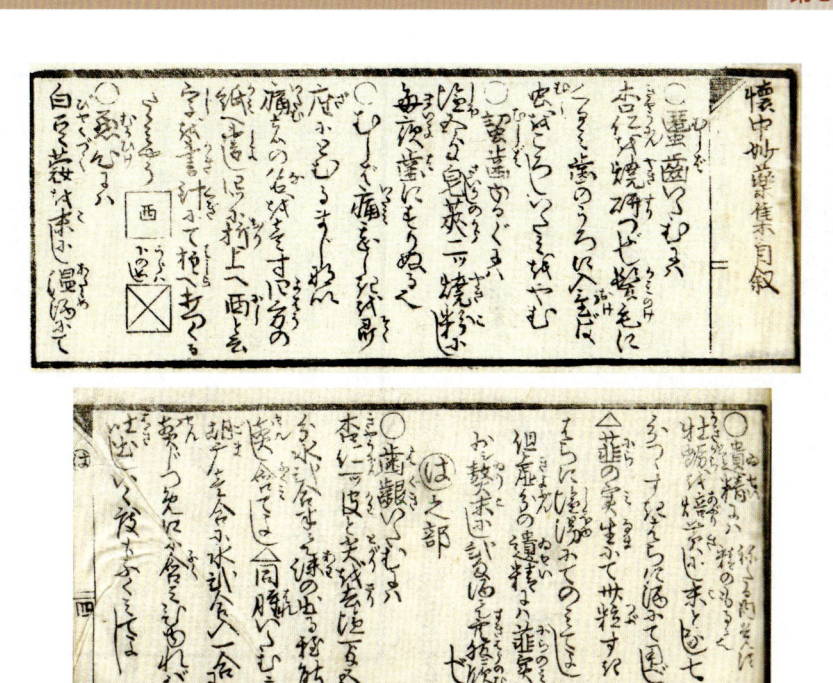

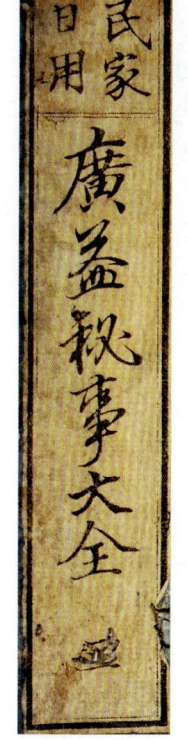

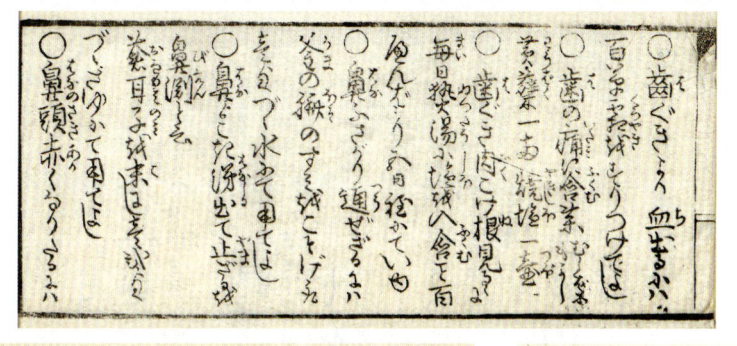

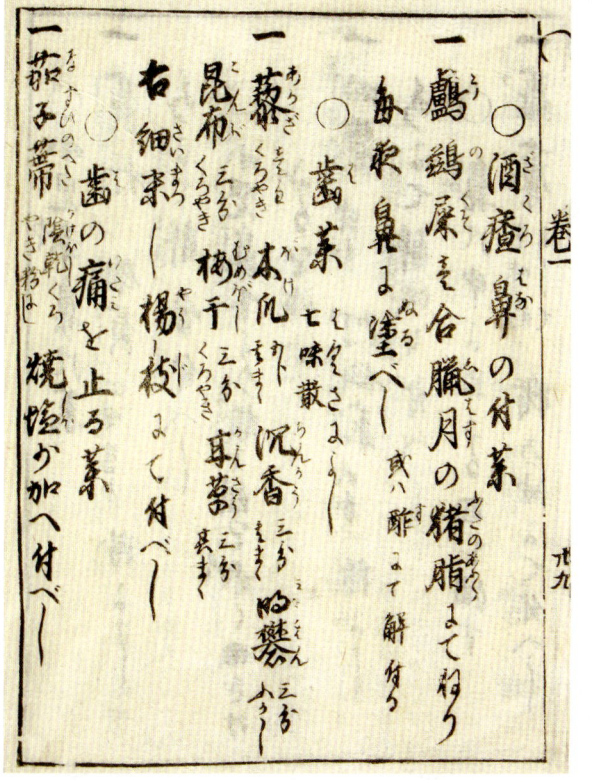

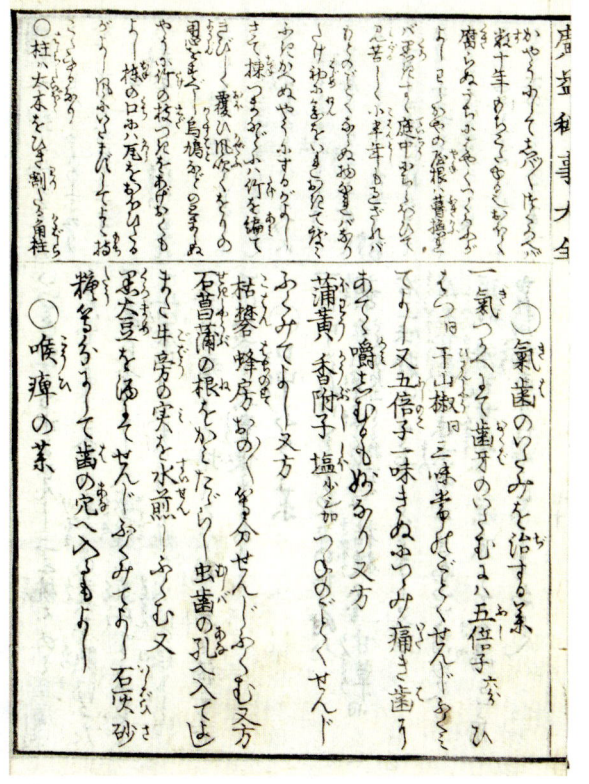

図5－14　『廣益秘事大全』　作者不明　1851（嘉永4）年
茄子のへた黒焼にし，焼塩を加へ付べし

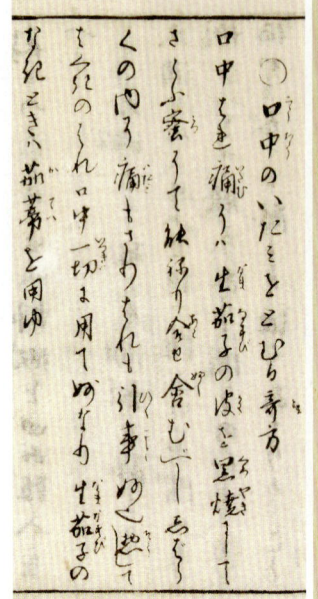

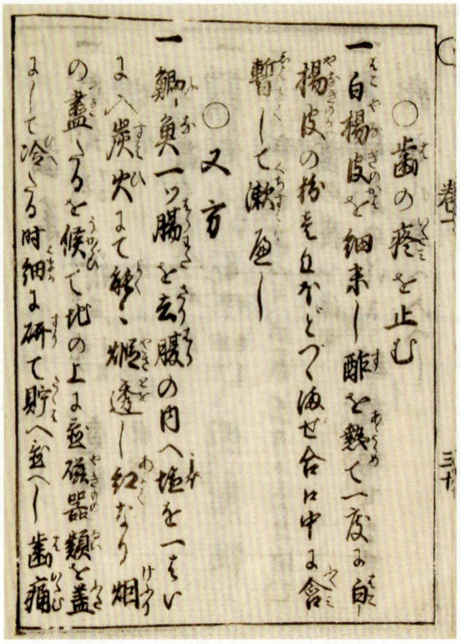

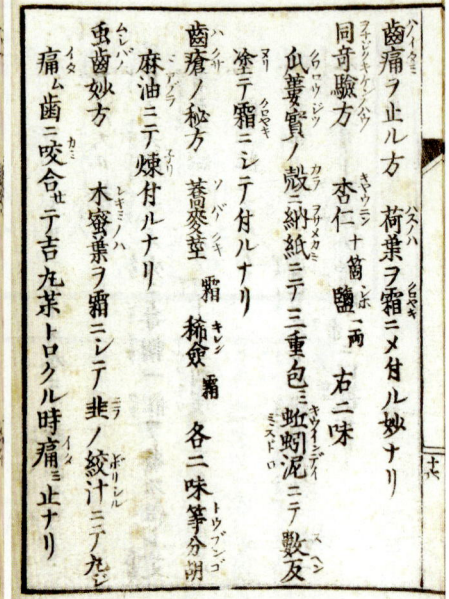

第5章 歯痛・歯草の治療

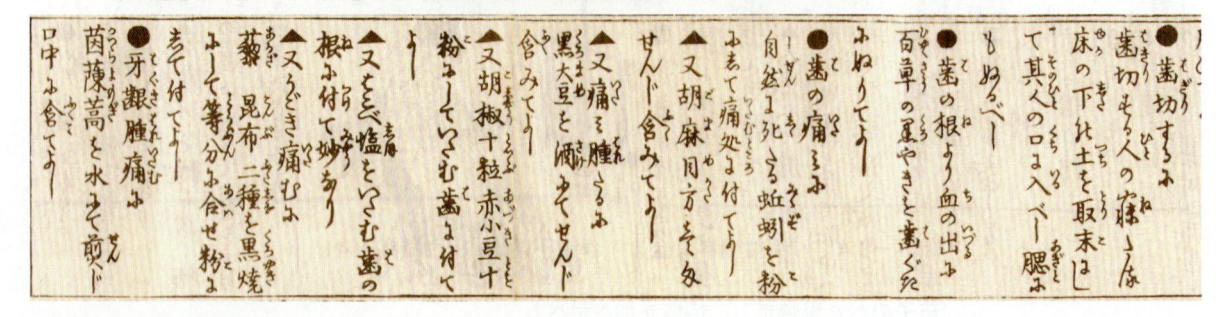

図5-15 『妙薬博物筌』 鳥飼洞斎 1823（文政6）年　　『妙薬手引草』 1783（天明3）年

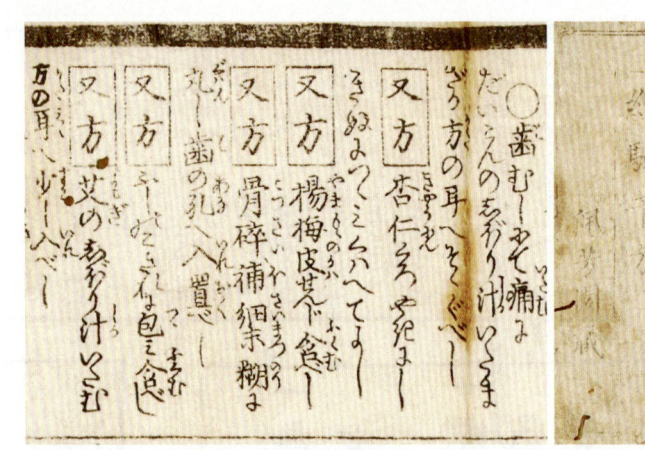

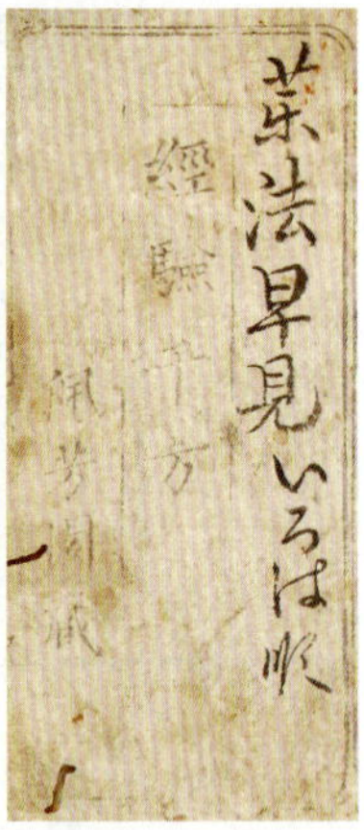

図5-16 『経験千方』 佩芳園主人輯
1832（天保3）年

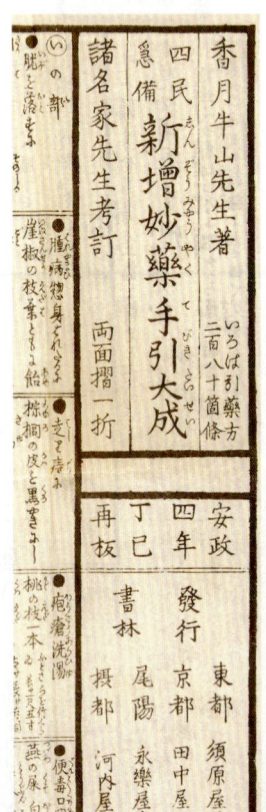

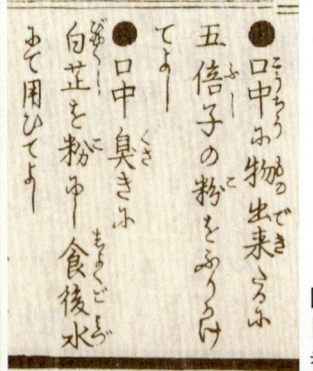

図5-17
『新増妙薬手引大成』
香月牛山著 1857（安政4）年

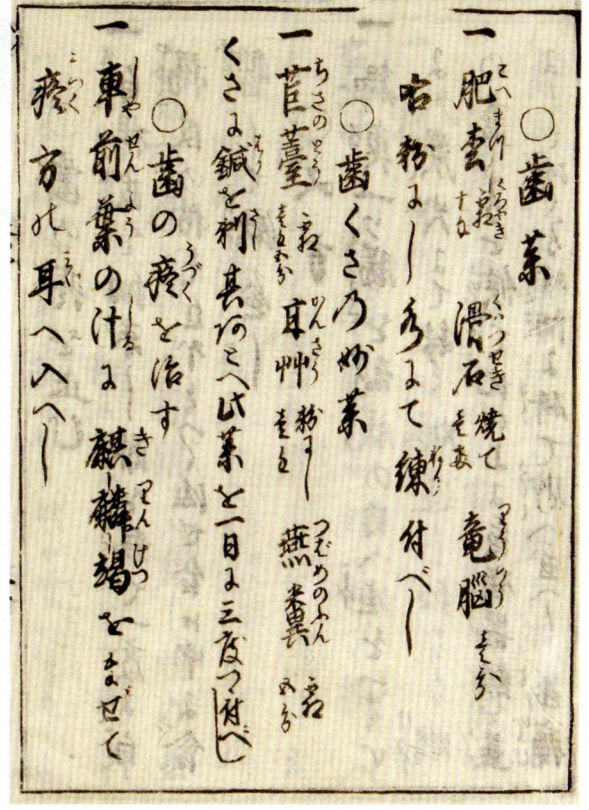

図5-18 『妙薬博物筌』 鳥飼洞斎 1823（文政6）年
歯くさ（現代の歯周病）の処方

第5章 歯痛・歯草の治療

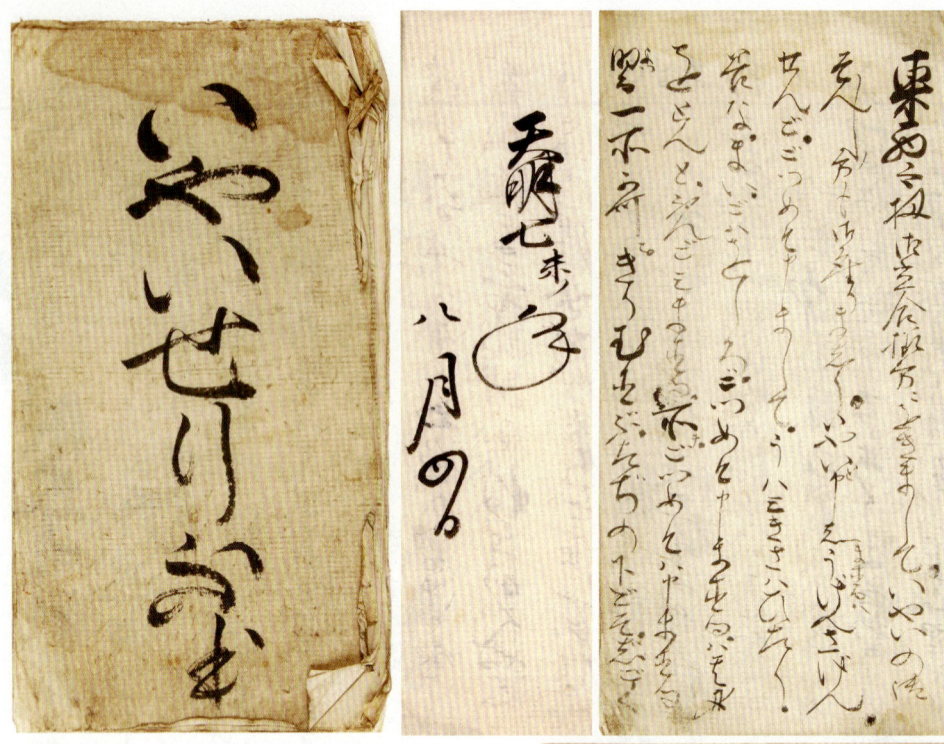

図5-19
「香具師が使っていたいやいのせりふの原稿」
『いやいせりふ』
1787（天明7）年　27×15cm

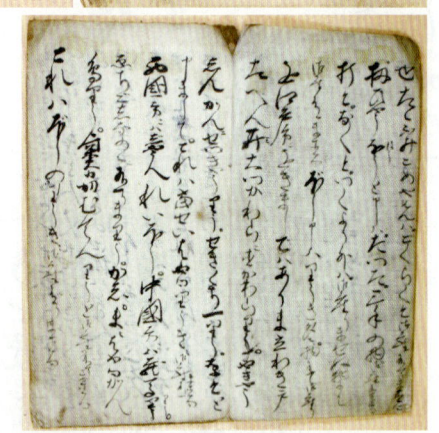

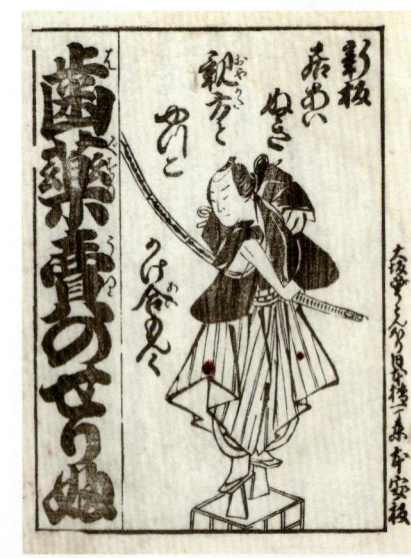

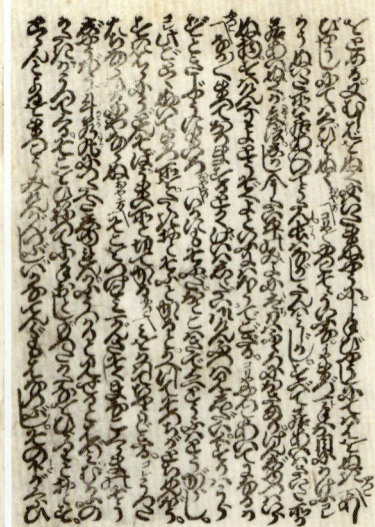

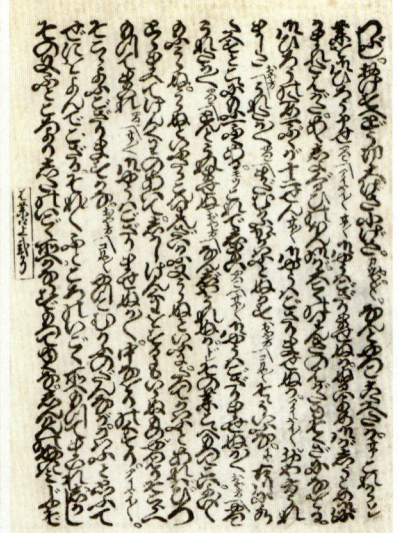

図5-20　「歯薬売のせりふ」
『変態商売往来』　1927（昭和2）年
かでんはぐすりは，ゆるぐはをすへ。むしくいばのいたみをとめる。
又むしばをぬくには，いたまぬやうにと手びやうしにてははをぬき

第5章 歯痛・歯草の治療

[新板　居あいぬき親方とやっこのかけ合もんく歯薬売のせりふ]（図5-20の全文）

おや方「はばかりながら，これよりおことハリの申上ます。御けんぶつおたちあいのうちにも，兵法御こうしゃなお方もござりませふ。やらうめが何しをるとおわらひもあらふが，所かハれば品かハる。なにハのあしもいせのはまおぎ」

やっこ「さよでございさやう」

おや方「すずめかいちょうに入てはまぐりとなり，山のいもがうなぎになり。よめがひねてしうとめになる。きのふがくれてけふになる，あすか川のふちせとなるよのならひ」

やっこ「さよでございさやう」

おや方「今つかつたが小太刀のごくゐ。これから品をかへて，ぼうをつかってお目にかけう。ぼうに道をえたが三十ぼう。又えざるも三十ぼう。おもてが六ほん。うらが六ほん。ちうのこごいが七十四本。あハせて八十六ぽん。やどなしがさんがいぼう。ぜにのないのハかんかんぼう。りんほうつけたがむさしぼう。てまいのやっこハとちゃんぼう。いえにハかんほうみそすりぼうず」

やっこ「イヤこちのおや方しハんほう」

おや方「またばかぬかす，サアこれからやっこをあいてに一年お目にかけふ。しかし此やうに申せバ。兵法のしなんいたし。とせいにするとおぼしめそふが，さふでない，此かたなハいえのめじるし。わたくしとせいハ，此者薬おたちあいの中にはじめてのお方もあるから，ちょとごひろう仕る。かでんはぐすりハゆるぐはをすえ，むしくいばのいたミをとめる。又ムシバをぬくにハいたまぬやうにと手びやうしにてハはをぬき」

やっこ「あしひやうしてハくびをぬく」

[茗荷屋紋次郎の口上]　『続江戸広告文字』花咲一男　復刻本　1964（昭和39）年より引用

　棒に打ツ手なし，鑷（ケヌキ）につく手無シ。ハイアイアレアア打って参るコレかうはづしてトウコレサヨウ，ナニ首がをちて左様が出るものだ。コレアノ大太刀を持て参レ，ハイアイ弐尺五寸の差料四尺八寸の大太刀迄，此茶わんの上でぬいて御見セ申，イヤかういう内御立会に若歯のぬきたい方があって御急キなら，ぬかつしやりませ，歯ハ子供のぬけ替り，年寄がたのゆるぎ歯，其外八重歯，虫くい歯，ぬく歯とぬかぬ歯がある。人のからだ中で歯ほど大事な物ハ無イ，すいあまい，にがいからい，五味のあじわい，歯によってわかる，不断歯をミがかつしゃる，必々横へ横へとミがいたがよい。楊枝ニはぐきをつき上ケる，三十にならぬに上下夕の肉落，はのあハいぐわらりとすく。はみがきも同じ銭で砂ぼじゃりじゃりいうのなど遣ツしゃるな。コレちょっと，そのはみがきの引出シを持ツて参レ。

　ハイアイ。今売ので八無。ハイアイ。コレ紋二郎が歯磨ハ砂のじゃり付く様ナ事でハない，コレ此通り腕へ付ケる。コウすり込ムアレ朝日に霜のきゆるがごとし。

　一寸其銭をとってよこせ，随分よごれたが能い。ハイアイ，コレ此様な弁けいサマのきん玉に黒ごまを振りかけたようにくろいでも，ゆびの先へ少シ付カウこするナント御らうじろ，てんとう様の穴ツのあな程ちがう。匂ひハ丁子ニ麝香，竜脳，鳥波にほひを御振舞申セイヤ一寸その毛ぬきぐしりを持ツて参レ，……

　編者，花咲氏によると，茗荷屋紋次郎は居合抜きの歯磨売である。大道芸のせりふを収録したもので江戸時代の歯磨売の口上がよく分かる。安永時代の下級庶民のことばの様子がいきいきと伝えていると述べている。他に有名人には，松井源左エ門や井上藤八がいる。ハイアイというのは，従者の掛け声である。

第5章 歯痛・歯茎の治療

図5-21 「御入歯所口中一切御薬の引札」
明治中期か　24×10.5cm
口中医の入歯，口中治療の引札は珍しい
むしば，白した，口ねつ，はくさ

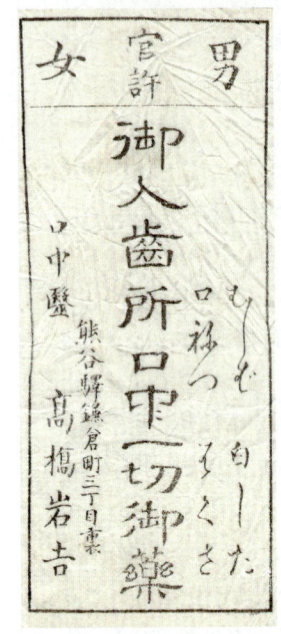

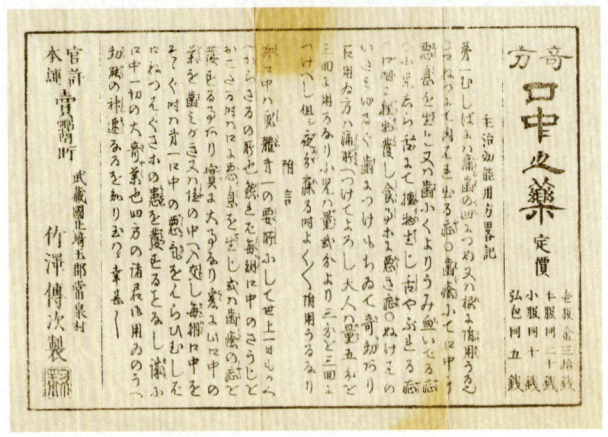

図5-22 「竒方　口中之薬の引札」
明治期　13×19cm
香具師系の入れ歯師　竹澤伝次製

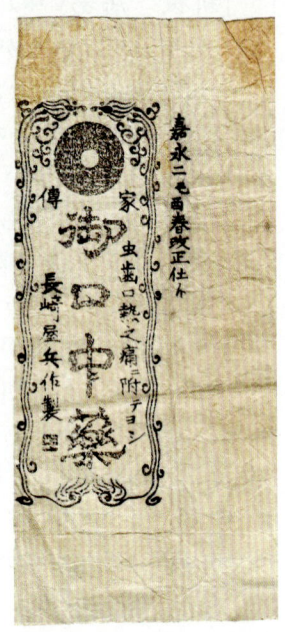

図5-23 「御口中薬」
長崎屋兵作製
1849（嘉永2）年
17.5×5.5cm

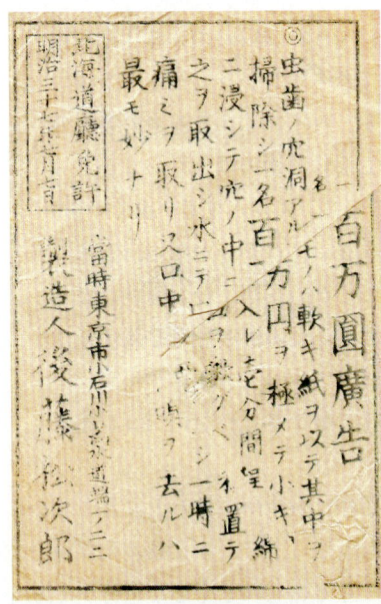

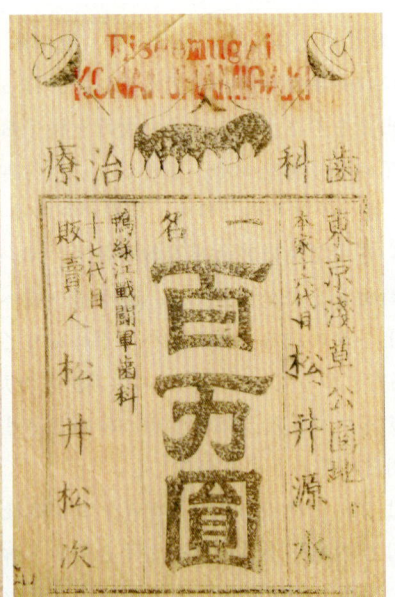

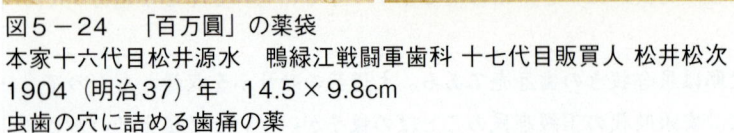

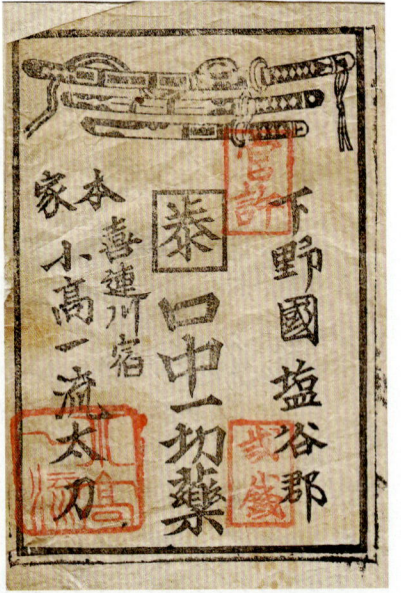

図5-24 「百万圓」の薬袋
本家十六代目松井源水　鴨緑江戦闘軍歯科 十七代目販買人 松井松次
1904（明治37）年　14.5×9.8cm
虫歯の穴に詰める歯痛の薬

図5-25 「口中一切薬の薬袋」
下野国（栃木県）の喜連川宿
香具師系の販売元
明治初期か　16×11cm

第5章 歯痛・歯草の治療

歯のいたみ秘密妙薬

此外口中一切のいたみ舌のいたみ
のといたみなとにもよろし
松子五ツ六ツ塩つけにして四五日もをく○葉昆布五六寸
右の二品赤土にてつつみぬりいろ里の中火をたく下に
ほりうづみもしやきに一夜もきとりあけぬりたる
土をはらいのけ細末こなすなり
丁子一匁片脳一山椒中の黒みをとりすて、五分甘草二匁
香附子三匁石膏三匁川芎二匁蜂蜜五匁
薄荷圓三分ばかり是はあとより入て能かきまぜてよろし
右十一種皆細末となしはちミつを鍋にて少しわかし
あわの立ちあかりたる時鍋をとりをろし外の粉薬を
一同に打込み又薄荷圓を入能く、かきませて拉ふた
ものに入口をいたしたくはへをきて歯の痛ミ或ハ
のとのいたみ又舌のいたミなとある時付て飲又ハ
づつうやミ又目のいたミなとにもものミ又つけてよろし

右は代壱匁五六分位にてととのふ薬也
大秘密の妙薬此上なし

図5-26 「歯のいたみ秘密妙薬」
江戸期　29×40cm
歯の痛みに対する処方

図5-27 「本郷のかねやす店」
文京区教育委員会の解説文と古川柳

かねやす　　　　　本郷2-40-11
　兼康祐悦という口中医師（歯科医）が、乳香散という歯磨粉を売り出した。大変評判になり、客が多数集まり祭りのように賑わった。（御府内備考による）
　享保15年大火があり、防災上から町奉行（大岡越前守）は三丁目から江戸城にかけての家は塗屋・土蔵造りを奨励し、屋根は茅葺を禁じ瓦で葺くことを許した。江戸の町並みは本郷まで瓦葺が続き、それからの中仙（中山）道は板や茅葺の家が続いた。
　その境目の大きな土蔵のある「かねやす」は目だっていた。
　『本郷も　かねやすまでは江戸のうち』と古川柳にも歌われた由縁であろう。
　芝神明前の兼康との間に元祖争いが起きた。時の町奉行は、本郷は仮名で芝は漢字で、と粋な判決を行った。それ以来本郷は仮名で「かねやす」と書くようになった。
　　── 郷土愛をはぐくむ文化財 ──
　　　　文京区教育委員会　昭和61年3月

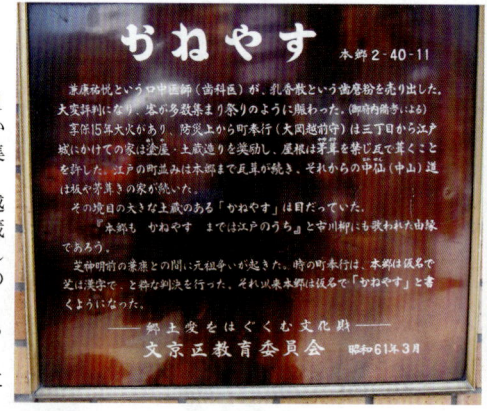

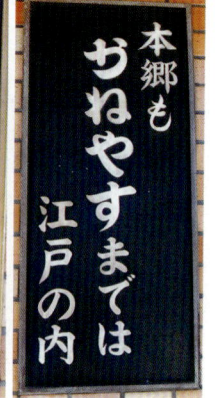

虫歯
むしは口舌やふれたたれ歯痛ニ
付て吉のんどはれいたむにハ
よしのくだにてつき入て吉
其外口中一切の痛付て妙也

三白散

江戸芝口南六丁目柴井町
兼康祐元

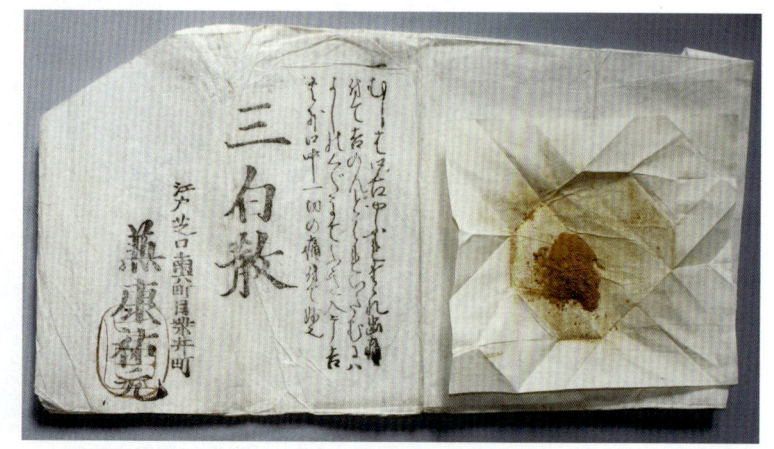

図5-28 「かねやす三白散」
江戸期　31×41cm
江戸時代、芝と本郷に「かねやす」という有名な口中薬、歯磨剤を売っていた店があった。
上記の散薬と包み紙は芝の「かねやす」が売っていた三白散という口中薬である。

第5章 歯痛・歯草の治療

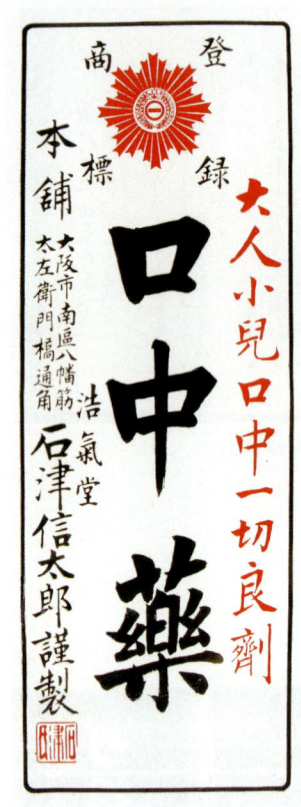

図5-29 「口中薬の引札」
大阪 石津信太郎製
明治期 61×19cm

図5-30 「口中一切によし 御は薬の引札」
近江国 鳴鶴堂製
明治期 61×19cm

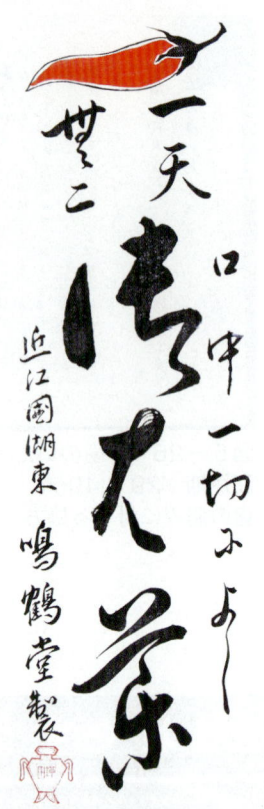

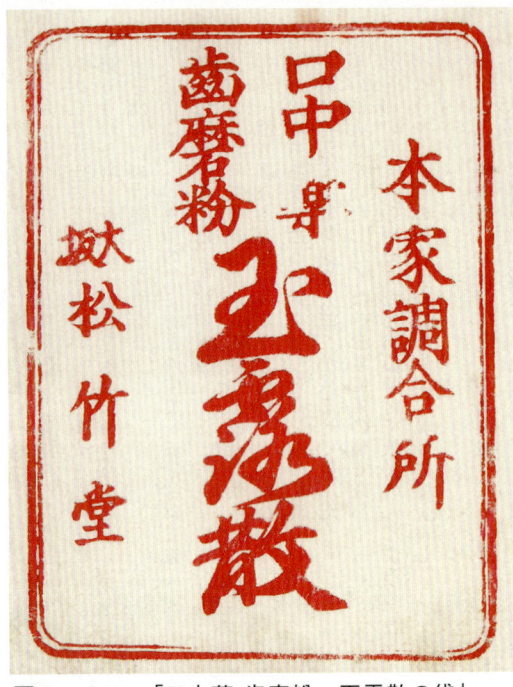

図5-31 「口中薬 歯磨粉 玉露散の袋」
大阪 松竹堂
明治期 12.5×9.5cm

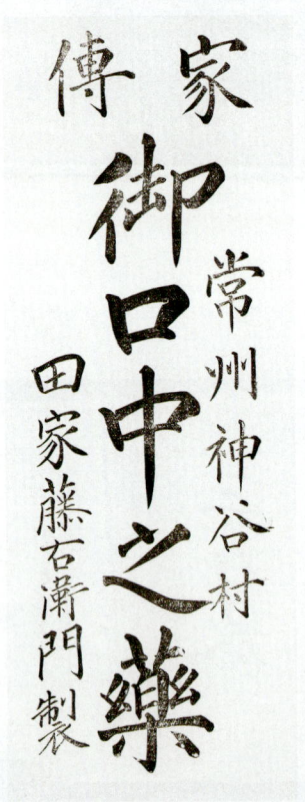

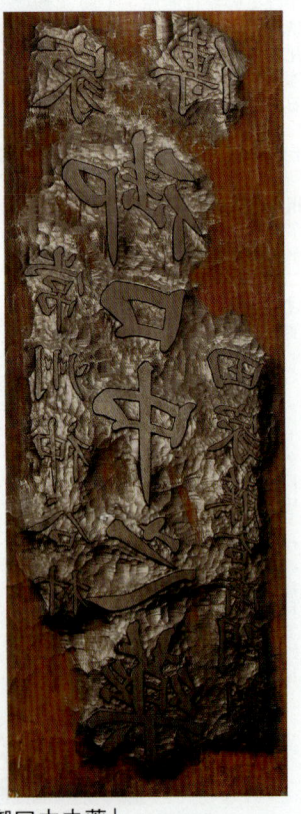

図5-32 「家伝 御口中之薬」
常州（常陸の國）神谷村 田家藤右衛門製
幕末か明治初期 66×23cm
版木と版木を刷ったもの

神奈川県歯科医師会「歯の博物館」所蔵

第5章 歯痛・歯草の治療

図5-33 「歯痛液の看板」
本家　桃谷順天館　仁寿堂店
明治期　44.5×121cm
一瞬にはのいたみを鎮むる改良新剤とある
神奈川県歯科医師会「歯の博物館」所蔵

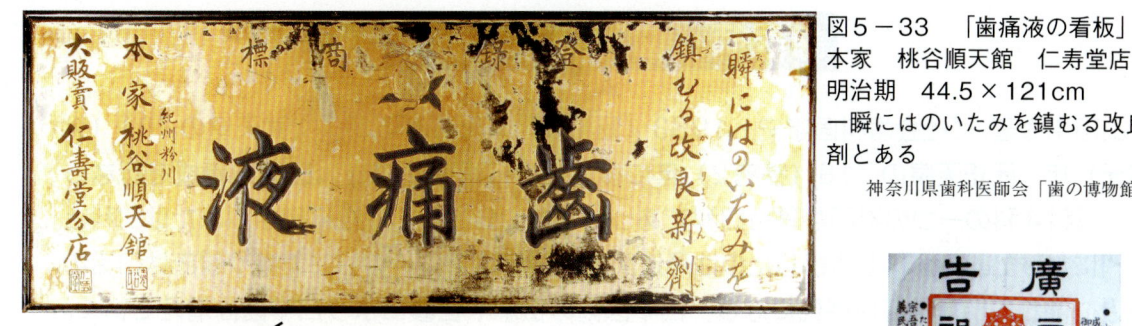

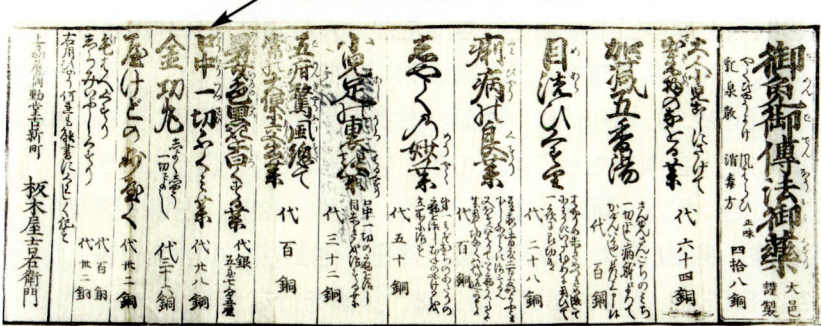

図5-34 「口中一切ふくみ薬の出ている引札」　上州　藤岡　板木屋吉右衛門
幕末か明治初期　12×25cm

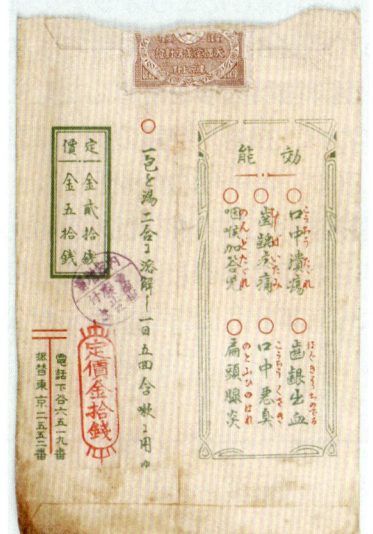

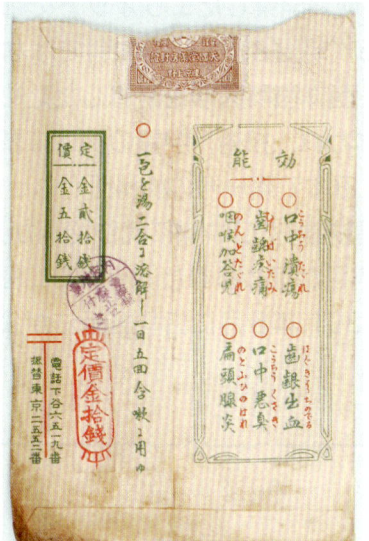

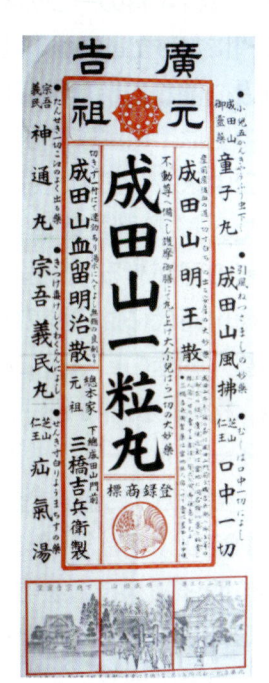

図5-35 「口中一切の薬の引札」
元祖　成田山一粒丸
下総成田山門前　三橋吉兵衛製
69×26cm
神奈川県歯科医師会「歯の博物館」所蔵

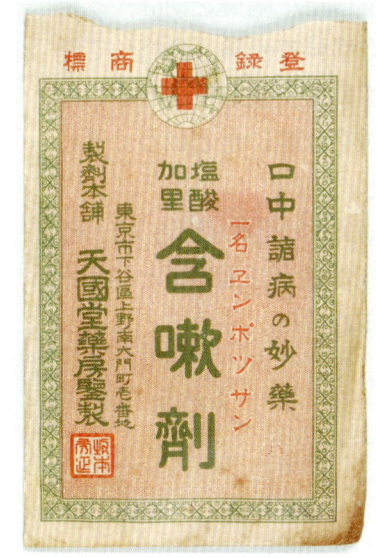

図5-36 「塩酸加里含嗽剤」
13.5×9cm
袋の裏面に効能

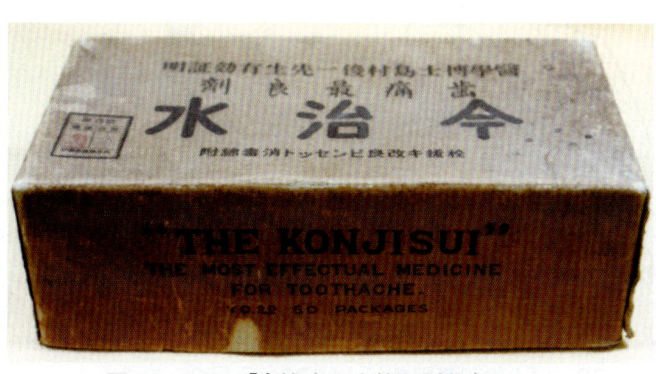

図5-37 「今治水の大箱と引札」
12×23.5×8cm
神奈川県歯科医師会「歯の博物館」所蔵

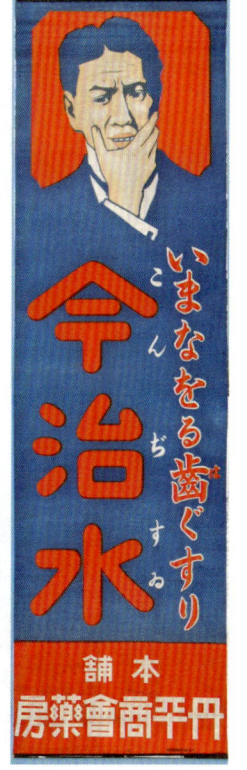

165

第5章 歯痛・歯草の治療

歯医師（歯医者）の誕生

　山田平太著，『社会歯科医学史』1933（昭和8）年刊によると，文武天皇の701（大寶元）年，元正天皇の718（養老2）年に律令制度の基礎ができ，医師の養成を行なった。医科4科の一つの専門が耳目口科であった。後に分科し，近世に口中科または口科と専門になった。口歯科を標榜したのは丹波康頼の孫冬康で，その孫，兼康や親康は口舌の療治に優れていた。江戸時代になり，口中医術の伝承や世襲により口中医は増えていく。口中医は，徳川家や各大名の医官となり口中療治を行なったが，入れ歯は作らなかった。

　口中医及び口中医師は，朝廷の医官名であり，歯医師は徳川幕府に医官名として用いられた。『人倫訓蒙図彙』1690（元禄3）年刊には，医師，金瘡，針師，歯医師，外科，小児科の図がある。歯医師の項には，「金康をもって歯医の家となす」とある（図5-38）。

　徳川時代には口科の官医として，松本，堀本，本康，本賀，安藤，福山，佐藤の諸家があり，朝廷の口中医には錦小路，親康がいた，末期には，津田，池野谷，小野，伊澤，竹澤，松井，長井が江戸にいた。療法としては，薬物，灸，鍼，抜歯を行なっていた。

　イーストレーキが1865（慶応元）年に横浜居留地で開業し，歯痛の鎮静，歯の神経を取る，虫歯の穴に金箔を詰める，ゴム床義歯を入れるという西洋の新しい治療法が導入された。

　1870（明治3）年に横浜居留地で開業したエリオットに師事した小幡英之助は，本格的に西洋歯科技術を学び，1875（明治8）年に口中科ではなく歯科で受験，合格して開業した。小幡は，口中科ではなく西洋歯科医学を研修したため歯科で受験したいと申し出た。小幡の要望により試験が行なわれ，技術，学識の高さに試験官が驚いたという。そして，歯科医開業免許が与えられ，日本で第一号の歯科医となった。

　1879（明治12）年，医師試験規則で口中科に代り歯科が入り，1883（明治16）年の医術開業試験規則で歯科試験科目が定められた。そして，歯科が独立し歯科医という新しい職業が誕生し，1906（明治39）年5月に歯科医師法が公布された。

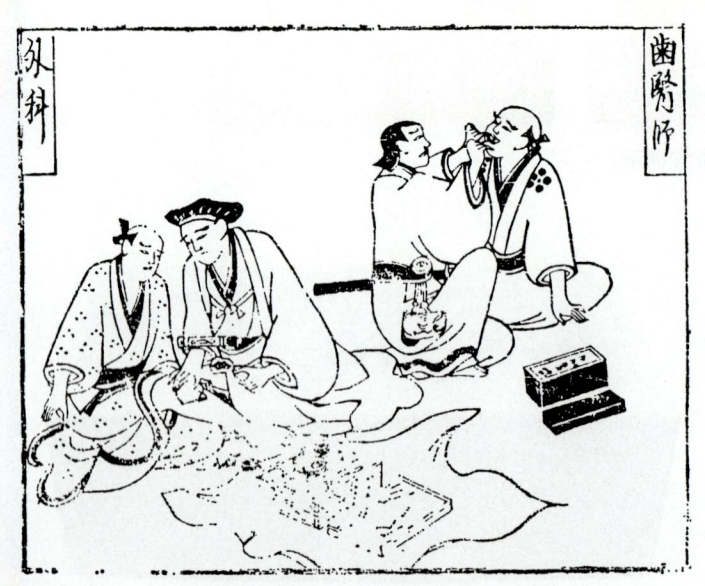

図5-38　『人倫訓蒙図彙』　1690（元禄3）年
歯医師（者）の始まりは，金康（金康）をもって歯医の家となす。
平安時代の医家丹波氏系の子孫で口中家として家をなしたとある

第5章 歯痛・歯草の治療

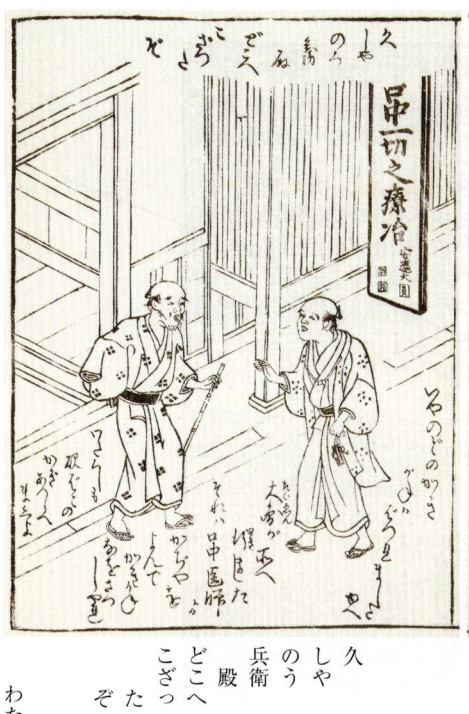

図5-39 『祐信風俗図譜』巻之下　口中一切之療治
江戸期

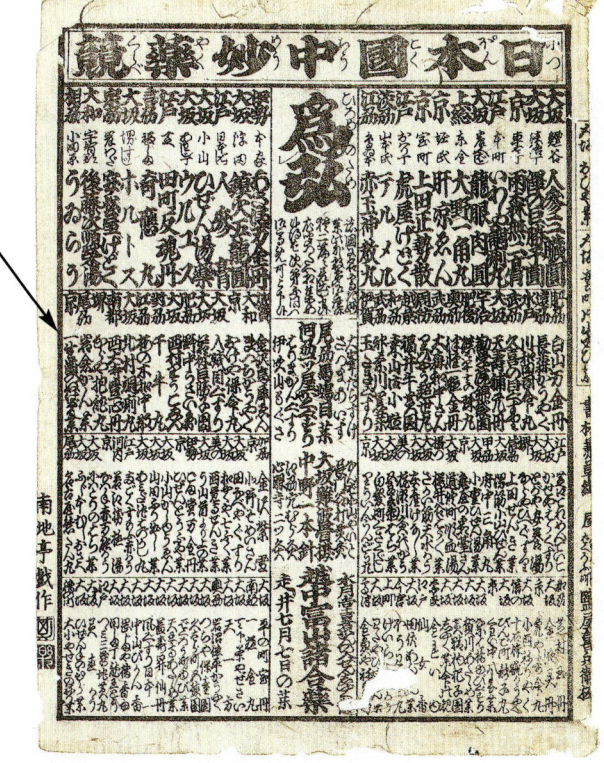

ひやのどのかき
がねか
はづれました
のう
大圓が所へ
兵衛　行ました
殿　それハ　口中医師より
どこへ　かぢやを
ござっ　よんで
たぞ　かきかね
　　　なをさつ
　　　しゃれ
わたくしも
硯ばこの
かぎあつらへ
ましよ

図5-40　「日本国中妙薬競」
江戸期　22×16.5cm
二段目に歯みがき「一生歯の抜けざる妙薬」がある

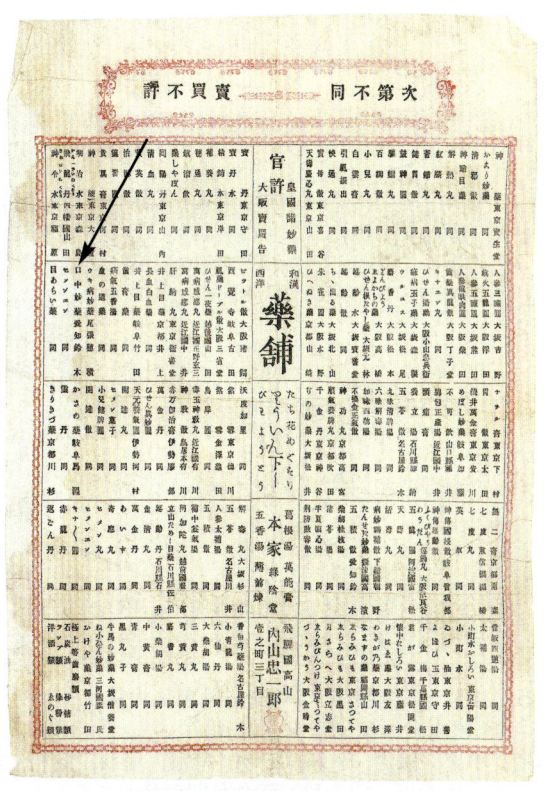

図5-41　「和医，西洋薬舗」
明治期　34×24cm
西（左）方，二段目に口中妙薬とある

167

第5章 歯痛・歯茎の治療

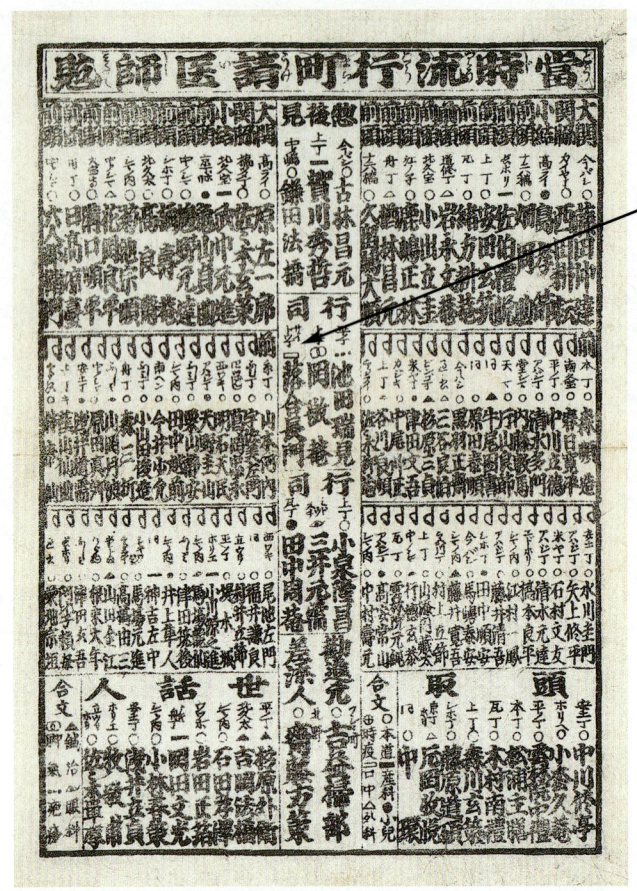

図5−42 「当時流行町請医師見立」
江戸期　23.5×17.5cm
中央の行司の欄に口中医，落合長門の名がある

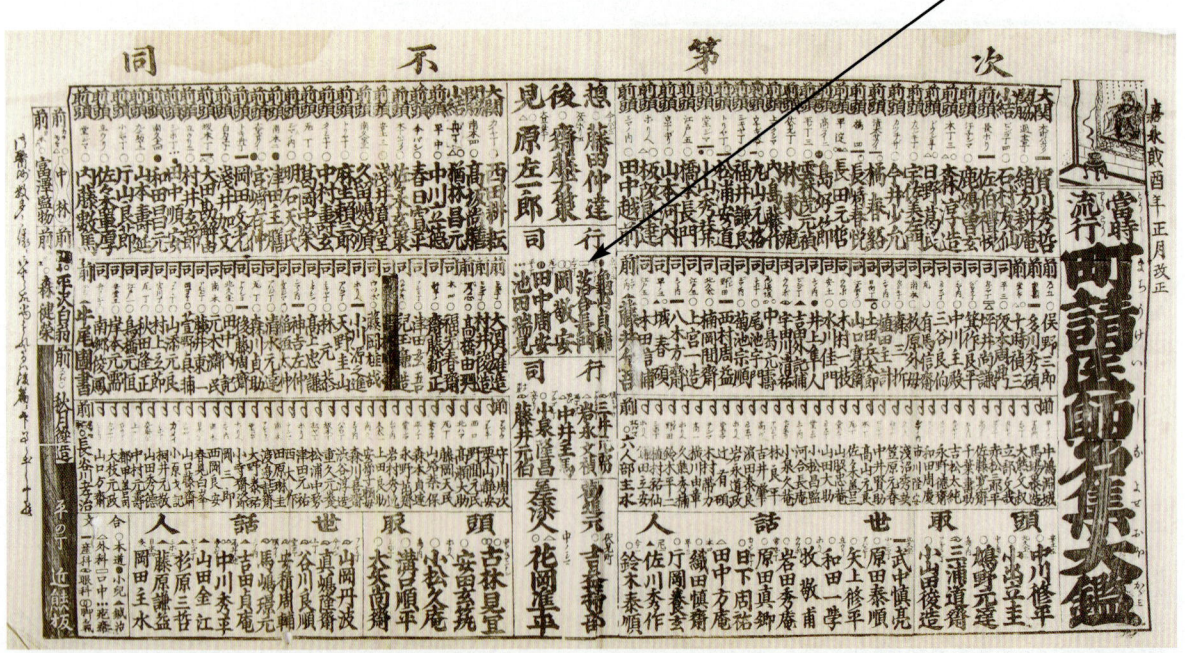

図5−43 「当時流行　町請医師名集大鑑」
1849（嘉永2）年　36×70cm
本道，小児，鍼治，外科，口中，疱瘡，産科，眼科，脚気の各科に分れている
中央の行司の欄に口中科，落合長門の名がある
左端に，御醫師数多儀に御座候故，當を外れたるは後篇に○○出し申候（訂正を出しますの意）とある

第5章 歯痛・歯草の治療

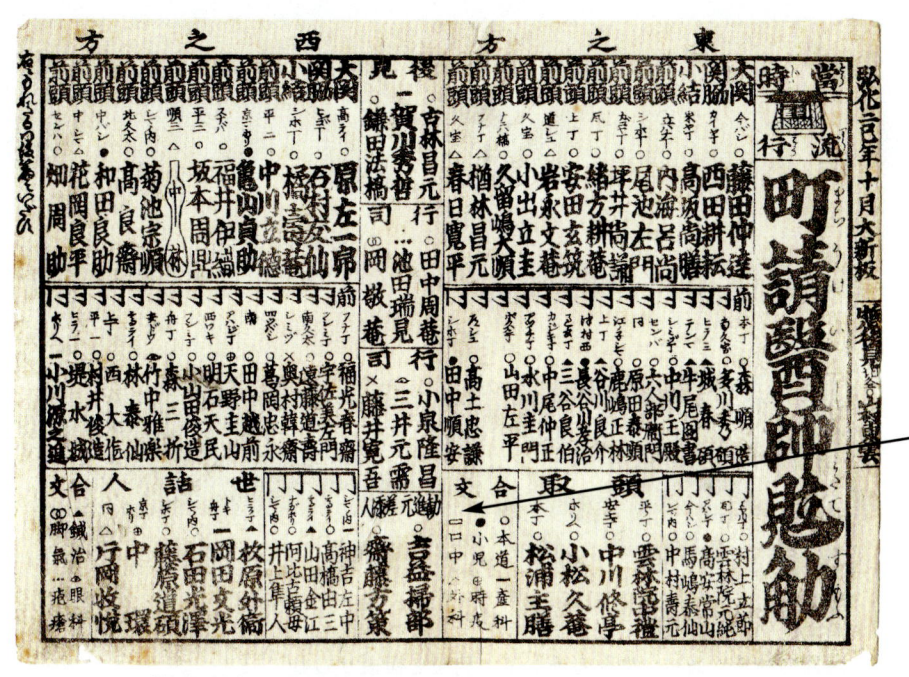

図5-44 「当時流行　町請医師見立角力」
1845（弘化2）年　16.5×22.5cm
本道（内科），産科，小児，時疫（感染症），口中（歯科），外科，鍼治，眼科，脚気，
疱瘡など各科の印がある

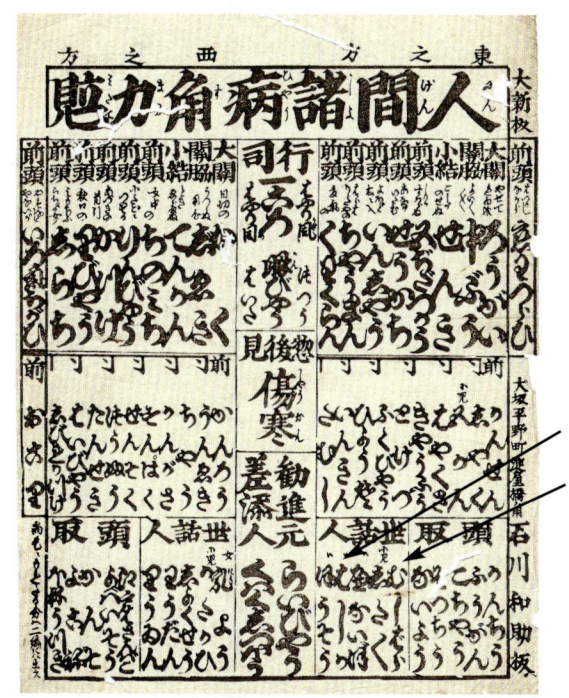

	西の方		東の方		大新板前頭
	人間諸病角力見立て				
前頭	辱かしながら色白なり	大関		大関	
前頭	やせて色白なり	関脇		関脇	
前頭	よいよい腰が伸ばせぬ	小結	ろうがい労咳	小結	
前頭	尻がすわらぬ	小結	恋思い		
前頭	穴が痛む	前頭	中風 せんき 大・小腸・生殖器など下腹部の内蔵の痛む病気	前頭	
前頭	よほど念入り	前頭	痔，脱肛 消?	前頭	
前頭	張りたやの	前頭	いんしょう 陰症	前頭	
前頭	○○気の	前頭	ちょうまん 腸満	前頭	
大関	はやり風邪	前頭	かくらん 霍乱 日射病	司行	
司行	日切の はやり目 眼病 頭痛				
小結	関脇 うつらぬ用心 時選ばぬ		かく 霍	見後 傷寒	
前頭	女中の ??? 麻病 かっけ 脚気		じゅん てんかん 癲癇	総後 腸チフス	
前頭	血の道				
前頭	小豆の首引				
前頭	秋口の		りんびょう 麻病 赤痢の類		
前頭	みかち，ふらみな		しらく 白血		
前頭	どの女の				
	やすなじゃないが色氣違い				
前		前	かんちう	前	大坂平野町淀屋橋角
おこり			かんせん 乾癬 しゃく 癇 うんきう 行きう 雁瘡 がんがさ ぜんそく 喘息 すんばく 痛風 胆石 痺水 脚気	小児 しゃくさ 小児の脳膜炎 きょうふう 驚風 吐血 ひょうそう ふく病 陰金 いんきんたむし 田虫 頭癬	石川和助板
			勧進元 差添人 癩病 鶴膝こう		
		世話人	女 乳よう 小児のか?かい 食傷 黄疸 りゅういん 溜飲むなやけ 江戸はさんばこ よばいそう かんそ 汗瘡 横根 骨疼き	頭取 世話人 小児 虫歯等 小児 麻疹 小児 疱瘡	
	尚これにもれたる分は二編に出す				

図5-45 「人間諸病角力見立」
江戸期　25.5×19cm
下段　世話人として虫歯等，したく，はしか，ほうそうがある

169

第5章 歯痛・歯草の治療

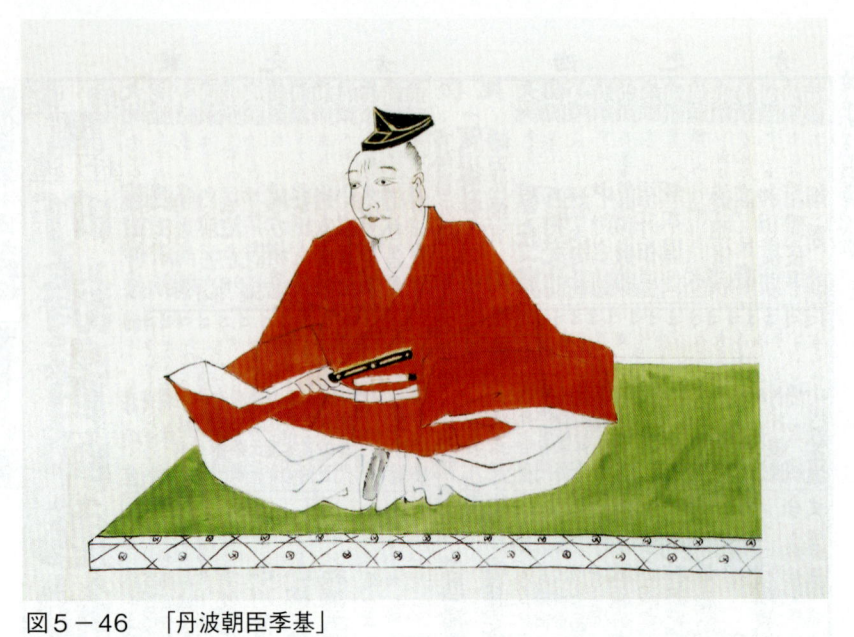

図5-46 「丹波朝臣季基」
1686(貞享3)年
医術の神霊に通じ、歯医者をして、義歯を複造せしむ

神奈川県歯科医師会「歯の博物館」所蔵

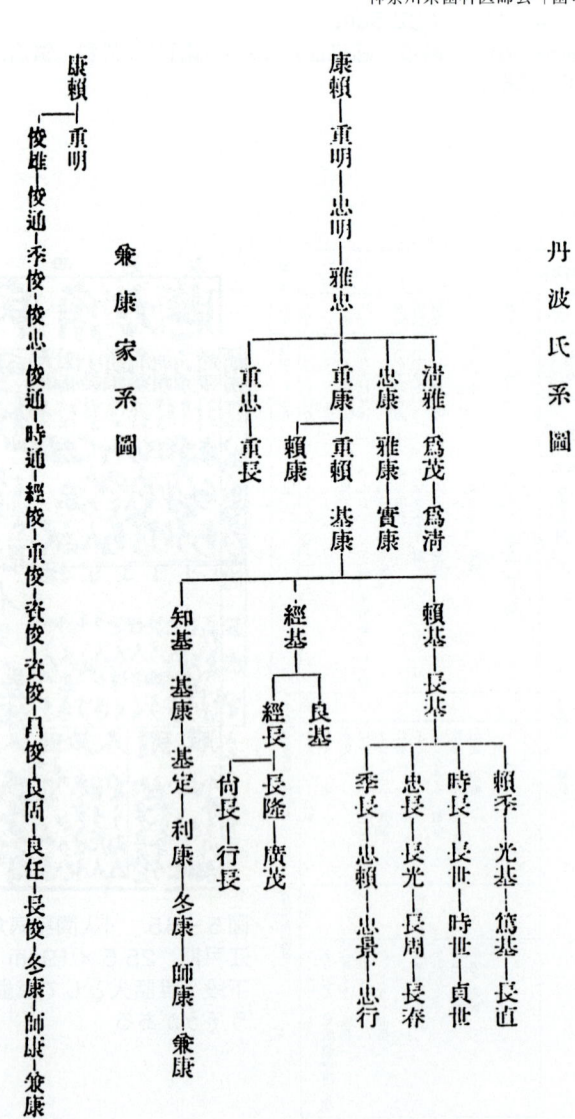

丹波氏系図

康頼―重明―忠明―雅忠―清雅―爲茂―爲清
　　　　　　　　　―忠康―雅康―實康
　　　　　　　　　―重康―雅頼―甚康
　　　　　　　　　　　　　　　―頼基―長基―頼季―光基―篤基―長直
　　　　　　　　　　　　　　　　　　　　　―時長―長世―時世―貞世
　　　　　　　　　　　　　　　　　　　　　―忠長―長光―長周―長春
　　　　　　　　　　　　　　　　　　　　　―季長―忠頼―忠晨―忠行
　　　　　　　　　―重忠―重長
　　　　　　　　　―經基―良基
　　　　　　　　　　　　　―知基―基康―基定―利康―冬康―師康―兼康
　　　　　　　　　　　　　―經長―長隆―廣茂
　　　　　　　　　　　　　―尚長―行長

兼康家系図

康頼―重明―俊雄・俊迪・季俊・俊忠・俊迪―時迪―經俊―重俊―兗俊―兗俊―丹俊―良周―良任―長俊―多康―師康―兼康

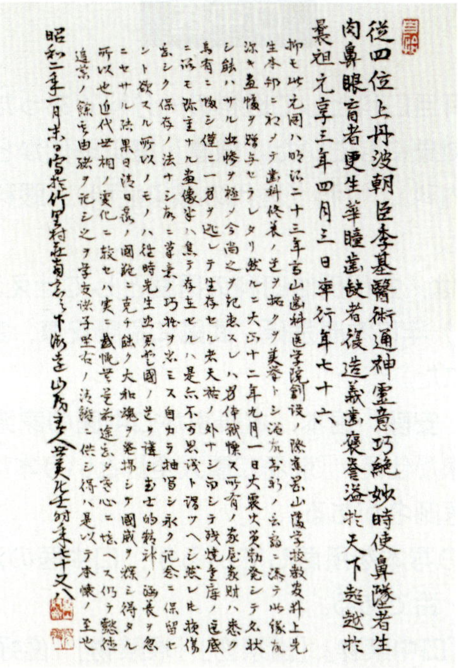

figure 5-47 「丹波朝臣季基」
神奈川県歯科医師会「歯の博物館」所蔵

従四位ノ上、丹波ノ朝臣、季基ハ、醫術、神霊ニ通ジ、意巧、絶妙ニシテ、鼻墜者ヲシテ肉鼻ヲ生ゼシメ、眼盲者ヲシテ、華瞳ヲ更生セシメ、齒欠者ヲシテ、義歯ヲ復造セシム、襃賞天下ニ溢シ、襃祖ヲ超越ス。元享三年四月三日卒ス。行年七十六。ソモソモ此ノ元図ハ、明治二十三年、高山歯科醫学院創設ノ際、旧岡山藩学校教官、井上先生、本邦ニ初メテ齒科修業ノ道ヲ拓クヲ美挙トシ、温故知新ノ書翰ニ添イテ此ノ縁故涼キ畫痕ヲ贈与セラレタリ。然ルニ、大正十二年九月一日、大震火災勃発シテ、名状シ能ハサル悲惨ヲ極メ、今尚之ヲ起想スレバ、身體戰慄ス。所有ノ家屋家財ハ悉ク鳥有ニ帰シ、僅カニ一身ヲ逃レテ生存セル者、天祐ノ外ナシ。而シテ残焼全庫ノ匡底ニ、最モ珍重ナル畫像、半バ焦ゲテ存左セルハ、是亦不可思議ト謂フベシ。自ラ獨寫シ、永ク保存ノ法ナシ。故ニ筆竟ノ巧拙ヲ省ミズ、然レドモ頑傷甚シク、記念ニ保留セント欲スル所以ノモノハ、住時先生ノ忠君愛国ノ道ヲ講ジ、志士的精神ノ涵養ヲ忽ニセザル結果、日清日露鳥有ニ克チ、能ク大和魂ヲ發揚シテ、国威ヲ輝シ得タル所以也。近代世相ノ変化ニ較セバ、実ニ感慨無量、前途甚寒心ニ堪ヘズ。仍チ認德追慕ノ余リ、其由緒ヲ記シ、之ヲ学友諸子、坐右ノ清鑑ニ供シ得バ、是ヲ以ッテ本懷ノ至也。
昭和二年一月末日、竹里村荘南窓之下ニ於テ卒ス。
漸遠山房主人、世美店士　時ニ歳七十又八。

第5章 歯痛・歯草の治療

口中医

　口中医は，奈良時代に耳目口科として医科の一分科であった。平安時代に口科として独立し，身分の高い人を対象にしていた。鎌倉・室町時代から江戸時代には，大名に仕える外科，本道（現代の内科），疫科（現代の感染症科），眼科などと共に医科の一分科として口科が独立していた。

　1613（慶長18）年には，金保氏は口科の医官として仕え，1651（慶安4）年には金元休庵，1675（延宝3）年に本康宗碩，武鑑に金康安兼，金康宗碩，福山道安，金元休庵の口科の医師が現われた。

　それ以後，兼康，本賀，安藤，堀本，本康家が口中医の家系であった。朝廷には口中科医として錦小路，親康家が仕え，『京羽二重大全』という本には，法眼親康喜安，法橋野々口孝雲という口科の医師名がある。

　私達は，口中書の9冊の写本を所蔵しているが，口中医の治療範囲を調べてみると，大きく分けて歯・口・喉・舌である。

　『二宮口科伝書』には，「口中禁物」「歯禁物」「喉禁物」「歯好物」「口中色見」「鍼之伝」「口中之療」に分かれている。漢方のような薬物の処方を出して内服や煎じて飲む，筒状の道具で患部に薬を吹きつける吹薬，含薬，灸，患部付近への鍼，貼薬と共に，患部へ焼いて熱くした小鉄片を当てるあて金（かね）などを組み合わせて，虫歯，舌，歯肉，喉の病気などを治療している（図5－51）。

　歯を抜く時に，痛みを少なくしたり痛みがなく抜くというのは，古代からの患者側の希望である。江戸時代の麻酔は，抜く歯の歯肉に鍼を打ち，歯肉の周りには草烏頭（猛毒のトリカブト），卑撥，山椒，細辛などを処方し細かい粉にして使ったようである。ちょうど，現代の表面麻酔剤のように，歯肉にそれらの粉を擦り込んだり，汁液を綿糸に浸して抜く歯と歯肉の間に入れ，しばらく時間をおいて痺れさせてから抜いたのである。歯を痛くなく抜く処方は，「歯を抜く奇方」として紹介されている。民間の家庭医学書の『古今知恵枕』1724（享保9）年刊や，整骨医の家伝書にも，同様な処方を歯落薬，魔薬（麻薬）と称して麻酔薬のように使っている記述がある。

　華岡青洲が，乳癌の手術に麻沸散を曼荼羅華（朝鮮朝顔），草烏頭（トリカブト），当帰などで処方した全身麻酔薬を使用した記録があるので，使われていたことは事実である。江戸時代の抜歯は，麻酔なしで抜いたと言われているが，痛まぬように麻酔薬のような処方を使っていたのである。

　江戸時代の抜歯道具は，私達の所蔵する口中書には記載されていないが，『筑前伊沢家の口科道具図』には，毛引，歯抜，歯鋏，口中万力に加えて，脱歯薬，血止め薬の図が記載してある。シーボルトの弟子，本間玄調が木槌と木の棒で叩いて抜いたり，浮世絵の「きたいなめい医」に出てくるような釘抜きのようなもので歯を抜いたようだが，9冊の口中書には抜歯道具については記載がない。

　『人倫訓蒙図彙』1690（元禄3）年刊には，医師，金瘡（戦場の刀や槍の傷を治療する外科医），鍼師，外科，小児科と共に歯医師が出てくる。

　口中医は，入れ歯師，香具師と違い，入れ歯の制作はしていないとされ，私達が所蔵

第5章 歯痛・歯草の治療

する口中書にも入れ歯に関する記載は一切ない。

榊原悠紀田郎によると，身分の高い階級を対象にした口中医と庶民を対象にして口中療治と共に入れ歯も制作する口中医の2種類あった。後者は，引札にあるように入れ歯師，香具師と同じような治療をしていたようだ。

『二宮口科伝書』を例にとり，目次を追ってみると，口中禁物，歯禁物，喉禁物，歯好物，口中色見，鍼之伝，口中之療と分かれている。病名と治療法については，漢方的な処方，貼薬，鍼を打って切開や抜歯のような手術，吹薬が主である。喉の病名と療法では，喉風，喉痺，喉腫，喉熱など16の病名があげられている。口では，4病名と療法。舌では，重舌，木舌，舌瘡など15の病名と療法がある。歯の療では，歯折，虫歯，八重歯，親知らずの抜歯，齦の療として歯草などがある。

例えば，「歯ノ並ビ悪シキハ，歯ノ根ニ鍼ヲ立，押シ直シ，或入指ニテ，ソロソロトラクシテ，草烏頭ノ粉ヲヌルベシ」と歯列矯正が記載されている。

虫歯には，「練薬ヲ入レ，金ヲ当テ，乳香散。痛ム鍼ヲ刺，金ヲ当テ前ノ含薬乳香モヨシ」とある。

「八重歯ヲヌク，口伝患牙散（烏頭，蓽撥，細辛で塗布麻酔のようなもの）或痛みどめに乳香散（桔梗，乳香，明礬，益智，紫檀，香附，唐升麻，和升，黄柏）を塗った」とある。

口中吹薬五貼入
咽喉へ附るにハ管に入て吹也
猶其侭呑込ても咽へ必ず附と云
又口中の病〇水ハ一切ニよし
歯のいたむにハ歯ぐきへ塗て善　唇のはぜたるにハ胡
麻の油をぬり置て其上へ擦
小児生れて凡百日前後に口
中唇の内抔白くはぜて乳の
喫がたき事あり其時口中へ
塗るに治する事あり神の如しと
速見先生より承り候

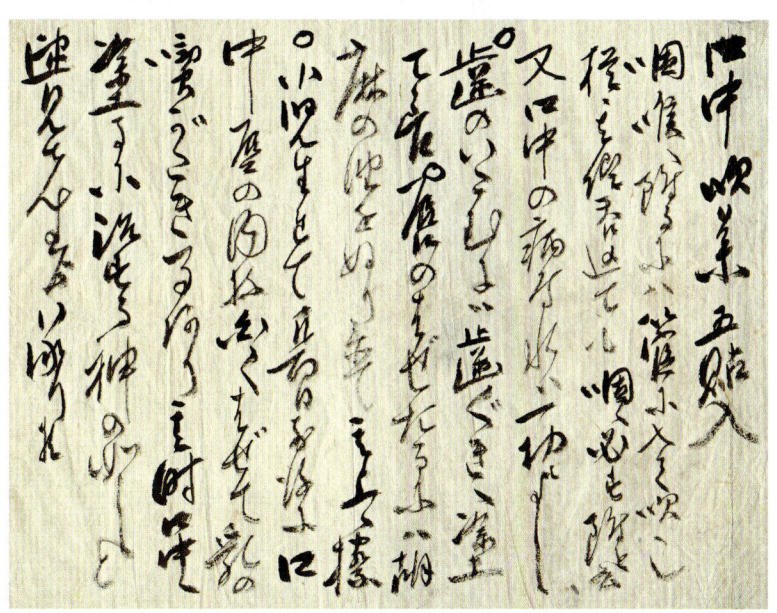

図5-48　「口中吹薬五貼入」　幕末か明治期
咽喉や舌の病気には薬を筒状のものを使い，吹いて患部に薬がつくようにする療法があった

第5章 歯痛・歯草の治療

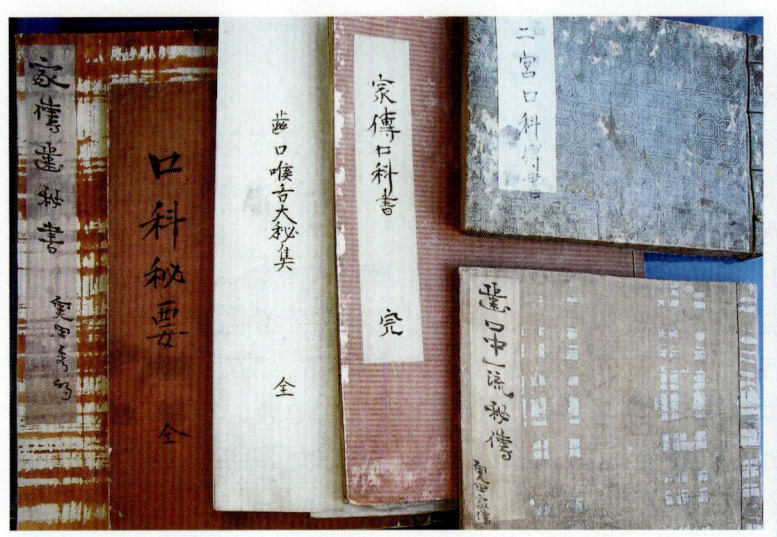

図5-49 「口中書」 江戸期

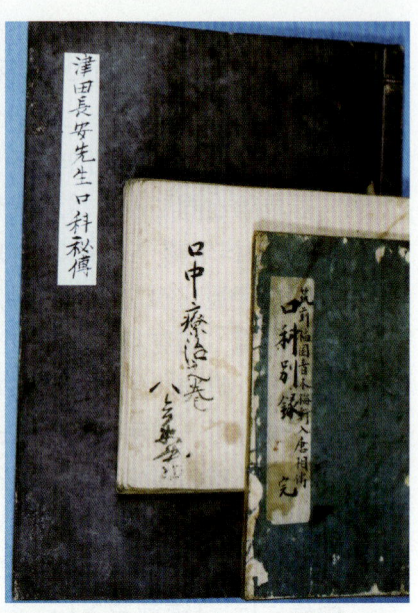

図5-50 「口中書」 江戸期

図5-51 『二宮口科傳書』 1811（文化8）年

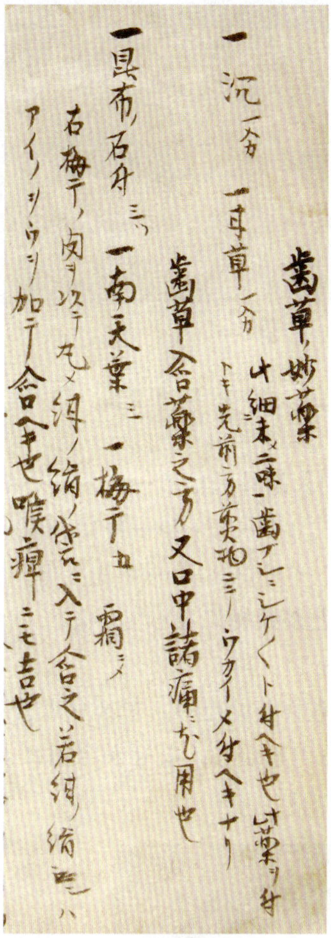

第5章 歯痛・歯草の治療

図5-52 「歯草の処方」

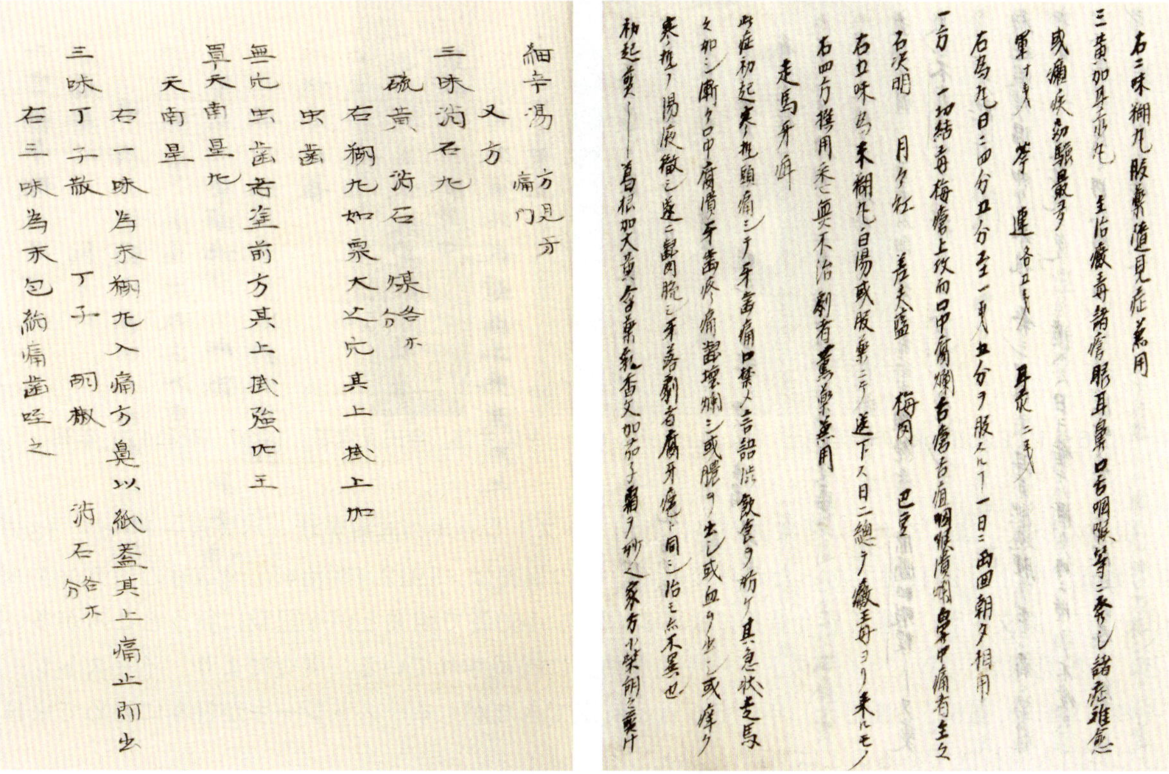

図5-53 「口中書より歯くさの処方」

第6章

幕末に横浜居留地で開業したアメリカ人歯科医と近代歯科技術の伝来

American Dentists at the Yokohama Foreign Settlement in the Closing Days of the Edo Periods and the Introduction of Modern Dental Technology into Japan

近代西洋歯科の導入とイーストレーキ

　横浜居留地で最初に開業した外国人歯科医はイーストレーキ（W.C. Eastlacke）であり，「近代西洋歯科医学の祖」と呼ばれている。イーストレーキは1860（万延元）年に来日したと言われている。これは，今田見信が，『W.C.イーストレーキ先生傳』1937（昭和12）年刊の中で，1860（万延元）年に来日したと書いたことが根拠になっている。しかし私達は，一定期間診療したことをもって来日したと解釈した（図6-1）。

　この本をよく読むと，「確証が得られないため，アメリカより横浜へ直航されたものと仮定して以下記述を進めたい」と書いてある。しかし，なぜか今田による1860（万延元）年来日説は定着してしまったのである。

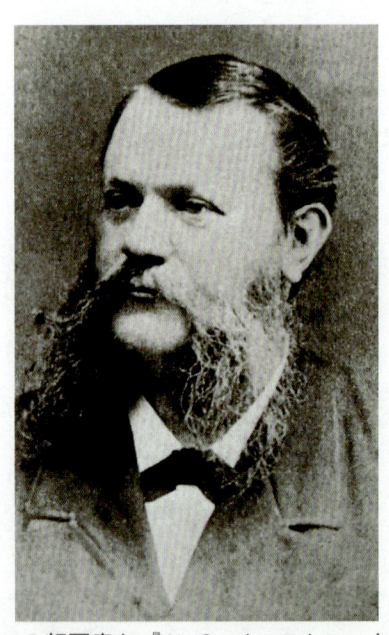

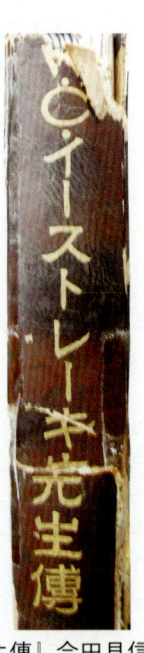

図6-1　Eastlackeの顔写真と『W. C. イーストレーキ先生傳』今田見信著。1937（昭和12）年刊

　根拠のひとつは，アメリカ合衆国が発行したイーストレーキの渡航免状（パスポート）が，1860（万延元）年1月19日付であったからである。他の根拠は，1912（明治45）年3月の「デンタルビー誌」，原玄了著，『歯科界今昔』による1860年，160番で開業という記載に負うところが多いと，今田見信著，『W.C. イーストレーキ先生傳』に掲載されている。調査により，イーストレーキの初来日を，1865（慶応元）年9月27日と断定できたが，イーストレーキが日本に初めて来日した外国人歯科医であることは間違いない。

　横浜は，近代西洋歯科の発祥の地である。神奈川県歯科医師会・歯の博物館は，イーストレーキ

について長年にわたって調査，研究をおこなってきた。今田による1860年来日説，160番開業説などについて，下記の資料で検証したのでまとめてみた。資料としては，上海の英字新聞「The North Herald China」，横浜居留地で発行されていた「The Japan Times」や「The Daily Advertiser」，「Japan Overland Mail」，住所録として「The China Directory」，「The Chronicle and Directory」，「Yokohama Directory」，「The Japan Directory」などを用いた。

《幕末・明治初期の歯科事情》

江戸末期の歯科医療は，大名，公家などの上流社会の人に対しては家柄のある口中医，庶民に対しては街で開業していた口中医，入れ歯師，歯抜き師，香具師などが行っていた。江戸時代には，虫歯が進行して歯に大きな穴が空き，鎮痛が不能な場合には抜歯が常套手段であった。虫歯の痛みには薬草を煎じて飲んだり，含嗽，薬草の黒焼，乳香散などの売薬を虫歯の穴につめたりして痛みを止めたが，虫歯の穴を金属や硬い材料を用いて元の歯の形態に回復することはできなかった。現代のように，虫歯の痛みを鎮め神経（歯髄）を取った後，金属やガッタパーチャやセメント類で元の歯の形態に回復できるようになったのは，幕末から明治初期に横浜居留地で開業したイーストレーキなどの外国人歯科医により最新の西洋の歯科技術や材料が伝えられてからである。

1875（明治8）年には，エリオットに師事した小幡英之助が，医術開業試験で認可されていた口中科ではなく歯科で受験し合格した。これを契機に1883（明治16）年10月に医術開業試験規則が定められた。歯科試験が別途に定められ，前期試験（学説試験），後期試験（実施試験）に分かれて行われた。1906（明治39）年に歯科医師法が制定され，歯科専門学校が設立できるようになった。これに合格しなければ歯科医として開業できなくなった。この資格試験制度ができたことにより，歯科医は職業として社会的に認知されるようになった。

明治初期に，医科においても漢方医学が西洋医学に変わっていったように，外国人歯科医の来日により，19世紀中期の高い水準のアメリカ歯科医学が日本に導入された。そして，日本の歯科医学も一気に近代的な近代西洋歯科に変わっていった。

明治初期から中期にかけて歯科医になった日本人は，
1．横浜居留地で開業した外国人歯科医の助手となり歯科医になった者
2．医術開業試験に合格し口中医や入れ歯師から転向した者
3．アメリカで近代歯科医学を学んで帰国した者
4．歯科医に弟子入り（書生），2年以上，研修して医術開業試験に合格した者
　　などの経歴があった。

《イーストレーキの足跡》

まず，検証をおこなう前に，今田見信著『W.C.イーストレーキ先生傳』により，イーストレーキの足跡をまとめる。通説となった「1860年来日説」，「160番開業説」など数々の疑問があるが，今田によるイーストレーキの足跡は，次の通りである。

1860（万延元）年	一家を挙げて来日
1868（明治元）年	長崎，横浜で開業
1869（明治2）年	長谷川保（保兵衛）を同伴し，横浜を去り中国に向う
1871（明治4）年	ドイツへ
1873（明治6）年	オハイオ大学より，D.D.S.（歯学士）を授与
1876（明治9）年	帰米
1879（明治12）年	香港へ，安藤二蔵入門
1881（明治14）年	秋　横浜居留地160番で開業
1884（明治17）年	東京麹町一番町へ
1887（明治20）年	東京築地にて永眠

《1860（万延元）年の横浜居留地の状況》

　当時の横浜は，半農半漁の一寒村であった。1854（安政元）年3月3日，ペリーとの交渉により「日米和親条約」を，1858（安政5）年6月19日には「日米修好通商条約」が締結された。そして，長崎，函館と共に横浜は開港され，開国により一気に歴史の表舞台へ登場した。横浜には街がつくられ，東側の半分は外国人街で「居留地」と呼ばれ，開港から1899（明治32）年7月17日の撤廃までの40年間，異文化交流や対外貿易をおこなう窓口であった。開港直後の横浜には，夢を抱いて多くの外国人や日本人が集まってきたと言われている。1860（万延元）年の横浜在住の外国人数は44名（英18名，米15名，蘭10名，仏1名）である。商人たちは，簡単な木造住宅の建設に着手し，たちまちの内に家が立ち並んだ。居間，寝室，倉庫兼用であり，夜ともなれば商品の側で拳銃をそばに置いて寝たという。イーストレーキ1860（万延元）年来日説は，このような状況では入港する船の船員を対象にしても歯科医業は成り立たなかったと思われる。当時，上海租界には外国人も多く，アメリカ人医師や歯科医が開業していた。横浜では1862（文久2）年にイギリス人が殺傷された生麦事件があり，1864（元治元）年になっても日本は政情不安で，幕府側と朝廷，薩摩藩，長州藩，土佐藩などが入り乱れていた。居留地の外国人は，安心して商売や生活ができる状況ではなかったようである。アメリカにおいても，南北戦争（1861～65年）の真っ最中であった。1867（慶応3）年になると，横浜居留地の外国人の数も600名に達し，日本の各地から横浜へと大勢の人が集まり，1867（慶応3）年10月に幕府は大政を朝廷に奉還し，明治政府が誕生した。

《イーストレーキは1860（万延元）年には香港にいた》

　イーストレーキは，1834（天保5）年3月25日にニュージャージ州グロセスター郡カーペンターズランディングで誕生し，1851（嘉永4）年頃独立して歯科医となった。1855（安政2）年，ローズ夫人と結婚後，フィラデルフィアで歯科医院を開業したが，1860（安政7）年1月にアメリカを出航し，香港，上海，横浜，東京を転々と歯科医として開業した。イーストレーキの足跡を歴史資料により追跡して調査し，事実が発見された。

　イーストレーキがアメリカを出航し，1860（万延元）年5月28日に香港に到着したことは，「The China Mail」の下船した乗客名簿により確認できる。また，1860（万延元）年11月に編集された1861（万延2）年刊の「The China Directory」には，Eastlack, W.C, Dentist, Staunton Street とあり，イーストレーキが香港で開業していたことが確認できる（図6-2）。

　その後，イーストレーキが香港と上海と行き来して歯科診療所を開いていたことは，「The China Directory」でわかる。1865（慶応元）年に香港では英文名と共に中国名で，「衣士力」Muller and Claussens Queens Road，上海では1873（明治6）年に「森泰医生」Wampoo Road Hongque となっている。

　1860（万延元）年に発行されていた上海の英字新聞「The North Herald China」を調べたが，香港，上海から横浜へ来航した乗客名簿にはイーストレーキの名は見つからなかった。今田による前述の1860（万延元）年来日説は，イーストレーキの渡航免状の発行年月日から日本へ来航したと推測したものにすぎなかった。

　イーストレーキの息子の英語学者ワーリントン・イーストレーキ著，『外国紳士・滑稽實話』1903（明治36）年7月刊がある。この本には「私の父は，1861（文久元）年に初めて日本へ来ました。……」という記載があるが謎である（図6-3）。

第6章　幕末に横浜居留地で開業したアメリカ人歯科医と近代歯科技術の伝来

図6-2
『The China Directory』1861年刊に掲載された香港のEastlackの住所。1860年10月に編集載録したもので同年香港に在留していた

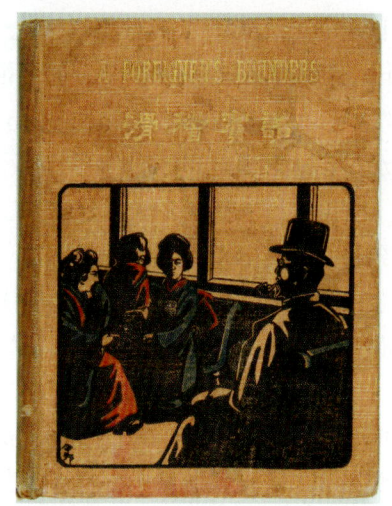

図6-3
『外国紳士・滑稽實話』息子ワーリントン・イーストレーキ著。1903（明治36）年7月刊。この本には，1861（文久元）年に初めて日本に来ましたとあるが証拠がない

《イーストレーキは1865（慶応元）年9月27日に来日》

　イーストレーキは，1865（慶応元）年7月29日発行の「The Japan Herald」に，8月10日から横浜で開業するという広告を上海で出している（図6-4）。そして，1865（慶応元）年9月27日（日本　8月8日）に上海から長崎経由で横浜に来日した。「The Japan Herald」など9月30日号の乗客名簿には，W. C. Eastlackの名前がある。Glengyle号という英国の1265トンの船で1865（慶応元）年9月21日に上海，23日長崎を出航し，船長はHooperという名前である。

　横浜居留地での開業は108番であり，「The Japan Times」や「The Daily Advertiser」の診療広告によると診療は10月9日から1866（慶応2）年5月2日まであった。引き続いて，数日後，新聞広告で診療時間を10月16日より10時から4時までと追加している。これらの英字新聞の乗客名簿や広告により，イーストレーキの初来日は1860（万延元）年ではなく，1865（慶応元）年9月27日であることがわかった（図6-5）。

図6-4
1865年7月20日上海より出しているイーストレーキの横浜開業予告
「The Japan Herald」July 20th, 1865より引用

図6-5
1865年10月9日から翌年5月2日まで，イーストレーキの開業広告を出した
「The Japan Herald」Oct. 9th, 1865より引用

《1870（明治3）年の英字新聞に共同広告》

　今田によると，イーストレーキは1868（明治元）年に横浜で開業していたとしているが，1868（明治元）年に開業した証拠はない。1868（明治元）年，1869（明治2）年にイーストレーキが2

回目の来日をしたかどうか検証してみたが，確証が見つからない。1868（明治元）年の「The Japan Times Overland Mail」の乗船名簿（Passengers Inwards）にはイーストレーキの名前は見つからない。「The Japan Times・Japan Overland Mail」，1869（明治2）年6月13日付号には，上海からCosta Rica号でサンフランシスコへイーストレーキ夫妻と2人の子供が乗船名簿に出ており，横浜にはトランジットで下船していたようだ。

上海で発行されていた英字新聞「The North China Herald」で確認してみると，1869（明治2）年5月30日号にサンフランシスコに向けて出航した。

なお，横浜居留地の外国人名を登録した「The Yokohama Directory」には，明治元年より13年までW.C. Eastlackの名前は掲載されていない。

1870（明治3）年5月28日の「The Japan Weekly Mail」には，EASTLACK & WINNの共同診療広告があり，イーストレーキの前診療所16番でウィンが午前9時から午後4時まで専門的診療を行なうと書いてある。1869年，1870年8月以前の同誌に，イーストレーキの診療広告は見つからない。少なくともイーストレーキが16番でウィンと共同経営で開業していたことは，この広告から間違いないと思われる（図6－6）。

ウィンは，1867年にイーストレーキが開業していた108番の診療所を引き継いでおり，上海においてもイーストレーキと共同で開業していることは，Directoryからも確認できる。このことから，イーストレーキとウィンは友人であり，上海と横浜の診療所を交代でおこなっていたようである。

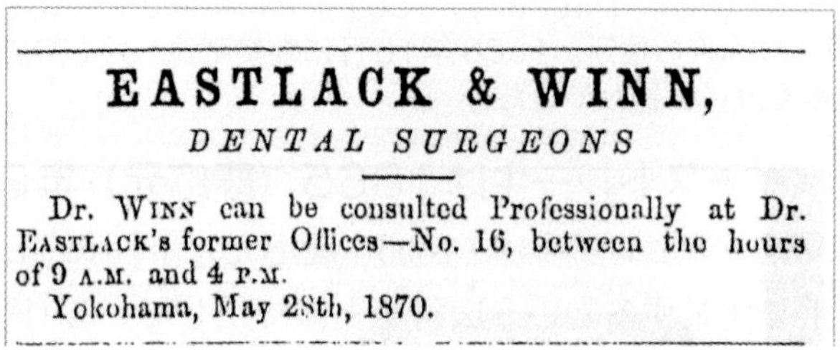
EASTLACK & WINN,
DENTAL SURGEONS
Dr. WINN can be consulted Professionally at Dr. EASTLACK's former Offices—No. 16, between the hours of 9 A.M. and 4 P.M.
Yokohama, May 28th, 1870.

図6－6
1870年5月28日にWinnの広告，Eastlackの前の診療所No.16で共同開業とある
「The Japan Weekly Mail」May 28th, 1870より引用

《イーストレーキは1883（明治16）年に来日》

今田は，イーストレーキが1881（明治14）年に来日したと記載している。しかし，その事実を確認する証拠がない。イーストレーキの息子の嫁ナオミが執筆した『憶ひ出の博言博士』1936（昭和11）年7月刊には，父と家族は明治14年ごろ来日したとある（図6－7）。

1883（明治16）年2月21日，「The Japan Weekly Mail」には，香港から長崎，神戸経由横浜での下船乗客名簿に，Dr. and Mr. Eastlacke and servant, Mrs. Eastlackeとある。このservantという表記は，恐らく日本人の助手でのちに歯科医として開業した安藤二蔵と思われる。

1883（明治16）年の「The Yokohama Directory」には，Eastlacke, Dr. W. C. 66と掲載され，開業は66番であった。1885（明治18）年にはAbsent，そして1886（明治19）年にはIchiban-cho, Kojimachi, Tokyoとあり，東京へ移転したことがわかる。

1884年，1885年，1886年，1887年の香港で発行された「The Chronicle and Directory」には，Eastlacke, W. C., dentist, Yokohamaと出ている。

1884（明治17）年1月発行の「The Japan Directory」には，安藤二蔵の広告が出ている。これにはDr. Eastlackeから，香港のHealth Officer and Colonial Surgeonの正式なCertificateと内務省発行の職（ライセンス）を受けたと掲載されている（図6－9）。（1882（明治15）年10月免許）

このように，弟子の安藤二蔵はイーストレーキと共に香港から帰国したが，安藤の開業が1884（明治17）年であることは，イーストレーキが1883（明治16）年に来日したことを裏づけている。

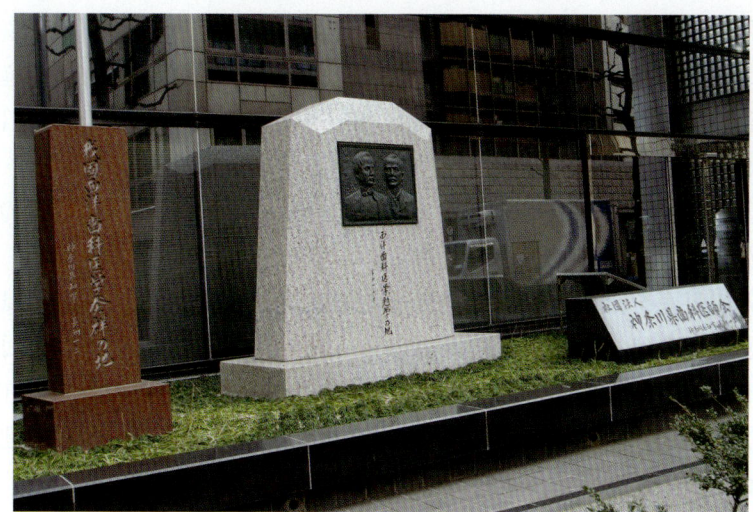

第6章　幕末に横浜居留地で開業したアメリカ人歯科医と近代歯科技術の伝来

図6-7
神奈川県歯科医師会館前に移設した「我國西洋歯科医学発祥の地」と、「西洋歯科医学勉学の地」の石碑

図6-8
1883年のDirectoryにはNo.66で開業
「The Japan Directory」第5巻，1883年より引用

図6-9　安藤二蔵の広告
長谷川保（保兵衛）の後任としてイーストレーキに師事　香港より帰国後，弁天通りに開業，わずか半年で病没
「The Japan Directory」第6巻，1884年より引用

《イーストレーキは160番で開業していなかった》

　横浜市中華街の関帝廟の近く（山下町160番地）に「我國西洋歯科医発祥の地」の碑が建立されていた（図6-27，図6-28参照）。碑文には―――イーストレーキは1860年に歯科医として最初に来日したこと。3度目の来日では，ここ居留地160番は，診療所を開いたゆかりの地であること―――などその旨を記している。

　これまでの調査では上記の碑文のうち，彼は最初に来日した西洋人歯科医であることは間違いないが，最初に来日した時期はすでに述べたように1865（慶応元）年9月27日であり，開業場所は居留地108番であることが明らかである。イーストレーキはそのあと何回か来日している。すなわち，1870（明治3）年には居留地16番でウインと共同で診療所を持ち，（同年8月17日付「The Japan Weekly Mail」）また，1883（明治16）年の診療所は居留地66番であった。したがって、上記の碑文にある160番で開業していた記録はどこにも見当たらない。

　160番で開業したとする根拠を調査したところ，今田見信著『W.C.イーストレーキ先生傳』の中で原玄了による二つの論文が紹介されている。その中に，「（イーストレーキ先生は）明治13年再来後は横浜160番館に開業して，佐藤重を助手としたりしが………」という記述がある。おそらく今田はこの論文から引用したものと思われる。

　なお，上記の誤解を招く恐れがあるので，この碑は「西洋歯科医学勉学の地」の碑と共に，2010（平成22）年8月，中区住吉町6-68神奈川県歯科医師会会館前に移設されている。

第6章　幕末に横浜居留地で開業したアメリカ人歯科医と近代歯科技術の伝来

　筆者等は，当時居留地で発行されていた英字新聞，「The Yokohama Directory」等の資料を調査したが，160番での開業は確認できなかった。原玄了の論文による160番は，16番の間違いであった可能性も考えられる。その根拠としては，「The Yokohama Directory」の160番地には，イーストレーキ来日1年前の1882（明治15）年には，C. Eymadという外人が住んでいた。1883（明治16）年より1886（明治19）年までの160番には，"HEPSING"という建築内装業者の名がある。1883（明治16）年から英字新聞を調べてみたが，160番の借家広告もない。

　横浜居留地で開業した外国人歯科医を地図上にプロットしてみたが，居留地のはずれには診療所はない。「The Japan Directory」を研究している横浜開港資料館の斉藤多喜夫は，「80番付近から南に延びる本村通りの東側半分（現在の前田橋通り），そこから西へ折れる小田原町（現在の関帝廟通り）は，マドロス相手の酒場や安宿の密集する盛り場であった。洋裁，籐家具製作，建築等の手工業に従事する中国人も多く，全体として居留地のダウンタウンを形成していた」と述べている。横浜開港資料館発行の『ものの始め』にも，歯科は1865（慶応元）年イーストレーキとしている。その意味からも，160番は16番の間違いの可能性が高いのではないかと考えられる（図6-10）。

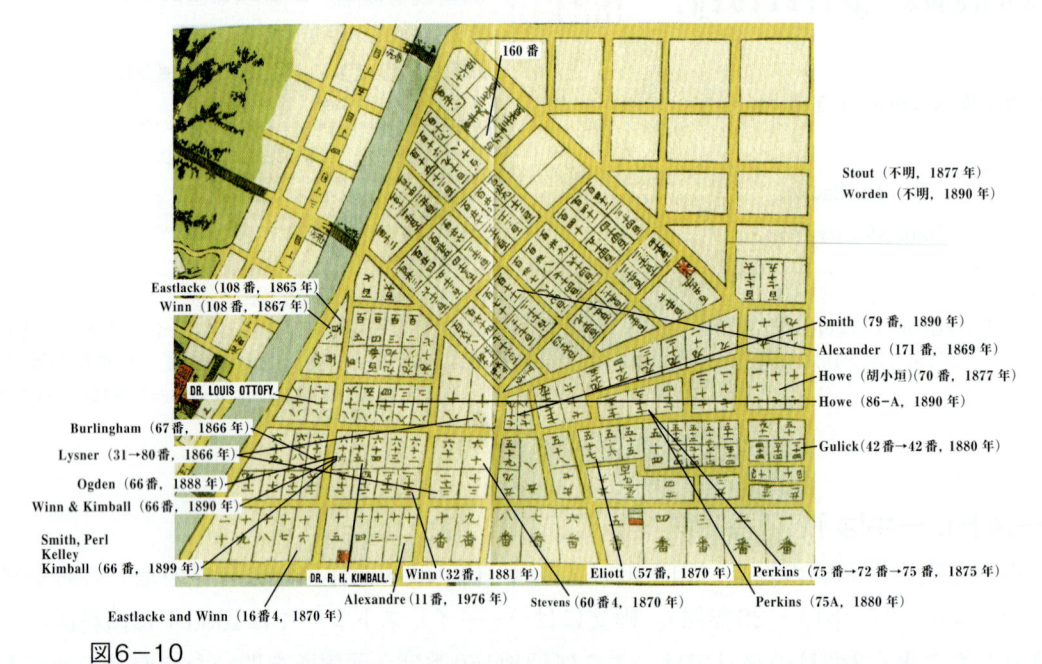

図6-10
横浜居留地で開業していた外国人歯科医の開業番地をプロット，外国人歯科医による診療所は，メインストリートにあった

　『横浜市史稿（風俗編）』1973（昭和48）年刊においても，中国人居留地は中区山下町120番から160番に至る前田橋筋の本村通りと西橋筋の加賀町通りの区割間に在る大部分を占めた地域であるとしている。

　著者等はこのことからも，米国人歯科医イーストレーキが，中国人居留地の160番に開業したとする説は疑わしいと推測する。

《来日前に歯科医のライセンスを持っていたか》

　イーストレーキは，1871（明治4）年～1876（明治9）年までベルリンで開業し，アメリカに一時帰国し，1873（明治6）年3月14日にオハイオ歯科医学校よりD.D.S.（歯学士の称号）を受けている。そのため，彼は，来日前に歯科医の資格がなかったのではないかという疑問がある（図6-11）。

　1861（文久元）年の「The China Directory」には，「Dentist」，「Surgeon Dentist」，「Dental

Surgeon」とあるが,くしくも1873(明治6)年発行の「The Chronicle and Directory」にはD.D.S., Dentist, Shanghaiとあり,同年にアメリカで2番目に創立されたオハイオ歯科医学校からのD.D.S.の称号授与を裏づけている。なぜ,香港,上海,日本に渡航してきた後,アメリカを出発して13年後に歯学士の称号をオハイオ歯科医学校よりもらったのか疑問である。歯科医学校を卒業後,D.D.S.の称号を受け取らずに海外に渡航したのか,あるいは彼の業績等でD.D.S.の称号を受けたのか不明である。

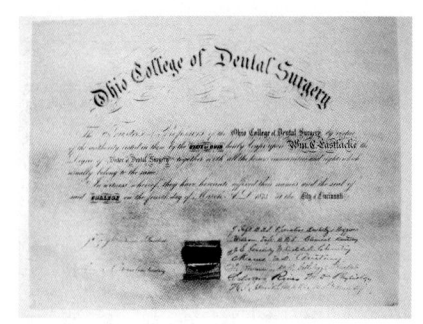

図6-11
1873(明治6)年3月14日,オハイオ歯科医学校より歯学士の称号を受けている
今田見信著『W.C.イーストレーキ先生傳』より引用

アメリカの歯科歴史の研究者,AsbellやGlennerによると,当時,アメリカの歯科医学校での教育研修期間は数カ月から1年以上であったという。当時は,プリセプター(研修)制度として開業医で実技を勉強し,歯科医学校では解剖学,化学,歯科器械,術式学の授業を受ける1年の教育期間であった。2年の修了期間になったのは,1867(慶応3)年のMassachusetts Dental Schoolからである。臨床経験のある開業歯科医が臨床を指導する研修システムと歯科医学校の教育の両者を組み合わせていた。

山崎清は,ボルチモアの歯科医学校の教育内容について,「技術8割で理論2割」という組み合わせで解剖,生理,病理,細菌などの理論を教わり,技術偏重の風潮があったと述べている。このように,プリセプター(研修)制度で歯科医になった人は,歯科医学校の教育カリキュラムで教育を受けた歯科医の4～5倍いたという。恐らくイーストレーキもそうであり,彼の功績によりD.D.S.の称号をもらったのではないだろうか。

《幕末・明治期の外国人歯科医と弟子の日本人歯科医の診療内容》

今田見信は,「イーストレーキの歯科医術については,1875(明治8)年に『Dental Cosmos』へ寄稿した論文があるだけで,その他に研究の対象になる資料がないから,これ以上先生の医術を想像する事は出来ない」と書いている(図6-12)。

図6-12
イーストレーキが『デンタルコスモス誌』に掲載した論文

イーストレーキは,1875(明治8)年8月3日にドイツのハンブルグで,ヨーロッパのアメリカンデンタルソサエティーで講演し,「デンタルコスモス誌」(17巻,10号)に「Suggestions」という彼の論文が掲載されている。この論文には,ドイツまで連れていった日本人助手,長谷川保(保兵衛)による金箔充填は器用であると書いてあるが,彼自身がどのような歯科治療を日本で行なっていたかについて記録はない。幕末から明治初期に来日し,横浜居留地で開業していた外国人歯科医はどのような治療をしていたかという記録はないため,助手を務めていた日本人の記録や当時のアメリカの歯科材料,治療内容から推測するしかない。

イーストレーキに師事した長谷川保(保兵衛)については,『金箔充填に長じ,摩耗症の如きも一乃至二の合釘を用い形成充填をなせりと聞く。窩洞の形成,根管開拡にはチゼル,エキスカベーターのみを使用せしめ自ら好む形状に製作せり』とある。

イーストレーキが来日した翌年の1866(慶応2)年に,横浜居留地で開業したレスノーは,「もしほ草」という日本の新聞に,「蝋石でなく象牙や陶歯を使いゴム床義歯を作る」という広告を出

僕の愚弟未若年なるり過る三年前より咽歯を悩やミ
(虫歯と云)歳に月ニ苦痛を百事数回是れか為め大に
學業進歩の妨けとなるを僕遺憾ニ思ひ知己の人ハ云
も更なり醫師或ハ薬店へ依頼し種々の良剤を買得之
を用ゆるなれとも更に其功驗なく殆んと困却せる
事積年乞江湖の識者これり良薬亦ハ治療の方法あら
ハ良薬所在の遠近を問す告者揮筆れ労を不厭報知社
迄告知らせ玉ハん事を伏て希望する者ハ清水某

図6−13
「虫歯で苦しんでいる弟がいるので，良い薬や治療法があれば知らせてほしい」という広告
「郵便報知新聞」第562号より引用

報知新聞第五百六十二号と聞せるに清水某君の舎弟
虫歯の為ニ苦痛するを甚しく百事術を尽せとも其功
なしと同情相憐むの心俄ニ發し往日の苦痛を思ひ出
せり僕も数年虫歯の為に悩やミ或る時ハ数日も食を
絶つニ至り東奔西走醫ニ就て治療を請ふと雖も更に
其功験なく殆と困却の處横濱南仲通三町目近藤良斎
宅ニ寓居せる小幡英之助君ニ就て治療を請しニ忽ち
其功を奏し爾后更ニ苦痛ニ悩むことなく實ニ愉快と覺
ゆ同氏ハ我國歯醫れるきを憂ひ兩三年前より米國の
歯醫エリナット氏ニ随て其術を學ひ其妙を得たり故
ニ清水某君の舎弟も同氏ニ依頼せハ速に平癒すべし
依而之を忠告するものハ中野某

図6−14
5日後に，「米国歯科医エリオット氏に学んだ小幡英之助に治療を依頼してはどうか」という回答
「郵便報知新聞」第567号より引用

僕か弟虫歯の為ニ苦痛醫術効なきを憂謂日貴社ニ依
頼し其病全癒の方を得んと欲し普く江湖の諸公ニ請
問せしニ圖らさりき中野某君と始め他に数名より奇
効の明報を得て今僕ニ喜悦不尠是豈獨予り弟のミニ
非す該國同患者も其報告者の意ニ就て施術の奇効を
得殆んと彼れ病痾と断つに至らん予ハ常陸土浦ニあ
りて治療實驗せされハ後日餘暇を得弟と倶ニ登京し
て治療を受奇効を得んを必せりと先つ答者の各位ニ
告知の篤志を厚謝すと云清水某

図6−15
2月18日には，「依頼者より土浦で治療を受けにいく」との御礼の広告
「郵便報知新聞」第592号より引用

しており，アメリカで1855（安政2）年に特許を取り実用化されたゴム床義歯を製作していたことが分かる。1866（慶応2）年に来日したBurlinghamの新聞広告では，金床，ゴム床，吸着腔，クラスプを，また，金，銀，金箔による充填，歯痛治療，無痛抜歯についても宣伝している。ゴム床義歯は，1874（明治7）年に来日したパーキンスも技工担当の松岡万蔵に伝え，彼が日本人に伝授したとされている。

19世紀のアメリカ歯科医学は，日本と比べて高度に発達していたことは事実である。例えば，金箔充填（1846年），リン酸セメント充填（1860年），蒸和ゴム（1855年），亜砒酸失活，抜髄（1836年），根管充填（1857年），亜酸化窒素ガスで無痛抜歯（1844年），エーテル麻酔（1846年）などである。

当然，横浜居留地で開業していた外国人は，これらの材料，知識や技術を使っていたと思われる。イーストレーキやその後来日した外国人歯科医の技術は，歯痛の鎮静，抜髄，根管充填，金箔充填，セメント，アマルガム，抜歯，ゴム床，金床義歯であっただろう。

山田平太著『日本歯科醫學史』1934（昭和9）年刊には，「在来皇国歯科を以て業とせし者も新技術を習得し，かくて明治初期，外国歯科医學は我国歯科界を風靡し，範を之に採らざるを得ざるが如き傾向を示すに至り，新しき歯科医術の基礎を築きたり。併し皇国歯科医術は直ちに衰滅

するが如きことなく依然として命脈を保ちたり」とあり，熱心に西洋歯科医学の新知識を吸収していたと書いている。

小幡英之助は，1878（明治11）年4月，銀座で開業した。彼の歯科医術から師事したエリオットの治療内容が推測できる。今田見信著『小幡英之助先生』1973（昭和48）年刊には，次の記述がある。

歯齦疾患には歯石除去，沃度丁幾の塗布，含嗽剤の投与なし
象牙質知覚過敏にはクレオソート
歯髄充血にはクレオソートを貼用し鎮痛せば護謨充填
歯髄露出には失活剤を貼布しサンダラック，ヴニシユにて仮封，48時間後除去し歯髄腔を閉鎖しフーク状神経針を以て歯髄を抽出し，完了したる時護謨充填
歯槽膿瘍には歯石を除去し，沃度丁幾を塗布し含嗽剤を投与
摩耗症には金充填，金箔充填，アマルガム充填
抜歯には局所麻酔を行ふことなく，歯齦刀にて歯齦を切開し鉗子にて抜歯，止血は脱脂綿ガーゼの圧定，単寧酸，格魯児鉄丁幾の貼布とある。

小幡英之助は，1871（明治4）年，横浜の外科医近藤良薫，米国人歯科医エリオット氏に師事，1875（明治8）年，医術開業試験の受験に際し口中科ではなく歯科での受験を申し出で，合格，歯科で開業をする免除を下付された。京橋区采女町で開業後，銀座へ移転した。

《外国人歯科医の診療料金は高かった》

石黒忠悳は，今田見信著『イーストレーキ先生傳』1973（昭和48）年の中では，「明治2年頃イーストレーキ君が横浜でアメリカの歯科医を開業された此入歯大層高い。高い筈だ。金でこしらえるという話だ。土州の山内容堂候が入れ歯を頼んだ。立派な金歯を入れた」，「その料金も相当額を徴収されたろうし，また先生の泰西歯科技術は当時としては実際に珍しいことに相違ないのだから，患者の負担は大きかったに相違ない。なお，日本人の患者は先生の技術を珍しく感じたであろう」と述べている。

小池猪一は，『日本醫（意）外史』1996（平成8）年刊で，木戸孝允が受診した1870（明治3）年に来日したエリオットの診療料金について「丁度，この頃外国人居留地の歯痛に歯科医がいないため困っていた。その診療費は，莫大な高い料金が取れることを聞いたアメリカ人歯科医は，これに目をつけ一旗あげようと来日した。これらの歯科医の治療費は，一回一両と言われて庶民には手の届かない高額なものであったが，評判を聞き各地から治療を乞う者があとを断たない盛況ぶりであった。ヘボンの慈善医療とは全く対照的であった」と述べている。

今田見信は，『小幡英之助先生』の中で，「余（エリオット）の手術料は，最初10ドルを最低としたり，すなわち以前に日本に来たりて施術せし，ドクトルイーストラック氏が，最低15ドルと定めたより少しく廉なり。而して，当時の状態より見るに余の手術料は最も適当なりしが如く，何等反対をも受くることなかりき」と紹介している。

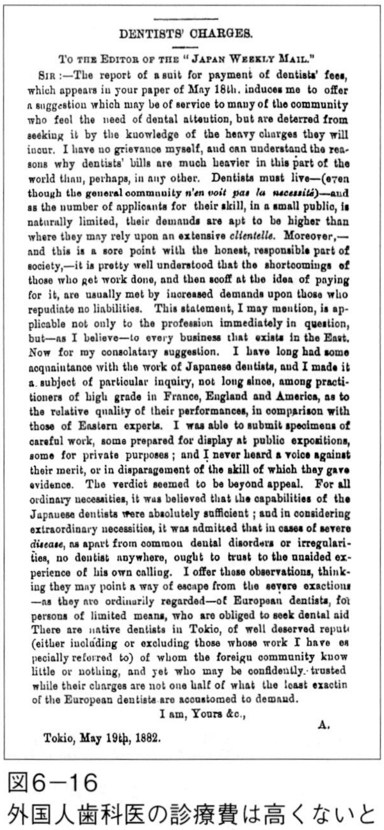

DENTISTS' CHARGES.

TO THE EDITOR OF THE "JAPAN WEEKLY MAIL."

SIR:—The report of a suit for payment of dentists' fees, which appears in your paper of May 18th. induces me to offer a suggestion which may be of service to many of the community who feel the need of dental attention, but are deterred from seeking it by the knowledge of the heavy charges they will incur. I have no grievance myself, and can understand the reasons why dentists' bills are much heavier in this part of the world than, perhaps, in any other. Dentists must live—(even though the general community *n'en voit pas la necessité*)—and as the number of applicants for their skill, in a small public, is naturally limited, their demands are apt to be higher than where they may rely upon an extensive *clientelle*. Moreover,—and this is a sore point with the honest, responsible part of society,—it is pretty well understood that the shortcomings of those who get work done, and then scoff at the idea of paying for it, are usually met by increased demands upon those who repudiate no liabilities. This statement, I may mention, is applicable not only to the profession immediately in question, but—as I believe—to every business that exists in the East. Now for my consolatary suggestion. I have long had some acquaintance with the work of Japanese dentists, and I made it a subject of particular inquiry, not long since, among practitioners of high grade in France, England and America, as to the relative quality of their performances, in comparison with those of Eastern experts. I was able to submit specimens of careful work, some prepared for display at public expositions, some for private purposes; and I never heard a voice against their merit, or in disparagement of the skill of which they gave evidence. The verdict seemed to be beyond appeal. For all ordinary necessities, it was believed that the capabilities of the Japanese dentists were absolutely sufficient; and in considering extraordinary necessities, it was admitted that in cases of severe *disease*, as apart from common dental disorders or irregularities, no dentist anywhere, ought to trust to the unaided experience of his own calling. I offer these observations, thinking they may point a way of escape from the severe exactions—as they are ordinarily regarded—of European dentists, for persons of limited means, who are obliged to seek dental aid There are native dentists in Tokio, of well deserved reput (either including or excluding those whose work I have especially referred to) of whom the foreign community know little or nothing, and yet who may be confidently trusted while their charges are not one half of what the least exactin of the European dentists are accustomed to demand.

I am, Yours &c.,

A.

Tokio, May 19th, 1882.

図6－16
外国人歯科医の診療費は高くないという外国人記者による反論
『The Japan Weekly Mail』May 19th, 1882年より引用

第6章　幕末に横浜居留地で開業したアメリカ人歯科医と近代歯科技術の伝来

　富田仁は,『舶来事物起源事典』1987（昭和62）年刊で,「明治9年, アレキサンドル（1876年来日）は歌舞伎俳優の三代目中村仲蔵に上顎義歯を45円で調整し, その高値が評判を呼んだが, 治療所には自動式の上下顎の開閉する人形に義歯の見本を並べた看板を出していたことで衆人の注目を浴びた」と書いている。

　1882（明治15）年5月19日付の「The Japan Weekly Mail」に, 外国人歯科医の高い診療費についての記事が取り上げられている。この治療費が高いという批判に対して記者は,「外国人歯科医は, 比較的質が良い仕事をし, フランス, イギリス, アメリカにおけるハイグレードな開業医である。東洋の歯科医に比べて, 彼等の注意深い仕事は治療を委ねることができる。そして, 説明用の展示物を用意し, その治療の価値や, エビデンスのある技術が悪く言われることは聞いていない。治療費が高いという訴えは, 理解できないし, 彼等の治療費は, ヨーロッパの歯科医が通常請求する1/2以下であり, 信頼できる」と擁護している（図6-16）。

《EastlackからEastlacke, Eastlakeへ改名》

　1861から1881年までの「The Chronicle and Directory」には, Eastlackとあり, 1882年以後の同DirectoryにはEastlackeとなっている。1883（明治16）年の「The Yokohama Directory」にもEastlackeと記載されているが, 1884（明治17）年よりEastlakeと改名している。また, 1884（明治17）年の同Directoryの安藤二蔵の広告にもEastlackeとあり, 改名前に証明書を受けたことが分かる。

　西洋人名事典（岩波書店）にはEastlakeとあり, 英語学者である彼の息子はF.W. Eastlakeとなっており, 和名を東湖と名乗っていた。孫には, 東湖マリーという人もいる。

　今田見信の本には, EastlackeまたはEastlakeと書かれ, 両方が随時使用されている。「イーストレキ先生の息子は, 支那時代にすでにイーストレーキを東湖と訳して使用し, その長女Marie Vermon Eastlakeは東湖の姓を以て一家を起こした」と書いている。

　斉藤多喜夫は,『横浜外国人居留地』1998（平成10）年刊に, 名前の綴りをEastlackeからEastlakeに変えたようであると記しているが,「Yokohama Directory」のみであり「The Chronicle and Directory」では改名後の綴りではない。

《息子ワーリントン・イーストレーキとその妻ナオミが語る父》

　息子の妻ナオミは, 著書の『憶ひ出の博言博士』1936（昭和11）年刊に, 歯科医であった義父についての思い出を次のように書いている。

　「イーストレーキが日本の土を踏んだのはたしか, 明治14年だったと聞いています。彼は, 一家をあげて日本へやって来たのですが, 家族は父母と, 弟の4人ぐらしで, そのほか支那人と印度人のボーイを連れていたと思います。彼の父は, 本業が歯医者で, 医学博士の学位を持っていました。当時の日本の歯科醫術は非常に幼稚なもので, 満足な医療器械すらなかった時分ですから, 来朝早々方々で引っ張り凧だったのです。彼の父は, 日本の歯科医術というものが, 今日の発展を遂げるために, 重要な礎石となった人でした」と。また,「愛する日本へやってきて, 永住の腹を決めた彼の一家は, お父さんが横浜で歯医者を開業し,──」という下りもある。ナオミは, 伯父が横浜で漆器の製造, 輸出をしており, その伯父の紹介でイーストレーキの息子から英語を習い結婚したという経緯も書いている。

　ナオミは息子の妻であり, 歯科医であった父親について詳しいことは知らなかったと思うが, 二つの誤りがある。一つは, 居留地で発行されていた英字新聞の広告で初来日は, 1881（明治14）

年ではなく，1865（慶応元）年9月であったことである。もう一つは医学博士の称号は間違いであり，開業後の1873（明治6）年にオハイオ大学より受けた歯学士（D.D.S.）の称号が正しい。

今回，興味ある本が見つかった。息子の英語学者ワーリントン・イーストレーキ著『外国紳士・滑稽實話』1903（明治36）年7月刊である。これは，「外国紳士が我国の言葉の間違いたる実話を和文英訳したる面白き書」と紹介されているが，その中に彼の父について，「私の父は，1861（文久元）年に日本へ来ました。その頃日本人の洋行は大変に幕府で厳しかったが，山内土佐の守の家来二人が，私の父と共に極めて秘密に外国に逃げました。夫れは日本の歴史にも出て居る筈であります。其内の一人は米国に着いてから不幸にも死にました。もう一人は，父の弟子に成って医学及び歯医者を誠に熱心に稽古しました。明治5年の頃，其の家来が私の父と共に独逸の伯林に泊まって居りましたが，もう弥々に上手に成って来ました。其時は，彼の品川弥二郎さんが日本の公使館の書記官をやって居った時で丁度日本に赦免といふことが発布された故"お前は帰れ"と品川さんが云ふて呉れました。そこで，明治6年の頃に其人が帰朝して東京に歯の治療所を開きました。ところが，誠に繁昌して立派な屋敷を設けました。私の父が明治20年に死亡なってすぐ一年立ってから其歯醫者も肺病でなくなりました」という記述がある。弟子とは長谷川保（保兵衛）のことである。今田見信によると，長谷川保（保兵衛）は江戸両国に生まれ，父は糸商であったとあり，ワーリントン・イーストレーキが書いているような土佐藩士ではない。長谷川保は，鼈甲商をもって立ったが，横浜が繁栄するのを見て横浜に移り，イーストレーキに雇われ雑用や技術を見学したとある。またもう一つのこの本の疑問は，彼の父の来日は1861（文久元）年と書いてあるが，1865（慶応元）年である。ドイツ，ベルリンに1872（明治5）年に滞在していたとあるが，今田見信の本では1873（明治6）年5月より1875（明治8）年12月までの2年8カ月である。この本に，弟子の長谷川保（保兵衛）やベルリンでの滞在，品川弥二郎について書いてあることは興味がある。

《イーストレーキ以後の外国人歯科医》

横浜居留地で開業した外国人歯科医は多くいる。今田見信が本に記載していない7～8人の名前を，居留地で発行していた英字新聞や「The Yokohama Directory」の広告で見つけることができた。

Eastlacke W.C.	（108番，1865年）
Burlingham J. S.	（67番，1866年）
Lysner. J. R.	（31番→80番→85番，1866年）
Henry H. Winn	（108番，1866年　32番，1881年）
Eastlacke W. C, and Winn	（16番4　1870年）
Alexander	（171番，1869年　11番，1876年）
Eliott G. W.	（57番，1870年）
Stevens H. H	（60番4，1870年）
Perkins H. W.	（75番→72番→75番，1875年）
Stout	（不明，1877年）
Gulick	（42番→42番，1880年）
Perkins H. W.	（75A，1880年）
Howe M. A.（胡小垣）	（70番，1877年）
Ogden D. F.	（66番，1888年）
Smith A. G.	（79番，1890年）
Worden W. S	（不明，1890年）
Kimball	（66番，1890年）

第6章 幕末に横浜居留地で開業したアメリカ人歯科医と近代歯科技術の伝来

《イーストレーキの記念碑は青山墓地に》

イーストレーキは，1887（明治20）年2月26日に亡くなった。

1935（昭和10）年6月24日の東京朝日新聞に，今田見信が発起人となり西洋歯科医学導入75周年，没後50年記念として青山墓地に立派なイーストレーキ記念碑を建立したという記事がある（図6-17，6-18）。

その記事には，「イーストレーキはエリオットやアレキサンドルと共に我国西洋歯科医学の祖で万延元年真っ先に来朝し三恩人の内では唯一人日本で没したことは判っていたが，今迄殆ど歯牙にもかけられずに忘れられていた。同会でその墓所を探し始めたのは昨春からで歯医者の中でも歴史好きの今田見信が商売片手に躍起となって文献をあさった結果，先ず略歴が明瞭になり続いて最近やっとのことで名前だけが青山墓地内の息子の墓石に同居している事が分かって吃驚した。寺の過去帳をしらべると元は別々に埋葬されていたが，父親の方は無縁仏扱いにされていたことも明らかとなったので，我が国歯科医学の祖として許りでなく英語界恩人の父親として感謝すべく今度歯科医仲間に檄を飛ばしその寄付で新計画を実現することになった。そして，来年は五十周年忌と来朝以来満七十五年に当たるので，記念に石碑を建てて故人に感謝の意を表し従来不明だった伝記をも調べて編纂することになった。先に尾崎咢堂，杉村廣太郎両氏等によって令息のために建てられた"博言博士記念碑"の例に倣って零細な金を多数の人々から寄付して貰う積りである」と，今田見信が『W. C. イーストレーキ先生傳』を執筆した経緯が記されている。

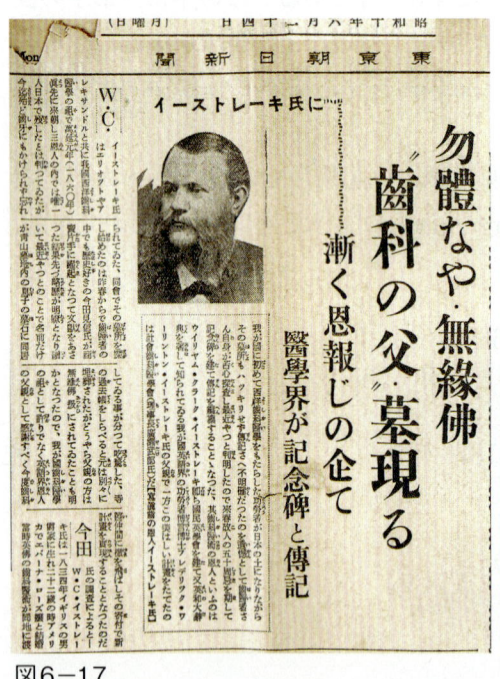

図6-17
「東京朝日新聞」昭和10年6月24日西洋歯科医学導入75周年，没後50周忌を期して記念碑建立の記事
神奈川県歯科医師会「歯の博物館」所蔵

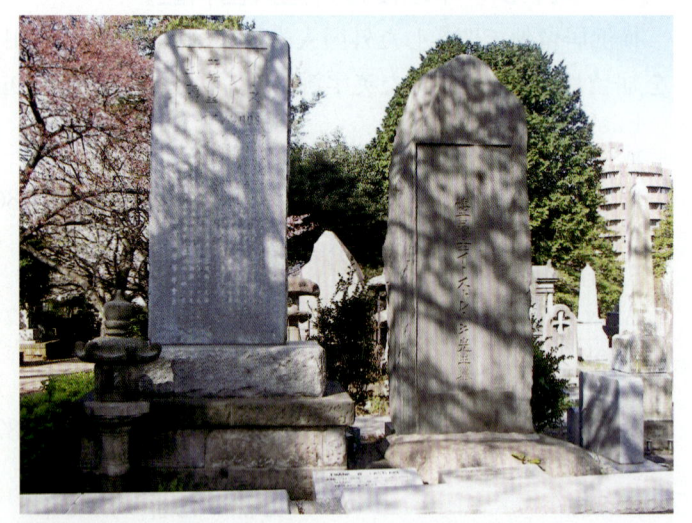

図6-18
青山墓地（南1種イ2例）のイーストレーキ記念碑（左）と息子ワーリントンの記念碑（右）

第6章　幕末に横浜居留地で開業したアメリカ人歯科医と近代歯科技術の伝来

ま　と　め

1. 「The China Mail」の下船名簿により，イーストレーキは1860（万延元）年5月28日に香港に到着し，1861（万延2）年刊の「The China Directory」によりStaunton Streetで開業していた。

2. イーストレーキの初来日は，横浜居留地で発行された英字新聞の広告で，1865（慶応元）年9月27日であった。

3. イーストレーキは横浜居留地で開業したことが，1865（慶応元）年10月9日より翌年5月2日まで英字新聞の広告で確認できた。

4. 1870年（明治3年）5月28日の英字新聞の広告に，イーストレーキとウィンの共同広告があり，イーストレーキの前診療所16番で診療とあった。1870（明治3）年5月以前にイーストレーキが開業していた可能性がある。

5. 息子のワーリントン・イーストレーキの著書に，「父は1861（文久元）年に来日」とあるが謎である。

6. 息子ワーリントンの妻ナオミの著書に，「父は1881（明治14）年来日」とあるが，謎である。

7. イーストレーキの開業地は1883（明治16）年には，「The Yokohama Directory」に66番とあり，1886（明治19）年には麹町とある。1884（明治17）年〜1887（明治20）年に香港で発行された「The Chronicle and Directory」には横浜在住とある。

8. イーストレーキは，1873（明治6）年3月14日にオハイオ歯科医学校よりD.D.S.（歯学士）の称号を受けた。これを裏づけるように，香港で発行された1873年の「The Chronicle and Directory」には，それまでのDentist, Surgeon Dentist, Dental Surgeonという表記と異なり，D.D.S., Dentistとある。

9. イーストレーキは，1884（明治17）年よりEastlackからEastlackeに，その後，Directoryの一部ではEastlakeになっている。1887（明治20）年より，イーストレーキの息子はEastlakeと表記し，和名東湖を名乗っていた。

10. 今田見信よるイーストレーキの160番開業説の根拠は，原玄了による「デンタルビー第3号」に掲載された『イーストレーキ伝』より引用されたものである。私たちの調査では，イーストレーキが160番で開業していた証拠を確認できなかった。160番には，HEPSINGという建築業者が営業していた。

11. 横浜居留地で開業していた外国人歯科医18名であり，従来知られている歯科医より多い。地図上にプロットしてみると，多くはメインストリートに開業していた。

12. 関帝廟通りや160番付近は，マドロス相手の酒場や安宿が密集していた盛り場で，洋裁，籐家具製作，建築業等の手工業に従事する中国人が多く住んでいたダウンタウンであった。現在までの調査では，160番は原玄了の論文による16番の間違いであったと推測できる。「横浜市史稿」によると120〜160番は，中国人居留地であった。これからも米国人歯科医イーストレーキが中国人居留地での開業説は疑わしいと考えられる。

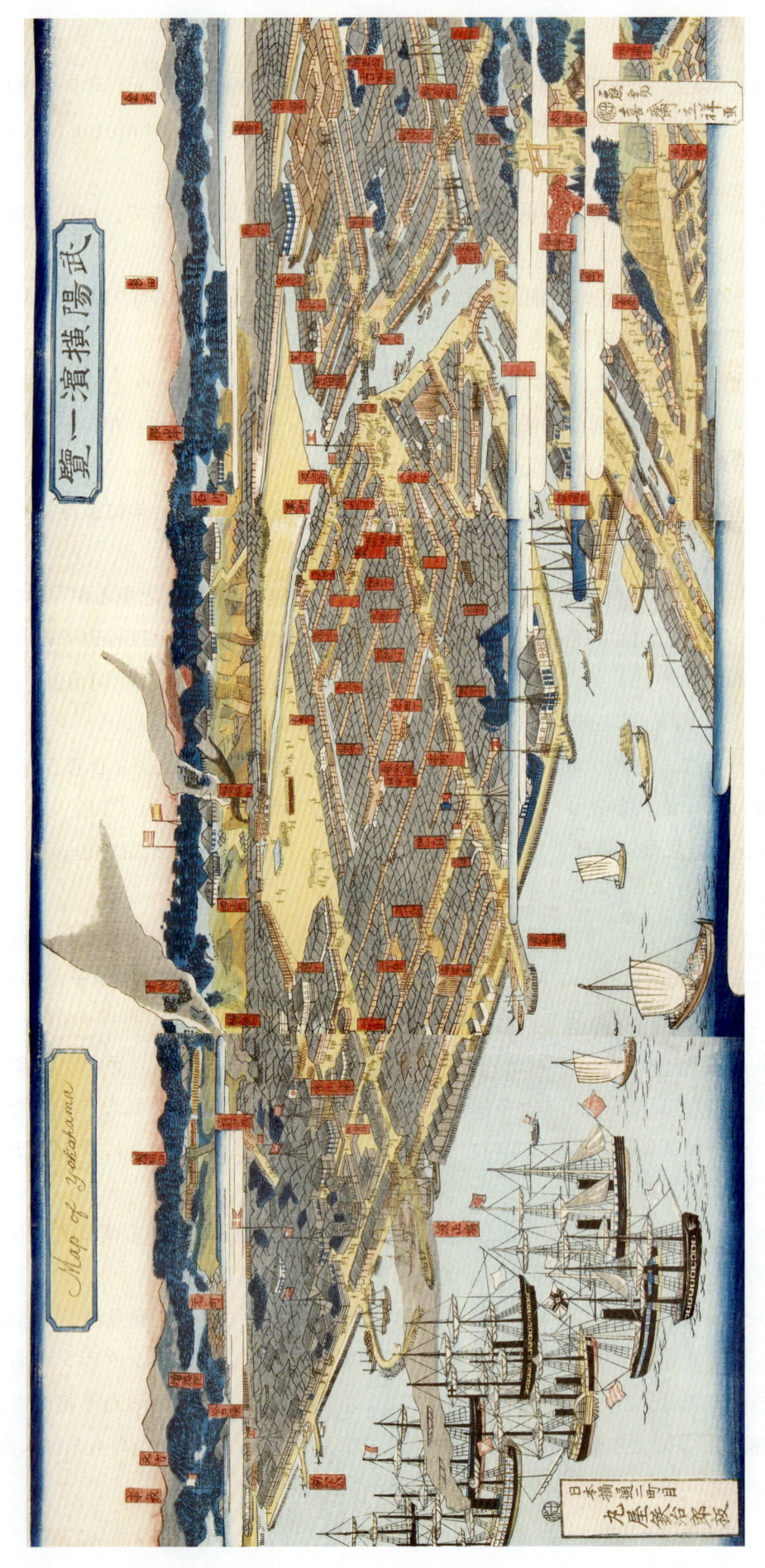

第6章　幕末に横浜居留地で開業したアメリカ人歯科医と近代歯科技術の伝来

図6-19　横浜浮世絵［武陽横濱一覧］　喜斎立祥画　38×74cm
1866年に火事により居留地の大部分が焼失
この絵は復興後、活気に満ちた横浜を描いたものである

第6章 幕末に横浜居留地で開業したアメリカ人歯科医と近代歯科技術の伝来

《横浜居留地》

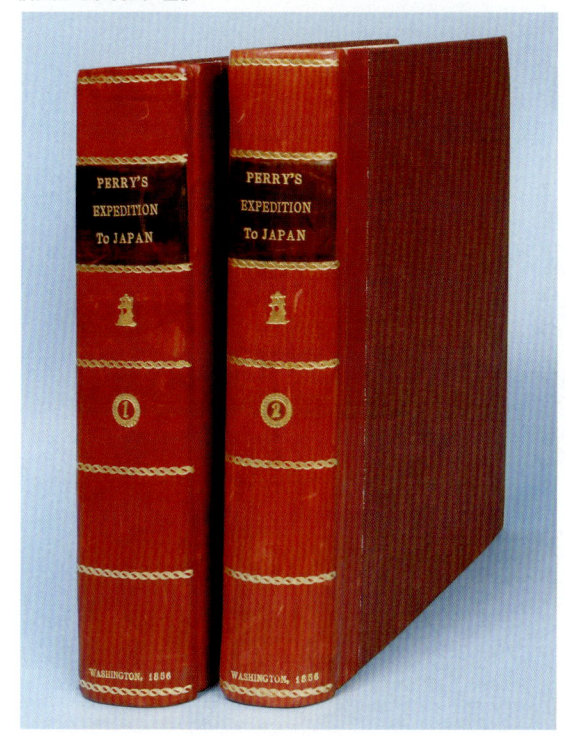

図6-20 「PERRY'S EXPEDITION TO JAPAN」1856年刊

CHINESE AND JAPANESE DENTISTRY.

BY W. ST. GEORGE ELLIOTT, M.D., D.D.S.

The following, on the dentistry of the Chinese, was written by Dr. Rodgers, an American dentist in Hong Kong, assisted by Dr. Kerr, an American missionary physician in Canton. It has been published only in the *China Review*, and will, therefore, probably be new, and, I hope, interesting to you.

solely for ornament, the plate behind coming quite up to their cutting edge, and fully supporting them. They are carved from bone or ivory, strung together on a string, and let into the anterior part of the plate by carving. Only front teeth are thus carved, the grinding surfaces being formed by the wood, into which is driven a number of nails on either

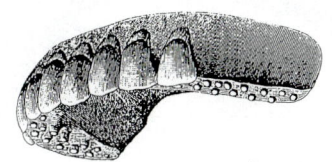

（樋口輝雄氏提供）

図6-21 「エリオットによる論文」
(Dental and Oral Science Magazine, 68-73, 1878年)
前歯は動物の牙，象牙で彫り糸で結び，臼歯咬合面は平らにし金属の鋲を打ってある。密蝋で型をとる方法をエリオットがゴム床義歯で試し，不摘合を改善出来たなど日本の木床義歯について記載している

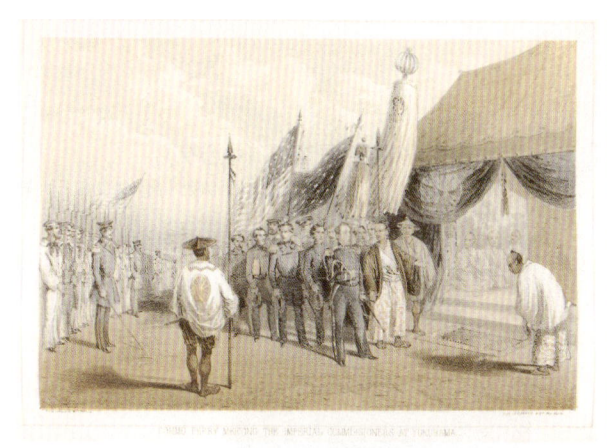

図6-22 「図6-20より上陸の図」

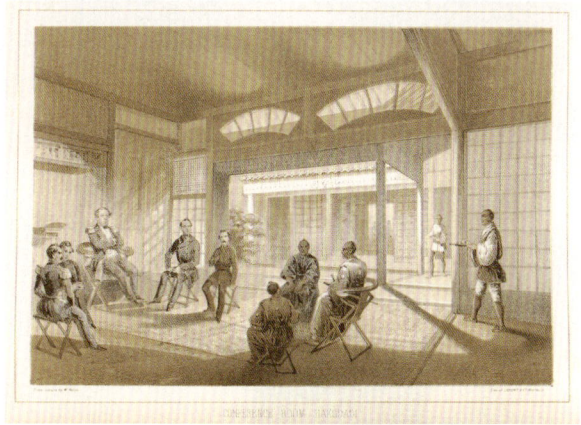

図6-23 「図6-20の本より饗宴の図」

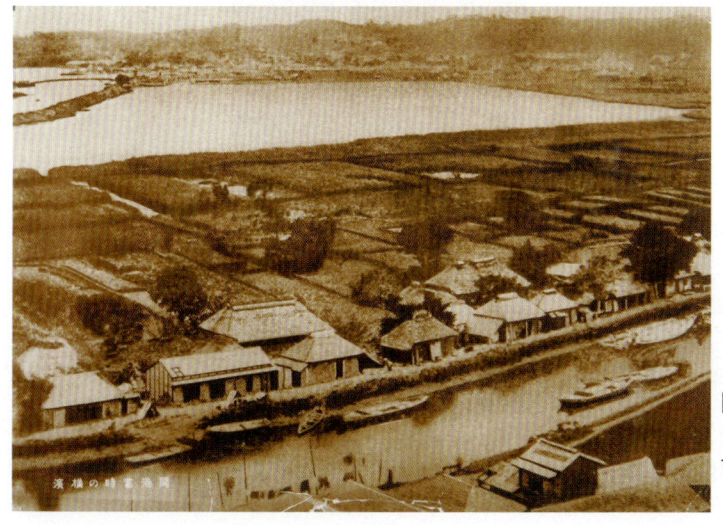

図6-24
「19世紀後期の横浜居留地」
吉田新田の方角を撮影したもの

神奈川県歯科医師会「歯の博物館」所蔵

第6章　幕末に横浜居留地で開業したアメリカ人歯科医と近代歯科技術の伝来

図6-25
「19世紀後期の横浜居留地（横浜運河）」
元町より運河，居留地を撮影したもの
　　　　　　　　　　神奈川県歯科医師会「歯の博物館」所蔵

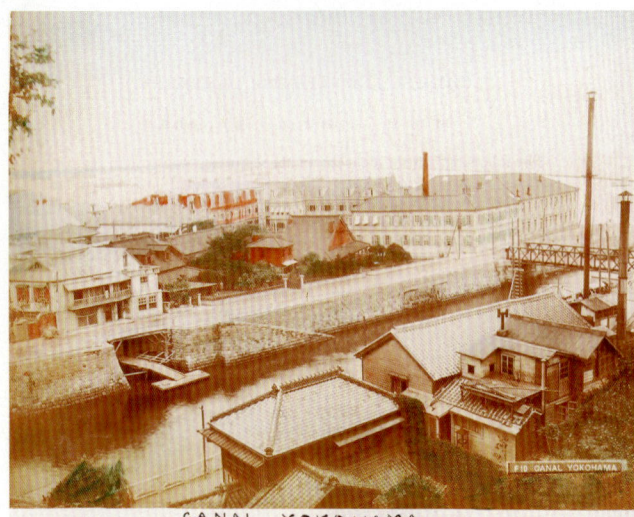

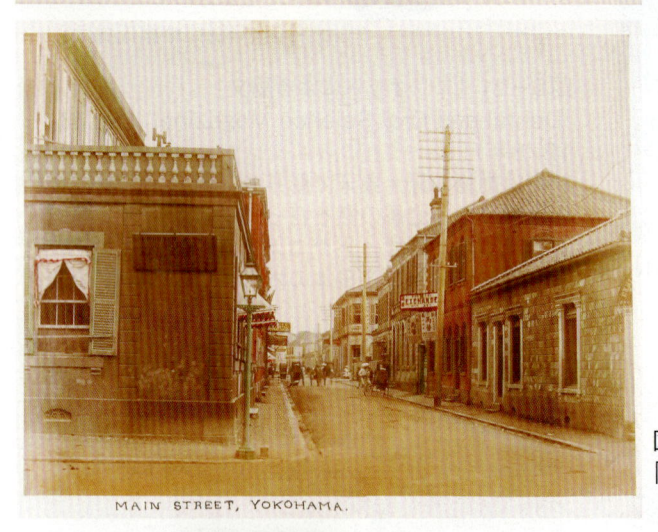

図6-26
「19世紀後期の横浜居留地（中心街）」
　　　　　　　　　　神奈川県歯科医師会「歯の博物館」所蔵

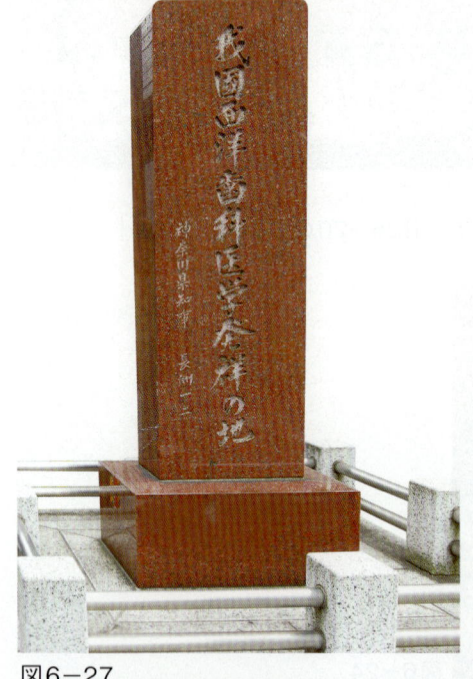

図6-27
「"我國西洋歯科医学発祥の地"の石碑」
山下町160番より神奈川県歯科医師会会館前に移設
（横浜市中区住吉町6-68）　　神奈川県歯科医師会建立

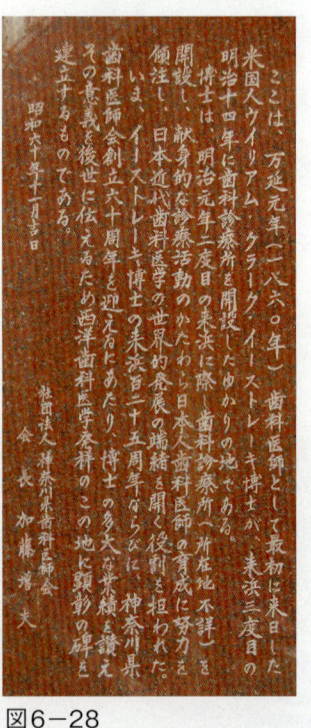

図6-28
「図6-27の碑の裏面にイーストレーキについて
神奈川県歯科医師会加藤増夫元会長の言葉」

192

第6章　幕末に横浜居留地で開業したアメリカ人歯科医と近代歯科技術の伝来

《イーストレーキと家族の写真》

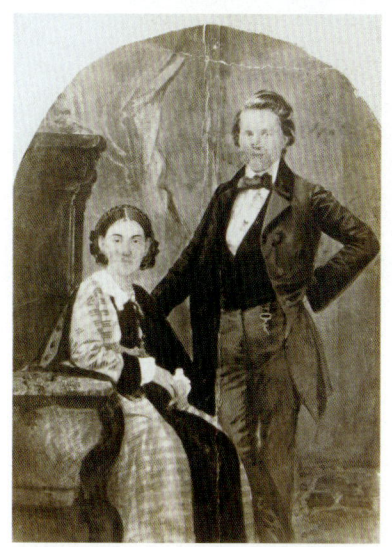

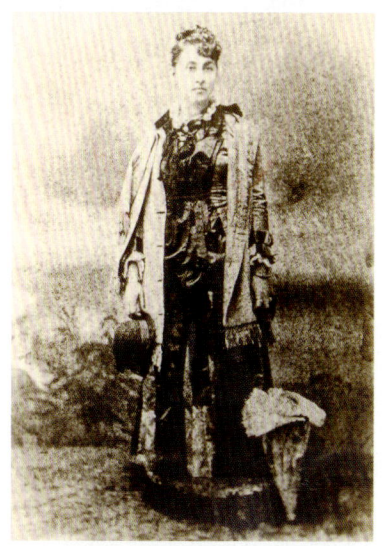

図6-29　「イーストレーキ婦人」
神奈川県歯科医師会「歯の博物館」所蔵

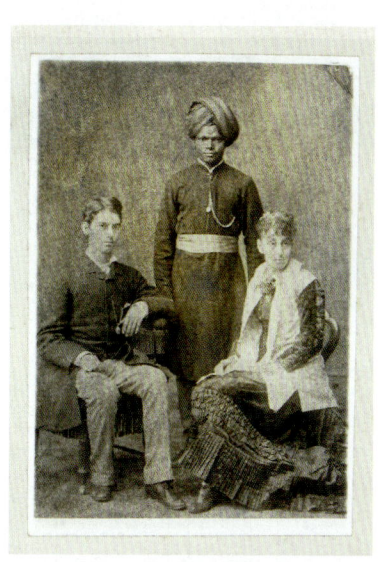

図6-30　「息子と婦人，中央はインド人の使用人」
神奈川県歯科医師会「歯の博物館」所蔵

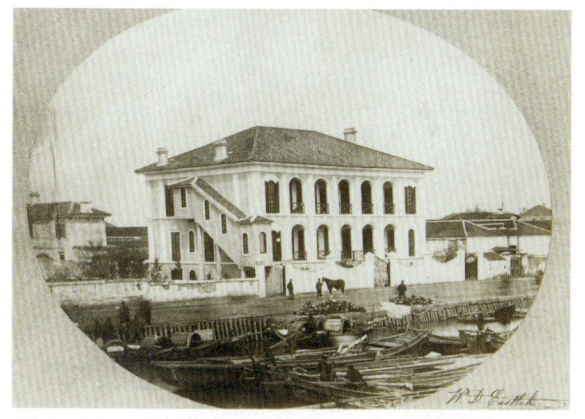

図6-31　「上海のイーストレーキの診療所」
神奈川県歯科医師会「歯の博物館」所蔵

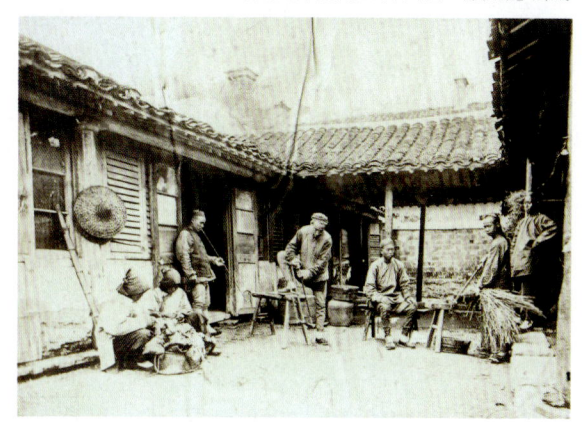

図6-32　「上海の屋敷内の馬小屋」
神奈川県歯科医師会「歯の博物館」所蔵

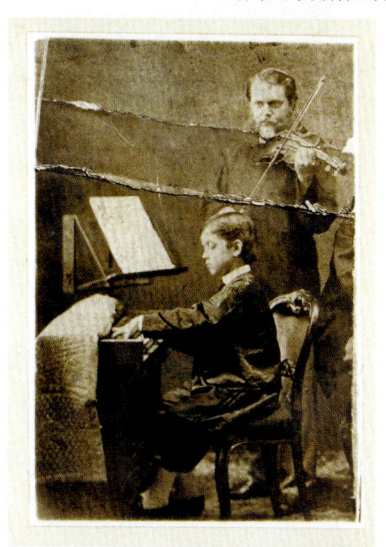

図6-33　「イーストレーキと息子」
神奈川県歯科医師会「歯の博物館」所蔵

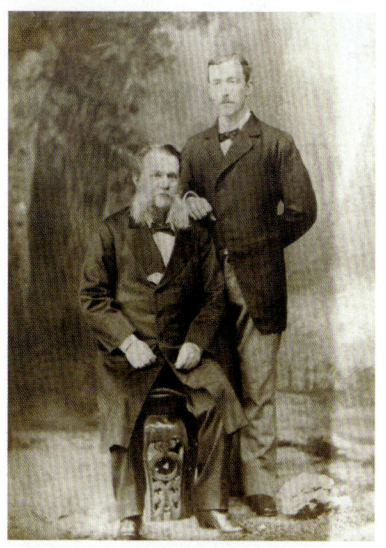

図6-34　「晩年のイーストレーキ（左）と友人（横浜時代）」
神奈川県歯科医師会「歯の博物館」所蔵

図6-35　「イーストレーキ夫人」
神奈川県歯科医師会「歯の博物館」所蔵

※図6-29～図6-35の写真は，今田見信が『W. C. イーストレーキ先生傳』執筆に使用した写真が古書展示会に出品され購入したものである

第6章　幕末に横浜居留地で開業したアメリカ人歯科医と近代歯科技術の伝来

図6-36　イーストレーキ家系図

```
男 Richard Wills
   Eastlake
      │
      ├─────────────────────────────────────────────────────────────┐
男 William Clark          女 Almira Vernon Rose
   Eastlake                  Eastlake
   1834-1887                 1834-1896
      │
      ├──────────────┬──────────────────┬──────────────────┬──────────────┐
女 Eugenia Vernon    男 Frank Warrington    女 イーストレーキミス刀自      男 William Clark Delano
   Eastlake             Eastlake (東湖)        1858-1905                      1864-
   1856夭折             1858-1905:博士博士     大田信四郎(旧旗本)
                                              の娘
      │
      ├──────────────┬──────────────┬──────────────┬──────────────┬──────────────┬──────────────┬──────────────┬──────────────┐
女 Marie Vernon Christabel  男 Roland Pascal Eastlake  女 Alice K Eastlake  男 Francis Royal  女 Constance Sara  女 Beryl Mabel Hope  女 Clare Leonora  女 Rose Naomi  男 Reginald Warrington
   Eastlake (東湖マリー)        (東湖邦隆):              (片平さぬ)             Eastlake            Rose Eastlake       Eastlake              Eastlake           Eastlake          Eastlake
   -1925                       慶大予科教授                                                         (岡田コンスタンス)    (中久喜ベリル)                                           夭折
   :画家、1907年帰化
      │                          │
   養子(日本人)                    ├──────────────────┐
                            男 Ernest Warrington    女 Mary Eastlake
                               Eastlake                Pelc
                               (東湖未)
                                  │                     │
                            女 Theodora Eastlake    男 Eugene T Pelc
                               (東湖さかえ)
                               1908-
                                                   男 Theodore Eastlake
                                                      Pelc:
                                                      1985年に山下町160番
                                                      地に「我国西洋歯科医学
                                                      発祥の地」記念碑を建
                                                      立した神奈川県歯科医
                                                      師会60周年記念行事に参列
```

神奈川県歯科医師会「歯の博物館」篠原昭人 2005.9.6 作成

<参考文献>
「我国泰西科学の父 W.C.イーストレー先生伝」
今田見信著，歯苑社，1937年

「朝日新聞100年の記事にみる外国人の足跡 4」
朝日新聞社編，築地居留地 vol.3」
築地居留地研究会編，2004年

「近代文化の原点 築地居留地 vol.3」
築地居留地研究会編，2004年

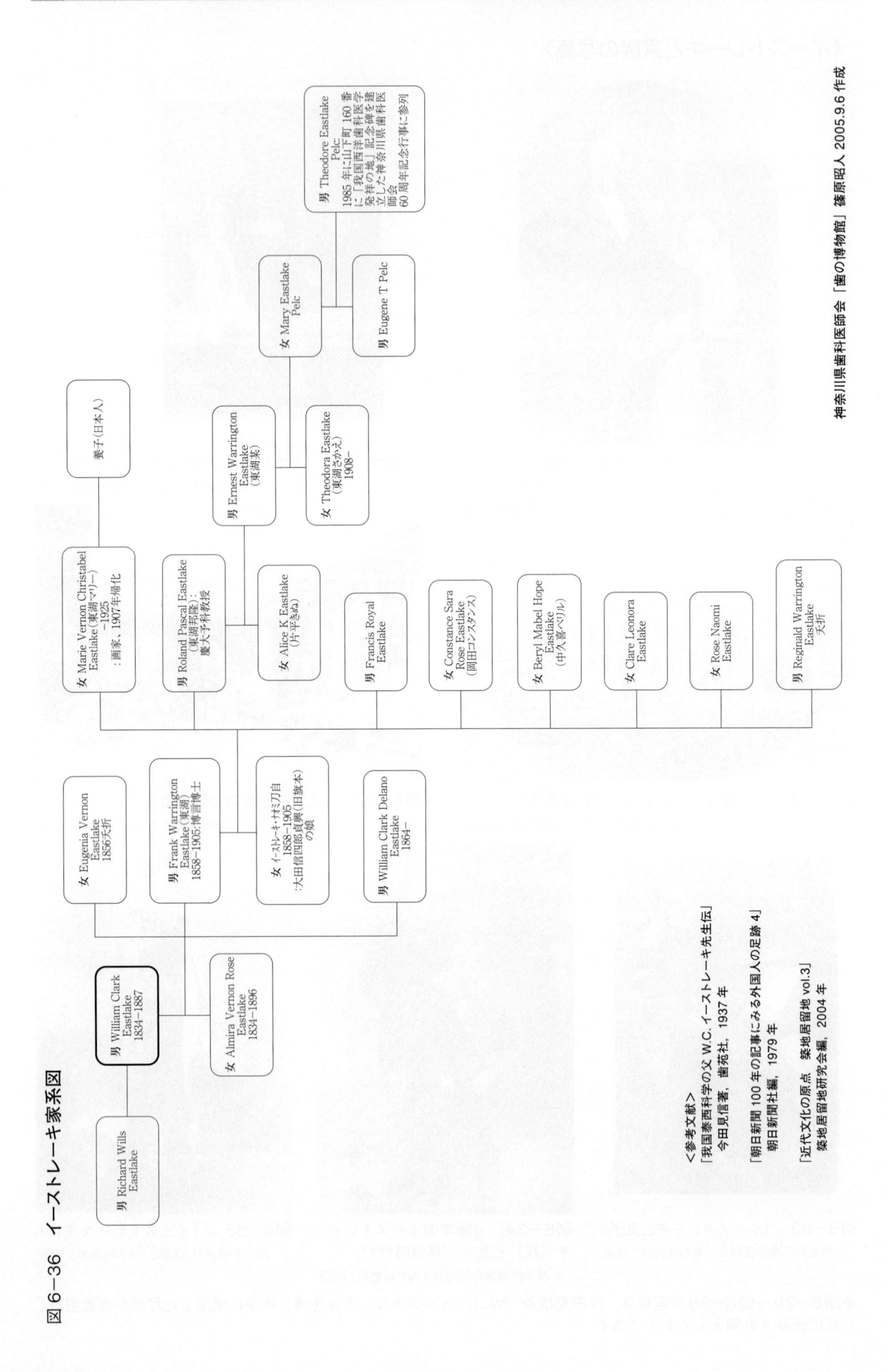

第6章　幕末に横浜居留地で開業したアメリカ人歯科医と近代歯科技術の伝来

フリーメーソン

　フリーメーソンの母体は，14世紀の石工（メーソン）組合が発生源である。
　フリーメーソンは，自由，平等，博愛を基本理念に掲げた世界的な結社であり革命を推進した。定規とコンパスを組み合わせたものをマークにし，仲間同士の結束は堅く人脈を通じてメンバーをサポートするのは掟であった。
　フリーメーソンは，1773年のボストンの輸入紅茶を投げ捨てた事件，アメリカの独立戦争（1775年），フランス革命（1789年）などに絡むことが多く，指導者層にメンバーが多い。日本の開国にも，フリーメーソンが暗躍したと言われている。
　アメリカの初代大統領のワシントン，ゲーテ，ハイドン，モーツァルト，黒船でアメリカの国書を持参したペリー提督，長崎のグラバー邸の持ち主グラバーもフリーメーソンのメンバーであった。イーストレーキはフリーメーソンであり，マークがついた鞄の写真が残っている。世界各地にメンバーが集まるロッジという会場があり，上海にもロッジがあった。フリーメーソンの豊富な情報網を利用して，日本の政情が安定したため横浜居留地で開業が可能であると判断したようだ。来日した写真家ベアト，医師エルドリッジ，ゲーテ座を設計した建築家サルダなどもフリーメーソンだったという記録が残っている。

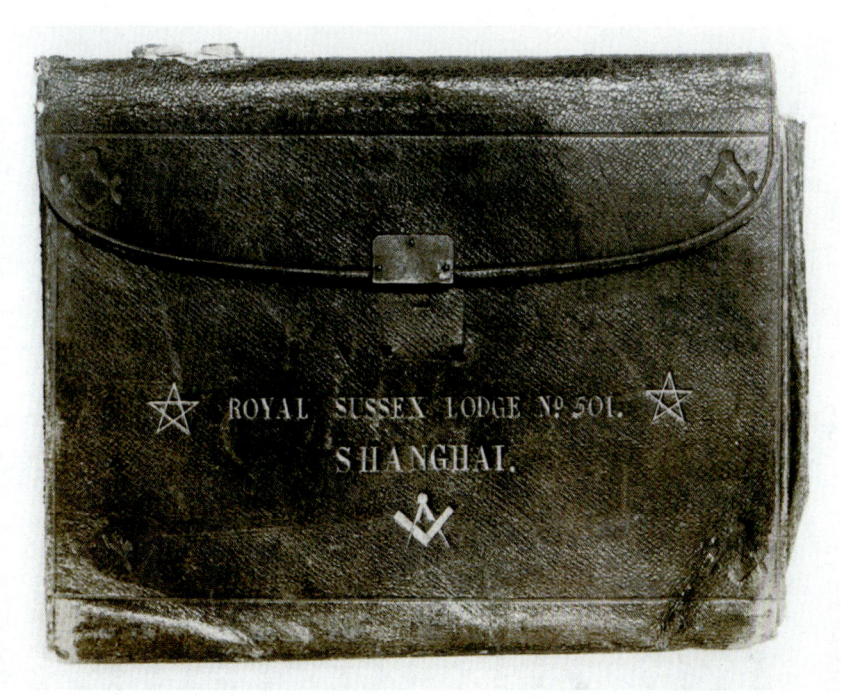

図6-37
ロゴのついた鞄には，フリーメーソンの上海ロッジの記載がある。調査の結果，横浜には，1864年より横濱ロッジ，オテントウサマロッジの二つが，メーソン殿堂（61番）内にあった

神奈川県歯科医師会「歯の博物館」所蔵

第6章　幕末に横浜居留地で開業したアメリカ人歯科医と近代歯科技術の伝来

《イーストレーキの息子ワーリントンの妻の著書》

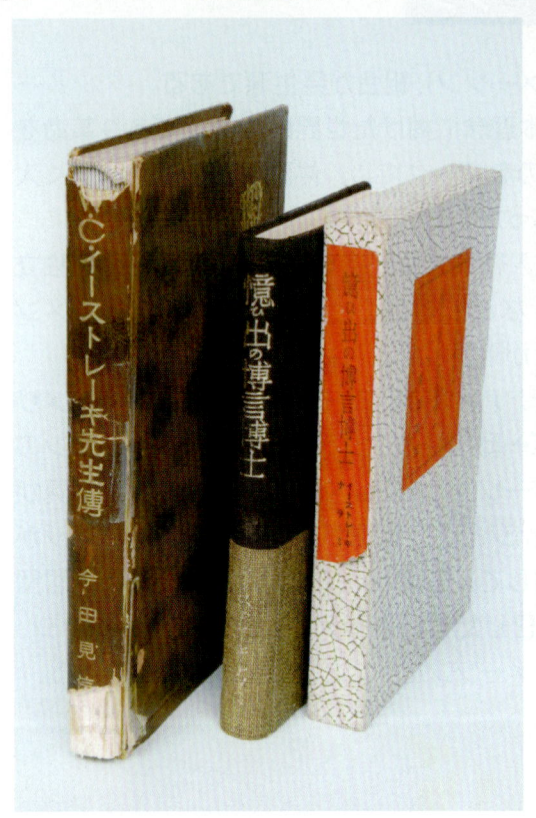

図6-38
『イーストレーキ先生傳』今田見信著と
『憶ひ出の博言博士』イーストレーキ・ナオミ著

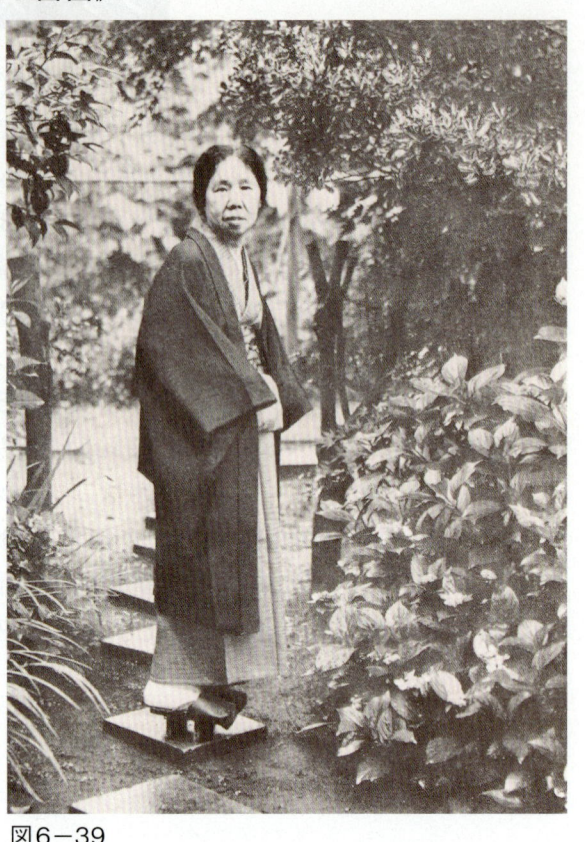

図6-39
「息子ワーリントン・イーストレーキのナオミ夫人」

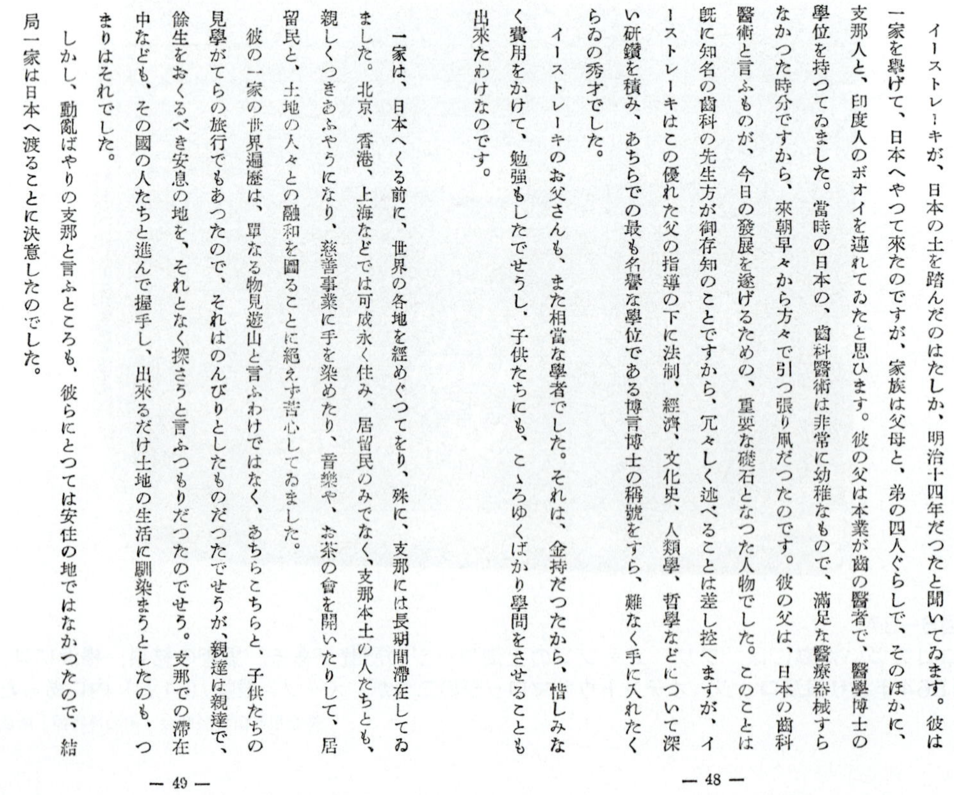

イーストレーキが、日本の土を踏んだのはたしか、明治十四年だつたと聞いてゐます。彼は一家を擧げて、日本へやつて來たのですが、家族は父母と、弟の四人ぐらゐで、そのほかに、支那人と、印度人のボオイを連れてゐたと思ひます。彼の父は本業が歯の醫者で、醫學博士の學位を持つてゐました。當時の日本の、歯科醫術は非常に幼稚なもので、滿足な醫療器械すらなかつた時分ですから、來朝早々から方々で引つ張り凧だつたのです。彼の父は、日本の歯科醫術と言ふものが、今日の發展を遂げるための、重要な礎石となつた人物でした。このことは既に知名の歯科の先生方が御存知のことですから、冗々しく述べることは差し控へますが、イーストレーキはこの優れた父の指導の下に法制、經濟、文化史、人類學、哲學などについて深い研鑽を積み、あちらでの最も名譽な學位である博言博士の稱號をすら、難なく手に入れたくらゐの秀才でした。

イーストレーキのお父さんも、また相當な學者でした。それは、金持だつたから、惜しみなく費用をかけて、勉強もしたでせうし、子供たちにも、こゝろゆくばかり學問をさせることも出来たわけなのです。

一家は、日本へくる前に、世界の各地を經めぐつてをり、殊に、支那には長期間滯在してゐました。北京、香港、上海などでは可成永く住み、居留民のみでなく、支那本土の人たちとも、親しくつきあふやうになり、慈善事業に手を染めたり、音樂や、お茶の會を開いたりして、居留民と、土地の人々との融和を圖ることに絶えず苦心してゐました。

彼の一家の世界遍歷は、單なる物見遊山と言ふわけではなく、あちらこちらと、子供たちの見學がてらの旅行でもあつたので、それはのんびりとしたものだつたでせうが、親達は親達で、餘生をおくるべき安息の地を、それとなく探さうと言ふつもりだつたのでせう。支那での滯在中なども、その國の人たちと逃んで握手し、出來るだけ土地の生活に馴染まうとしたのも、つまりはそれでした。

しかし、動亂ばやりの支那と言ふところも、彼らにとつては安住の地ではなかつたので、結局一家は日本へ渡ることに決意したのでした。

― 49 ―　― 48 ―

図6-40　イーストレーキ・ナオミ著『憶ひ出の博言博士』の中で，父イーストレーキに触れている文章

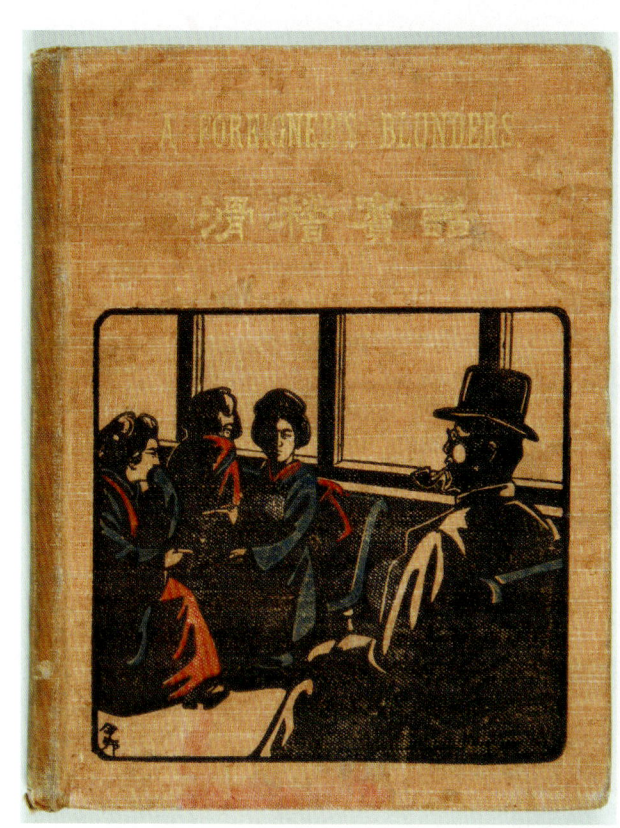

第6章　幕末に横浜居留地で開業したアメリカ人歯科医と近代歯科技術の伝来

図6-41　『外国紳士・滑稽實話』
息子，ワーリントン・イーストレーキの本
1903（明治36）年7月刊

IV. Blunders at a Funeral.

PART I.

Among my Japanese acquaintances there was one who, during his lifetime, could in very truth be called a "vassal" of my family. My father first came to Japan in 1861, and at that time the Shogunate was severely opposed to any Japanese going abroad. Yet two vassals of the Lord of Tosa, Yamanouchi, secretly left the country in my father's company. I think this occurrence must be known to Japanese historians. One of the two fugitives unfortunately died after reaching America, but the other became my father's pupil and studied (under my father,) medicine and dentistry with the greatest zeal. About the year 1873 my father and this Japanese pupil were residing in Berlin, and the latter had become very skilful. Viscount (then Mr.) Shinagawa Yajirō was then a secretary in the Japanese Embassy (in Berlin), and about the same time an amnesty was declared in Japan. Shinagawa advised my father's pupil to return to Japan. And so at last, in 1875, the Japanese went back to Japan, and opened the first dental office in Tōkyō. He was very successful, and built himself a fine residence.

My own father died in 1887, and soon thereafter—in a year—the Japanese dentist also departed this life, in consequence of consumption. Of course it was my duty to attend the funeral. But until that time I had not only never taken any part in a Buddhist funeral, but was even quite ignorant

（四）葬式の話（上）

私の知つて居る日本人で生前全く家來のやうな者がありました、私の父は文久元年に日本へ來ました、其頃に日本人の洋行は大變に幕府で嚴しかつたが山內土佐守の家來二人が、私の父と共に極めて秘密に外國へ逃げました、夫れは日本の歷史にも出て居る筈であります、其內の一人は米國へ着いてから不幸にも死にました、モウ一人は父の弟子に成つて醫學及び齒醫者を誠に熱心に稽古しました、明治五年の頃其の家來が私の父と共に獨逸の伯林に泊つて居りましたが、もう彌々上手に成つて來ました、其時は彼の品川彌二郎さんが日本の公使館の書記官をやつて居つた時で丁度日本に赦免といふことが發布された故「お前は歸れ」と品川さんが云つて吳れました、ソコで明治六年の頃に其人が歸朝して東京に齒の治療所を開きました、ところが誠に繁昌して立派な屋敷も設けました、私の父は明治二十年に死亡なつて直ぐ一年立つてから其齒醫者も肺病でなくなりました、無論私は義務で其葬式に出なければなりません、然し其時まで佛敎の葬式には出たことがないのみならず儀式を少しも知りません、さて其屋敷へ行くと向ふの一人息子の云ふには棺の直ぐ後に馬車に私と相乘をしなければならんと、ソコデ彼れ

図6-42
この本の中には，父，イーストレーキが明治5年頃ドイツに滞在していたことや長谷川保と思われる弟子についての記事がある

197

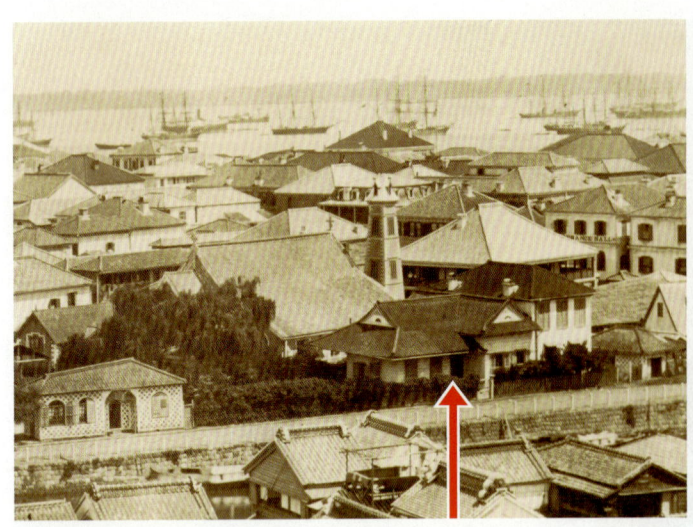

第6章　幕末に横浜居留地で開業したアメリカ人歯科医と近代歯科技術の伝来

図6-43
1865年頃の横浜居留地108番か

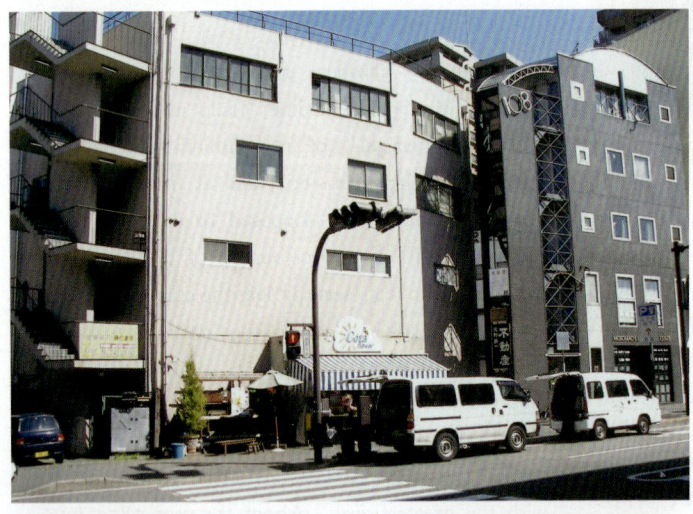

横浜開港資料館　所蔵

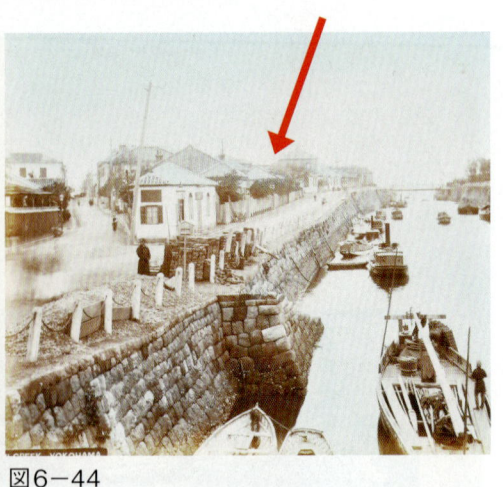

図6-44
「元町方面（現在の前田橋付近）から見た108番付近の手彩色写真」
明治20～30年代か　19.5×26cm
写真は当時の108～109番付近の居留地である。左側は堀川を隔て，元町の対岸である。現在道路は拡張されている。108番は，1865年にイーストレーキが最初に開業し近代歯科を伝えた場所である

図6-45
108番跡は現在，元町第一不動産と武蔵貿易通商のビルになっている。区画整理のため道路幅の1/2，後退している

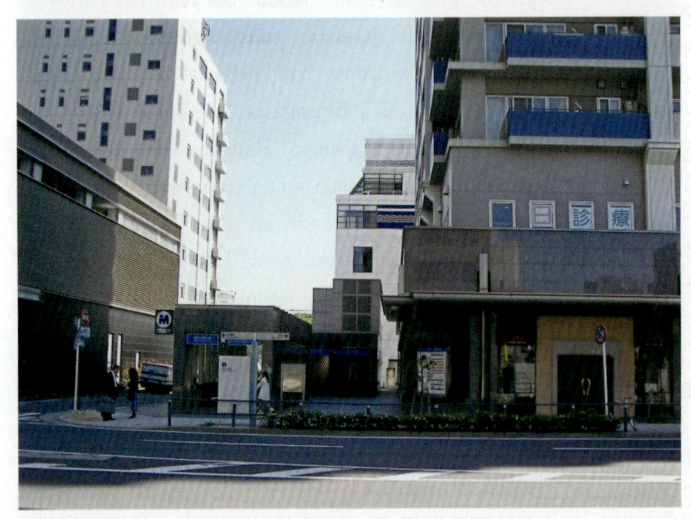

図6-46
66番跡は現在地下鉄みなとみらい線元町・中華街駅の出入り口

図6-47
16番跡は現在山下通りのメルパルク横浜

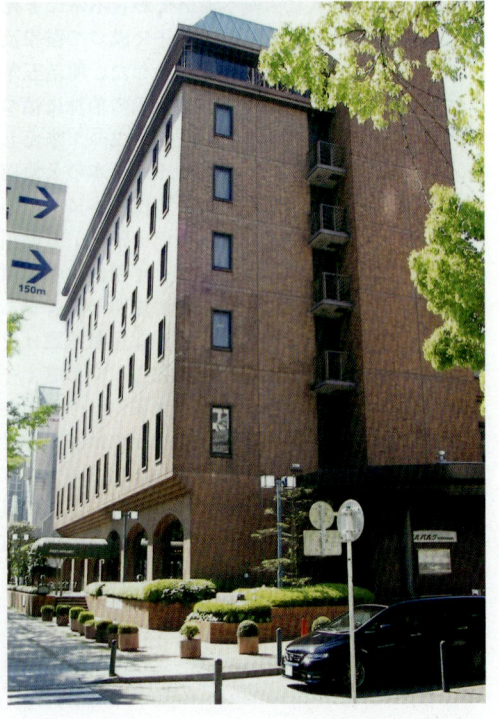

第6章　幕末に横浜居留地で開業したアメリカ人歯科医と近代歯科技術の伝来

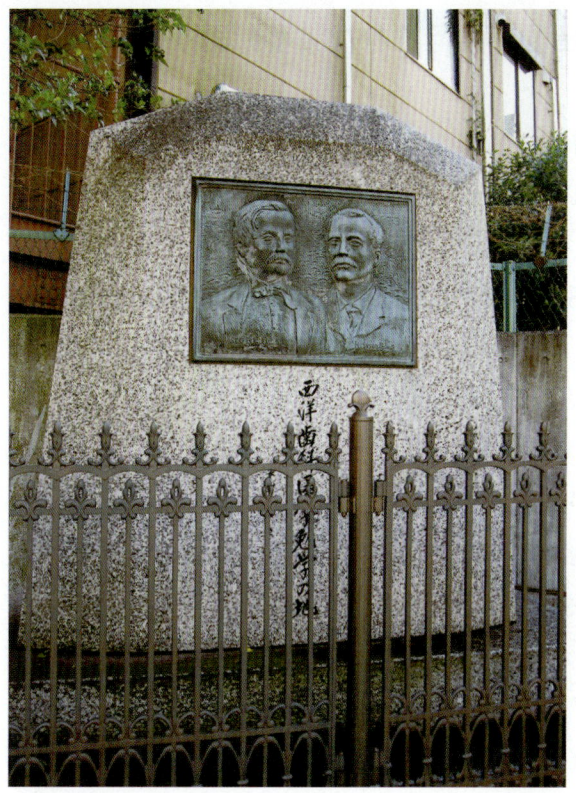

図6-48
「"西洋歯科医学勉学の地"の記念碑」
山下町57番より2010（平成22）年8月神奈川県歯科医師会会館前に移設（中区住吉町6-68）
　　　　　　　　　　　　　神奈川県歯科医師会建立

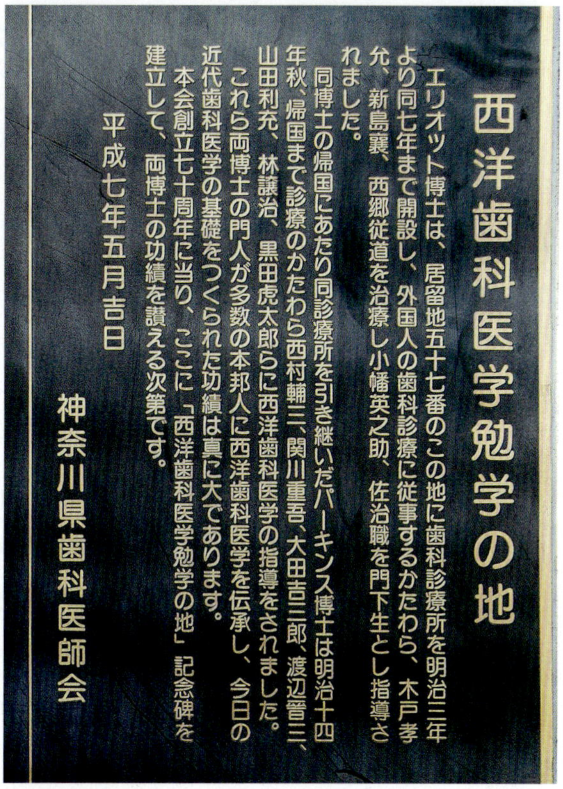

図6-49
「記念碑に刻まれたエリオット氏及びパーキンス氏の功績」

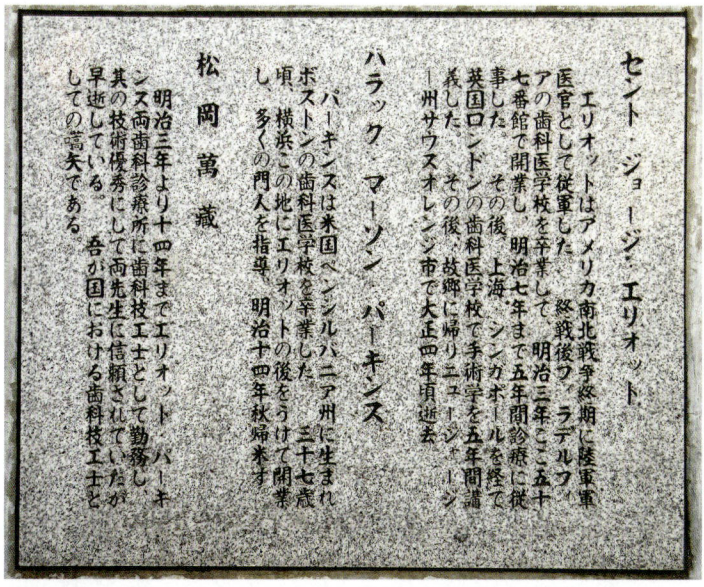

西洋歯科医学勉学の地

エリオット博士は、居留地五十七番のこの地に歯科診療所を明治三年より同七年まで開設し、外国人の歯科診療に従事するかたわら、木戸孝允、新島襄、西郷従道を治療し小幡英之助、佐治織を門下生とし指導されました。
同博士の帰国にあたり同診療所を引き継いだパーキンス博士は明治十四年秋、帰国まで診療のかたわら西村輔三、関川重吾、大田吉三郎、渡辺晋三、山田利充、黒田虎太郎らに西洋歯科医学の指導をされました。
これら両博士の門人が多数の本邦人に西洋歯科医学を伝承し、今日の近代歯科医学の基礎をつくられた功績は真に大であります。
本会創立七十周年に当り、ここに「西洋歯科医学勉学の地」記念碑を建立して、両博士の功績を讃える次第です。

平成七年五月吉日
神奈川県歯科医師会

図6-50
エリオット氏，パーキンス氏，松岡萬蔵（技工士）の略歴が紹介されている

セント・ジョージ・エリオット

エリオットはアメリカ南北戦争終期に陸軍軍医官として従軍した、終戦後ワラデルフアの歯科医学校を卒業して三十七歳の頃横浜この地にエリオットの後七番館で開業し、その後明治七年診療に従事した。明治三年ここ五十七番館で開業し、その後上海シンガポールを経て英国ロンドンの歯科医学校で手術学を五年間講義した。その後、故郷にかえりニュージャー州サウスオレンジ市で大正四年頃逝去

ハラック・マーソン・パーキンス

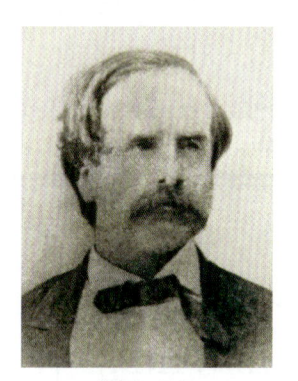

パーキンスは米国ペンシルバニア州に生まれボストンの歯科医学校を卒業した三十七歳の頃横浜この地にエリオットの後開業し多くの門人を指導し、明治十四年秋帰米す

松岡萬蔵

明治三年より十四年までエリオット，パーキンス両歯科診療所に歯科技工士として勤務し、その技術優秀にして両先生に信頼されていたが早逝している。吾が国における歯科技工士としての嚆矢である

図6-51
「セント・ジョージ・エリオット」

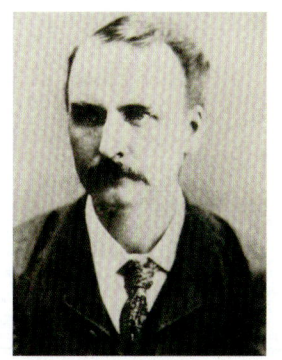

図6-52
「ハラック・マーソン・パーキンス」

図6-51，図6-52は，今田見信著『イーストレーキ先生傳』より引用

第6章 幕末に横浜居留地で開業したアメリカ人歯科医と近代歯科技術の伝来

《香港，上海，横浜のディレクトリーと居留地で発行された英字新聞から，外国人歯科医の開業足跡を追う》

ディレクトリー（住所録）には，香港，横浜，神戸，長崎で発行されたものがある。香港で発行されたThe China Directory（1860年創刊），The chronicle and Directory（1863年創刊），The Directory and chronicle for chinaには，日本に在留する外国人名がある。日本で発行されたものには，The Japan Herald Directory（1870年創刊），The Japan Gazette Directory（1867年創刊），The Japan Directoryなどがある。当時の横浜居留地や上海，香港で発行されていた英字新聞，これらのディレクトリーを調べると，幕末から明治期の開港後の外国人氏名，職業，住所などの資料を知る上で参考になる。

ディレクトリーの歯科医の広告には，居留地番号や年号が記入されているため，横浜で開業していたという確かな証拠になる。現在，横浜開港資料館には，当時の新聞を集めて復刻したものがかなりあり，今田が「イーストレーキ先生伝」を執筆した時代より，数段資料が揃っており横浜居留地で開業した外国人歯科医の足跡を調べられる。横浜居留地で発行された英字新聞には，The Japan Herald（1861年11月刊），The Daily Japan Herald（1863年刊），The Japan Times（1865年9月刊），The Japan Times Daily Adverteser（1865年9月刊），The Japan Mail（1870年1月刊），香港で発行されたThe China Mail，上海で発行されたThe North China Heraldがある。これらの英字新聞や日本の新聞もしおぐさ，日々新聞などで外国人歯科医の広告で開業地を追跡し，第一回神奈川県歯科医師会学術大会（平成14年11月17日），日本歯科医学総会（平成16年10月29日～31日）に発表した。ここに，横浜居留地で発行した英字新聞やディレクトリーより外国人歯科医，日本人歯科医の広告を一覧した。

1865～66年

図6-53

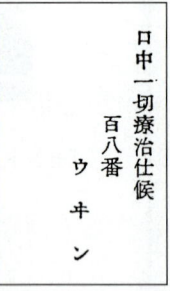

図6-54

図6-55

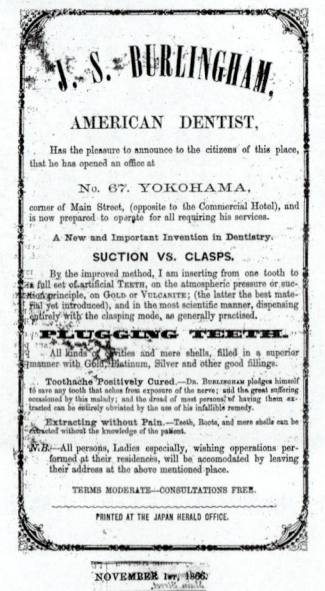

図6-56

図6-57 「バーリンガムの広告」
金箔充填，ゴム床義歯，金床義歯，歯痛治療，無痛抜歯を行っていた事がわかる

図6-58 「レスノーの入れ歯広告」
慶応2年7月（1866年8月）海外新聞

1869〜70年

NOTICE.

DOCTOR ALEXANDRE M.D. Surgeon Dentist and Aurist has removed to **No. 171**.
Artificial teeth supplied in the best manner from one to a complete set. N. B. Teeth extracted without pain. May be consulted daily from 10 A.M till 5 P.M.
Yokohama, Jan. 8th, 1869.

図6-59

Eastlack & Winn,
SURGEON DENTISTS.

Dr. WINN will be in Yokohama on or about the 1st May, 1870.
Yokohama, March 2nd, 1870. dtf.

図6-60

EASTLACK & WINN,
DENTAL SURGEONS

Dr. WINN can be consulted Professionally at Dr. EASTLACK's former Offices—No. 16, between the hours of 9 A.M. and 4 P.M.
Yokohama, May 28th, 1870. d1m.

図6-61

W. St. G. ELLIOTT, M.D. D.D.S.,
DENTIST,

Receives Patients daily, at No. 57A, Main Street.
Yokohama, 3rd May, 1870. dtf.

図6-62

NOTICE.

Dr. STEVENS,

Respectfully announces to the Public of Yokohama, that he is prepared to practice

DENTISTRY
IN ALL ITS BRANCHES.

As he intends to be a permanent resident he hopes by close attention to business to give entire satisfaction to all who may need his services.

Residence, No. (60) 4, Bank Buildings, Main Street,
Yokohama.

図6-63

1875〜78年

Nishimura Tsutomo,
DENTIST,

TAKES this method of informing the Foreign Residents of Tokio, that he has secured the services of
Dr. H. M. Perkins, Surgeon Dentist,
for every Saturday, during the year 1878, commencing next Saturday.
Office will be open on Thursday next, and every day thereafter, when engagements can be made for Saturdays.

Office:—SHINBASHI,
Takekawa-cho, Jiu-ku ban chi.

IN accordance with the above, I shall be in Tokio, every Saturday after this date.
H. M. PERKINS, D.D.S.,
No. 19, Ginza, Tokio.
Yokohama, Feb. 2nd, 1878. 2w.

図6-64

H. Mason Perkins, D.D.S.
SURGEON DENTIST,
No. 75.
Late W. St. G. Elliott, M.D.
Yokohama, Sept. 29th, 1875. 1w.

図6-65

New Advertisements.
NOTICE.

DR. PERKINS will be absent from Yokohama during April, owing to his annual visit to Nagasaki and Kobe.
Yokohama, March 14th, 1877. 2w.

図6-67

ELLIOTT & PERKINS,
Surgeon Dentists.
Yokohama, Aug. 24th, 1875. 1w.

図6-66

DR. ALEXANDRE,
SURGEON DENTIST,
Has this day Removed to No. 11,
Odawaracho, Sanchome, the same premises as are now occupied by Mr. Thompson,
Tokio Dispensary.
Tokio, Dec. 11th, 1876, 1w.

図6-68

FOR SALE.

FORMERLY THE PROPERTY OF THE
Late Dr. ALEXANDRE, of Tokio.

A LOT OF
DENTIST'S INSTRUMENTS,
ARTIFICIAL TEETH,
INDIA RUBBER,
A Show Case furnished with
GOLD-MOUNTED SETS OF TEETH,
CLOCK WORK, &C.
Apply to
C. JOHNSON, No. 82.
Yokohama, June 12th, 1877.

図6-69

DENTAL NOTICE.

M. STOUT, D.D.S., of Hongkong, intends to visit Yokohama early in June.
Yokohama, May 10th, 1877. 1m.

図6-70

1880〜88年

THEODORE W. GULICK.
DENTIST.
No. 70, YOKOHAMA,
Opposite the old British Post Office.
Yokohama, Oct. 1st, 1880. 3m.

図6-71

THEODORE W. GULICK,
DENTIST,
(ABSENT TEMPORARILY,)
HAS REMOVED to the Corner of
No. 42, Up-stairs,
Opposite the Union Church. Entrance at the side.
Yokohama, Jan. 10, 1881. 3m.

図6-72

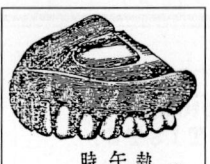

第6章　幕末に横浜居留地で開業したアメリカ人歯科医と近代歯科技術の伝来

図6-73　1879（明治12）年12月19日

○歯ノ療治並歯入
執業時間日曜日ヲ除クノ外毎日
午前九時ヨリ十一迄午後二時ヨリ四時迄
神戸居留地十六番ニテ
米國齒醫師ギユリキ

Dental Rooms:—Established, 1870.
H. MASON PERKINS, D.D.S.
Oral and Dental Surgeon.　VISITS Kobe Every Six Months.
OFFICE: No. 75-A., YOKOHAMA.
Yokohama, January, 1880.

図6-74

D. F. Ogden,
DENTIST.
OFFICE: NO. 66, YOKOHAMA.
Yokohama, January, 1888.

図6-75

NOTICE.
Dr. PERKINS
INFORMS his Patients that, after JUNE 10th he will be absent from Yokohama for six or eight weeks.
Those who wish his services will please notify him at once.
Yokohama, May 12th, 1881.　tf.

図6-76

A CARD.
THE undersigned will remain in Yokohama until September 15th.
OFFICE, No. 32, Water St.
(Opposite ORIENTAL BANK CORPORATION).
H. H. WINN,
Dental Surgeon.
Yokohama, July 23rd, 1881.　2m.

図6-77

1889〜90年

Drs. Winn & Kimball,
DENTAL SURGEONS,
PERMANENTLY LOCATED IN YOKOHAMA,
66, Main Street.
DR. A. G. SMITH, representing this Firm, may be consulted professionally at the above address from this date.
Yokohama, November 4th, 1889.　1w.

図6-78

64 & 65　　Roku-jiu-yo-ban.
MOURILYAN, HEIMANN & CO.'S TEA FIRING GODOWNS.
DR. R. H. KIMBALL.
Dental Surgeon.
Dr. A. G. Smith, D.D.S.

図6-79　1890（明治23）年

66　　　Roku-jiu-roku-ban.
DR. C. H. H. HALL'S CONSULTING ROOMS.
DRS. WINN & KIMBALL.
Dental Surgeons.
Dr. A. G. Smith, D.D.S.

図6-80　1890（明治23）年

1897〜99年

NORTH AND RAE, LIMITED.
MEDICAL HALL AND DISPENSARY,
DISPENSING AND FAMILY CHEMISTS,

DR. M. A. HOWE.
Dental Surgeon.

図6-81

DR. M. A. HOWE.
Dental Surgeon.
Consulting Rooms and Residence.

図6-82　1897（明治30）年

A. GILLMORE SMITH, D.D.S.
Dental Surgeon.
Consulting Rooms and Residence.

図6-83　1897（明治30）年

66　　Roku-jiu-roku-ban.
DR. A. G. SMITH.
Dental Surgeon and Residence.

図6-84

66　　A. GILLMORE SMITH, D.D.S.
G. B. PERL, D.D.S.
Dental Surgeons.
Consulting Rooms and Residence.

図6-85　1897（明治30）年

66　　C. B. CLAUSEN.
Residence.

66　　A. GILLMORE SMITH, D.D.S.
G. B. PERL, D.D.S.
E. R. KELLEY, D.D.S.
Dental Surgeons.
Consulting Rooms and Residence.

図6-86　1899（明治32）年

1900年

87　　VIVANTI BUILDING.
DR. LOUIS OTTOFY.
Dentist.

図6-87　1900（明治33）年

NOTICE.
Dr. STEVENS,
Respectfully announces to the Public of Yokohama, that he is prepared to practice
DENTISTRY
IN ALL ITS BRANCHES.
As he intends to be a permanent resident he hopes by close attention to business to give entire satisfaction to all who may need his services.
Residence, No. (60) 4, Bank Buildings, Main Street, Yokohama.

図6-88

S. NISHIMURA,
DENTIST SURGEON,
NO. 8, Shinbashi,
MINAMI KINROKU-CHO, TOKIO.
Yokohama, January, 1879.

図6-89　西村輔三
1877年（明治10年）アメリカより帰国後、
パーキンスの通訳となり歯科を研修
1883年（明治16年）には大阪で開業
大阪歯科医師会会員1899（明治32）年

第6章　幕末に横浜居留地で開業したアメリカ人歯科医と近代歯科技術の伝来

図6-90

図6-91

図6-92　安藤二蔵
長谷川保兵衛の後任としてイーストレーキに師事
香港より帰国後，弁天通りに開業，わずか半年で病疫

図6-93　高木五三郎
小幡英之助の門下。1881（明治14）年に開業試験に合格
横浜で開業

図6-94

図6-95

図6-96　黒田虎太郎
パーキンスの通訳を務めながら歯科を研修
1883（明治16）年開業免許取得
横浜で開業

図6-97　関川重吉
小幡英之助の門下。パーキンスの元で歯科を研修
1881（明治14）年歯科開業試験に合格。
1882（明治15）年に開業

図6-98

図6-99　1890年
雨夜孝太郎
神戸でギューリックが開業していた時の門下
1881（明治14）年に神戸で開業

図6-100　1892年
林　譲治
パーキンス，佐治職に師事
1882（明治15）年医術開業試験に合格
1883（明治16）年に横浜野毛の近藤病院で開業

第6章 幕末に横浜居留地で開業したアメリカ人歯科医と近代歯科技術の伝来

《入歯歯抜口中療治営業取締規則》

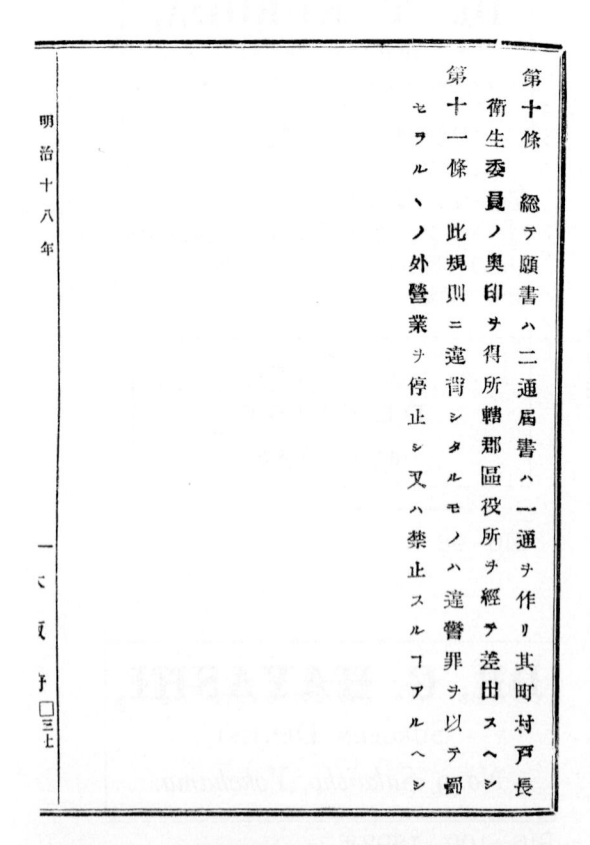

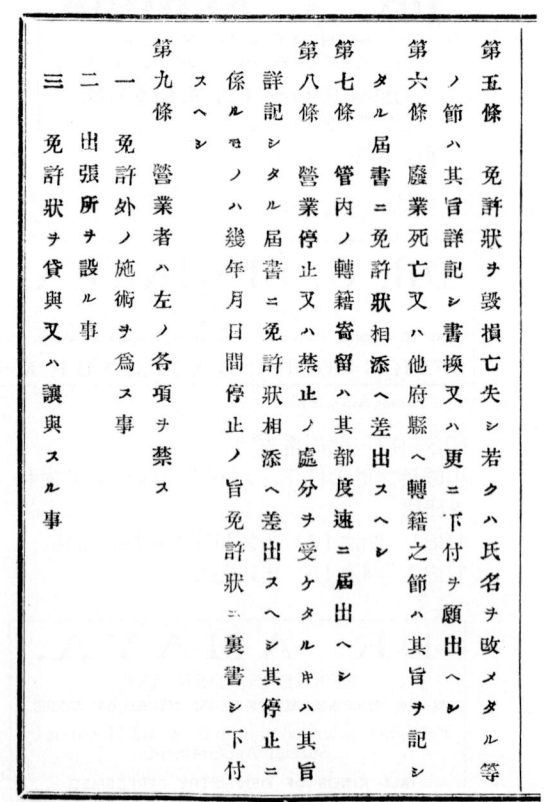

図6-101 「入歯歯抜口中療治接骨営業取締規則」
歯科医術開業試験に合格しなければ、歯科医として開業できなかったため、入れ歯師、口中師は営業免許（鑑札）を受けた　1885（明治18）年4月17日

第6章　幕末に横浜居留地で開業したアメリカ人歯科医と近代歯科技術の伝来

《歯科医術開業試験と本》

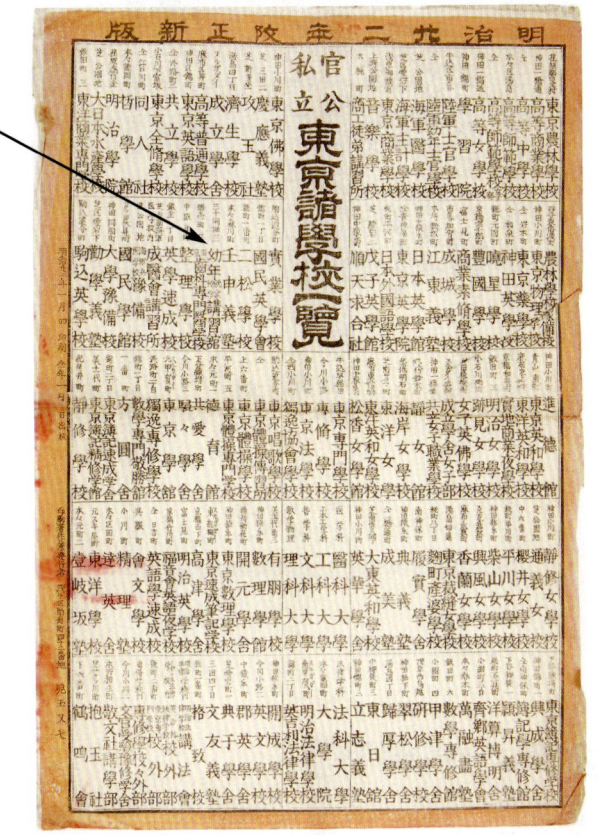

図6-102　「東京諸学校一覧」　1889（明治22）年
二段目左に東京歯科専門医学校が掲載されている（現存する大学とは無関係）

神奈川県歯科医師会「歯の博物館」所蔵

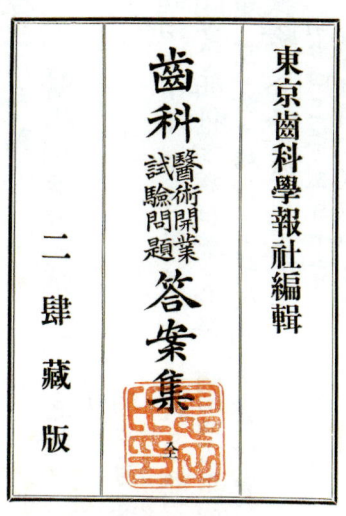

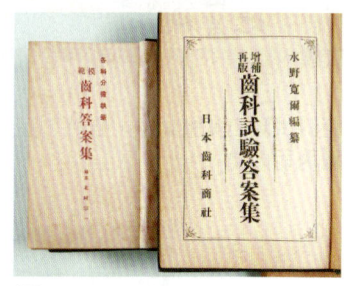

図6-103
「歯科医術開業試験を受けるための答案集」

神奈川県歯科医師会「歯の博物館」所蔵

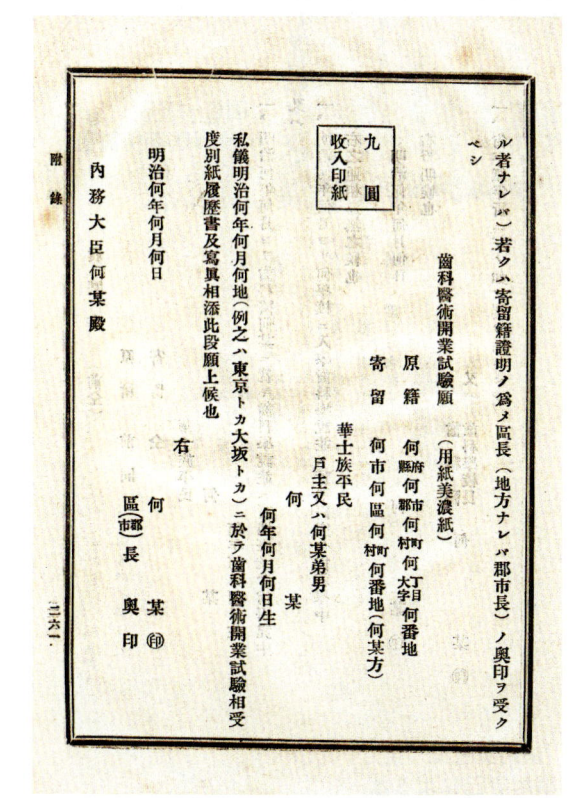

図6-104　「歯科医術開業試験願の用紙」

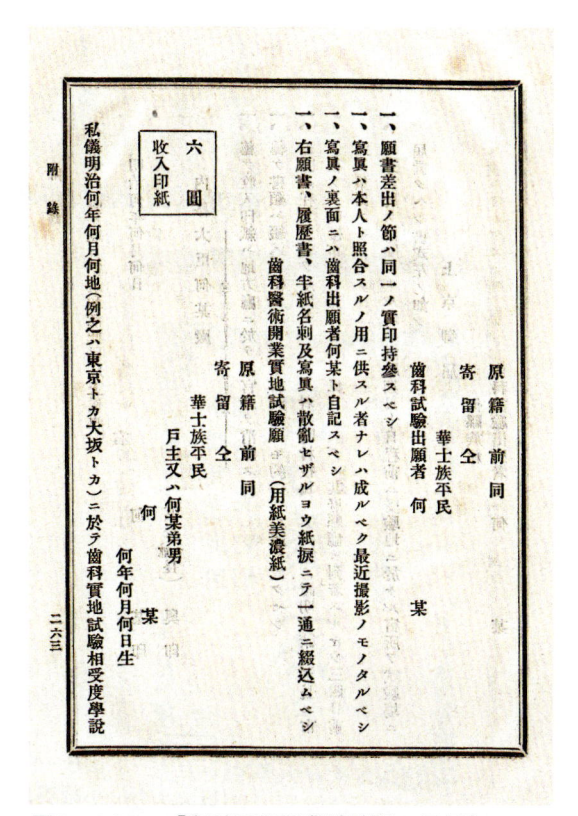

図6-105　「歯科医術開業試験願の用紙」

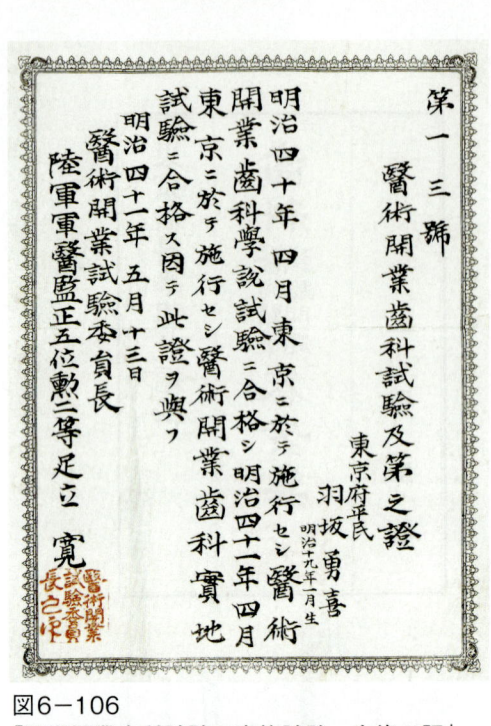

第6章　幕末に横浜居留地で開業したアメリカ人歯科医と近代歯科技術の伝来

図6-106
「医術開業歯科試験の実施試験　合格の証」
（共著者羽坂勇司の父）

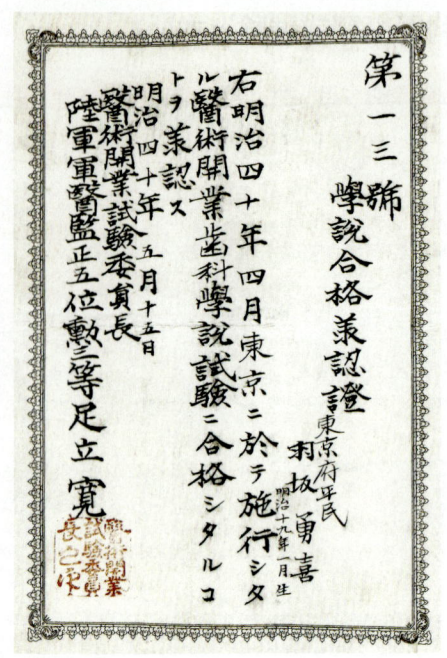

図6-107
「学説合格承認証」

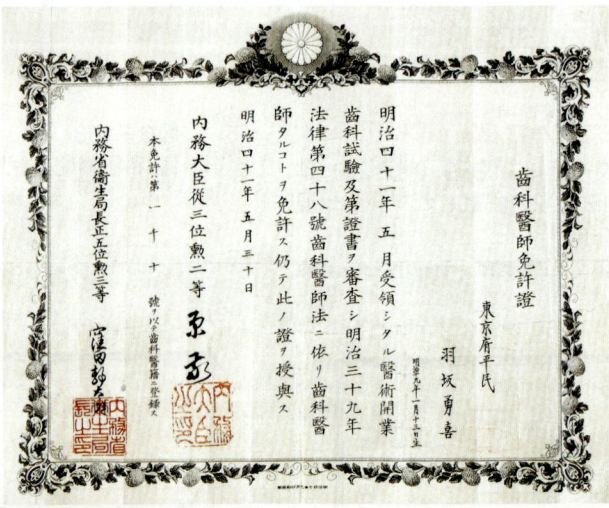

図6-108
「歯科医師免許証」
1908（明治41）年
5月30日

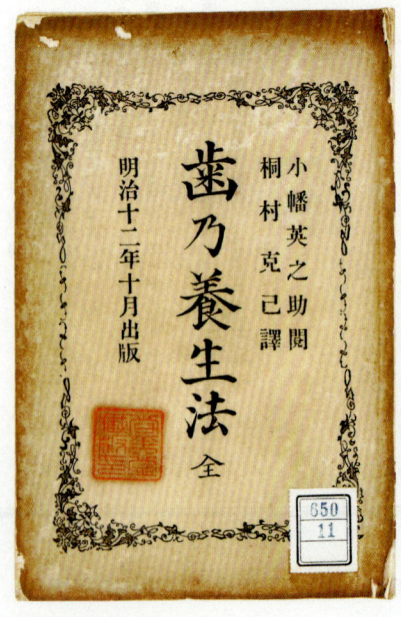

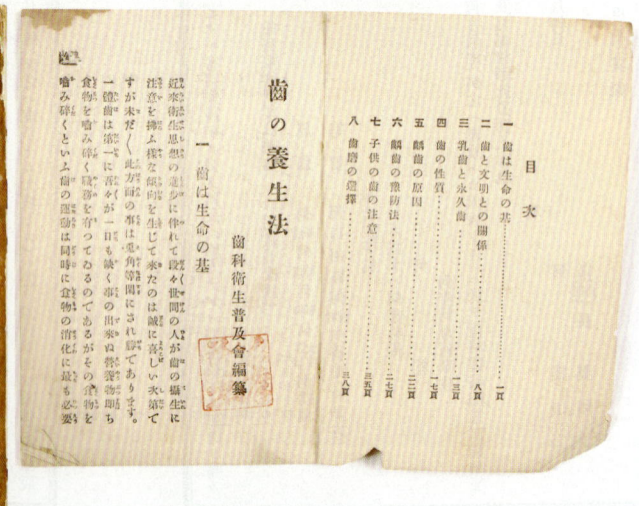

図6-109　『歯乃養生法（全）』
小幡英之助，桐村克己による本
1879（明治12）年刊

206

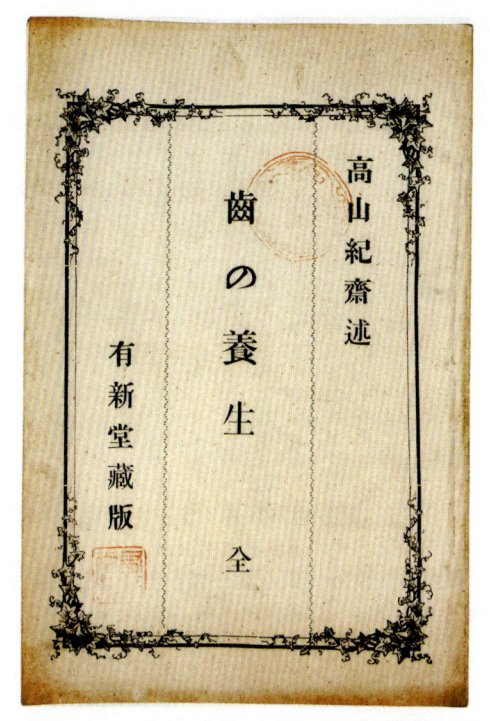

第6章　幕末に横浜居留地で開業したアメリカ人歯科医と近代歯科技術の伝来

図6-110　『歯の養生』　高山紀齋著
1889（明治22）年
神奈川県歯科医師会「歯の博物館」所蔵

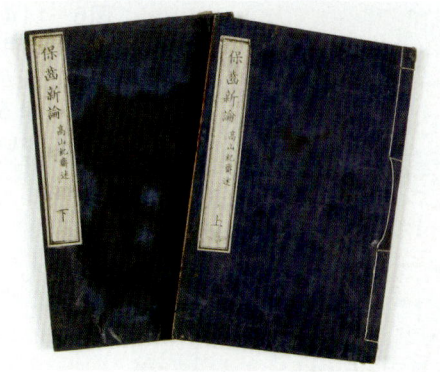

図6-111　『保歯新論』　高山紀齋著
1881（明治14）年
神奈川県歯科医師会「歯の博物館」所蔵

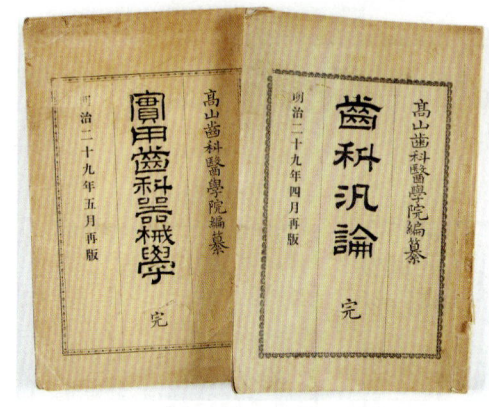

図6-112　『高山歯科医学院教科書』
神奈川県歯科医師会「歯の博物館」所蔵

歯科料金規定

近代歯科技術の導入期から昭和期（明治43年～昭和42年）までの歯科治療内容料金の変遷がわかる。

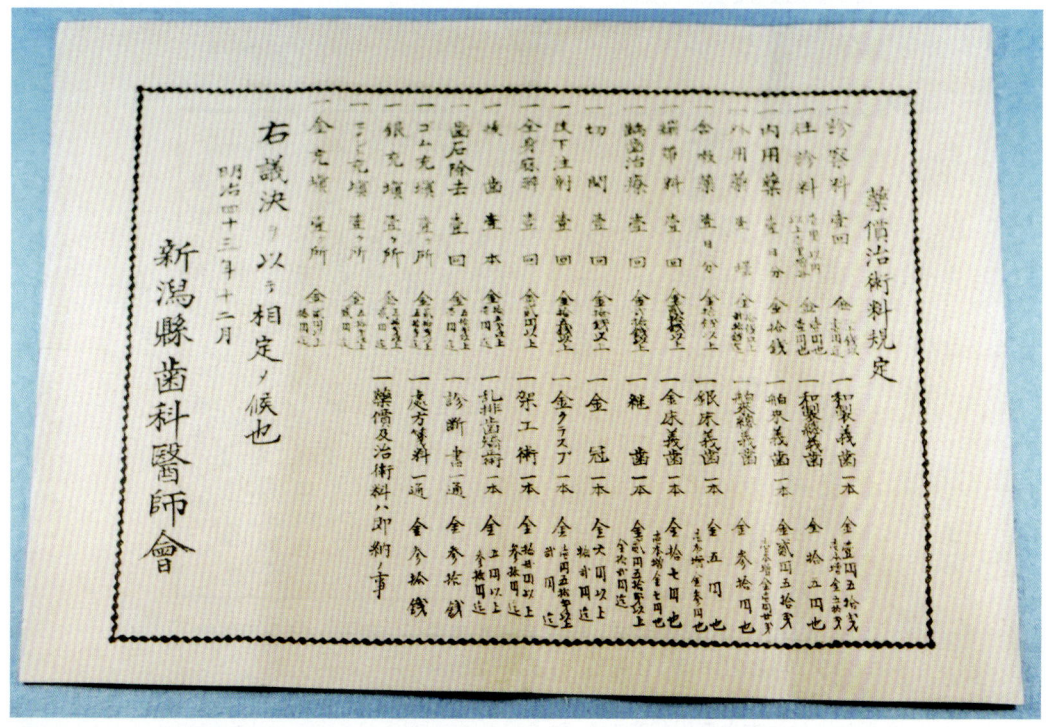

図6-113　「新潟県歯科医師会の薬價治術料規定」　1910（明治43）年12月

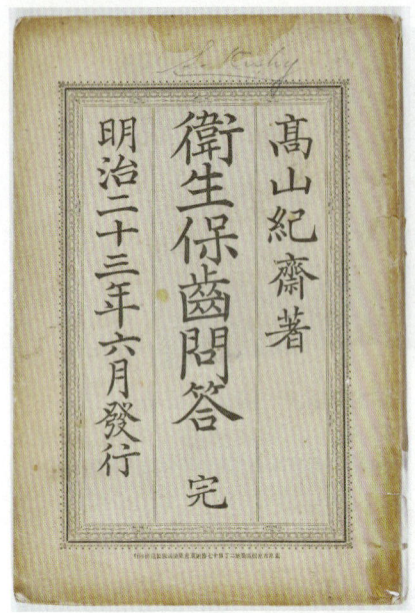

第6章　幕末に横浜居留地で開業したアメリカ人歯科医と近代歯科技術の伝来

図6-114　『衛生保歯問答』　高山紀斎
1890（明治23）年6月　18.7×13cm
高山紀斎が，歯科医を対象にした講演会で質疑応答をまとめたもの。房楊枝による歯みがきの害，房州砂基材の歯みがき粉の害，木床義歯の害などについて解説してある

神奈川県歯科医師会「歯の博物館」所蔵

図6-115　『現行　衛生規則類編　全』　小泉久太郎編揖
1885（明治18）年8月　19.3×13cm
第三項に，醫術開業試験規則が第一條～第十五條（第6條より歯科醫術開業試験），試験科目，歯科試験等について記載されている

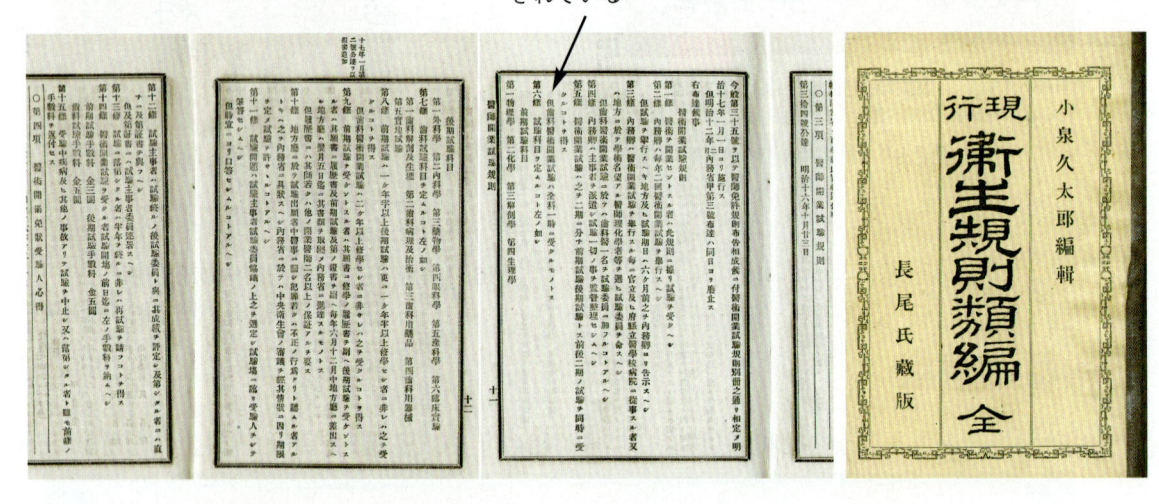

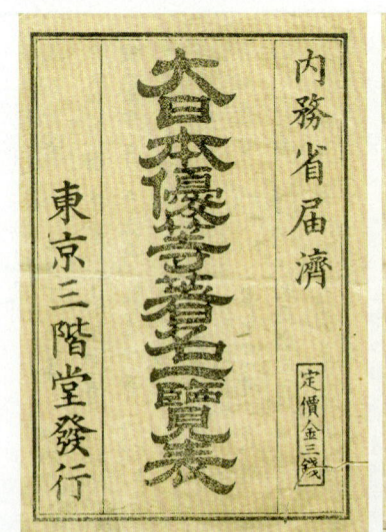

図6-116　『内務省届済　大日本優等著名一覧表』　諸澄甲子吉
1893（明治26）年10月刊　16×12cm
芸人の部，代言人の部，金持ちの部，学校の部などがあり，医者の部に，はい志や高山紀斎とある

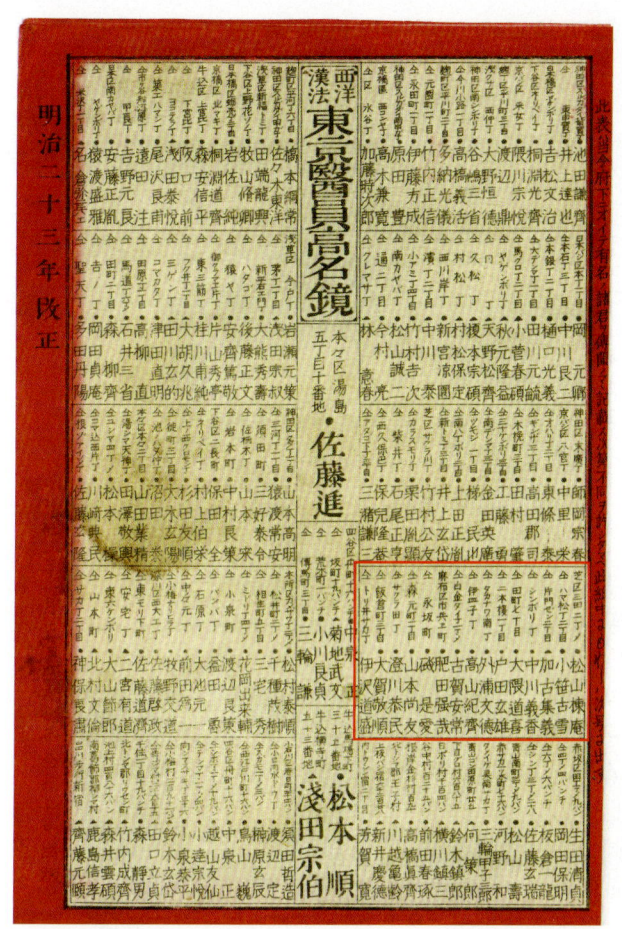

第6章 幕末に横浜居留地で開業したアメリカ人歯科医と近代歯科技術の伝来

図6-117 『西洋，漢法　東京醫員高名鏡』
東京三階堂
1890（明治23）年　18×12cm
高名醫師の見立て番付で歯科醫師として高山紀斎，伊沢道盛の名が掲載されている

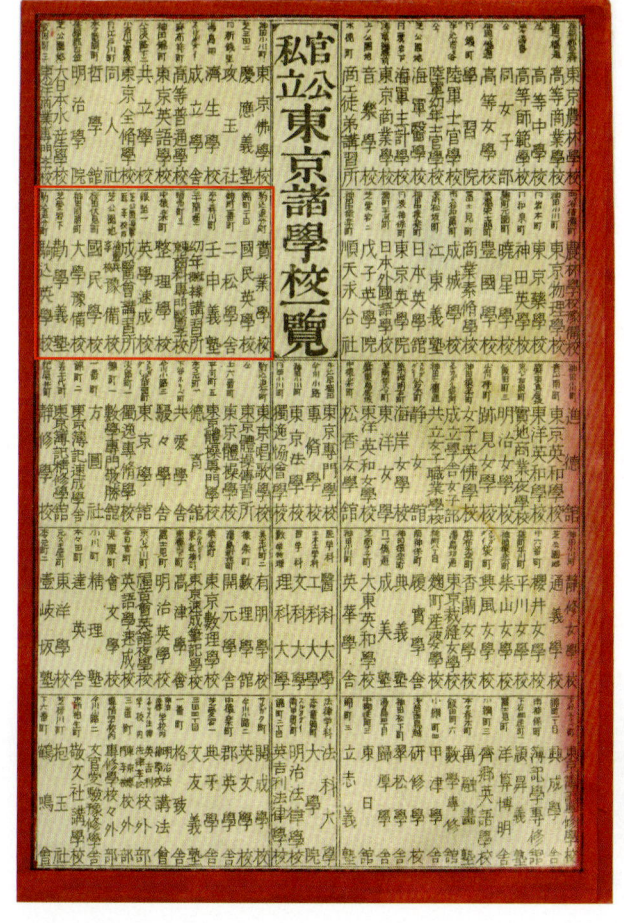

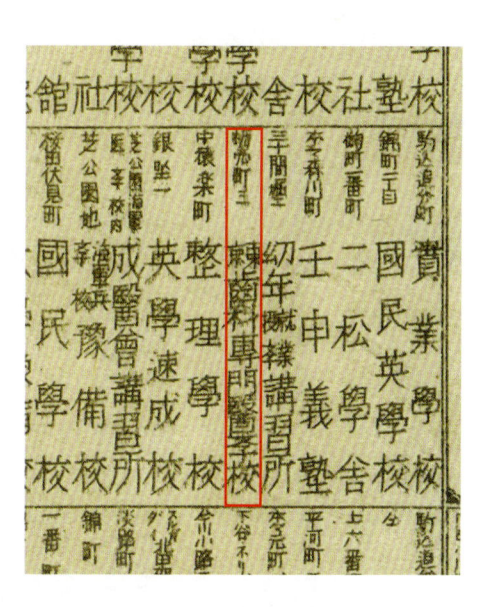

図6-118 『官立，私立　東京諸學校一覧』
1890（明治23）年　18×12cm
學校の見立て番付で東京歯科専門醫学校が掲載されている。明治23年に設立された高山歯科学院とは異なるものである

209

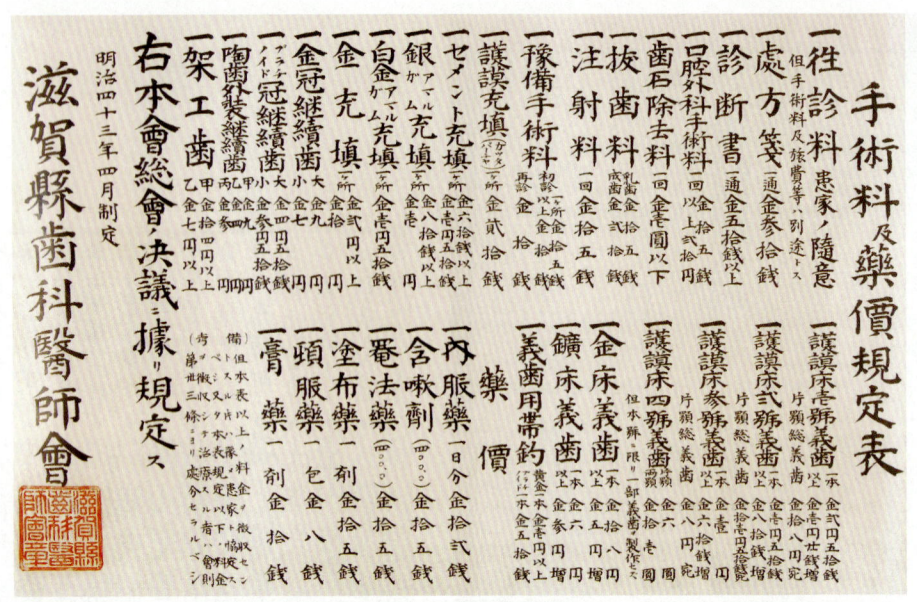

第6章　幕末に横浜居留地で開業したアメリカ人歯科医と近代歯科技術の伝来

図6-119　「滋賀県歯科医師会の手術料乃薬價規定表」　1910（明治43）年4月
入れ歯にはゴム床，金床，金属床（鉱床）がある

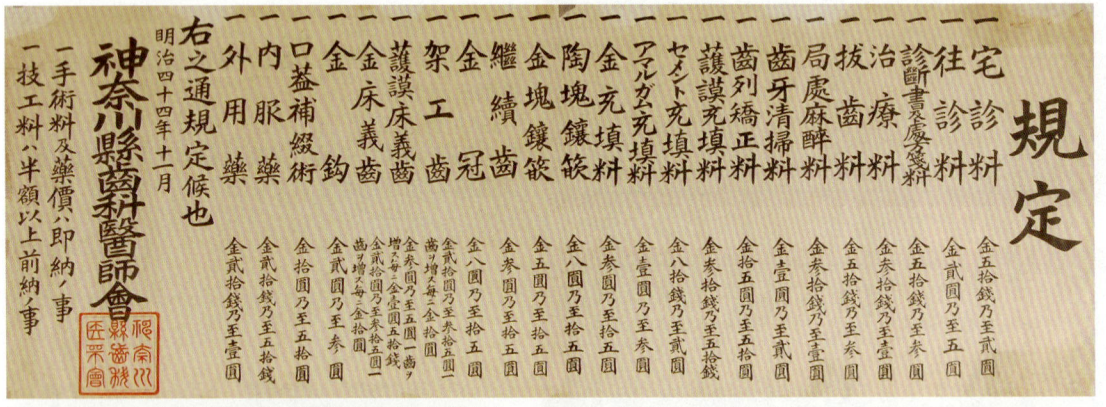

図6-120　「神奈川県歯科医師会の料金規定」　1911（明治44）年11月
虫歯治療のつめ物として，ゴム，セメント，アマルガム，金（金箔か？），セラミック（陶塊）のインレーがある
　　　　　　　　　　　　　　　　　　　　　　　　　　　　　　　　　神奈川県歯科医師会「歯の博物館」所蔵

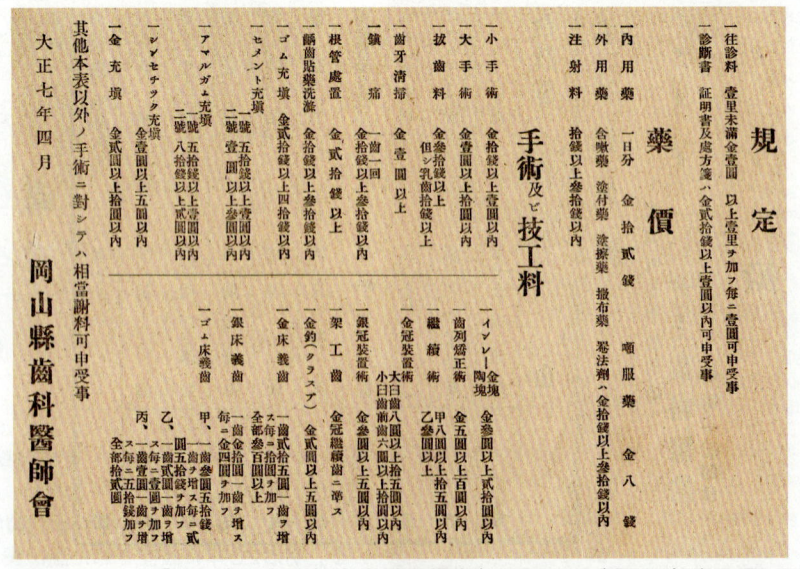

図6-121　「岡山県歯科医師会の料金規定」　1918（大正7）年4月

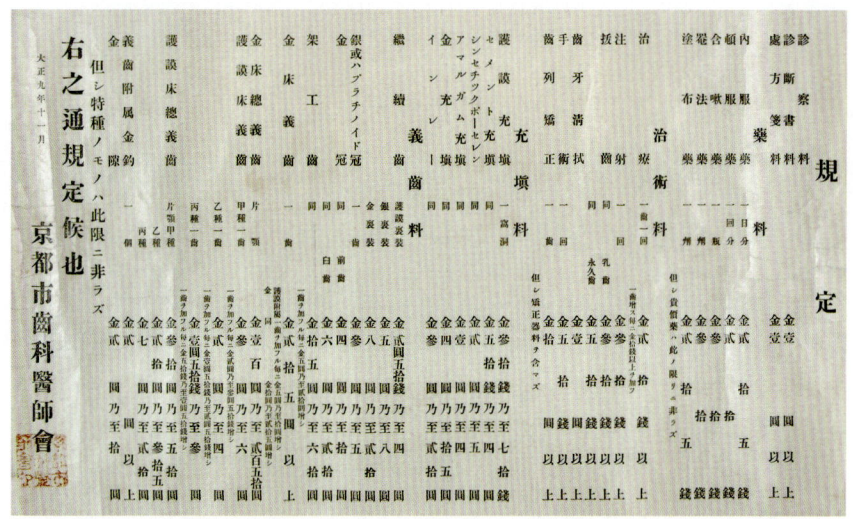

図6-122　「京都市歯科医師会の料金規定」　1920（大正9）年11月

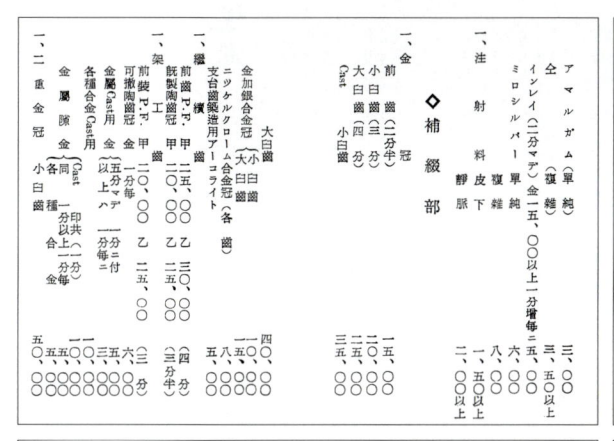

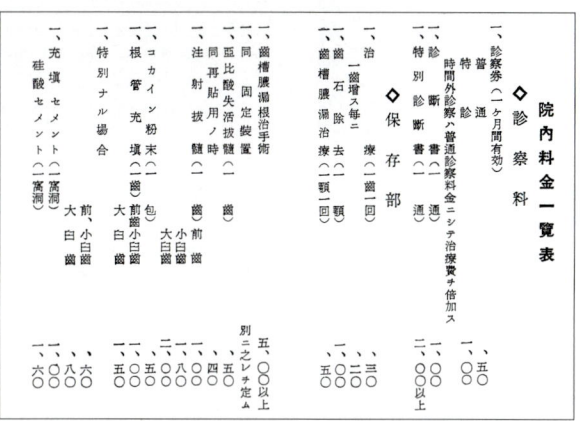

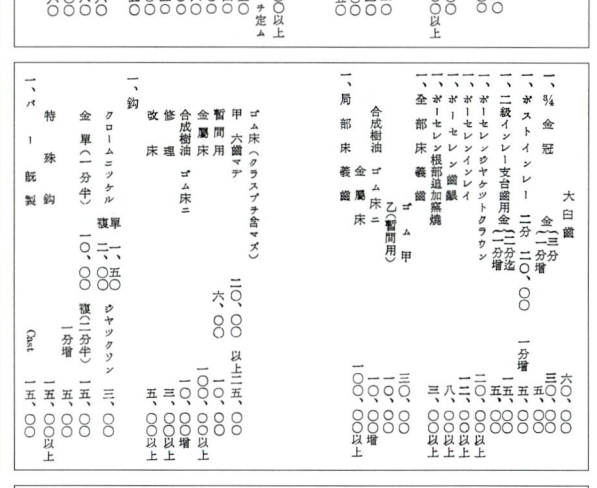

図6-123　「大阪歯科大学病院　院内料金一覧表」
1943（昭和18）年

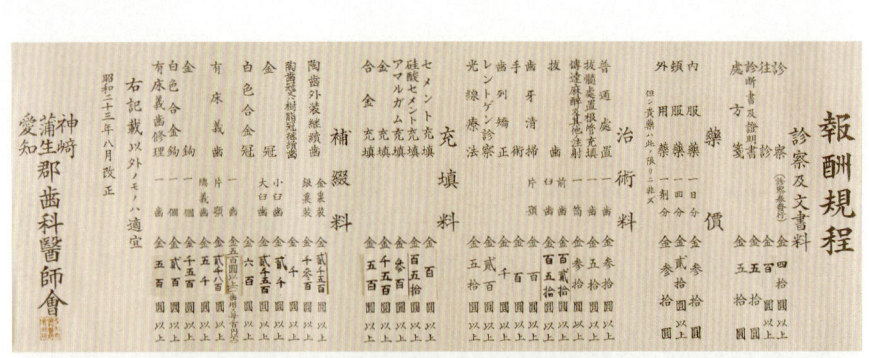

第6章 幕末に横浜居留地で開業したアメリカ人歯科医と近代歯科技術の伝来

図6-124 「愛知・蒲生・神崎郡歯科医師会の報酬規程」 1948（昭和23）年8月

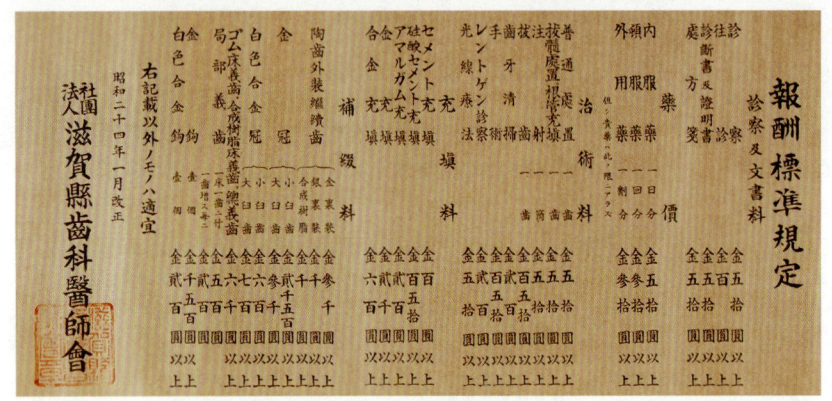

図6-125 「滋賀県歯科医師会の報酬標準規定」 1949（昭和24）年1月

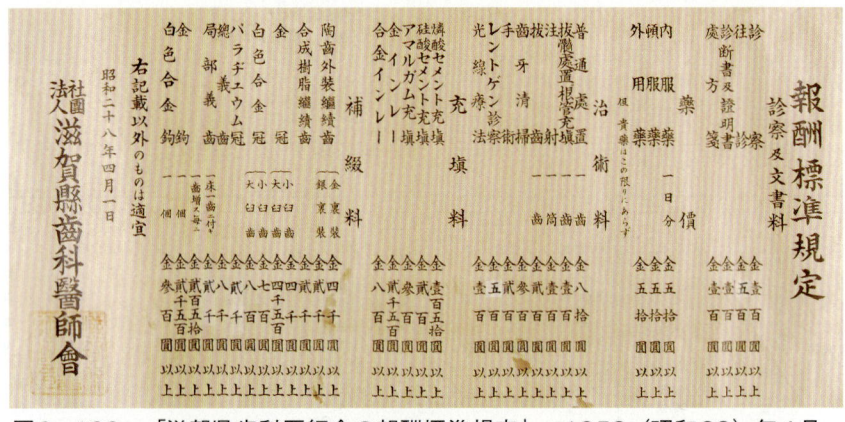

図6-126 「滋賀県歯科医師会の報酬標準規定」 1953（昭和28）年4月

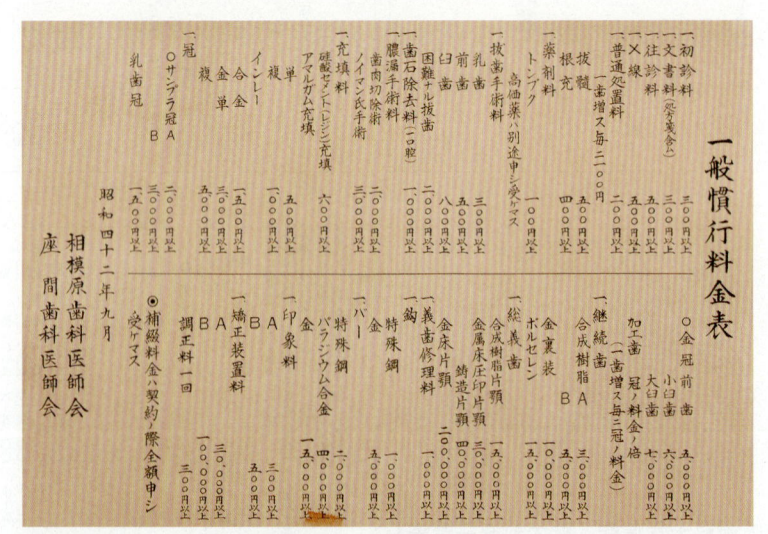

図6-127 「神奈川県相模原・座間歯科医師会の一般慣行料金表」 1967（昭和42）年9月

第7章

歯の衛生週間ポスター・看板・双六

Posters of the Dental Hygiene Week and Billboards for Keeping Dental Health and a "Sugoroku" (Japanese Board Game similar to Backgammon)

歯の衛生週間

　コマーシャルソングやパフォーマンスによるセールスが江戸時代からあったというと，読者は「まさか」と思うかもしれない。第2章（図2-93）に「百眼（ひゃくまなこ）の米吉」が，百面相や歌舞伎役者の声色（こわいろ）をして歯磨き剤を売って歩いたことや，独楽（こま）廻しのことが書いてある。滑稽本『東海道中膝栗毛』（1802～09）に「参詣日々に群集し，茶店あまた祇園香煎の匂ひ高く，歯磨き売りの居合抜，売薬のいひたて」というくだりがある。「いひたて」は「歯磨き売り一袋六文，八文なり」だった様子で，口上だけでなく居合い抜き，独楽廻し，役者の声色までサービスして客を集めた。

　長い鎖国の眠りから覚めてみると，ひたひたと西洋文明の波は日本に押し寄せていた。日常生活に大きな変化が起こっていたと考えられる。服装，髪型は勿論，お歯黒の禁止などは，相当のショックだったに相違ない。1871（明治4）年5月の『新聞雑誌』2号に「ジャンギリ頭をたたいてみれば，文明開化の音がする。半髪頭をたたいてみれば，因循姑息の音がする」とある。ジャンギリとざん切りは同じ意味で，ざんぎり頭の歌は1873（明治6）年に流行した。ジャンギリとは1871（明治4）年散髪脱刀令が公布され流行した男のヘアースタイルで，いわば西洋風のハイカラな風俗であった。半髪とは月代（さかやき）を施した旧来の男の頭の意味である。外国人たちが歯ブラシというものを使っているのを見聞し，これにも驚いたらしい。日本では江戸から明治中期まで永年にわたり歯の清掃には房楊枝を用いていたので，動物の毛を用いた歯ブラシはなじまなかった。日本の歯ブラシの製造は1872（明治5）年になって，大阪の田部ほか2，3名が鯨の鬚を柄にして馬毛を植えて作り，「鯨楊枝」として大阪で売り出したのが始まりとされている。しかしなかなか売れなかったようで，一般に普及したのは明治の半ばを過ぎてからである。

　1920（大正9）年当時，政府（内務省）は，日本の子供の3大疾患として結核，トラホーム，虫歯をテーマに東京教育博物館で「児童衛生展覧会」を開催した。その付帯業事として「結核デー」「トラホームデー」「むし歯デー」が設けられた。11月5日の「むし歯デー」に日本歯科医師会は積極的に協力した。

　1928（昭和3）年日本歯科医師会は，第一回の「ムシ歯予防デー」を6月4日とし同年から実施した。これは1915（大正4）年にニューヨークで行われた「Dental Hygiene Week」に刺激を受けて行われたといわれている。

　1939（昭和14）年，ヨーロッパでは英・仏がドイツに宣戦布告し，第二次世界大戦が始まった。日本政府は，国民精神総動員強化運動の一環として毎月1日を「興亜奉公日」と制定した。国旗掲揚・早起き・宮城遥拝・神社参拝・勤労奉仕など日本国民としての生活態度を反省する日

第7章 歯の衛生週間ポスター・看板・双六

となる。すでに日中戦争は泥沼化し，国民生活は隅々まで戦時一色に塗り替えられてきた。健康な青年はすなわち，「戦力」の時代であったから政府は5月2日から8日を「健康週間」とする。歯の健康については「ムシ歯予防デー」，別名護歯（ごし）デーにかけて5月4日に設定した。ちなみに英語など外国語は，敵国語であるとして徹底して排斥していた。1940（昭和15）年3月，外国風の芸名を改名せよという通達が出た。ディック・ミネ，ミス・ワカナ，ミス・コロンビアら16人が槍玉に上がった。10月には，たばこの「ゴールデンバット」が「金鵄」に，「チェリー」が「櫻」に改名された。1943（昭和18）年には雑誌類サンデー毎日が「週刊毎日」に，「キング」が「富士」になった。野球用語も「ストライク」は「よし一本」ボールは「ひとつ，ふたつ，みっつ」「セーフ」は「よし」，アウトは「ひけ」とした。日本野球連盟が決めたものだが，まさにお笑い番組のネタみたいで，つまらないことにこだわったものだと呆れた感じがする。

　1941（昭和16）年12月，日本は米・英に宣戦布告。

　1945（昭和20）年8月6日広島，9日には長崎に原爆投下。8月15日敗戦により戦争終結。新聞の見出しには「戦争終結の大詔煥発さる」「國の焦土化忍びず御前会議に畏き御言葉」「國體護持に邁進」〈朝日新聞〉などがみられる。

　1949（昭和24）年日本歯科医師会は6月1日から7日までを「口腔衛生週間」と改称し，戦前の「ムシ歯予防デー」を週間行事とした。翌年からは期間を6月4日から10日までとした。

　1952（昭和27）年には名称を「口腔衛生強調運動」と変更。

　1956（昭和31）年には「口腔衛生週間」とした。

　1958（昭和33）年には「歯の衛生週間」と改められ，今日に至っている。

　このように口腔衛生の啓蒙のために，日本全国の歯科医師会が中心となり多くの行事が行われ，ポスターや歯の衛生週間の標語が作られ広報された。ポスターの文字や絵にはそれぞれの時代が反映されている。

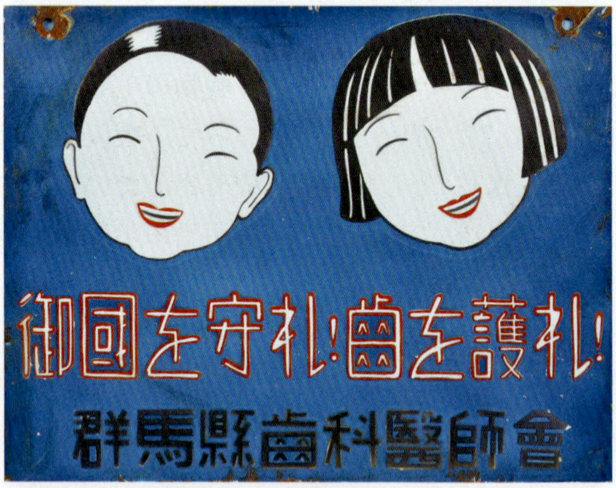

図7-1　「鉄板ホーロー看板」
群馬県歯科医師会発行
鉄板ホーロー引きで，表・裏共に同じ図柄　第二次大戦中のものか
戦前の軍国主義時代を思わせる歯科衛生週間の標語である，健康で丈夫な兵隊さんを育てるため歯の健康衛生　噛むことを重要視した。
33×44cm　昭和16～20年頃
　　　　　　　　　　神奈川県歯科医師会「歯の博物館」所蔵

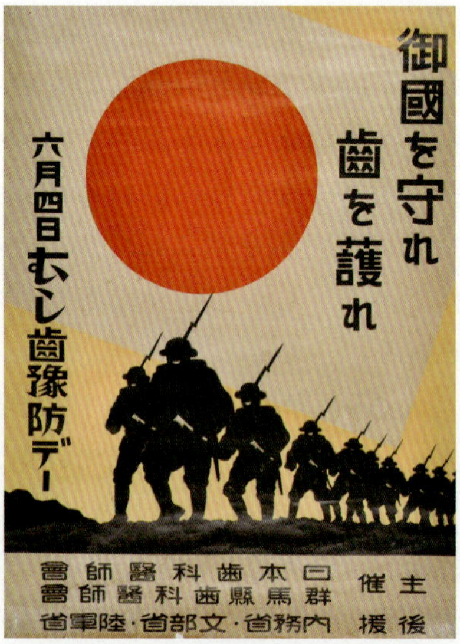

図7-2　「むし歯予防デー ポスター」
日本歯科医師会・群馬県歯科医師会発行
後援　内務省・文部省・陸軍省
兵隊さんが右手に銃を，左手に歯ブラシを持ち行進している。
52.5×38cm　1934（昭和9）年
　　　　　　　　　　神奈川県歯科医師会「歯の博物館」所蔵

第7章 歯の衛生週間ポスター・看板・双六

《歯の週間行事ポスター》

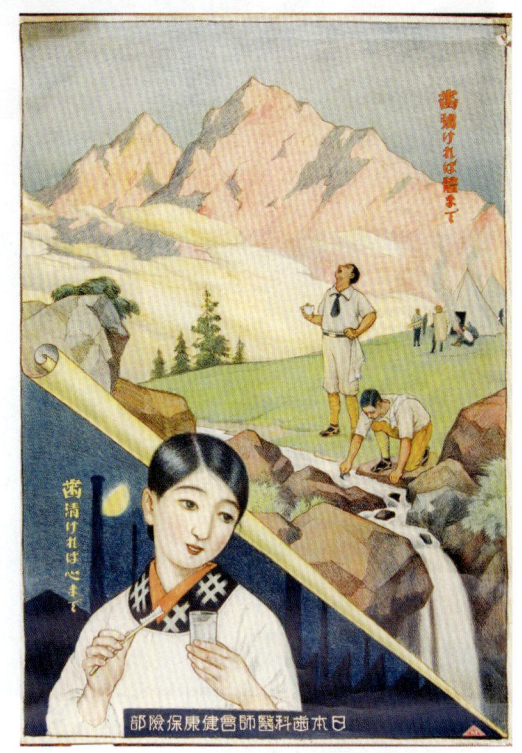

図7-3 「ムシ歯予防デーのポスター」
日本歯科医師会健康保険部発行
73.5×50cm 1928（昭和3）年
ムシ歯予防デー最初のポスター
神奈川県歯科医師会「歯の博物館」所蔵

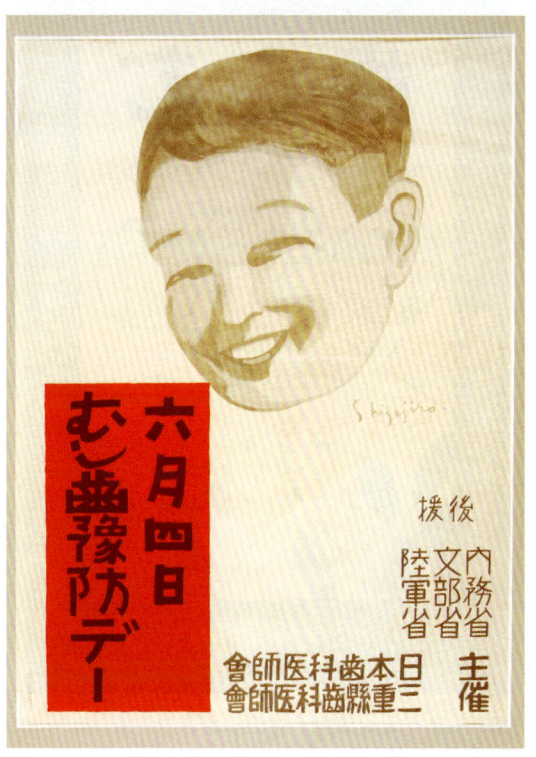

図7-4 「ムシ歯予防デーポスター」
日本歯科医師会・三重県歯科医師会発行
61×45cm
神奈川県歯科医師会「歯の博物館」所蔵

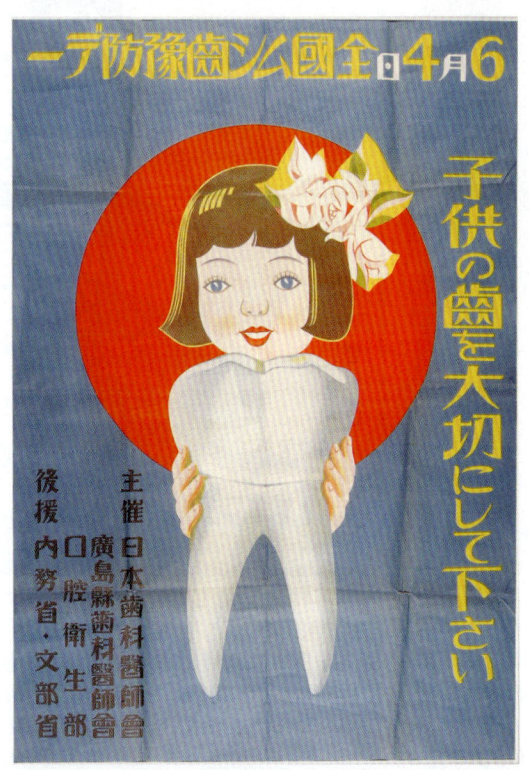

図7-5 「ムシ歯予防デーポスター」
日本歯科医師会・広島県歯科医師会発行
75×52cm 1930（昭和5）年
神奈川県歯科医師会「歯の博物館」所蔵

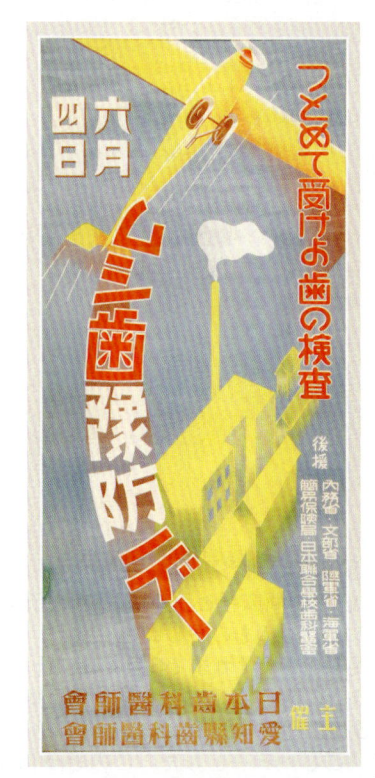

図7-6 「ムシ歯予防デーポスター」
日本歯科医師会・愛知県歯科医師会発行
76.5×34cm 1937（昭和12）年
神奈川県歯科医師会「歯の博物館」所蔵

215

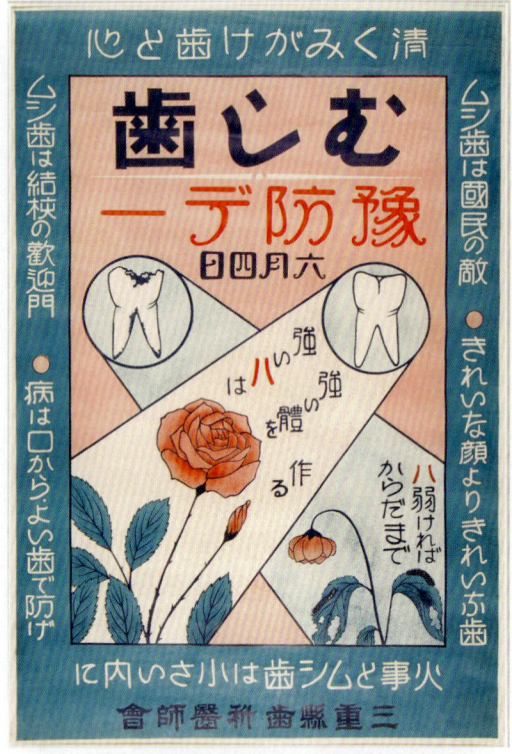

第7章　歯の衛生週間ポスター・看板・双六

図7-7　「ムシ歯予防デーポスター」
三重県歯科医師会発行
75×51cm　　神奈川県歯科医師会「歯の博物館」所蔵

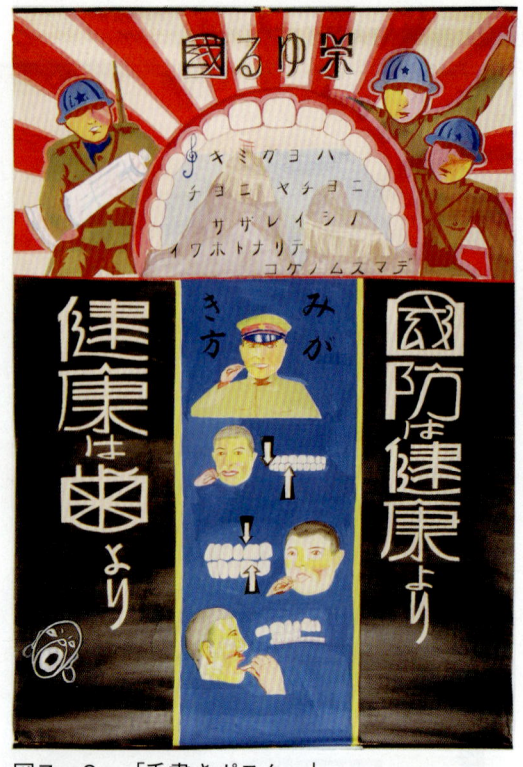

図7-8　「手書きポスター」
軍国調が強く感じられる
76×53cm　　神奈川県歯科医師会「歯の博物館」所蔵

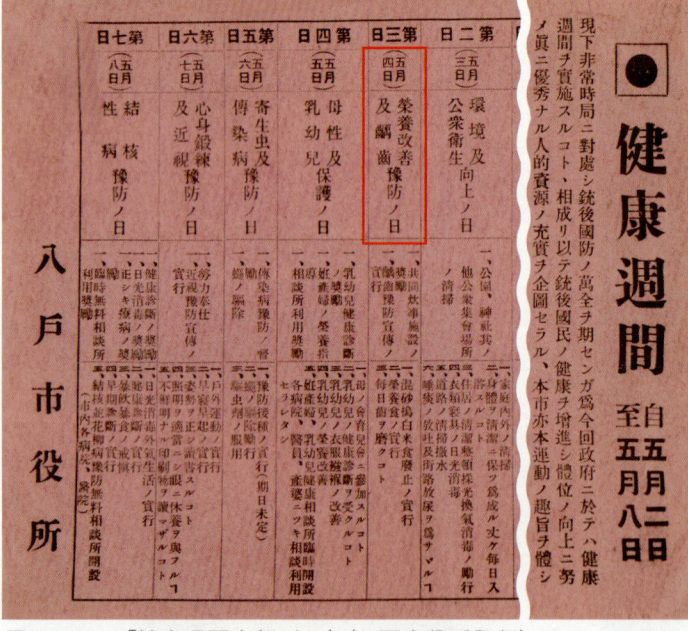

図7-9　「健康週間広報ビラ」（八戸市役所発行）
1939（昭和14）年のものらしい。
日中戦争が長期化し，それまで6月4日に行われていた「むし歯予防デー」は政府の命令で1939年から「健康週間」に変更された。健康週間は5月2日から8日の間とした。そのうち5月4日を虫歯予防の護歯（ごし）デーとした。このビラは文面から1939年発行のものと思われる。五月四日のところを見ると齲歯（むし歯）予防の日。各家庭で「毎日歯ヲ磨クコト」と記されている。当時，毎日歯を磨く人が少なかったことを物語っている
18×25.5cm

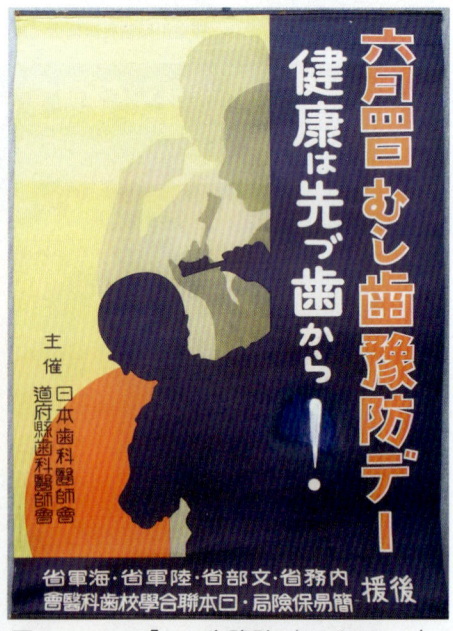

図7-10　「むし歯豫防デーポスター」
53×38cm
主催　日本歯科醫師會　道府縣歯科醫師會
後援　内務省・文部省・陸軍省・海軍省・簡易保険局・日本聯合學校歯科醫會
　　　　　　　神奈川県歯科医師会「歯の博物館」所蔵

216

看板・広告・ポスター

　大正時代の終りから昭和の初めころのモダニズムの中で，歯磨き「スモカ」の広告は，けだるさとすがすがしさを感じさせながら，第二次大戦中まで続いた。片岡敏朗・佐藤富三両氏が中心になって数千枚の広告文化を築いた。この4枚もその香りを感じさせられるポスターである。

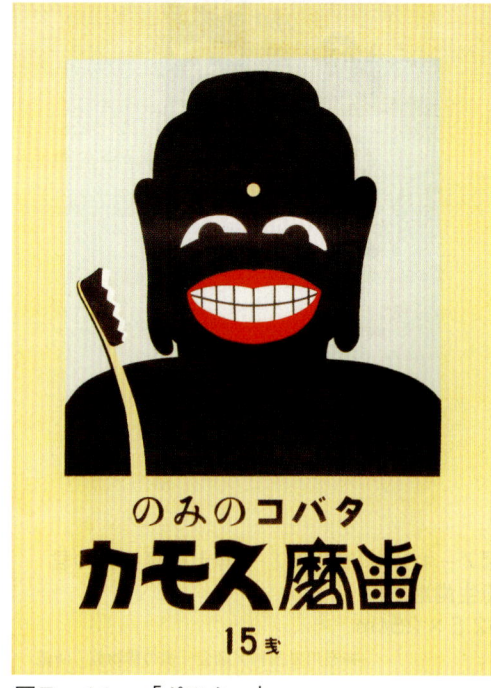

図7-11　「ポスター」
1931（昭和6）年頃のもの
36×25cm
神奈川県歯科医師会「歯の博物館」所蔵

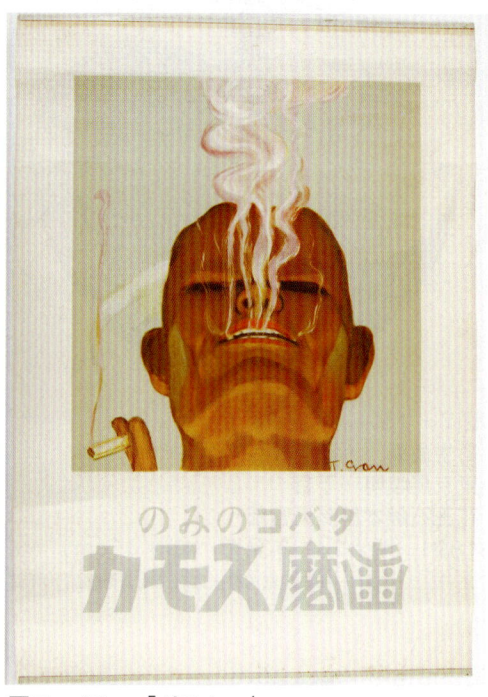

図7-12　「ポスター」
1934（昭和9）年頃のもの
36×25cm
神奈川県歯科医師会「歯の博物館」所蔵

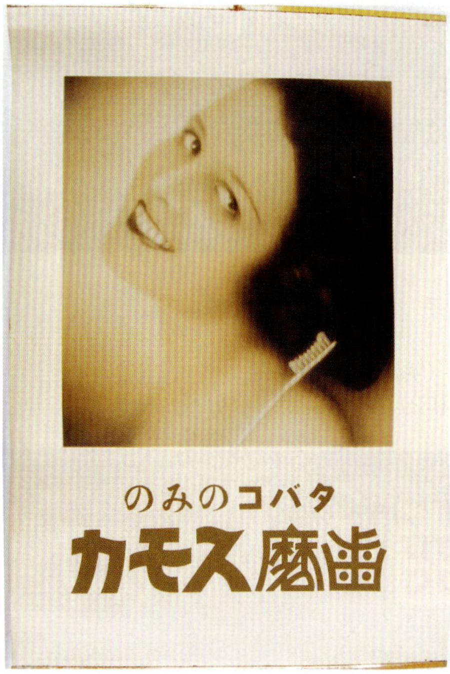

図7-13　「ポスター」
1935（昭和10）年頃のもの
36×25cm
神奈川県歯科医師会「歯の博物館」所蔵

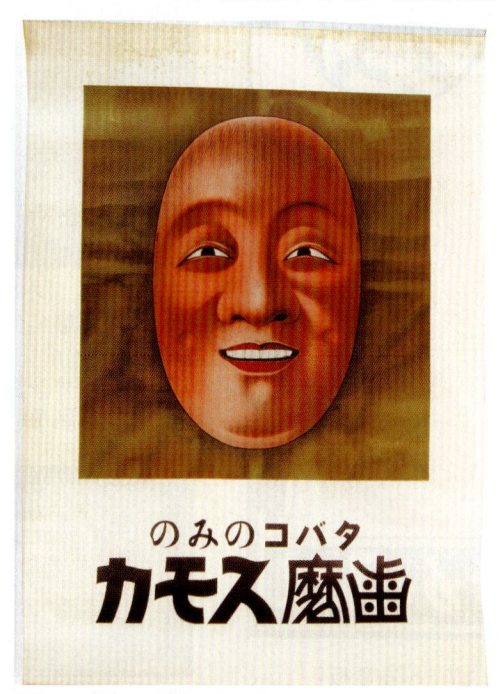

図7-14　「ポスター」
1936（昭和11）年頃のもの
36×25cm
神奈川県歯科医師会「歯の博物館」所蔵

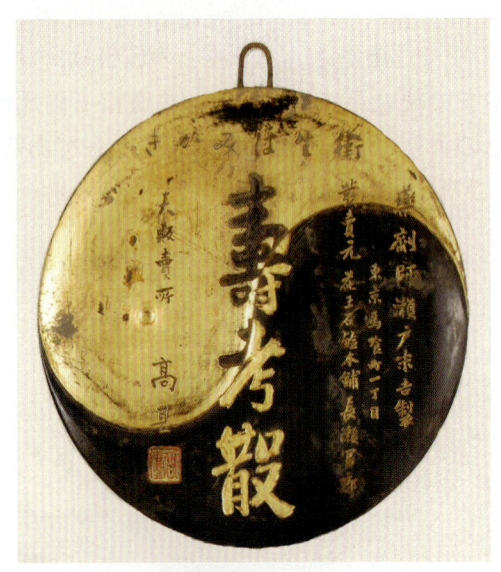

第7章　歯の衛生週間ポスター・看板・双六

図7-15　「木製看板」
衛生歯磨　「壽考散」
東京馬喰町一丁目
花王石鹸本舗長瀬富郎
1891（明治24）年発売　45×45cm
　　　　　神奈川県歯科医師会「歯の博物館」所蔵

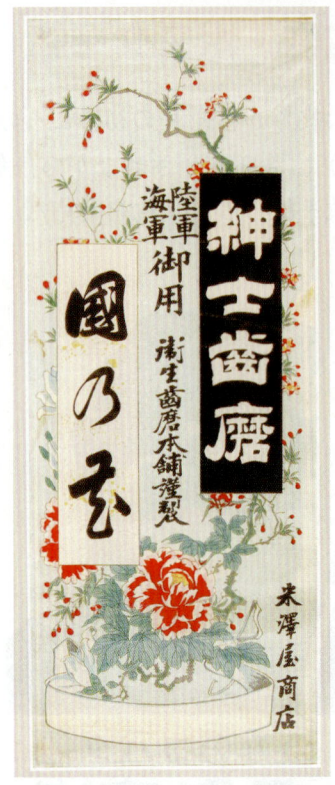

図7-16　「布看板」　紳士歯磨　国の君
衛生歯磨本舗
62.5×25cm
　　　　　神奈川県歯科医師会「歯の博物館」所蔵

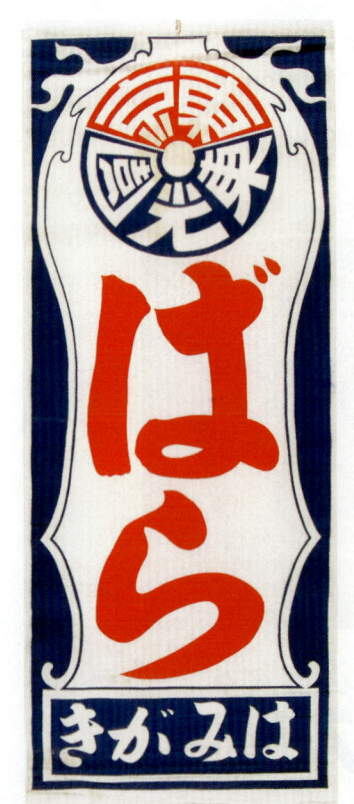

図7-17　「布看板」
ばらはみがき
1905（明治38）年発売
京橋東光園山根光次
70.5×29cm

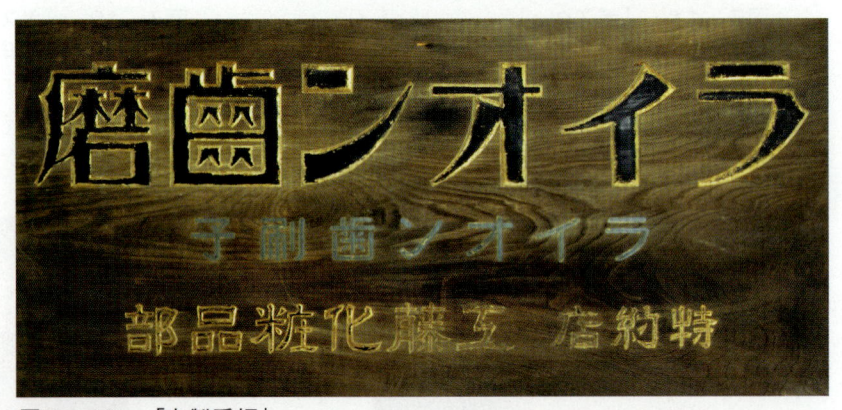

図7-18　「木製看板」
ライオン歯磨・ライオン歯刷子　東京　小林富次郎
68×163cm
獅子印ライオン歯磨は1896（明治29）年発売
ライオン歯刷子は1927（昭和2）年発売

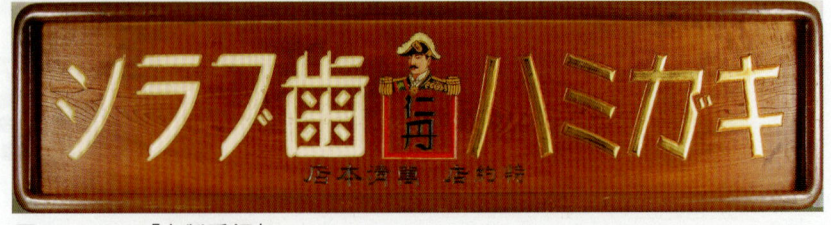

図7-19　「木製看板」
仁丹　ハミガキ・歯ブラシ
45×181cm
　　　　　神奈川県歯科医師会「歯の博物館」所蔵

218

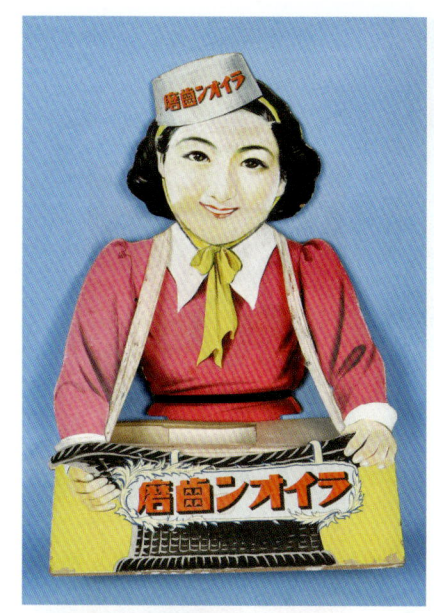

第7章　歯の衛生週間ポスター・看板・双六

図7-20
「小型立て看板」
ライオン歯磨の段ボール製看板
59×39cm

神奈川県歯科医師会
「歯の博物館」所蔵

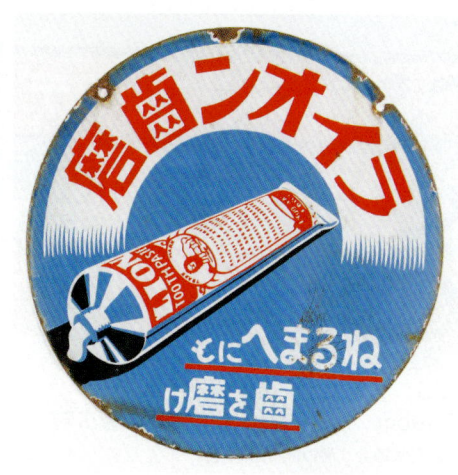

図7-21　「鉄板ホーロー看板」
ライオン煉歯磨は東京・小林富次郎により1911（明治44）年発売された　45×45cm

神奈川県歯科医師会「歯の博物館」所蔵

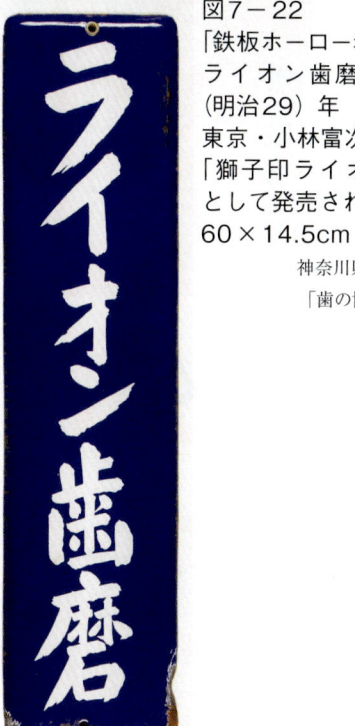

図7-22
「鉄板ホーロー看板」
ライオン歯磨は1896（明治29）年
東京・小林富次郎により
「獅子印ライオン歯磨」
として発売された
60×14.5cm

神奈川県歯科医師会
「歯の博物館」所蔵

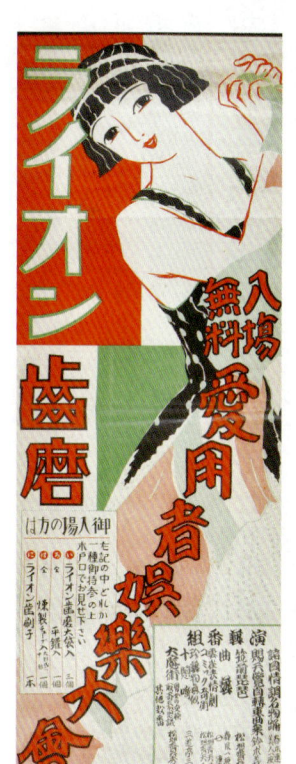

図7-23
「愛用者娯楽大會広告」
ライオン歯磨
歯磨剤の販売競争の模様がうかがえる
108×37.7cm

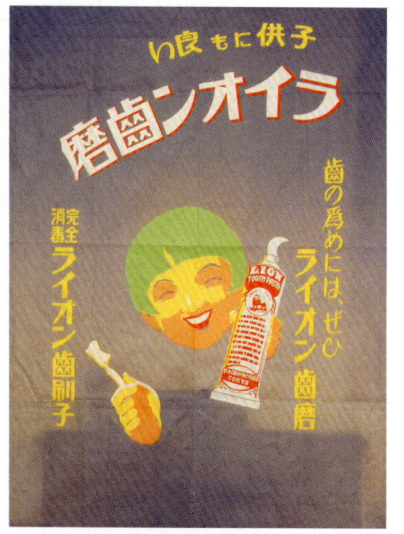

図7-25　「布製広告」
東京・小林商店は1914（大正3）年より「萬歳歯刷子（ばんざいはぶらし）」を発売し，1927（昭和2）年「ライオン歯刷子」とした
152×107cm

神奈川県歯科医師会「歯の博物館」所蔵

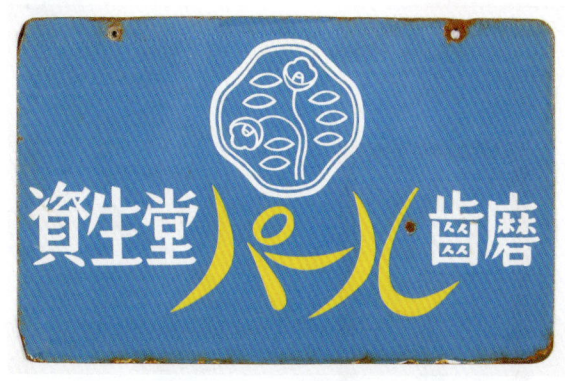

図7-24　「鉄板ホーロー看板」
資生堂パール歯磨　30×48cm

神奈川県歯科医師会「歯の博物館」所蔵

219

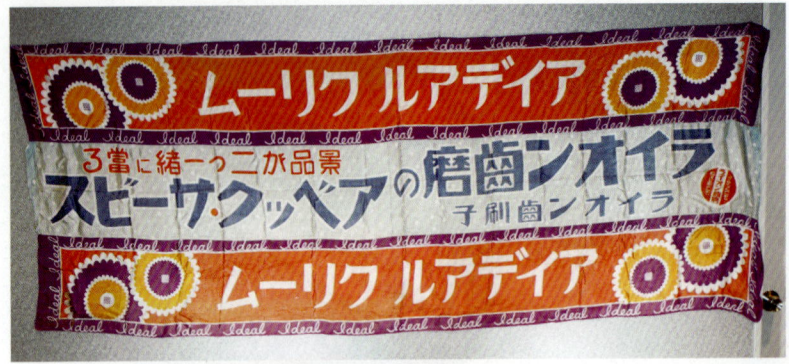

第7章 歯の衛生週間ポスター・看板・双六

図7-26 「ライオン歯磨歯刷子広告」
97×259cm 店先に掲げた大きな布製広告
神奈川県歯科医師会「歯の博物館」所蔵

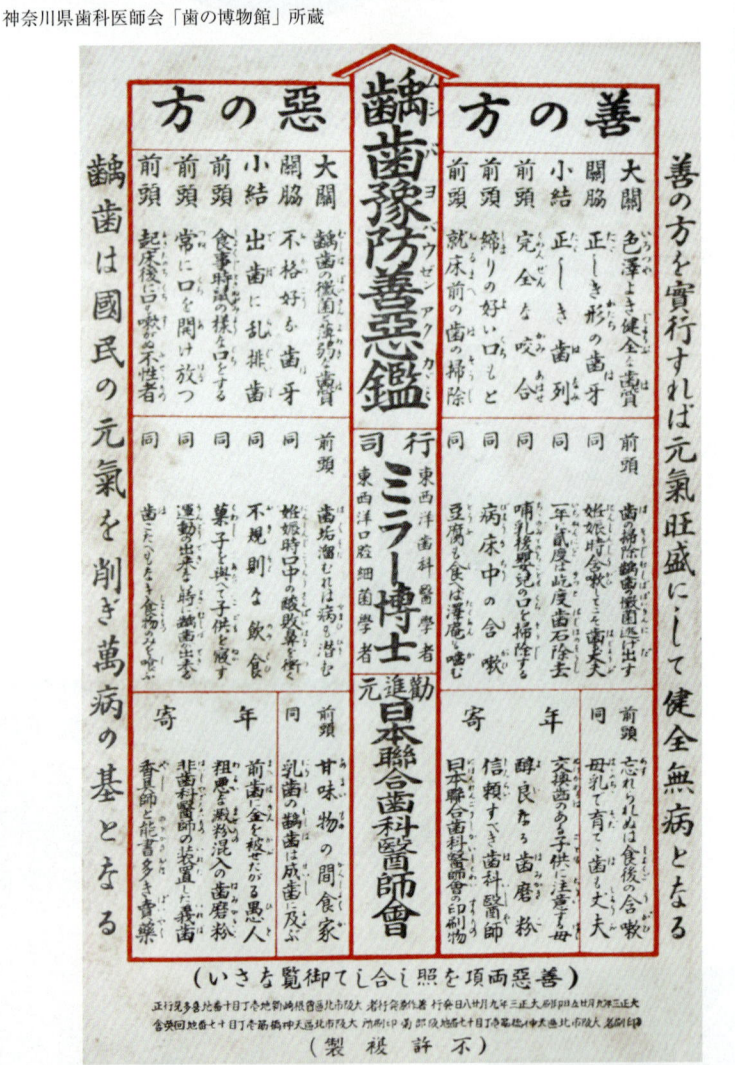

図7-27 「齲歯豫防善悪鑑」裏面
善の方　締りの好い口もと
　　　　就床前の歯の掃除
　　　　信頼すべき歯科醫師
惡の方　出歯に乱杭歯
　　　　常に口を開け放つ
　　　　非歯科醫師の装置した義歯
この様な記述がある
日本聯合歯科醫師會は1907（明治40）
年に発足
明治期　14.3×9cm
神奈川県歯科医師会「歯の博物館」所蔵

表面

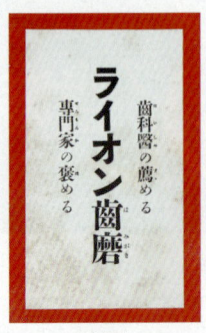

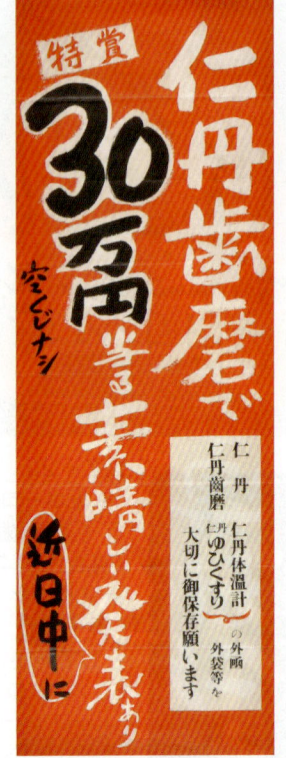

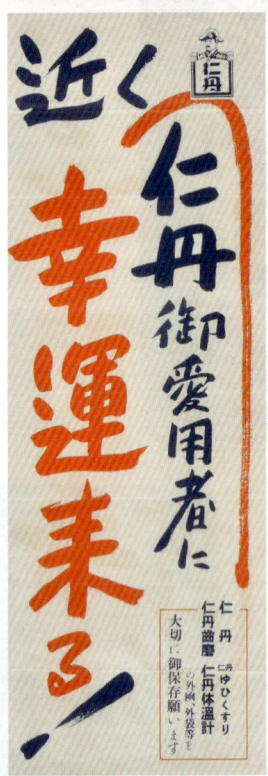

図7-28・29 「広告」
仁丹歯磨
愛用者プレゼント 広告
54×38.5cm
神奈川県歯科医師会「歯の博物館」所蔵

220

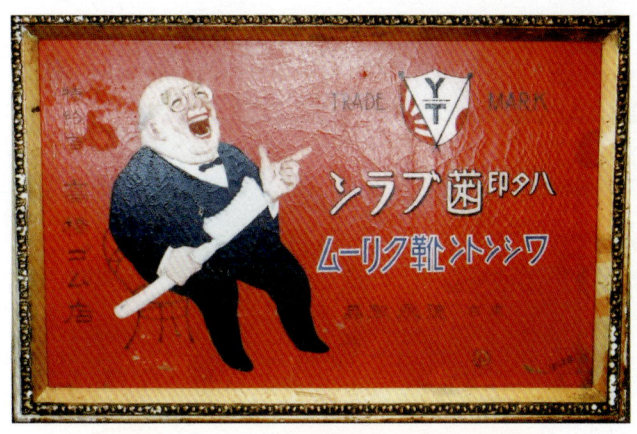

第7章　歯の衛生週間ポスター・看板・双六

図7－30　「手書き看板」
62×92cm　年代不明
ハタ印歯ブラシとワシントン靴クリームという奇妙な広告
東京　徳永製品・高橋ゴム店とある
　　　　　　　　　　神奈川県歯科医師会「歯の博物館」所蔵

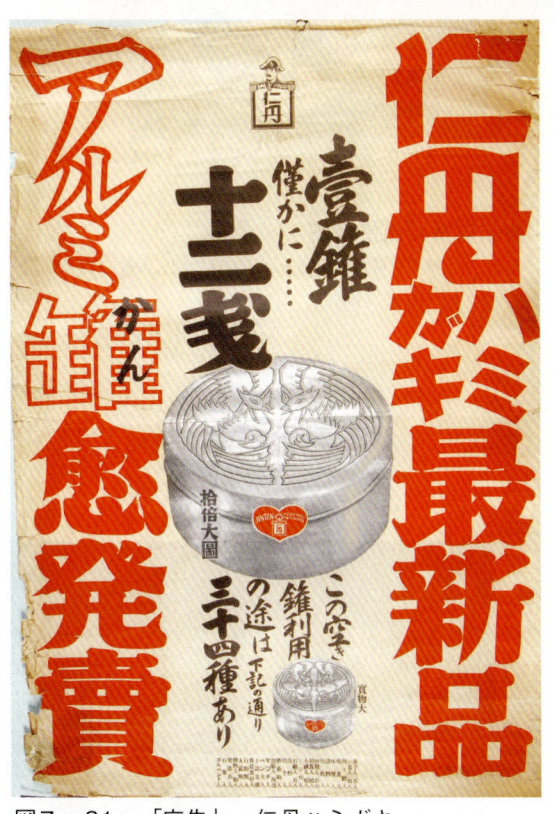

図7－31　「広告」　仁丹ハミガキ
77×54cm
　　　　　　　　　　神奈川県歯科医師会「歯の博物館」所蔵

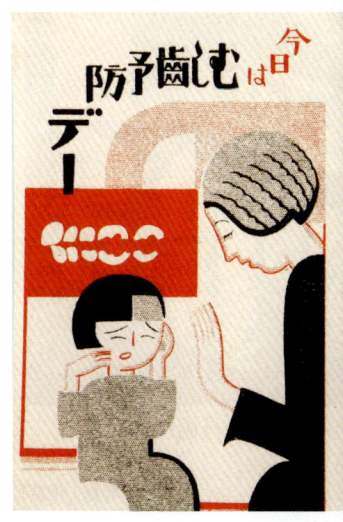

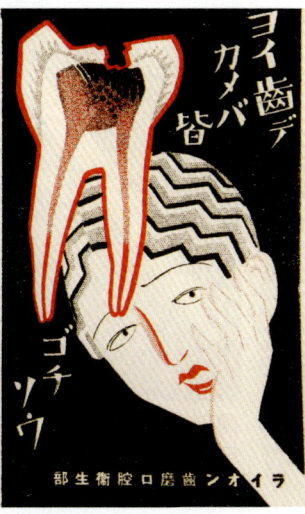

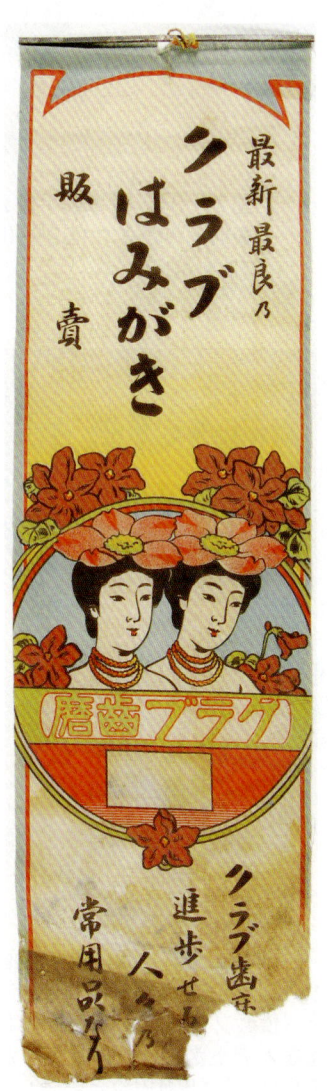

図7－32　「広告」　クラブ歯磨
1910（明治43年）大日本帝国化粧品倶楽部
販売中山太陽堂発売
25×85cm

図7－33
「広告」　ライオン歯磨のむし歯予防デー
　　　　　　　　　　神奈川県歯科医師会「歯の博物館」所蔵

221

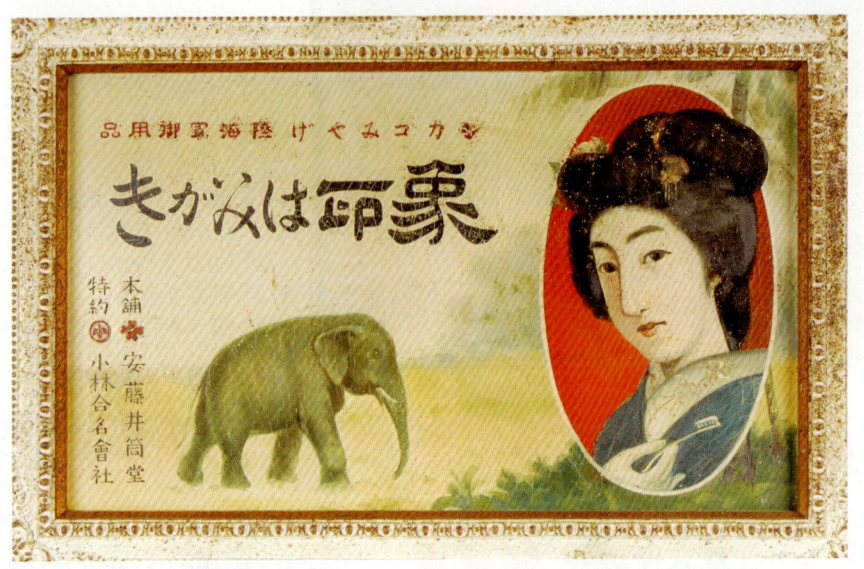

第7章 歯の衛生週間ポスター・看板・双六

図7－34　「木製手書き看板」
象印はみがき　1893（明治26）年　東京安藤井筒堂発売
72×42cm
　　　　　　　　　　　　　　神奈川県歯科医師会「歯の博物館」所蔵

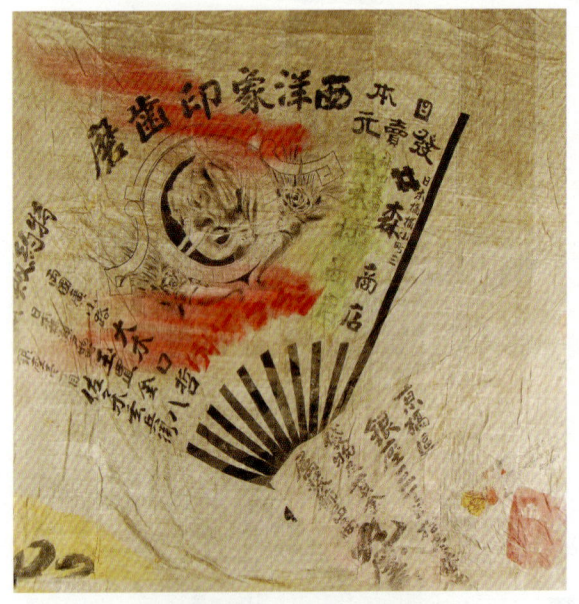

図7－35　「布製広告」　西洋象印歯磨
寸法が大きいので店の入口の軒下に掛けたものか
北原照久氏（横浜ブリキのおもちゃ博物館館長・テレビ「開運なんでも鑑定団」鑑定士）が講演で歯の博物館を訪れた時に15万円位と評価した
170×198cm
　　　　　　神奈川県歯科医師会「歯の博物館」所蔵

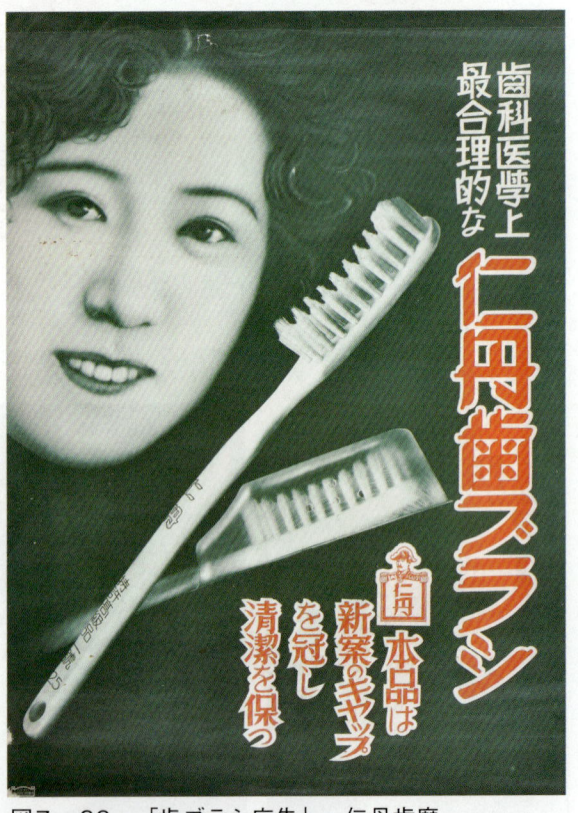

図7－36　「歯ブラシ広告」　仁丹歯磨
54×38.5cm
　　　　　　神奈川県歯科医師会「歯の博物館」所蔵

第7章　歯の衛生週間ポスター・看板・双六

双六（すごろく）

『広辞苑』によると双六とは
①盤双六。二人が対座して2この采（さい）を木または竹の筒に入れて振り出し，出た目の数だけ盤に並べた棋子（駒）を進め，早く相手の陣に入ったものを勝ちとする。インドに起こり，中国を経て奈良時代以前に日本に伝わり，古くから賭（かけ）が行われた。すごろく。
②絵双六。紙面に多くの区画を描き，数人で①に準じて勝負する。江戸前期から民間で行われ，中期以後には種類もきわめて多く，近代以降は特に正月の子供の遊びとなる。
とある。

以下に示すのは内容が歯に関係する上記②の絵双六である。テレビ，ラジオ，映画などがない時代には家庭団欒の遊びであった。その中に教育的配慮として衛生思想や勧善懲悪的なものも入っていたわけである。

このページにある図7-37は1898（明治31）年の双六である。双六の各区画に印刷されている広告商品のうち，歯に関係するものを以下に拡大して並べてみた。商品は，歯みがき8，ふし粉（おはぐろの際，使用する粉末）2，ようじ1，である。これを見ると，当時，歯みがき粉は売れ筋の健康推進商品であり，競争が激しかった。また，この時代にも「おはぐろ」材料の需要が相当あったことが分かる。

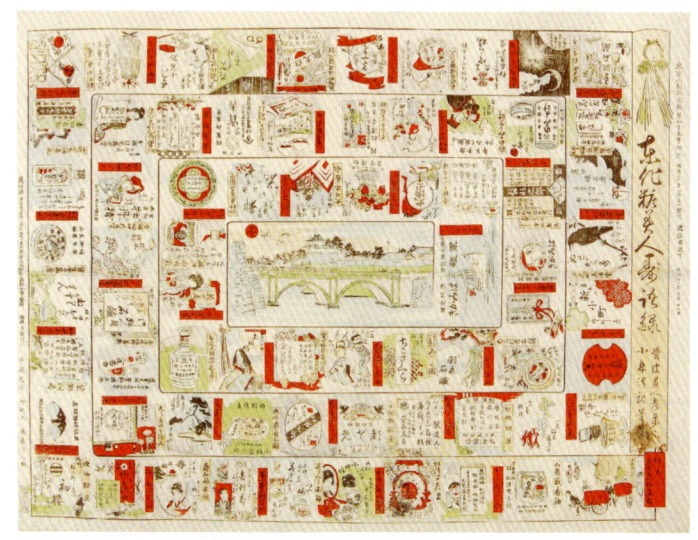

図7-37　「東美人寿語録」東京小間物卸商組合発行
東京小間物卸商の双六の中に歯みがき・ふし粉などの広告が載っている。
東京小間物商法第45号付録　1898（明治31）年1月5日
49×65cm　寿語録（すごろく）と語呂を合せている。
神奈川県歯科医師会「歯の博物館」所蔵

図7-37の歯に関係する広告部分を拡大したもの

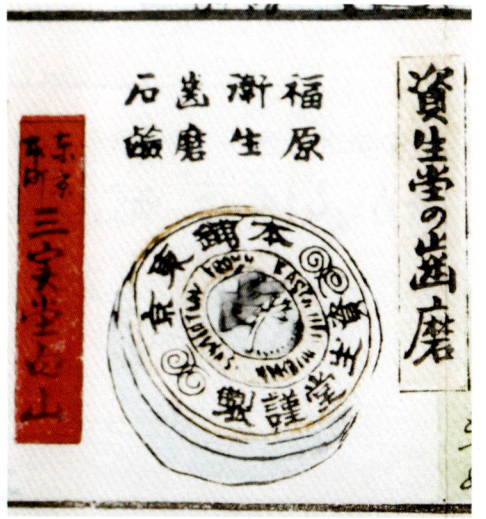

「資生堂の歯磨　福原衛生歯磨石鹸」
1888（明治21）年（東京資生堂福原有信）発売

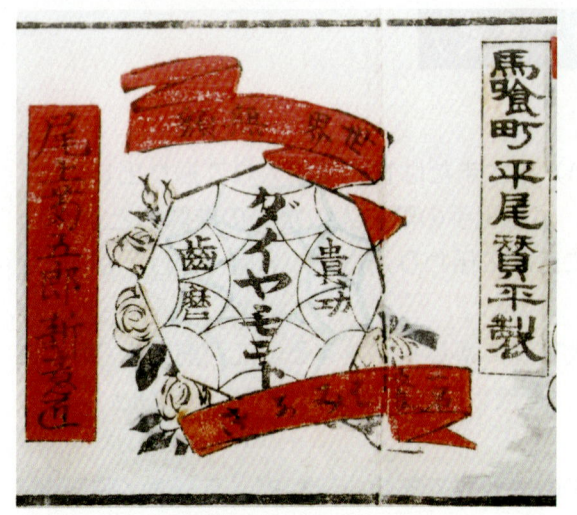

第7章 歯の衛生週間ポスター・看板・双六

「ダイヤモンド歯磨」
1891（明治24）年発売　東京
平尾賛平　尾上菊五郎新意匠

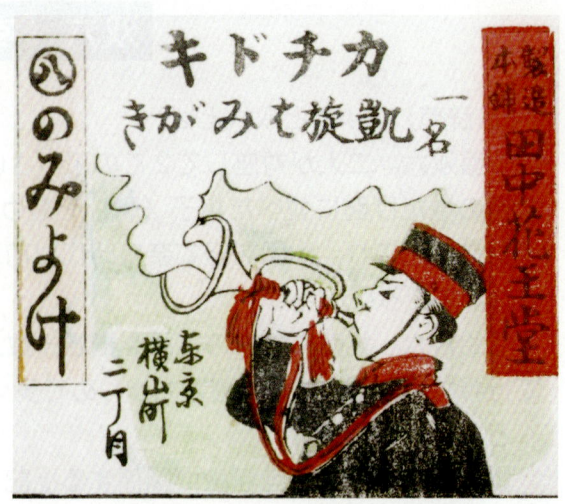

「カチドキ凱旋はみがき」　1895（明治28）年発売
東京横山町2丁目　田中花王堂

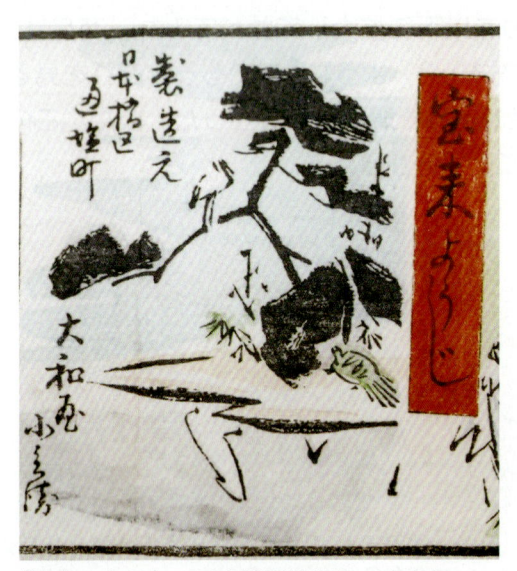

「宝来ようじ」　日本橋区通塩町　大和屋

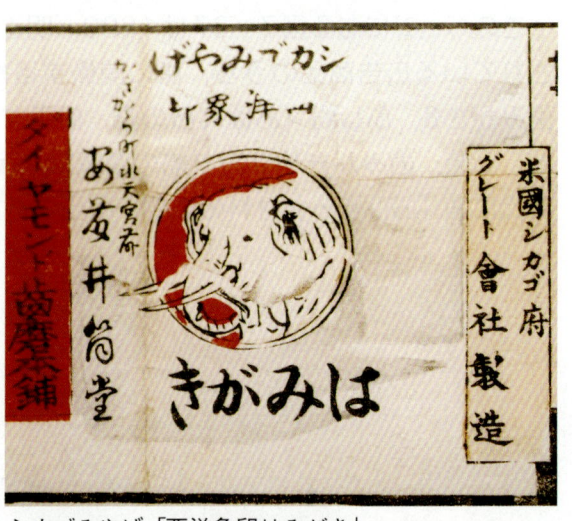

シカゴみやげ「西洋象印はみがき」
かきがら町水天宮前　安藤井筒堂
米国シカゴ　グレート会社製造　ダイヤモンド歯磨本舗

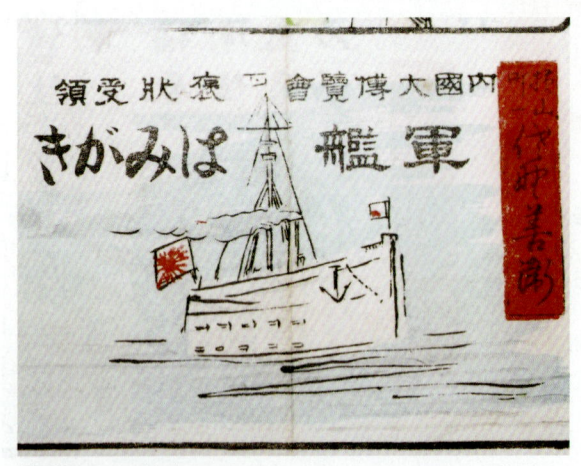

「軍艦はみがき」
横山町1　佐藤善衛

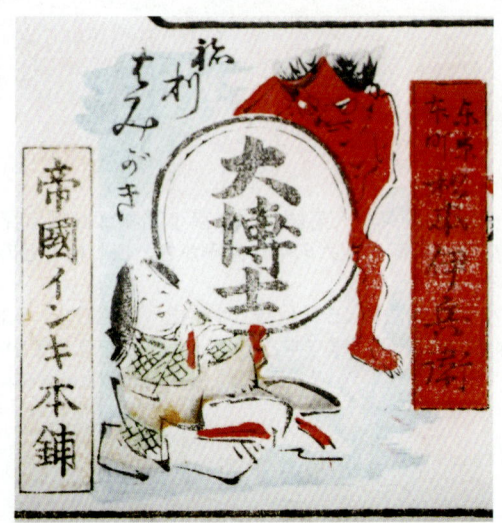

「福利大博士はみがき」
東京　松本伊兵衛

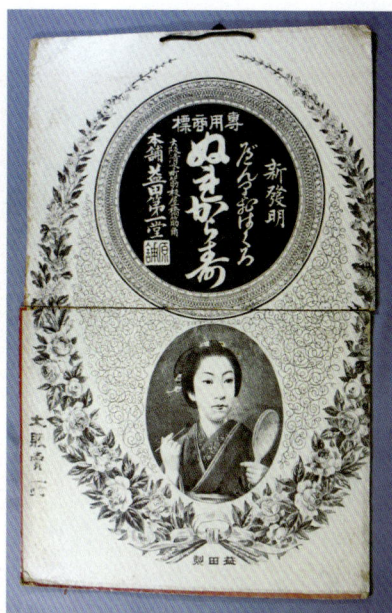

第7章 歯の衛生週間ポスター・看板・双六

図7-38
「ぬれがら寿・紙看板」
左図と同じ益田第一堂の
紙看板広告
52.5×33.5cm

神奈川県歯科医師会
「歯の博物館」所蔵

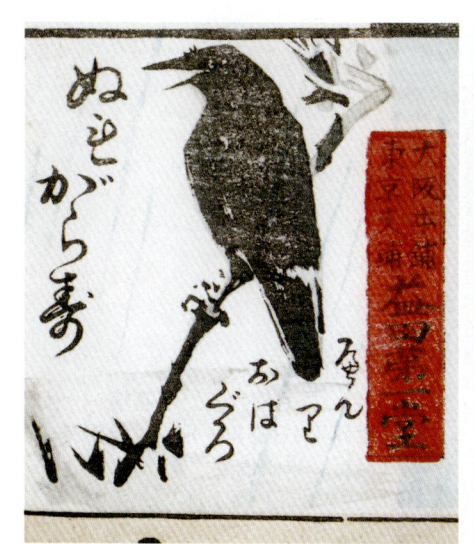

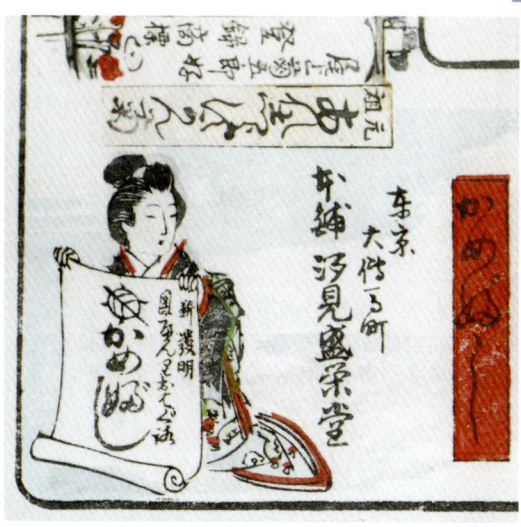

「ぬれがらす」（ふし粉）
大阪本舗・東京本舗　益田第一堂

「かめ婦し」（ふし粉）
東京　大伝馬町本舗　塩見盛栄堂

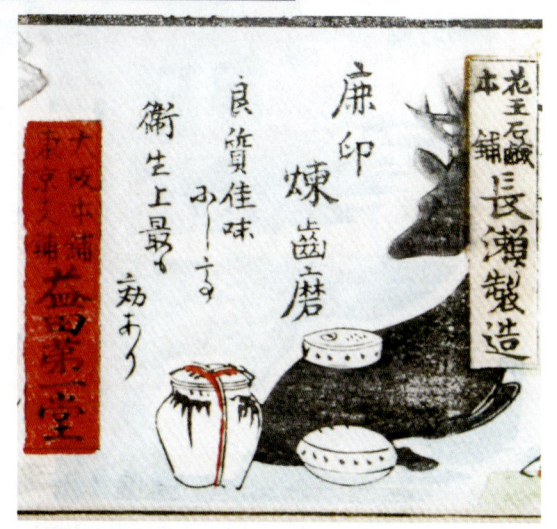

「鹿印煉り歯磨」
1893（明治26）年発売　東京
長瀬富郎（花王石鹸本舗）

※ふし粉とは，お歯黒に使う粉でくわしいことは第1章をご参照下さい

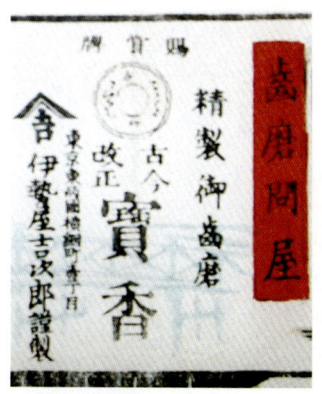

「寶香　歯磨」
東領国横網町1丁目
伊勢屋吉次郎（斉藤）

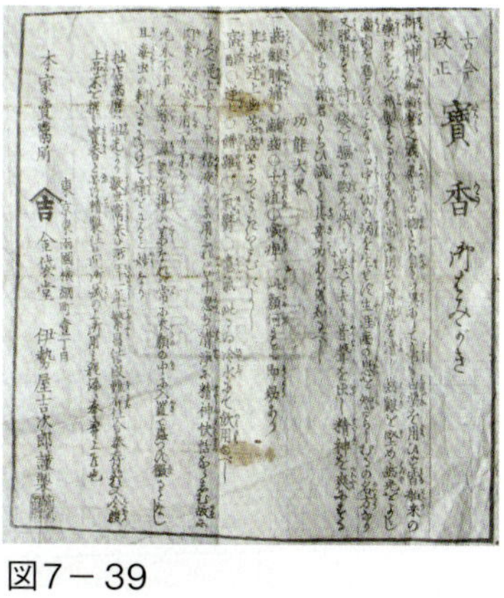

図7-39
「寶香　御はみがき　商品に添付
された説明書の読み下し」
20.5×19cm　明治中期～後期

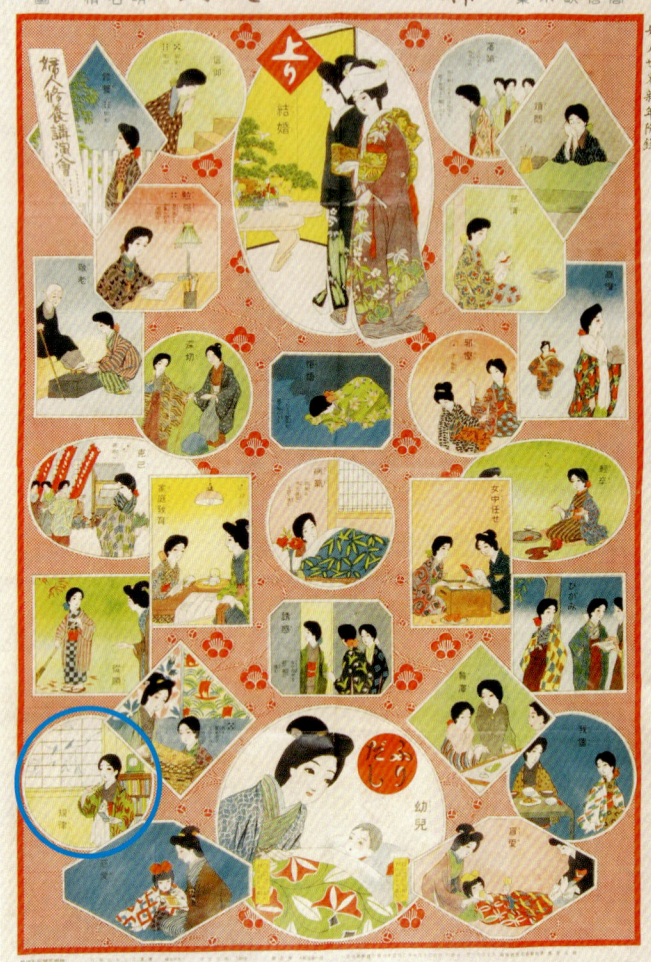

第7章　歯の衛生週間ポスター・看板・双六

図7－40
「婦人生い立ち双六」　明石精一　画
婦人世界第13巻第1号　付録実業之日本社発行　水峡信高　案
1918（大正7）年1月1日
74×51cm
　　　　神奈川県歯科医師会「歯の博物館」所蔵

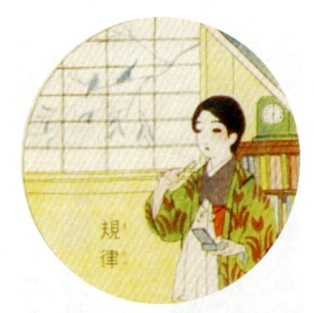

左下　規律の個所に歯磨の図がある。時計は6時を指している。当時は朝起きてすぐ歯をみがくのが一般的であった

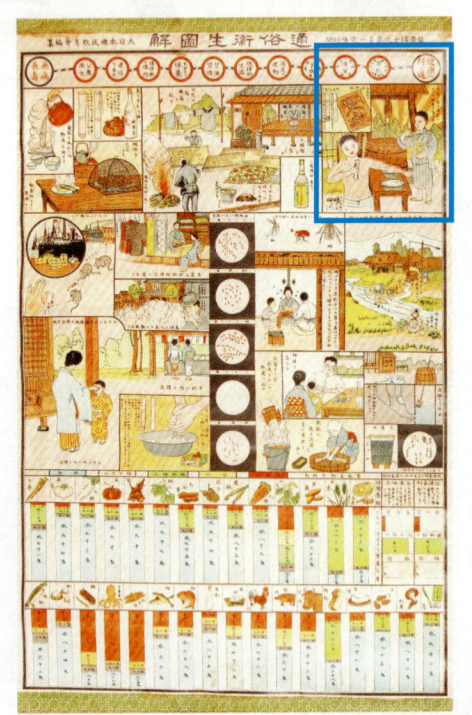

図7－41　「通俗衛生図解」　北島多一先生校閲
大日本教育会編纂　大正期　109×61cm
　　　　神奈川県歯科医師会「歯の博物館」所蔵

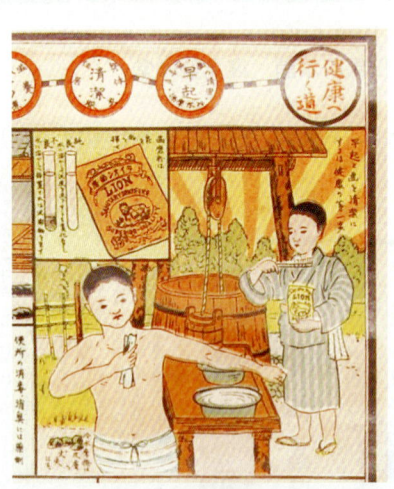

右上　健康への道：早起き，歯を清潔にするのは健康の第一歩とあるライオン歯磨の袋を手に持って井戸端で歯を磨いている

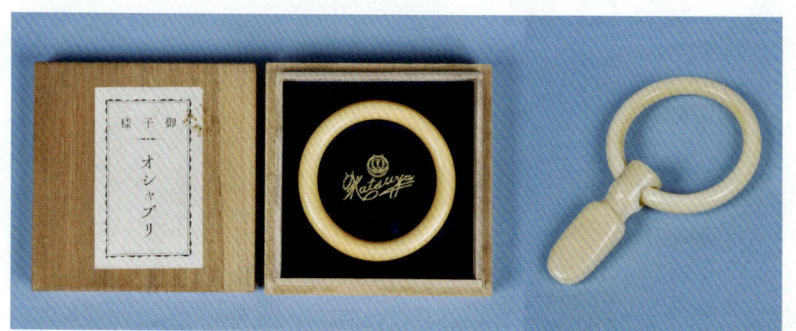

第7章　歯の衛生週間ポスター・看板・双六

図7-42　「象牙製のおしゃぶり」
左は桐の箱に入った東京銀座松屋製のおしゃぶり。お金持ちの家庭の乳幼児がしゃぶったものか，箱の中には「象牙ハ硬質デ歯根ヲ刺激シ，其ノ成長ヲ助ケ且滑カデ口中ナドノ爛レル事ハ御座イマセン」と書いてある。
左0.65×10cm　右0.8×6.6cm
大正～昭和初期

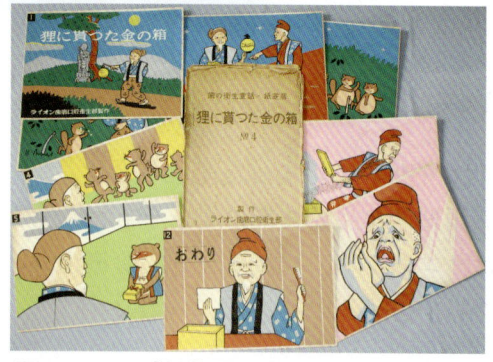

図7-43　「紙芝居・狸に貰った金の箱」
歯の衛生童話　ライオン歯磨口腔衛生部作製
狸を助けた優しいお爺さん，お礼に貰った金の箱には歯ブラシが入っていました　28×40cm　1962年頃　（全12枚）

《歯に関係する切手》

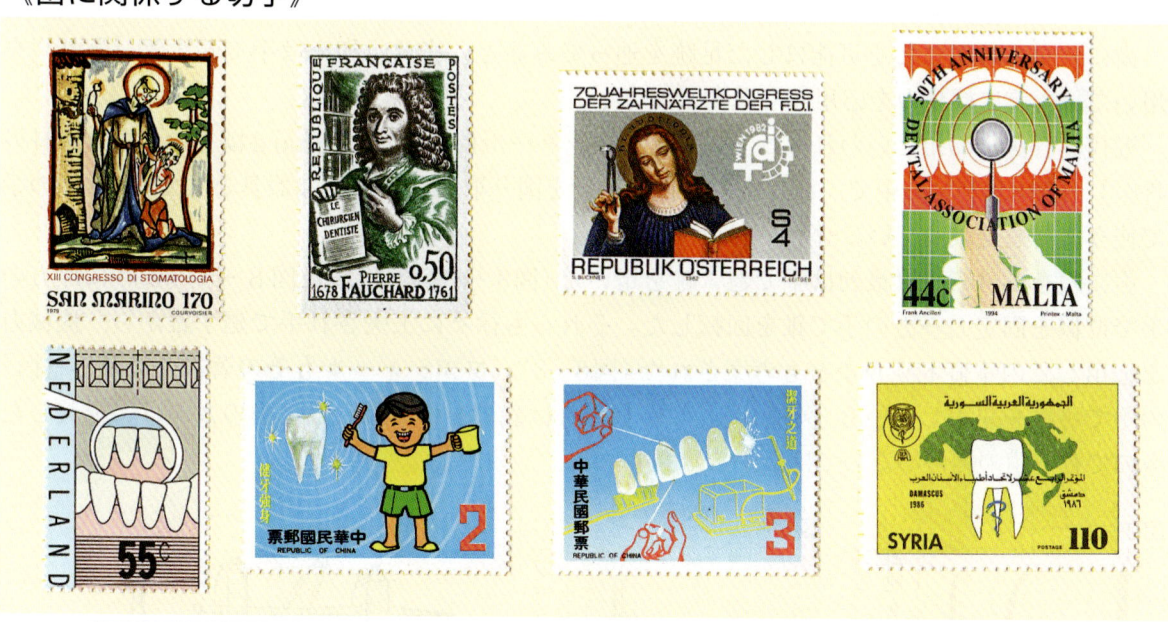

図7-44
左より右に
上段：サンマリノ共和国　1979年　第13回口腔科学国際隔年学会　絵は聖アポロニア
　　　フランス　1961年　ピエール・フォシャール没後200年記念
　　　オーストリア　1982年　第70回FDI　絵は聖アポロニア
　　　マルタ共和国　1994年　歯科医師会創立50周年記念
下段：オランダ
　　　中華民国（台湾）　1982年　歯科の日　健牙強身とある
　　　中華民国（台湾）　1982年　歯科の日　潔牙之道とある
　　　シリア

第8章

歯科診療器具・技工器具
Dental Instruments and Appliances and Tools for Dental Technicians in the Meiji, the Taisho, and the Showa Periods

歯科診療設備・装置

　18世紀後半，イギリスに始まった産業革命は，ヨーロッパ全土に波及し，動力機械の発明と応用において，画期的な生産技術の変革をもたらした。それは医学の分野にも著しい影響を与えた。本章では，エンジン，レントゲン，診療用ユニットのほか，周辺の機械・器具および診療室の変遷について述べる。

《歯科用エンジンについて》

　人類は，昔から歯の痛みに悩まされ続けてきた。むし歯などで歯が痛くなると，歯の中に歯の虫即ち，歯虫がいて，それが原因だと考えられたのが主流であった。しかし狭い口の中で，歯に穴をあけて治療することは難しかった。

　歯に穴をあけることを可能にした足跡を辿ってみると，当然，初めは手で廻す錐（きり）を用いた。次第に機械力を応用して進歩していく。

　近代歯科医学の祖といわれるピエール・フォシャールPierre Fauchardはその著書『歯科外科医』（1728年刊）の中で，むし歯になった部分を削り取るため便利な器具として，4種類の手で使う器具を発表している（図8-1）。

　歯に穴をあけるには最初は手で廻す錐を用いた（図8-4参照）。また図8-5のように片方の手で位置を固定し一方の手で錐を回転した。それらも徐々に工夫され手で廻す錐から，機械力を応用しての垂直ドリルなども考案された（図8-3）。フォシャールもその著書『歯科外科医』の中で弓錐を発表している（図8-2）。しかしそれは義歯を作る際，人工歯の穴あけに推奨したものでむし歯の治療のためではなかった。

図8-1　「フォシャールの発表した齲窩の齲蝕を削る器具」

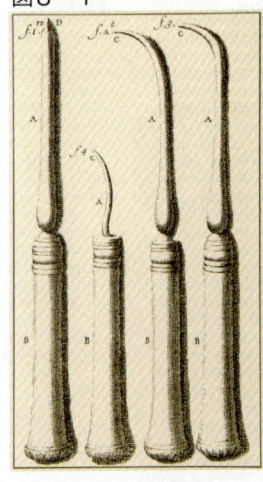

図8-2　「フォシャールの発表した弓錐」

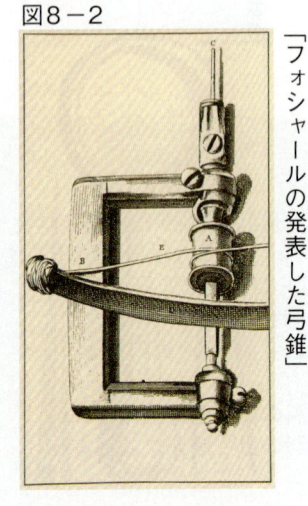

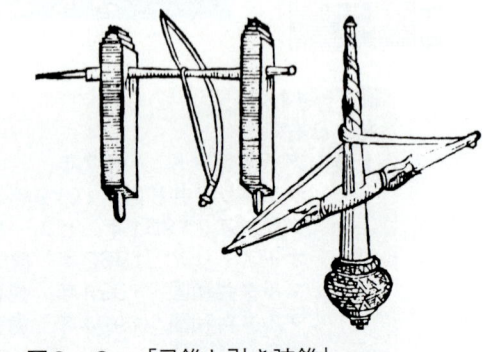

図8-3　「弓錐と引き弦錐」
「歯科の歴史」Walter Hoffmann-Axthelm 著
本間　邦則　訳より引用

第8章 歯科治療器具・技工器具

18世紀の初め頃から歯車やスプリングを組み合わせた工具が考えられるようになった。そして1864年には，ゼンマイ式の歯科用のドリルの特許をとり売り出されていた。

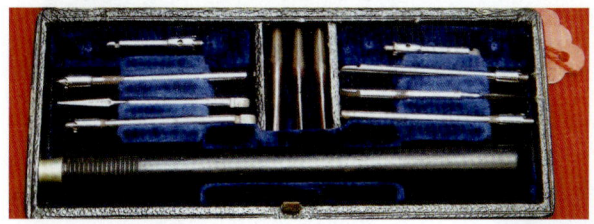

図8-4 「歯に穴をあける器具」
イギリス，ロンドン，1840年頃
5.5×13×3cm
中心部にある短い木製の棒（長さ2.8mm）はヒッコリーか黄楊（つげ）製で，継続ポスト（合釘）である。1860年代の終わりころセメントが開発されるまで，金やプラチナ，ヒッコリーやつげのポストを，歯の根の神経の管を拡大したところに，如何に固定するかが重要問題であった。右は合釘の拡大図

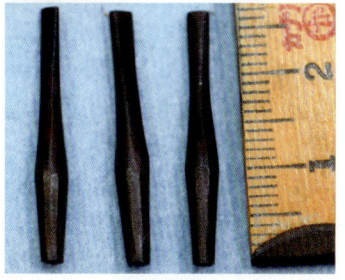

拡大図

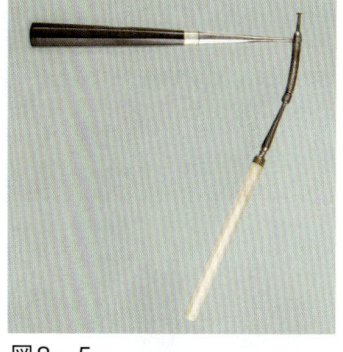

図8-5
「手用ドリル」（Merryのドリル）
ヨーロッパ　1850年頃
固定側：黒檀と鉄　　15.5cm
回転側：象牙と鉄　　18cm

《足踏みエンジンの開発》

ニューヨークの歯科医ジョン・グリーンウッドJohn Greenwood（ジョージ・ワシントンの入れ歯を作った歯科医）は，紡ぎ車をヒントにして作った足踏みエンジンを彼の父アイザックSRの時代から使っていたと言っている。それは1790年頃のことらしい。アメリカは，1783年にパリ条約でイギリス植民地から独立し，ワシントンが1789年初代大統領に就任したころである。その100年ほど後の1871年2月7日，歯科医モリソンMorrisonは鋳鉄製の足踏みエンジンを考案し，アメリカで特許申請をした（図8-7）。この足踏みエンジンはニューヨーク州で1872年に行われた歯科医師の集会で売り出された。そして徐々に世界中に伝わっていった。その後改良に改良が重ねられ，毎分，2000回転くらいの回転数が出ていたのだから，歯科治療は格段の進歩を遂げたわけである。足踏みエンジンは，改良の過程で動力を伝える方式により二つに分類される。即ち1870年中頃にフレキシブル・ベルトとフレキシブル・ケーブルの二つの方式が出された（図8-6）。従ってハンドピース（回転を歯車に伝えて歯を削る器具）も前者用にはドリオット型が，後者用にはスリップジョイント型（図8-8）が用いられた。

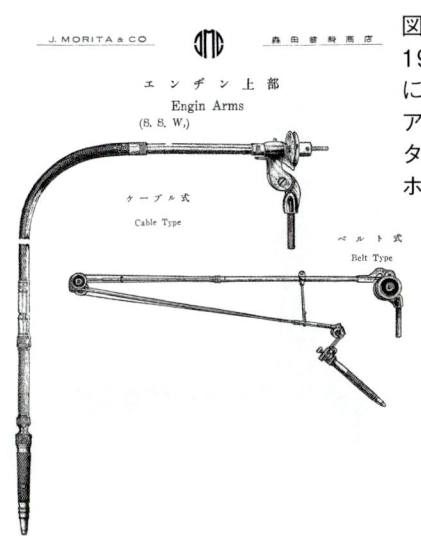

図8-6
1930（昭和5）年頃の森田商店カタログに載っているS. S. ホワイト社製エンジンアーム。上段ケーブルタイプ，下段ベルトタイプ。同じ図は1876（明治9）年S. S. ホワイト社カタログにすでに載っている

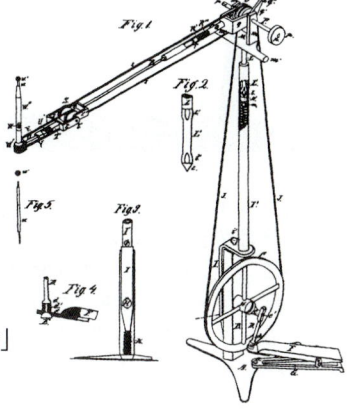

図8-7
「Morrisonの歯科用エンジンの仕様書」
「歯科の歴史」Walter Hoffmann-Axthelm 著
本間　邦則　訳より引用

第8章 歯科治療器具・技工器具

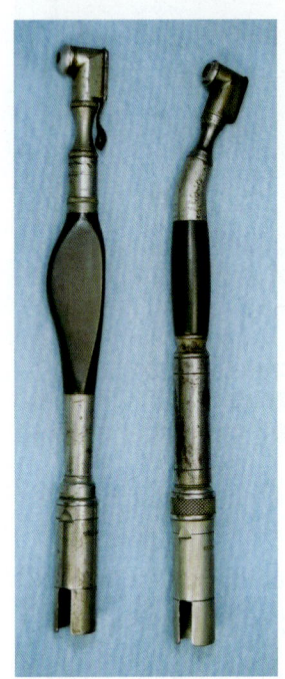

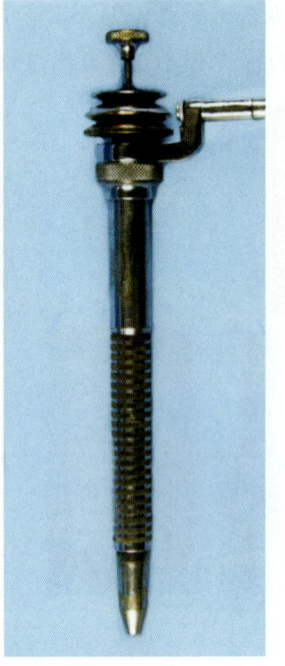

図8-9
「ドリオット型のハンドピース」
16×14.5cm

図8-8 「ライトアングルとコントラアングル」
足踏みエンジン用スリップジョイント型
　　　　　　　　　　　　　左：ライトアングル
足踏みエンジン用スリップジョイント型
　　　　　　　　　　　　　右：コントラアングル
いずれもアメリカ S.S.ホワイト社製でパテント年月・番号が記されている。なお当時の日本のカタログには右側のコントラアングルの名称を「筴着器用角度旋盤手柄」としている。左：Aug.19.1890　右：Aug.19.1890（特許）長さ14cm

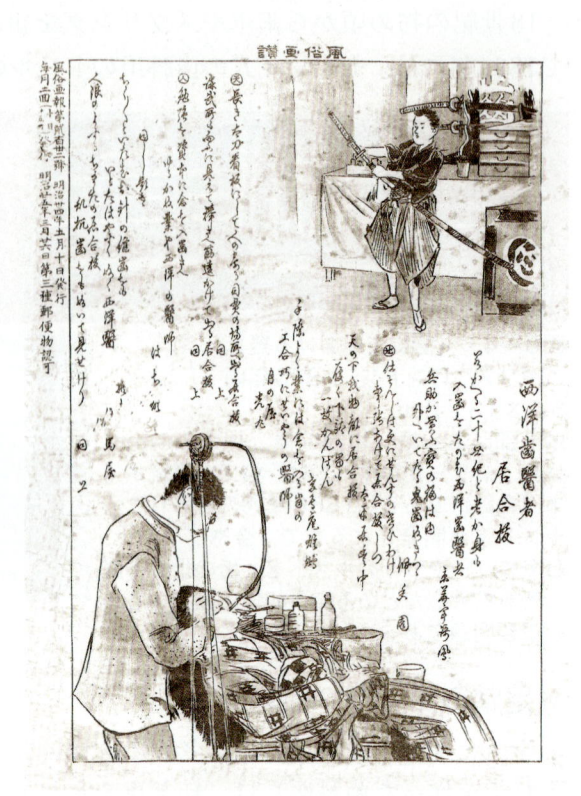

図8-10
『風俗画報』第232号1901（明治34）年5月10日
裏表紙　26×19cm
上は明治初期の居合抜き，下は足踏みエンジンを使う西洋歯醫者で両者を対比している

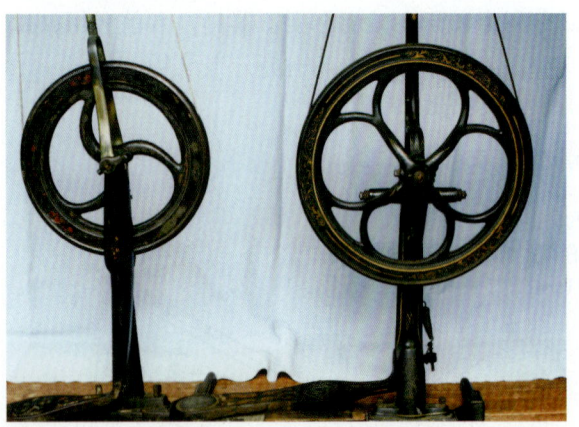

図8-11　「足踏みエンジンのホイール」
左：古いタイプのホイール　直径27cm
右：後半期のタイプのホイール　直径32cm
足踏みエンジンのホイールは開発当初は小さかったが動力を伝える上部小滑車の回転数を増やすため徐々に大きくなった。開発当初のS.S.ホワイトのカタログ（1876年）では直径9.5インチ（約24.1cm）と記されている

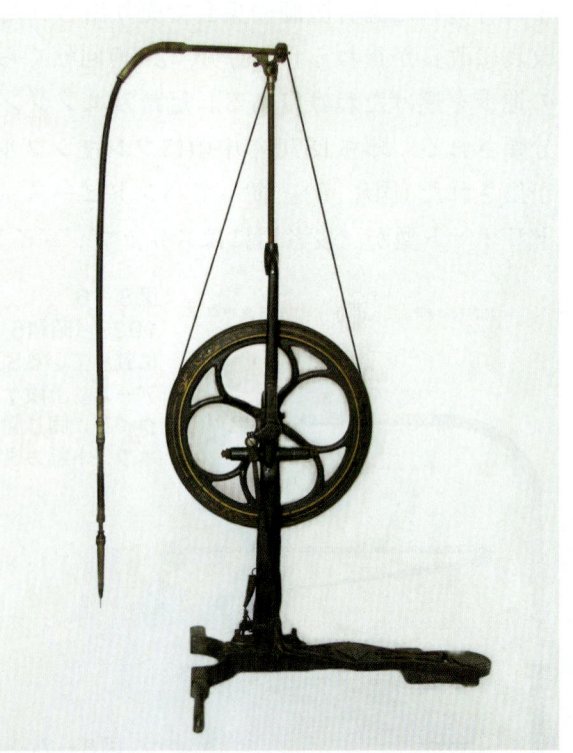

図8-12　「足踏みエンジン」　ヨーロッパ製
ベルトは鉄のコイルスプリング製　スリップジョイント
97×49×35cm

足踏みエンジンは，歯科の診療・技工に必要不可欠の機械となり世界中に広まり，1877（明治10）年頃には日本に輸入され，その後日本でも製造，販売されていた。足踏みエンジンは，長い間用いられ，技工用を含めると1955（昭和30）年頃まで，80年近くにわたって使われていた。

　足踏みエンジンが日本に輸入されたころ，歯科医師を目指す者は，医師試業試験（後の医術開業試験）を受験するため歯科診療所を構える歯科医の門下生として入門した。当時の治療風景が，『歯科医事衛生史』（日本歯科医師会刊）に記載されている。1875（明治8）年に日本で初めて行われた医師試業試験に歯科医第一号としてとして合格した小幡英之助は，試験の制度が出来る前は横浜居留地でエリオットに師事し，試験合格の後，銀座に診療所を開いた。その時の様子は門弟高木五三郎により語られている。

「門下生は治療室または技工室において，用具の錆を磨き，拭き掃除をする間に使用機械に関する知識を得，続いて患者の前に立って助手を務めるのである。助手は一つの治療台に3人が所属するを例とした。即ち一人は動き勝ちな患者をかるく抑え，一人はエンジンを踏み，一人は器具を必要に応じて施術者に手渡しするという風であった。特に金箔充填の際はハンマーを持つ者，金箔を巧みにピンセットで挟んで手渡す者，患者の前に鏡を持つなどの雑役に任ずるものなど実に長時間この作業に当たったものである。」

とあり，いわば門下生が動力源でもあった。また当時は抜歯の際は「局所麻酔は行うことなし」とありエリオットの直弟子の小幡英之助のところでも局所麻酔は当時は用いていなかった。日本で局所麻酔を最初に用いた歯科医師はハーバード大学卒業の伊沢信平で，1892（明治25）年に1％コカイン溶液で局所麻酔を行ない除痛に応用した。

《電気エンジンの開発》

　エジソンが有名な白熱電球を発明したのは1879（明治12）年であり，日本で初めて銀座にアーク燈がつき，皇居に電気が点灯したのは1882（明治15）年のことであった。蓄電池は1860（万延1）年フランスのブランテにより発明されていた。当時電気エンジンはアメリカやヨーロッパでは開発を始めていたらしい。しかし中々普及をしなかった。理由は，試作品も実用的でなく，値段が高く，一般市民の家（診療所）には電気が普及していなかったことによると考えられる。従って電源は，最初は蓄電池に頼らざるを得なかったし，モーターのスピードを調節できる電気制御装置（コントローラー）もなく，試行錯誤を続けながら開発が進められた。

　1870（明治3）年頃開発されたエンジンは，モーターとハンドピースが直結されていた。そのあとシーメンス社の蓄電池による電気ドリルができ，リッター社もモーターを開発し，1888（明治21）年にはS.S.ホワイト社が抵抗器を組み入れた足踏みスイッチを開発した。1897（明治30）年のカタログには，それまではむき出しになっていたモーターが金属のケースに収められた。すなわち，我々歯科医が知っている電気エンジンの形になり，回転数は毎分2000から3000くらいまで上がった。またパリの歯科医ドリオットは1920（大正9）年の終わりころハンドピースを改良し，1936（昭和11）年頃には回転数が6000から12000回転くらいまで上がった。回転数が高く上ると切削には便利になったが，熱が発生するのでそれに耐える周辺の部品や注水が欠かせなくなり，ハンドピースの改良が必要になった。また歯を削る切削用のバー（歯を削る部品）の改良も必要となり，徐々に改良された。

第8章 歯科治療器具・技工器具

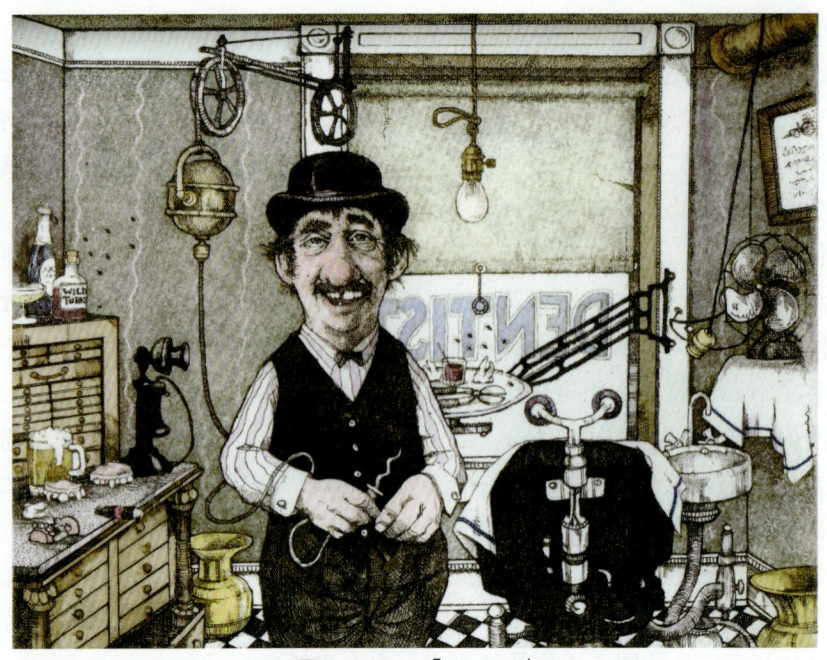

図8-13 「Dentist」
Bragg, Charles　アメリカ　エッチング手彩色　22×29cm
1900年代初期の診療風景であろう。エンジン・ドリルはモーター直結で歯科用ユニットはまだない。裸電球、扇風機は天井から電源を取っている。排水は下水とつながっているようだ。向かって左側の技工机の上には入れ歯が置いてあり、バーボン、シャンパンとシャンパングラス、ビールが置いてあるので酒好きの歯科医か。診療ブラケットテーブルの上には石膏鉗子と抜歯された歯が置いてある。後ろの窓にはDENTISTの広告が見える。

(アメリカ　ミネソタ大学医学部教授　岡垣　敬氏より提供)

図8-14
「足踏みエンジン用水滴滴下器」
1876（明治9）年　S.S.ホワイト社カタログより

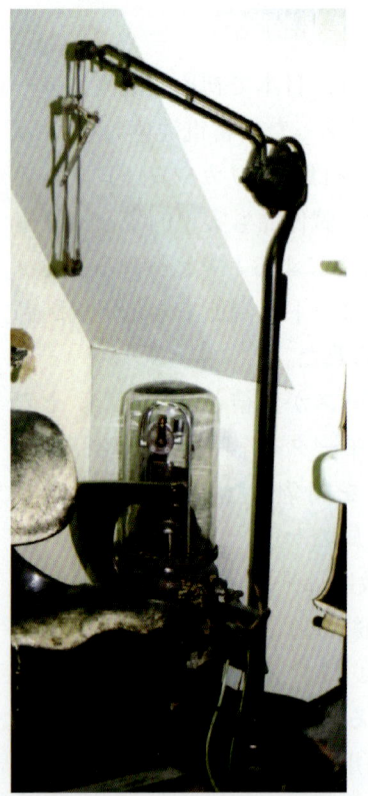

図8-15
「スタンド型電気エンジン」
リッター社製電気エンジン　1912（明治45）年　4000回転
スタンド型，日本歯科大学保存学岡村教授の診療室で使用されていたもの150×75cm

神奈川県歯科医師会「歯の博物館」所蔵

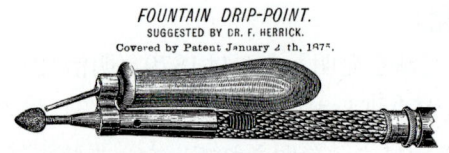

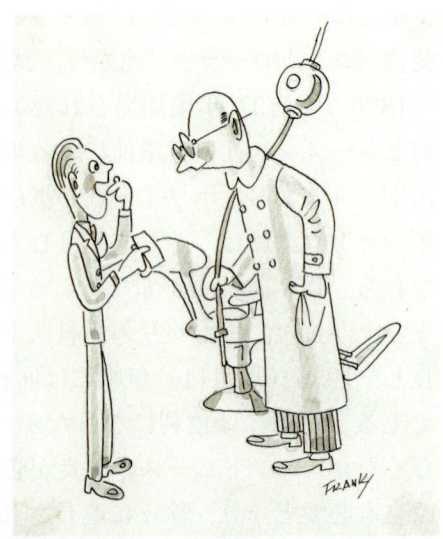

図8-16 「治療室風景」
歯科治療のエンジンを描いた絵
≪直結型モーターに注目≫
19×16cm

第8章 歯科治療器具・技工器具

《エアータービンとマイクロモーターハンドピースの開発》

　1957（昭和32）年にはエアータービンが出来て注水装置やハンドピース，コントラもそれぞれ開発され，切削用のバー（歯を削る部品）類もダイヤモンドポイント，タングステンカーバイト製などに改良された。今日のエアータービンは油霧を混入した圧搾空気を毎分30リットル近く吹き込み，ミニチュアボールベアリングで把持された極小羽根車を回転させ切削する。発生する熱は水のスプレーで冷却している。

　1965（昭和40）年にはマイクロモーターが開発された。それらはハンドピースにモーターが内蔵され，従来の電気エンジンは徐々に姿を消している。

　足踏みエンジンは最初1分間1000回転ほどであった。現在のエアータービンは約40～45万回転は出ている。最近約100年の間に医科や歯科を含めて科学技術の進歩には著しいものがあることを感じる。

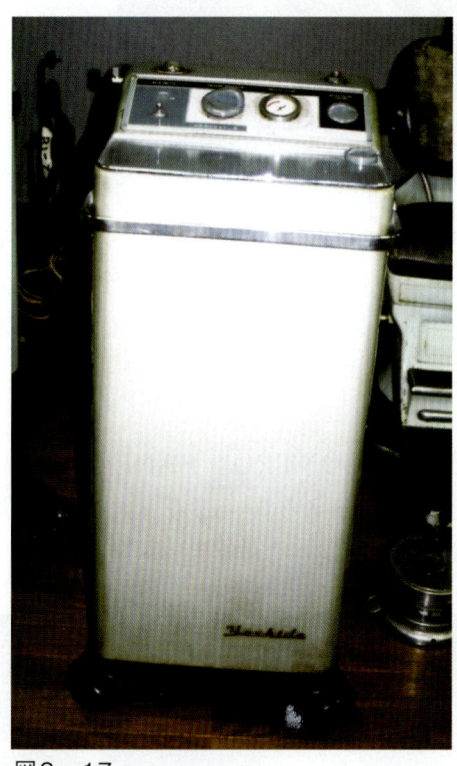

図8-17
「エアータービン吉田社製アエロマット」
97×40×44cm
開発された当時はこのように大きなものだった
神奈川県歯科医師会「歯の博物館」所蔵

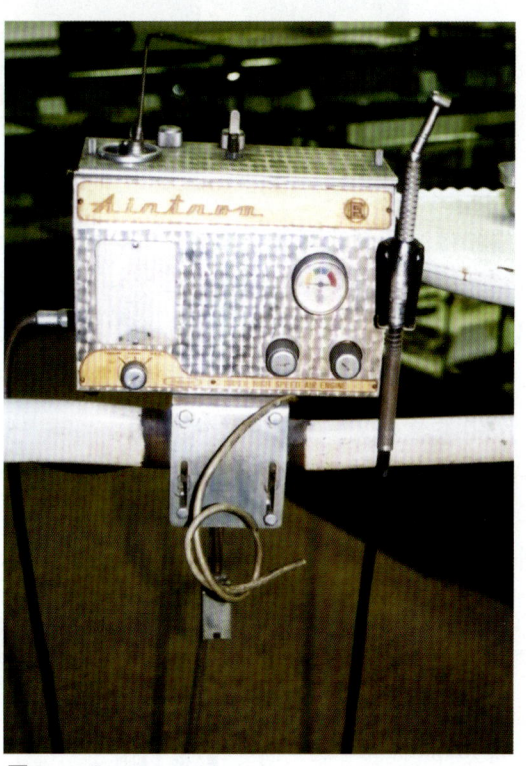

図8-18
「エアータービン長田社製」　1960（昭和35）年
18×30×20cm
神奈川県歯科医師会「歯の博物館」所蔵

《ユニットについて》

　1900（明治33）年頃の歯科治療椅子には，唾壺（だこ）という"つばはき"がついている。

　図8-19は1916（大正5）年の日本歯科医学専門学校（現在の日本歯科大学）の診療室の写真でその様子がよく分かる。口の中を照らすライトも無く治療椅子は窓側に向かい配列され，自然光を使っての診療である。

　やがて唾壺は下水道につながり，スピットン（痰壺の意味）となり治療椅子につくようになる。

　1900（明治33）年の初め頃リッター社は，Distributing Panelを発売する。神奈川県歯科医師会「歯の博物館」には，珍しいDistributing Panelの実物がある（図8-24）。カタログと照合してその機能を見てみると歯科医が診療しながら引き出して使う器具が並んでいる。

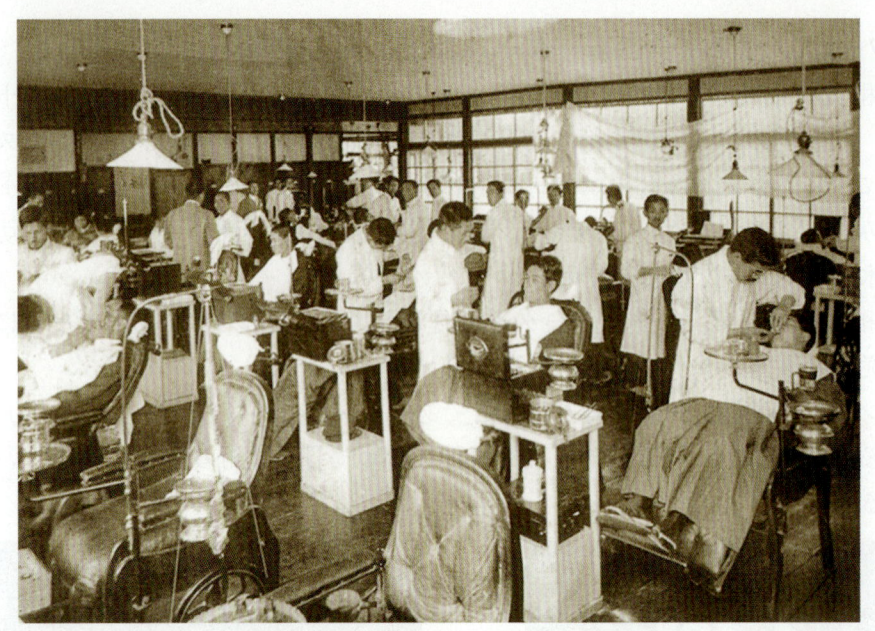

第8章 歯科治療器具・技工器具

図8-19 「1916（大正5）年頃の診療室」日本歯科大学校友会会報vol32 no.3 表紙より引用

　左端には温度調節可能なエアーコンプレッサーからくるホットエアーシリンジ，左から2番目は電気焼灼器，中央は薬剤散布エアーシリンジ。右から二つ目は色々なものに熱を与えることが出来る（温めることが出来る）器具。右端は口腔内照射ランプ，そして左右には噴霧用薬物もしくは溶液を入れるガラス容器が4個付いている。それらはエアーコンプレッサーに接続することが出来るようになっている。

　この器械が改良されて同社が発売した1912（大正元）年のCONTROL PANELとなり，さらに歯科用エンジン，スピットン，照明，テーブルなども付け加えられ，1917（大正6）年頃の歯科用リッター社製デンタルユニットが誕生したのである。

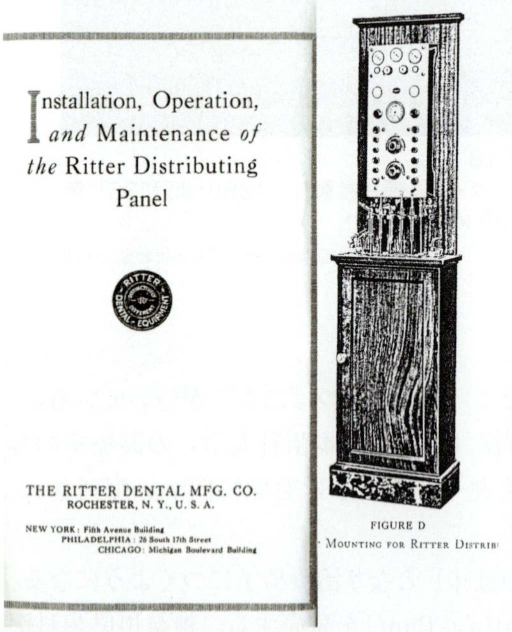

図8-20 「Distributing Panel」カタログより
リッター社製　190×53cm
神奈川県歯科医師会「歯の博物館」所蔵

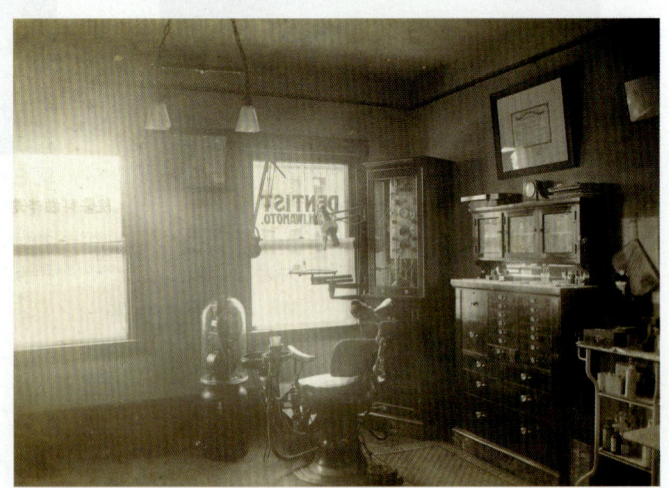

図8-21 「岩本歯科医院の診療室」
岩本治久（1886〜1989）は1917（大正6）年にノースウェスタン大学を卒業，米国にて歯科医師免許を取得開業，帰国後1927（昭和2）年に東京の麻布に歯科医院を開業した
診察室にはアメリカから持ち帰った最新の治療器具が備えられている
1927（昭和2）年頃の診療室

岩本尚久氏　提供

第8章 歯科治療器具・技工器具

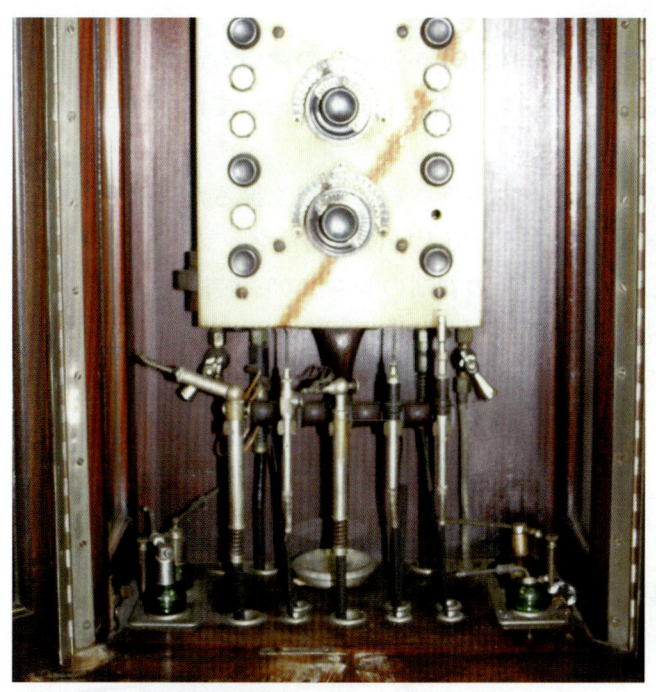

図8-22
「Distributing Panelの内部」 リッター社製
1900（明治33）年頃

神奈川県歯科医師会「歯の博物館」所蔵

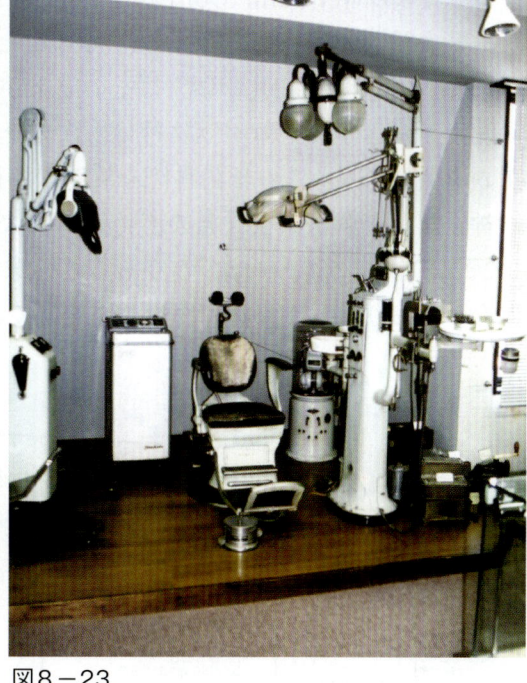

図8-23
「昭和初期の診療室」

神奈川県歯科医師会「歯の博物館」所蔵

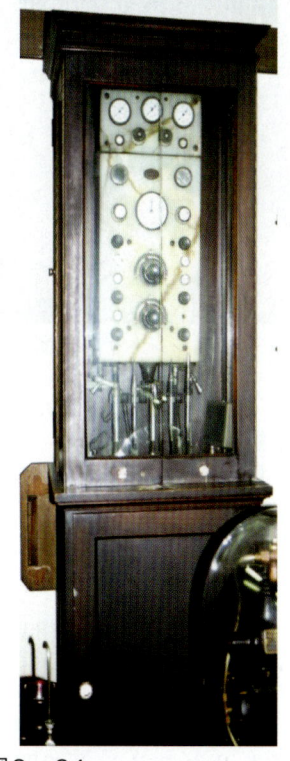

図8-24
「Distributing Panel」 リッター社製 1900（明治33）年頃のもので大変珍しい
190×53cm

神奈川県歯科医師会「歯の博物館」所蔵

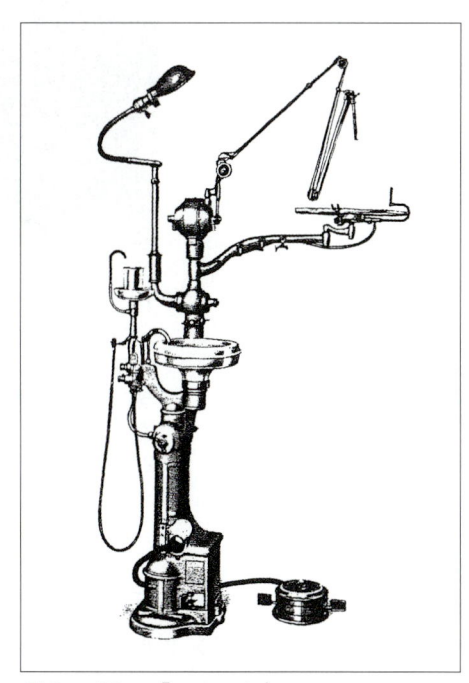

図8-25 「ユニット」
1915（大正4）年 S.S.ホワイト社製
HOW IT ENVOLDED RICHARD GLENNERより引用

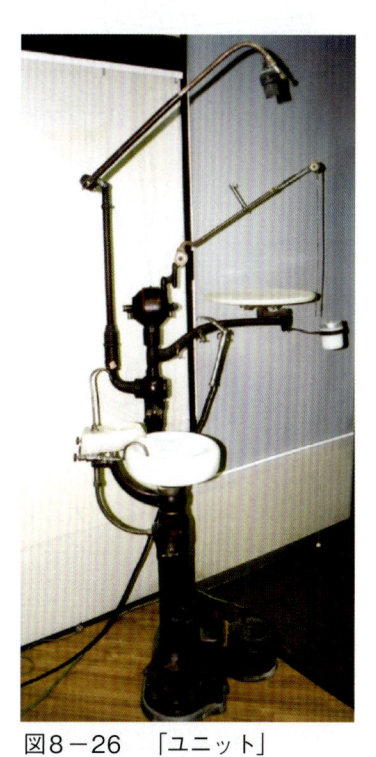

図8-26 「ユニット」
1915（大正4）年
S.S.ホワイト社製
左図と同じ型のユニット

神奈川県歯科医師会「歯の博物館」所蔵

第8章　歯科治療器具・技工器具

《X線（レントゲン線）装置について》

　レントゲンWilhelm Conrard Röntgen（1845〜1923）が透過性の強い不可視光線を発見し，発表したのは1895（明治28）年のことであった。特に歯科の分野においては必要性が確認され，1900（明治33）年頃にはその成果が発表された。

　またイーストマンコダック社は，人体を通過したレントゲン線の写真を撮るため高感度フィルムを開発した。これは歯科医を放射線の被曝から守る上で大いに貢献した。

　神奈川県歯科医師会「歯の博物館」には，リッター社の初期のレントゲン装置がある。1923（大正12）年に作られたものである。管球も裸で数万ボルトの高圧電流の通る電線もむき出しになっており，日本では大変珍しい装置である。

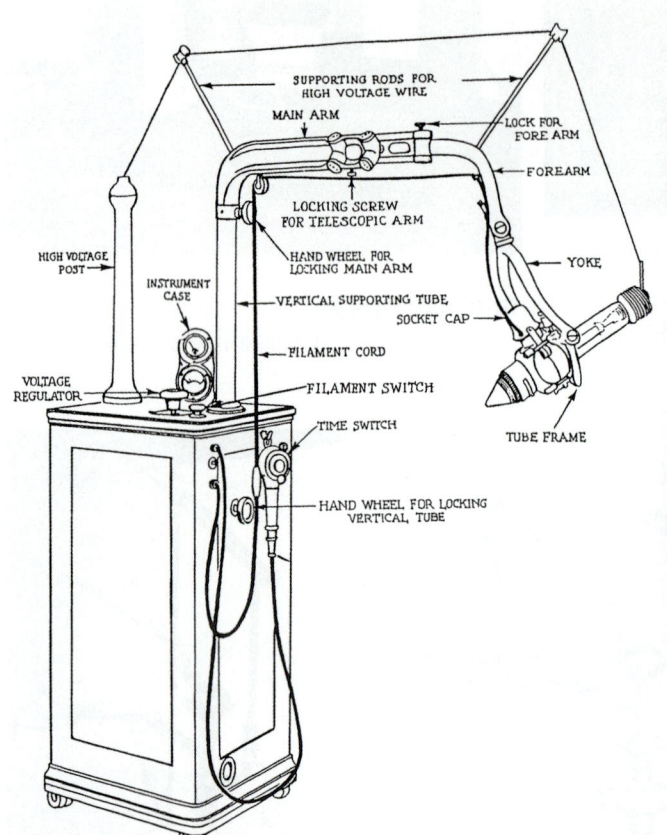

図8−27
レントゲン装置　1923（大正12）年リッター社製
カタログより

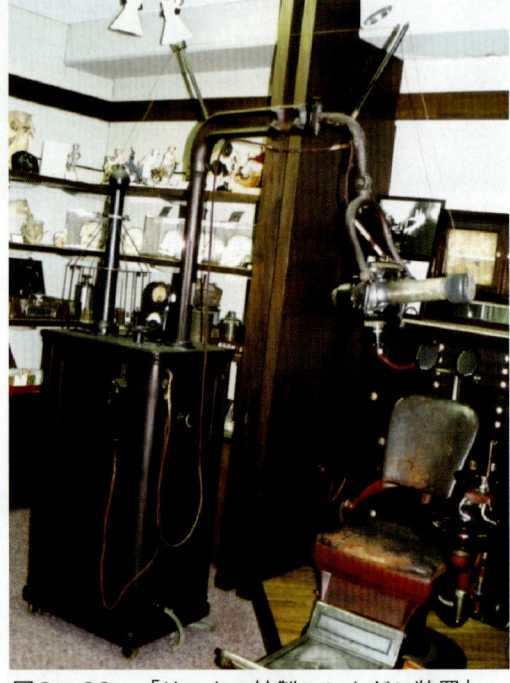

図8−28　「リッター社製レントゲン装置」
1923（大正12）年
レントゲン線を出す「管球」も，数万ボルトの電圧のかかる高圧電線も裸である
当時として開業医では珍しい近代的な便利な設備であった
210×56×152cm

神奈川県歯科医師会「歯の博物館」所蔵

　神奈川県歯科医師会「歯の博物館」に展示してあるデンタルチェアー・エアーコンプレッサー・レントゲン装置・Distributing Panel・デンタルキャビネット（全部リッター社製）などは，明治末期に渡米し，シカゴのノースウエスタン大学歯学部を卒業しサクラメントで開業されていた岩本治久先生が日本に帰国の際，持ち帰られた治療機械一式である。先生は帰国後東京麻布で開業され（図8−21），有名人との交流も多く，永井荷風の著作の中に岩本先生が描かれている。これらの貴重な機械類はご子息の岩本尚久先生（東京医科歯科大学昭和28年卒業）（港区六本木で開業）より「大事に保存してほしい」というご意志で1999（平成11）年，神奈川県歯科医師会にご寄贈頂いたものであることを付記する

第8章　歯科治療器具・技工器具

《1900～1920（明治末期から大正期）年頃の歯科診療室》

イルリガトール

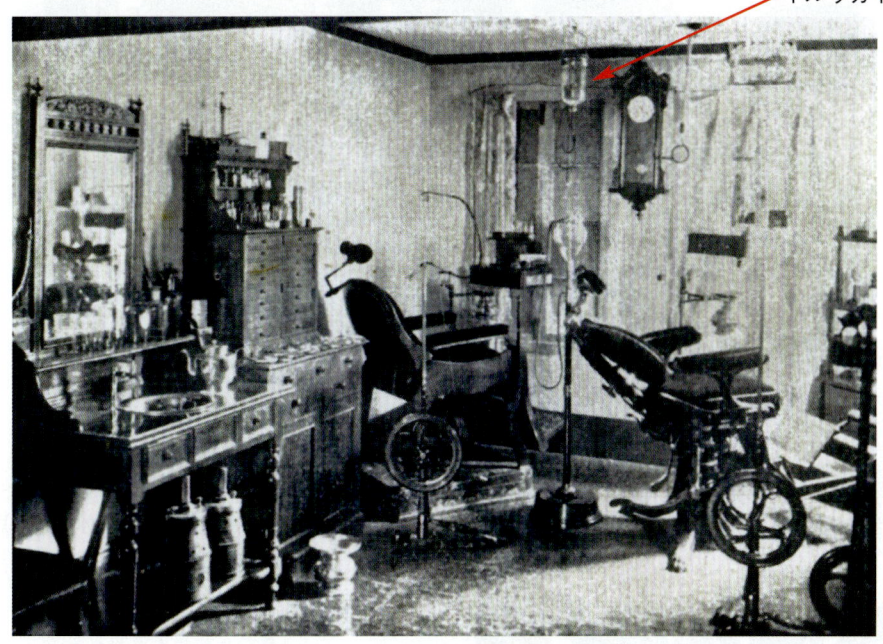

図8－29　「東京遠藤歯科治療所」

1904（明治37）年，日本橋小舟町の遠藤歯科治療所の写真である。電気エンジンもユニットもまだ無い。足踏みエンジン，自然光に頼る治療である。天井にガラス製イルリガトール（Irrigator点滴，洗浄，輸血に使う医療用器具）が掛けられている。おそらくエンジンで削る時の回転摩擦熱を冷却するため，水が出るようになっている装置であろう

『歯科衛生之警告』より引用

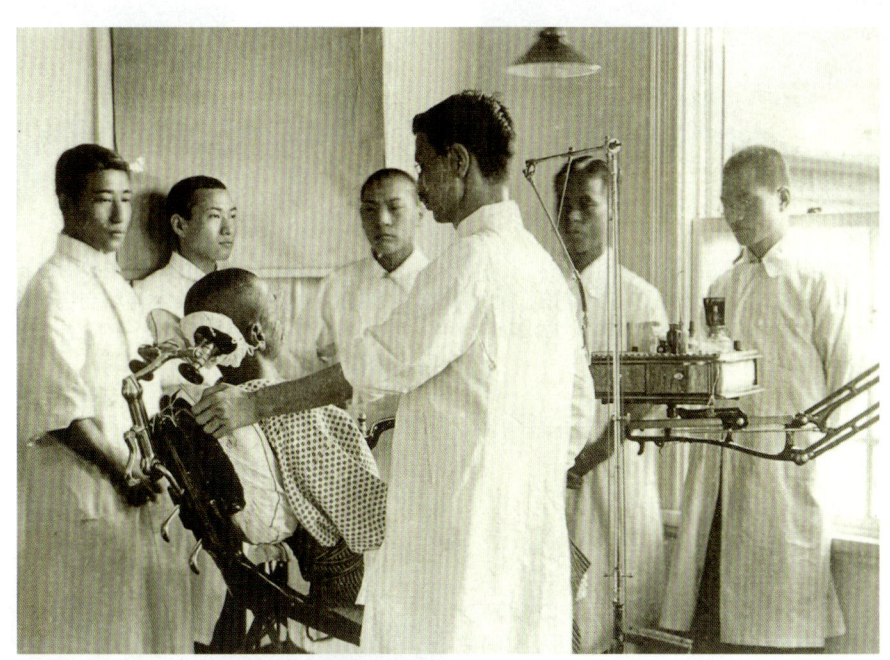

図8－30　「1910～1915年（明治の終わりか大正のはじめ）頃の歯科診療室」

歯科医師一人に書生が何人もいる。書生は足踏みエンジンを踏んで回す動力源でもあった。電気エンジンもまだ普及していない。ユニットもなく自然光に頼る診療である。当時の森田商店のカタログには，電気エンジンやユニットは未だ掲載されていない　東京品川　羽坂歯科（共著者羽坂勇司の父，羽坂勇喜，歯科医籍第1010号明治41年登録）

237

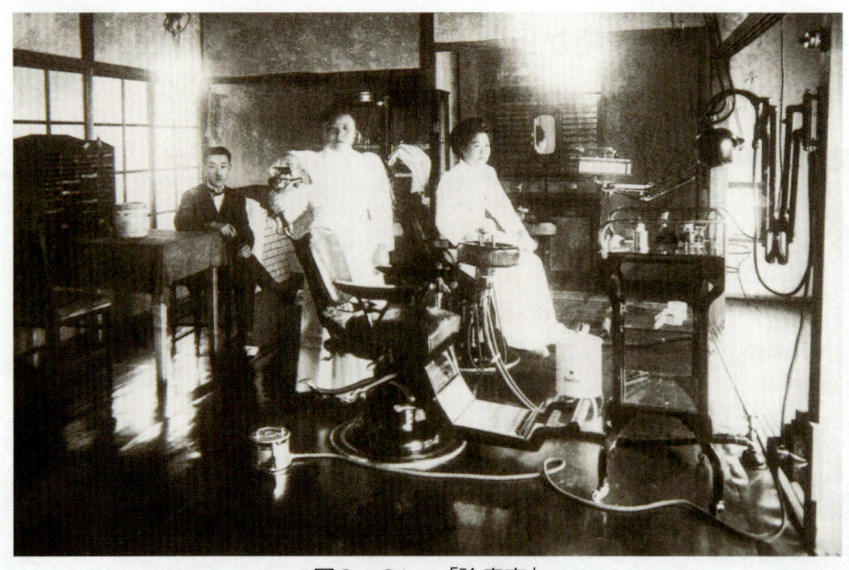

第8章 歯科治療器具・技工器具

図8-31 「診療室」

電気エンジンが設備され，治療椅子2台は壁つけ電気エンジン1台を共用しているらしい。電気エンジンは高価であったので当然である。ユニットはまだ無い。恐らく近代設備の先端を行く歯科医院であったと思われる

京都府歯科医師会「歩み続けて一世紀」（平成19年3月31日発行）より引用。

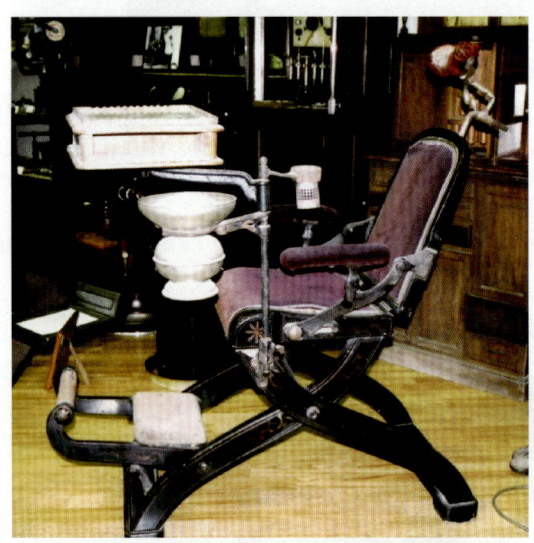

図8-32 「携帯用の木製簡便診療用椅子」
大正・昭和のはじめに使われたもので大変珍しい。瓢箪型の金属は「唾壺（だこ）」と言い，この頃は排水管と接続していない
116×57×118cm

神奈川県歯科医師会「歯の博物館」所蔵

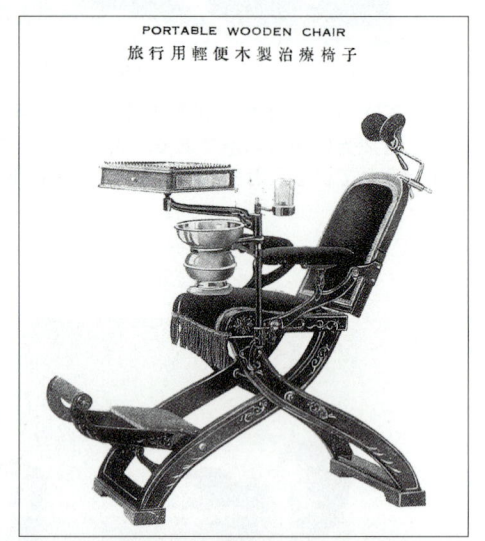

図8-33 「旅行用軽便木製治療椅子」
1933（昭和8）年中井歯科商会発行のカタログに載っている。図8-33とほとんど同型である

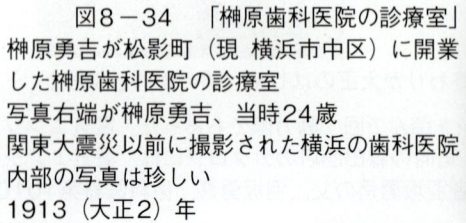

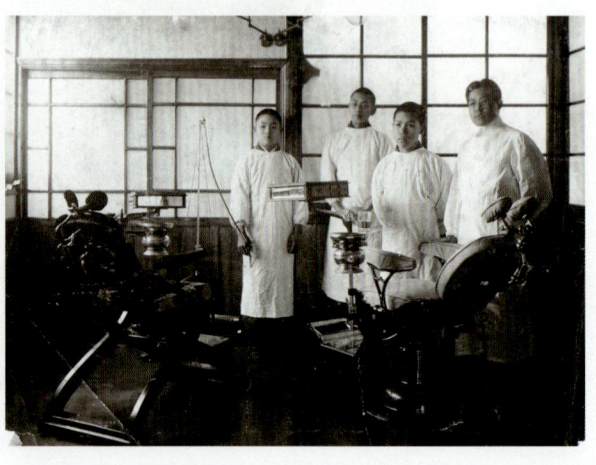

図8-34 「榊原歯科医院の診療室」
榊原勇吉が松影町（現 横浜市中区）に開業した榊原歯科医院の診療室
写真右端が榊原勇吉、当時24歳
関東大震災以前に撮影された横浜の歯科医院内部の写真は珍しい
1913（大正2）年

榊原紀男氏 提供

238

第8章 歯科治療器具・技工器具

診療器具・技工器具

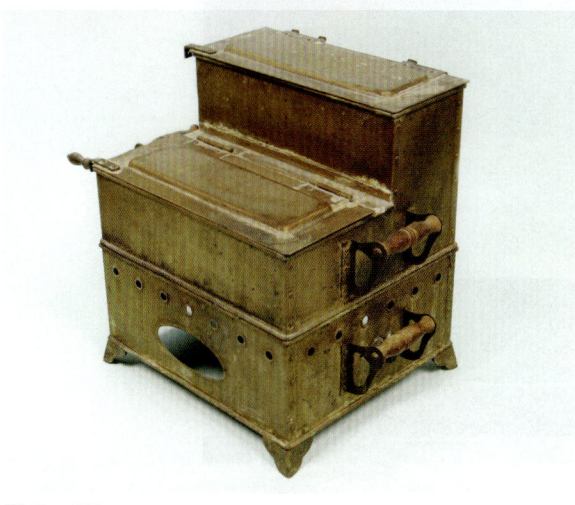

図8-35
「ガス用2段煮沸消毒器」 28×32×22cm
神奈川県歯科医師会「歯の博物館」所蔵

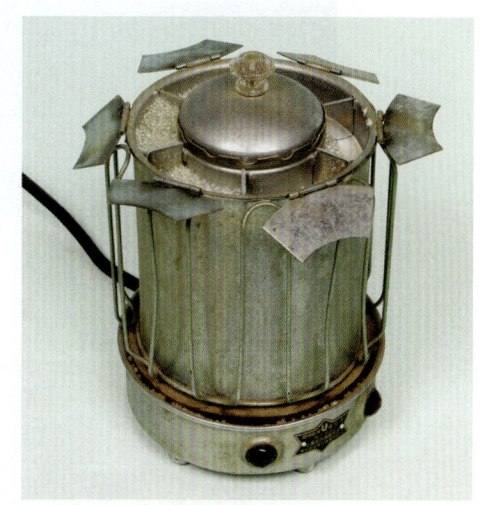

図8-36 「ビーズ玉滅菌器」 上島歯科精機
(小さいビーズ玉を加熱した中に綿繊を巻いたブローチや手用機械を入れて乾熱滅菌する)
19×13×13cm
神奈川県歯科医師会「歯の博物館」所蔵

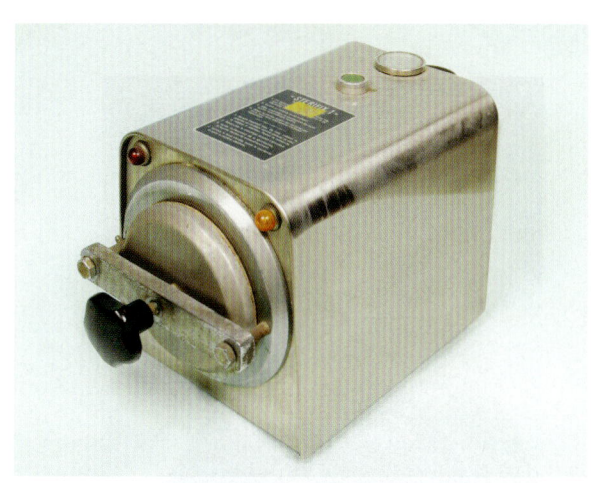

図8-37 「高圧蒸気滅菌器」オートクレーブ スイス製
24×19×42cm
神奈川県歯科医師会「歯の博物館」所蔵

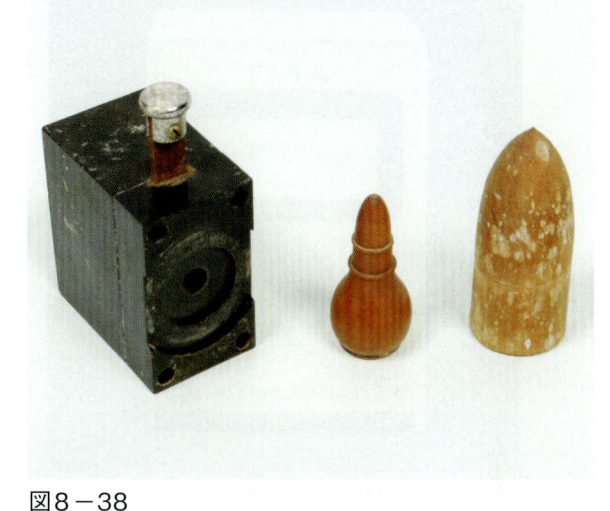

図8-38
左より「アマルガム計量器, 木製水銀壷, 水銀入れ」
神奈川県歯科医師会「歯の博物館」所蔵

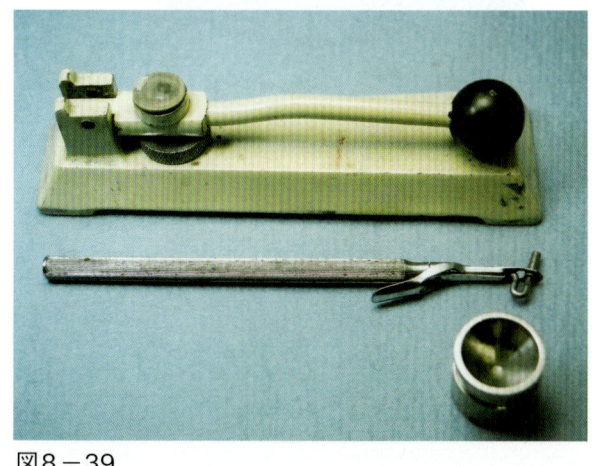

図8-39
上:「アマルガム搾り器」 18×4×5cm
中:「アマルガムキャリアー」 16.5cm
下:「アマルガム 皿」

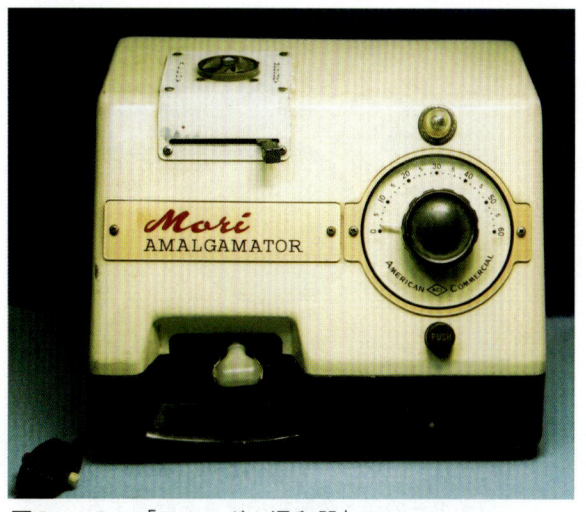

図8-40 「アマルガム混和器」・Mori
18×24×17cm

239

第8章 歯科治療器具・技工器具

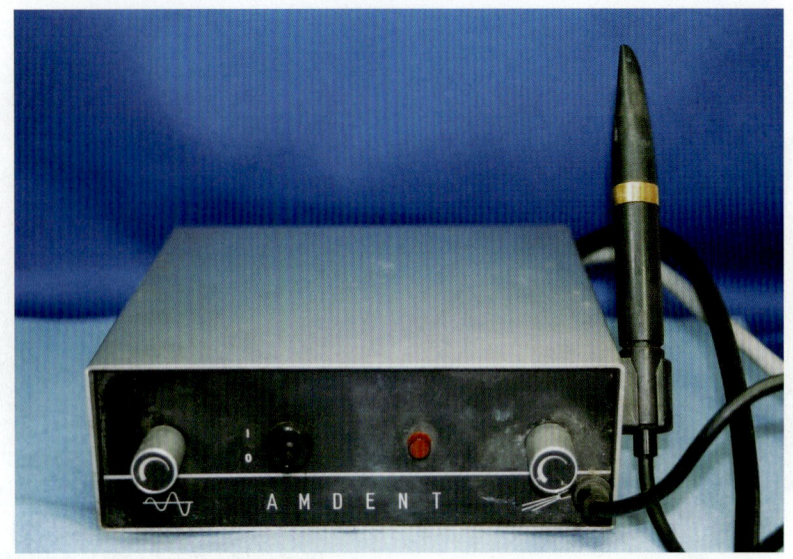

図8-41 「超音波スケーラー」
スウェーデン アムデント社製 1975（昭和50）年 22×19×7cm

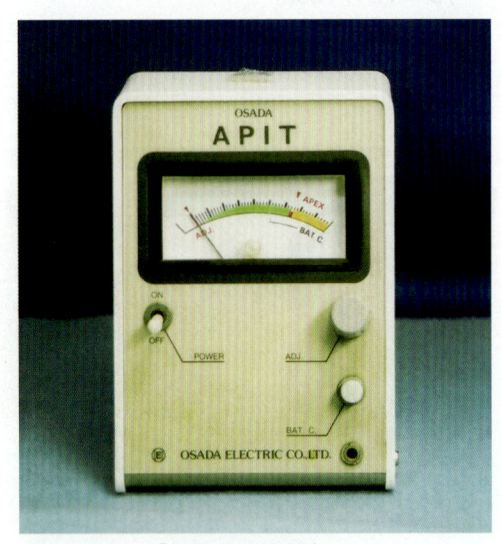

図8-42 「根管長測定機」
長田電気工業 オサダアピット
1989（平成元）年製
8×10×14cm

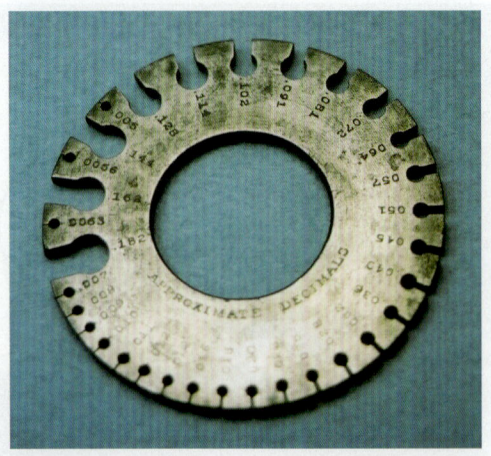

図8-43 「ワイヤーゲージ」
ワイヤーの㲺と金属板の厚さを計測する
5.8×5.8×0.25cm

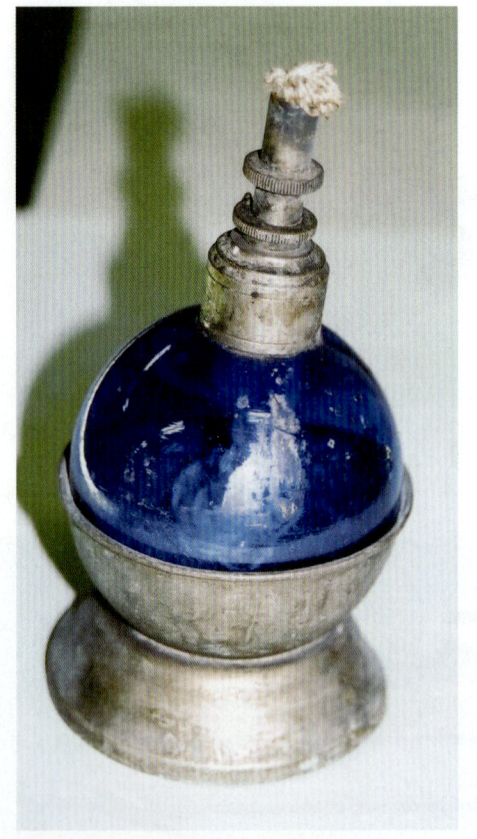

図8-44 「アルコールランプ」
球状アルコール燈芯
14×8×8cm

このページ神奈川県歯科医師会「歯の博物館」所蔵

240

第8章 歯科治療器具・技工器具

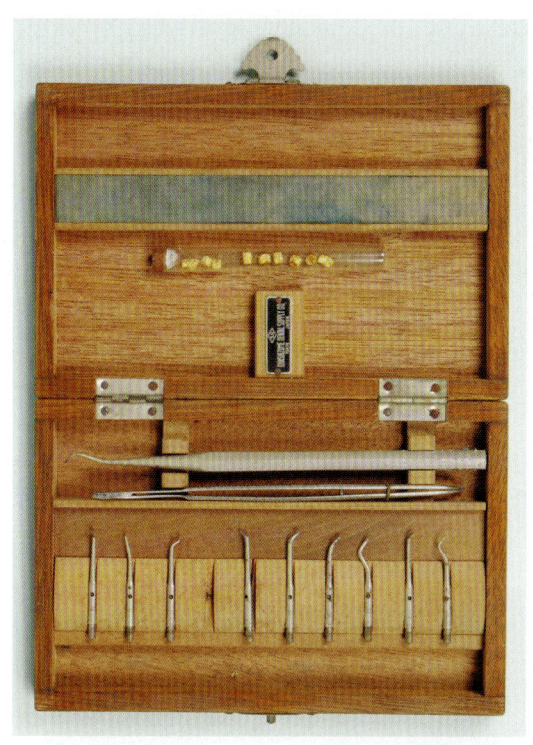

図8-45 「金箔充填器」
11×16.5×2cm

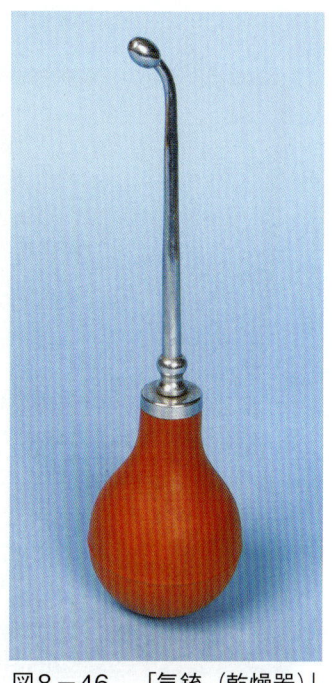

図8-46 「気銃（乾燥器）」
19×5cm

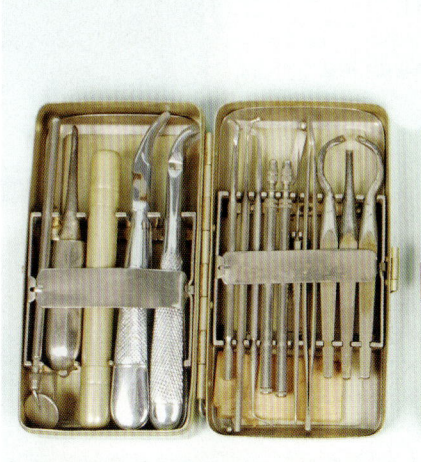

図8-47
「日本陸軍の抜歯器具」
5×16.5×9cm

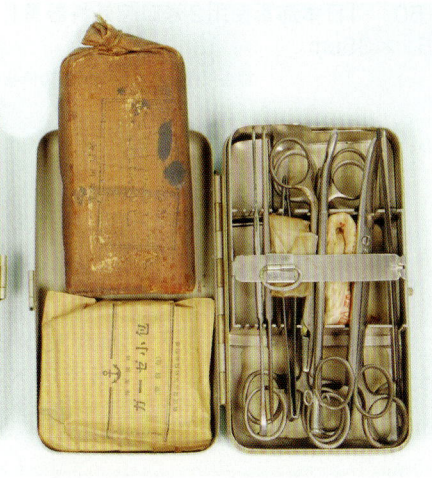

図8-48
「日本陸軍の外科器具」
4×16×9cm

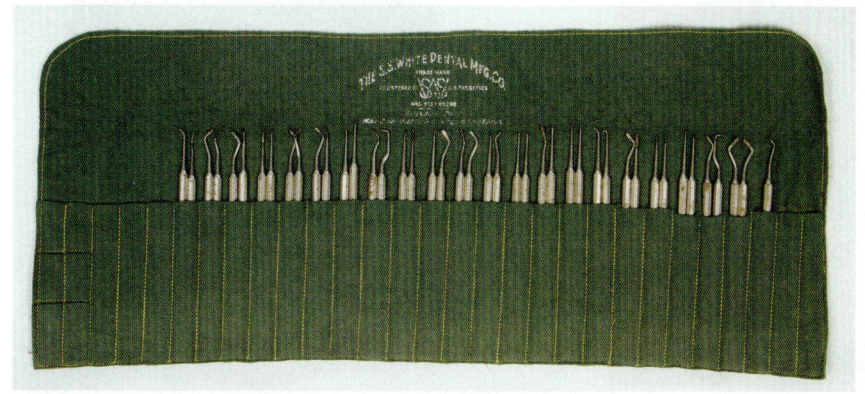

図8-49 「手用切削器械」 S.S.ホワイト社
23×54cm

このページ神奈川県歯科医師会「歯の博物館」所蔵

第8章 歯科治療器具・技工器具

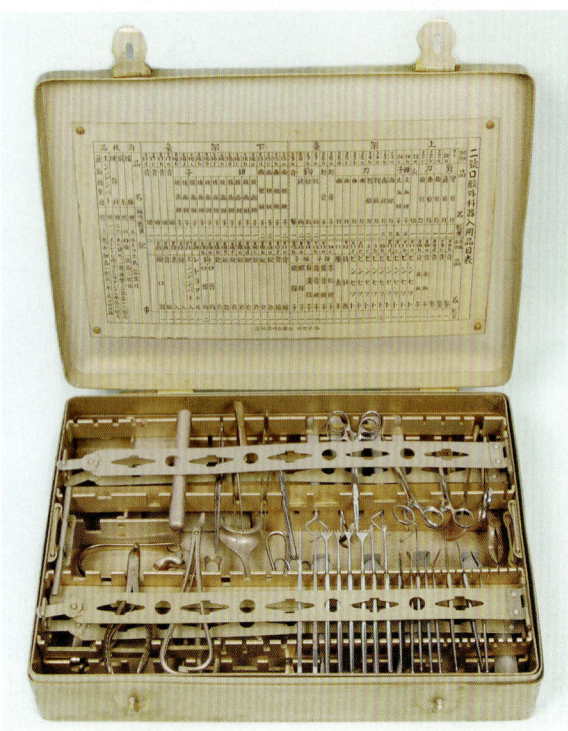

図8-50 「日本海軍使用2号口腔外科器具」
12×51×35cm

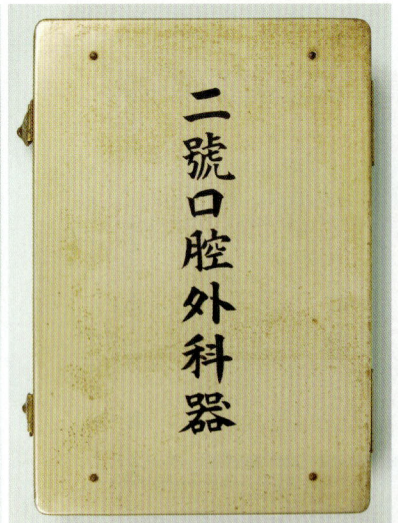

神奈川県歯科医師会「歯の博物館」所蔵

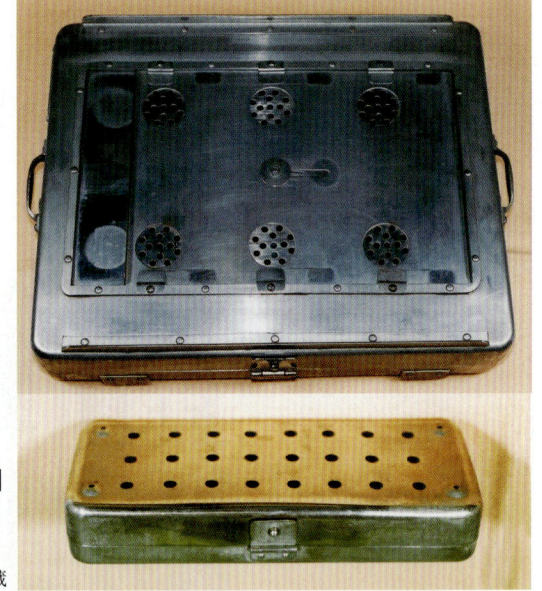

図8-51
「平型器械消毒鑵と消毒貯槽鑵」
上：24×30×6cm
下：7.5×19×3.8cm

神奈川県歯科医師会「歯の博物館」所蔵

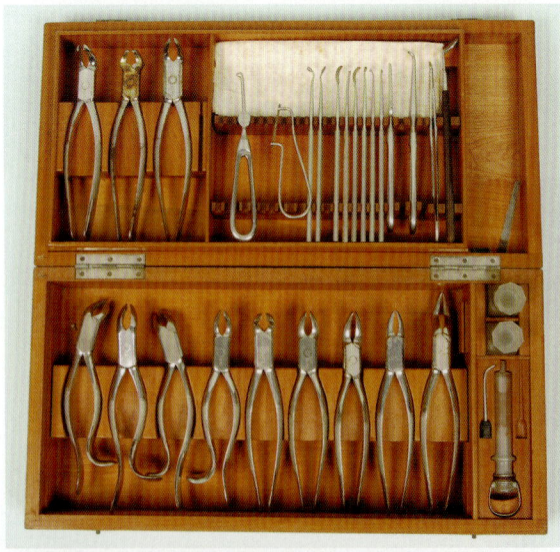

図8-52 「往診用口腔外科セット」
22×44×8cm

神奈川県歯科医師会「歯の博物館」所蔵

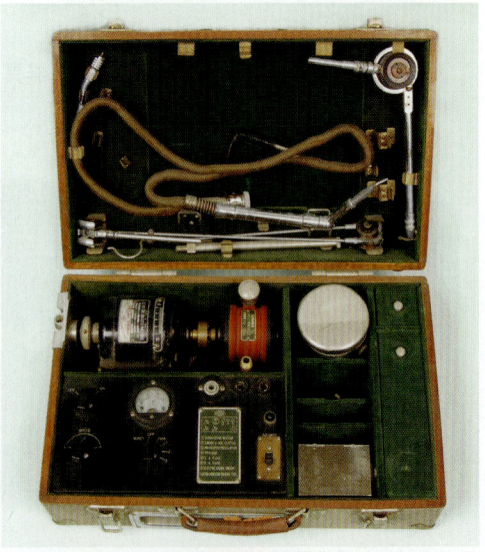

図8-53 「往診用電気エンジン」
29.5×46×17cm

神奈川県歯科医師会「歯の博物館」所蔵

第8章 歯科治療器具・技工器具

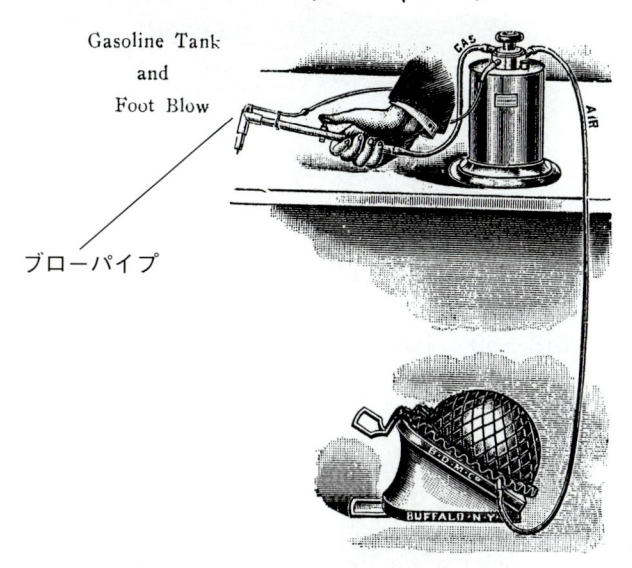

図8-54 「ガソリンタンクとフートベル」
森田商店カタログより引用

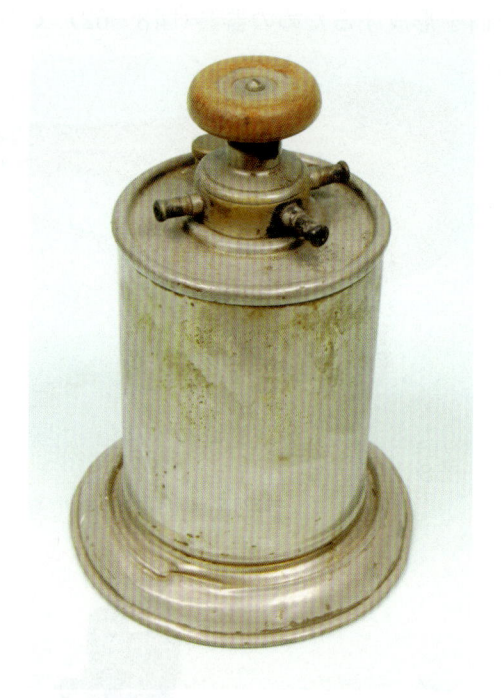

図8-55 「ガソリンタンク」
22×16×16cm
神奈川県歯科医師会「歯の博物館」所蔵

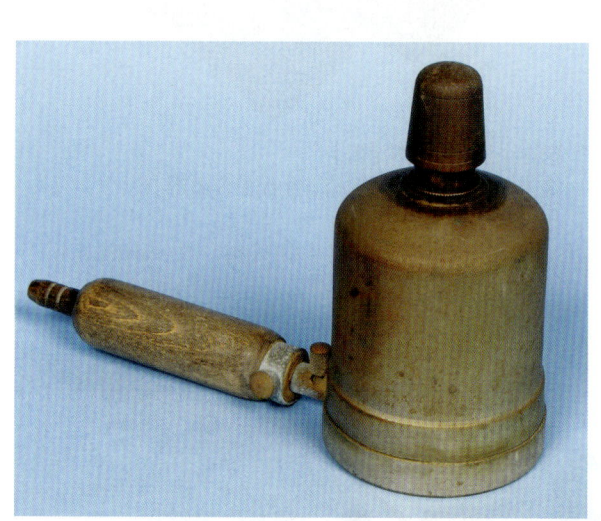

図8-56 「三備タンク」
内容の綿にガソリンを浸みこませてフートベルに接続して用いた。
12×7×20cm
神奈川県歯科医師会「歯の博物館」所蔵

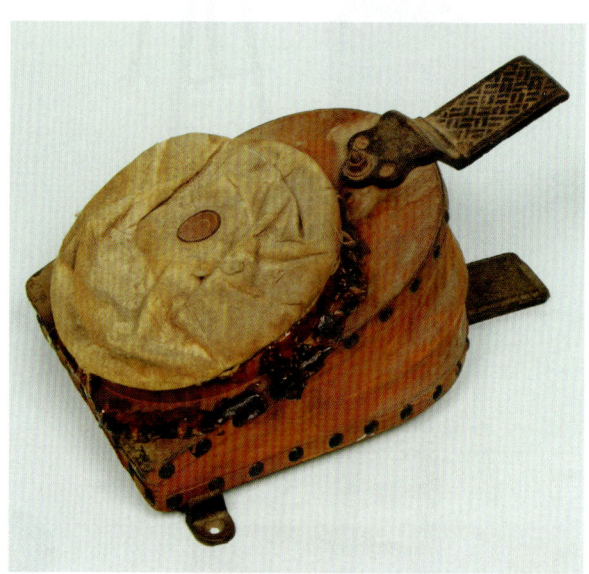

図8-57 「フートベル（足踏送風器）」
14×20×34cm
神奈川県歯科医師会「歯の博物館」所蔵

243

第8章 歯科治療器具・技工器具

　1869（明治2）年，モリソンMorrisonによって考案された咬合面圧印帯環金冠，及び咬合面充実金冠は長い間盛んに用いられてきた。金板を作る器具（図8-60，図8-61）や，金冠の咬合面を形成するための器具（図8-62）である。

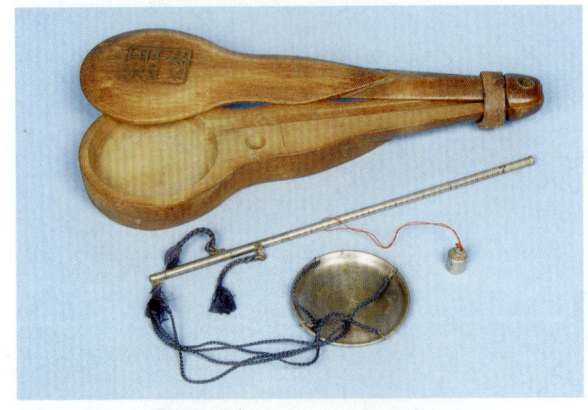

図8-58　「はかり」
神奈川県歯科医師会「歯の博物館」所蔵

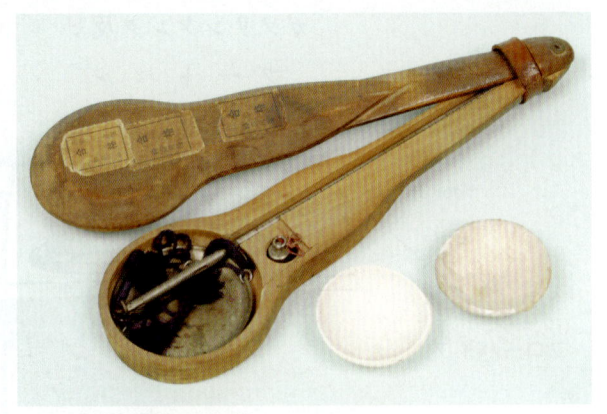

図8-59　「はかり」　25×7cm
神奈川県歯科医師会「歯の博物館」所蔵

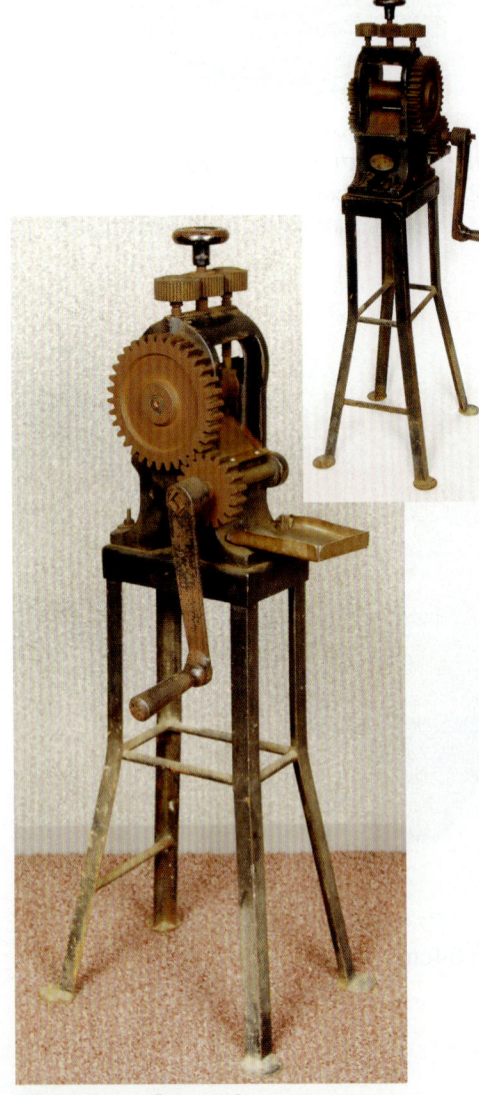

図8-60　「ロール」
金の板を薄く延ばす
97×31×36cm
神奈川県歯科医師会「歯の博物館」所蔵

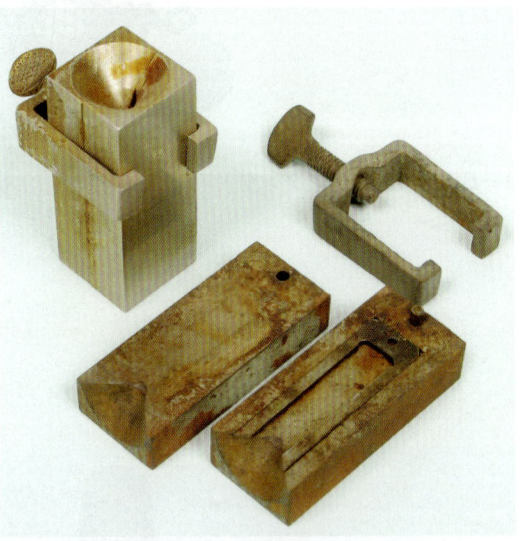

図8-61　「急冷器」
金を溶かして流し込んで金板を作る器具
8×5×7.5cm
神奈川県歯科医師会「歯の博物館」所蔵

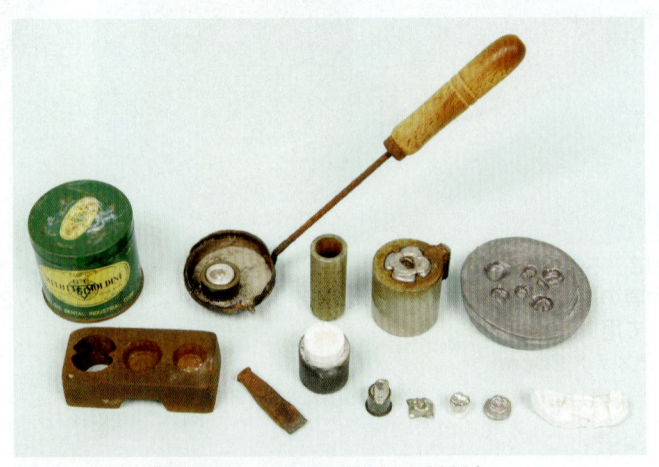

図8-62　「唇舌面・咬合面圧印打出材料」
モルデン・メロット合金など
神奈川県歯科医師会「歯の博物館」所蔵

第8章 歯科治療器具・技工器具

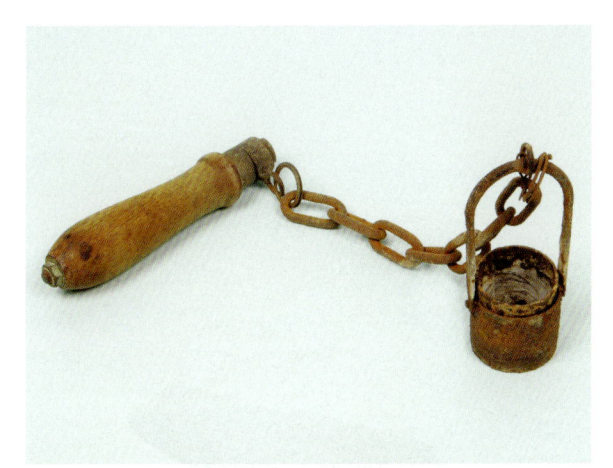

図8-63 「手廻し式遠心鋳造器」
41cm
神奈川県歯科医師会「歯の博物館」所蔵

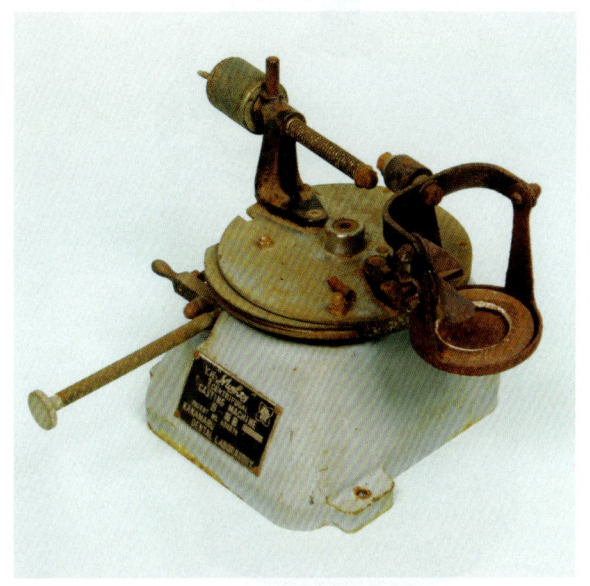

図8-64 「バネ式遠心鋳造器」 金丸製作所
18×26cm
神奈川県歯科医師会「歯の博物館」所蔵

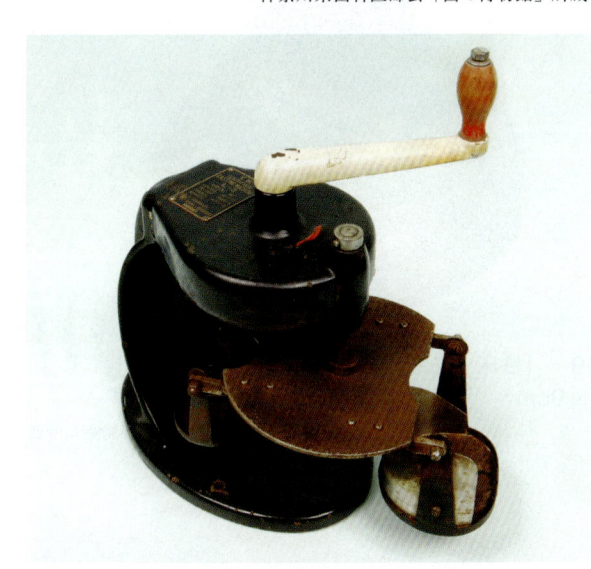

図8-65 「手廻し式遠心鋳造器」 金丸製作所
40×19×34cm
神奈川県歯科医師会「歯の博物館」所蔵

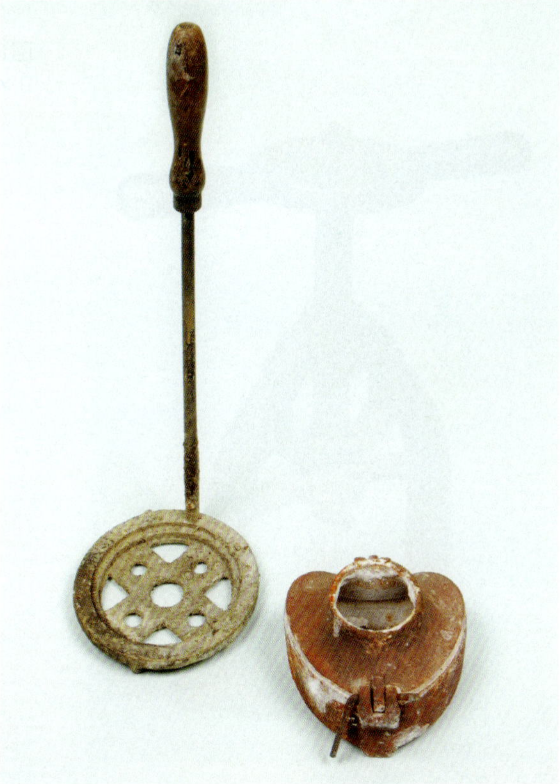

図8-66
左：「フラスコ保持器」 36×11cm
右：「金属床鋳造用フラスコ」 7×11×9cm
神奈川県歯科医師会「歯の博物館」所蔵

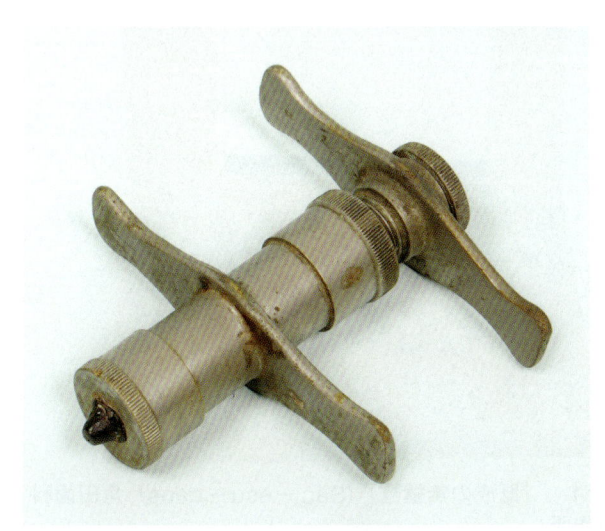

図8-67 「ワイヤー蝋型形成器」
12×12cm
神奈川県歯科医師会「歯の博物館」所蔵

第8章 歯科治療器具・技工器具

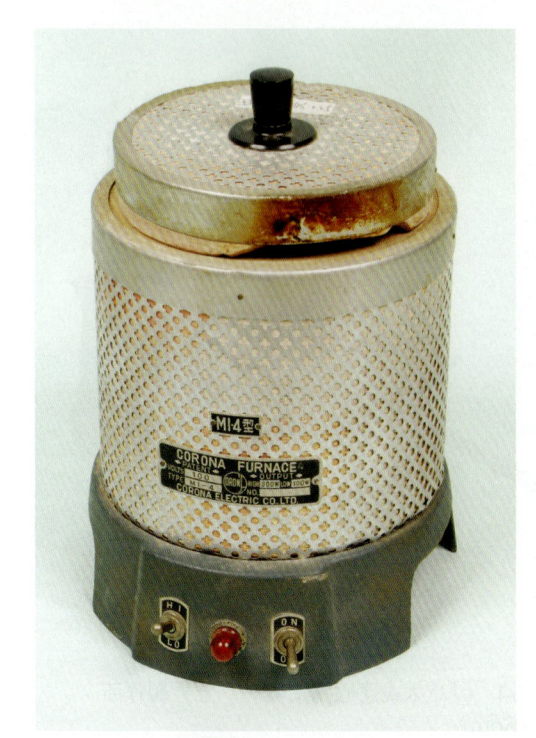

図8-68 「電気炉（ファーネス）」
28×21×21cm
神奈川県歯科医師会「歯の博物館」所蔵

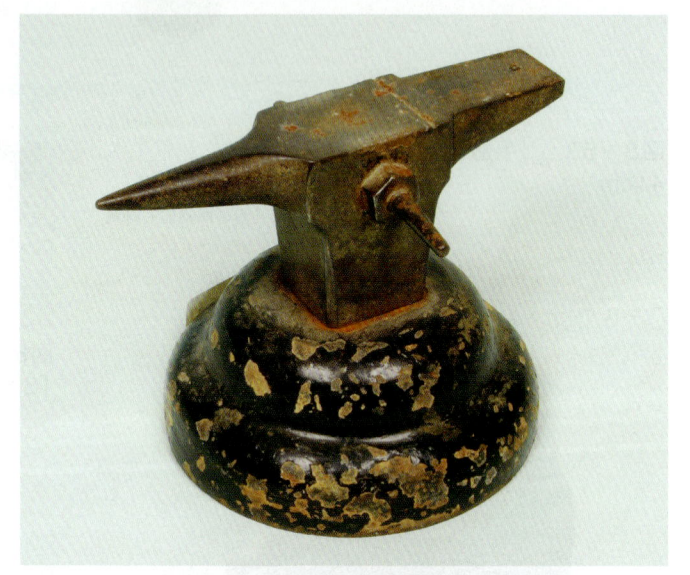

図8-69 「鉄床（てっちん）十字型鉄砧ともいう」
9×13×9cm
神奈川県歯科医師会「歯の博物館」所蔵

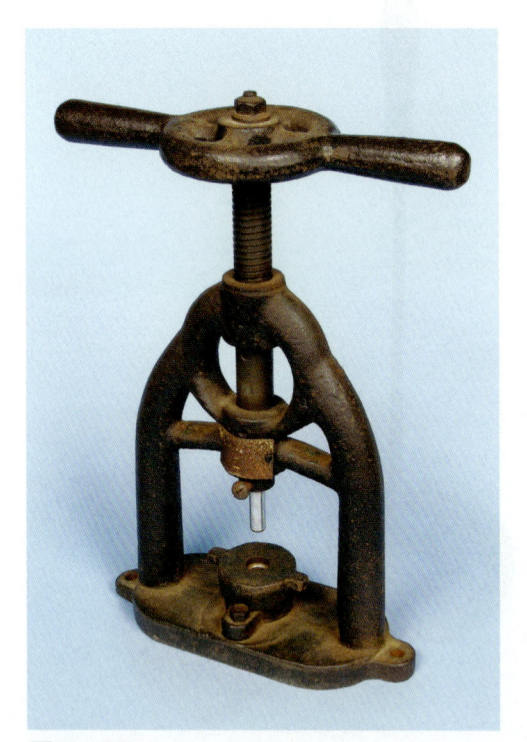

図8-70
「無縫冠用プレス」
36×19×12cm
神奈川県歯科医師会「歯の博物館」所蔵

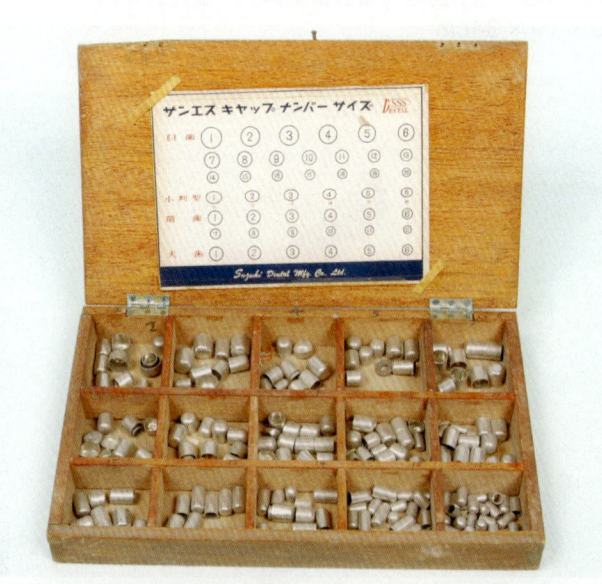

図8-71 「既成の無縫冠」（San-esu-caps）角田歯科合金製作所
19×30.5×4.3cm
神奈川県歯科医師会「歯の博物館」所蔵

第8章 歯科治療器具・技工器具

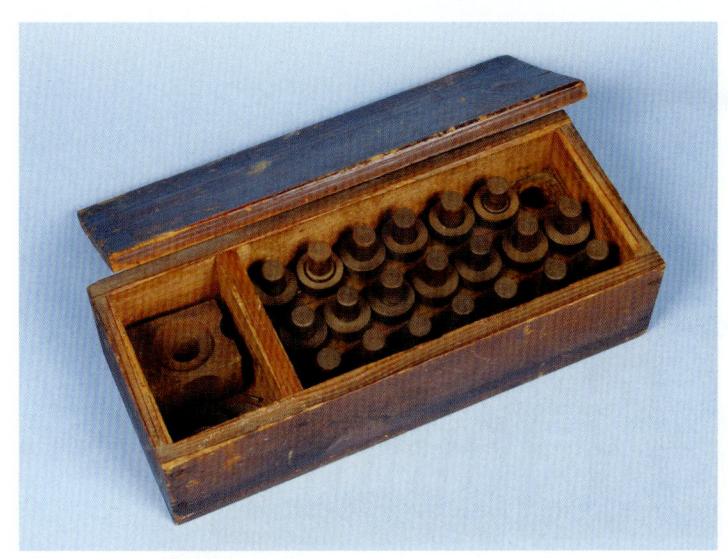

図8-72 「無縫冠絞り器」
8×11.5×28cm　角田歯科合金㈱
サンエスキャップ

神奈川県歯科医師会「歯の博物館」所蔵

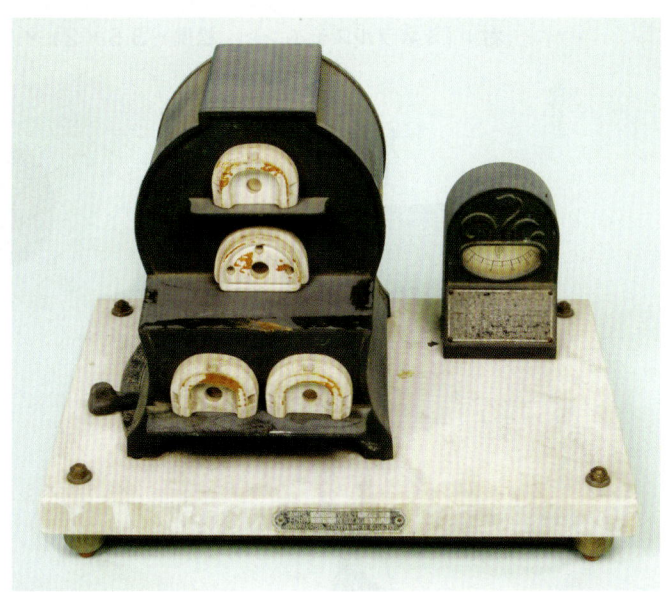

図8-73 「ポーセレンファーネス（Furnace）」　松風
23×31×21cm

神奈川県歯科医師会「歯の博物館」所蔵

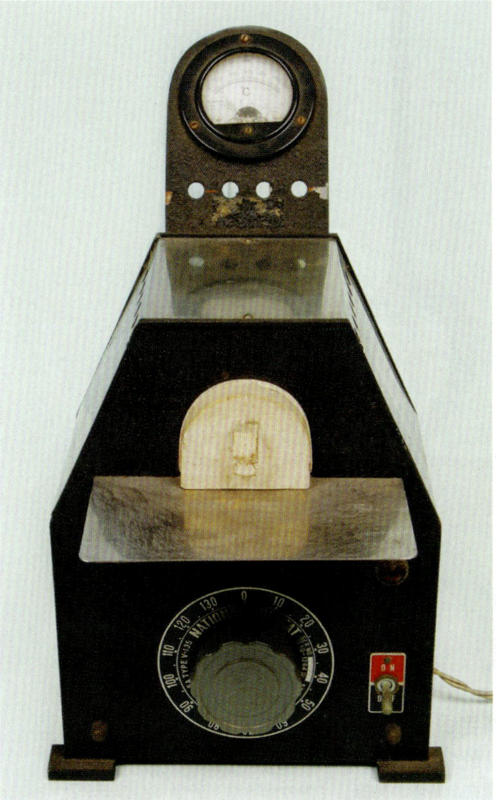

図8-74
「ポーセレンファーネス（Furnace）」
40×23×25cm　外国製　National Volstat

神奈川県歯科医師会「歯の博物館」所蔵

第8章 歯科治療器具・技工器具

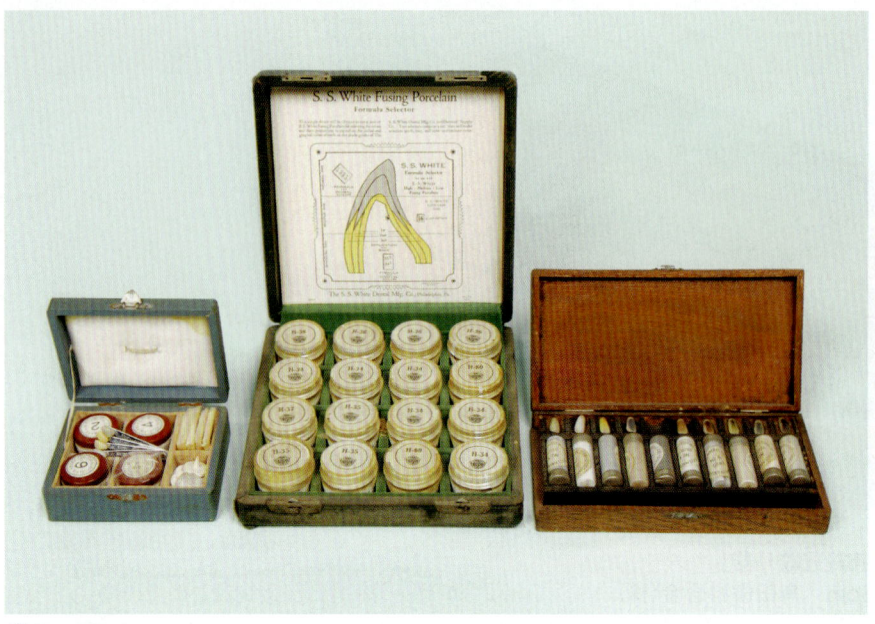

図8−75
左：「低融パウダー」　5×12.5×10cm
中：「ポーセレンパウダー」　S.S.ホワイト社　5.5×21×21.5cm
右：「ミネラルステイン」　松風　3.5×21×11cm

神奈川県歯科医師会「歯の博物館」所蔵

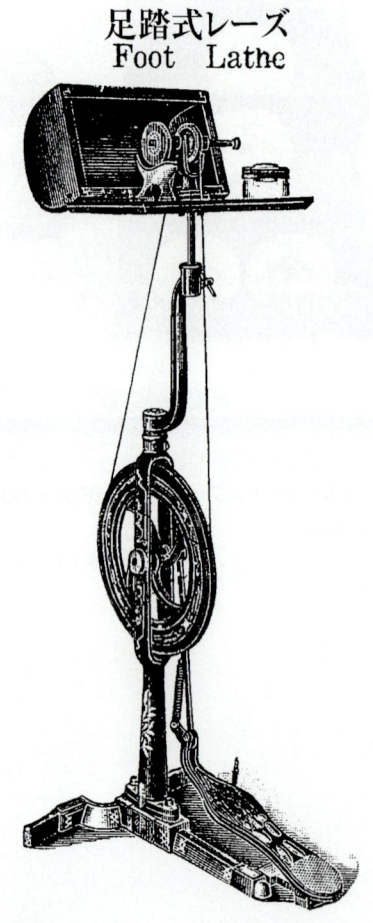

図8−76
左図「足踏式レーズ（Foot Lathe）」
カタログより

右図「足踏式レーズの実物」
回転により削合，研磨する

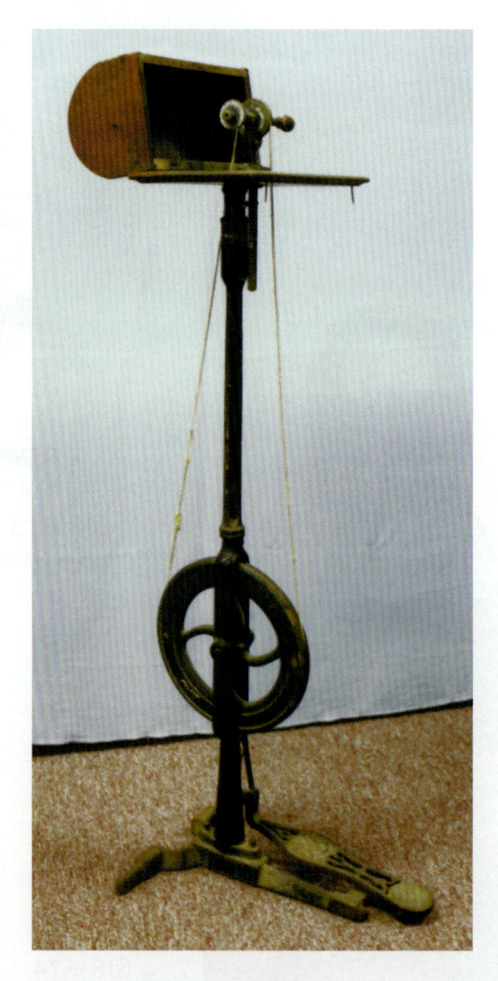

神奈川県歯科医師会「歯の博物館」所蔵

248

第8章 歯科治療器具・技工器具

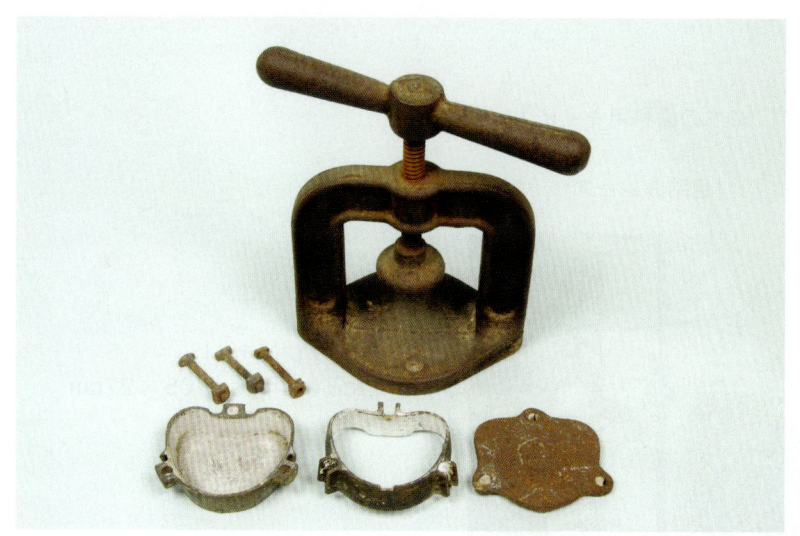

図8-77
上：「フラスコプレス（圧搾器）」　下：「フラスコ　フラスコボルト」
神奈川県歯科医師会「歯の博物館」所蔵

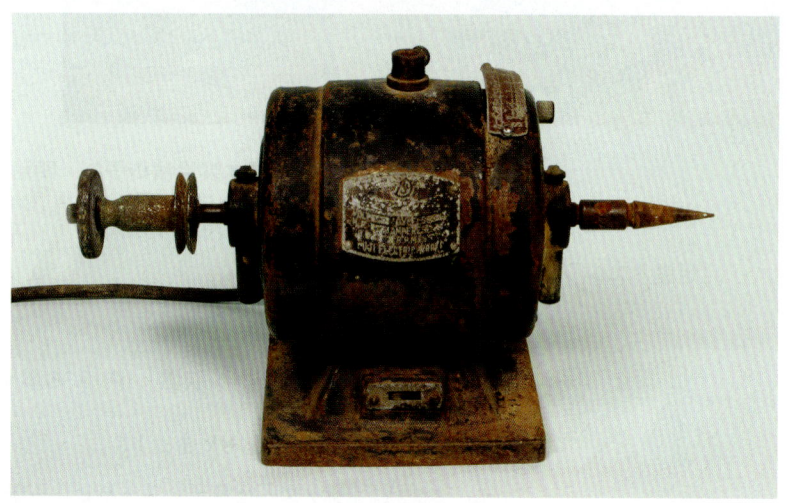

図8-78　「電気レーズ」　富士電機㈱
19×33×13cm
神奈川県歯科医師会「歯の博物館」所蔵

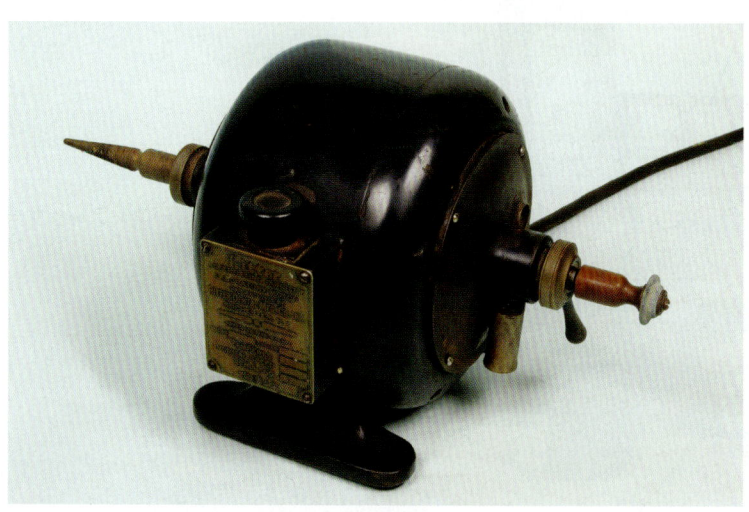

図8-79　「電気レーズ」　リッター社
21×40×21cm
神奈川県歯科医師会「歯の博物館」所蔵

249

第8章　歯科治療器具・技工器具

《診療室設備風景》

図8-80

「歯科箪笥」（のちの歯科用キャビネット）
「足踏みレーズ」　120×30×54cm
「エアーコンプレッサー」1917（大正6）年製　105×27cm
「旅行用軽便木製治療椅子」　明治末期～大正期
唾壺（だこ）とブラケットテーブルがついている　116×57×118cm
「足踏みエンジン」　145×32×52cm

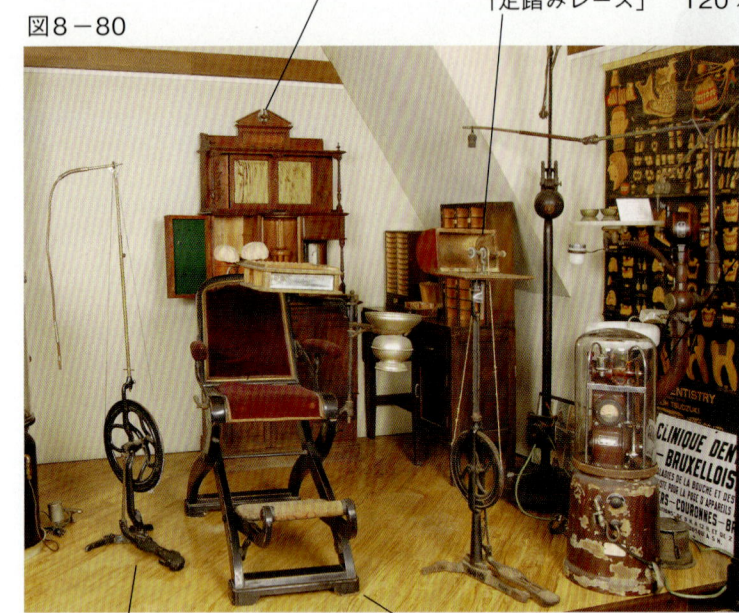

図8-81

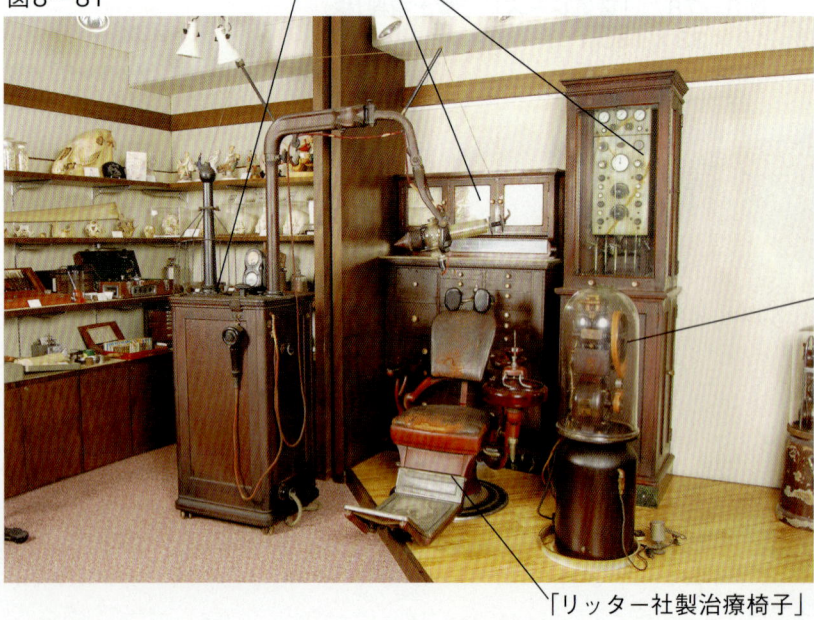

「リッター社製レントゲン装置」（P-236参照）
「リッター社製キャビネット」
「リッター社製ディストリビューティングパネル」（P-233～235参照）
「リッター社製エアーコンプレッサー」
「リッター社製治療椅子」

このページ神奈川県歯科医師会「歯の博物館」所蔵

250

第8章 歯科治療器具・技工器具

図8-82

「ユニット」 S.S.ホワイト社製 1915(大正4)年

「電気エンジンスタンド型」
リッター社製 1912(明治45)年
4000回転(日本歯科大学保存学岡村教授
使用のもの) 150×76cm

「歯科用治療椅子」 110×53×115cm

「歯科箪笥(軽井沢 能勢邦士先生使用のもの)」 175×80×44cm

「エアーコンプレッサー」 85×28cm

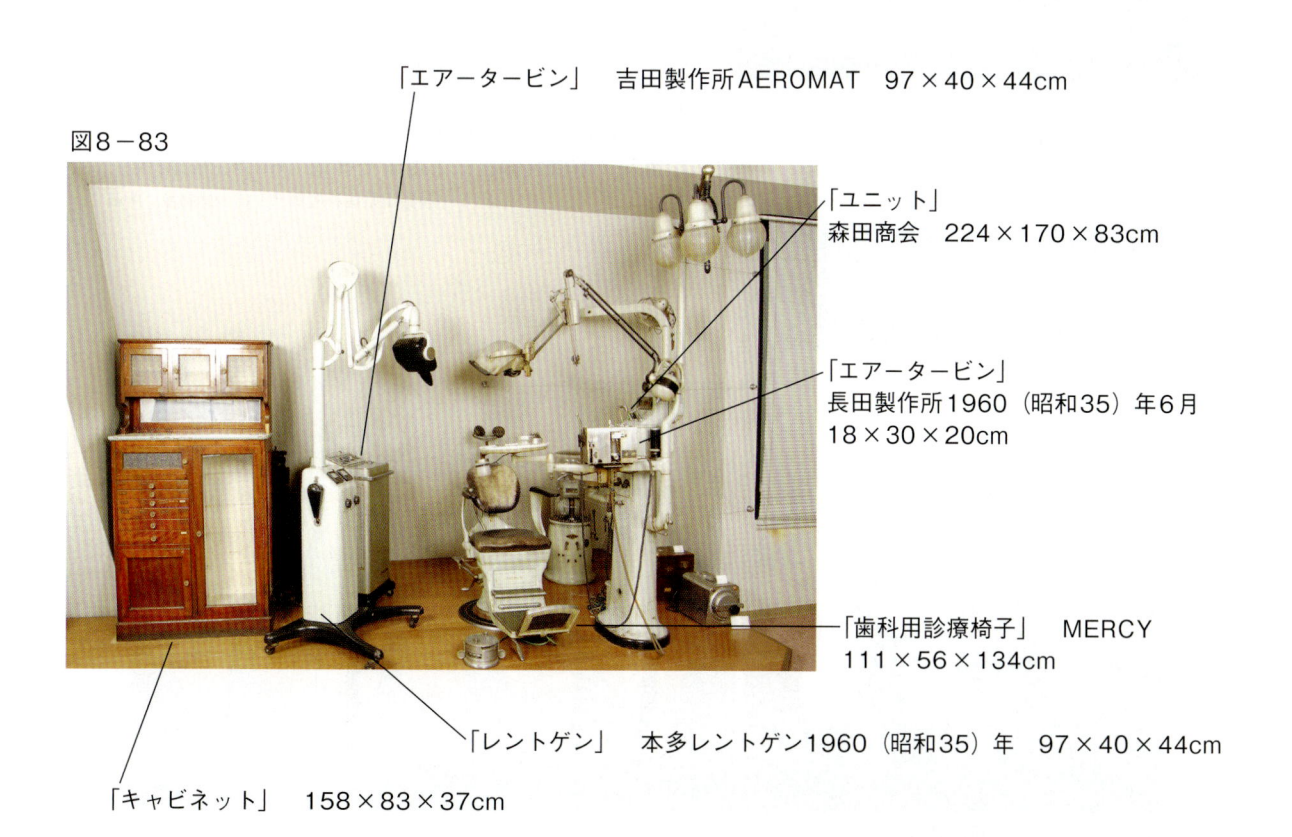

図8-83

「エアータービン」 吉田製作所AEROMAT 97×40×44cm

「ユニット」
森田商会 224×170×83cm

「エアータービン」
長田製作所1960(昭和35)年6月
18×30×20cm

「歯科用診療椅子」 MERCY
111×56×134cm

「レントゲン」 本多レントゲン1960(昭和35)年 97×40×44cm

「キャビネット」 158×83×37cm

このページ神奈川県歯科医師会「歯の博物館」所蔵

251

第8章 歯科治療器具・技工器具

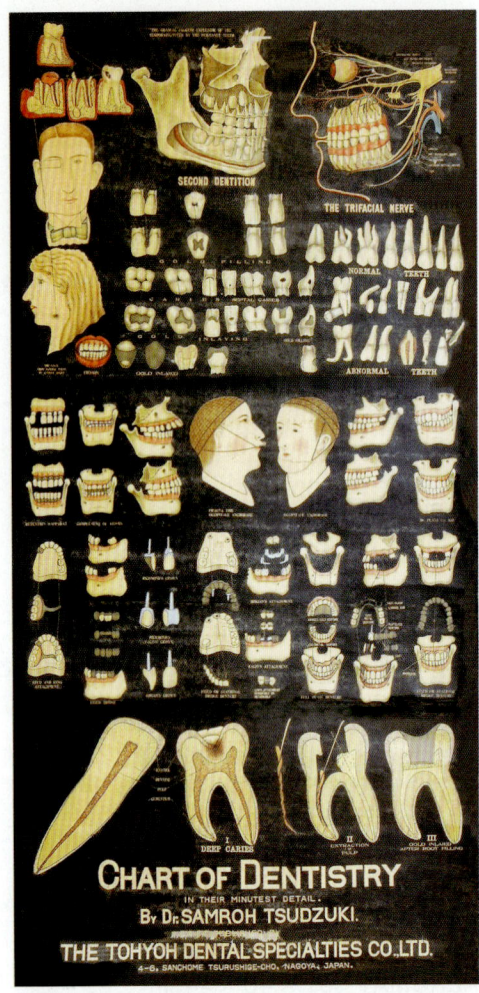

図8-84 「Chart of Dentistry」
東洋デンタル名古屋
160×76cm

神奈川県歯科医師会「歯の博物館」所蔵

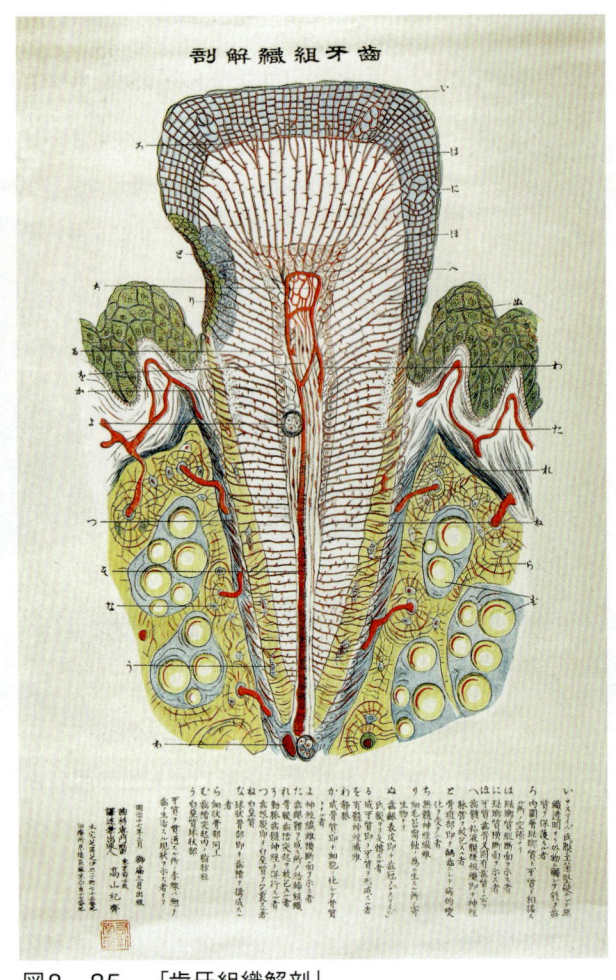

図8-85 「歯牙組織解剖」
1884（明治17）年2月御届3月出版
歯科専門医訳述兼出版人　東京府士族　高山紀斎
診療所　京橋区銀座三丁目十七番地　60×28cm

神奈川県歯科医師会「歯の博物館」所蔵

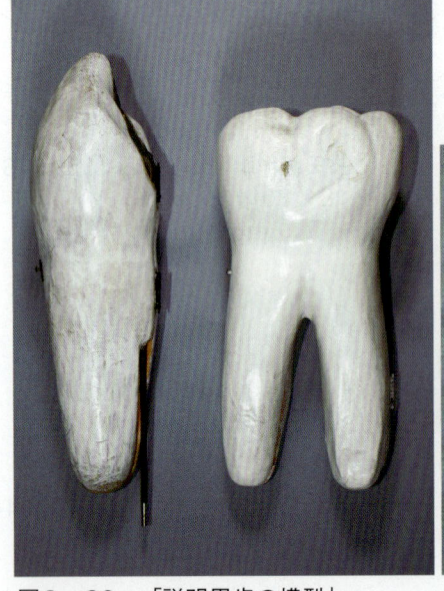

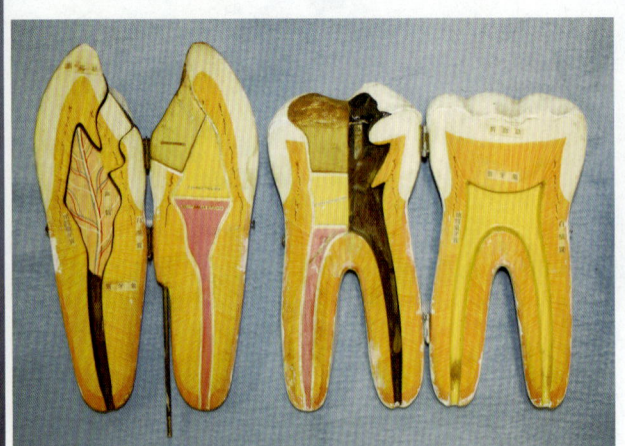

図8-86 「説明用歯の模型」
左右に開くと歯の切断された解剖図が表れる。学生実習用か患者さんへの説明に用いられた
昭和初期頃のものか
左：22×13cm　右：19×19cm

神奈川県歯科医師会「歯の博物館」所蔵

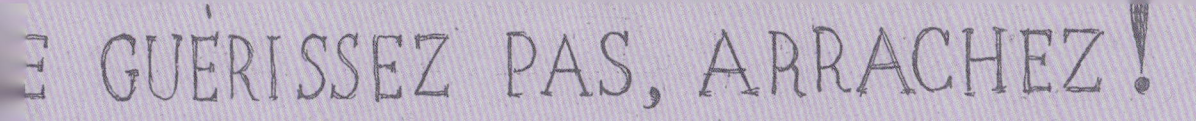

Part II

西洋の歯に関する風俗と歯の治療

Western Tooth-related Customs and Dental Treatment

―西洋の16～20世紀を中心に―
―Focussing on the 16th～20th Centuries―

第9章 西洋における歯科の歴史
A History of Dentistry in the West

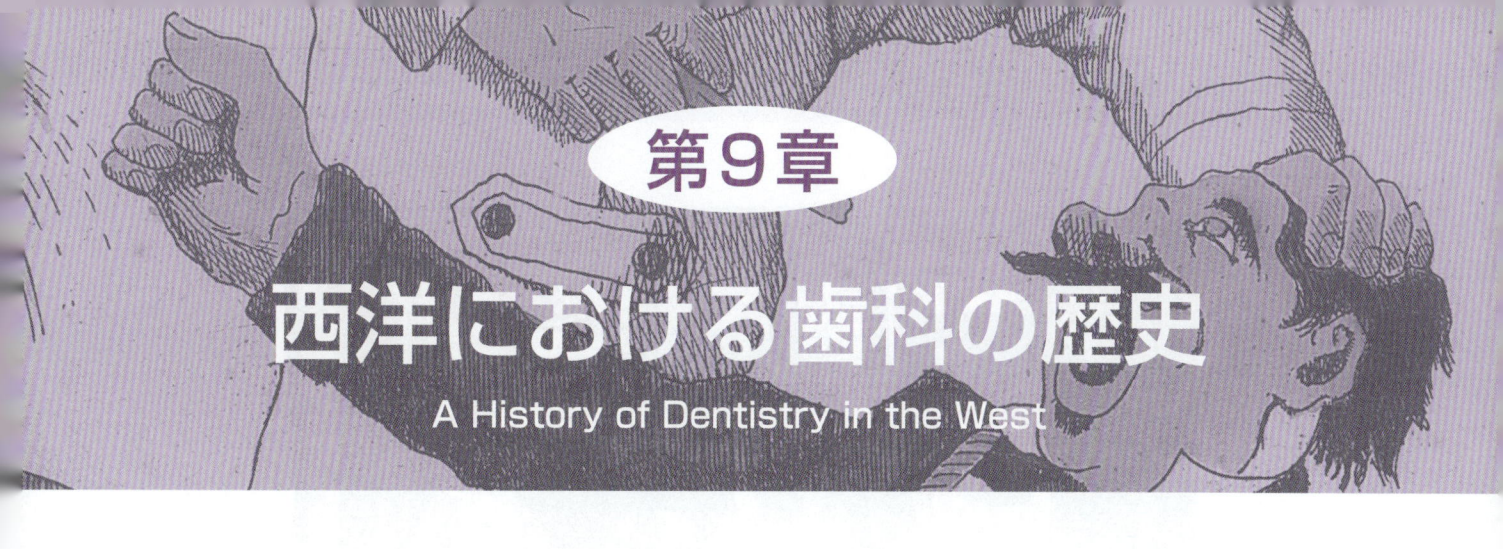

西洋における歯科の歴史

　Medicineという言葉には，医学，医術という意味のほかに超自然力，まじない，魔法などの意味があることが辞書に見られる。病を癒やす手段として人類の発生時から本能的に行ってきたことを示している。

　太古から人類は生まれて死ぬ間に病や怪我に悩み，その原因を考えたり，痛みや不快感を除こうとしたに違いない。それは，ある大きな存在，即ち神の怒り，罰とも考えて祈祷，捧げ物などをして痛みから逃れようとした。そして試行錯誤し，経験や情報を分析し，いろいろの事実が分かってきたのであろう。医療行為の内容に関しては，それぞれの時代や国・地方により異なる。西洋では歯科は外科の一分野として扱われてきた。

　医学は，文字とのかかわりから四大文明と密着に関係して進歩してきた。即ちメソポタミア文明，エジプト文明，インダス文明，黄河文明の四大文明である。このうち前二者は西洋医学の流れとなり，後二者は東洋医学へと進んだと考えられる。

《ヨーロッパにおける大学の誕生》

　ヨーロッパでは，11世紀から13世紀の十字軍の遠征により東方の文化が入り，1158年北イタリアのボローニャ大学が出来た。ただ，大学という名称はそれより後に用いられた。その後，イタリアでは東部のベネチア，南部のサレルノに大学が開かれ，フランスではモンペリエに次いでパリ大学も1211年にローマ教皇により，法的に「大学」（神学・教会法・医学）として認められた。医学校はこれらに先立ち，9世紀にイタリア，ナポリの南方，サレルノに医学校が出来た。そこでは解剖もなされ，ヨーロッパの有名な医学修行の地となった。そのあとモンペリエに医学校が出来た。またスペインにはその前からアラビア系の医学校があった。15世紀頃には，カトリック教会の権威・封建制度によって抑えられていた文化の諸領域がルネッサンスで開花し，印刷技術も進み，16世紀にはアルプスを越えてフランス，スイスなどで医学の研究や体系化も進み，医学の世界も大きなうねりが生じてきた。

　中世の西欧の大学では，ギリシャ・ローマ・アラビアなどの古典医学の文献を読みこなし，ラテン語で講義を受け，議論し，人体解剖をしてさらに数学・幾何学・天文学・音楽など高い水準の学問を身につけていった。当然修得までには歳月を要したので，中等教育のあと15年から20年後にやっと正規の医師になれたといわれている。このようにして学んだ医師が医療を含めて医学界を支配していた。当時は医学といえば内科学のことであり，医師と言えば大学出身の高い教養と医学知識をもった医師（内科）であり，彼らは特権階級であった。

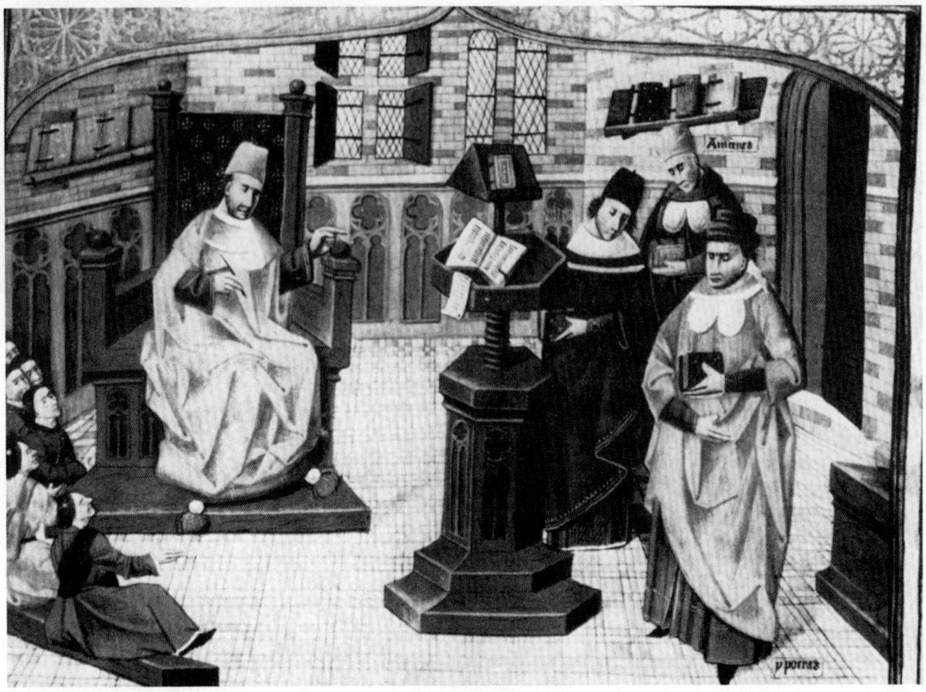

第9章　西洋における歯科の歴史

図9-1　「中世ヨーロッパの大学における講義風景」
左側下に小さく描かれているのが学生。パリ国立図書館にある1461年の写本
Walter Hoffmann-Axthelm 著　本間邦則訳『歯科の歴史』より引用

《中世の医療》

　中世の医療は大学出の医師が支配していた。当時のフランスの実情について説明すると，医師の多くはキリスト教の僧侶や修道士であった。彼等はキリスト教公会議の「聖職者は手を血や膿で汚さない」という影響をうけ，医療の現場から手を引き，外科的手術などで血の出る観血的手技を要するものに手をふれなかった。即ち瀉血，膿瘍切開・切開・吸引・抜歯などや，時には，下剤を与えたり洗腸などの実技を，大学出の医師より下級であった外科医や理髪外科医に任せていた。その他，結石師・ヘルニア切開師・風呂屋・瀉血師などもそれらにたずさわっていた記録もある。これは，いまだ職業区分が未分化だったからでもあろう。歯科の抜歯を含めた治療は，おもに理髪外科医の仕事であった。12世紀から13世紀にかけて理髪外科医になるには試験制度も導入され，同業組合も作られていた。

　理髪師の中には理髪を専門とする者，外科と理髪を行う者，医師のもとでもっぱら外科的手技をする者がいた。すなわち，大学出の医師は十分な教育と一般教養を身につけた特権階級であったが，手術など実技をせず指示を下すのみであった。一方理髪外科医は，教養が低く，手当や外科手術などの手技には慣れていたが，大学出の医師の指示のもとで仕事をしていた。そして両者の間には，身分の差が歴然としていた。そのような状態が続くうちに，大学出の医師の中にも外科の手技を行いたい者，また理髪外科医の中にも，より高度の手技や知識を求め，医療の在り方に不満を持った者たちが集まり外科医の集団が出来てきた。彼らは，外科医の地位を高め，確保すべく，1260年には中世の聖人サンコームを祭る教会に外科医学校を設立した。修了をした者には，「外科修士」の称号を与え地位の向上に努めた。しかし，大学出の医師は，彼らを下級者と見ていたし，彼等も理髪外科医とは一線を画していた。そして何かにつけ，それぞれのグループの間で紛争が生じ，争いが絶えなかった。

第9章 西洋における歯科の歴史

《理髪外科医の抜歯風景（1574年）》

Edentarius. Der Zanbrecher.

Quisquis habes longo putrefactos tempore dentes,
Atq; vacillantes hos titubare vides.
Nec potes immodicos herbis sanare dolores,
Fitq; tibi pariter nox & amara dies.

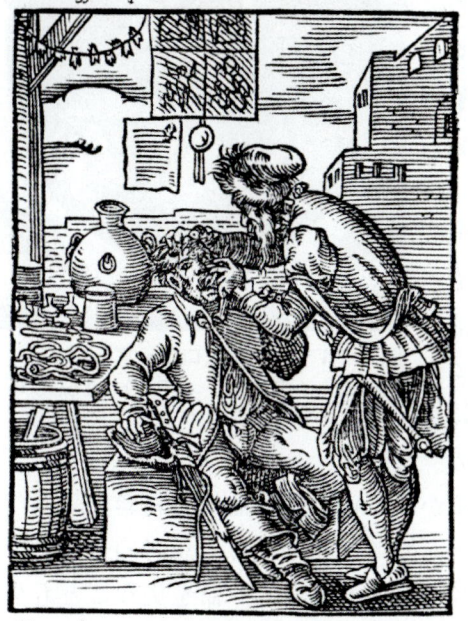

Huc ades atq; meus emptor ne despice merces,
Forsitan hic aliquam reperiemus opem.
Si tamen haud aliquid te pharmaca sera iuuabunt,
Dextera nec poterit ferre medentis opem.
Strenuus eripiam tibi forfice tonsor acuta,
Et rabido dentem suppeditabo cani.

図9-2　「理髪外科医」
左の版画はJost Amman（1539〜1591年）による木版画（1574年）で，ラテン語の詩の教本から切り取ったもの。（7.8×5.8cm）
アマンはニューレンブルグの有名な画家。彼は16世紀における日常生活を題材にして多く描いている。この絵は理髪外科医（barber surgeon）が下顎前歯を抜歯しているところ。左上の柱に抜いた歯を何本も糸で吊るしている。この時代の特徴と認めたい

【絵の上下にある詩（ラテン語）の訳】
歯抜き屋
いつも歯が生温かく臭い方，押せばグラグラします。
薬草でも，ひどい痛みは取れず，夜も昼も苦しみは続きます。こちらへお越し下さり，当店の商品をご覧ください。
何かお役に立つものをお探しいたしましょう。
もし薬が全く役に立たなかったら，もうお救いする手はありません。
理髪外科医が，鋭いハサミ※を使って敏捷に，抜いて差し上げましょう。
そしてその歯は，凶暴な犬めにくれてやりましょう。

※理髪用ハサミの先を抜歯器具として使ったらしい

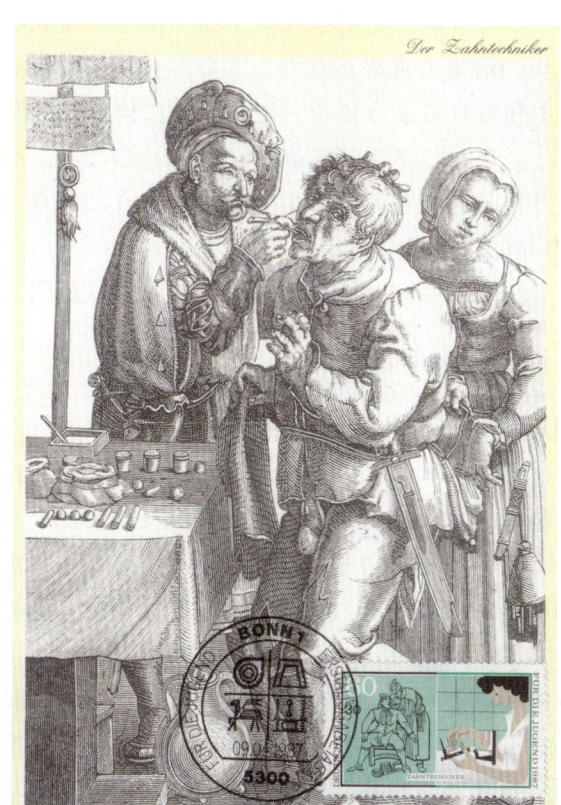

図9-3　「絵葉書・歯抜き屋」
（原画　ルーカス・ファン・ライデン　1494-1533）
原画は，歯抜き屋の仕事中の様子を描いた最も古い作品として知られている。
テーブルには抜歯の器具が置いてあり，着飾ってベレー帽にとりつけた歯は公衆にその職業を示し，後ろのつい立に掲げられた信用状らしきものは権威づけに使われている。痛みをこらえている患者の後ろに立つ助手は彼の財布を盗もうとしている。
15×10.5cm　1523年作とされている

255

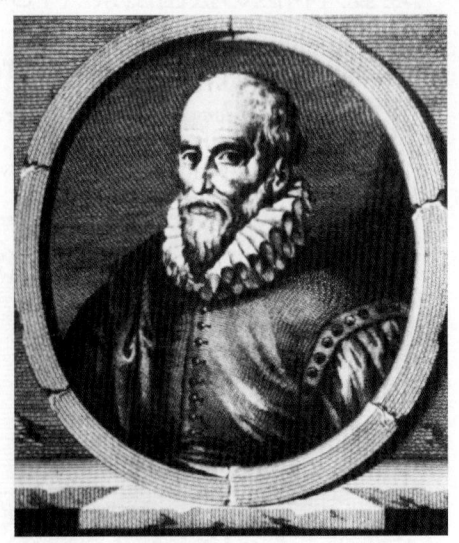

《外科医の地位を向上させたアンブロワーズ・パレ》

アンブロワーズ・パレAmbroise Pare（1510～1590）はフランスに生まれ、パリに出て理髪外科医に勤めながら修行をし、パリ唯一の公立病院オテル・ディユで研修し、27歳で初めて理髪外科医として戦争に従軍した。戦場では貴重な経験をして、1541年に外科医組合の修士の試験に合格し外科医長の資格を得た。彼は解剖学にも深く通じ、才能を認められ国王の侍医となり、何回も戦争に従軍し各地を転戦した。また、その豊富な知識と体験から多くの著書をあらわしている。

パレが戦場で行った治療法は画期的であった。当時戦場では火縄銃が使われるようになった。しかし銃創の治療の方法はそれまでと変わりなく、止血には沸騰した油を局所に注ぐとか、真っ赤に焼けた鉄の棒を傷口に当てるなどの焼灼療法が行われていた。これは患者が猛烈に苦しみ、死にいたる患者も多かったという。パレはそのような処置に疑問を感じた。解剖学を勉強していた知識から、止血には血管を結紮し、傷口の治療には卵黄、パラ油（パラフィン油？）、テレピン油からなる軟膏を塗り、患者の苦痛を少なく治療することを思いつき、実行した。結果として患者は苦痛も少なく、命を失うことも少なくなった。彼は、このことを発表するにあたって、それまで医学の権威を示すために使われていたラテン語ではなく、フランス語で発表した。発表がフランス語であったので、多くの人々に読まれ翻訳もされた。その結果、ヨーロッパの人々に読まれ、外科医の重要性が評価、再認識され、外科医も内科医と同じように社会的必要性があることを認められるようになった。一方1590年頃、オランダのヤンセンJansenによって顕微鏡が発明され微生物や細胞の研究が進み、1684年には歯垢の中の細菌の存在や毛細血管の研究も進められた。すなわち外科が再認識され、内科と同じ重要性があることが人々に広く知られるようになった。それに伴い外科医の地位は徐々に内科と同等に高まる方向に向かった。そしてフランス革命（1789）のころ、パリ大学医学部と外科医学校が併合され、内科医も外科医も同じ大学の中で学べるようになり、その差別はなくなった。このためフランス医学は爆発的に発展した。

図9-4　「アンブロワーズ・パレ Ambroise Pare （1510～1590年）」

なお、パレは『パレ全集』の中で、口腔解剖、口蓋垂、ガマ腫、潰瘍、顎の骨折、脱臼、歯痛、抜歯、などに言及している。

《歯科医学の誕生ピエール・フォシャール『歯科外科医』出版》

歯科医学が世に認められるようになったのは、ピエール・フォシャールPierre Fauchard（1678～1761）が彼の20年間の臨床経験をもとに、歯科全般を体系的にまとめ、1728（享保13）年にLe Chirurgien Dentiste『歯科外科医』の著作がなされてからである。彼は、1746年には更に第2版を出版し、歯科医療の内容を補充し、分かりやすく、その技術を公開した。彼は、その後パリで開業した。彼の実力は市民達からも歓迎され多くの実績を収め、名声を博した。

彼は当初外科医を目指したが、家庭の事情からルイ十四世の海軍外科見習生になり、外科軍医長のもとで3年間経験を積んで、海軍退役の後、19歳で開業し、巡回診療を行って経験を積み上げた。1718年、それまでの経験を生かして、パリで歯科外科医を標榜して開業し、成功を

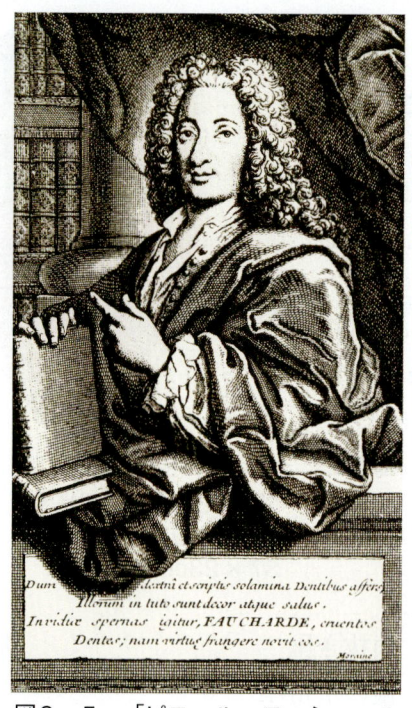

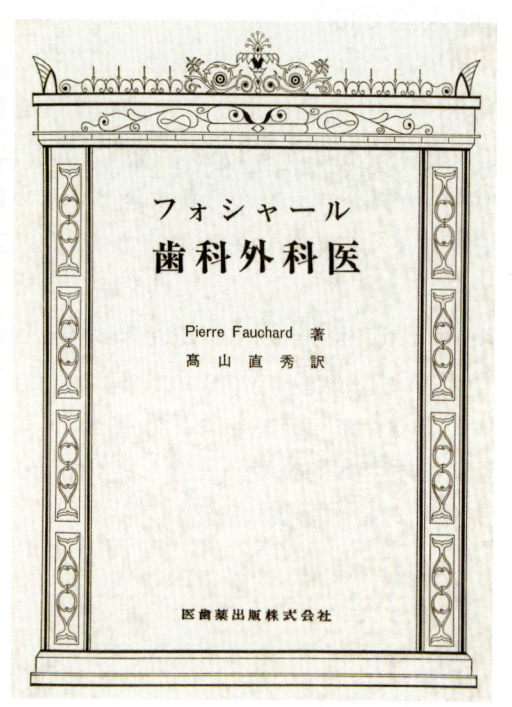

図9-5　「ピエール・フォシャール　Pierre Fauchard（1678〜1761）」
フォシャール『歯科外科医』第2版　高山直秀訳より引用

収めた。彼は1700年から実施されていたパリ市歯科医開業試験を受験していなかった。しかし，パリ外科医仲間からは「歯科を専門とする師範」という称号をうけていた。本人の才能と教養に加え，その偉大な業績と実力が高い評価をうける時代であった。彼は口腔疾患と全身の関係を立証し，口腔衛生の必要性を主張した。1756年にはフリードリッヒ大王（二世）の侍医となった。

それに加えてフィリップ・プファッフPhilip Pfaff（1713〜1766）による『人の歯とその疾患』の発刊，ジョン・ハンターJohn Hunter（1728〜1793）による『人の歯の博物学』の歯の解剖学，構造，などの研究は，歯科外科医の地位を確立するのにおおいに役立った。それまでは口や歯については外科医学の1分野として考えられていたが，これらの業績により歯科医学が独立した医学の1分野として認められるようになった。

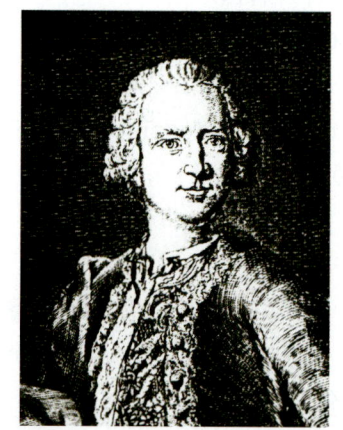

図9-6　「フィリップ・プファッフ　Philip Pfaff（1713〜1766）」
『人の歯とその疾患』フィリップ・プファッフ著　高山直秀訳より引用

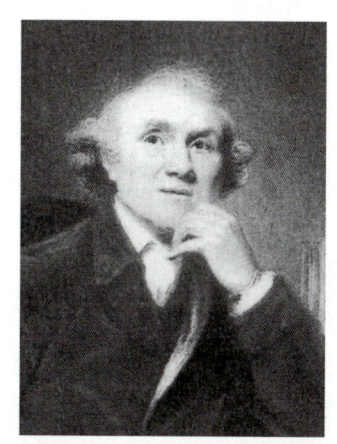

図9-7　「ジョン・ハンター　John Hunter（1728〜1793）」
『解剖医ジョン・ハンターの数奇な生涯』ウェンディ・ムーア著　矢野真千子訳より引用

第9章　西洋における歯科の歴史

《アメリカ新大陸では》

イギリスの植民地であったアメリカは，1776年に独立宣言をした。1783年パリ条約によりその独立は承認された。下記の文献によれば1733年から1799年の間，歯科に従事していた多くの人達がヨーロッパから新大陸アメリカに渡り，歯科医療を下記のようにいろいろな肩書きで行っていたという。

『An introduction to the history of dentistry in America』；Berrihard Wolf Weinberger Volume Ⅱ によると歯科医療を行っていた人々の名称・肩書きは下記のとおりであった。名称の多様性は日本でも同様で，一定していなかったことが分かる。（下段右の日本語訳は著者）

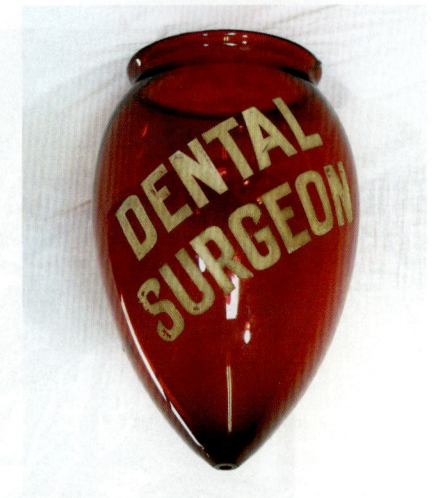

図9-8　ガラス門燈看板
歯科医の広告（アメリカ）1800年頃
37×23cm

Tooth-Drawer	歯抜き屋	初期に2名
Operator for the Teeth	歯の手術屋	1名
Surgeon-Dentist	歯科外科医	24名
Wig Maker and Operator for the Teeth	かつら製造と歯の手術屋	1名
Business of a Dentist	歯の仕事人	1名
Great Dentist	偉大な歯科医	1名
Physician	医師（英国では内科医）	1名
Dentist	歯科医	19名
Dentist and Oculist	歯科医及び眼科医	2名
Surgeon Barber and Dentist	理髪外科歯科医	1名
Operator Upon the Teeth	歯の手術屋	1名
Tooth-Drawer and Barber	理髪師及び歯抜き屋	1名
Physician and Surgeon	医師（内科医）及び外科医	1名
Dentist and Operator for the Teeth	歯科医及び歯の手術屋	1名
Chirurgien Dentiste	歯科外科医	1名
Surgeon-Dentist and Bleeder	歯科外科医及び瀉血師	2名

上記のように色々な肩書を付けているが，surgeon dentist と dentist は極端に多い。想像するに前者は歯科が外科に属していた概念からではないかと思われる。

《歯科医学校の誕生》

18世紀のアメリカの歯科界は，上記のようにヨーロッパからの渡り者が多く香具師まがいも多くいた。したがってアメリカの歯科医療は，ヨーロッパに比べて一段と程度が低かった。しかし19世紀にはいると，アメリカの歯科医学は急激に発達した。ボルチモアのハイデン Horace H. Hydon とハリス Chapin A. Haris の二人は共に歯科開業医で，歯科教育の必要性を痛感していた。当時の歯科界は医学教育を受けていない歯抜き屋，インチキ医者，即ちシャルラタン（Charlatan），やクワックス（Quacks）（260ページ参照）が横行し，大衆は金銭的にも医学的

にも，被害を受けていた。ハイデンとハリスは科学的基礎に基づく体系化した歯科医学の専門教育機関の設置を真剣に考え，1830年頃からメリーランド大学に，歯科講座の設置を何度も熱心に請願した。しかしその請願は受け入れられなかった。歴史に"もし"はないが，もしこのときメリーランド大学がその設置を受け入れていれば，歯科は，耳鼻科や眼科のように，医学の一般臨床課目の一つとして位置づけられていたかもしれない。その意味でハイデン，ハリス等の請願の却下は後の歯科関係者から「歴史的肘鉄（ひじてつ）」"The Historical Rebuff" と言われている。メリーランド大学に"歴史的肘鉄"をくらった彼等は，州に独立の歯科医学校の設立認可を申請した。そして1840（天保11）年ボルチモア歯科医学校として世界で最初の認可を受けることが出来た。課程は1年で最初の卒業生2人は，Doctor of Dental Surgery（D.D.S.）の学位を受けている。以来歯科大学卒業の歯科医師にはD.D.S. あるいは，Harvard University, Dental School等の卒業生にあたえられるDoctor of Dental Medicine（D.M.D）の称号が用いられるようになった。この歯科医学校の設立が契機となり，アメリカに歯科医学校が次々に設立された。教育課程が2年になったのは，1867（慶応3）年に総合大学のハーバート大学に歯学部が開設されてからである。アメリカの歯科医学は急速に発展し，部分的にはヨーロッパを追い越す発展を遂げた。その後ボルチモア歯科医学校は，1923年にメリーランド大学に合併されメリーランド大学歯学部となった。しかし，そのボルチモア歯科医学校の名称は，現在もアメリカ最初の歯科医学校として併記されている。また同所に国立の歯科博物館も建てられている。

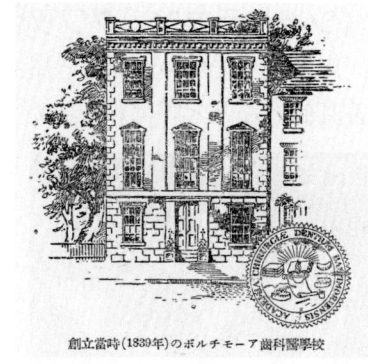

図9-9 「ボルチモア歯科医学校」
「歯科学史提要」川上学次郎著より引用

明治維新の開国で多くのアメリカ人歯科医師が，近代的歯科医学を日本にもたらし，大きな影響を与えた。日本でも1906（明治39）年「医師法」「歯科医師法」が公布，施行された。血脇守之助は長年にわたり主宰していた東京歯科医学院を東京歯科医学専門学校として1907（明治40）年に認可を受けた。同じ年，中原市五郎は共立歯科医学校（2年後に日本歯科医学専門学校となる）を設立，認可を受けた。

ヨーロッパでは，1859（安政6）年にイギリスで，1879（明治12）年にはフランスで，1884（明治17）年にはドイツでそれぞれ歯科医学校が設立されている。

この"歴史的肘鉄"に関連して日本でも医科歯科一元論，二元論という二大基本論について大論争があった。上記の"もし"の考えは一元論である。一元論とは，医学に二つはなく，歯科は医科に加わり，一本化すべきであるという考え方である。二元論は，歯科の特殊性ゆえに，あくまで医科とは分離独立すべきであるという考えである。明治維新の後，政府は西洋医学の普及を奨励した。その頃，歯科の領域では朝廷，幕府，大名および町中の口中医もいたが，入歯師，歯抜き師，歯医者，香具師などが関係していた。そのような不安定な所に，すでに歯科医学校があったアメリカ歯科医学が流入されたこと，また，歯科関係者が口腔の外科に関して逃避したこと，さらに医制の施行で医学校に重点が置かれ，歯科に関しての法整備が遅れたこと，など色々な理由が重なって常に医科を中心として政治が行われた。そして明治から大正，昭和を経て，第二次大戦が終わるまで一元論と二元論の論争は続いた。そして1948（昭和23）年連合国軍占領下で決められた歯科医師法の中で"歯科医師でなければ歯科医業をなしてはならない"と条文が決められ，歯科医師による歯科医業が確立されたわけである。

これらのことにご興味のある方は，日本歯科大学学長，中原泉著『現代医歯原論』を読んで頂きたい。

第9章 西洋における歯科の歴史

《シャルラタン・クワックス》

歯科正史でないが歯抜き屋（Tooth drawer），シャルラタン（Charlatan），クワックス（Quacks），香具師，などと呼ばれる人たちについて（ここに示した絵や写真は書物の表紙である。）

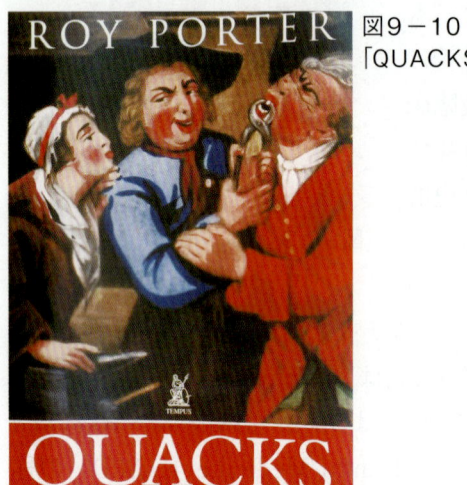

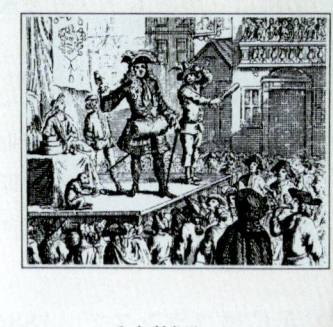

図9-10「QUACKS」

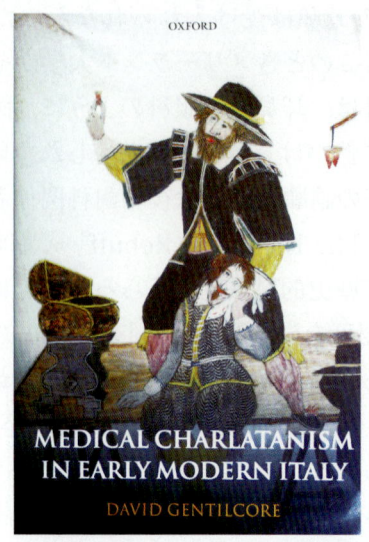

図9-11「MEDICAL CHARLATANISM IN EARLY MODERN ITALY」

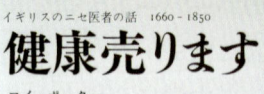

図9-12「健康売ります」

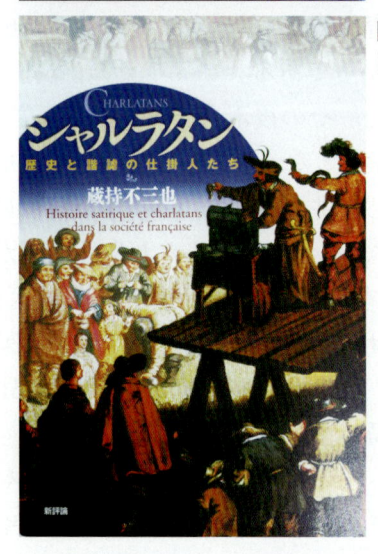

図9-13「シャルラタン」

『Medical Charlatanism in Early Modern Italy』（図9-11）は近世イタリーのシャルラタニズムの本である。『Quacks』（図9-10）は英国医療のフェークスとシャルラタンのことが書いてある。残りの2冊は日本語で，1冊は『シャルラタン』（図9-13）もう1冊は『健康売ります』（図9-12）で，後者は上記『Quacks』の著者ロイ・ポーターの書いた本の翻訳である。あまり聞いたことのない言葉なので，辞書を引いてみると，Charlatanは，大ぼら吹き，知ったかぶりをする人，山師，香具師，ペテン師，にせ医者，いかがわしい薬を売る人，大道薬売りとある。同じく"Quack"はアヒルなどのがーがー鳴く音，おしゃべり，いかさま医者，にせ医者，知ったかぶる人，はったりや，とある。また，Fakerはにせ者，いかさま師，ペテン師，とある。いずれも400ページ前後の本で中身の想像はつくが，それぞれ豊富である。

時代は1500年から1700年頃の間で，ヨーロッパの都市や地方で，お祭りなどの人の集まる所に何処からともなく数人が一団を構成して出没し，必要があれば土地の裁判所の許可を取る。その申請書の1例の要旨と概要を示すと次のようなものである。以下『シャルラタン』蔵持不三也著から略して引用させていただく。

「私ことフランチェスコ・フォッサと，オペラトゥールであり，販売人でもあるその兄弟と

第9章 西洋における歯科の歴史

一行は，国王陛下の許しを得て国王のいくつもの都市で行っておりますように，油脂や軟膏，精（エッセンス），その他の薬剤・治療薬を小売し，必要とあらば，痛む歯を抜いて，しかるべき薬も調合したいと願っております。つきましては，この地の広場に舞台を設け，薬を売るだけでなく，国王陛下からの許可に従って，楽器を演奏し，飛んだり跳ねたりの技も披露したいと考えております。そして何人と云えども我々を邪魔すること無く，もしもの場合には，これに厳正なる裁きを下さるよう，お願い申し上げます」

そして，申請にあたって国王ルイ13世の署名の入った二通の免状が添えてある。過去の営業許可証も添えてある。裁判所はこれを「公衆に益になる」として許可している。

各都市でも許可なく薬を売ったり，歯を抜いたり，医療をすることは禁止していたが，その間を縫って入り込み，ペテン師まがいの商売をする個人やグループは多かった。当時は戦争も多く，疫病もしばしば流行し，一般市民は教育の恩恵にもあずかれず，資格制度もあいまいな部分が多かった。社会の端には多くの非定住者集団がいて，生きるために色々な仕事に就いていたことは容易に想像できる。

文献によれば，パリ大学の医学部が，もぐり医・薬業の禁止令を出した翌年1272年，正規の医師は6名，1395年でも32名，1566年には81名，フランス革命の1789年で172名であり，当時のパリの人口は約63万人であった。即ち人口に対する医師の絶対数は大変少ない状態で，ヨーロッパの他の都市でも同様であった。従って一般庶民は医療を必要とする時は，正統派としては理髪外科医に，大部分の庶民はシャルラタンに頼らざるを得なかったのである。

シャルラタンの集まる有名な場所としてパリのポンヌフ橋（全長270メートル）がある。1578年5月着工1606年7月完成した。ポンヌフについて下のような歌がある。（『シャルラタン』蔵持不三也著から引用）

お前は，シャルラタンや巾着切り，
はたまた偽兵士たちの約束の場所か，
軟膏や湿布薬売りたちが商売する
常打ちの芝居小屋たるポン＝ヌフよ
お前の上には抜歯人がいる。
古着屋や本屋，衒学者たちもいる。
新曲の歌い手や女衒（ぜげん）たち，
陰の商売の親方も，
オペラトゥールや科学者も，
更には錬金術の医者たちや
若鶏を売る者たちもいる。

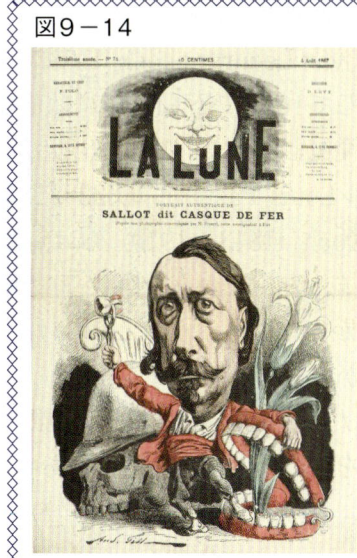

図9-14
「サロ，通称「鉄兜」の真実の顔」
週刊誌「ルネ」に載ったシャルラタン（やぶ医者）。後ろには鉄兜をかぶった頭蓋骨が見え，正面の人物は右手に抜歯した歯を掲げ左手で大きな入れ歯を抱えている。「鉄兜」と呼ばれるシャルラタン（やぶ医者）であろうか
フランス　49×34cm
1867年

歯抜き屋は馬や車に乗り，刺繍のついたローブに身を包み，鳥の羽を刺した帽子をかぶっていた。これは当時の大学出身の医師が，大きな鬘に，長い髭，先のとがった帽子をかぶり，襟元や袖口に，豪華な刺繍が施された羅紗やビロード製の長いローブを着て，往診には馬かロバに乗っていたのを模倣したと考えられる。

本書に載せた絵画を注意深く見ていただくと，当時の服装から，いろいろなことが想像できる。また，当時の諷刺画家達の絶好の画題として，彼らによる歯抜き場面が用いられていることが分かる。また本書12章の末尾に当時の状況が，生々しく述べられたフォシャール，山崎清，イーストレーキの手記（P347～353）があるので参考にして頂きたい。

第10章

西洋の歯ブラシ・歯みがき粉・小楊枝
付　中国の口腔衛生

Western Toothbrushes, Tooth Powder, and Toothpicks with an Additional Reference to Chinese Toothbrushes, Toothpicks and Tongue Cleaners

西洋の口腔衛生

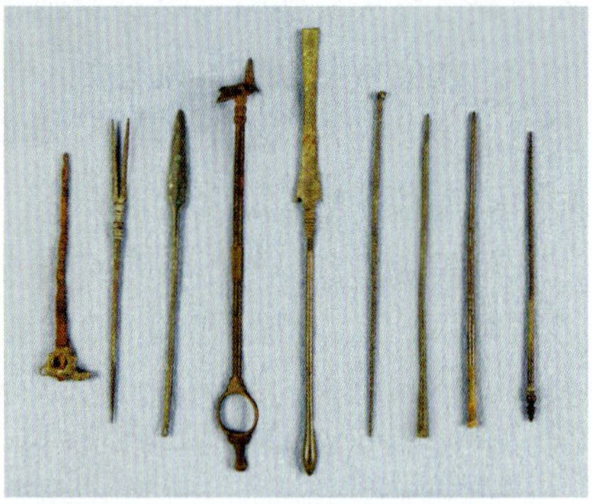

　聖書には「歯は乳によって白くなる」（創世記49-12）また「歯は雌羊の群れ。毛を刈られ，洗い場から上がってくる雌羊の群れ」（雅歌6-6）とあるように，健康な白い美しい歯を保つことは男性にとっても女性にとっても理想であった。口の中の清潔についての意識や知識・習慣などは，それぞれの時代・社会の階級・地域・風俗などにより違いがある。現代に生きる私たちと比較すれば，昔の衛生観念との格差はきわめて大きい。顕微鏡は1590（天正18）年頃オランダのヤンセンJansenが発明したとされているが，微生物が体系づけられるまでには2世紀近くを要している。オランダのレーエンフークAntony van Leeurvenhoek（1632〜1723）は，従来の顕微鏡を改良して1684（貞亨1）年には歯垢中に多くの細菌がいることを発見している。1870（明治3）年頃からフランスのパスツールLouis Pasteur（1822〜1895）やドイツのコッホRobert Koch（1843〜1910）らは，葡萄状球菌，結核菌，コレラ菌，淋菌などを発見した。細菌の認識がまったくなかった時代や，多少あっても度合いが低い時代は，衛生観念や清潔への生活習慣も低かったであろう。とりわけ生活程度の低い階層では口の中の手入れもしないため口臭も強くひどかった。

　古くから，口をすすいだり小楊枝などを使う習慣は，食べ物を噛む，虫歯などの痛みを防ぐ，病気や口臭の予防，容貌を保つなどが主目的でもあった。

図10-1
「2世紀頃のローマの歯科治療器具」
中央の一番長い器具は焼灼器と思われる
18cm
焼灼器の左側の器具は艾（モグサ）保持器。輪に艾を置き，火をつけ，皮膚に付け，刺激療法とした。近年フランスでも広く使われていた
これらの器具の金属組成を分析した結果，アルミニウム，ケイ素，鉄，銅，カルシウム，燐，錫などであった

《小楊枝・口すすぎ》

　古代から朝起きて，身を清め口をすすぐという行為は，禊（みそぎ）としての神事や宗教の儀式ばかりでなく，生活習慣としても行われていた。また，口を不潔にすると，歯は「歯虫」により，虫歯になるとも考えられていた。

　メソポタニアでは化粧道具の中から紀元前3000年くらいのものと思われる金の小楊枝が発見されている。また，麦わら・あし・乳香樹・鳥の羽根軸などで虫歯の穴や歯の間に詰まった食物を掃除していた記録もある。樹木の枝で歯を清掃しその枝を噛み砕き，繊維を房状にして今の歯ブラシのように使う習慣は現在でもインドなどで行われている。この古くから歯をみがく習慣がインドから中国・朝鮮を経て日本に伝来したという。16世紀ころ，ヨーロッパでは，奴隷制度砂糖

第10章　西洋の歯ブラシ・歯みがき粉・小楊枝

園の拡大で，砂糖は貴重品として上流社会に出まわり，むし歯が急増した。むし歯は上流社会のシンボルでもあった。むし歯に挟まったものを除くために，貴金属の小楊枝をチョッキの胸の鎖に下げるのがステータスシンボルであった。

口をすすぐ洗口剤として単に水，明礬（炭酸アルミニウムカリウム），塩などのほか少女の尿も用いられた。尿でうがいする習慣は，ローマ時代からあった。18世紀には，ピエール・フォシャール（1678～1761）が著書，『歯科外科医』第2版の中で，朝夕，自分の尿を採り，丁寧に口をすすぐことを推奨している。これは虫歯による充血や疼痛を和らげるためで，尿の中の炭酸アンモニウムが痛みを散らす効果があると述べている。他の洗口剤として自然界の香料も使われていた（フォシャールは尿で洗口することは非常に痛みの緩和をもたらすが，不愉快であり，はじめのころは苦痛があると述べている）。

《楊枝・舌こき》

古代インドにおいては，紀元前600年頃の医学書『スシュルタ』に，朝早く起きて歯木を使って歯をみがくことが書かれている。同じころ釈迦は，弟子達に朝起きたら歯を磨くことにより「口臭が無くなる」「食べ物の味が良くなる」「痰を除く（食道をきれいにする）」「口中の熱を取り去る」「目が良くなる」と教え，歯木の使用を説いている。

同じころインドで「チャラカ本典」の中に，朝早く起き歯を磨け。磨くには，虫食いのない新しい木を用いる。その長さは指の幅4～12指分ほどで小指の太さくらいの節のない灌木を用いるとある。また，まず朝起きて土屑で手を洗い，楊枝の先を噛んで柔らかくして歯を磨く。終わったら楊枝を裂いてそれを曲げ，舌の表面をかく。使った歯木は水で洗うか，砂でこするかして捨てるとある。このニームの木は，インドでは現在でも町の路上で売っている。イスラム教でも紀元600年頃ミスワク（歯を磨くために使われる木の根で作った小さな棒）で1日6回以上礼拝の度に歯を磨いたらしい。ただしそれは義務ではなく慣行であったという。唐僧義浄（635～713）

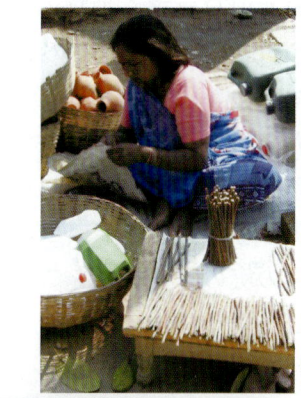

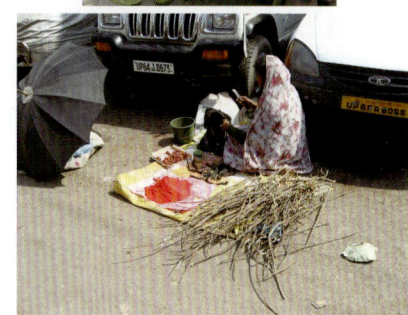

図10-2　「ニームの木を路上で売っている」インド（2008年）

の書いた『南海寄帰内法伝』や道元禅師（1200～1253）の『正法眼蔵』などにも楊枝（歯木）の一端を良く噛んで歯を磨き汚れを取り，舌をこそぐことが述べられている。

舌こきは，舌苔を取り除くためで，日本でも大正・昭和初期頃の市販の歯ブラシには舌こきのついたものが一般的だった。白く分厚い舌苔が慢性化すると口臭がひどくなる。これは硫化水素を発生するためといわれる。病気によって舌苔の形状や色が異なるので鑑別診断に役立つことがある。

《歯ブラシ・歯みがき粉》

1953年に，中国において墓の発掘で2本の象牙製歯ブラシの柄が発見された。埋葬されたのは959年である。即ち中国ではそれ以前にすでに歯ブラシを使っていた。ヨーロッパでは，1590年頃スペインからフランスに伝わり，広く使われだしたのは18世紀ころである。当初は歯ブラシの値段は高く庶民は買えないため，歯の汚れや歯石を取るのに理髪外科医に行ったと言われている。

日本でも江戸時代から明治中期まで房楊枝が長年にわたり使われていた。現在の形の歯ブラシ

が使われたのは1870（明治3）年頃以後である。前述のフォシャールは，その著書にウマの毛のブラシは好しくなく海綿かタチアオイ，アオイ，ウマゴヤシの根で歯をこすることを推奨している。

歯みがき粉は，古くから使われて，いろいろな物を粉状にして用いていた。

古い時代の歯みがき粉などの処方は無数にあるがその一部を挙げてみる。

塩は古くから歯みがきの際使われていた

○紀元前1550年頃エジプトでは，パピルスに古代エジプト医学が書き残されており，その中に歯みがき粉として緑青，緑粘土，乳香などを用い，練り歯みがきは上記の処方に蜜，ビンロウ樹の実に，火打石の粉を加える

○紀元前5世紀ころヒポクラテスHippokratesは，兎の頭と野鼠を別々に黒焼きにし，すり潰したもので歯や口をマッサージする，主として口臭の薬として用いた。ヒポクラテスは含嗽剤のベースに葡萄酒を用いた。

○紀元前ローマ：動物の骨を焼いた灰と卵の殻を焼いた灰を加えたものを用いる。また，鹿の角，ネズミ，兎等の頭の灰などを歯みがき粉に用いた。

紀元1世紀当時の医師ラルゲスは，皇族用の処方として，麦の粉，酢，蜜，食塩を加えて煮詰めて粉末にし，香料とし甘松香を加える。別の処方として，牝鹿の角・乳香・みがき砂をあげ女性の尿で口をすすぐことも行われていた。

○9世紀中頃：医師ラゼスRhazes, Rasis（860～932）バクダード大学教授は，五倍子と胡椒の実の粉末で歯をこする。うがいは明礬水を推奨した。

○16世紀：モンペリエ大学リヴィエールLazarus Riveriusは，たばこの灰を歯みがきに応用した。ピエール・フォシャールは歯の清掃に鳥の羽楊枝を使い，歯をみがくのに歯ブラシを推奨しなかった。

○フォシャールは，著書「歯科外科医」の中で「白い歯を保持し歯肉を引き締める有用な練り薬」として，赤サンゴを3オンス（約92ｇ），小粒の真珠または真珠層，イカの骨各1/2オンス（約15.3ｇ），ザリガニの目，アルメニア陶土，橙色土，焼いて灰にした赤鉄鉱石を各3グロ（11.5ｇ），焼きミョウバン1グロ（約3.8ｇ）をとり，これらすべてを手に感じないほど細かい粉にし，十分量の澄んだバラ蜜の中に混ぜてやわらかな練り薬を作る。望むなら桂皮油や丁子油を加えるとしている。

このほか彼は多くの歯みがき剤，軟膏水薬，粉薬を発表している。

○ハレルの大学教授J．ユンケル（1679～1759）は，サルビアか，食塩で磨くと歯石が付きにくいと言っていた。

○劇作家シェークスピアW. Shakespeare（1564～1616）は，口臭を嫌い，酢と水で口をすすぎ，乳香樹脂（mastic）を噛み，ワインに漬けたアニスシードの種，薄荷，丁子を入れた水で煎じた液で口を洗った。

○画家ルノワールA. Renoir（1841～1919）は，塩水で口をすすぎ，木の小片で歯を清掃したという。

《歯石等の沈着物除去器具・スケーラーなど》

歯に沈着する歯石除去は，今でこそ歯科医や歯科衛生士が行うが，近年まで口腔衛生に無関心の人たちは歯石などの沈着がひどかった。私の経験でも幅1.5センチメートル以上の歯石が上顎の歯肉ほとんどを覆っている患者さんがいて驚いたことがある。外国の古い時代，インドでは歯木で，中国では金属製の小楊枝で，歯石を取り除くことを行われていた。前述のフォシャー

第10章　西洋の歯ブラシ・歯みがき粉・小楊枝

ルの『歯科外科医』の中にも5種類の歯石除去器具（スケーラー）が示されている。
　ここでは外国の小楊枝，歯ブラシ，歯みがき粉，舌こき，デンタルミラー，歯石除去器具，小外科用具などを紹介する。

《西洋の歯ブラシ》

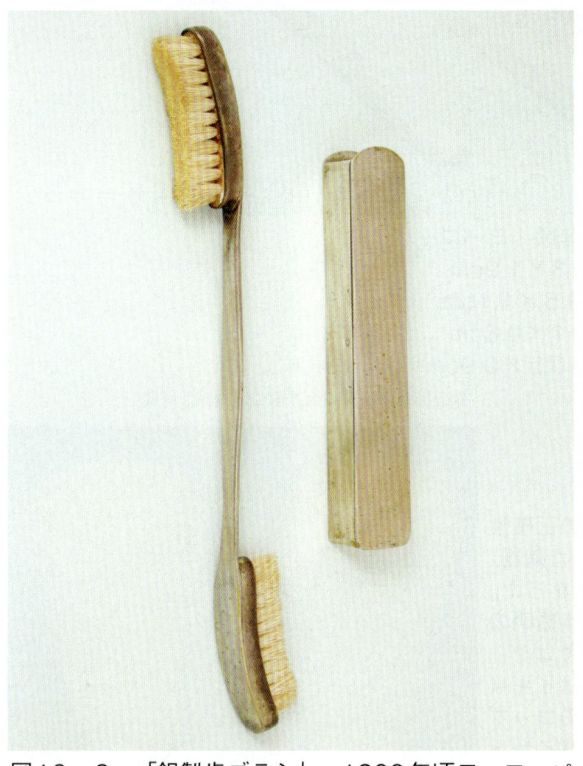

図10-3　「銀製歯ブラシ」　1800年頃ヨーロッパ
銀製歯ブラシ　15cm
銀製歯磨粉入れ　8.7cm

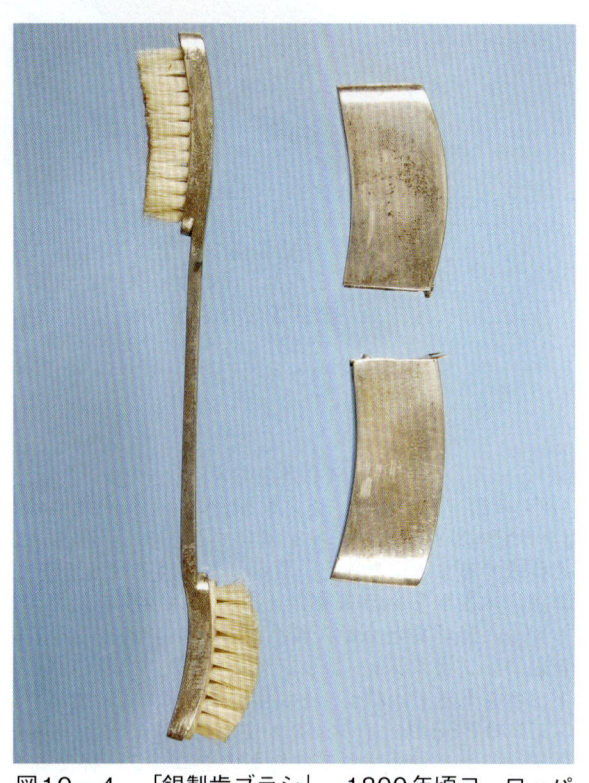

図10-4　「銀製歯ブラシ」　1800年頃ヨーロッパ
銀製歯ブラシ　12×1.5cm
歯ブラシ部キャップ　4×1.9cm
神奈川県歯科医師会「歯の博物館」所蔵

両端にブラシがついている。舌側用や頬側用として使用していた。歯面のカーブに合わせて内側用，外側用として使用していた。上の歯ブラシ2点は銀製でヨーロッパのものである。現在考えても贅沢品で王侯・貴族の所持品と推定される

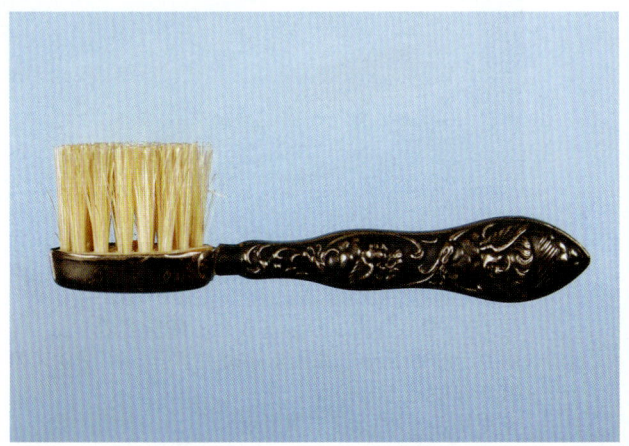

図10-5　「銀製歯ブラシ」　1800年頃ヨーロッパ
銀製　柄には彫刻がしてある　2.4×8.2cm
贅沢品で裕福な人の所持品であろう
神奈川県歯科医師会「歯の博物館」所蔵

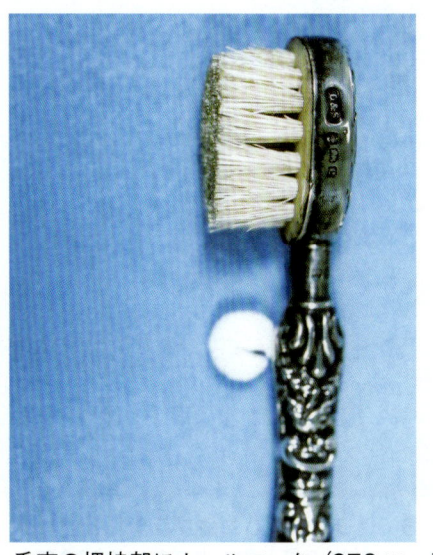

毛束の把持部にホールマーク（273ページ図10-42参照）が入っている

第10章　西洋の歯ブラシ・歯みがき粉・小楊枝

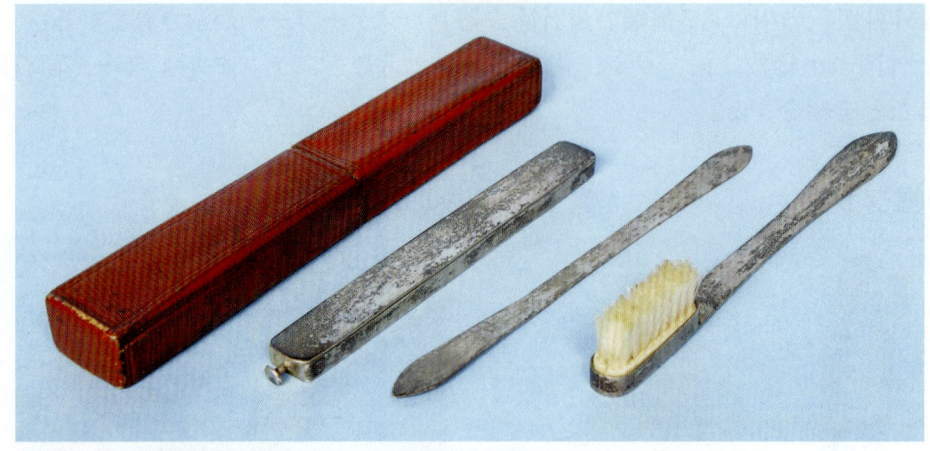

図10-6　「銀製歯ブラシセット」　1800年頃　ヨーロッパ
左より1　三点セットのケース（皮革製）　13×1.9cm
　　　2　銀製歯みがき粉入れ　　　　　　9.5×1.1cm
　　　3　舌こき　　　　　　　　　　　　11×0.8cm
　　　4　歯ブラシ　　　　　　　　　　　10.5×0.9cm

神奈川県歯科医師会「歯の博物館」所蔵

図10-7　「象牙もしくは角製のメジャーカップ」
1800年頃　アメリカ　11×6.5cm
18世紀中期頃から医薬品を調合するときに，容量，成分の正確性を要求するようになった。薬剤師たちはそれまで使っていた陶器，真鍮，木製からガラス製のメジャーカップを使うようになった。しかし，戦場などガラス製品が壊れやすいところでは，半透明の角製コップ状メジャーカップが使われた。当時の容量の単位はヤード・ポンド法で，パイントが用いられていた。1パイントはイギリスで約0.568リットル，アメリカで0.473リットル。このコップはアメリカで使用されていたものでコップ一杯で約1/2パイント（水236cc）入るメジャーと思われる

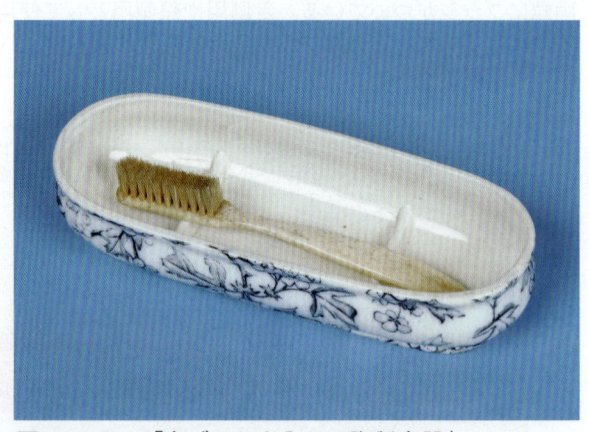

図10-9　「歯ブラシを入れる陶製容器」
歯ブラシが2〜3本入る陶製の容器，イギリスのお金持ちが使ったものか
イギリス　20×7.5×4cm
1900年代初期頃か　陶製

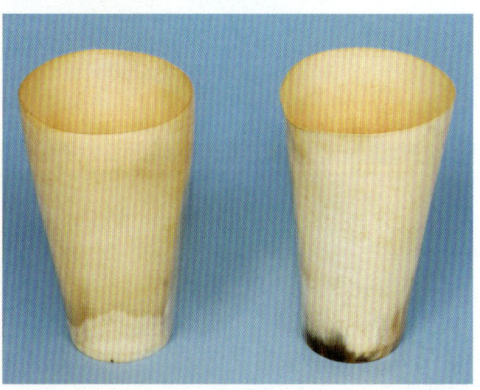

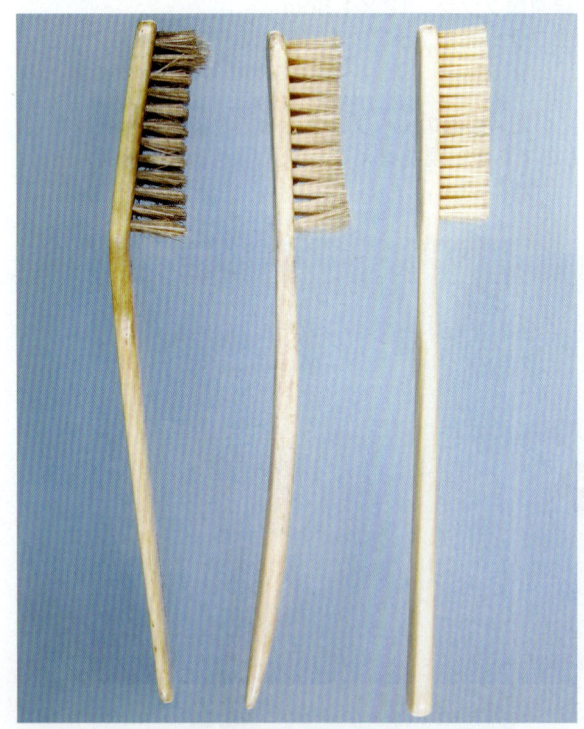

図10-8　「ヨーロッパの歯ブラシ」
（柄は象牙と動物の骨と思われる）　1800年代
左より15.7cm・15.8cm・16.2cm

266

第10章　西洋の歯ブラシ・歯みがき粉・小楊枝

《西洋の歯みがき粉容器》

「ヨーロッパの歯みがき粉容器」　1800年～1900年
陶器が多い　蓋部分を上から見たもの　目に付く記述
王室ご愛用，エナメル質を傷めない，値段　6ペンス　1シリング6ペンス，ロンドン製のものが多い

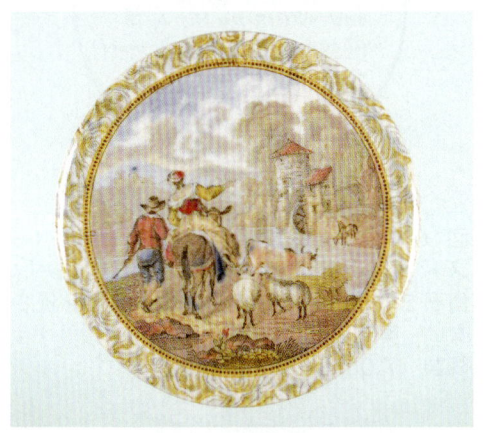

図10－10　美しい絵画が描いてある
陶製　7.5cm

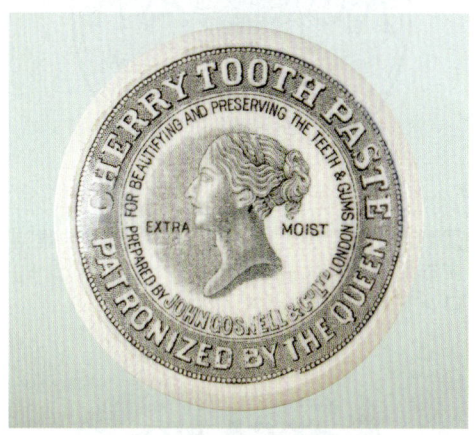

図10－11　王室ご用達，水分多く，歯と歯肉を美しくする歯みがきペースト
ロンドン　陶製　8.5cm

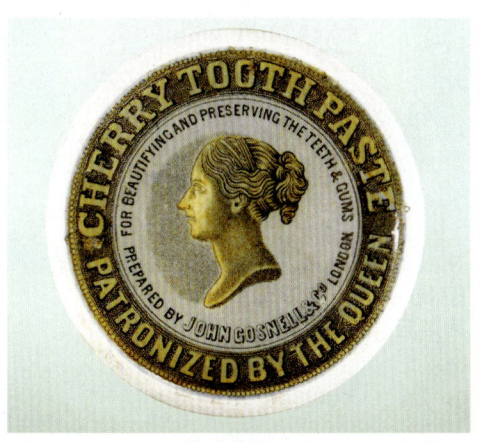

図10－12　王室ご用達，歯や歯肉を美しくする歯みがきペースト
ロンドン　陶製　8.0cm

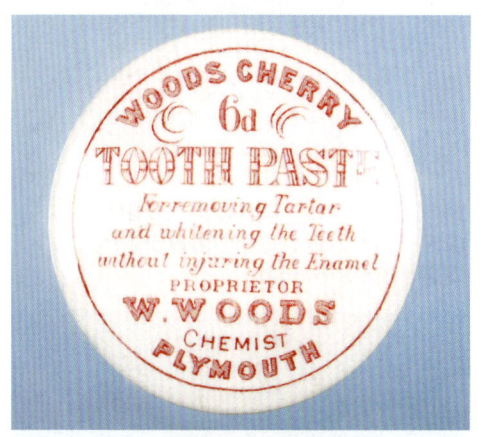

図10－13　歯石をとり，歯を白くし，エナメル質を傷めない　薬剤師
6ペンス陶製　7.5×4.0cm

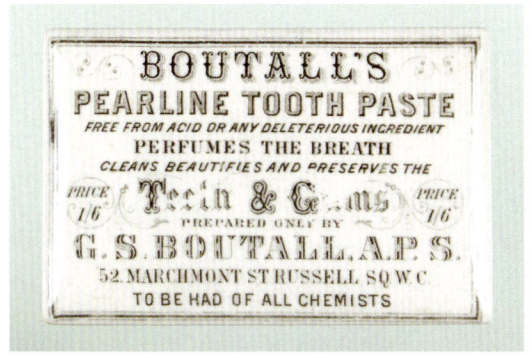

図10－14
真珠様歯みがきペースト。酸や有害物質を含まない。歯をきれいに保ち，口臭防止香料入り
陶製　9.5×6.0cm

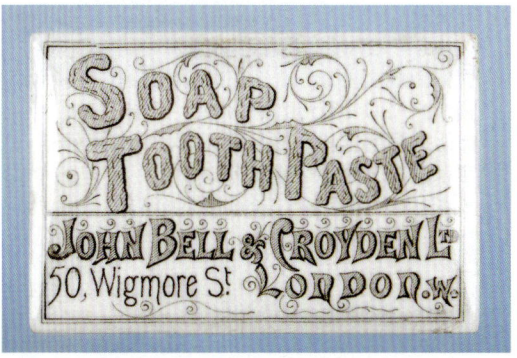

図10－15　石鹸入り歯みがきペースト
陶製　5.8×9.5×4cm

267

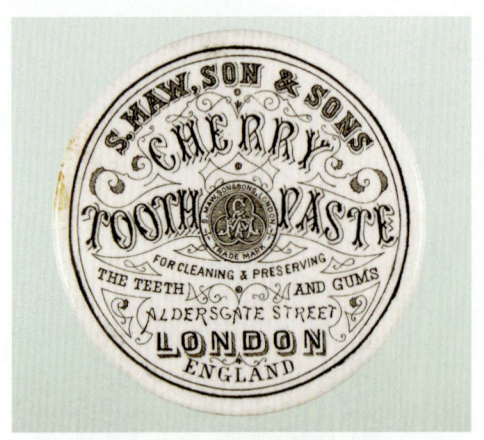

第10章 西洋の歯ブラシ・歯みがき粉・小楊枝

図10-16 歯と歯肉の清潔と健康を維持する歯みがきペースト
ロンドン　陶製　7×7cm

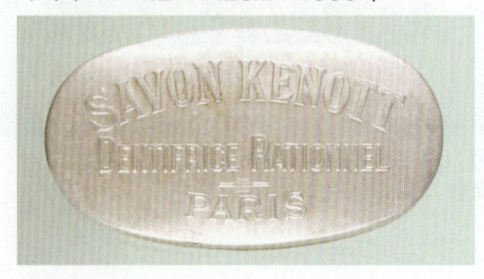

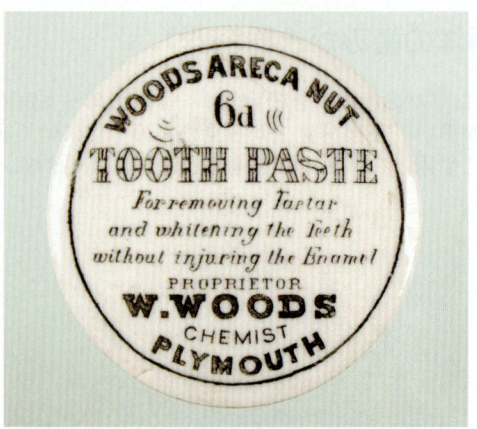

図10-17 ビンロウの実入り歯みがきペースト
歯石を取り，歯を白くしエナメル質を侵さない　薬剤師　6ペンス
陶製　7.0cm

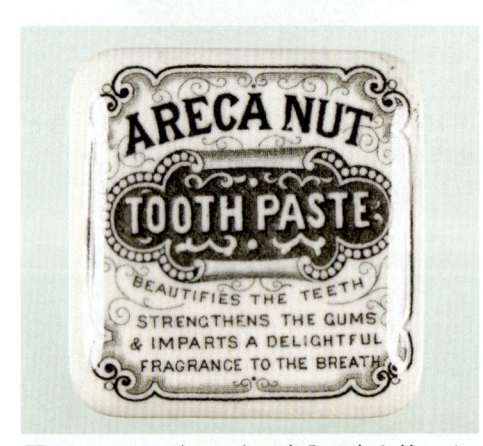

図10-18 ビンロウの実入り歯を美しく，歯肉を強くし良い匂いの歯みがきペースト
陶製　6.5×6.5cm

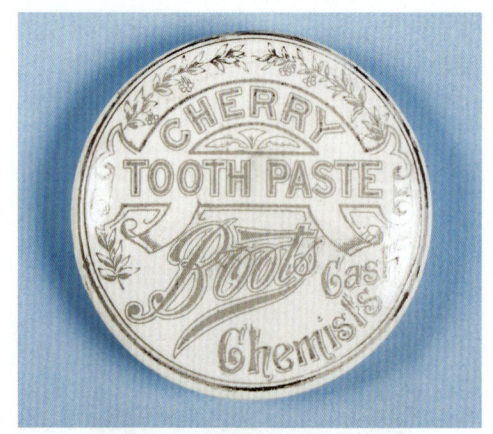

図10-19 歯みがきペースト
薬剤師　陶製　7.0cm

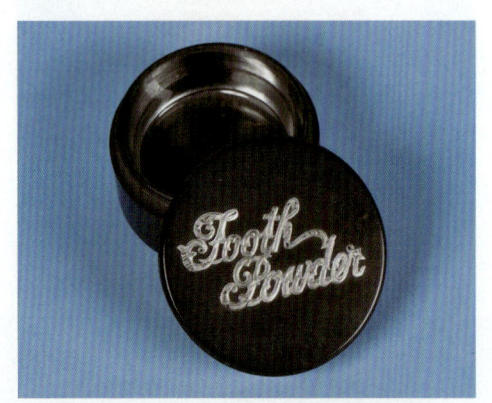

図10-20 Tooth Powder 容器
市販の歯磨き粉を移し替えるガラス製容器
字は銀線で埋め込まれている
イギリス　4.2×7.2cm　1905年

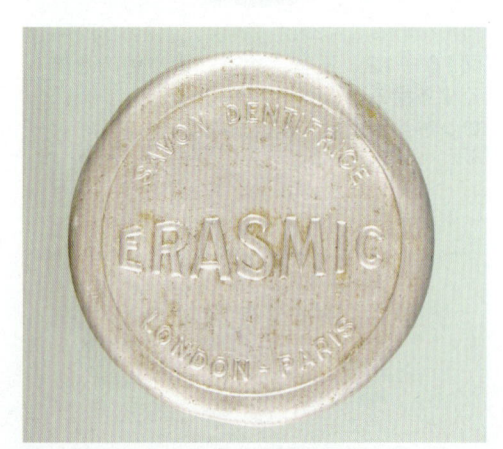

図10-21 アルミニウム缶
ロンドン・パリ　5.5×1.8cm

図10-22 シャボン入り歯みがき
アルミニウム缶
パリ　3×6cm

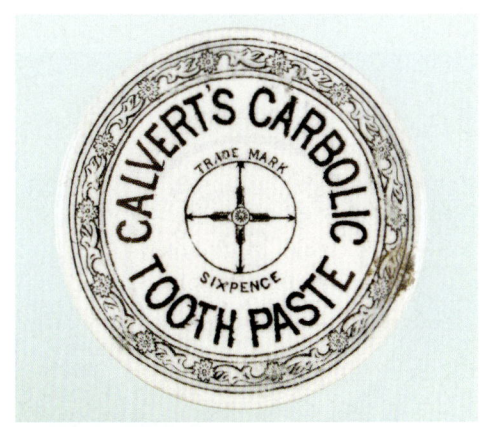

第10章　西洋の歯ブラシ・歯みがき粉・小楊枝

図10-23　炭酸歯みがきペースト
6ペンス　陶製　6.0cm

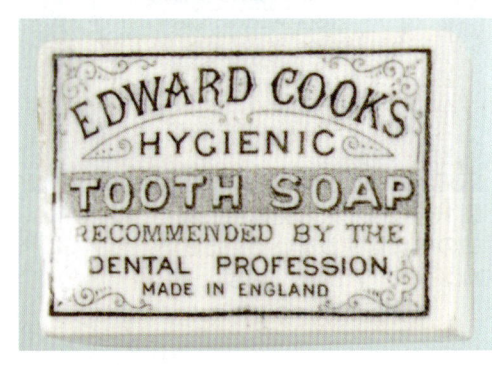

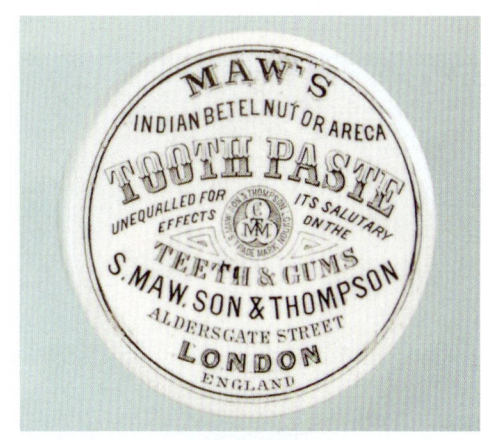

図10-24　インドキンマとビンロウ入り
歯と歯肉を健康によい影響を与える歯みが
きペースト　ロンドン　陶製　6.8cm

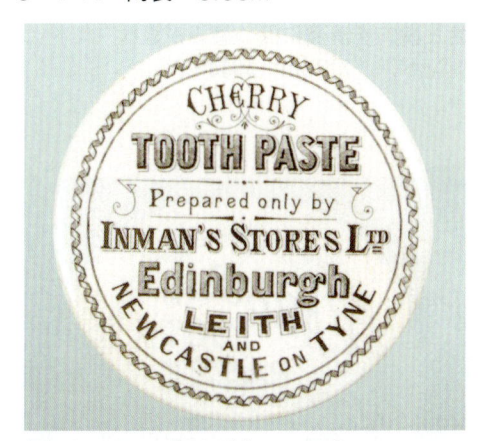

図10-25　歯みがきペースト
エジンバラ　陶製　7.8cm

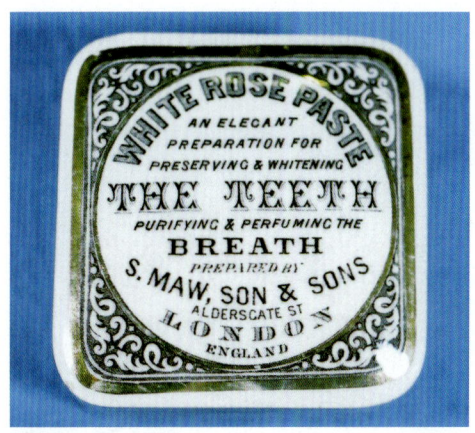

図10-26
歯を白くし白バラの香りの息づかい，エレ
ガントにする歯みがき
ロンドン　陶製
（文字・横線を金線で囲んである）
6.7×6.7cm

神奈川県歯科医師会「歯の博物館」所蔵

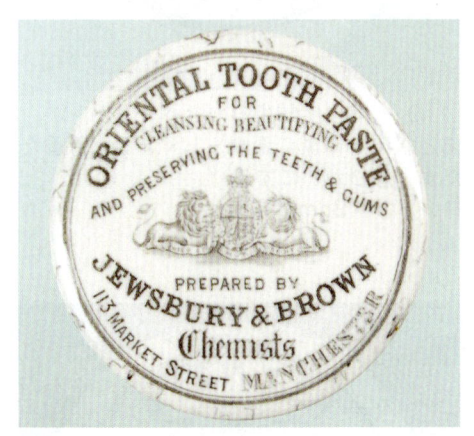

図10-27　東洋の歯みがきペースト
歯と歯肉を清潔に健康に提供　マンチェ
スター　薬剤師　陶製　7.5cm

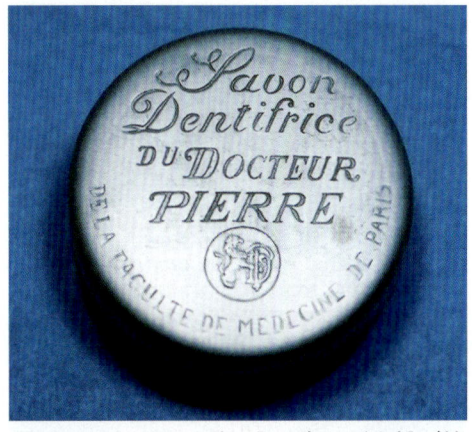

図10-28　シャボン入り歯みがき粉（煉
り歯みがき）　アルミ缶　パリ

図10-29　衛生歯みがき・石鹸　陶製
英国製　5.5×9cm

神奈川県歯科医師会「歯の博物館」所蔵

269

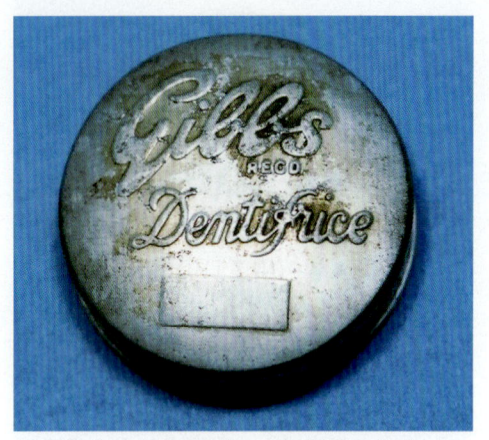

第10章　西洋の歯ブラシ・歯みがき粉・小楊枝

図10-30　歯みがき（煉り歯みがき）
ロンドン　5.6×1.3cm　アルミ缶
神奈川県歯科医師会「歯の博物館」所蔵

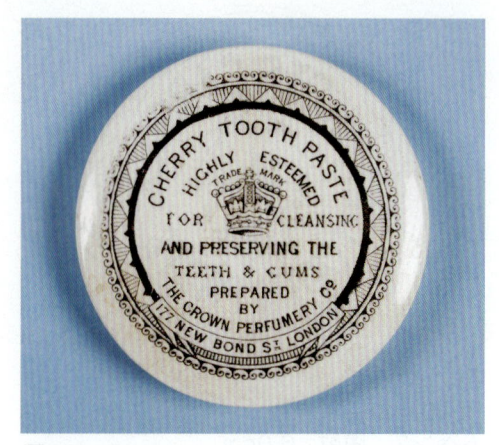

図10-31
歯と歯肉を清潔に保つ歯みがきペースト
ロンドン　7.3cm　陶製

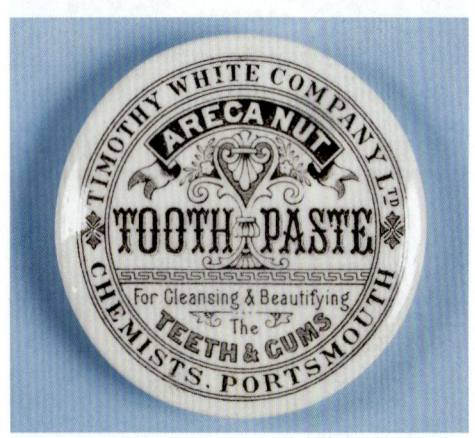

図10-32　ビンローの実入り歯みがきペースト
歯と歯肉を清潔に美しくする
7.5cm　薬剤師　ポーツマス　陶製

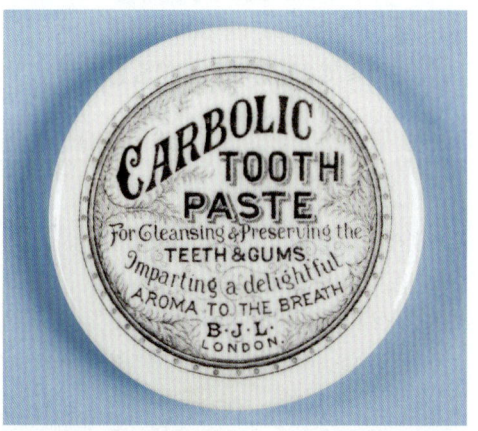

図10-33　炭酸歯みがきペースト
歯と歯肉を清潔に素晴らしくする。芳香ただよう息づかいにする
ロンドン　8cm　陶製

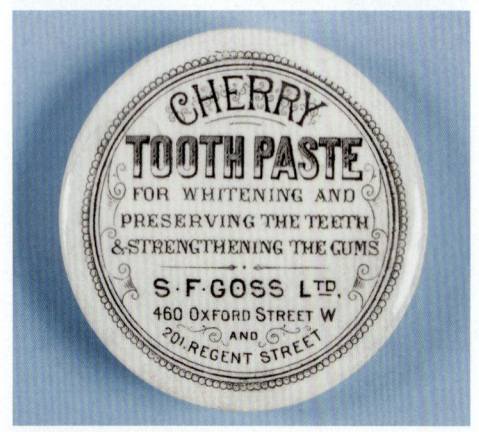

図10-34　歯みがきペースト
歯を白くし歯肉を強くする歯磨
7cm　陶製

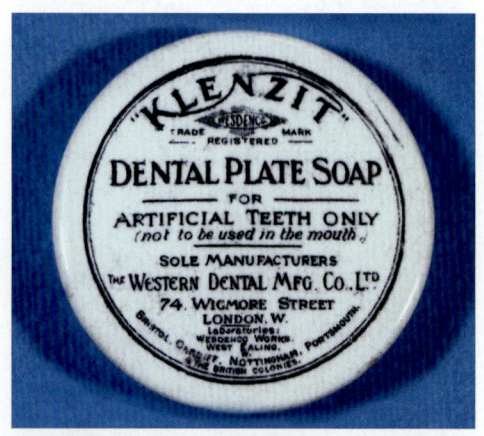

図10-35　入れ歯専用石鹸
口の中には使わないでください
ロンドン　7.5cm　陶製

270

第10章　西洋の歯ブラシ・歯みがき粉・小楊枝

舌こき

　大正時代の，歯ブラシの柄には，ほとんど回転式のセルロイド製の舌こきが付いていた。舌こきは，幅は歯ブラシの柄より狭く6〜8ミリ，長さは柄部分より短く，柄の下（植毛部分と反対側）に回転できる形で止めてあった。昔は歯ブラシ使用の重要度の認識も少なく，使用方法や回数も十分でなく，口腔衛生の関心も低く，口腔全体が不潔な人も多かった。舌苔除去するため，舌こきで強く奥の方から舌をしごく人が多かった。そのため，舌の表面にある味蕾（みらい）（味を感じる細胞）を傷つけたと聞いている。ライオン歯磨小林商店は，1914（大正3）年に「萬歳歯刷子」に舌こきを付けるのを止めている。理由は舌こきは医学的に有害である，という奥村鶴吉の研究グループの発表によったものであった。舌は非常に繊細な構造で色々な乳頭があり，それは穏やかに保護される必要がある。乱暴に扱い，傷つけると知覚や味覚の機能が悪くなる。そのような理由で廃止した。

　現代では衛生思想の普及，清掃用具の進歩，口腔清掃の必要性の徹底，歯科医師会の啓蒙，などで舌こきへの関心は薄くなっている。アメリカのドラッグ・ストアーでは図10－36にあるように色々な舌こきを売っている。

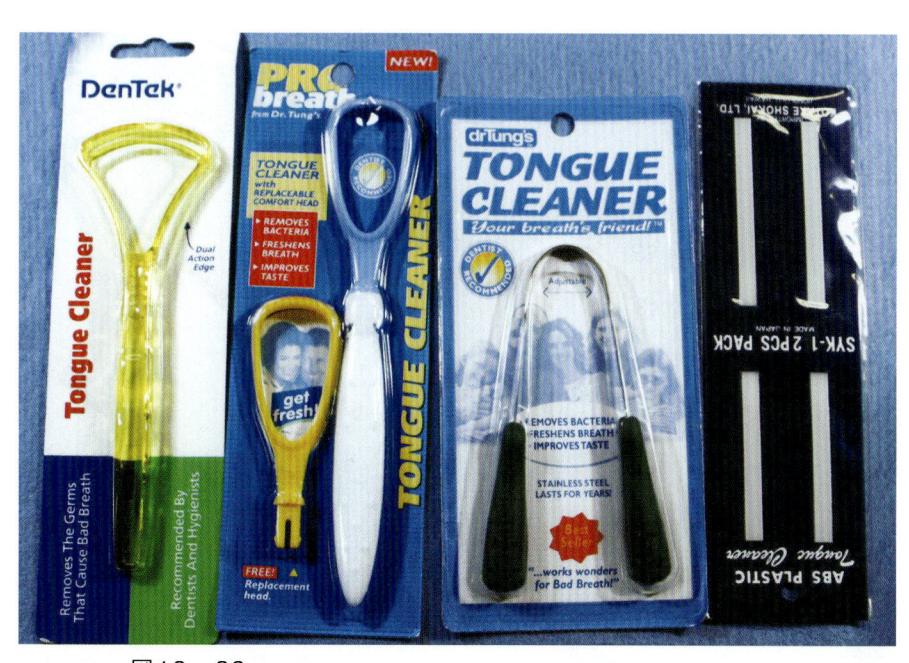

図10－36
「アメリカのドラッグストアーで売っている舌こき」（2008年）

第10章 西洋の歯ブラシ・歯みがき粉・小楊枝

《舌こき》

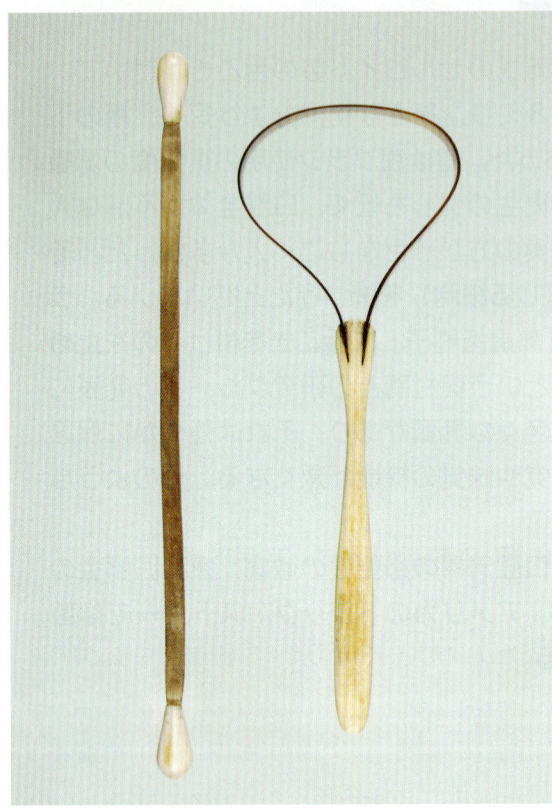

図10-37 「舌こき」
ヨーロッパ1800年代
左：金製，把持部は象牙　16cm
右：ループ部はべっ甲　把持部は象牙
　　13.5×5cm
　　　　　　神奈川県歯科医師会「歯の博物館」所蔵

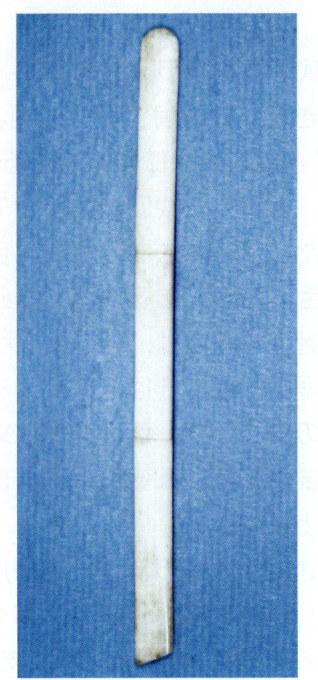

図10-38 「象牙製舌こき」
ヨーロッパ　1800年代
16.5×1.1cm

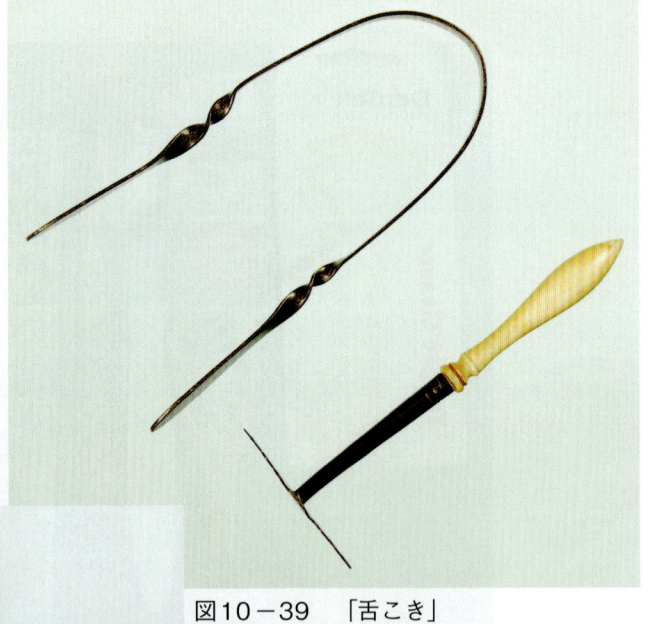

（同一のものを方向を変えて撮影）

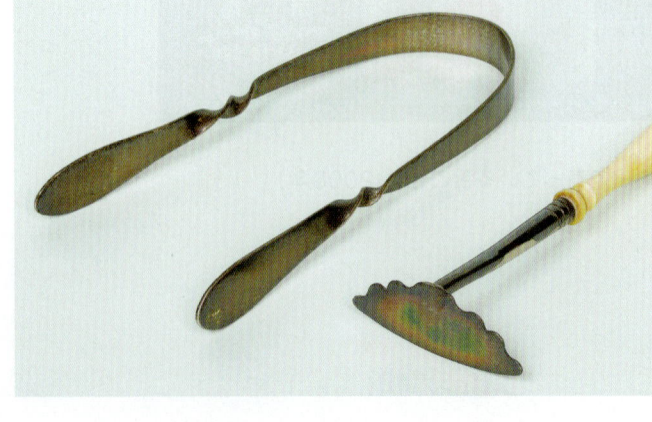

図10-39 「舌こき」
ヨーロッパ　1800年代
左：8.3×3.5cm　右：10×4.5cm
把柄は象牙
　　　　　　神奈川県歯科医師会「歯の博物館」所蔵

第10章 西洋の歯ブラシ・歯みがき粉・小楊枝

《金属小楊枝》

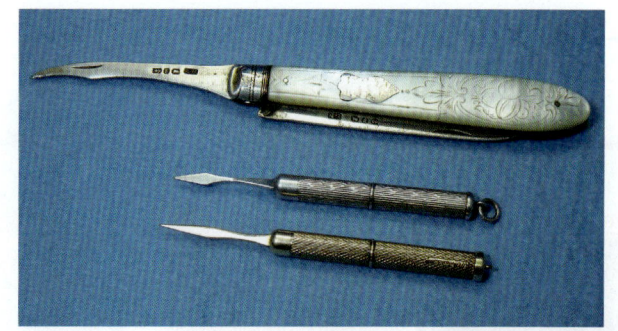

図10-41 「小楊枝」 英国製
上：1864年 バーミンガム製
　　銀・アコヤ貝　14.5cm
中：銀製　1850年頃
　　バーミンガム　7.2cm
下：金製（9カラット）
　　1850年頃バーミンガム　7.6cm

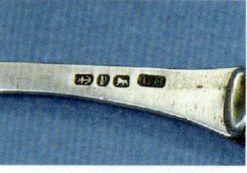

ホールマーク

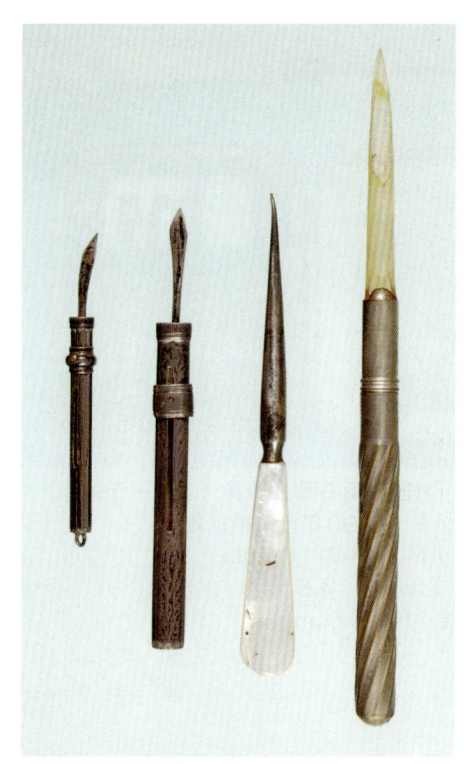

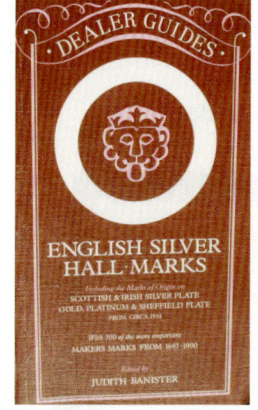

図10-40 「小楊枝」
ヨーロッパ　1800年代
左より　5.3cm・7.2cm・8cm・11cm
左より　銀製・銀製・銀・銀と鳥の羽
右より2本目の柄はあこや貝
　　　　神奈川県歯科医師会「歯の博物館」所蔵

図10-42 「ホールマークの本と中味」
17.5×10.5cm　1444年以後の刻印が載っている

ホールマークについて
イギリスなどの銀製品にはHALL-MARKS（ホールマーク）という刻印がしてある。その刻印によってその製品がどこの町で何年に作られたのかが分かるようになっている。ガイドブックがあり，1500年頃から2007年までの間のことが分かる。恐らく同業組合で自主的に実行し続けてきたのであろう。図10-41の小楊枝には肉眼でホールマークが認識できる

《シェークスピアの劇中会話に出てくる金属の小楊枝》

　金属楊枝がイギリスの文献に出てくるのは15世紀の終わり頃で，16世紀になると金属の小楊枝がにわかに脚光を浴びた。砂糖の需要が増え，虫歯が多くなったからである。当時砂糖を口にできるのは王侯貴族であり，虫歯になるのも，贅沢な小楊枝を貴金属の鎖でチョッキの胸に下げる肖像画も，お金持ちのステータスシンボルであった。

　シェークスピアの『冬物語』には，偉い人に相違ない。あの小楊枝の使い方でわかるというセリフがある。『ジョン王』には，おれが満腹にすると，歯をスースー言わせて，小楊枝を使う，といっている。またほかにも，伯爵だって人前で歯を小楊枝でほじるという表現が出てくる。

　エリザベス女王（一世）（1533～1603）は甘いもの好きで，前歯が虫歯で黒かったと言われている。

273

第10章 西洋の歯ブラシ・歯みがき粉・小楊枝

《スケーラー・治療器具・デンタルミラーなど》

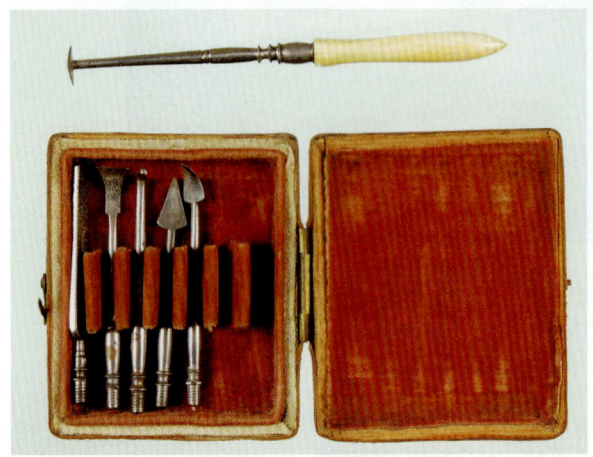

図10-43 「外国の歯石除去器具(スケーラー)」
スケーラーセット 1810年代 柄は象牙
柄に金属をセットしたもの 9.7cm
柄部 5.7cm 金属部 5.0cm
ケース 5.5×6.5cm

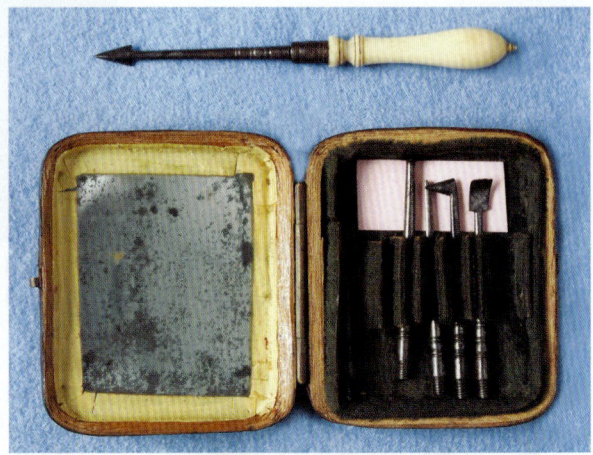

図10-44 「外国の歯石除去器具(スケーラー)」
スケーラーセット 1800年代 柄は象牙
柄に金属をセットしたもの 8.5cm
柄部 5cm 金属部 4.5cm
ケース裏鏡つき 5.5×6cm

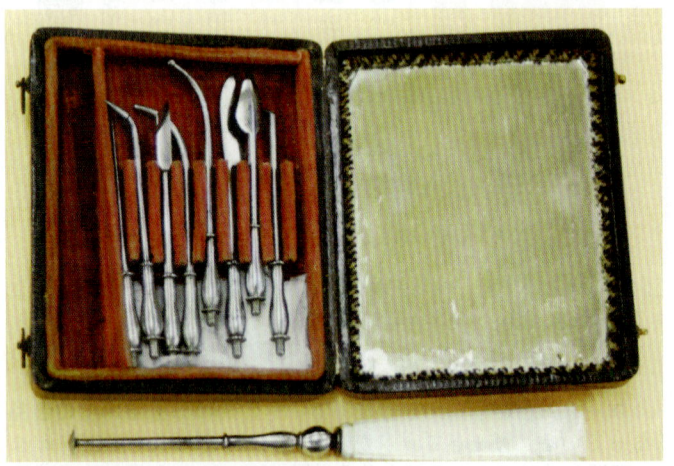

神奈川県歯科医師会「歯の博物館」所蔵

図10-45 「外国の歯石除去器具(スケーラー)」
スケーラーセット 1800年代 柄は象牙 ケース裏鏡つき
6×8cm

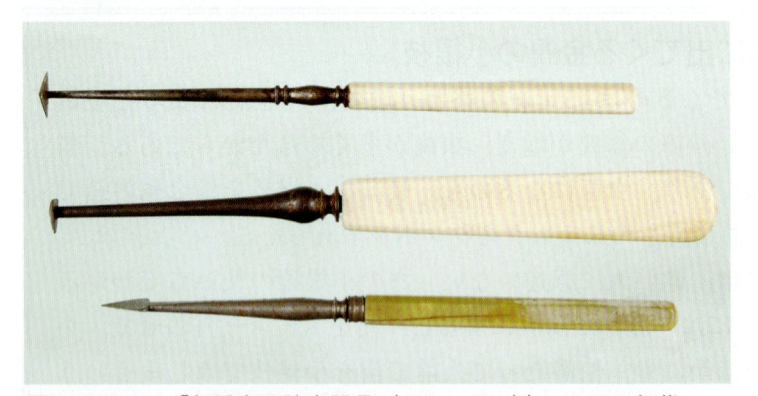

図10-46 「各種歯石除去器具(スケーラー)」 1800年代
柄・象牙
上：13.2cm
中：14.7cm
下：12.7cm

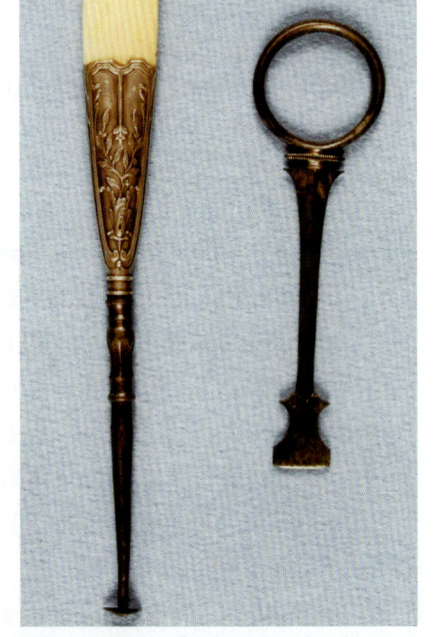

図10-47 「スケーラー」
左：象牙と銀製の把持部 ヨーロッパ
　　1800年代 15cm
右：鉄製
　　9.8cm

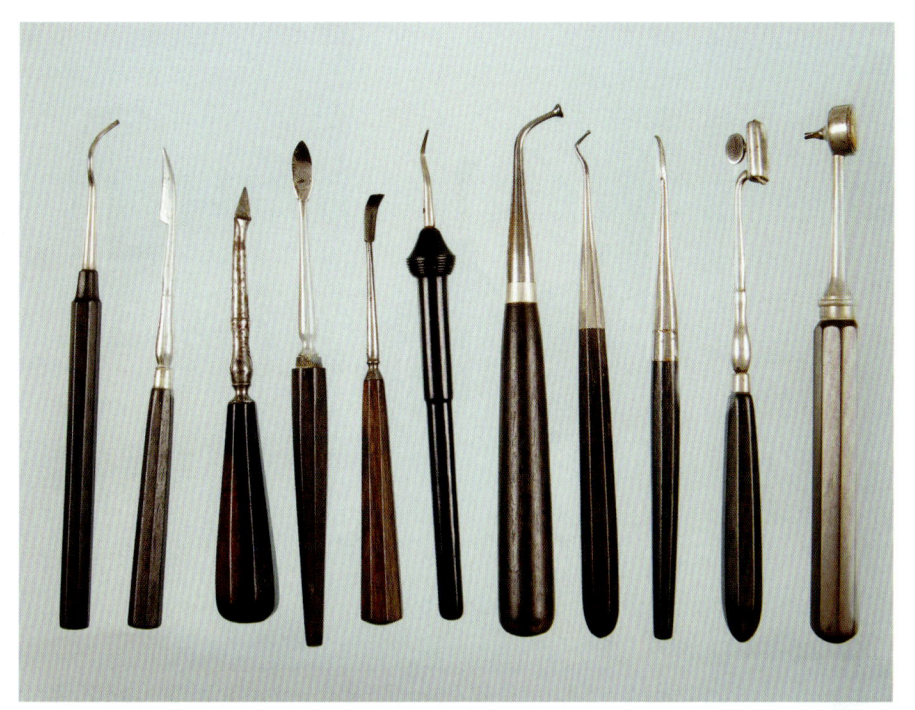

第10章　西洋の歯ブラシ・歯みがき粉・小楊枝

図10-48　「スケーラー，手用器具ほか」
把柄部は黒檀　1860年代
左端のもの　14cm

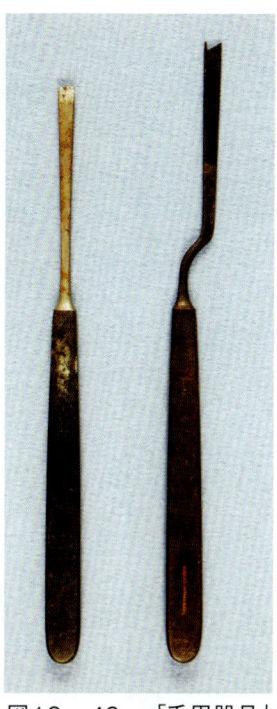

図10-49　「手用器具」
1800年代　柄は黒檀
左：16.5cm
右：17.8cm　F.Ford社
　　　　　　N.Y　ニューヨーク製

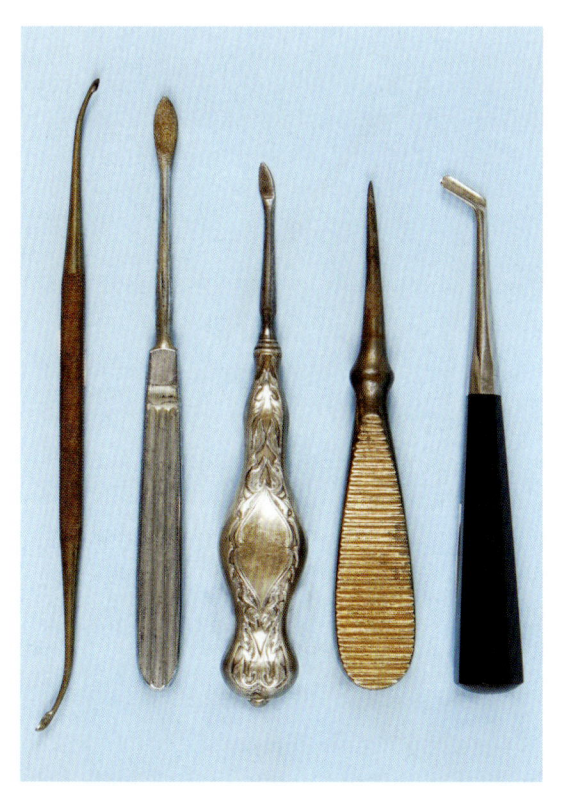

図10-50
左から2本が鋭匙，右から3本がエレベーター
1900年代

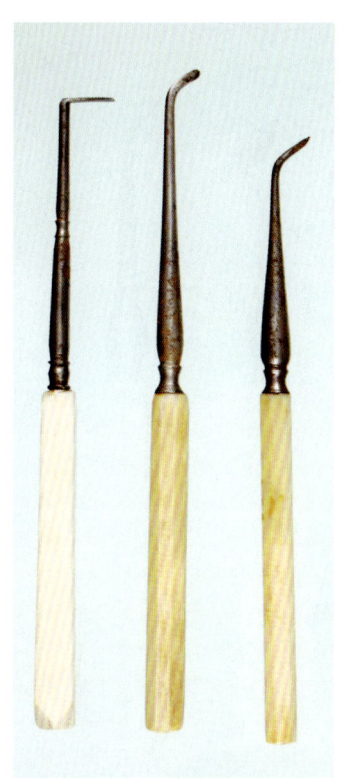

図10-51　「各種スケーラー」
ヨーロッパ　1800年代
柄は象牙
左より13.5cm・14cm・13cm

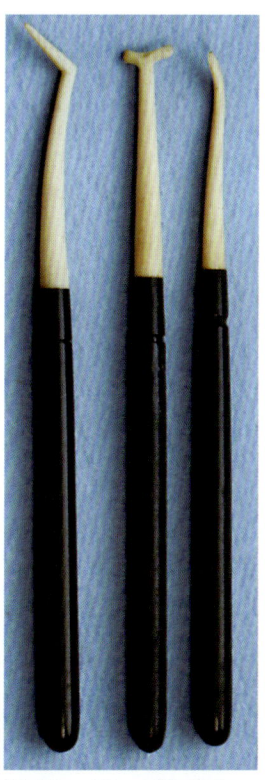

図10-52　「シリケートセメント充填器」
アメリカ　1900年代
各15cm

275

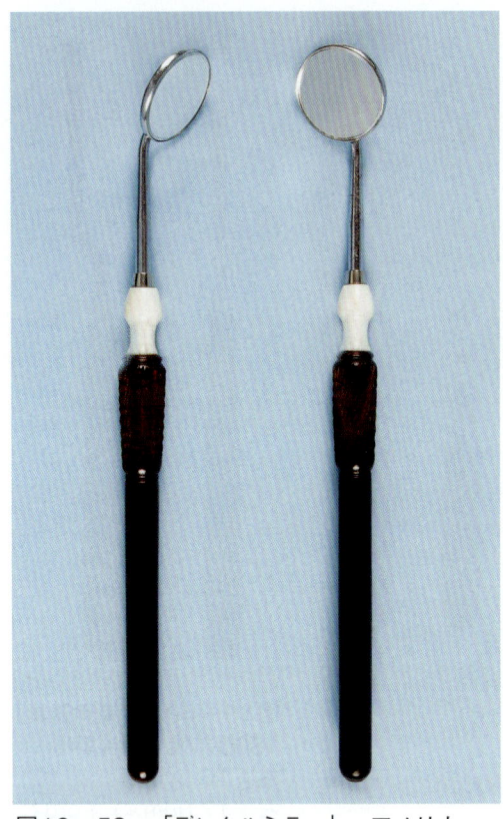

第10章 西洋の歯ブラシ・歯みがき粉・小楊枝

図10-53 「デンタルミラー」 アメリカ
1900年代 柄は木と象牙
17.5cm

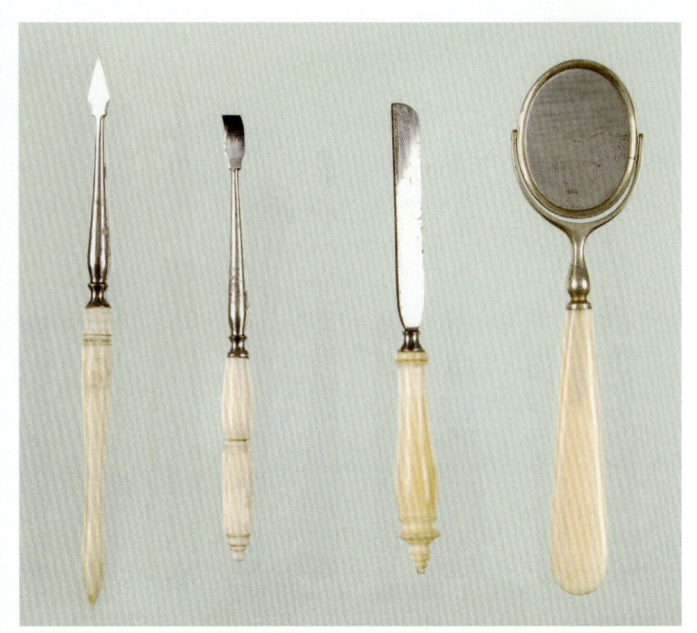

図10-54 「各種スケーラーとデンタルミラー」 1800年代
柄は象牙
左より13cm・10.5cm・11cm・12cm
神奈川県歯科医師会「歯の博物館」所蔵

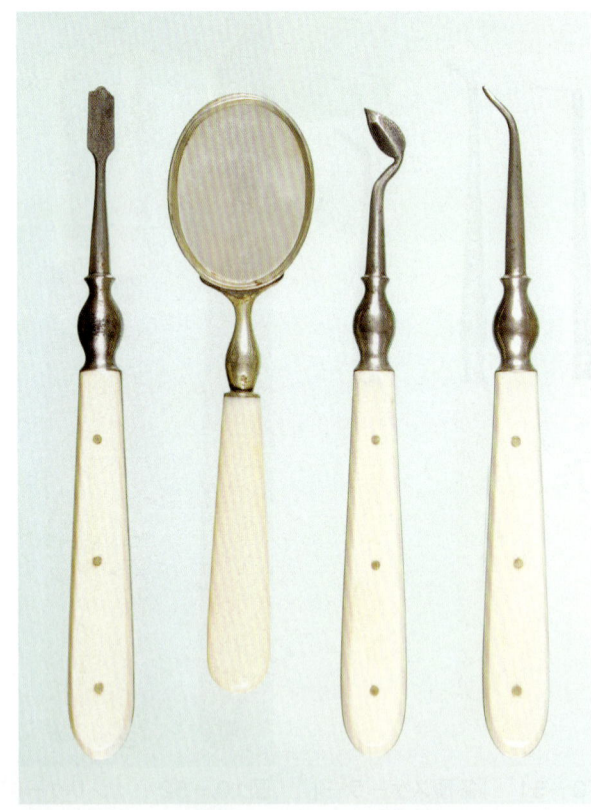

図10-55 「各種スケーラーとデンタルミラー」
1800年代 柄は象牙
左より14cm・12cm・13cm・13cm
神奈川県歯科医師会「歯の博物館」所蔵

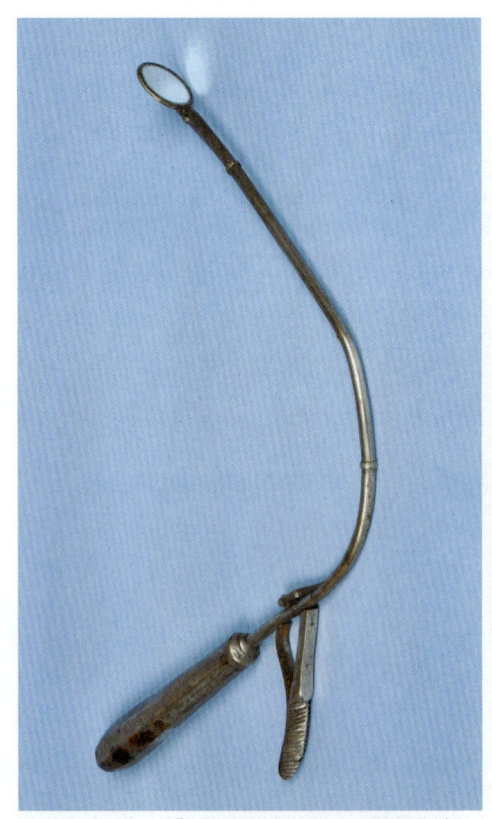

図10-56 「デンタルミラー 外国製」
把持部のバネを押さえることにより,ミラーの角度が変わるように出来ている
29×3cm 年代不明

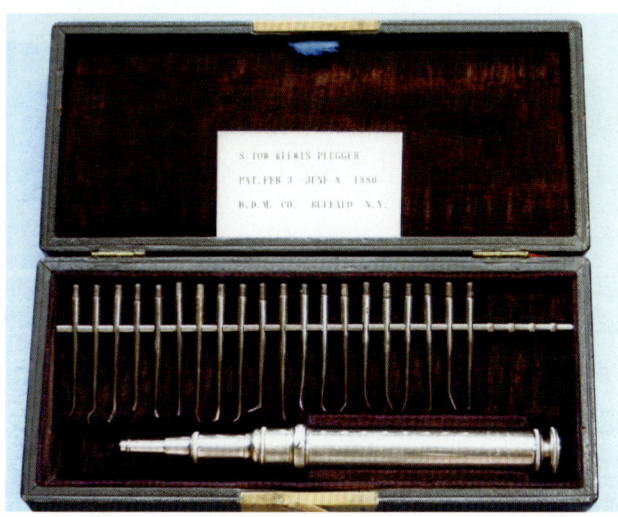

第10章　西洋の歯ブラシ・歯みがき粉・小楊枝

図10-57　「金箔充塡器」　1880年　特許アメリカ
S. TOW & LEWIS PLUGER
外・皮革張り　内・ビロード布張り
8.5×19×3.5cm
バッファロー社　ニューヨーク

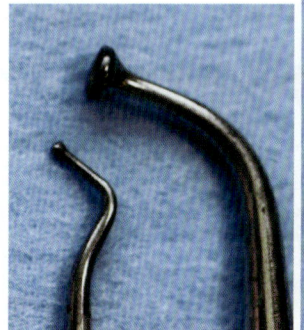

拡大図

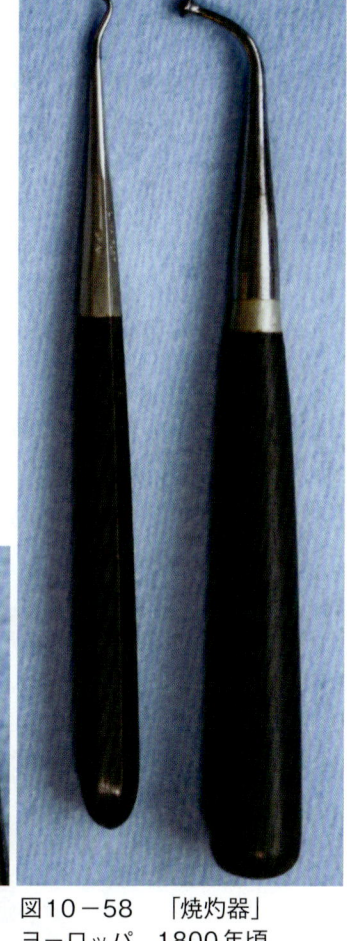

図10-58　「焼灼器」
ヨーロッパ　1800年頃
左：14.5cm　右：15cm

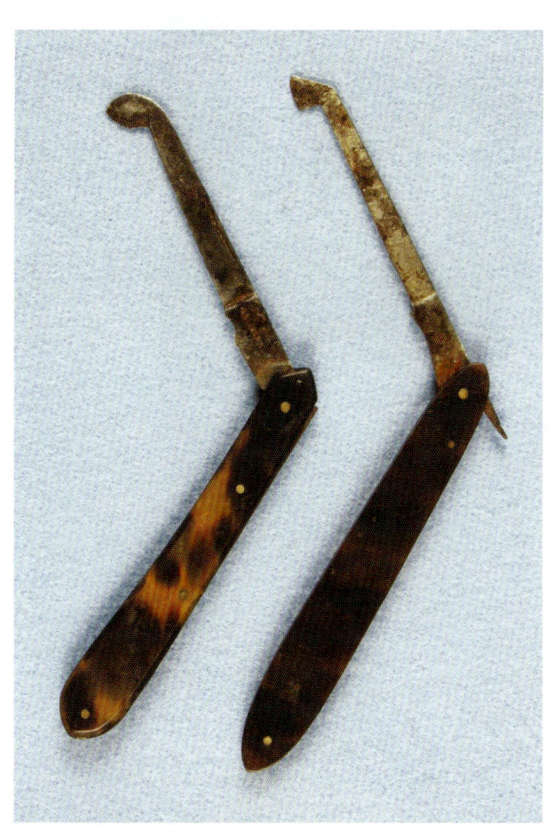

図10-59　「歯肉ナイフ」
1810年頃ヨーロッパ
柄は鼈甲　13.5cm

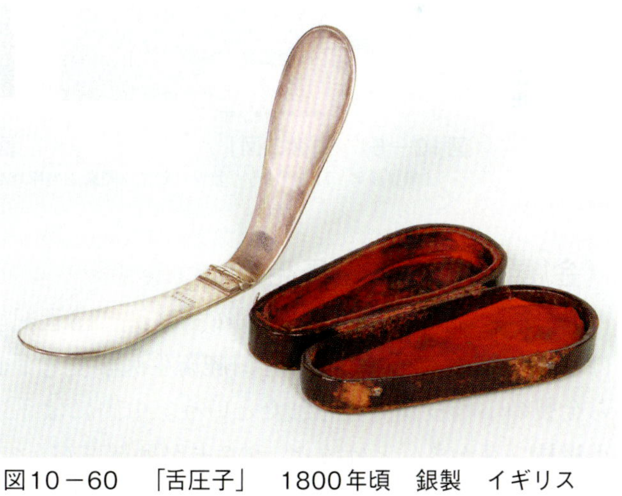

図10-60　「舌圧子」　1800年頃　銀製　イギリス
外・皮革張り　内・ビロード布張りケース
19.5×3.7cm　GOXETER LONDON製

17～18世紀の医学では，焼灼と瀉血は治療に頻繁に用いられた。焼灼はアラビアの外科医が治療法を確立し，彼らはあらゆる病気に効くとし，てんかん，頭痛，歯痛，痔，肋膜炎，浮腫，うつ病などが治ると考えていた。従って当時は口腔内の治療にもしばしば焼灼が用いられた。その際熱した金属が，周囲の組織に触れるのを防ぐためこのような靴ベラ状のものを用いた。ちなみに，エリザベス女王の外科医であったウイリアム・クロウズは好んで焼灼を用いたとのことである

第10章　西洋の歯ブラシ・歯みがき粉・小楊枝

中国の口腔衛生

　古代中国の虫歯を防ぐ方法としては，食後や寝る前のうがい，金属の小楊枝を使った歯間清掃，歯ブラシによる歯面の清掃，歯をカチカチ鳴らす方法，舌の上を舌こきでしごくなどがある。

《うがい》

　うがいは，古代中国人の習慣として食後に広く行われ，うがい薬としては，塩，お茶，ワイン，酢，馬の尿などが用いられていた。現代の知識でも，塩は歯肉を引き締め，お茶の成分カテキンが虫歯予防に効果があり，ワインにはアルコールが含まれ，消毒力があることが知られている。また，食後や寝る前にうがいをし，必要に応じて小楊枝を使い，歯の間に詰まった食物を除くことは虫歯の予防に効果があることを知っていた。うがい薬として上記のほか薄荷，紅花，没薬，川椒，生石膏，などを処方して使っていた。

　敦煌（とんこう）の莫高窟第196窟の壁画には，4〜14世紀頃の漱口図と右手の中指で歯磨きをしている揩歯図があり，うがいや，歯磨きの歴史が古いことが分かる。

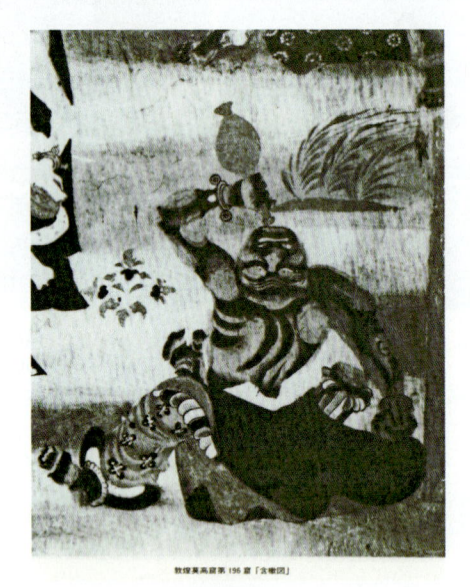

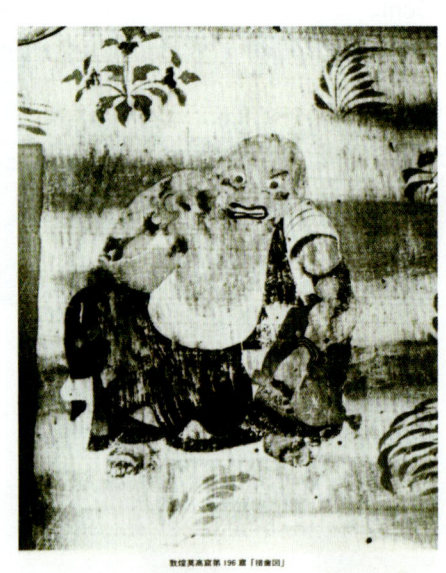

図10−61　「漱口図」　　　　　図10−62　「揩歯図」
「歯界展望」71巻第2号 "敦煌石窟に口腔衛生の原点をみる" 太田喜一郎　1988（昭和63）年より引用

《金属製の小楊枝（牙筅）》

　小楊枝は，3世紀頃から使われており，13世紀頃には小楊枝は普及し，口腔清掃用具の一つになっていた。周大成「中国口腔衛生医学史考」1991年によると，238年頃に埋葬された墓から金製の小楊枝が発見されたという。中国には「三緒（さんちょ）」という銀製の首飾りの先に小楊枝，耳かき，とげ抜き，の3本が吊り下がっているものがある（284・285ページ参照）。豪華なものは，翡翠や，瑪瑙，貨幣，などの飾りをつけて装飾化したものもある。中国では奇数が好まれるため，1, 3, 5, 7, 9, 個と青竜刀などの細工が付いたものがある。肉や繊維のある食べ物を食べて歯に詰ったものを「三緒」の小楊枝で取り除き，皮膚に刺さった，とげをとげ抜きで抜き取り，耳垢は耳かきで取り除いたのである。神奈川県歯科医師会「歯の博物館」所蔵の「三緒」は，清の時代（1644〜1911）のものである。他に中国の小楊枝には，金属製の鞘から出し入れして使うもの，金銀銅，牛の角，豚の歯の根，象牙，木，竹など色々な材質のものがある。

《歯ブラシによる歯の清掃（植毛牙刷）》

中国では歯ブラシは618〜907年頃には使われていたという。歯みがき粉は，塩やハーブなどを使い，後に虫歯や歯肉の治療の目的でも歯を磨くようになった。

周大成著『中国口腔医学史考』によると，1953年に馬王堆（まおうたい）の墳墓から装飾品と共に西暦959年頃の象牙の歯ブラシの柄が出土した。柄の先には，左右4個ずつ2列の穴があいており，馬毛は柄の穴の裏で糸を通して結んでいた。当時の歯ブラシの柄は象牙，駱駝などの動物の骨や角などを使っていた。

このように中国では歯ブラシは，8世紀頃から存在し，普及したのは15〜17世紀で，馬や豚毛を植毛したものを使っていた。

神奈川県歯科医師会「歯の博物館」所蔵の中国歯ブラシの骨製の柄は，墳墓から出土したものである。また，馬毛，豚毛を植毛した歯ブラシは，清朝時代のもので，柄は獣骨や赤珊瑚（あかさんご）製で目出度い熟語や絵が描いてある。

道元（1200〜1253）が，中国に仏教の修行に訪れた宋の時代（1200年代）には，西安では動物の骨や角で柄を作り，馬毛を植えてそれで歯をみがいていたと『正法眼蔵』に書かれている。道元は歯ブラシに植えてある動物の毛で歯をみがくのは，不浄であると考えて日本に伝えなかった。

《カチカチ歯を鳴らす健康法（叩歯）》

朝起きて歯をカチカチ鳴らす健康法（叩歯）は，中国独自のもので古代からおこなわれていた。歯を噛んで鳴らす叩歯は，歯槽骨や歯周組織に刺激を与えて，それらを丈夫にする健康法である。1117年に中国で発刊された『養生方』や『千金方』に叩歯が紹介されており，中国気功でもカチカチ歯を鳴らす叩歯が行われている。『養生方』には「朝，歯を36回たたく，食後歯をたたく。この療法を常に行えば，虫歯にならない。また，朝起きたとき，口全体にゆきわたるように水をふくむ。歯を36回たたく。むし歯にならないうえ，歯が丈夫になる」と書いてある。同様に『千金方』には，「毎朝，歯を100回叩くと歯が丈夫になる」と書いてある。

中国の養生書の影響を受けた江戸時代の儒学者・貝原益軒は1713（正徳3）年，83歳のときに『養生訓』を著した。この本は，中国の『養生方』や「千金方」を引用し，歯の養生として「歯と歯肉を塩で磨き，塩湯で口をそそぐ。毎日，時々，歯をたたくこと36度すべし。歯かたくなり，虫くわず，歯の病なし」と書いてある。現代の知識では，よく咬むことは歯を通して顎骨や頭蓋底に刺激が加わり，また，口を開閉する筋肉を動かすことにより脳の血流が増し，ぼけ防止や肥満防止に効果があると言われているが，古くから叩歯が行われていたことは驚きである。

《舌こき》

玄奘三蔵は，インドで17年間仏教の修行を行い，中国に帰国後歯を磨く方法を伝えた。中国では歯木として楊柳を用いたため楊枝と呼ばれるようになった。インドで釈迦は，歯を磨いたあと，歯木の茎の比較的鋭利な部分で舌こき（舌の表面の舌苔を除く）をすることを説き，中国にも伝わった。

歯木以外の材料で舌こきを行う方法は，弾力のある金，銀，銅，プラスチックなどの幅の狭い長さ20センチくらいの細い板の両端を指で持ち，後ろから前に，軽く舌の上面をこすれば舌苔が除けるのである。1908年に逝去した西太后の副葬品の中には，口腔衛生用具として漱口盂，碗，大小の象牙の牙筅3個，銀製の舌こき，歯ブラシ（牙刷），一把があった。

第10章　西洋の歯ブラシ・歯みがき粉・小楊枝

　神奈川県歯科医師会「歯の博物館」所蔵の金属製の舌こきは，銀や銅性であり両端に把持部があり，指で掴みやすくなっている。使用時には弾力性のある金属の板を舌面に水平に当たるように輪を作り，かるいタッチで前方に引き出す。

《中国の歯ブラシ・小楊枝》

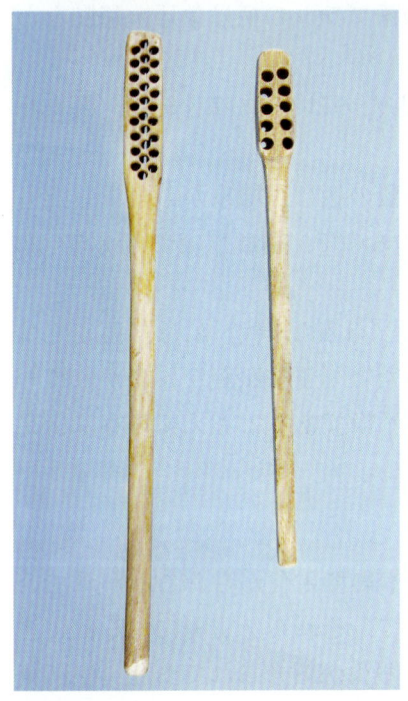

図10-63
中国の墳墓から出土した歯ブラシの骨柄
左：15cm　右：12cm
神奈川県歯科医師会「歯の博物館」所蔵

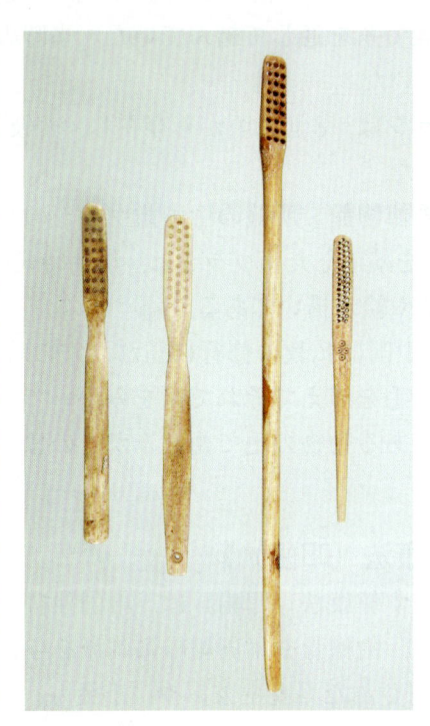

図10-64
中国の墳墓から出土した歯ブラシの骨柄
長いもの1本：15×1.2cm
短いもの3本：約10×1.2cm

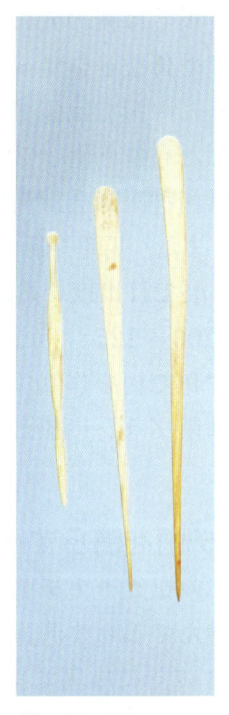

図10-65
中国の小楊枝　象牙
左：耳かき小楊枝　10cm
中：小楊枝　14.6cm
右：舌こきつき小楊枝　17cm

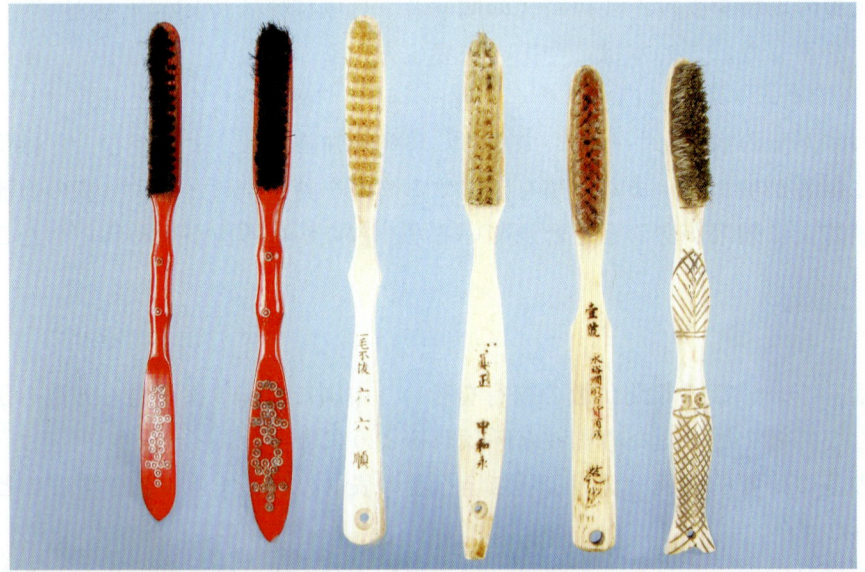

図10-66　中国清時代（1644～1911）の歯ブラシ
左2本は赤サンゴに馬毛
右4本は骨柄にブタ毛。柄に模様や文字が彫ってある
左から15.5×1.4cm，16×1.7cm，16×1.4cm，16.5×1.3cm，15×1.4cm，
　　　15.5×1.5cm

第10章　西洋の歯ブラシ・歯みがき粉・小楊枝

《歯ブラシ入れ・小楊枝入れ》

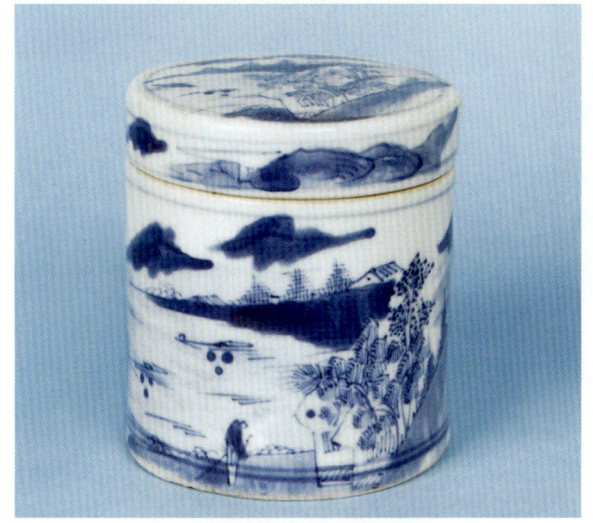

図10-67　「中国清時代の小楊枝入れ」　陶製
8.5×7.5×7.5cm

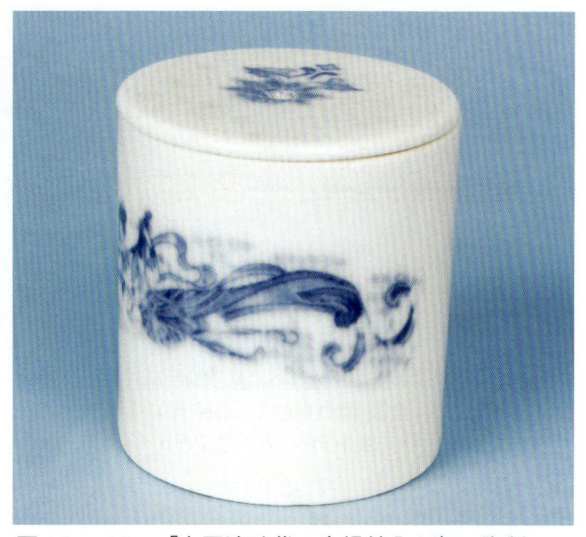

図10-68　「中国清時代の小楊枝入れ」　陶製
6×5.5×5.5cm

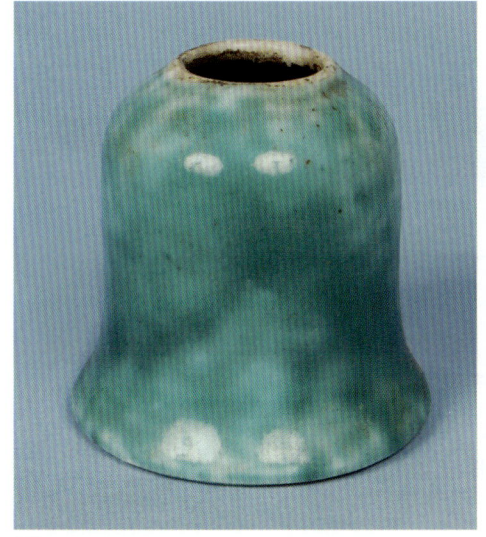

図10-69
「中国清時代の小楊枝入れ」　陶製
5.5×5×5cm

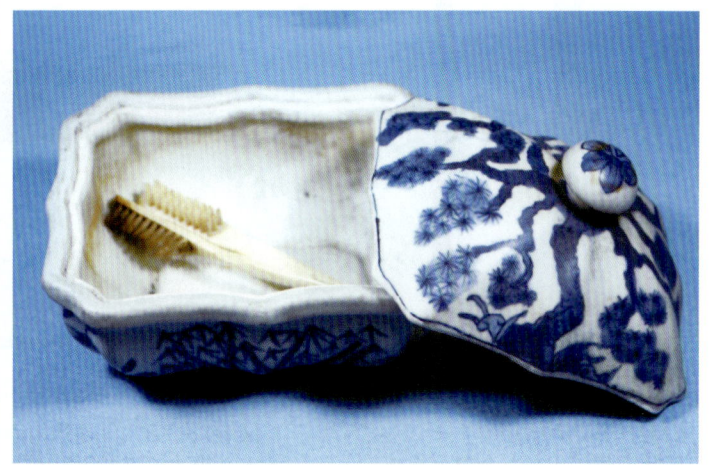

図10-70　「中国清時代　歯ブラシ入れ」
12×15×11cm

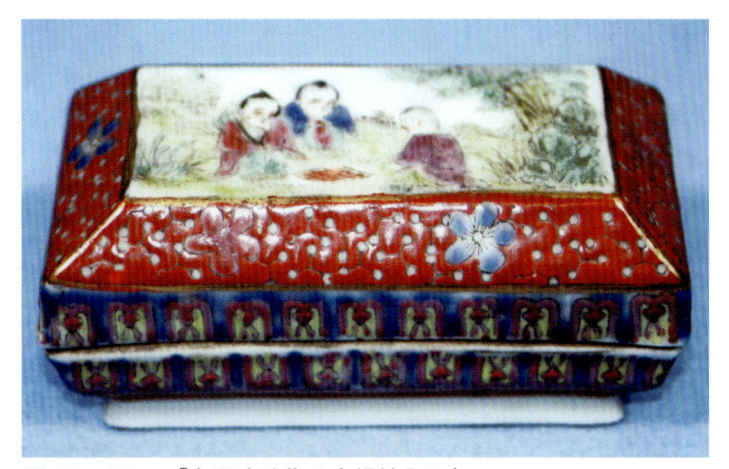

図10-71　「中国清時代の小楊枝入れ」
5×9.7×4cm

281

第10章 西洋の歯ブラシ・歯みがき粉・小楊枝

《金属小楊枝・舌こき》

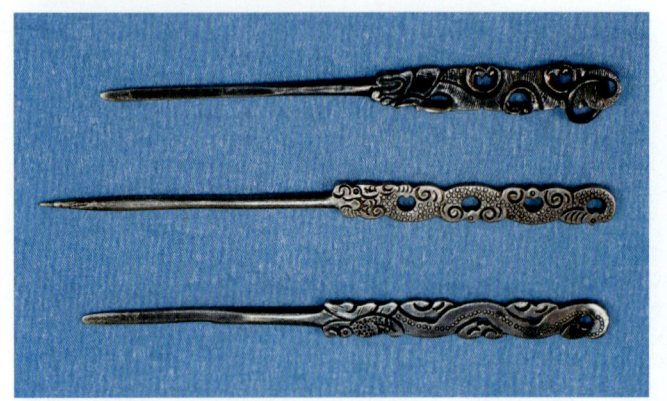

図10-72 「金属製小楊枝」(清時代)
上：8.2cm　中：9.1cm　下：8.2cm

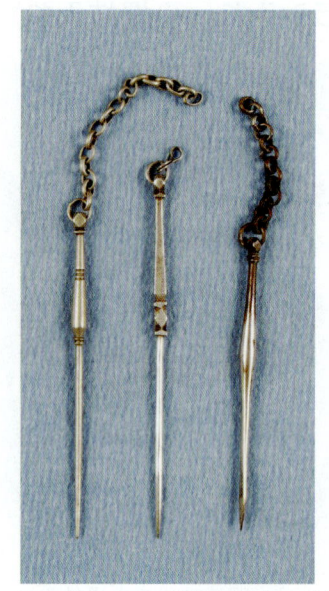

図10-73 「金属製小楊枝」(清時代)
5.7cm

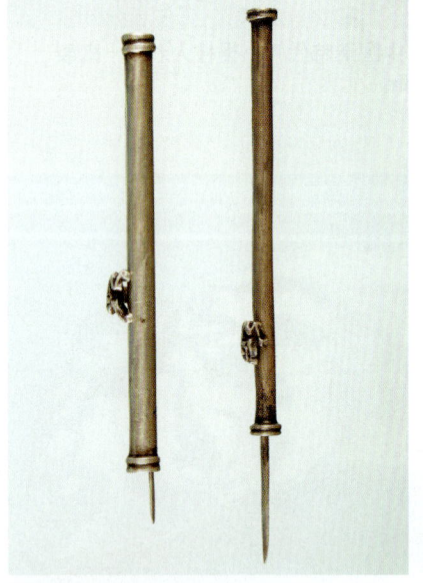

図10-74
「筒状の鞘に入った金属小楊枝」
鞘から小楊枝を出し入れ出来る
左：8cm　右：9cm

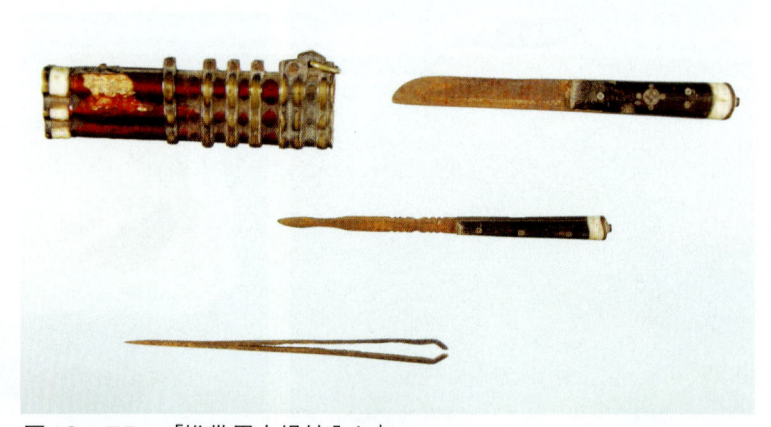

図10-75 「携帯用小楊枝入れ」
上：小ナイフ型6.2cm　中：小楊枝7cm　下：トゲ抜き小楊枝6.2cm

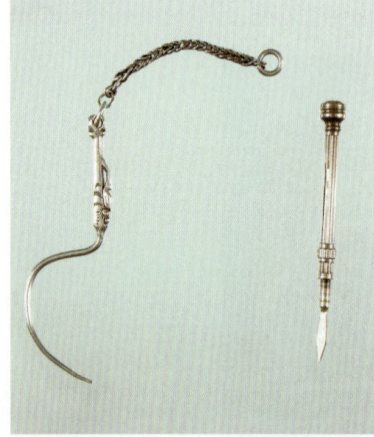

図10-76
「銀製小楊枝」
左：8cm　右：6cm

図10-77
「銅製小楊枝と耳かき」　清時代
左：8cm　右：8cm

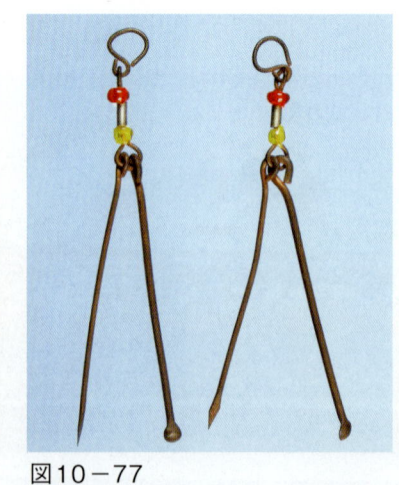

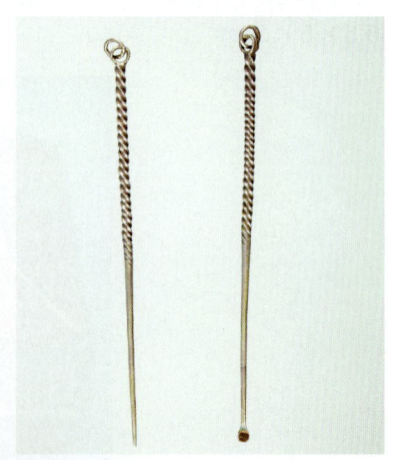

図10-78
「銀製小楊枝と耳かき」　清時代
左：7.5cm　右：7.5cm

神奈川県歯科医師会「歯の博物館」所蔵

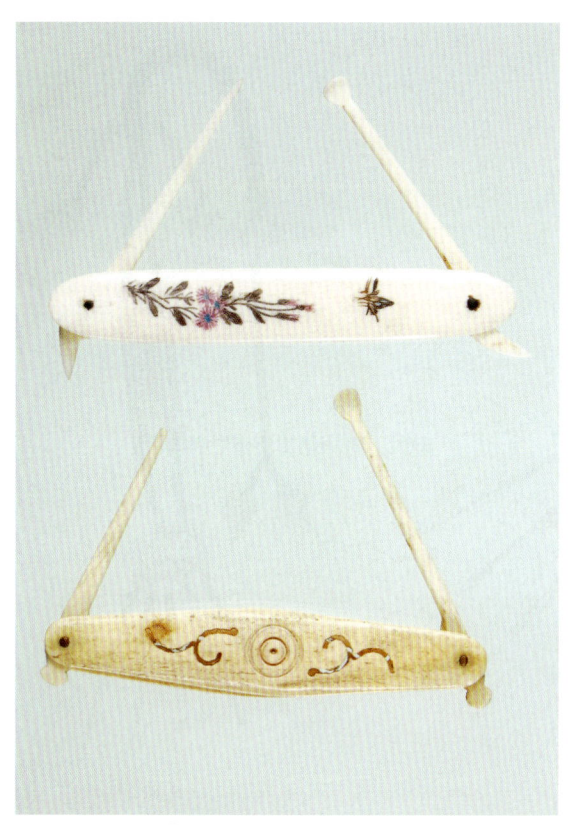

第10章　西洋の歯ブラシ・歯みがき粉・小楊枝

図10-79　「携帯用折りたたみ式小楊枝と耳かき」
上：1.2×7cm　下：1.3×7cm

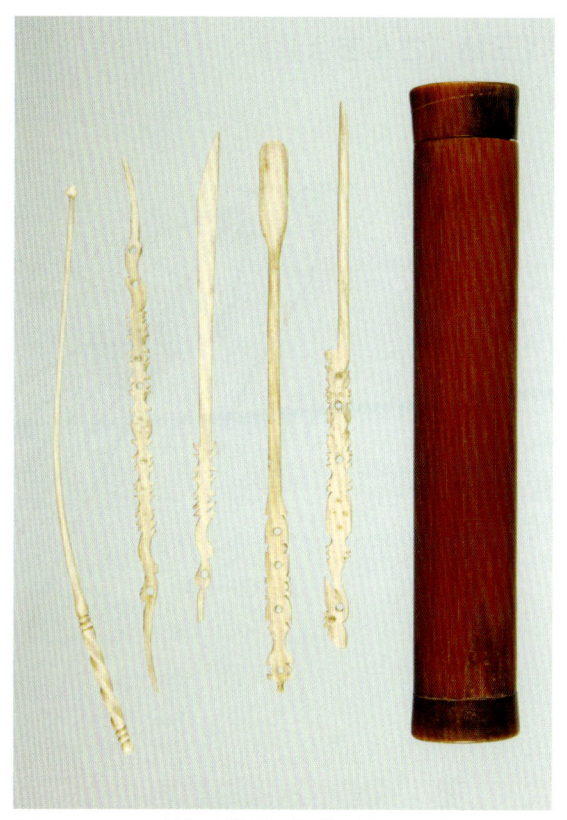

図10-80　「中国鑲牙（資格が無くて歯を治療する人）が使っていた象牙製治療器具」
10.0×1.7cm

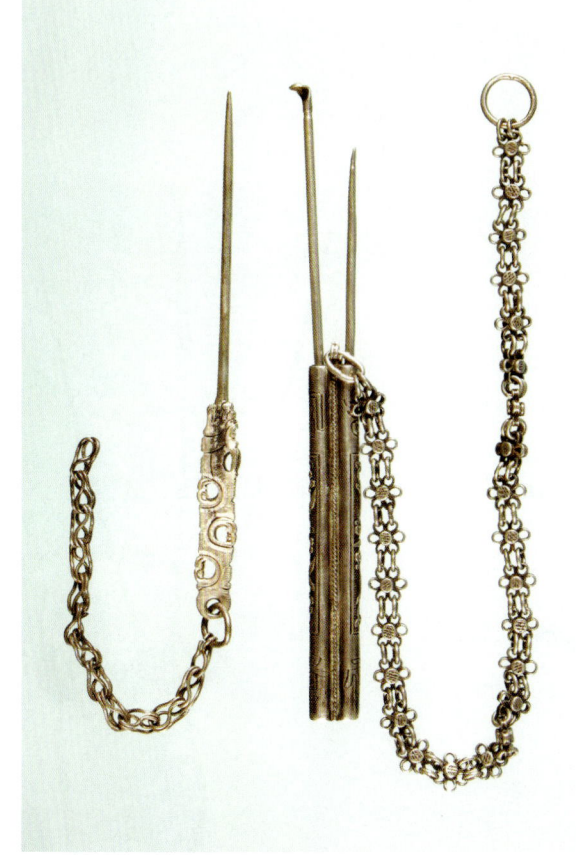

図10-81　「三緒（さんちょ）」
左：17cm　右：23cm

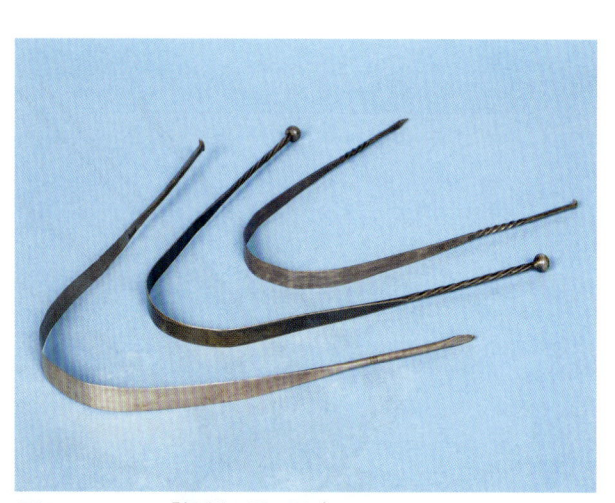

図10-82　「銀製の舌こき」
左より26.4cm・25cm・21.6cm

283

第10章　西洋の歯ブラシ・歯みがき粉・小楊枝

《三緒（さんちょ）》

図10-83

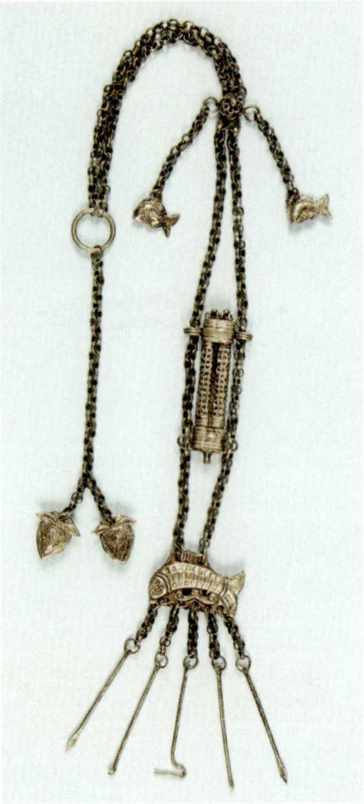

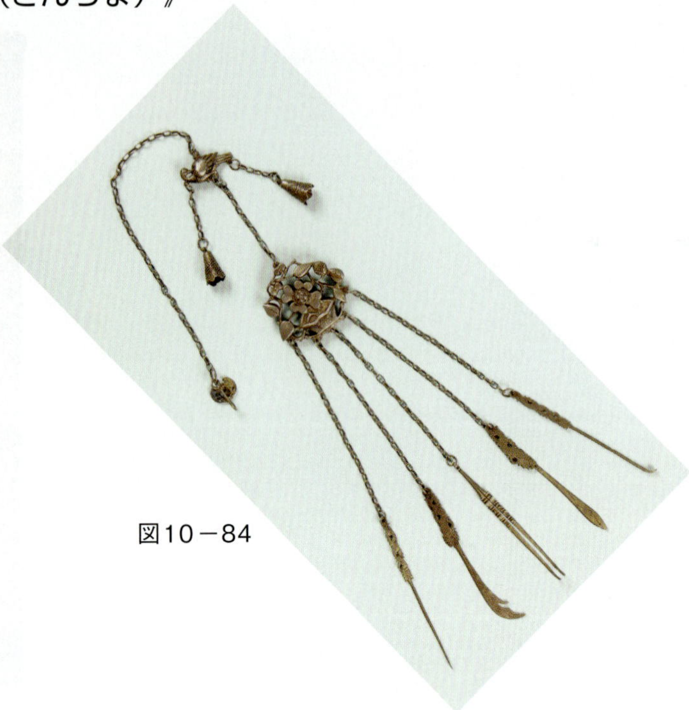

図10-84

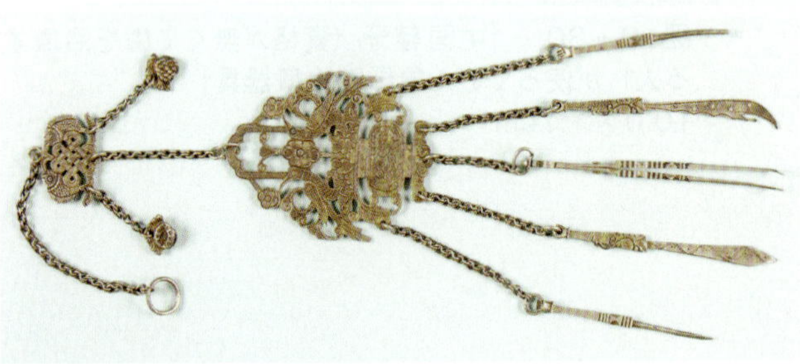

図10-85

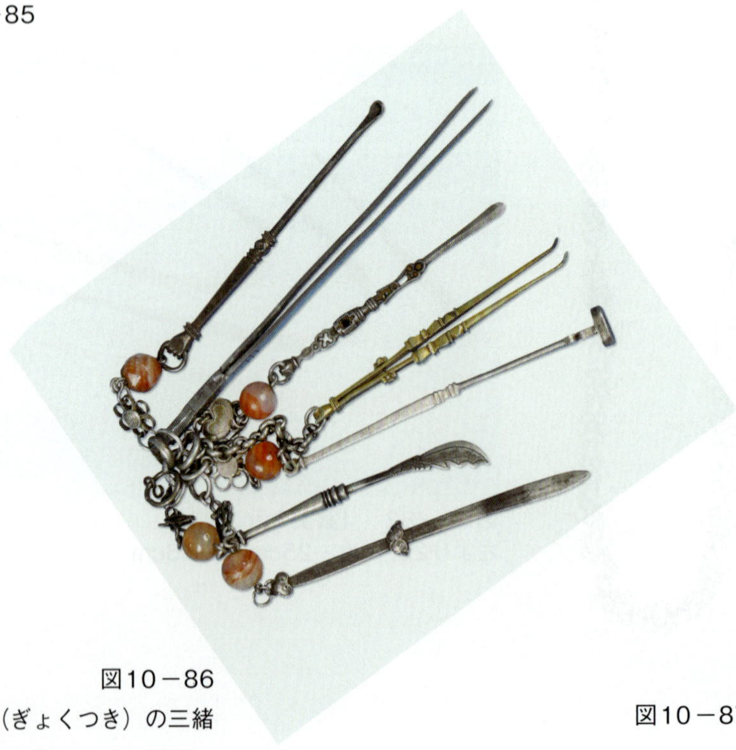

図10-86
玉付（ぎょくつき）の三緒

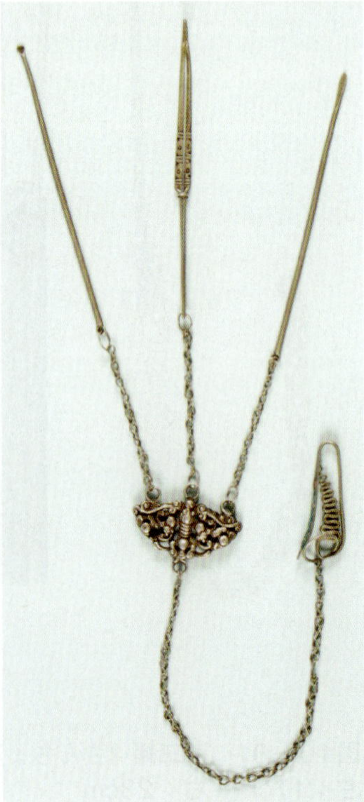

図10-87

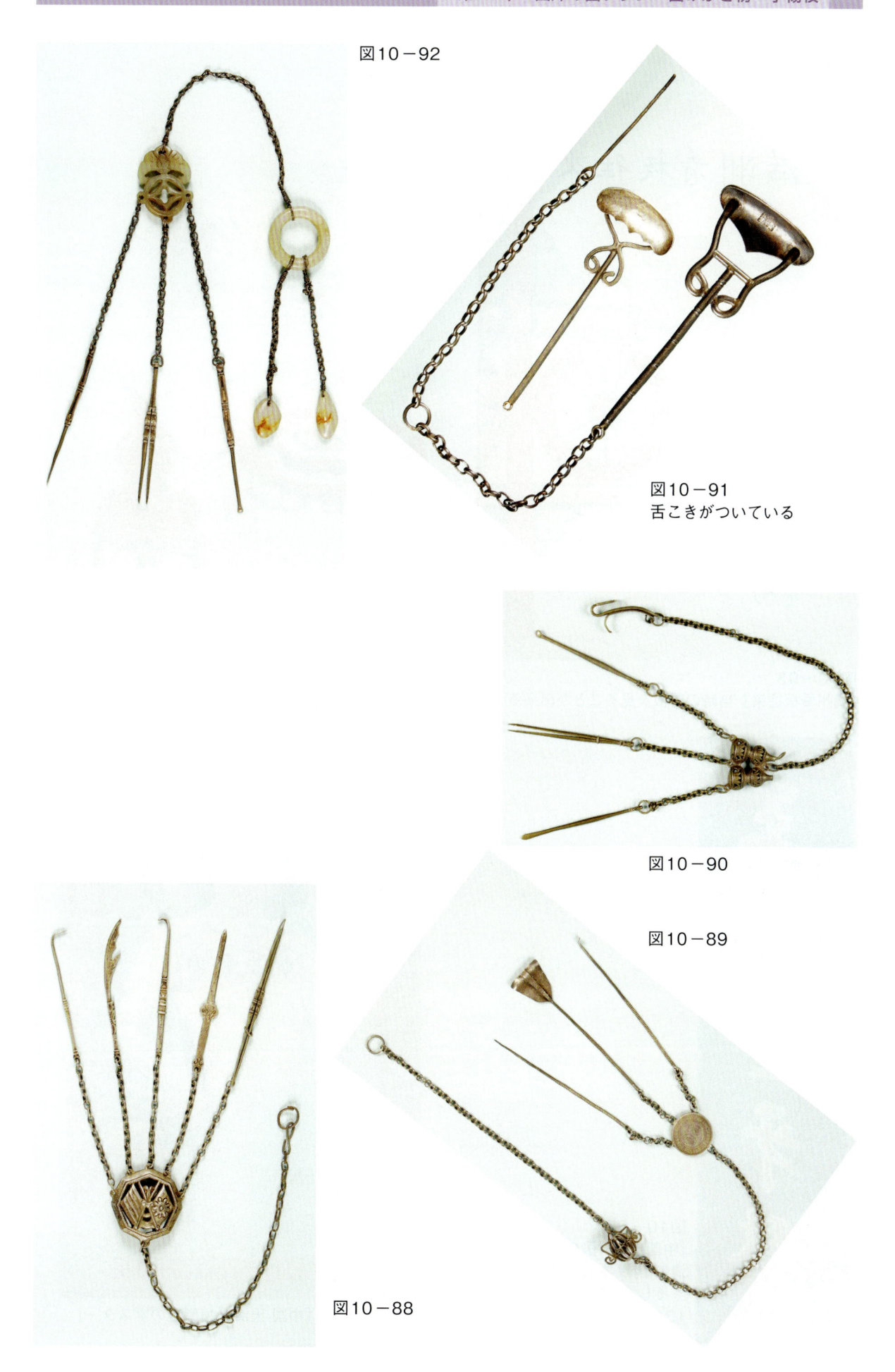

第10章　西洋の歯ブラシ・歯みがき粉・小楊枝

図10-92

図10-91
舌こきがついている

図10-90

図10-89

図10-88

285

第10章　西洋の歯ブラシ・歯みがき粉・小楊枝

《看板》

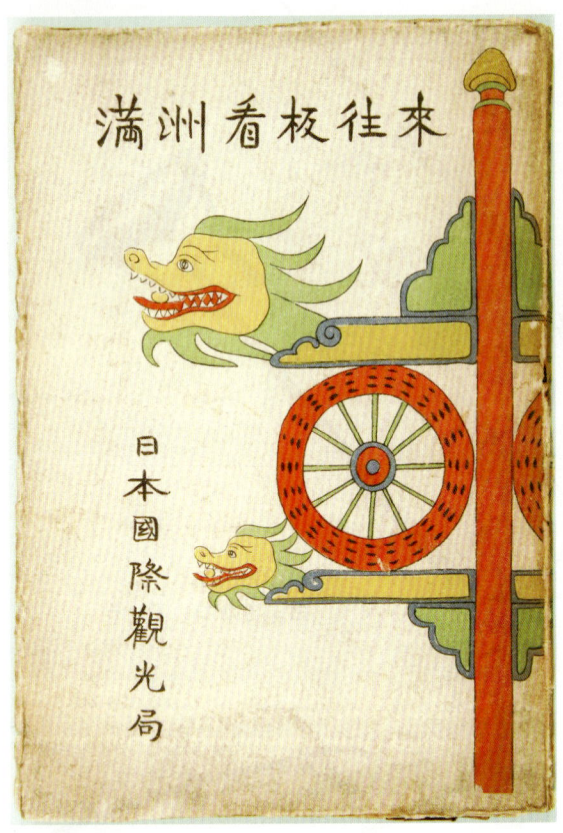

図10-93
「満洲看板往来」当時の看板を見ることが出来る

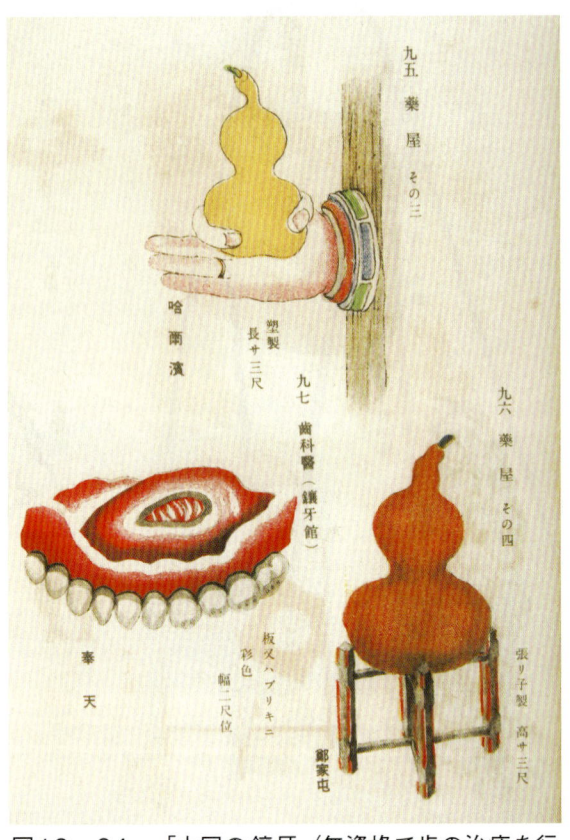

図10-94　「中国の鑲牙（無資格で歯の治療を行う者）の看板」
（吸着腔がついている）

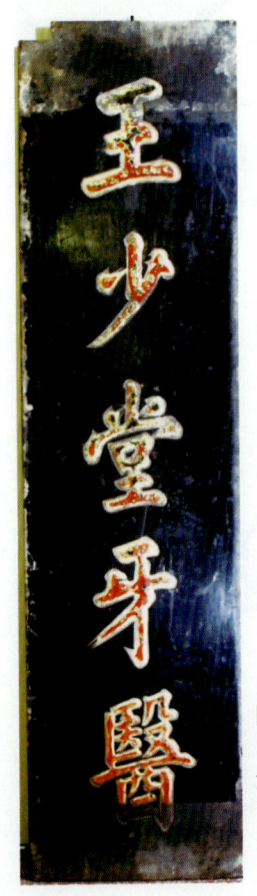

図10-95
「中国の歯科医の看板」
清時代　木板に彫刻してあり
うるし塗り文字は金箔張り
131×35cm
神奈川県歯科医師会「歯の博物館」所蔵

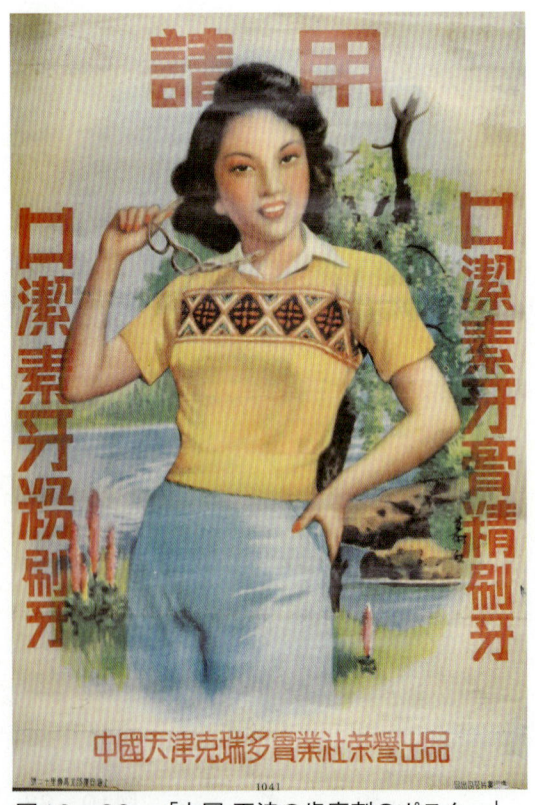

図10-96　「中国 天津の歯磨剤のポスター」
76×51cm

第11章

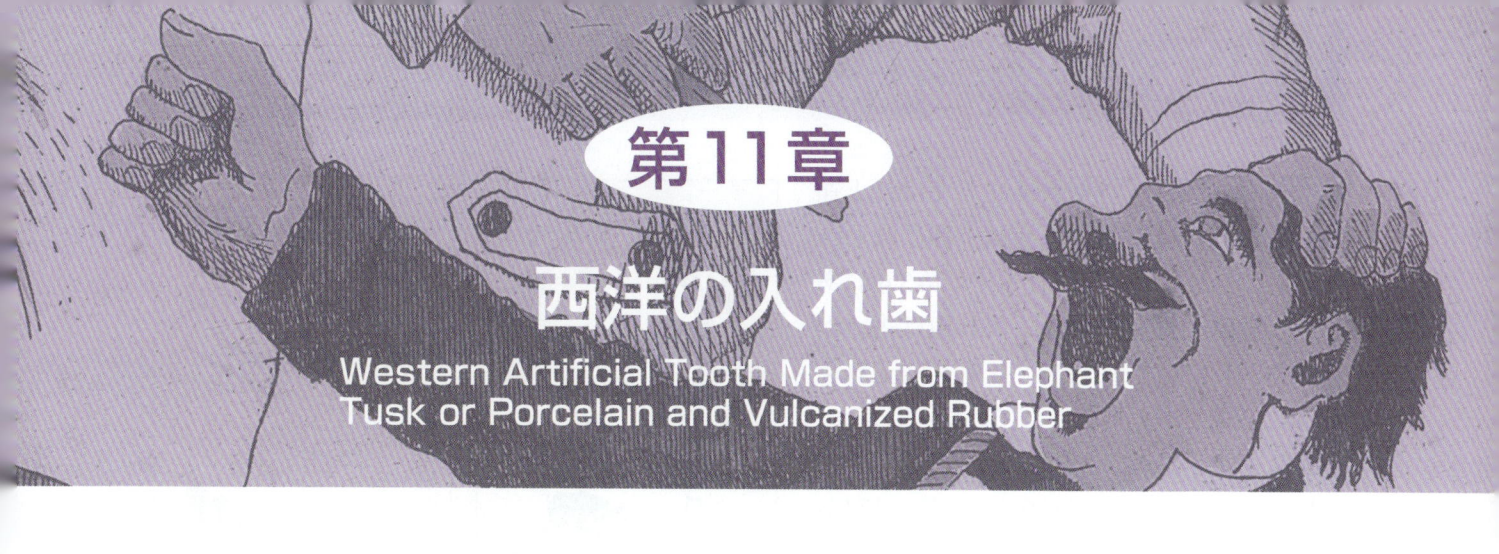

西洋の入れ歯
Western Artificial Tooth Made from Elephant Tusk or Porcelain and Vulcanized Rubber

西洋の入れ歯の歴史

　古代から人間は，虫歯，歯肉の病気，外傷，その他加齢に伴う老化により歯が抜けて数が減少する。したがって咀嚼・容貌・発音などの不都合さを軽減したり，解消する必要が生ずる。

　そのため，紀元前から隣の歯に金属の針金で抜けた部分の人工歯を固定する，または針金の代わりに金のバンドで前後を固定するなどしていた。歯の抜け落ちている本数が少ないうちはよいが，残りの歯が少なくなってくると食物を噛める範囲も限定される。したがって入れ歯を入れても必ずしも不具合が解消されるわけではない。

　基本的には口の中でぴったり適合する入れ歯が望まれるわけだが，そのためには正確な顎の型を採らなければならない。17〜18世紀のころは，未だ正確な入歯用の型を採るのに適当な材料が見つかっていなかった。入れ歯の材料は主として象牙，セイウチやカバの牙，あるいは動物の骨などを用いた。また歯も歯肉も一体として彫刻したものが多かった。入れ歯を作って商売をしていた人は歯抜き師，金銀細工師，象牙細工人たちであった。

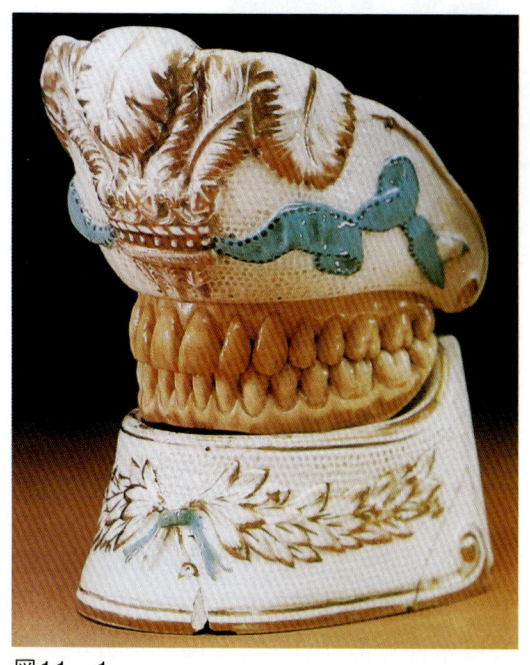

図11-1
「Prince of Walesの羽飾りの模様のついた入れ歯用の置き物と入れ歯」
『Antique Dental Instruments』Elisabeth Bennionより引用

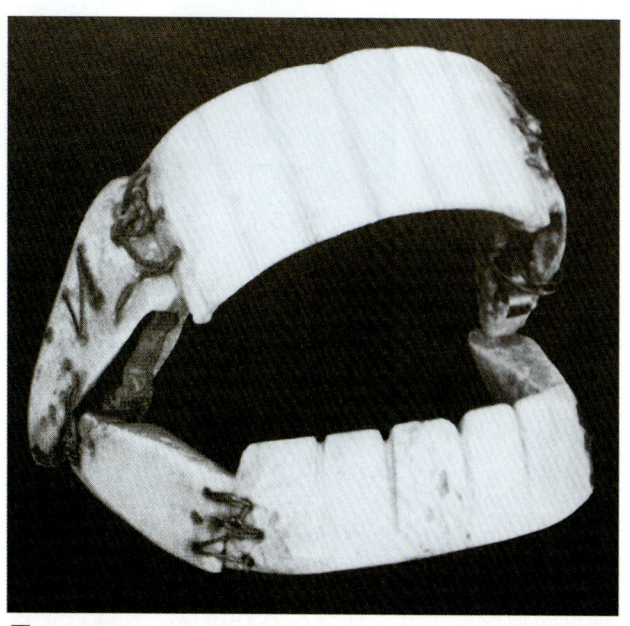

図11-2
「上下がつながっている牛の骨で作られた入れ歯」
1500年頃のものと言われている
『Antique Dental Instruments』Elisabeth Bennionより引用

第11章　西洋の入れ歯

　当時ヨーロッパやアメリカでは，上顎の総入れ歯は現在のように上顎に吸いつくものではなかった（日本では第3章にあるように上顎に吸いつく入れ歯は古くから作られていた）。従って上顎の総入れ歯は，出来ないものとされていた。しかし，ピエール・フォシャールPierre Fauchardはその著書，『歯科外科医』第2版（1746）で上下の総入れ歯について発表した。これは画期的なことである。彼の発表した上顎と下顎の入れ歯はそれぞれの外側後部でスプリングで連ねね，スプリングの弾力で上下の顎に押しつける方法をとっていた。このスプリングは初期は平板バネであったが，その後コイルスプリングに改造された。

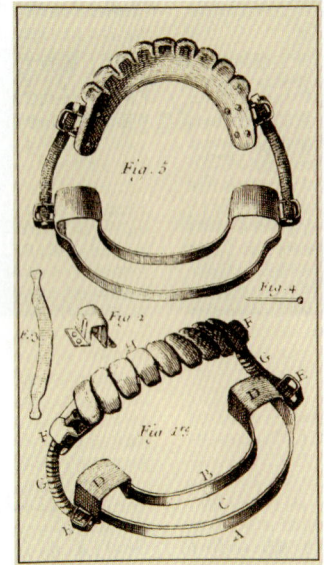

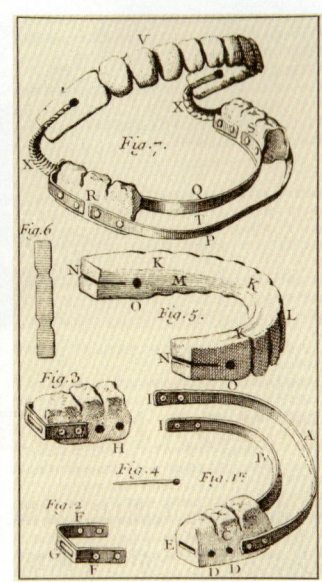

図11-3
「フォシャール著，『歯科外科医』第2版24章・25章に記載されている，下顎の歯の一部もしくは全部が残っていて，上顎の歯が全部無い人の入れ歯の図面」

高山直秀訳より引用

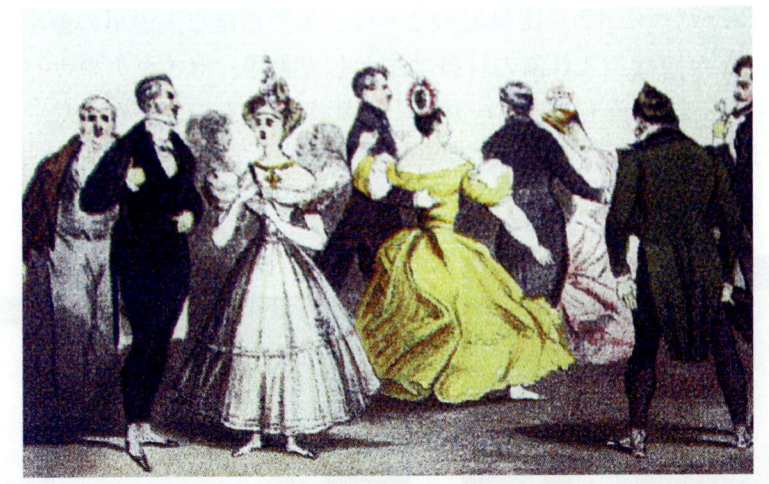

図11-4　「1815年にイギリスで画かれたパーティーの図」　1815年　イギリス

　このように工夫された入れ歯によってヨーロッパの上流婦人たちは，口もとの美しさと若さを回復した。しかし食物を噛み砕くことはできないことも多く，宴会に出かけるときは，まず入れ歯を外して食事をし，食事が終わると入れ歯を入れ，サロンでワインを飲みおしゃべりをしていた。そのため「サロンの婦人たちは空気を食べている」とか，「話の途中休まないと入れ歯が落ちてくる」とか言われていた。

　前述のように入れ歯の材料としては象牙，カバやセイウチの牙，動物の骨，金属などが用いられていた。また，金属にエナメルを塗ったり，ホーローを焼き付けたりしていた。しかしこれら動物の牙や骨で作った入れ歯は，有機質を含むので吸水性もあり着色して腐敗が始り，悪臭を放つなど大きな欠点があった。パーティーの際などは，扇で口臭を飛ばし，口元を隠し，強い香水でカムフラージュした。

《陶材入れ歯の開発》

　1790年頃，フランスでようやく陶材（ポーセレン）で焼いた入れ歯を作ることに成功した。歯肉はピンクに，歯は白く焼きあげられている。これによって従来までの動物の骨などの入れ歯の欠点であった着色・腐敗・悪臭を克服できることになった。

　この成功は，薬剤師のデュシャトウと歯科医ド・シャマンのコンビによる協力の成果であったが，その後二人の関係は疎遠になり争いも起こった。結局ドシャマンひとりが取り組んでいく。彼は1792年に住居をパリからロンドンに移す。そこで現在も盛業しているウェッジウッド（Wedgwood）社の協力が得られ，以後14年間，陶製入れ歯製造の占有権をとる事ができた。ちなみに1804年までの間，1万2000個もの陶製入れ歯が作られたと記録されている。当然これらの入れ歯もスプリングで支えられたものであったことはいうまでもない。また陶材製の歯も作られるようになり，今日の人工陶歯の源となっている。加えて象牙や金属板に陶材製の歯やヒトの歯を付けた入れ歯も作られるようになった。人間の歯を入れ歯に組み込むため自分の歯を売ることもあったが，死者も使われた。多くは墓場を掘り起こして得たもので，ワーテルローの戦場からもたくさんの戦死者の歯が送られたと伝えられる。それだけではなく，アメリカの南北戦争の折には，戦死者から抜いた歯が樽に詰められ英国に船便で送られたという。

《日本の入れ歯との比較》

　前述のように1700年代の半ば頃まで，ヨーロッパでは上顎の総入れ歯，またはそれに近い入れ歯はできなかったが，ピエール・フォシャールは，1746年にスプリングの弾力により入れ歯を上下の顎に押しつけるという方法を発表した（図11-3参照）。つまりそこには真空にして上顎に吸着させるという発想はまったく無い。ところが本書第3章に記載のように日本ではそれより200年以上早い1538年に亡くなった尼僧が既に上顎に吸つく木の入れ歯を使っていた事が分かっている。また，その入れ歯は相当な年月の間使用していたので，食物を噛んですり減った痕も認められる。日本では他国に類を見ないこの木の入れ歯が明治中期まで使われ，江戸の人々の日記，例えば『南総里見八犬伝』を書いた戯作者瀧沢馬琴の『馬琴日記』に，歯が磨り減ってしばしば奥歯部分の釘を打ち直して修理しなければならなかったと記載されている。欧米では動物の牙・陶材・金属を素材とし，日本では「つげなどの木」を使う。この発想の差は大きい。入れ歯の機能性・審美性という観点から明らかに日本が世界をリードしていた。日本の木の入れ歯こそは，世界に誇りうる「木」の文化遺産である。

　（日本の入れ歯については第3章を参照）

《アメリカで入れ歯が吸着することを発見》

　欧米では，日本の木の入れ歯のように，入れ歯がよく合えば，そこが陰圧となり粘膜に吸いつくことを知らず，入れ歯に取りつけた金属のスプリングにより安定性を求めていた。欧米でこの吸着の原理を偶然の機会から発見したのは，アメリカ，フィラデルフィアの歯科医師ジェームス・ガーデットである。彼は1800年に，ある女性患者のため象牙を彫刻した義歯を作った。スプリングを装着するのは後まわしにし，とりあえず上顎の入れ歯を女性患者に手渡した。後日彼がスプリングをつけに患者宅を訪れると，すでに患者はスプリングなしで調子よく使っていたのである。彼は偶然の機会から真空になって入れ歯が吸着することに気がついた。そこで彼は入れ歯の吸着について発表したが，当時の歯科医師仲間には信用されなかった。この発見がヨーロッパに伝わり認知されるまでは，実に30年余の歳月がかかっている。

第11章　西洋の入れ歯

およそニュートンのりんごにまつわる万有引力のエピソードのように発見は偶然のようだが，万有引力に逆らって上顎に密着させるという久しい課題が，気圧の原理から解消したことはまことに画期的なことである。また，日本では上顎の木の入れ歯の吸着がガーデットの入れ歯の吸着の発見より約250年以上も前から利用されていたことを併せ考えると，まことに興味深い。

《吸着腔・吸着板について》

　上顎の入れ歯が吸いつくことがわかり，スプリングのつかない入れ歯は，取扱いが簡単で口からの出し入れも容易，異物感も少ないので，もてはやされた。しかし入れ歯が上顎に大気圧で吸い付くためには，精密さも必要であった。1850年頃からは，ゴム床入れ歯も開発されるようになるのだが，その時代を含めて，顎の型を採る材料や技術も，まだまだ不正確であったこと。また，上下の歯の咬み合わせの理論も現在ほど分っていなかったので，歯の並べ方が不適当であったこと。更に入れ歯を作る過程で，患者の咬み合わせを再現する機器類もなかったこと。そのほか，いろいろな理由から，食物を噛むと入れ歯が外れるとか，話をすると上顎の入れ歯が落ちてくるというような大変不安定な入れ歯も多かった。そこで入れ歯の安定のため，上顎入れ歯の粘膜面にタコの吸盤のような空間を作るなどの工夫が行われていた。この装置はかなり効果が認められ，入れ歯が口の中で安定するので，盛んに使われた。ただ欠点として，粘膜の同じ場所に長期にわたり頻繁に陰圧が加わるので，炎症を起こしたり，傷ついたり，時には骨が吸収され穴があいてしまう事もあった。

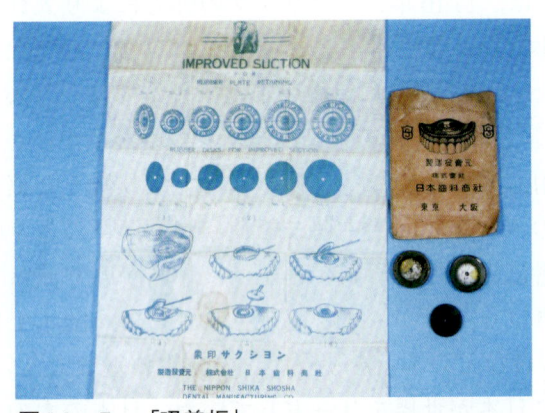

図11-5　「吸着板」
神奈川県歯科医師会「歯の博物館」所蔵

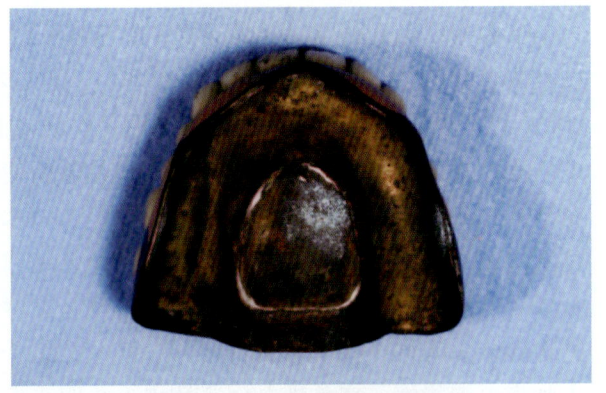

図11-6　「吸着腔のついた金属床義歯」
4.7×5.7cm
神奈川県歯科医師会「歯の博物館」所蔵

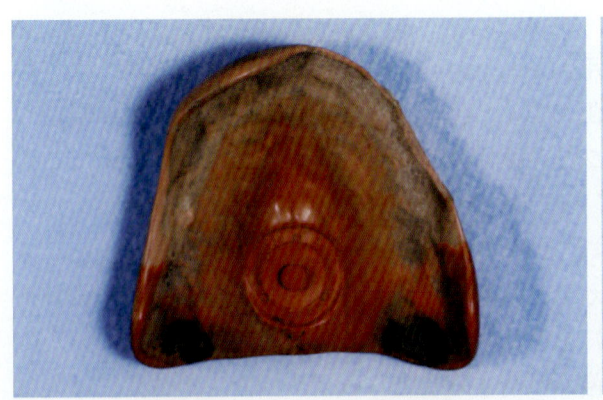

図11-7　「吸着腔がついたゴム床義歯」　イギリス
6.0×5.5cm
神奈川県歯科医師会「歯の博物館」所蔵

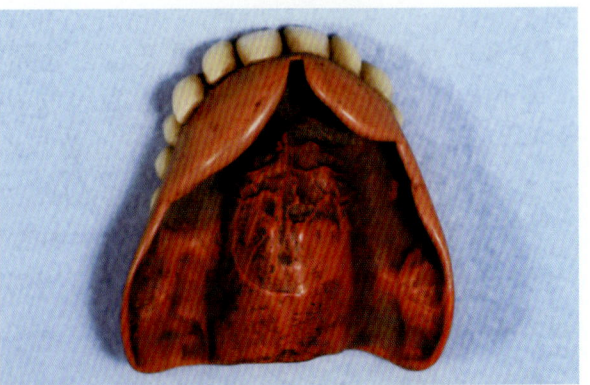

図11-8　「吸着腔がついたゴム床義歯」　イギリス
5.7×5.7cm
神奈川県歯科医師会「歯の博物館」所蔵

第11章　西洋の入れ歯

《ゴム床入れ歯の発明》

　ジェームス・ガーデットが義歯の吸着に気づいた1800年頃，貴金属で義歯床を作り，陶材の歯をつけて入れ歯にすることも行われていた。1839年アメリカでチャールズ・グッドイヤー Charles Goodyear（1800～1860）は，ゴムに硫黄をまぜて高温高圧にすると固い硫化ゴムになることを発見した。ゴムは当時，ほとんど利用価値がなかった。しかし，たまたまグッドイヤーは硫黄を混ぜたゴムをストーブの上に置き忘れた。その結果ゴムが固くなることを発見したと言われている。そして1855年それを入れ歯の材料として使う方法の特許を得た。グッドイヤー社（現在のグッドイヤー社とは関係がない）は，ゴム床の入れ歯を患者に作って料金をもらっている歯科医に対して高い使用料（年間25ドルから100ドル）を取ることにした。しかし，争いがしばしば起こり，1879年にはそれが原因で殺人事件にまで発展した。その使用料を支払う歯科医は，1858年には300人だったが，1863年には3000人となり，アメリカの大部分の歯科医が支払っていた。このほか，入れ歯作成に関係する特許としては，人工歯肉と入れ歯の床，継ぎ歯とブリッジなどについて特許問題が起こり，1907年には金インレーの製造器や製造方法の特許について訴訟が出された。義歯床の訴訟には材料商のS.S.ホワイト社も加わり，歯科医師に協力した。多くの歯科医が特許の使用料に悩んだが，1918年ころにそれぞれの特許を持っている側が敗訴し，約60年の歳月を経て解決した。このような経過と軌跡を考えると，改めて先人達に感謝せざるを得ない。紆余曲折はあったが，この硫化ゴムの義歯床に陶製の歯を埋め込み顎に吸着する入れ歯が世界中で使われるようになった。ただ，この入れ歯は製作過程で高温高圧に耐える特殊な耐圧釜を使う必要があった。この耐圧釜には安全弁がついていたが，時に安全弁が作動せず，爆発事故もおこっていた。しかしゴム床義歯の発明は多くの人々が歯を失っても食事が出来るという恩恵を与え，大いに貢献した。第2次世界大戦のころ（1941～1945年），アメリカやドイツで合成樹脂の開発が進み，水を加温して重合できるメタアクリリックレジンが開発され，製造過程が容易になった。日本でも1940（昭和15）年頃松風が売り出した。

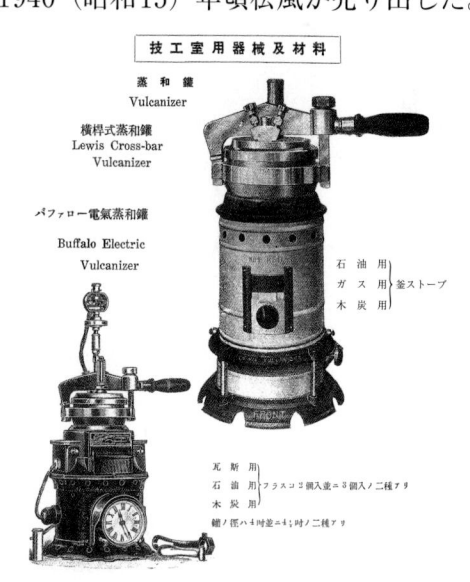

図11－9　「蒸和ゴム，蒸和釜」
左側はアメリカS.S.White社の蒸和ゴム。色，重量に種々のものがある。右側の写真はゴム床入れ歯の蒸和釜，及びその加熱カバー。中下の釜は電気蒸和釜
蒸和ゴムは図にあるように色調，堅牢度や重量を考えて多くの種類が作られていた。下顎用には，重量を増して安定を求めるため，金属粉を混ぜたものもあった

有限会社森田商店のDental catalogue（多分1920年頃発行のものと思われる。）より引用
神奈川県歯科医師会「歯の博物館」所蔵

第11章　西洋の入れ歯

《象牙製のスプリング付総入れ歯》

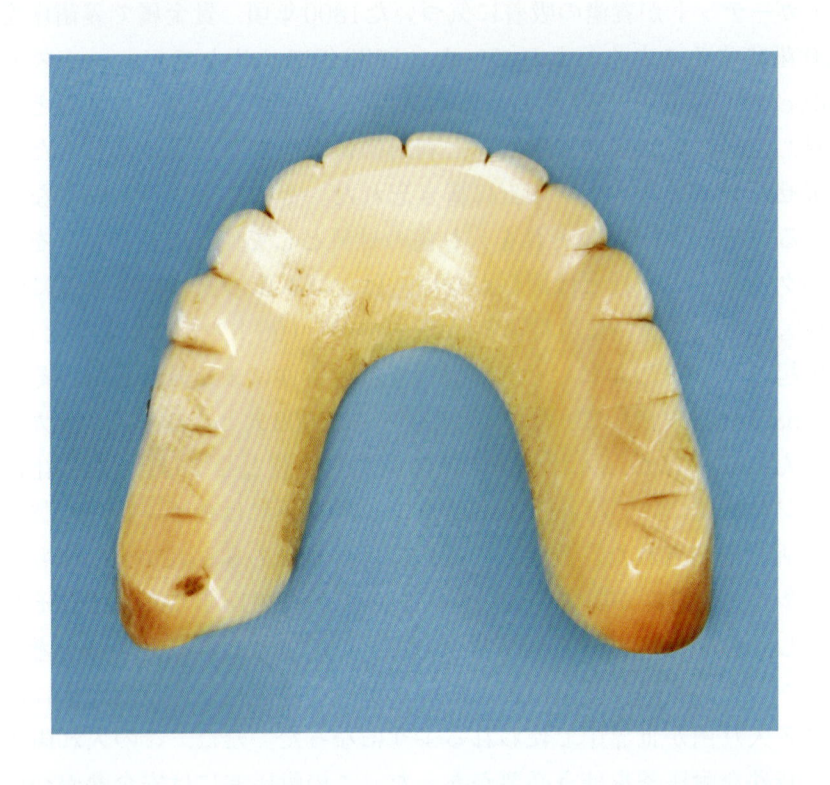

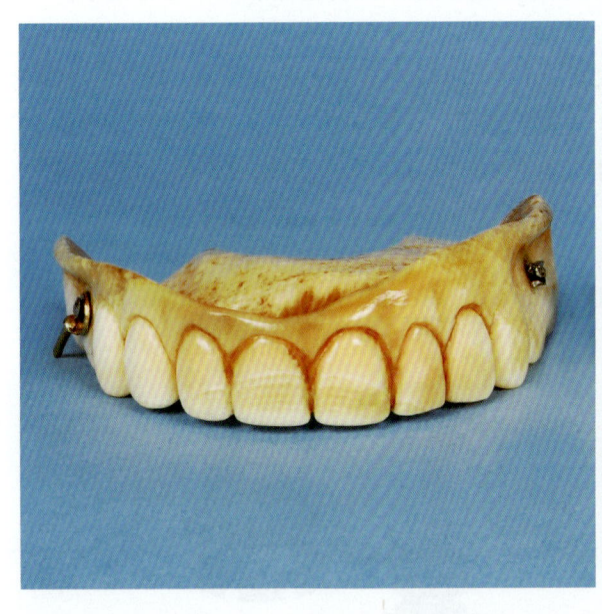

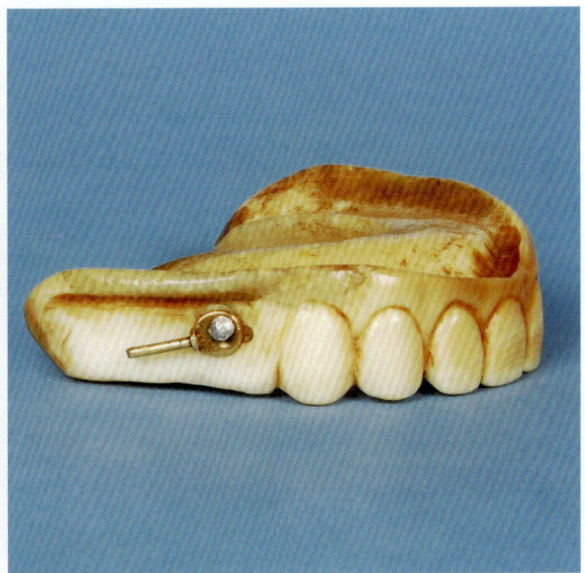

図11-10　「象牙を彫刻したスプリング付総入れ歯」
象牙を彫刻して作った総入れ歯。入れ歯の後方にスプリングをつけて支えている。スプリング部分は喪失している。スプリングは入れ歯の後方につけ，落ちないようにはね上げるためで，異物感が少ないように作られている。この入れ歯の噛む面は咬耗（咬むことによって磨耗していること）していることに注目。すなわち食物を噛んでいたという事である
ヨーロッパ18世紀。　5.9×5.3cm

第11章　西洋の入れ歯

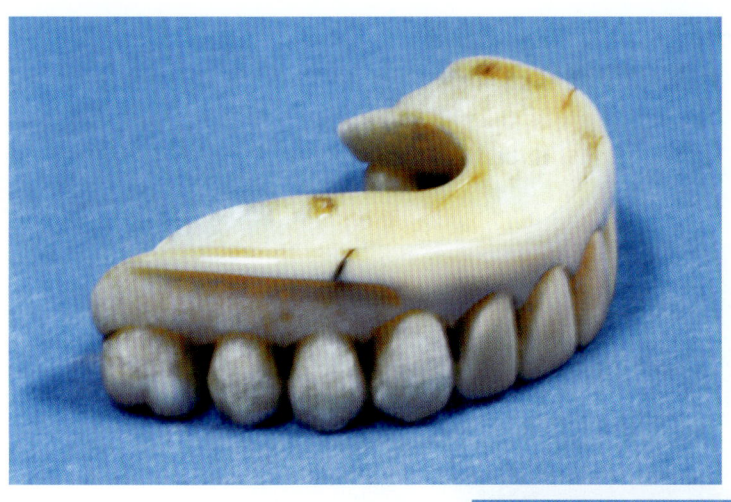

図11-11
「象牙製の総入れ歯」（説明にあるように1700年の後半から1800年の前半のもの）
象牙を彫刻して作った総入れ歯。スプリングをつける場所は凹まして彫刻してある。しかし，スプリングをつけた痕跡はない。製作の途中で何らか理由で中止したのか今となっては分らない
ヨーロッパ　18世紀　3.5×5.0cm

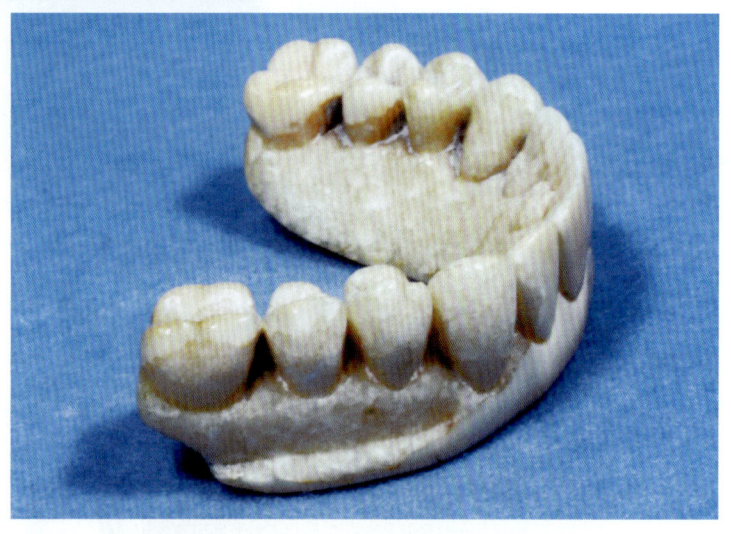

図11-12
「金属製スプリング付入れ歯」
1830年頃の頃　ヨーロッパ

『図説歯科医学の歴史』マルヴィン・E・リンク著
谷津三雄・森永徳長・本間邦則訳より引用

293

第11章 西洋の入れ歯

ドーミェの入れ歯の絵画
人生の幸福な日々

LES BEAUX JOURS DE LA VIE

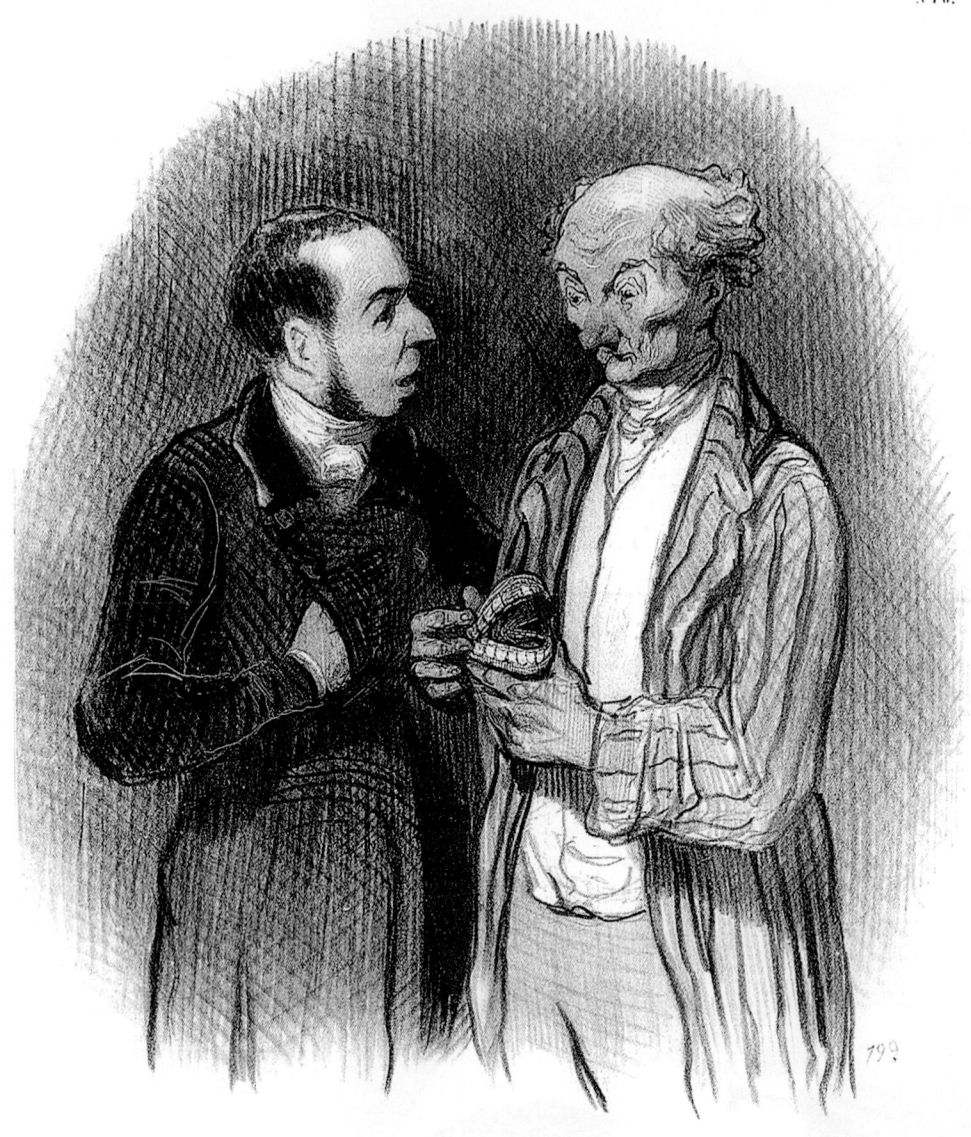

N°70.

UN MECANICIEN TROP PARFAIT.

Tenez monsieur le baron, voici ce qu'il y a de mieux porté cette année... cela mastique tout seul et continuellement continuellement !... alors je n'en veux pas... on doit se ruiner en biftecks avec une mâchoire pareille !....

LD-1158

図11-13
オノレ・ドーミェ　Honoré Daumier（1808〜1879）　フランス　リトグラフ　32×22cm
ドーミェはフランスの生んだ有名な風刺画家。彼はパリの新聞ル・シャリヴァリ紙ほかに風刺画を約4000枚ほどを掲載している。そのうち何点かは歯の題材である。この絵は1845年9月12日ル・シャリヴァリ紙に掲載されたリトグラフ。この頃，象牙製入れ歯が広告されパリで流行していたことを風刺している。下段の説明と二人の会話は次の通り

完璧すぎる入れ歯師
「ほら，男爵様，これがことし届いた最良のものでございます。これさえあれば，いつまでも物を噛めます。」
「いつまでもだと！　じゃ止めとこう。―――そんな入れ歯をつけたらステーキを食べ過ぎて破産してしまうじゃないか。」

「カバの牙を加工した入れ歯」

カバの牙を彫刻したものや，牙で入れ歯の床（ベース）を作り，前歯部は人の歯を加工して埋め込んであるものもある。当時は歯の無い人たちの希望を満たすべく，人工歯がいろいろ工夫された。もちろん，陶材の人工歯も作ることが試みられたが当時のものは色，形，光沢，硬さなどが不十分なものであった。象牙を粉にしてそれを固める方法も行われたが実用には程遠いものであった。そこで人の歯を抜いて入れ歯に使うことが盛んになった。特に若い人のきれいな歯は喜ばれた。墓場や自殺者からの歯を売りさばくのはもちろん，戦場の戦死者から歯を抜いて売りさばく商売人が横行した。ワーテルローの戦い（1815年5月ナポレオン一世の敗退，戦死者4万人）やアメリカの南北戦争（1861〜65年で両軍の戦死者は61万人とされる）の時には多くのヒトの歯が市場に出回り，南北戦争の時は樽に詰めてヨーロッパに送られたという。

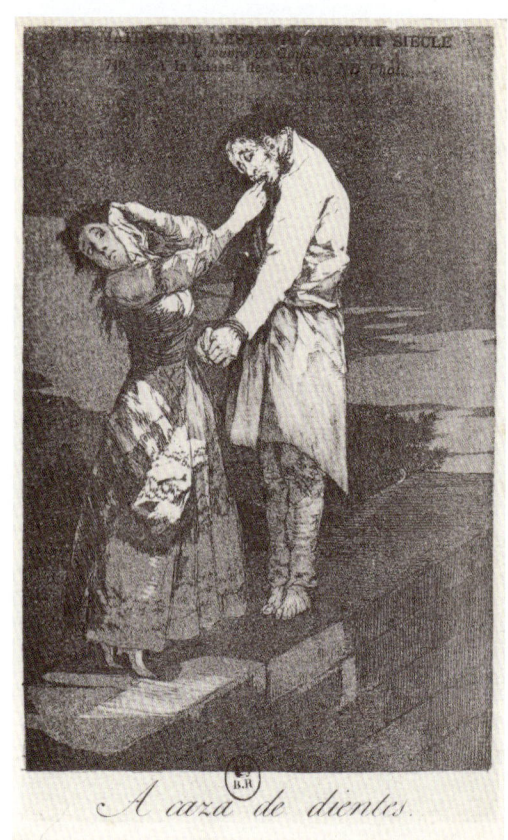

図11-14　「絵葉書・歯抜き泥棒」
（原画　フランシスコ・デ・ゴヤ　1746-1828）
アクアチント
泥棒は首つり人に顔を背けながら，歯を抜き盗ろうとしている。
ゴヤの有名な作品の一つ。
スペイン　14×9cm

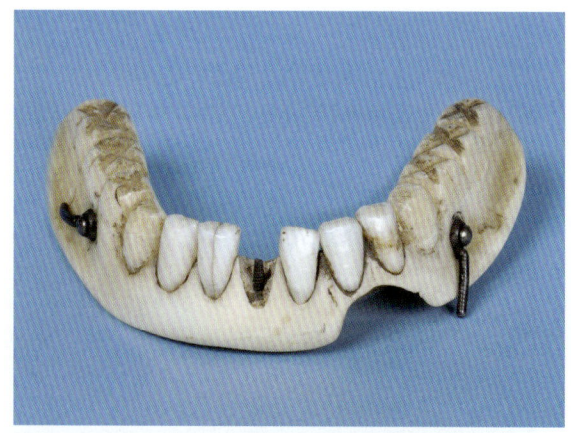

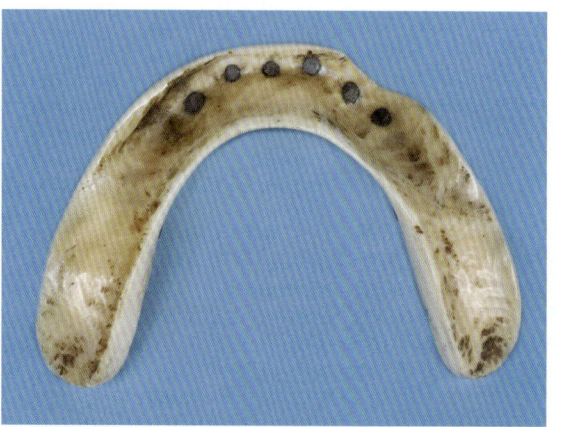

図11-15　「カバの牙を加工した入れ歯」　　　　　　　　　　　　　「入れ歯の裏側」
カバの牙で作った下顎の入れ歯に前歯だけヒトの歯を植えてある。歯の保持は金属棒（ネジ）を歯髄腔に入れて，裏側から止めている。後方部には義歯の安定に用いていたスプリングの金属部分を見る事ができる。
4.5×7.5×2cm

第11章　西洋の入れ歯

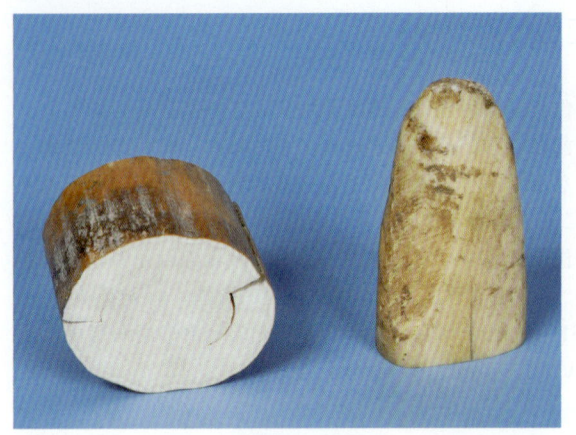

図11-16　「カバの牙」
西洋ではカバの牙も入れ歯の材料として使われていた
右：3.5×4×7cm　左：4.5×5.2×4cm

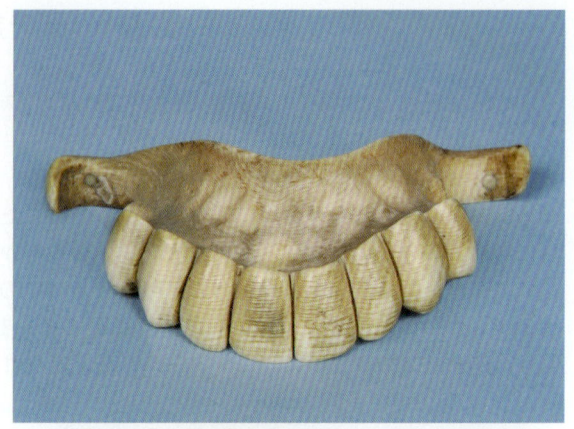

図11-17　「入れ歯」
カバの牙で作った入れ歯　両側の臼歯を把持するように彫ってある
5.4×3.5×1.6cm
神奈川県歯科医師会「歯の博物館」所蔵

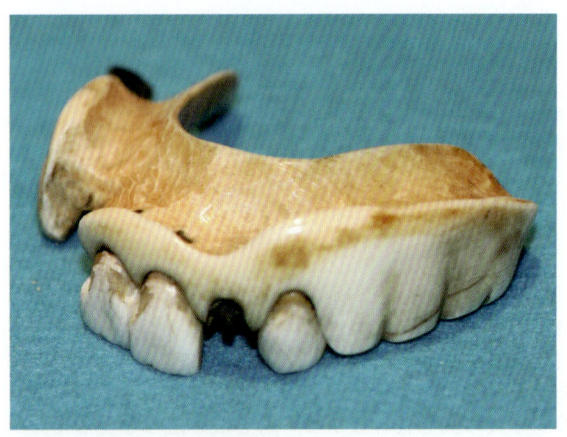

図11-18　「入れ歯」
カバの牙で作った上顎の入れ歯に前歯だけヒトの歯を植えてある．歯の保持は金属棒（ネジ）を歯髄腔に入れて，裏側で止めてある．
5.8×3.5×1.5cm
神奈川県歯科医師会「歯の博物館」所蔵

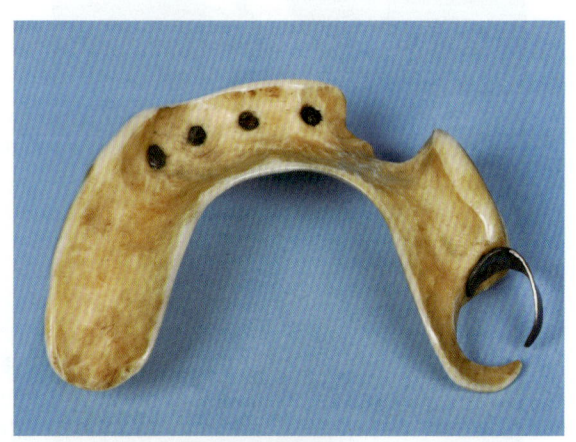

図11-19　「入れ歯　裏側」
4本の金属棒（ネジ）が見える

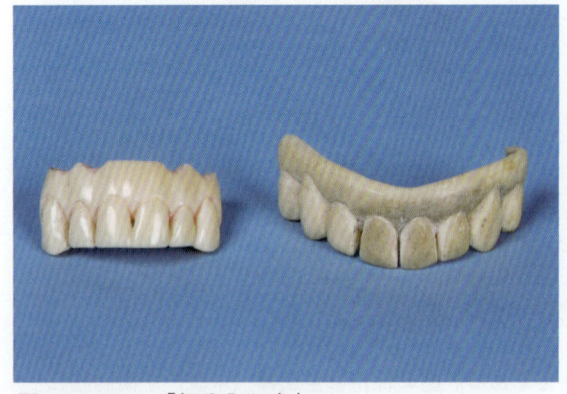

図11-20　「部分入れ歯」
カバの牙で作った上顎の入れ歯
右：2×4.5×1.6cm　左：1.5×4.5×1.7cm

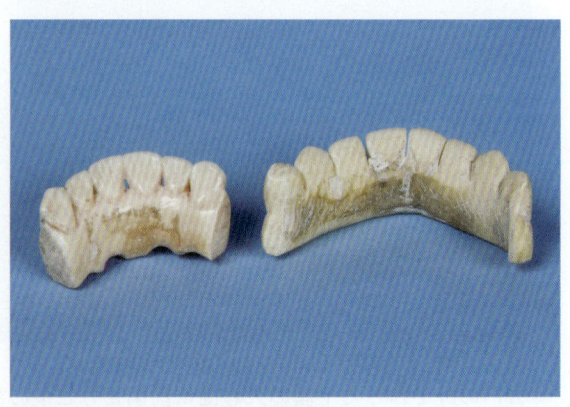

図11-21　「入れ歯　裏側」

296

第11章　西洋の入れ歯

《陶製のスプリング付総入れ歯》

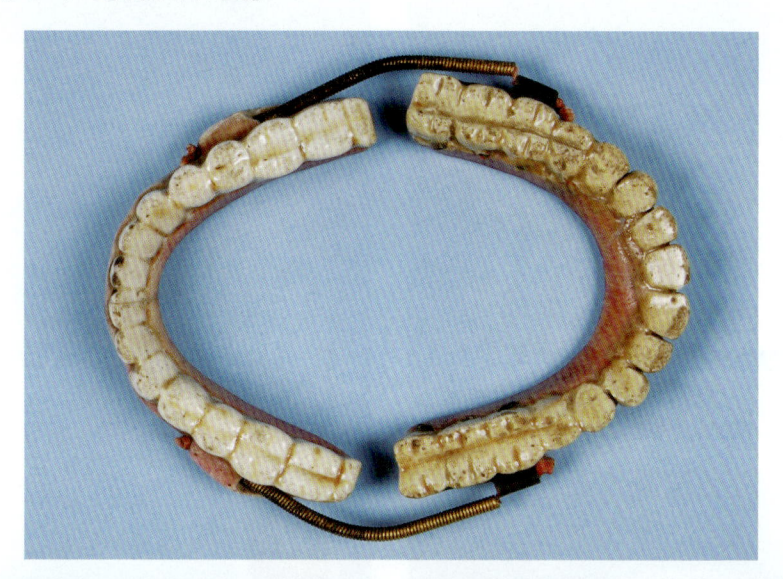

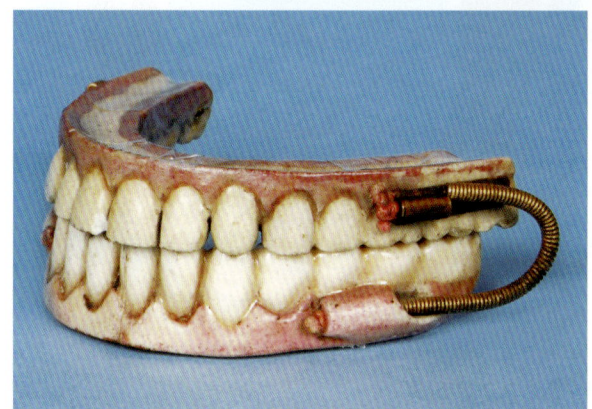

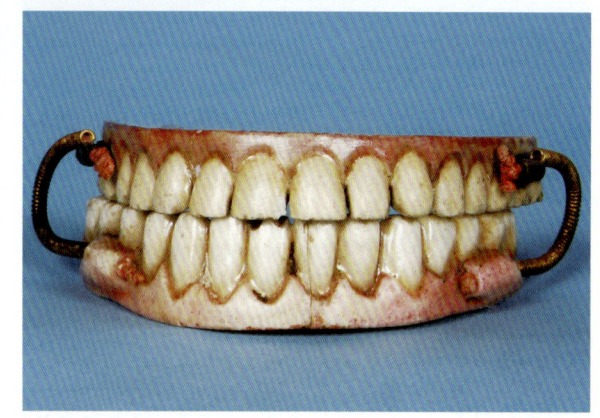

図11－22　「陶製のスプリング付総入れ歯」
陶材製　総入れ歯　上下スプリング付　ヨーロッパ　18世紀
上：5.0×6.5×1.2cm　下：4.5×6.3×1.2cm

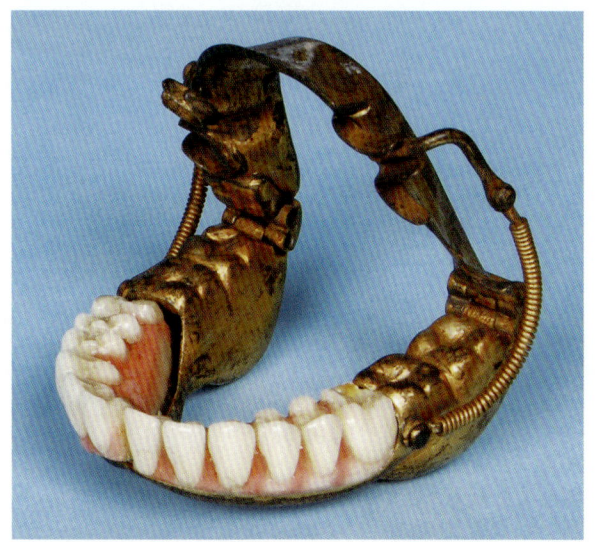

図11－23　「一部陶製スプリング付入れ歯」
下顎5〜5陶材製　他部金属製　入れ歯　上下スプリング付　ヨーロッパ　18世紀
上：4.5×5.5×1.8cm　下：5.5×5.0×1.7cm

第11章　西洋の入れ歯

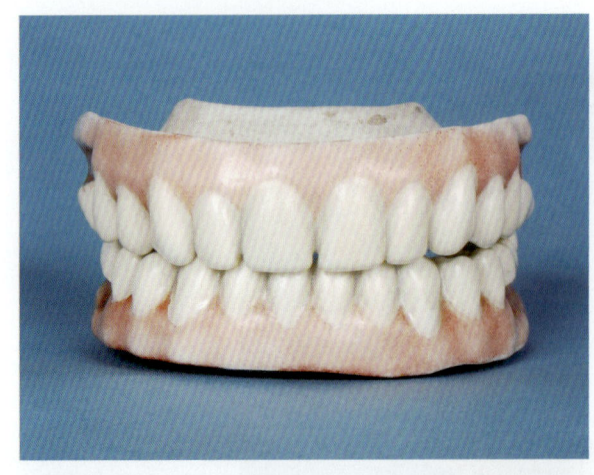

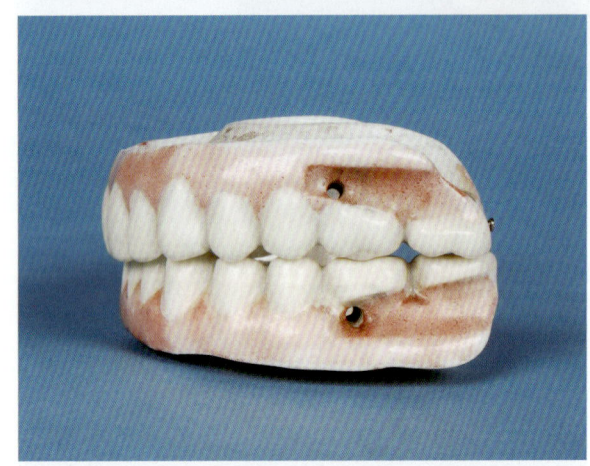

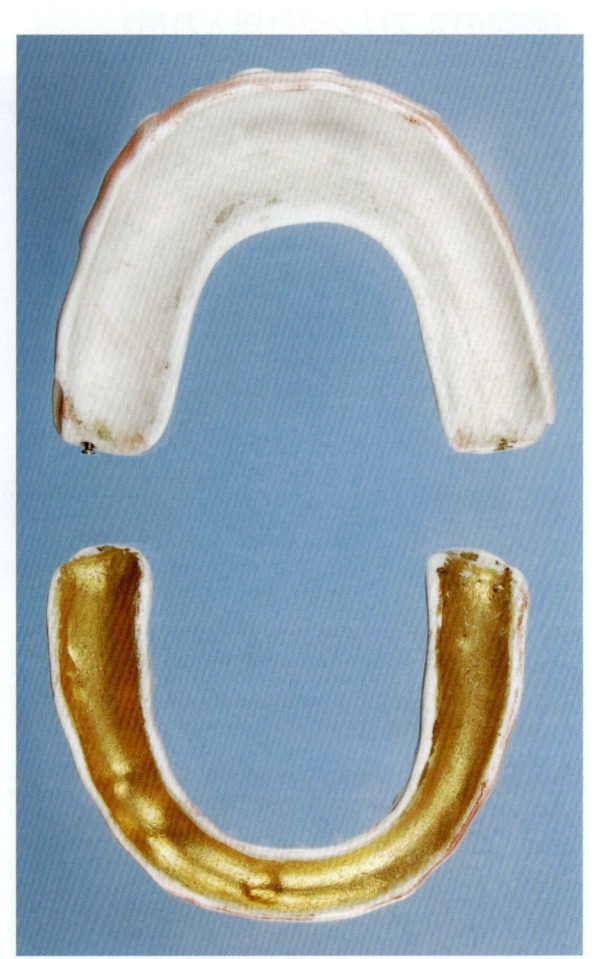

図11-24　「陶製スプリング付総入れ歯」
スプリング部分は喪失している　1800年頃　ヨーロッパ　3.2×7×5.5cm
下顎の粘膜面は，金箔焼付が施してある。これは金が腐敗を防ぎ口臭を防ぐため施してあると考えられる

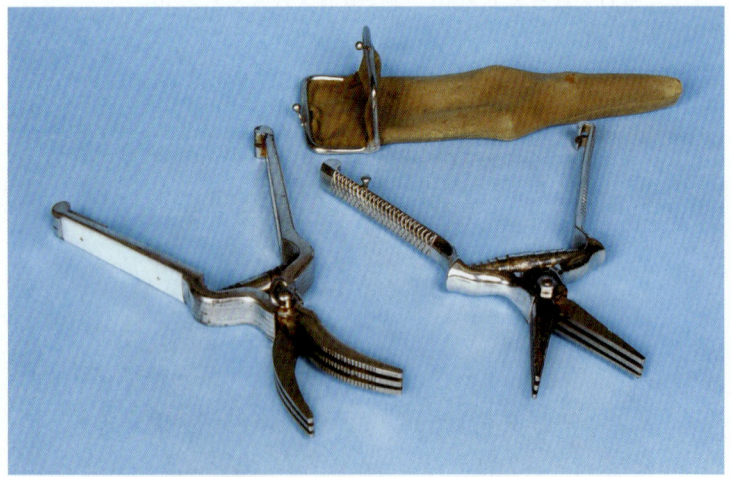

図11-25　「咀嚼器（Masticator）」
1850年頃　ヨーロッパ
左は把柄部の外側があこや貝　内側は象牙　皮革ケース付　18.5×3.7cm
右は鉄製　　　　　　　　　　　　　　　　　　　　　　　　18.0×4.7cm
咀嚼器は1685年にGiovanni Alfonso Borelli（1608～79）により，記述があった。歯を喪失した人，入れ歯で噛むことができない人達にとっては食べ易い刻み食を作るためぜひとも必要なものであった。19世紀の終わり頃にも広告が出され，その必要性は近年までカタログ類にも掲載されていた

第11章　西洋の入れ歯

《ゴム床の入れ歯》

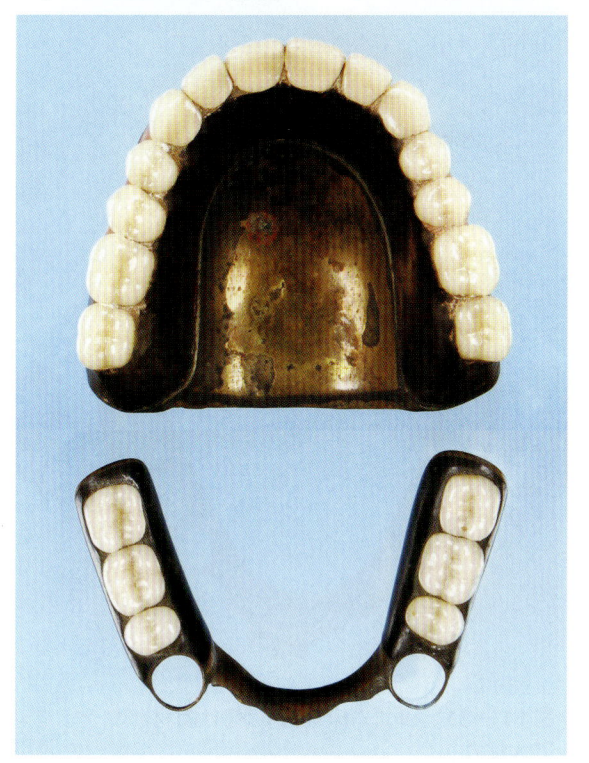

図11-26　「ゴム床義歯」（歯は陶材）　ヨーロッパ
上：5.3×6.0×2.0cm
下：クラスプは円鈎　4.0×6.2×1.5cm
神奈川県歯科医師会「歯の博物館」所蔵

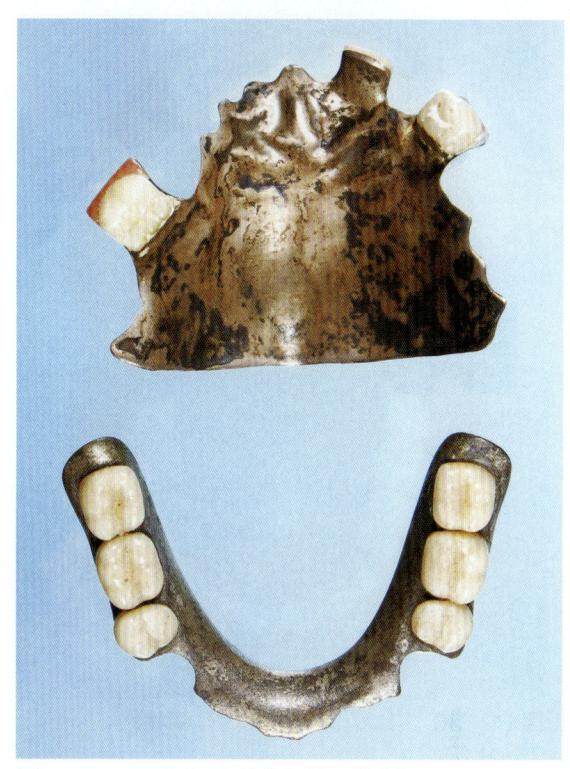

図11-27　「ゴム床義歯」（歯は陶材）　ヨーロッパ
上：5.5×4.5×3.0cm
下：5.5×4.0×3.0cm
神奈川県歯科医師会「歯の博物館」所蔵

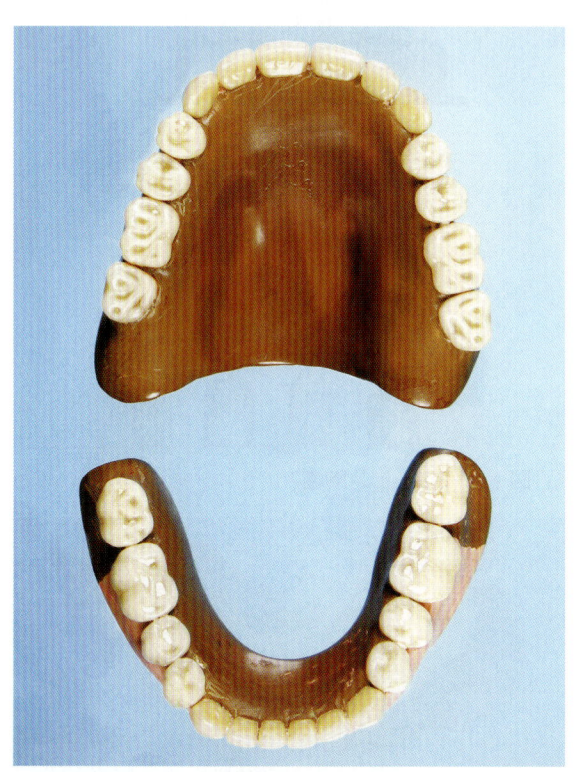

図11-28　「ゴム床義歯」（歯は陶材）　ヨーロッパ
上：5.5×5.5×2.0cm
下：4.5×6.2×2.2cm
神奈川県歯科医師会「歯の博物館」所蔵

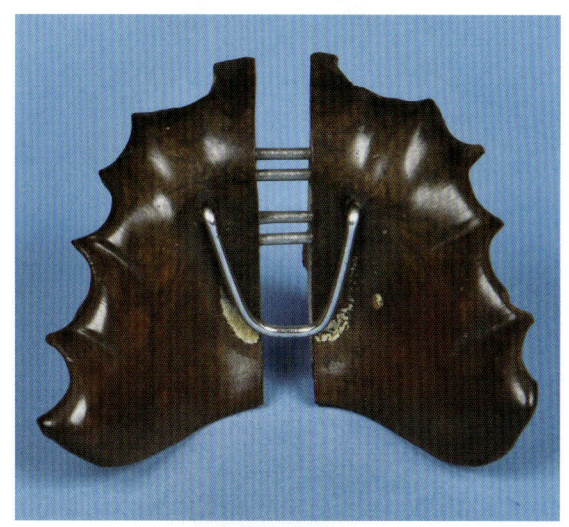

図11-29　「ゴム床の拡大床」
歯列拡大用のスクリュウが無かった時代には、U字型の太いワイヤーを調節して拡大した。アメリカの矯正歯科医が使用したもので床が平行に広がるように4本のワイヤーが埋め込んである。
アメリカ　3.5×1.2cm　1920年代

第11章　西洋の入れ歯

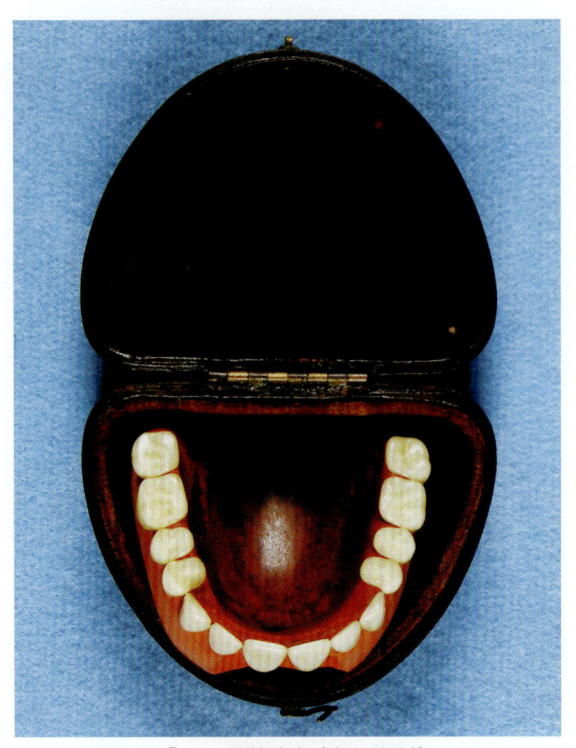

図11-30　「ゴム床義歯」（歯は陶材）
アメリカ
4.0×5.5cm　ケース付

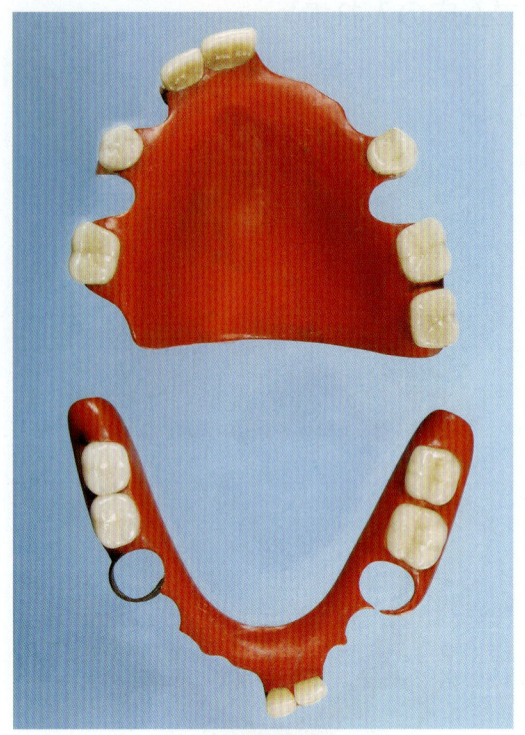

図11-31　「ゴム床義歯」（歯は陶材）
アメリカ
下顎右側は金属製板鉤。左側は蒸和ゴムでクラスプを代用している

神奈川県歯科医師会「歯の博物館」所蔵

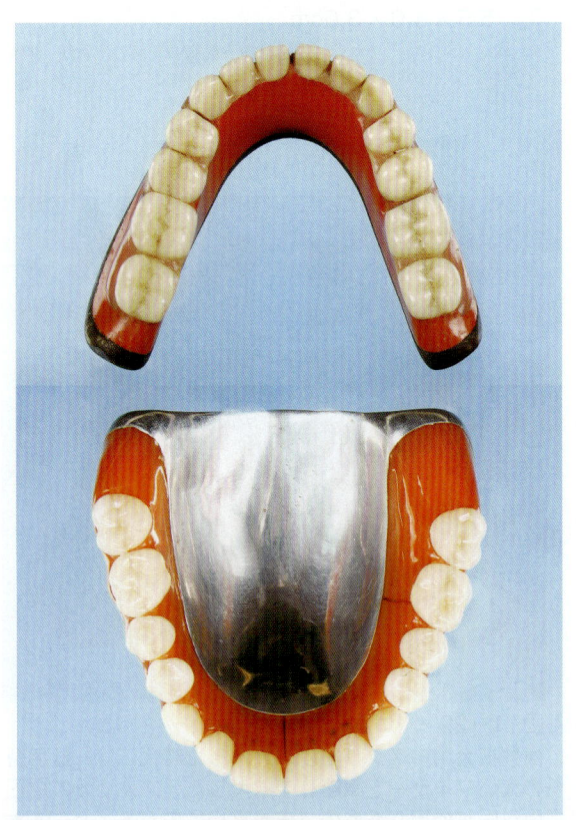

図11-32　「金属床義歯」（歯は陶材）

神奈川県歯科医師会「歯の博物館」所蔵

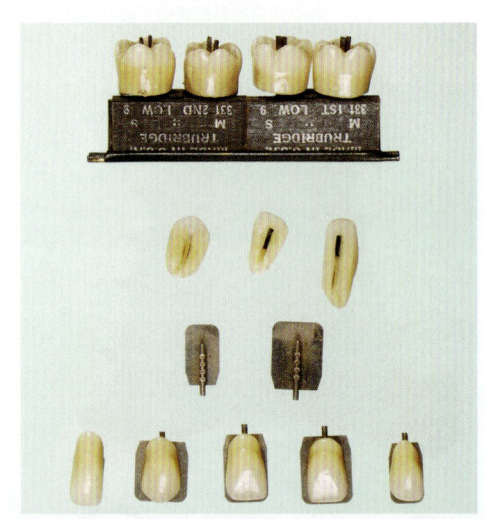

図11-33　ピン陶歯

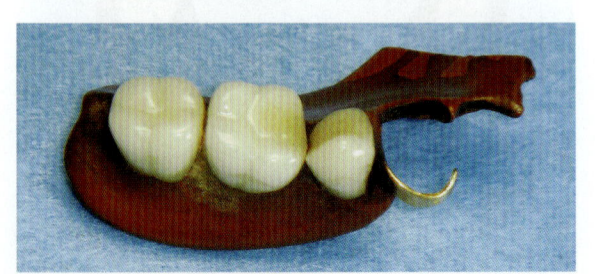

図11-34　「ゴム床義歯」
アメリカ
ゴム床，歯は陶材，金クラスプのついた部分床義歯
4.5×2.0cm

スプリングつき入れ歯，入れ目の絵画　1825　フランス

「似合いの夫婦」Lois Leopold Boilly（1761〜1845）の原画　デルペクがリトグラフにした。

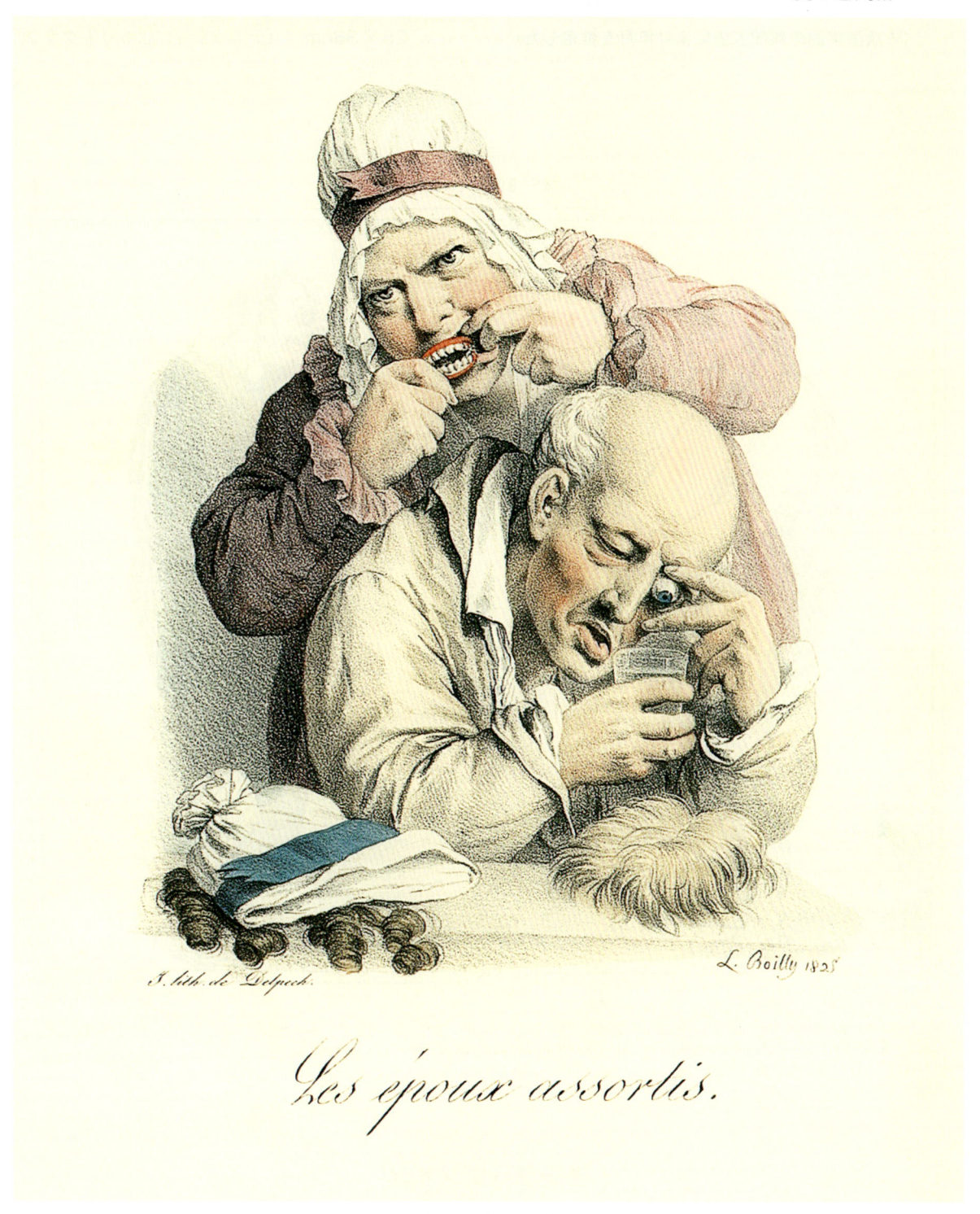

35×27cm

似た者夫婦

図11−35

夫は義眼を目から出そうとしている。妻は入れ歯を押し込もうとしている。テーブルの上には左に女性用かつらと帽子，右に男性用かつらがある。身体の人工物に熱中する「似た者夫婦」である。妻ではなく同性愛者かも知れない。ボアリーの絵は表情がリアルで強く訴える

入れ歯とかつらを使うパリジャンの絵画　1855年1月※　フランス
ル・シャリヴァリ紙・ドーミェの作品

「この善良なパリジャンたち」Honoré Daumier（1808～1879）下段の呟きの内容は次の通り

（※版画裏面の新聞広告により年月を推定した）　　25×36cm　（デトゥシュによるリトグラフ）

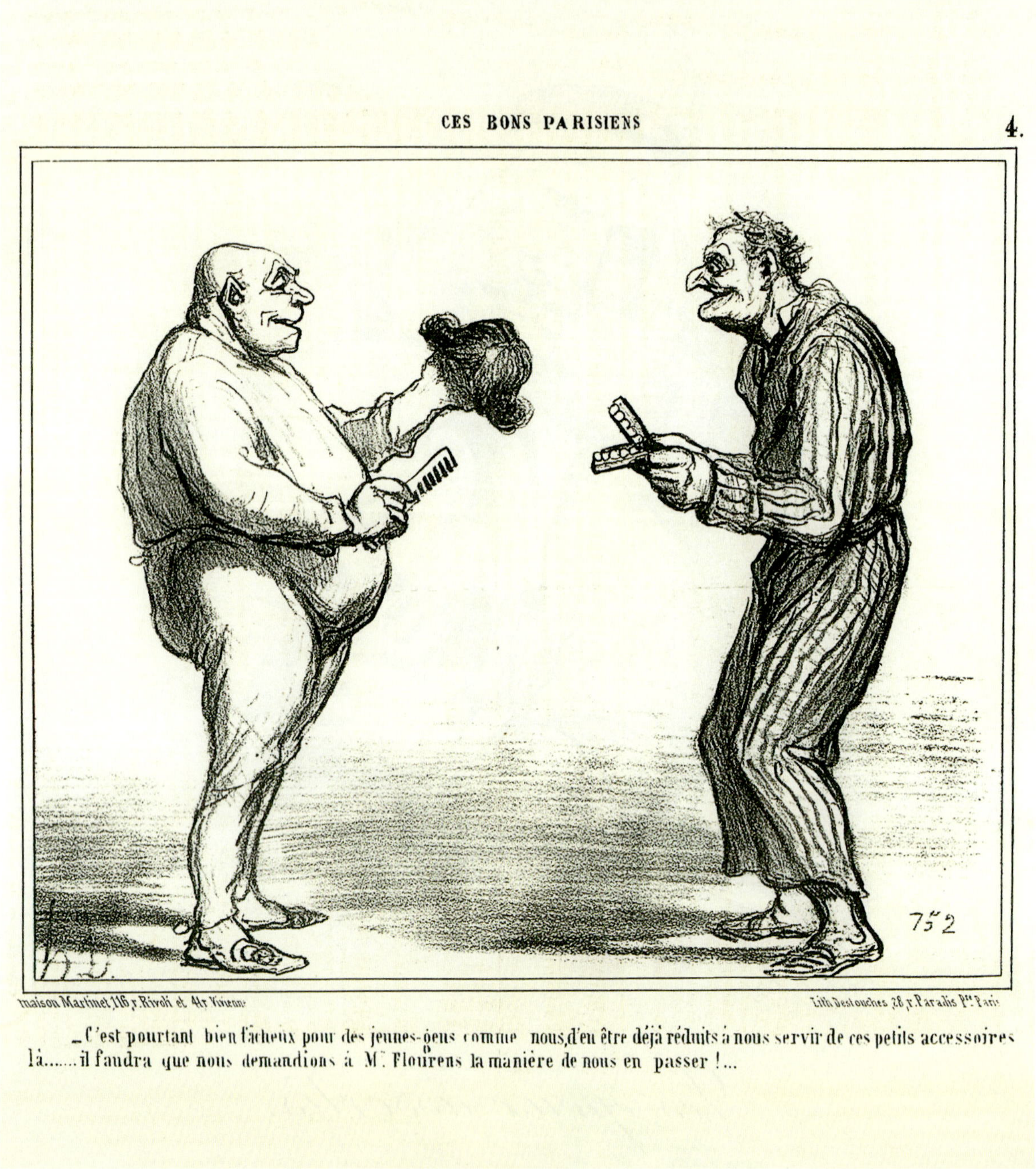

CES BONS PARISIENS
4.
752
maison Martinet, 116, r. Rivoli et 41, r. Vivienne
Lith. Destouches, 28, r. Paradis Pre. Paris
— C'est pourtant bien fâcheux pour des jeunes-gens comme nous, d'en être déjà réduits à nous servir de ces petits accessoires là....... il faudra que nous demandions à Mr. Flourens la manière de nous en passer !...

善良なパリジャン

図11－36

「それにしても，こんな細々としたアクセサリー（人工物）をもう使うはめになるとは，おれたちのような若者には実に残念だ。――どうしたらこんなものなしで済ませられるか，フロランさん訪ねてみなければならんな！――」

腹は突き出て頭は禿げ，左手にかつらを，右手にかつらをとかす櫛を持つ男と，腰が曲がり入れ歯を手に持つ男の会話。それでも二人共，若い青春時代にはシャンゼリゼを闊歩した生粋のパリジャンで気持ちは若いのだ。出来ればこんな人工物など使いたくない。ドーミェはフランスの生んだ有名な風刺画家

第11章　西洋の入れ歯

《ジョージ・ワシントン（アメリカ初代大統領）の入れ歯について》

　1765年，イギリスの植民地であったアメリカに印紙法を制定したのをきっかけに，アメリカ植民地はジョージ・ワシントン（1732〜1799）を総司令官としてイギリス軍に抗戦し，1776年に独立宣言をした。独立戦争を経て，1783年にパリ条約によりアメリカの独立は承認された。ジョージ・ワシントンは，初代アメリカ大統領となり，1789〜1797年の間その職を務めた。

　（参考：ワシントンの年令　1750年——18歳　1790年——58歳）

　ジョージ・ワシントンは，若いときから歯が悪く，1756年24歳の時，初めて歯を抜いている。28歳で入れ歯を入れ始め，1781年独立戦争中（49歳）のとき，フィラデルフィアの歯科医ジョン・ベーカーに宛て，針金を締めるペンチ（ヤットコ）と歯の汚れを取る器具スクラッパーを送って欲しいと頼んでいる。この手紙はイギリス軍のクリントン将軍に奪われ届かず，そのあとイギリスに保存され現在に至っている。その時代は歯科の正規な学校はなく，アメリカに歯科の学校が設立されたのは1840（天保11）年，ボルチモア歯科医学校である。もちろん抗生物質や近代の麻酔，動力による歯の穴あけの機械もない。歯の痛みを除く方法は，主に抜歯であった。義歯は材料として象牙，動物の牙・骨，貴金属などで，義歯の歯の部分は人間の歯や動物の牙などが用いられていた。しかも，入れ歯の安定のため現在のように顎に吸いつけて安定する方法は，日本を除いてどこの国も気がついていなかった（日本の誇るべき科学）。アメリカでも，義歯の安定のため上下の義歯をコイルスプリングでつなぎ，はね上げて安定を図っていた。口の中に「入れ歯」という異物が入り，それらをスプリングで上下に押し付けているのだから大変鬱陶しいものであった。

　ワシントンは歯の手入れには神経を使い，ダース単位で歯ブラシや歯磨き粉や薬を買っていたことは，彼の手紙や金銭出納帳，歯医者の証言，日記などで明らかである。

　日記によると，彼は歯や歯肉の痛みでしばしば職務につけず，一日中不機嫌な顔をして家に閉じこもる日も多かった。

　大統領という立場からも，食事をしたり，人と会ったり，会議に出たりするとき，歯や「入れ歯」の具合が悪いので気の進まないことがしばしばだった。

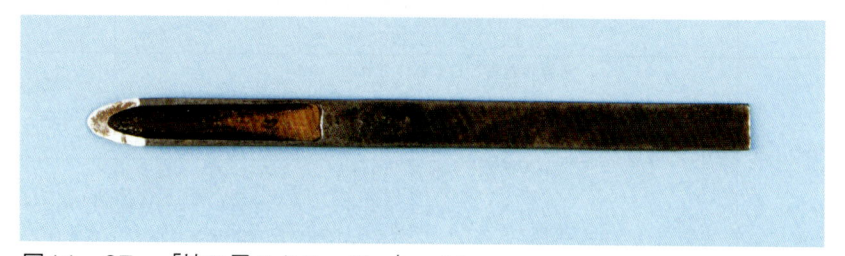

図11-37　「技工用スクラッパー」　14cm

　1790年ころ彼の上顎の歯は，一本もなかった。1789年，57才で下顎右側第一大臼歯を抜いて（ワシントンの最も信用した歯科医ジョン・グリーンウッドにより），残りは下顎左側第二小臼歯ただ一本となった。この歯も1796年，抜歯された。下顎に残った一本の歯は，入れ歯の安定には役に立ったが，しばしばワシントンに痛みを与えた。このことは彼の日記にも記されている。

　ワシントン夫人によれば食べ物は歯がよくないので柔らかいものを好んで食べた。

　1796年にワシントンの肖像画を描いたギルバート・スチュワートは，ワシントンの口元が入れ歯の具合が悪くオトガイ部を緊張させている奇妙な容貌になっていたので苦労したようである。現在アメリカで流通している1ドル紙幣のワシントンの肖像画は，ギルバート・スチュワートによる肖像画を基にしたもので，綿花を歯と頬の間に入れて口もとや頬のふくらみ（ふくみ

第11章　西洋の入れ歯

綿）をつけて外見を良くするよう工夫をしたそうである。下顎の残っていた一本の歯が無くなってからは，義歯の安定が悪くなり，鑢（ヤスリ）で入れ歯の歯肉に当って痛いところを削ったので，義歯の粘膜面はほとんど平らとなっている。恐らく下顎もずれ，上顎も前に出てくるので，唇で抑えようとして痛みに耐え，そして威厳・容貌を保つため大変であったと思われる。ワシントンの不機嫌な様子が1ドル紙幣の顔から読み取れ，不機嫌であったり，仕事を休んだりしたのは当然の事であったと想像できる。

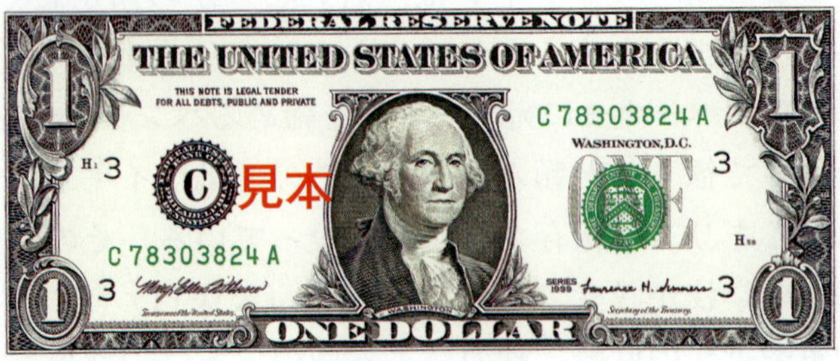

図11-38　「アメリカの1ドル紙幣」

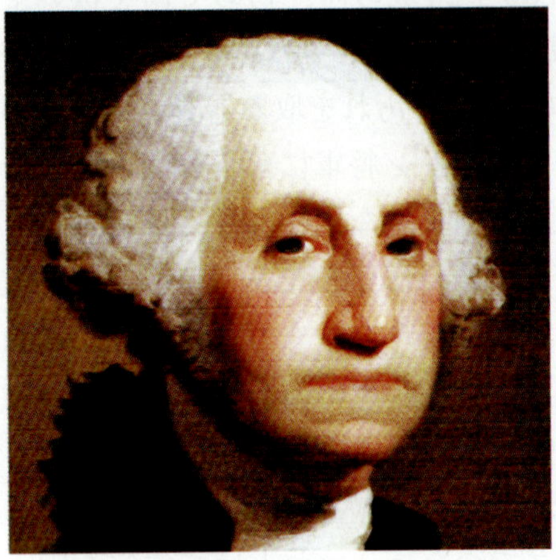

図11-39　ジョージ・ワシントン肖像画
ギルバート・スチュワートが1796年，ワシントン64歳の時に描いたもの
バネつきの入れ歯を入れていたためオトガイ部が緊張している

《ジョージ・ワシントンの入れ歯はいくつ？どこにある？》

ジョージ・ワシントンは前述のように若い時から歯が悪く，数人の歯医者の世話になっていたようである。図11-40に整理して表示した。

No	義歯が作られた年	現在残っている部位	義歯製作者	記述内容の要約	現在の保存場所
I	1789年 最初の義歯・ワシントン57歳	下顎部分	ジョン・グリーンウッド	・義歯床は，象牙（或いはカバ，セイウチ等の牙）を彫って作られている。 ・歯の部分はヒトの歯8本が使われ，右下第一大臼歯は義歯を作る少し前に抜歯されたワシントン自身の歯が用いられている。下顎の義歯の維持には残されていた左下の第二小臼歯が使われていた。 （この歯は1796年に抜歯された）	この下顎の義歯はN.Y. Academy of Medicineに保存されている。
II	1791年 2番目の義歯	下顎の片顎	ジョン・グリーンウッド	・予備の義歯として製作された。 ・この片顎義歯は，1825年ジョン・グリーンウッドの息子アイザック・ジョンがボルチモアの歯科医師ハリスに提供，ハリスの死後ハリス夫人はそれをもってロンドンに移り生涯を終えた。 ＊ハリスの記した雑誌（1842年）によると，ハリスはジョン・グリーンウッドの息子アイザック・ジョンからカバの牙と骨で出来た上顎の入れ歯を受取り，下顎はアイザック・ジョンが持っていると書いている	この下顎義歯はLondon University Medical College Museumに保存されている。 他の部分は不明
III	製作時期不明	上顎と下顎	作者不明 チャールス・ウィルソン・パール(1741～1827)が製作したという説もある。	1790年頃のものと思われるが製作年及び作者不明。上下の床は鉛製でスプリングで繋げてある。下顎の義歯には，ヒトの抜けた天然歯を植立し，左下の小臼歯は象牙で彫刻してある。上顎の前歯は動物の歯を彫刻してある（大鹿若しくは牛類）。この義歯は，上下で4オンス（約120グラム）の重さがある。	ボルチモア在住 Charlotte R.Mustard 氏所有
IV	3番目以降の義歯		他の歯科医師達	ワシントンは常に予備の義歯を持っていた。（その当時の義歯の材料は弱かった為，公人としてのワシントンには常に予備の義歯を持つことが必要とされた。	不明
V	1795年 最後から2番目の義歯	上顎と下顎	ジョン・グリーンウッド	・ワシントンはこの義歯に代金として60ドルを支払った。 ・上顎の人工歯はカバの牙から彫刻し，床に金の打ち出し板を用いている，更に金の打ち出し板と人工歯を接続させるため金の鋲でかしめてある。 ・1795年に製作し，その後何回も修理している。 ・下顎も同様にカバの牙から彫刻し，床の両側にはスプリングがついて，上顎義歯と連なっている。	この義歯はジョン・グリーンウッドへ返却され，息子のアイザック・ジョンからボルチモア歯科大学に寄贈された。その後ワシントンD.C.にあるスミソニアン博物館で展示されていたが1981年に盗難に遭い，現在は複製品が展示されている。
VI	1798年 最後の義歯		ジョン・グリーンウッド	・ワシントン死去の1年前に製作された。 ・この最後の義歯は遺体と共に埋葬された。	遺体と共に埋葬

図11-40　ベルリン自由大学教授，医学・歯学博士 W,Hoffmann-Axthelm
オリジナル論文（ジョージ・ワシントンの義歯はどこに？）参考

第11章　西洋の入れ歯

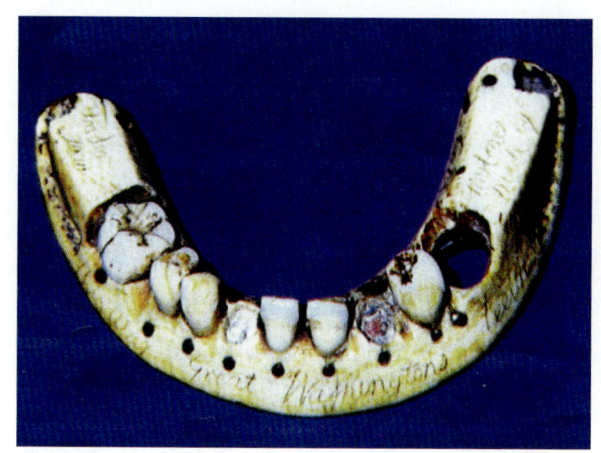

図11-41　「図11-40-Ⅰの義歯」

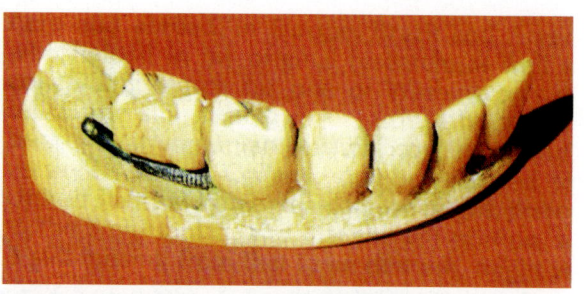

図11-42　「図11-40-Ⅱの義歯」

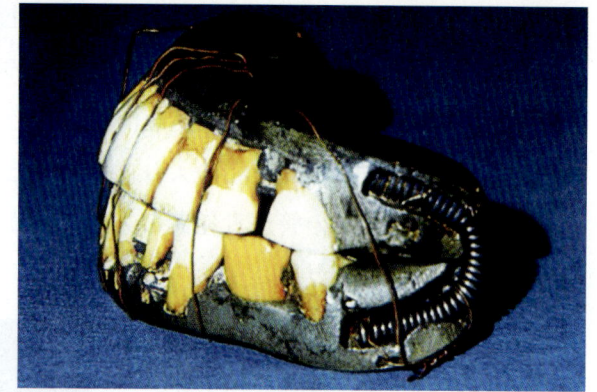

図11-43　「図11-40-Ⅲの義歯」

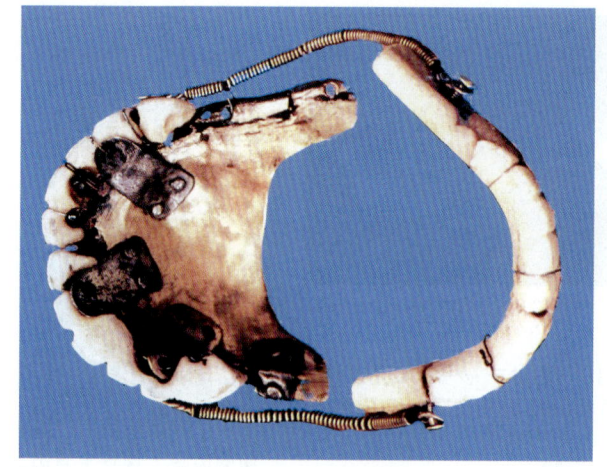

図11-44　「図11-40-Ⅴの義歯」

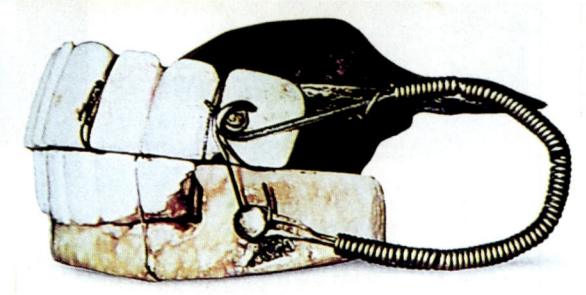

図11-45　図11-44の義歯を横から見たところ

《入れ歯にまつわるエピソード》

- 日本の木床義歯については，滝沢馬琴，杉田玄白，本居宣長などの話がある。また，口中療治については大和郡山十五万石の大名柳沢信鴻（やなぎさわのぶとき）の日記がある。
- アメリカ初代大統領ジョージ・ワシントンの入れ歯，肖像画などについてはすでに述べた。図11-40-Ⅴの入れ歯は彼が長年使い，何度も修理補強しているようである。上顎の歯牙はカバの牙若しくは，象牙製で金の伸べ板を打ち出した義歯床に固定されている。義歯床と歯牙は3枚の金の止め金でかしめてある。下顎はカバの牙から掘り出し，同じ材質の象牙若しくはカバの牙の歯をはめ込んである。この入れ歯はワシントンD.C.のスミソニアン博物館に展示してあったが盗難に遭い現在は複製品が展示してある。
- 第二次大戦中英国の首相を務めたウィンストン・チャーチル氏の入れ歯については2010年の7月末に彼の入れ歯がイギリスで競売にかけられ，1万5千200ポンド（約200万円）で落札されたという報道があった。チャーチル氏は，入れ歯がなければ演説の歯切れが悪かったとされ，英AP通信は「この入れ歯はナチスとの戦いの重要な武器だった」と伝えた。

第11章　西洋の入れ歯

- 米国カリフォルニア州，サクラメントに住むジャック・マロリー歯科医は回想録の中で語っている。「第二次大戦後，マロリーは巣鴨プリズンのA級戦犯の歯の治療を命ぜられた。たまたま東条英機元首相の総入れ歯を作り直すことになり，［若者の悪戯心にちょっぴり復讐心］が加わり，この東条元首相の義歯にリメンバー・パールハーバーと刻んでやろうと思いついた。英語で彫っては軍法会議ものであるので彼の得意とする「モールス信号」で彫っておいた。人間は秘密を持つとしゃべりたくなるものである。彼は，歯科の同級生二人が東京に来た時，そのことをしゃべってしまった。口止めしたが，そのうちの一人がテキサスの親戚の人にしゃべり，地元のラジオ局に漏れ全米のニュースに流れてしまった。マロリーは上官に相談したところ，お前らは証拠を消せといわれ，昭和22年の冬，巣鴨プリズン迄ジープを飛ばし，真夜中に東条元首相の入れ歯を拝借しヤスリで丹念にそのモールス信号を消した。翌朝，巣鴨プリズンの管理責任者の大佐は頭から湯気を立てたが，マロリー歯科医は犯行を否定することが出来たという。

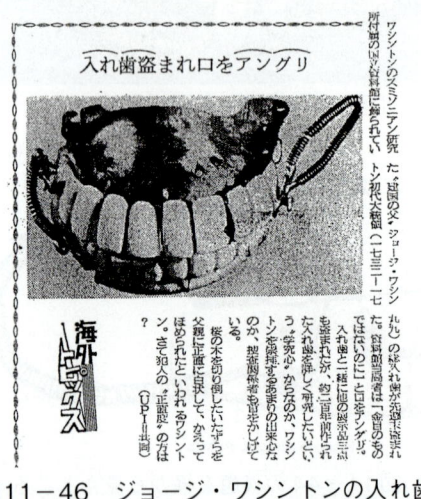

図11-46　ジョージ・ワシントンの入れ歯（最後から2番目の入れ歯）の盗難記事
産経新聞1981（昭和56）年6月22日掲載

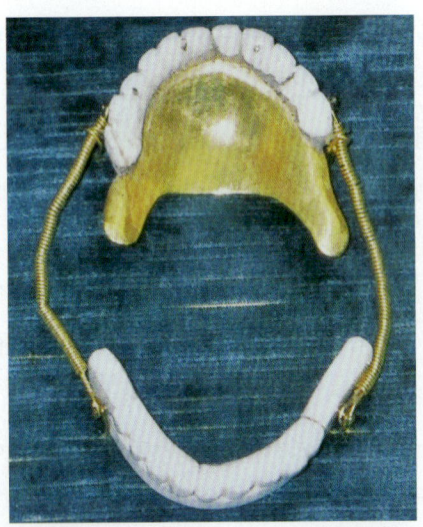

図11-47　現在スミソニアン博物館に展示されているジョージ・ワシントンの複製の入れ歯

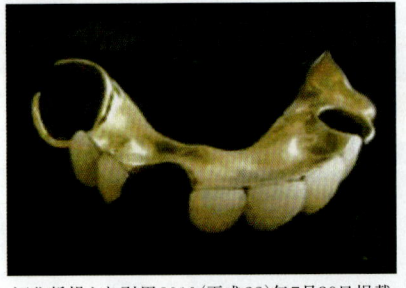

図11-48　右はチャーチル元首相の入れ歯と200万円で落札の記事
スポーツ報知2010（平成22）年7月31日掲載

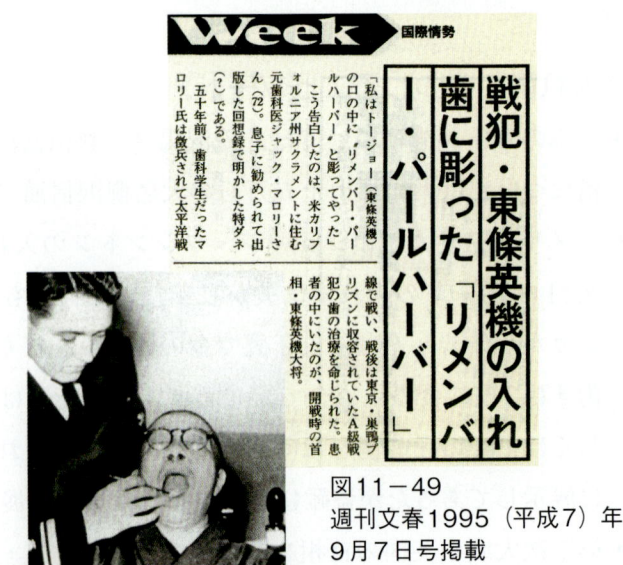

図11-49
週刊文春1995（平成7）年9月7日号掲載

図11-50
歯の治療を受ける東条英機元首相と記事
週刊文春2002（平成14）年8月29日号掲載

第11章 西洋の入れ歯

《アメリカ人の象牙細工師が歯科医を標榜するまで》

(この部分の資料は一部B,W, WAINBERGER［AN INTRODUCTION TO THE HISTORY OF DENTISTRY IN AMERICA］より引用した。)

　1700年の後半の頃，アメリカは，イギリスの植民地で独立戦争が1775年に始まり，翌年独立宣言，1783年にはパリ条約で独立が承認された時代である。

　この話の主人公であるアイザックSR.グリーンウッド（1730～1803）（以下アイザックSR.という）は1730年生れで，1757年に結婚し，6人の子供に恵まれた。その子供の内，次男のジョン・グリーンウッド（1760～1819）は有名な歯科医で，後にジョージ・ワシントン大統領の侍医になった。アイザックSR.は木と象牙の細工師で，その広告の中身は傘や，日よけの製造機械の製造輸入販売，ステッキやビリヤードの球，止め金などの広告が1769，3月29日　Boston Gazet紙に載っている（図11－52）。カットに婦人が傘をさしている絵を使用し1772年から同じ新聞に同じような広告が載っているという。

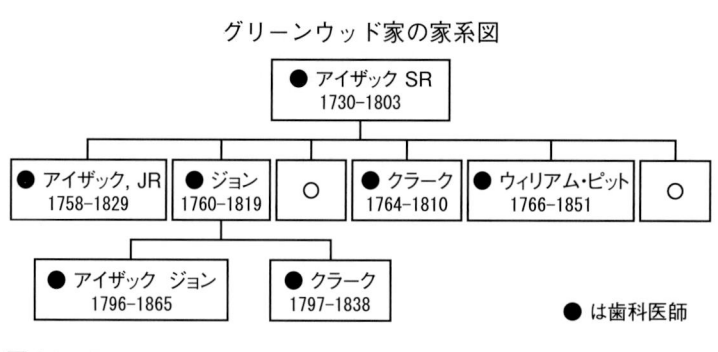

図11－51

図11－52
ボストンガゼット紙に掲載されたアイザックSR.グリーンウッドの傘の広告（1769年3月29日）

　Continental Journal & Weekly Advertiser（Boston）の図11－53の1781年7月12日号の広告には「紳士そして淑女の皆様，不潔な歯と歯ぐきの壊血病（scurvy）は呼気に大きく影響します。そして厚い物質が歯の上に出来上がりますので，もしそれを除去しませんと，歯を歯ぐきから離れさせ，歯を無くされることになりましょう。歯は実用にも外見を整える為にも非常に価値のあるもので，歯を保存するためにはヒントひとつで（賢明な方々にとっては）十分なのであります」と最初に述べている。広告の終わりの方で象牙細工などについては，アイザックSR.グリーンウッドは，「象牙，銀，骨，木材などの細工も続けております。傘の製作，修理，布張りもいたします。象牙と骨に張った扇の修理，象牙，骨のついた杖，鞭，チェスの駒，西洋双六（バックギャモン）の台，箱，駒とサイコロ，フルートと短横笛（fifes）も製作いたします」と広告している。図11－53の1781年7月12日号と図11－54の1782年6月27日号を比較してみると用いているカットの図柄が異なる。1781年のものは女性が傘をさして傘の広告と見えるが，1782年のものは歯ブラシと歯磨き粉入れの図柄に変わっている。そして象牙類の商品の広告は見られない。

307

第11章 西洋の入れ歯

図11-53
口腔清掃に来るようすすめ，象牙加工の広告も載っている．
コンチネンタルジャーナル紙
1781年7月12日

図11-54
象牙加工の広告は載っていない
コンチネンタルジャーナル紙
1782年6月27日

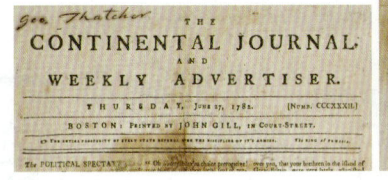

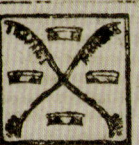

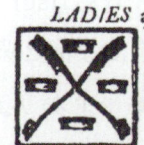

　さらに進んで1788年には彼はDENTISTとして図11-55～図11-56のように広告を出している．明らかに歯科医への転身である．しかしこの中でも傘，ステッキ，象牙加工用品の広告もしている．両方を兼ねてDENTISTとして商売をしていた．此の時アイザックは58歳，息子のジョンは28歳であった．歯科の分野ではジョンが関わっていたであろうことは容易に想像できる．ジョンはやがては大統領ジョージ・ワシントンの歯科主治医になるだけあって創造性にすぐれていた．ジョンの広告を，あとから父親のアイザックSRが真似ているなど随所にうかがうことが出来る．アイザックSRは1803年10月18日73歳で亡くなっている．

図11-56
アイザックSR.グリーンウッドの歯科医の広告
マサチューセッツガゼット紙1789年10月21日

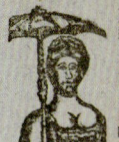

図11-55
アイザックSR.グリーンウッドは傘，ステッキなど象牙の加工をする一方，歯，口中を清潔に保つことが大切で口腔清掃の実施を積極的に宣伝している
マサチューセッツ　センティネル紙1788年5月3日

第12章

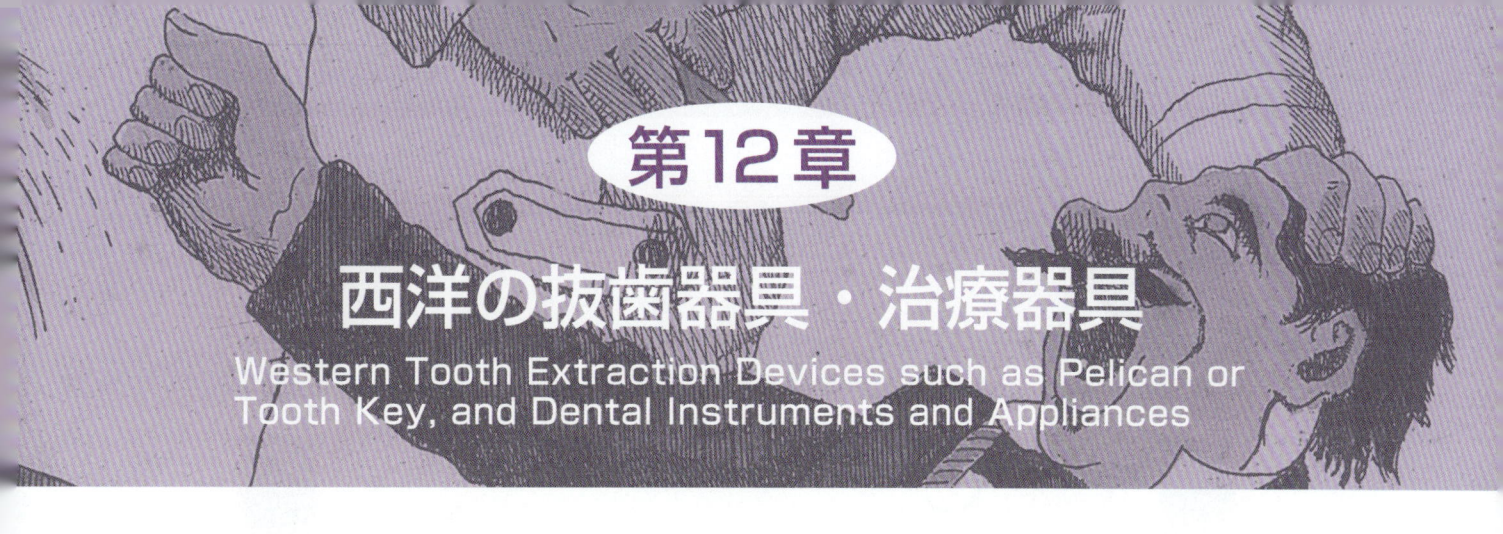

西洋の抜歯器具・治療器具
Western Tooth Extraction Devices such as Pelican or Tooth Key, and Dental Instruments and Appliances

西洋の抜歯

　抜歯は，たとえ医療行為であっても誰しも避けたいにちがいない。昔は，むし歯の保存治療が出来なかったので疼痛の除去などの目的で抜歯は行われていた。

　近代医学が進んだ現代では患者のレントゲン写真をとり，日常的に服用している薬などを含め全身状態を充分に把握してから抜歯を考慮する。また患者のレントゲン写真や歯型などを示し，丁寧にわかりやすく説明をする。抜歯の際には，副作用の少ない麻酔薬を用い，無痛の状態で抜歯を行う。抜歯後は止血し鎮痛剤や必要に応じて抗生物質を使用しながら経過観察し，必要な処置を講ずる。

　今でこそ安心して抜歯を歯科医師に委ねることができるが，アメリカ・ボルチモア歯科医学校が1840（天保11）年に創設される以前は，資格認定の制度自体があいまいで，外科医・理髪外科医・歯抜き師・鍛冶屋歯抜き師・香具師などが混在する状態であった。その意味で，歯科医師養成機関としての歯科医学校の誕生は，画期的なことであった。

　現在のように歯科医学が確立する以前，歯科は医学の中の外科の一分野で，未知のことが多かった。そして治療法として歯を抜くことが安易に行われていた。勿論麻酔もないので，歯を抜くための器具を使って，多少歯のまわりの組織に損傷をあたえても，短時間で歯を抜くことに重点が置かれていたと思われる。「ペリカン」とか「歯鍵（しけん）」などの抜歯器具について現代の歯科医の皆様は殆んどご存知ないだろう。現在の歯科医学教育を受けた歯科医師には，考えられないことである。しかし，「ペリカン」は約500年近く，「歯鍵」は約200年近く使われてきた事実を見ると，それぞれの時代を担った医療関係者が，それらを如何に機能的で便利な器具として使っていたかという事が分かる。

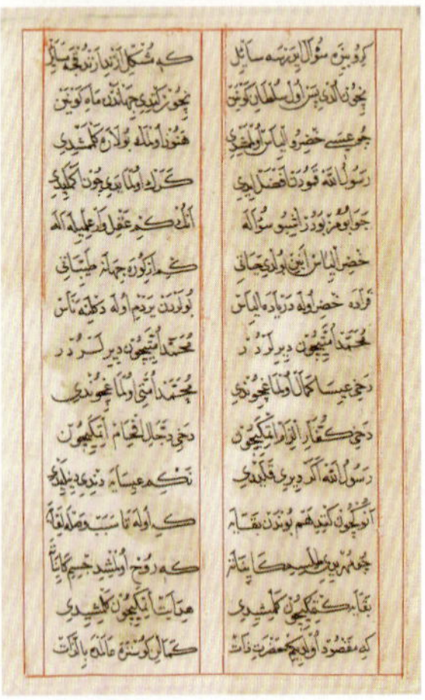

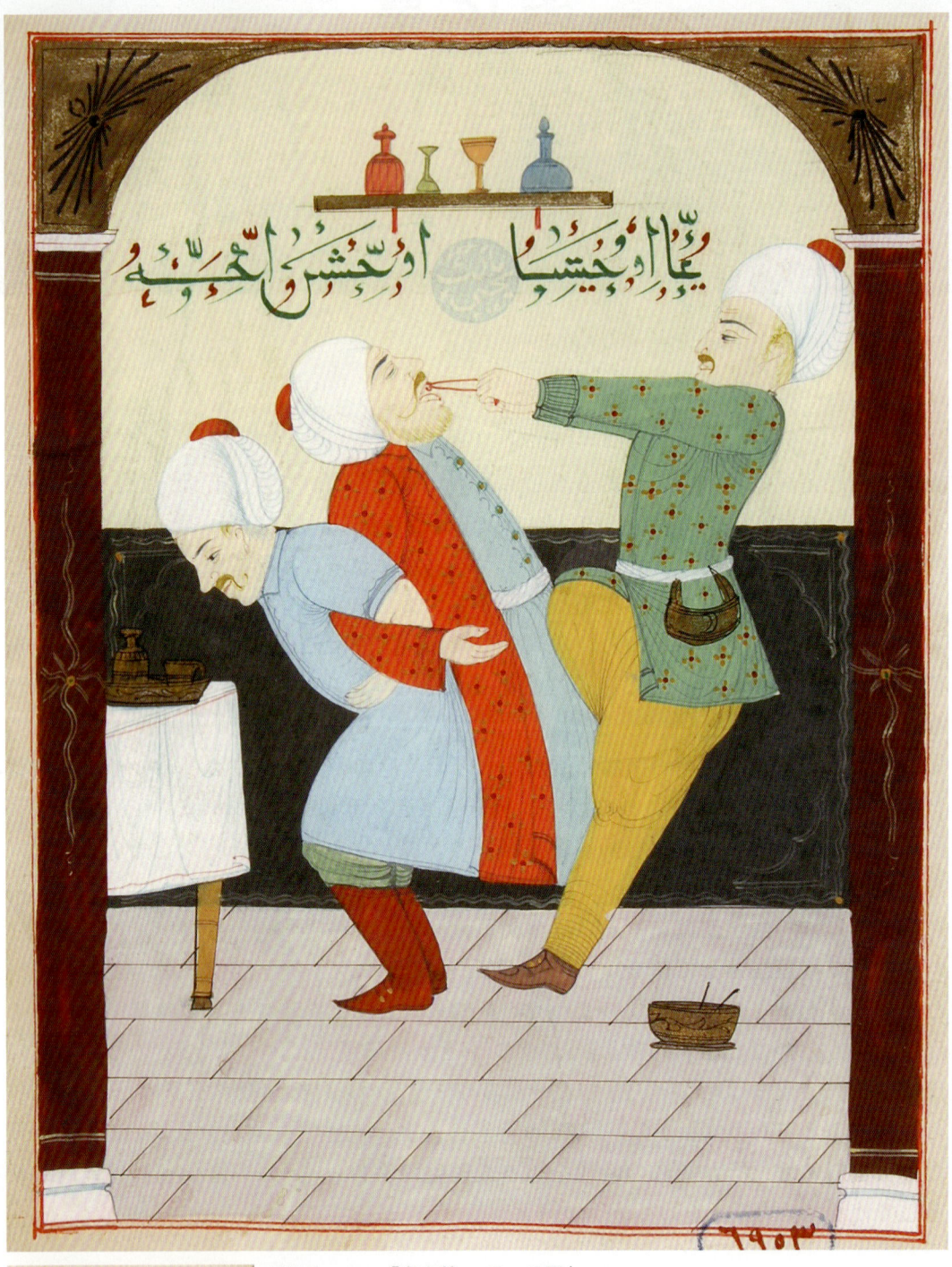

第12章　西洋の抜歯器具・治療器具

図12-1　「歯を抜いている図」
助手が背中で患者の腕を押さえている
20×15cm

裏面は古代文字

図12-1・2・3の各図の中及び裏面にある文章の訳文を得ようと試みた。日本で語学の専門性が高い二つの大学研究機関，アメリカの某州立大学にお願いしたが，いずれも出来ないと断られた。「文中に分かる単語はある」「オスマントルコのものかも知れない」という程度のコメントはあった。基本はトルコ語だがアラビア語やペルシャ語などの外来語がたくさん混じっているらしい。某国大使館にもお願いしたが読めないということであった。

神奈川県歯科医師会「歯の博物館」所蔵

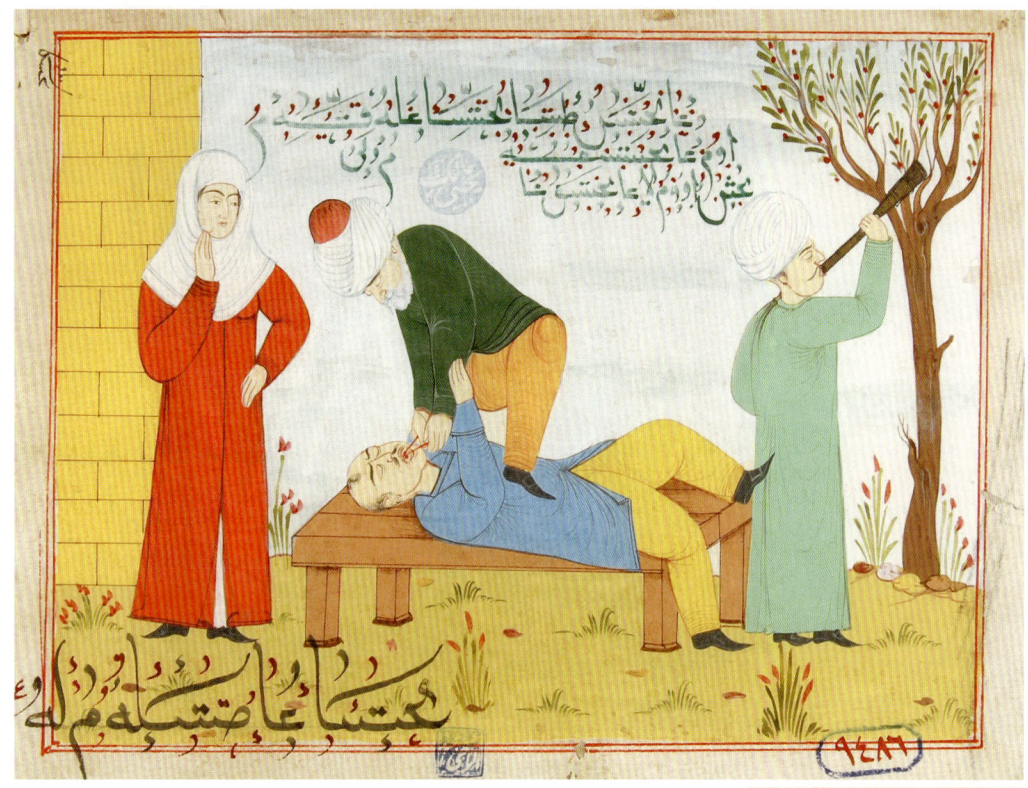

第12章　西洋の抜歯器具・治療器具

図12-2　「長椅子に寝かせ左足で押さえつけて歯を抜いている図」
助手は笛をふいている。屋外での抜歯　15×20cm

神奈川県歯科医師会「歯の博物館」所蔵

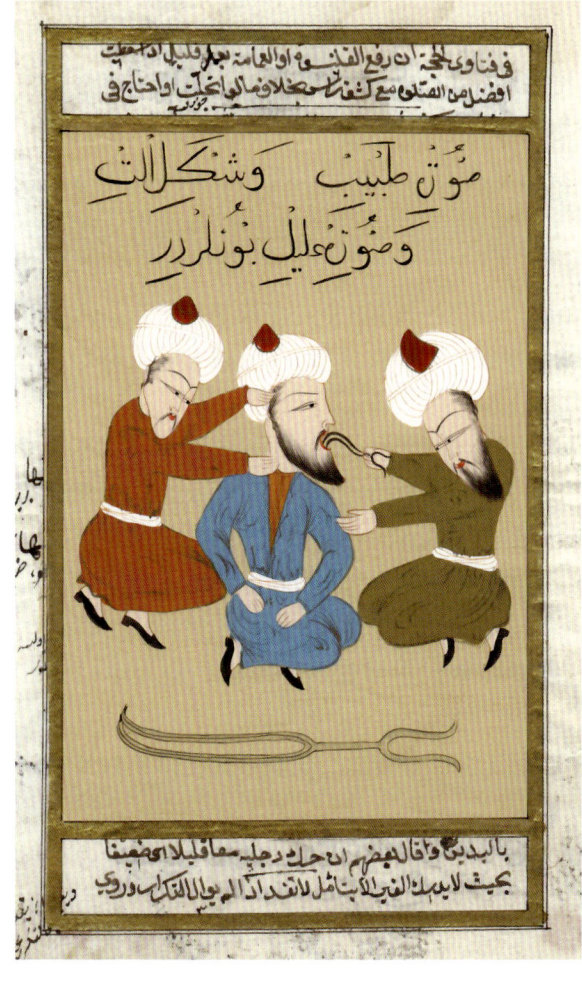

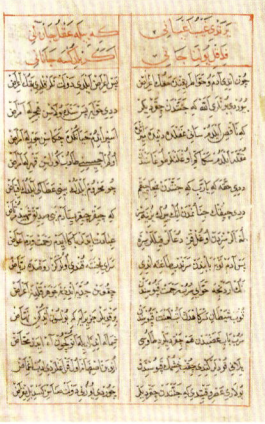

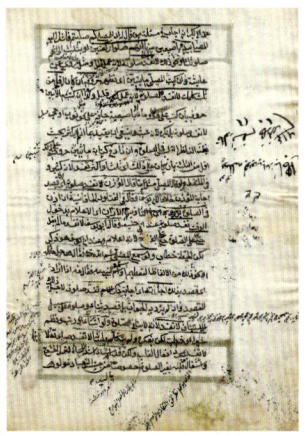

図12-3
助手は左手で頭を，右手で首を押さえ安定させて抜歯・手術をしている図
16.5×9.5cm

311

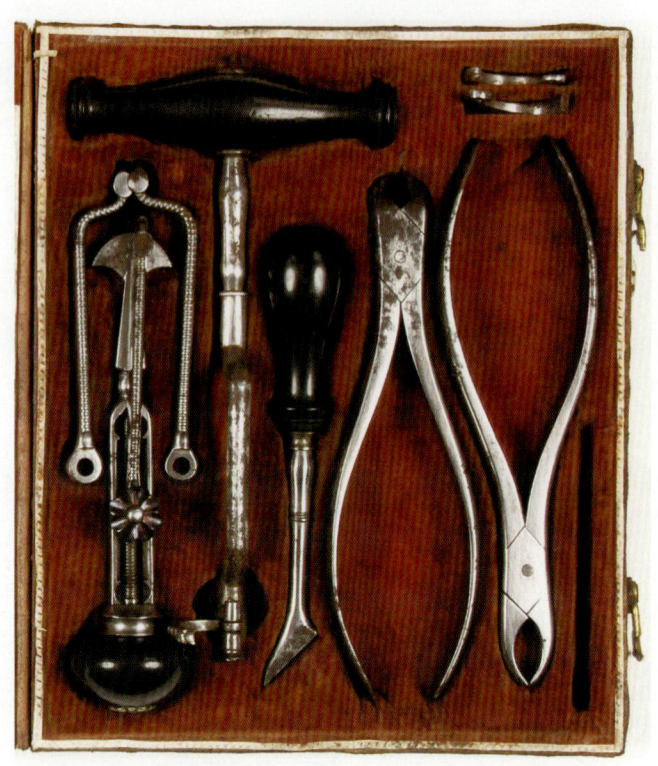

第12章　西洋の抜歯器具・治療器具

図12-4　「抜歯器具セット」
1860年頃の抜歯器具セット　フランス　20×16cm
左からペリカン・歯鍵・エレベーター・抜歯鉗子2個・右上は歯鍵の爪
箱の外部は皮革　　内部はビロード

《抜歯の器具》

　抜歯の器具がないころは，石や木で歯をたたいて抜く，指でつかんでゆすって抜くなどの方法が当然考えられる。ヤットコ（釘抜き）の形をした古いものでは，ギリシャ神殿に奉納された鉗子やローマ時代の鉄製，青銅製の鉗子などは有名である。しかし，実用的な見地から使われたかどうかは不明である。

　抜歯に実際に使われてきた主なおもな器具

　ペリカン　　　　シャウリアックGuy de Chauliac（1300～1368年）が最初に発表したとされている。彼は葡萄酒の樽作り職人が使っていた"たが"を締める道具からヒントを得たという。
　　　　　　　　　この器具は古くから使われ，いろいろな形のものがある。1850年ころまで使われていた。

　歯　　鍵　　　　アレキサンダーモンローAlexander Monroによって最初の記述がなされた。1730年頃から使われはじめ，1900年ころまで使われていた。
　　　　　　　　　発明した人は不明。歯鍵はTooth KeyあるいはTurn Keyとも呼ばれていた。

　スクリュー　　　歯の根が残っている場合，円錐型のネジを回転させて歯の根の中に入れて脱臼させ引き出す器具。

　エレベーター　　歯の根を周りの骨からゆるめて脱臼させる器具。現在も便利に使われている。型状も種類が多い。

　抜歯鉗子　　　　ヤットコ（釘抜き）等のように歯を挟む器具。初期は他の用途のものを転用していた。時代を経るに従って歯の形や大きさに合わせて，いろいろなものが作られてきた。現在も使われている。

第12章　西洋の抜歯器具・治療器具

　上記のうち，ペリカンと歯鍵は，長年にわたり使われてきたが，抜歯時に歯肉を傷つけたり目的以外の歯を弛緩動揺させることがしばしばあった。麻酔の進歩とともに抜歯方法も変化し，今では全く使われなくなった。

　日本大学中川大介教授1925（大正14）年発行『抜歯学』にはペリカンや歯鍵のことが記載され「———等之ナリ。然レドモ現時専ラ使用セラレツツアルハ抜歯鉗子及歯根挺子ノ二種ニシテ他ノモノハ特別ノ場合ノミ使用セラルルニ過ギズ」と述べている。すでに抜歯にはペリカンや歯鍵は使われず，抜歯鉗子とエレベエーターのみが使われていたことがわかる。

　それらの器具が近代麻酔の無い時代に長期にわたり使われていたのは，抜歯行為が短時間のうちに，機能的に行えたからであろう。

《ペリカン》

　ペリカンは，掛け金部分の形状が鳥のペリカンの嘴に似ているので，そのように呼ばれるようになったとも云われている。この器具は1400年頃から抜歯に使われており1850年ころまで盛んに用いられていた。ペリカンによる抜歯風景の版画や絵画はしばしば見ることが出来る。近代麻酔のない時代には，機能的に優れていたので便利に使われていたらしい。この器具にはいろいろな形状のものがある。ペリカンの使用時には歯や歯肉に力の支点を置くため，抜歯目的以外の歯が動揺したり，抜けたり，歯肉に大きな損傷を与えるので抜歯後の治癒はよくなかったと思われる。

　ピエール・フォシャールはその著書『歯科外科医』の中でペリカンによる抜歯について詳しく述べている。彼は自分の考案したペリカンは抜歯のため，もっとも有用な器具である。しかし操作法を充分知らなければ大変危険な器具であると述べている。

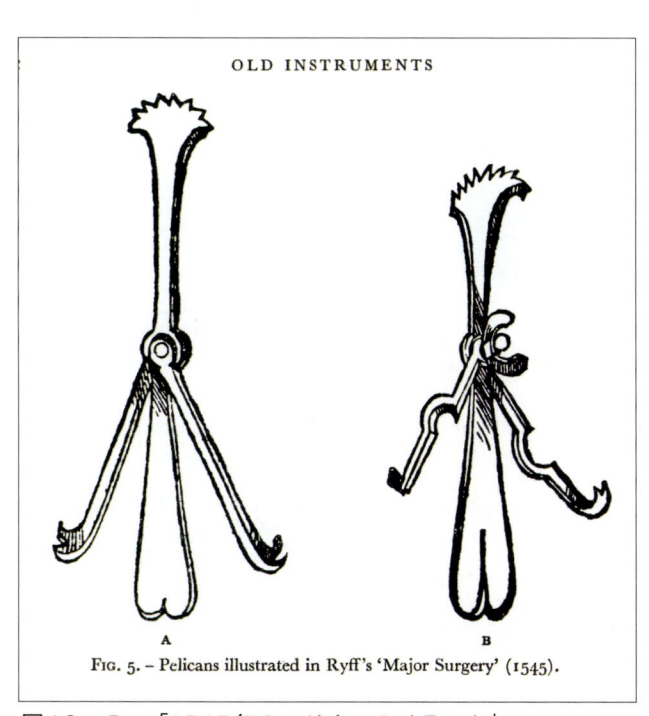

図12-5　「1545年のペリカンのイラスト」
「Old Instruments used for Extracting Teeth」Sir Frank Colyer より引用

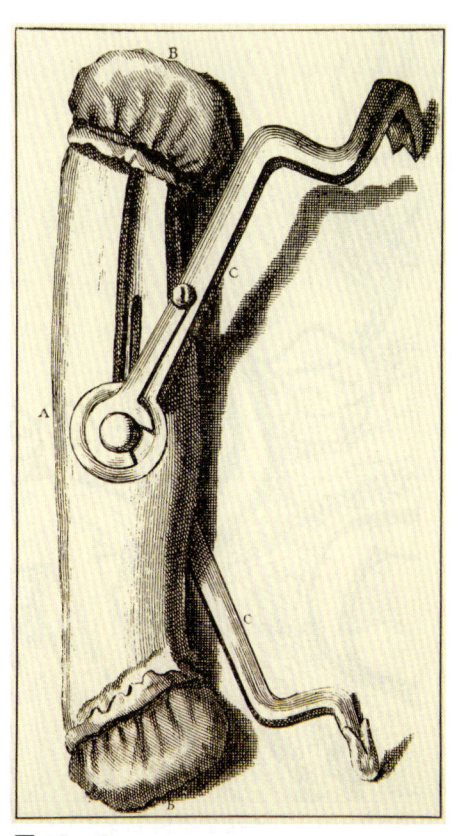

図12-6
フォシャールの「歯科外科医」に示されたペリカンの図

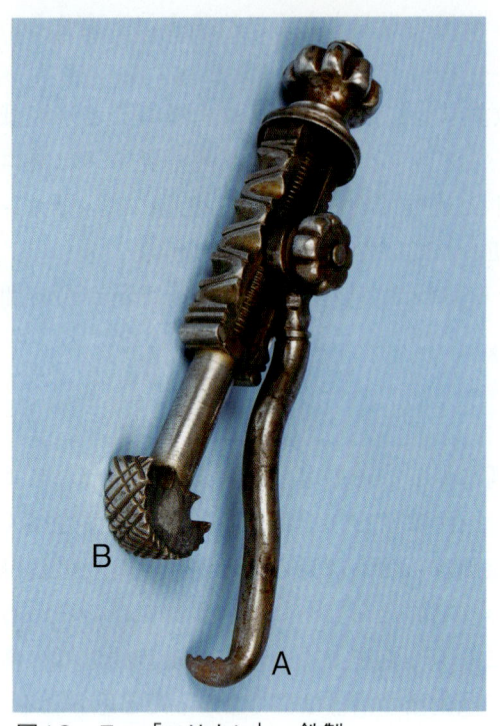

第12章　西洋の抜歯器具・治療器具

図12-7　「ペリカン」　鉄製
1750年頃　ヨーロッパ　ネジ式　15.5×2.3×3cm

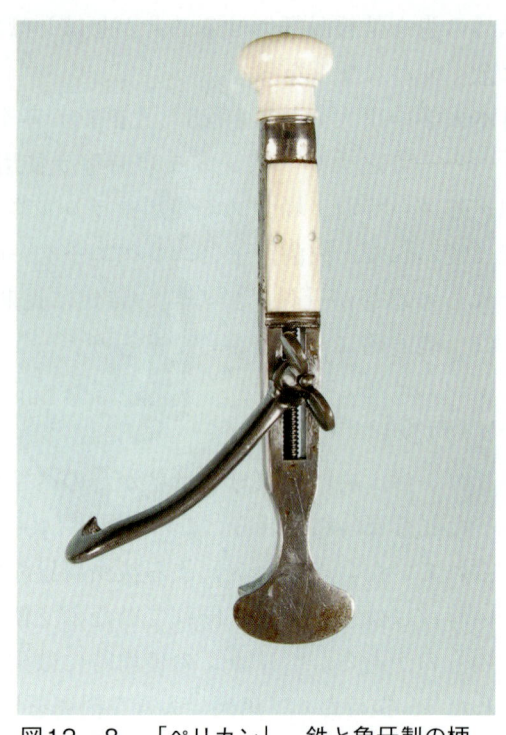

図12-8　「ペリカン」　鉄と象牙製の柄
1800年頃　ヨーロッパ　ネジ式　14cm

ペリカンの使用法は嘴（掛け金A）を抜去しようとする歯に掛け，支点（枕部B）を抜去歯以外の歯もしくは歯肉部に置く。枕部には，歯や歯肉を保護するため必要に応じて柔らかい皮革や布などを付ける。図12-7，12-8のネジ式（スクリュー式）のものはネジを回転させることにより，大きな力が嘴部にかかり抜歯出来たと考えられる

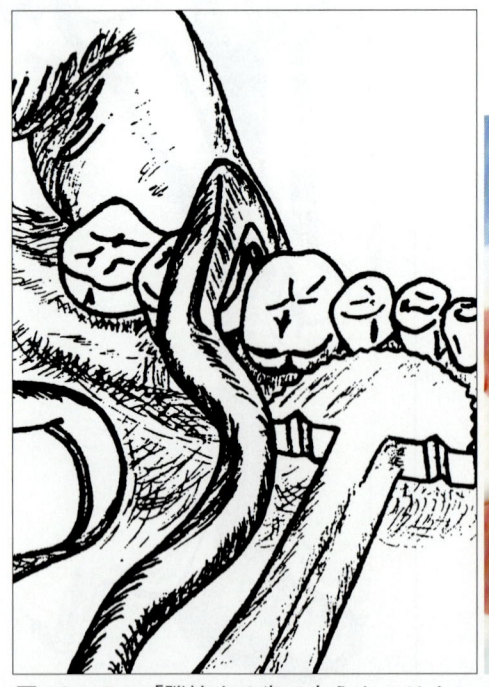

図12-9　「隣接する歯で支えたペリカンの使用法」（Ströbelによる）
『歯科の歴史』Walter Hoffmann-Axthelm著
本間邦則訳より引用

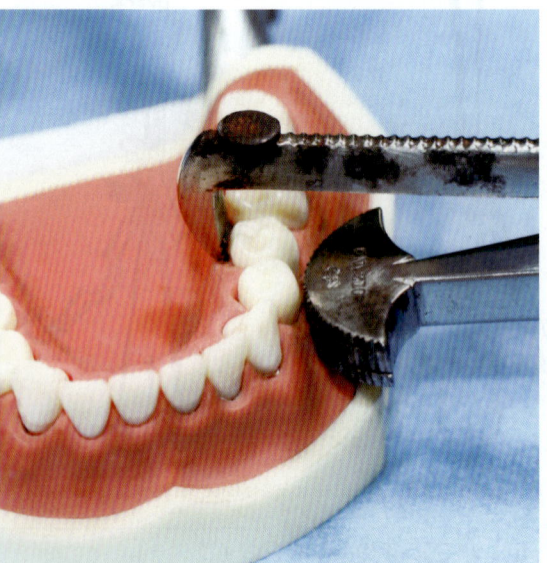

「模型によるペリカンの抜歯参考図」

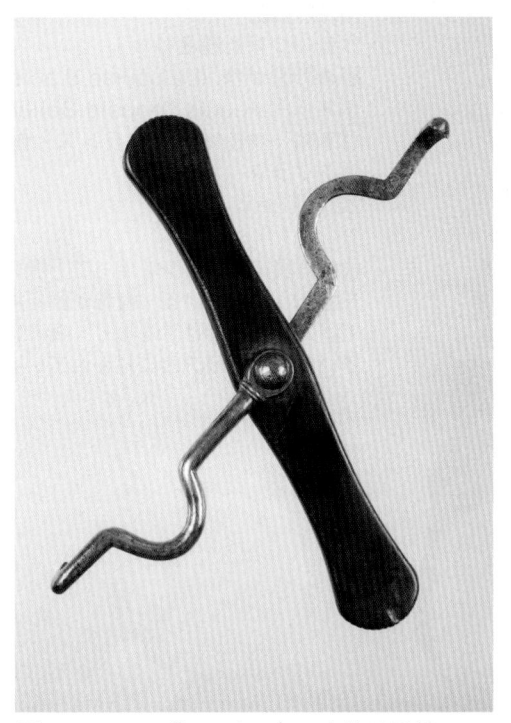

第12章　西洋の抜歯器具・治療器具

図12-10　「ペリカン」　本体は黒檀
1780年頃　ヨーロッパ　15.5cm
木部14cm
鉄部各8cm

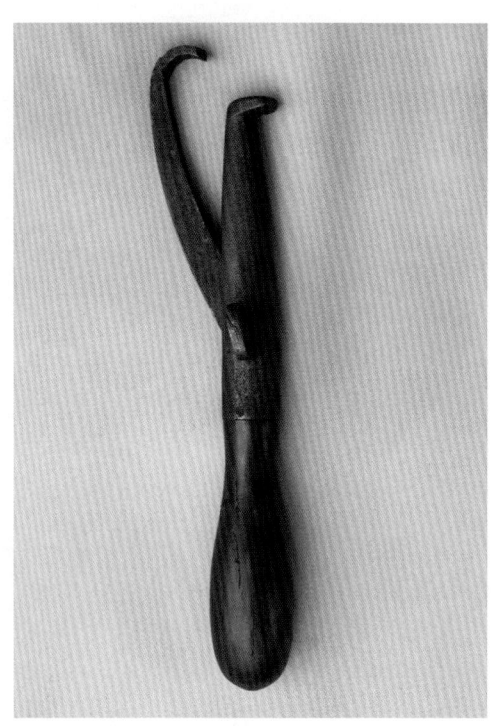

図12-11　「ペリカン」
鉄製・黒檀の柄　アメリカ独立戦争前の古い
タイプのもの
アメリカ　17cm　1770年頃

図12-10のようにペリカンの胴体に掛け金のついているものは，嘴（掛け金）を抜こうとする歯に掛け，胴体の半円頭部を支点として歯肉上に置く。嘴部と胴体との角度をかえることにより嘴部に大きな力がかかるので抜歯が出来たと考えられる

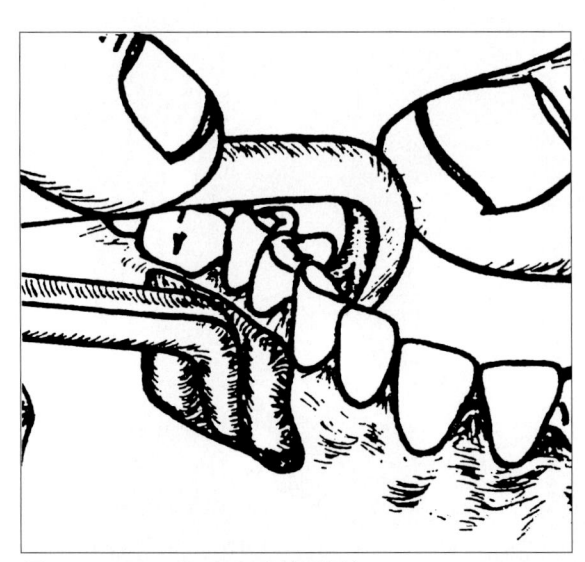

図12-12　「ペリカン使用図」
『歯科の歴史』Walter Hoffmann-Axthelm著　本間邦則訳より引用

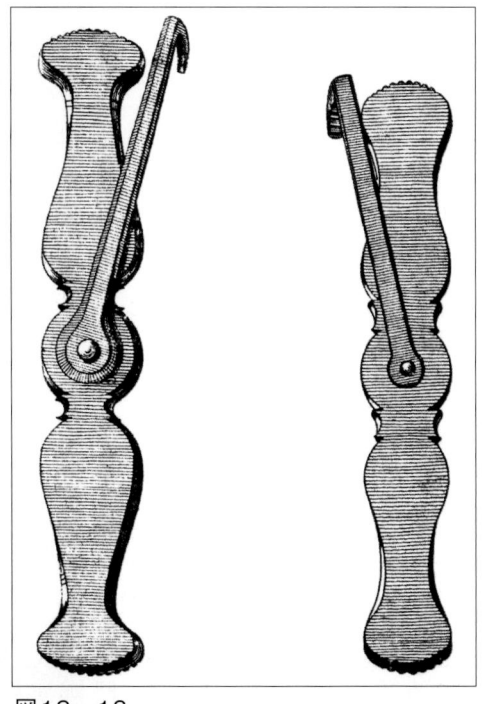

図12-13
「1786年に発表されたペリカンのイラスト」
Old Instruments used for Extracting Teethより引用

315

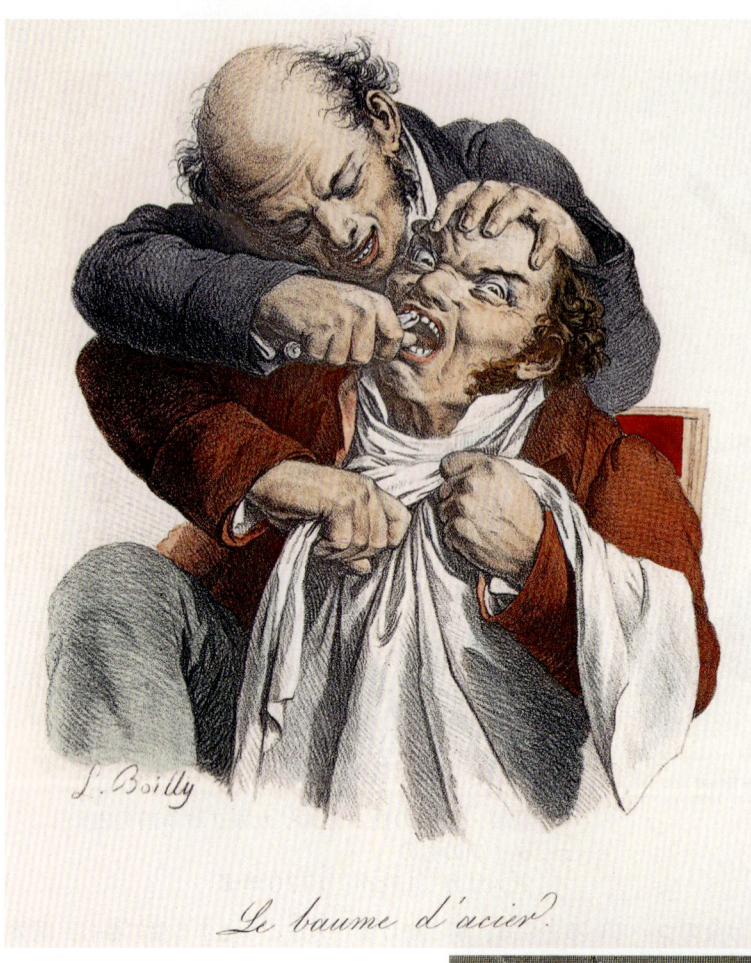

第12章　西洋の抜歯器具・治療器具

図12-14
「歯抜き屋」
作者のつけた題名は
慰めの刃がね（Le baume d'acier）
ボアリー（Louis Leopold Boilly）
（1761～1845年）フランス・作
リトグラフ　1823年
23×18cm

抜歯器具のペリカンを使って上顎の前歯を抜こうとしている。術者が頭を押さえて固定し，患者は手を握り，痛みに耐えている表情がリアルに描かれている

図12-15
「歯抜き屋」（Der Zahnarzt）
ヘラルト・ダウ（Gerard Dou）
（1613～1675年）オランダ
銅版画　1872年
ダウの油彩画をヴィリエーム・フレンチが版画化した
16×13cm

歯抜き屋は　抜いた歯を自慢げに見せている。患者は痛そうな表情をしている。前には理髪皿やメダル，保証書が目立つように置いてある。理髪皿（Barber's Bowl）は皿の一部が凹んでいてひげ皿ともいう。従ってこの絵は理髪外科医を描いたものである
なお，この原画の作者は図12-76と同じレンブラントの門下のG.Douで，図12-15・76の両方とも天井から鰐の剥製が吊るされている

神奈川県歯科医師会「歯の博物館」所蔵

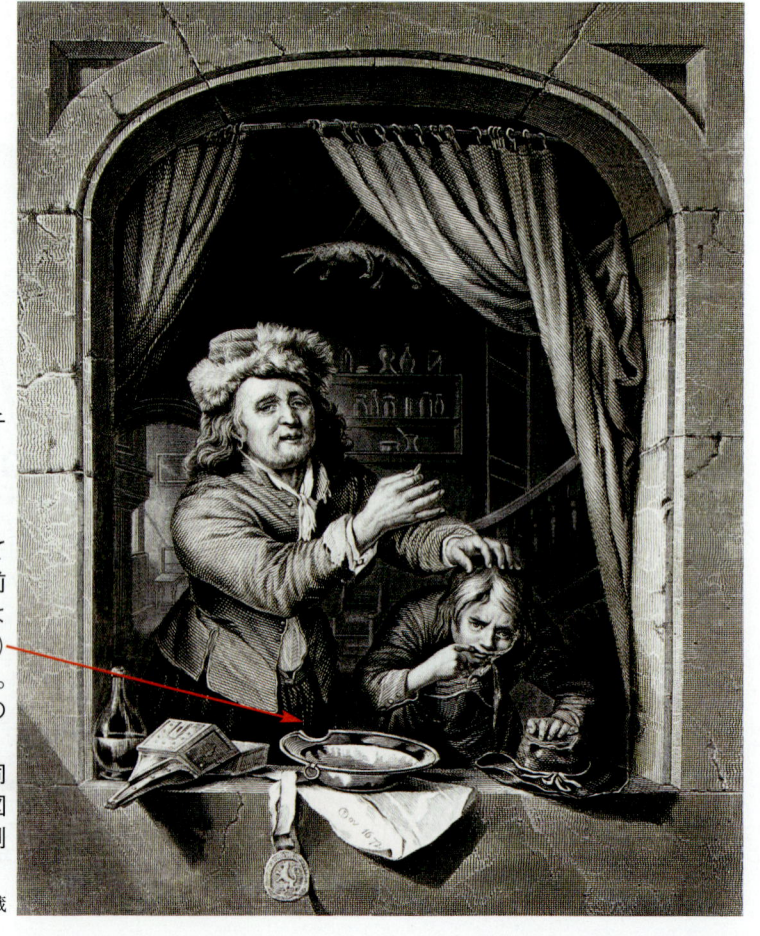

316

《歯鍵（しけん）Tooth Key》

　「歯鍵」の呼称は，1700年ころのヨーロッパで使われていたドアの鍵に形が似ていたからである（図12－16，12－17参照）。形ばかりではなく歯鍵は回転させて使用するので「Turn key」とも呼ばれていた。この器具を英国では「French key」，フランスでは「English key」または「Clef de Garengeot」と呼んでいた。ちなみに「Clef de Garengeot」はGarengeotの創案によると言われるが，実際にはそれ以前から使われていたようだ。ヨーロッパでは1730年頃から歯鍵がさかんに使用されていた。オランダの医官シーボルトが1823年に来日した際持参した医療器具セットの中に抜歯鉗子，エレベーターの他に歯鍵があり，今でも長崎歴史文化博物館に保存されている（図4－7参照）。

　日本では杉生方策（浅尾藩蒔田家の御典医，1826～1892年）が1859（安政6）年に著した『内服同功』（図4－29）の中に「臂鈎（ひこう）」という名称で歯鍵を図示している（本書第4章日本の抜歯148ページ参照）。この器具もペリカンと同様に近代麻酔の発達とともに1900年頃から使われなくなった。日本で最初の医療器具のカタログといわれる1877（明治10）年に発行された『醫術用圖書』（遠州屋十兵衛）に歯鍵が載っている（図12－85　P344参照）が，日本製の歯鍵は見たことがない。

　近代麻酔が使われる以前の抜歯は，歯肉の損傷が伴っても短時間で手術が終わることに重点が置かれていた。しかし麻酔薬が普及した後は，手術時間は長引いても丁寧に抜歯を行い，軟組織の損傷を最小限にとどめるようになった。そのため抜歯後の治癒に至る期間も短くなり，抜歯器具もエレベーターと抜歯鉗子による抜歯が主流となった。そしてペリカン，歯鍵などは全く使われなくなった。

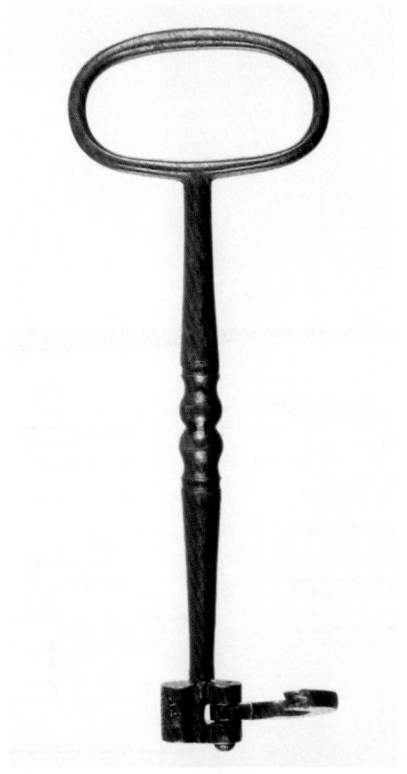

図12－16
「歯鍵が考案された1750年代初期の歯鍵」　鉄製
把持部がドアの鍵と形が似ている
ヨーロッパ　14.5cm

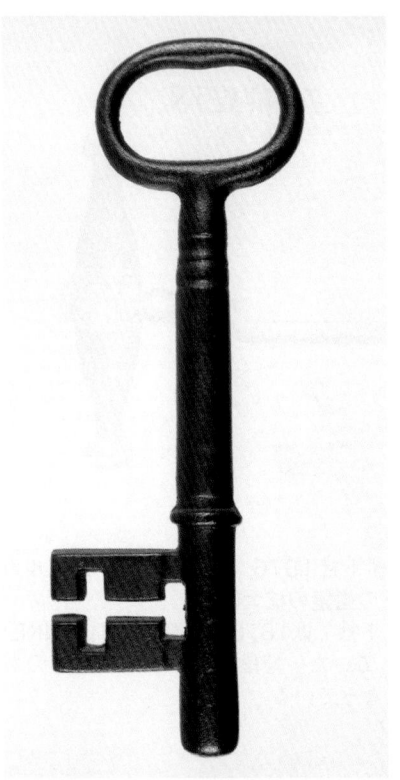

図12－17　「ドアの鍵」
19cm

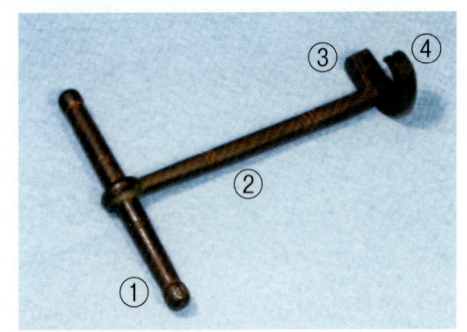

第12章　西洋の抜歯器具・治療器具

図12-18　「歯鍵」　1750年頃

図12-19

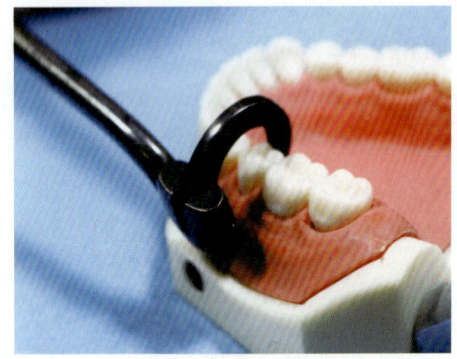

図12-20　「歯鍵抜歯図」

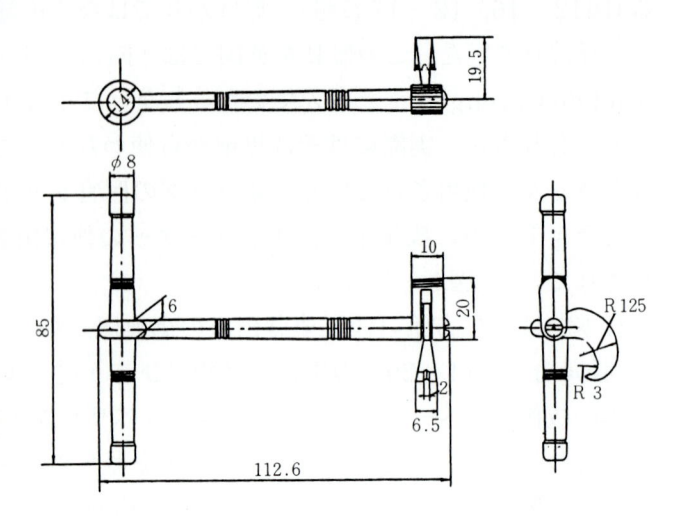

歯鍵の構造は基本として図12-18の示すように①ハンドル部②シャフト部③支点部（Bolster長枕）④爪部からなり，材質は鉄，もしくはハンドル部だけは他の材質を使っている

使用法は（図12-20参照），爪の尖端を抜去しようとする歯にかけ，支点部を爪と反対側の歯肉におき，支点部を中心にしてハンドルを回転して歯を脱臼させる。この場合，支点とした歯肉部は損傷し支点になった歯牙が動揺，脱臼など損傷を起こす。これらの損傷を生じることが歯鍵の欠点であった

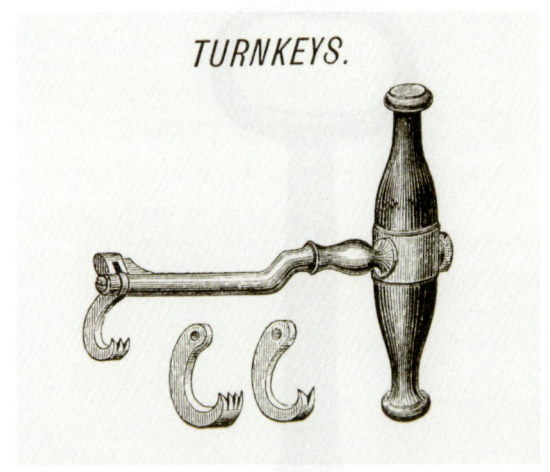

図12-21
「S.S.ホワイト社1876（明治9）年デンタルカタログの右下の歯鍵の拡大図」
S.S.ホワイト社では1876年に歯鍵をTURNKEYSとして売っていた。値段はハンドルが象牙のものが3ドルとなっている

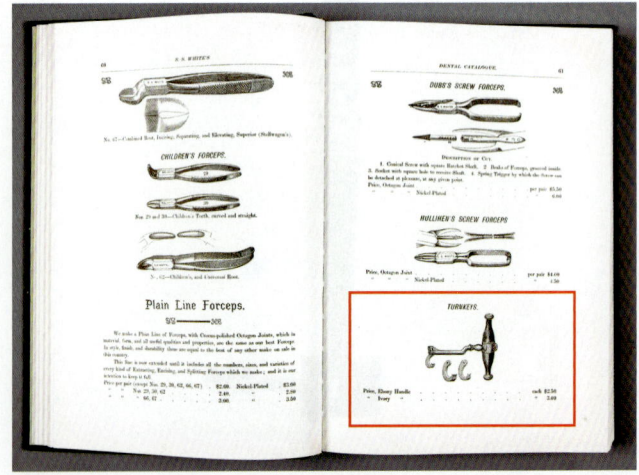

図12-22　「歯鍵　TURNKEYS」
S.S.ホワイト社1876（明治9）年デンタルカタログ

神奈川県歯科医師会「歯の博物館」所蔵

《歯鍵の形状の変遷について》

歯鍵は，最初に使用されだした時代の原型から徐々に改良工夫されて使い易くなり，時代の変化とともに形状が変わってきた。

シャフトについて

シャフトは最初は直線であった（図12－23）。時代の経過とともにまず，シャフトの尖端が曲がってくる（図12－24）。これは，奥歯（臼歯部）を抜く際，近くの歯を傷つけたり前歯が邪魔にならないようにシャフトの尖端を曲げ，シャフトによって損傷を与えないように考えたからである。さらに1800年頃になるとシャフトが45°～90°の角度で2か所で曲がったものが多く出てくる（図12－26，12－27，12－28）。これは上記の目的に加えてハンドル操作がより自由になるからであろう。

爪部について

爪は最初は1個，1方向にのみ使用できるようネジで留められていた。1780年頃になると爪が180°回転できるようになる（図12－25）。これにより，使用の都度ネジを外して爪の方向を変えなくとも左右どちらからも使えるようになった。1800年以降は，爪を2個つけているものもあらわれた（図12－29）。これも左右を自由に使う。より確実に歯を把持するなどのためであろう。

その他ハンドル部，支点部，にも変化が見られる。

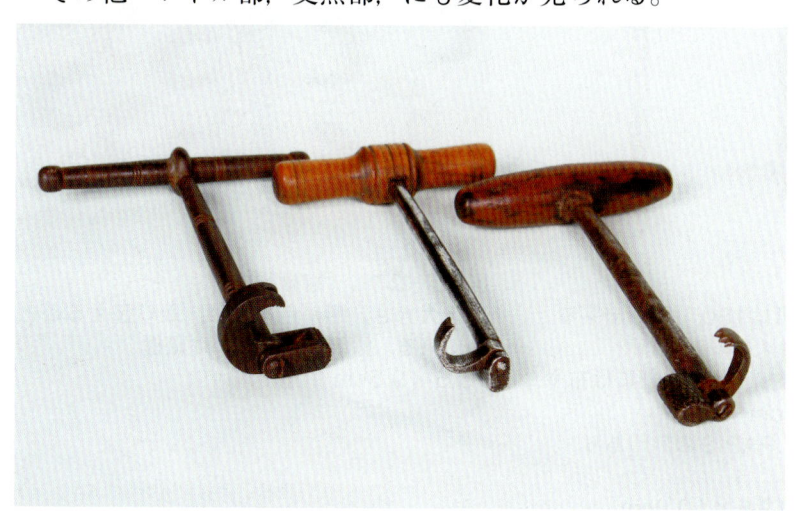

図12－23 「歯鍵」
いずれも初期1750年頃のヨーロッパのもの，シャフトが直線である
左から：鉄製，支点部はない
　　　　11.2×7.2cm
　　　：ハンドルは木製，支点部bolsterは小さい
　　　　11.8×7.0cm
　　　：ハンドルは木製卵型
　　　　11.5×7.0cm

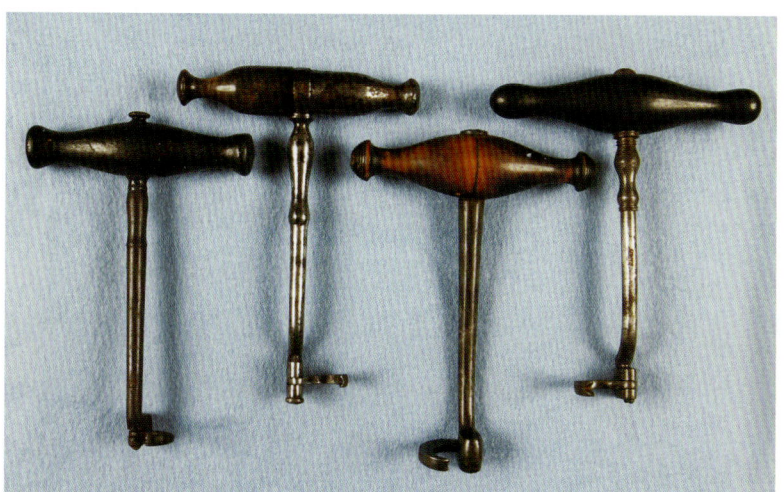

図12－24 「歯鍵」
いずれも1770年頃のヨーロッパのもの，シャフトが爪部に近いところで支点部側（bolster側）に曲がっている
左から：ハンドル黒檀
　　　　13.5×9.3cm
　　　：ハンドル半分は角
　　　　MATHIED社製（フランス）
　　　　13.5×10.0cm
　　　：ハンドル木製
　　　　14.0×10.5cm
　　　：ハンドル黒檀
　　　　14.0×12.0cm

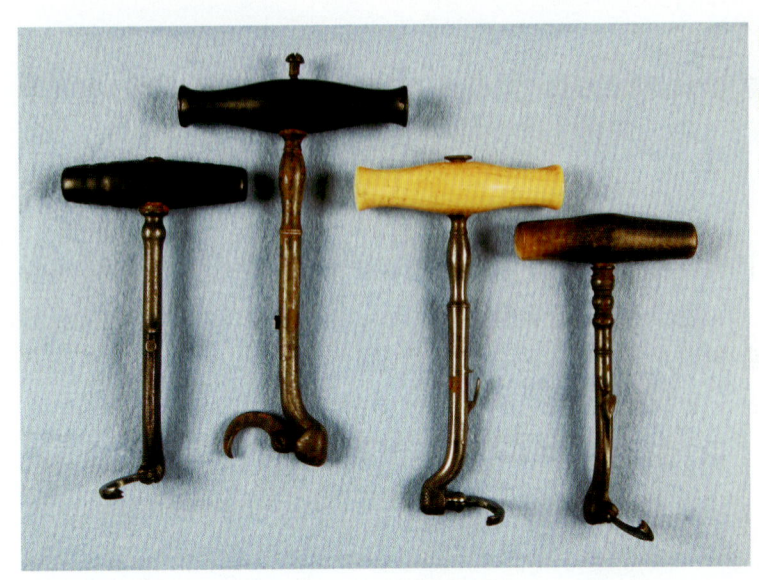

第12章　西洋の抜歯器具・治療器具

図12-25　「歯鍵」
いずれも1780年頃のもの，爪が180°回転しシャフトに埋め込まれたバネで固定できる
左から：ハンドル黒檀
　　　　14.0×7.5cm
　　　：ハンドル黒檀
　　　　17.0×9.3cm
　　　：ハンドル象牙
　　　　15.0×8.5cm
　　　：ハンドル角
　　　　13.0×7.5cm

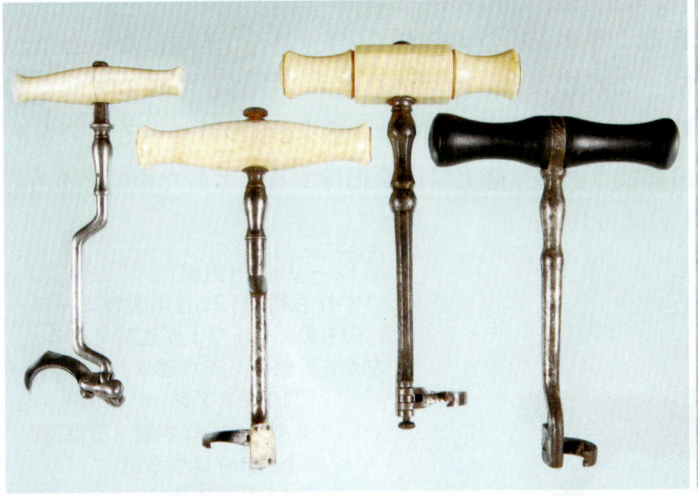

図12-26　「歯鍵」
左から：シャフトは4か所で曲がり，爪は180°回転出来る，ハンドル象牙　1800年頃　14.0×7.0cm
　　　：シャフトは2か所で曲がり，支点Bolster部には布や革が付けられる　14.0×9.5cm
　　　：ハンドル象牙　LAY HENRY PARISの刻印あり
　　　　15.0×9.5cm
　　　：ハンドル黒檀　1780年頃　13.5×10.0cm

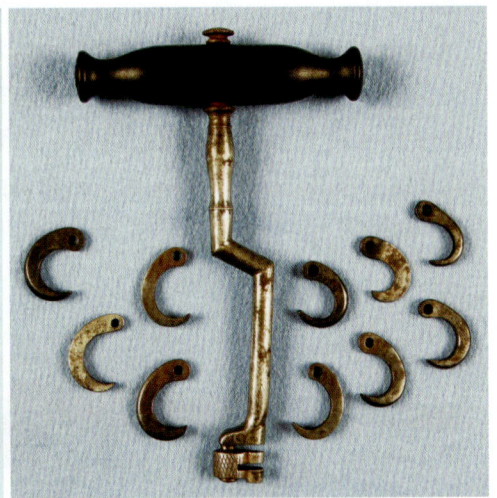

図12-27　「歯鍵と爪」
爪は大きさ，形が色々あり，取り替えることが出来る。鉄製，ハンドルは黒檀
15.5×9.5cm

図12-28　「歯鍵」
ハンドル黒檀　シャフトは2〜3か所で45°から90°曲がっている。爪1つ
左から：16.0×9.0cm
　　　：12.8×9.5cm
　　　：14.5×9.0cm
　　　：15.7×5.5cm

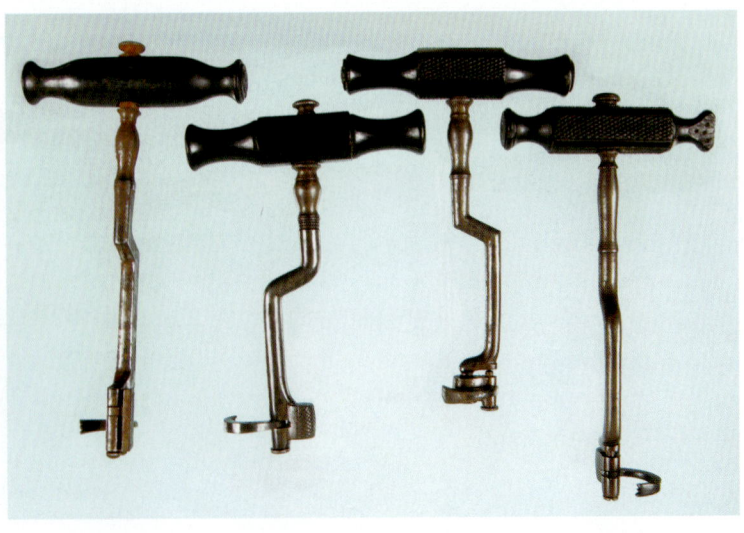

320

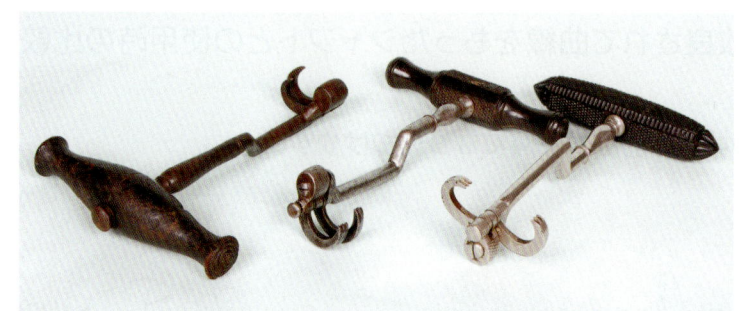

第12章　西洋の抜歯器具・治療器具

図12-29　「歯鍵」爪が2個ついている　1800年頃　ヨーロッパ
左：15.0×10.5cm　鉄と黒檀　1800年頃
中：15.0×9.5cm　鉄と黒檀　1800年頃
右：15.3×10.0cm　鉄と黒檀　ロンドンWEISS社製　1800年頃

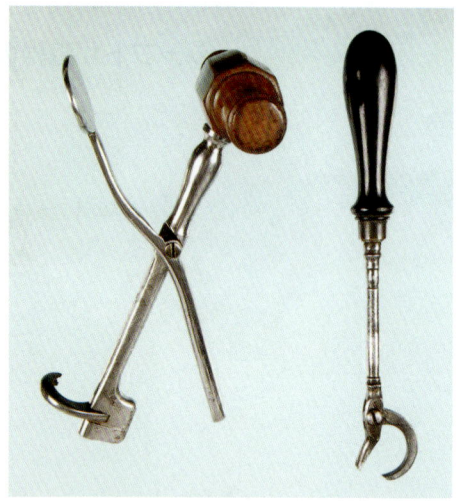

図12-30　「歯鍵とペリカン」
左：歯鍵のシャフトにエレベーターがついている。1800年代，ヨーロッパ
14.0×9cm
右：ダグラス（Douglas's）レバーとして知られている。ペリカンの一種。1700年の終わりから1800年頃，ヨーロッパ。ハンドルは黒檀
14.5×1.8cm

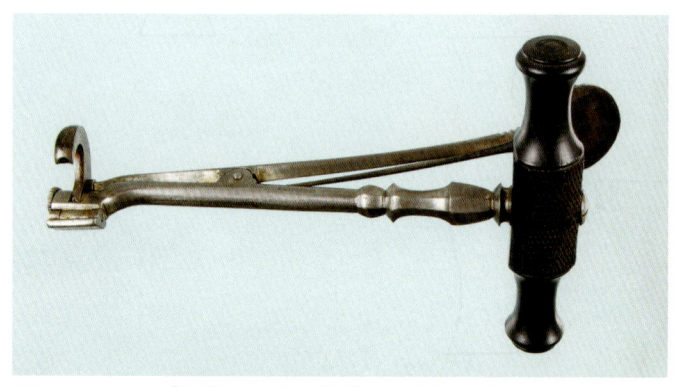

図12-31　「歯鍵」爪の操作が手元でできる。
1800年代　オランダで購入　ハンドルは黒檀

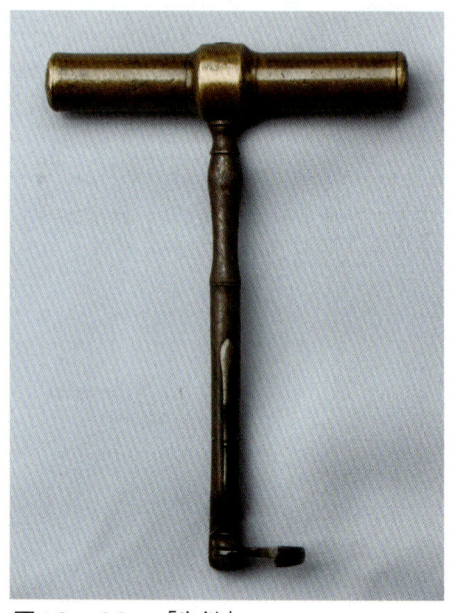

図12-32　「歯鍵」
1750年頃
把持部は金属で出来ている
アメリカ　14.5×10cm

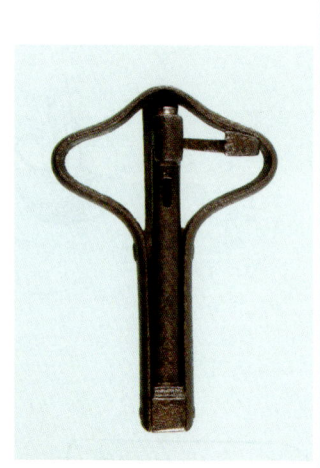

図12-33
「折りたたみ式の歯鍵」
携帯用歯鍵
1750年ヨーロッパ　15cm

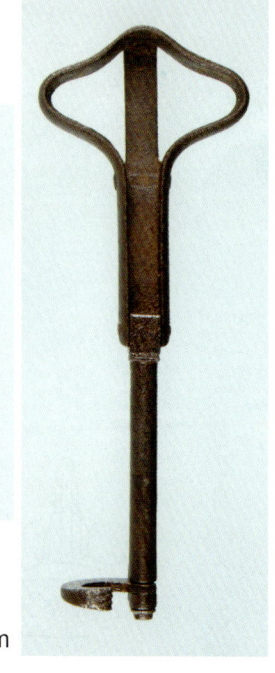

　第9章で述べたように，1500年から1700年頃には歯抜きを商売にする人達の中には非定住者（移動歯科医）も多かった。彼らは，荷物を持って馬，ロバ，馬車，などに乗り移動して商売をしていた。抜歯の道具も図12-47～図12-59にあるように携帯していた。図12-33の歯鍵は携帯に便利なように考えられたものである。大変珍しい。

321

第12章 西洋の抜歯器具・治療器具

歯鍵初期の直線状のシャフトと改良されて曲線をもったシャフトとの使用時の比較

シャフトが直線の場合，前歯が邪魔になり傷つけやすい

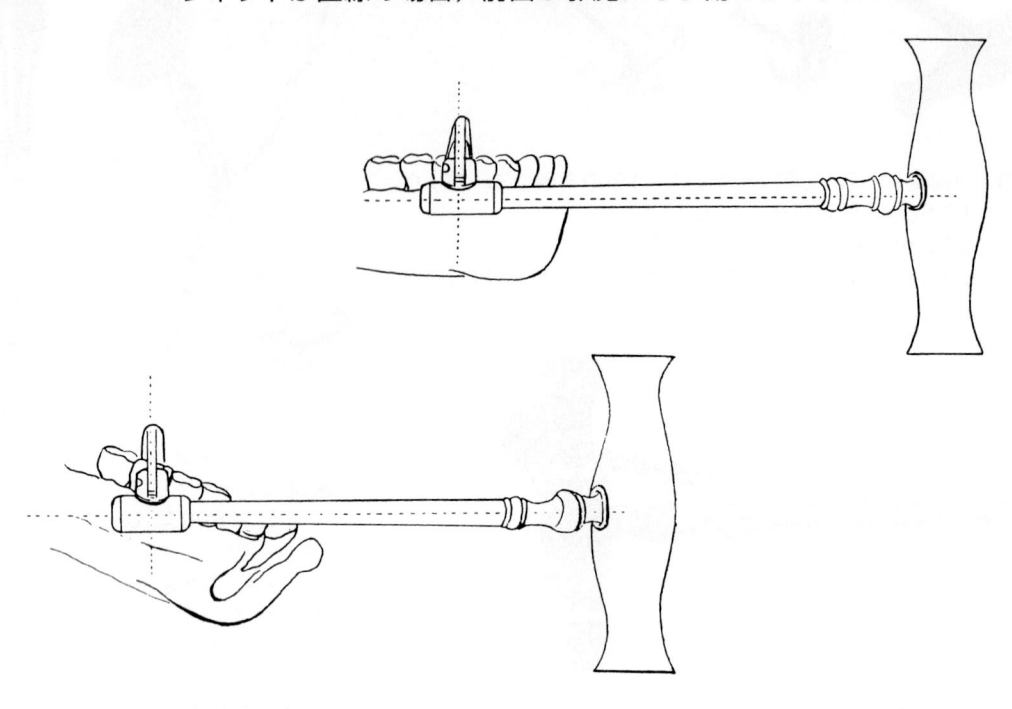

シャフトが曲線になっていると前歯を避け，左右上下に動かす範囲が広くなる

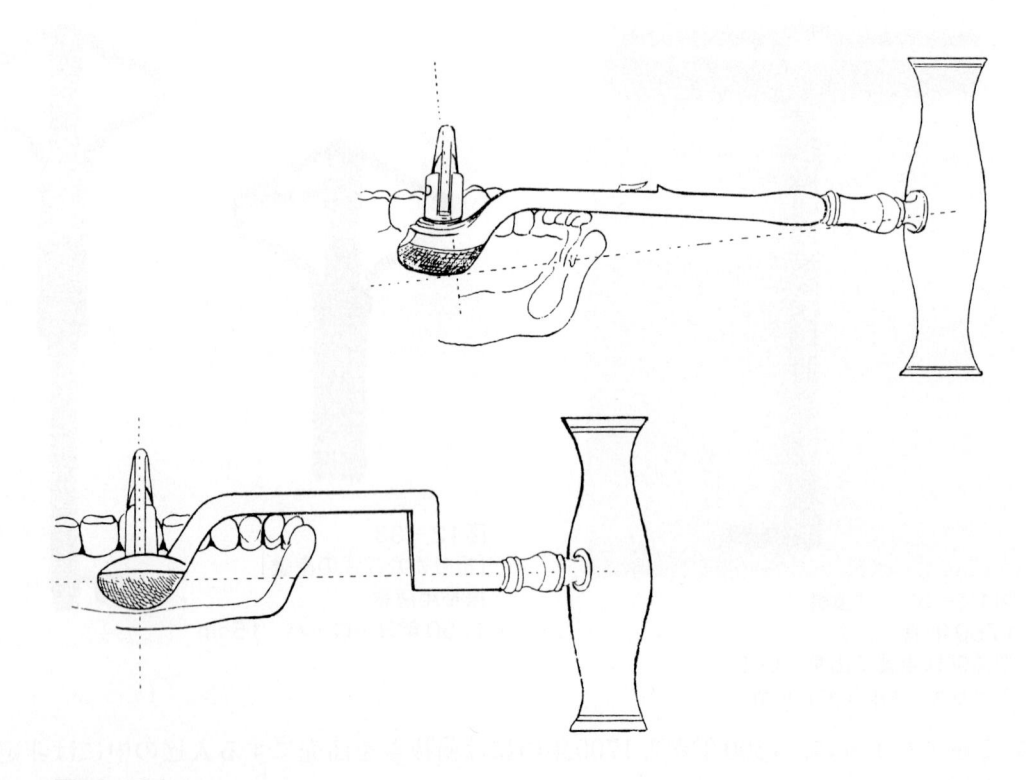

図12-34
「Old Instruments used for Extracting Teeth」Sir Frank Colyerより引用

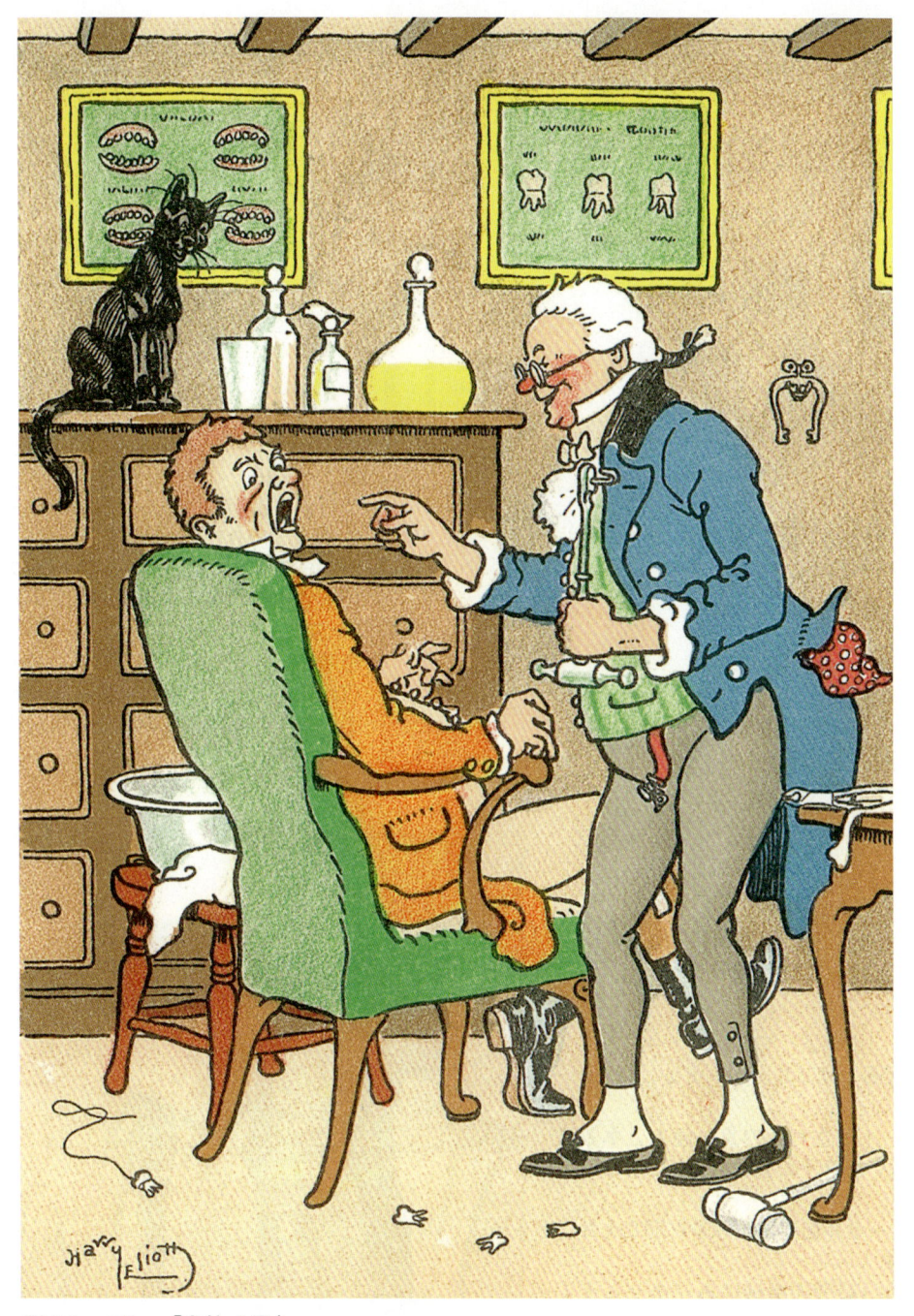

第12章 西洋の抜歯器具・治療器具

図12-35 「歯抜き屋」
ハリーエリオットHarry Eliott（彼の本名はCharles Harry Hermet）による石版画
無題　15×11cm
馬の蹄鉄が飾ってあるので鍛冶屋出身か？
床に木槌や抜歯した歯が散乱している。抜歯した一本の歯に糸がついたものもある
歯抜き屋は手に大きな歯鍵（Tooth Key）を持っている
患者さんは「まだ抜くのかい！」と恐がっている

323

第12章　西洋の抜歯器具・治療器具

「歯鍵を使っている絵画」歯痛を和らげる（Easing the Tooth-ache）1796年

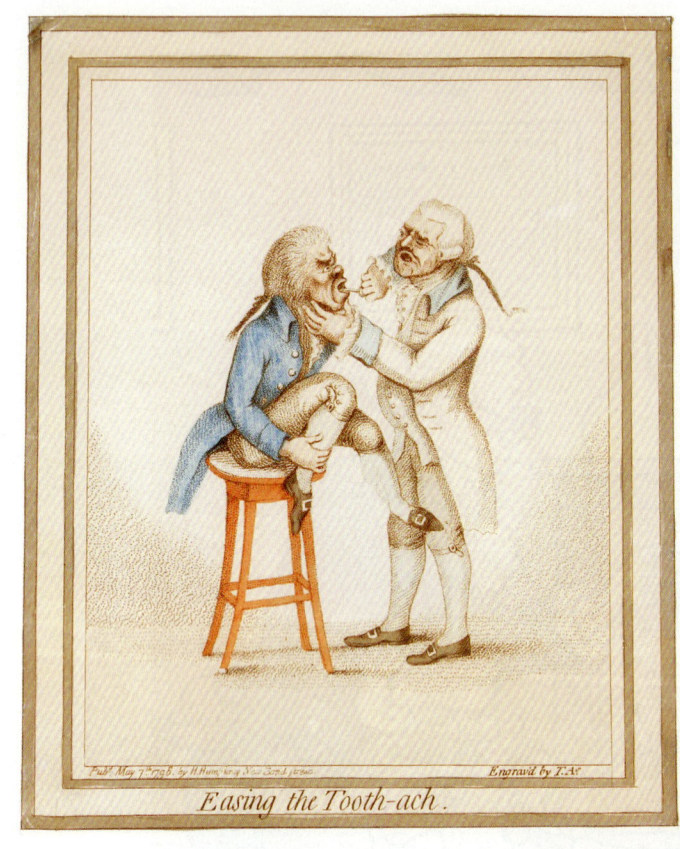

図12-36
手採色　銅版画　ジェームス・ギルレイJames Gilray（1757～1819年）
1796年5月7日ロンドンのハンフリーにより出版され手彩色されたスティプル≪点刻≫版画
21.9×18.5cm
患者は恐怖に満ちている。歯医者は歯鍵（Tooth Key）を使い左下の奥歯を抜こうとしている。患者は痛みを我慢し自分で動かないように足をおさえている。

図12-37　「歯科医　ロベール・マーケル」
手採色　石版画　オノレ・ドーミェ（1808～1879年）
患者「あれっ！先生，私の良い歯を2本も抜き，2本の悪い歯をそのまま残しておきなさったね・・・」
ロベール・マーケル歯科医（患者に聞こえないように）「畜生！・・・」
（大きな声で）「疑問の余地はありませんぞ！この腕は確かなもの・・・
わしらは常にほどよい時期に悪い歯を抜きます。・・・他の歯だって
いつかは駄目になり，あんたを痛い目にあわせるのに決まってる。
入れ歯は決してあんたを苦しめないから，このほうがずっとましなのじゃ。
今では入れ歯を入れていない人はおられませんぞ」
フランス　35×25.5cm
1837年7月9日　ル・シャリバリ紙に掲載された作品

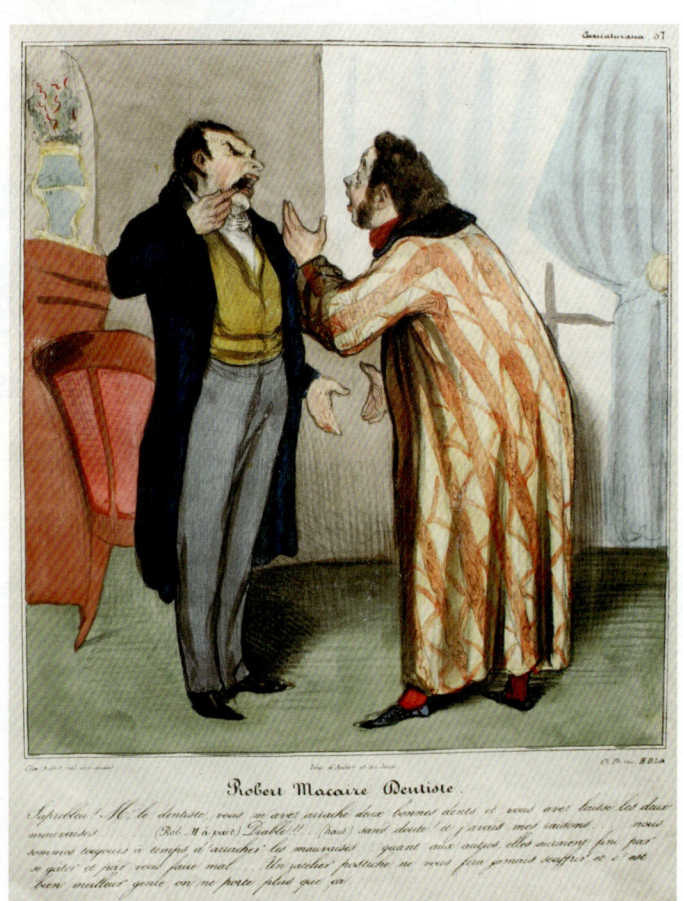

324

第12章　西洋の抜歯器具・治療器具

「歯鍵をテーブルの上に２本置いて抜歯している絵画」

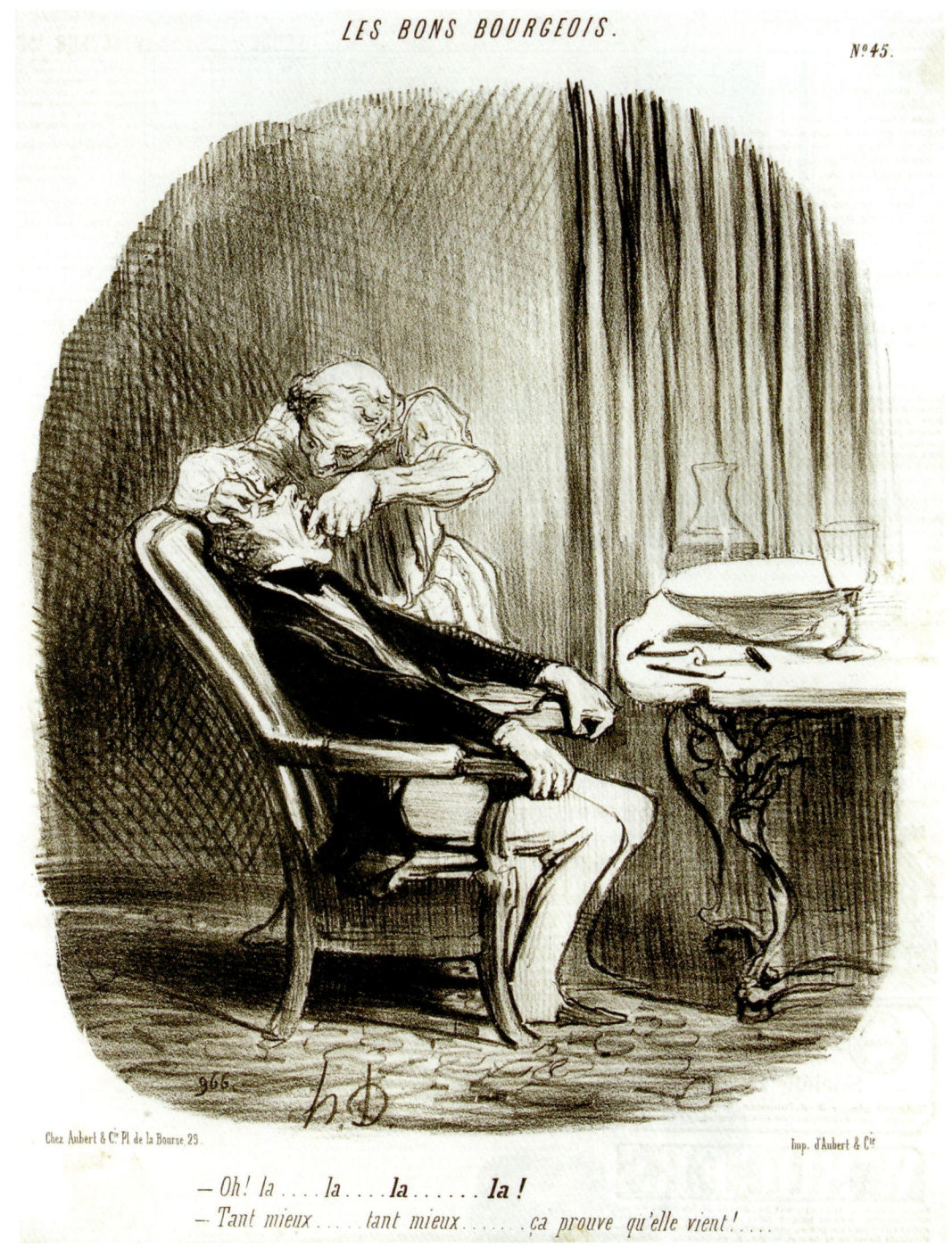

LES BONS BOURGEOIS.　　　　　　　　　　　　Nº 45.

― Oh! la…..la….la……la !
― Tant mieux…..tant mieux……..ça prouve qu'elle vient!....

気の良い旦那方

図12－38
オノレ・ドーミェ（1808〜1879年）　リトグラフ　フランス
ブルース広場29　オベール社　印刷　オベール社
1847年5月4日　ル・シャリヴァリ紙に掲載されたもの。（裏面は新聞記事）
「ああ！　いやはや―――やれ，やれ」
「しめたぞ―――こりゃあいい―――歯がはえているのがよく分かる」

患者は服装から見ても気の良いお金持ち。椅子を両手で握って恐怖をこらえている。歯科医は左きき。脇の机の上には歯鍵（tooth key）が2本置いてあるところをみると歯科医の使っているのは抜歯鉗子（ヤットコ）か。ドーミェはフランスの有名な風刺画家。当時の新聞に約4000枚にのぼるリトグラフを載せている。6枚が歯に関係するものでそのうちの1枚である。人間の苦しみに対して当時の歯科医の行き過ぎを風刺している

第12章 西洋の抜歯器具・治療器具

「歯鍵を使っている絵画」

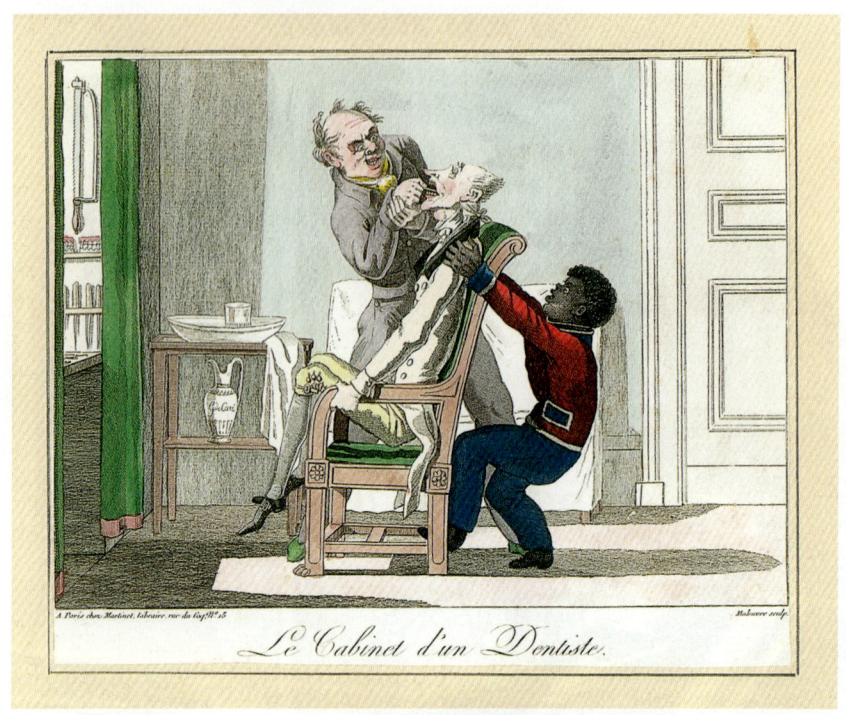

ある歯科医の診療風景

図12-39
G・ド・カリ（G.de Cari）　1820年頃の作品（水差しにサインがある）
銅板エッチング。手彩色　フランス
歯科医は頑丈な体で，患者さんは老貴族，服装は立派できちんとしているが細身で弱々しい。黒人の助手が両肩を力一杯おさえている
左隅には今で言う技工室があり入れ歯が置いてある。技工室にある大きな鋸（のこぎり）は象牙・牙・骨などを切断するのに使われていた
（版元）パリ，マルリネ書店，コック通り，15番地　彫刻マルオール
19×23.5cm

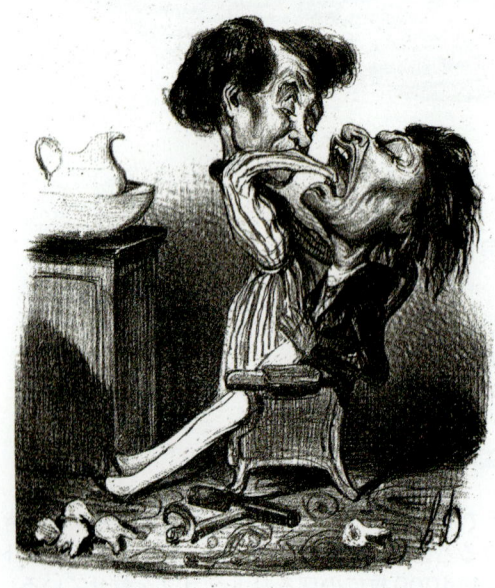

図12-40　「なんて頑固な歯だ」
オノレ・ドーミェ（1808～1879年）フランスの諷刺画家
床には抜かれた5本の歯と抜歯用の歯鍵が置いてある。診療台では女性の歯科医が患者の口の中に手を突っこんで　さらに歯を抜こうとしている。
フランス　25×29cm　1839年
1839年8月10日　ル・シャリバリ紙に掲載

第12章　西洋の抜歯器具・治療器具

「歯鍵を使用している絵」　ドイツ

むし歯

図12-41　ブッシュ（W. Busch），（1832～1908年）作
ミュンヘン　38版彩色木版画　ミュンヘン草紙　NO.330
王室・大学ご用達印刷所ドクトルC. ヴォルフ＆ゾーン，ミュンヘン

Buschは漫画家であり，詩人でもある。この漫画はミュンヘン草紙に載ったもの。農夫が歯が痛くなり，たばこを吸ったり，お酒をのんだり，奥さんをたたいたり，ベッドに潜り込むがどうしても治らない。遂に歯医者の所に行く。歯医者は長いガウンを着て長いパイプでたばこを吸いながら歯鍵を隠し持ち，いきなり強引に抜歯をする。農夫はお金を払い，痛みも治り，妻と食事が出来た

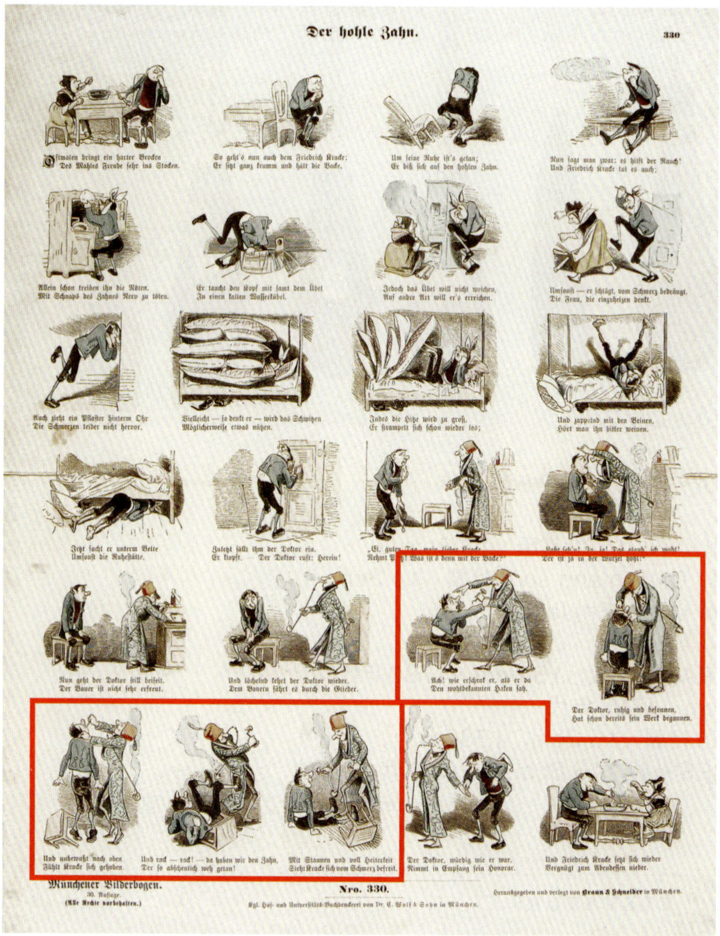

この物語（漫画）全部は上に記したような筋書きである。その内，抜歯に関係する部分をアップすると以下の通り。

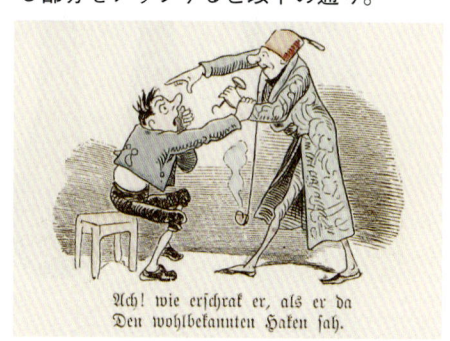

1）痛みが止まらないので歯医者に行った。話を聞いた歯医者は，ほほ笑みながら戻ってきた。手にはあの歯鍵が見えた。「あっ！」と驚いた

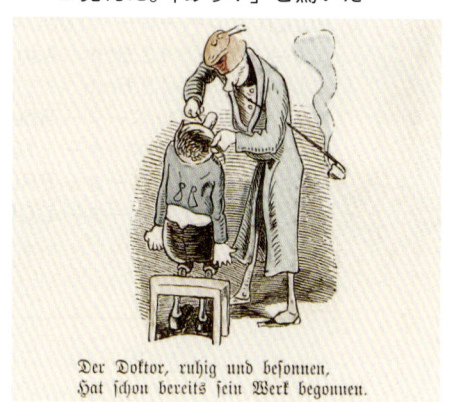

2）歯医者は落ち着いて仕事に取りかかった

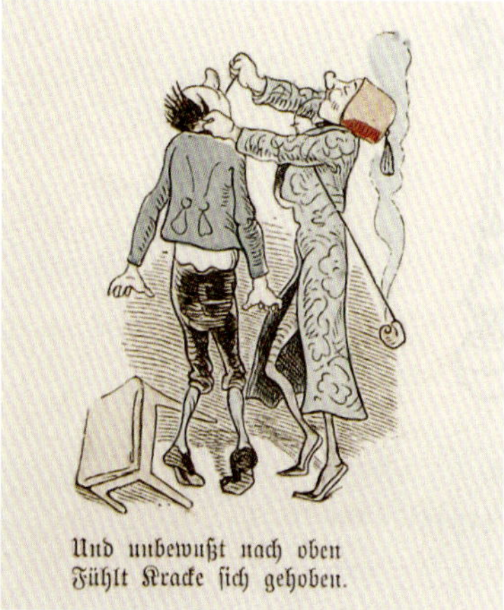

3）無意識のうちに体が上に持ち上がった

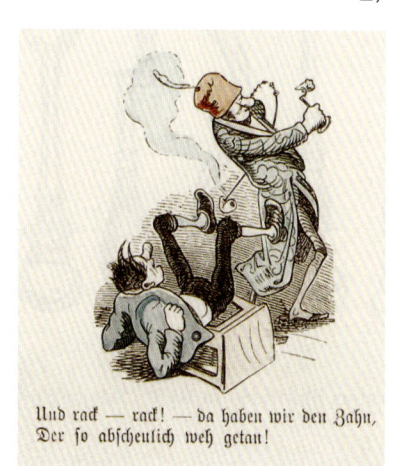

4）抜けた！　抜けた！あの痛かった歯が！

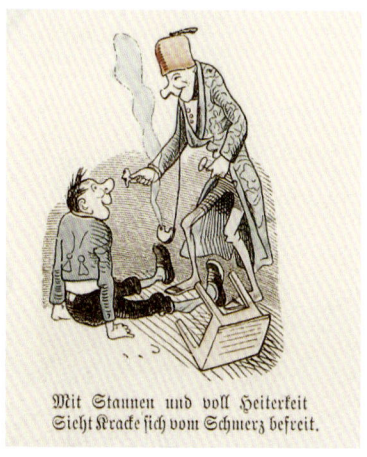

5）痛みから解放され，上機嫌になった

327

第12章　西洋の抜歯器具・治療器具

《エレベーター（挺子）》

エレベーターは，歯もしくは，歯の根をまわりの骨から，ゆるめて脱臼させ抜きやすくするもの。
種類・形は多岐にわたる。
鉗子とともに現在もひんぱんに使用されている。

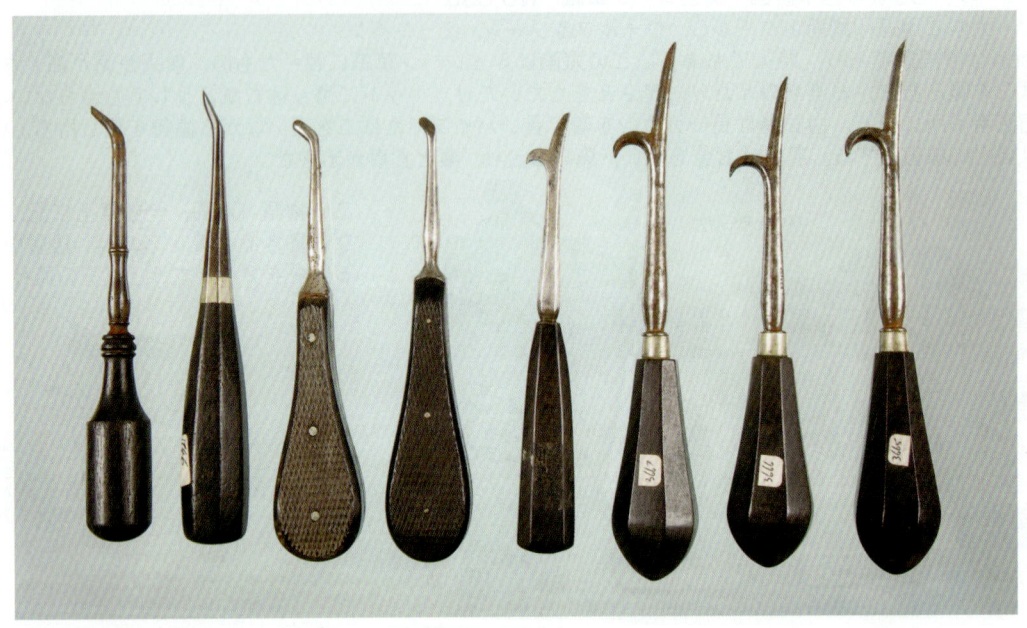

図12-42　「エレベーター」
柄は全部黒檀でヨーロッパ製。1750～1800年頃のもの
左から右へ：
　Goat's foot エレベーター（羊足状挺子）1780年頃　13.8cm
　Punch エレベーター　1800年頃　C. Ash and sons社製　14.3cm
　エレベーター　13.5cm　Ash and sons　England
　エレベーター　13.5cm
　Pied-biche エレベーター　Boula PARIS社製　13.6cm　1780年代
　Pied-biche エレベーター　16.7cm　1780年代
　Pied-biche エレベーター　BRIUES社製　15.2cm　1780年代
　Pied-biche エレベーター　COMBES社製　16.8cm　1780年代

（注：Pied-bicheはフランス語で鹿の爪の意）

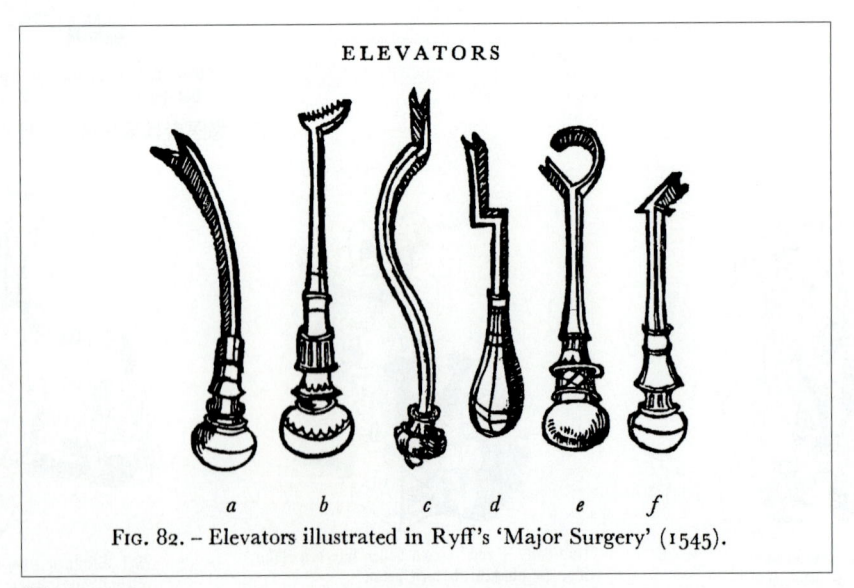

図12-43
「1545年に書かれていたエレベーターのイラスト」
「Old Instruments used for Extracting Teeth」Sir Frank Colyer より引用

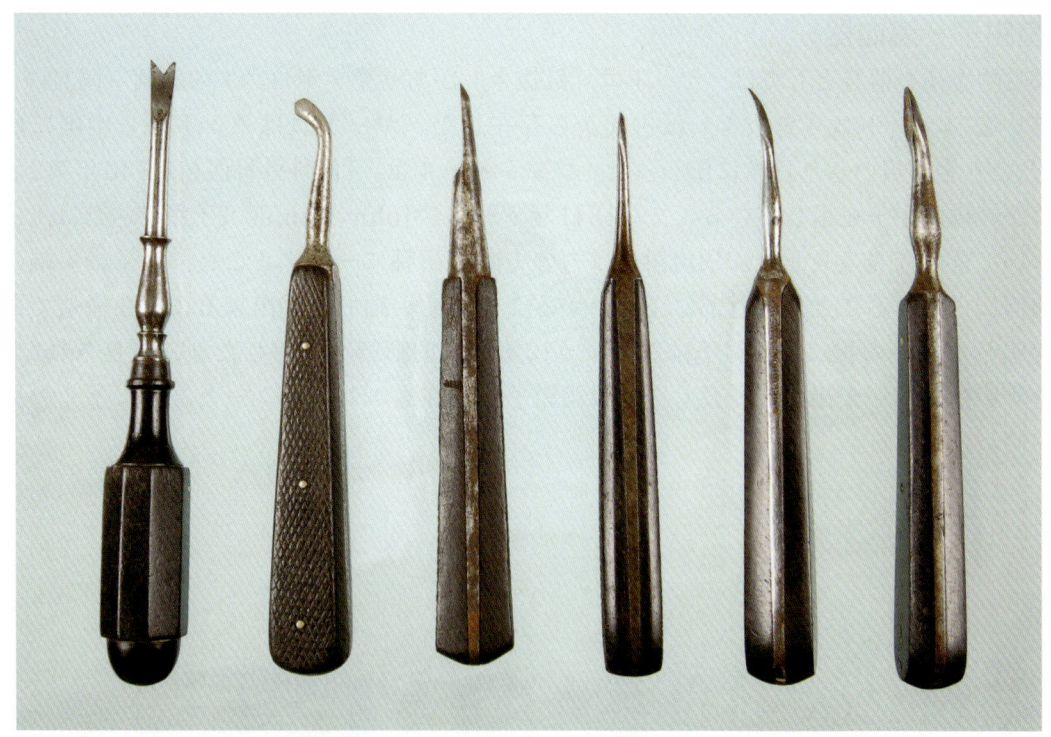

第12章　西洋の抜歯器具・治療器具

図12-44　「エレベーター」
エレベーター類　柄は全部黒檀でヨーロッパ製。1800年前後頃のもの。左から右へ
エレベーター：15cm
エレベーター：MAW LONDON社製　15cm
エレベーター：14cm　ジョージ（George's）のエレベーター　1850年頃
エレベーター：COLLINS社製　13.3cm
エレベーター：S. NAW SON THOMPSON社製　14.3cm　Thomas Bellのエレベーター
エレベーター：14.5cm

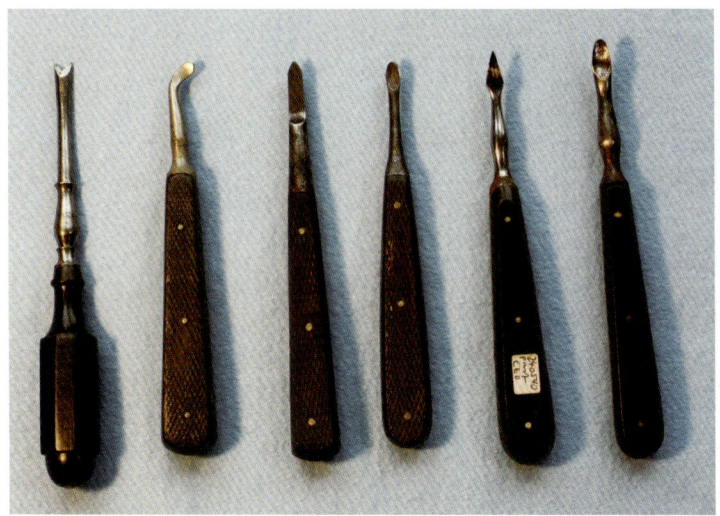

図12-45
写真は図12-44の写真の尖端部分の方向を変えたもの

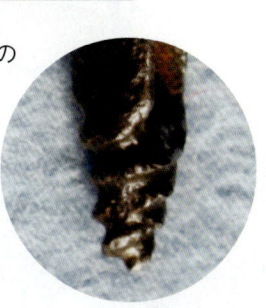

拡大図

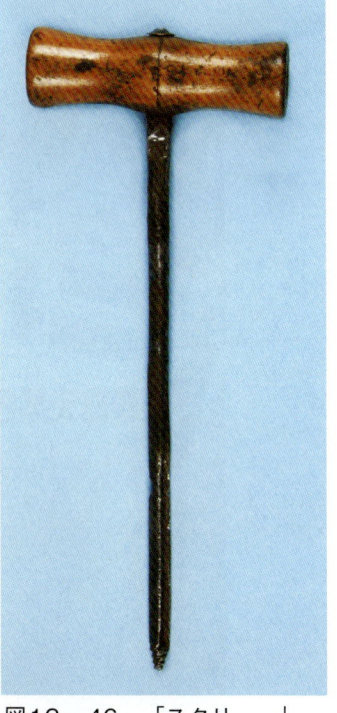

図12-46　「スクリュー」
先端はネジになっている
（拡大図参照）
歯の根にねじ込んで抜く道具

329

第12章　西洋の抜歯器具・治療器具

《抜歯鉗子・瀉血器》

　昔から物を挟む器具としては，ヤットコ「釘抜き」があり聖アポロニアの絵画（図13－1）にも出ている。ヤットコ「釘抜き」は古代から存在した。ヤットコはインドから中国に伝わり「鉗」という字が用いられ日本に伝わった。フォシャールは，『歯科外科医』（1746年第2版）にいくつかの抜歯鉗子を示している。また1841年トームスJohn Tomes（イギリス）は，抜歯鉗子について詳細な発表をした。抜歯鉗子は力の方向が歯軸に一致すること，鉗子の尖端は歯頚部の曲面に一致すること，歯冠部に圧がかかること無く尖端で把握出来るような構造であることを提唱した。その後，抜歯鉗子はこのように解剖学的形態を配慮した型に改良されたので，使いやすい抜歯鉗子が出来て普及した。抜歯鉗子は現在もエレベーターとともに多くの種類のものが使われている。

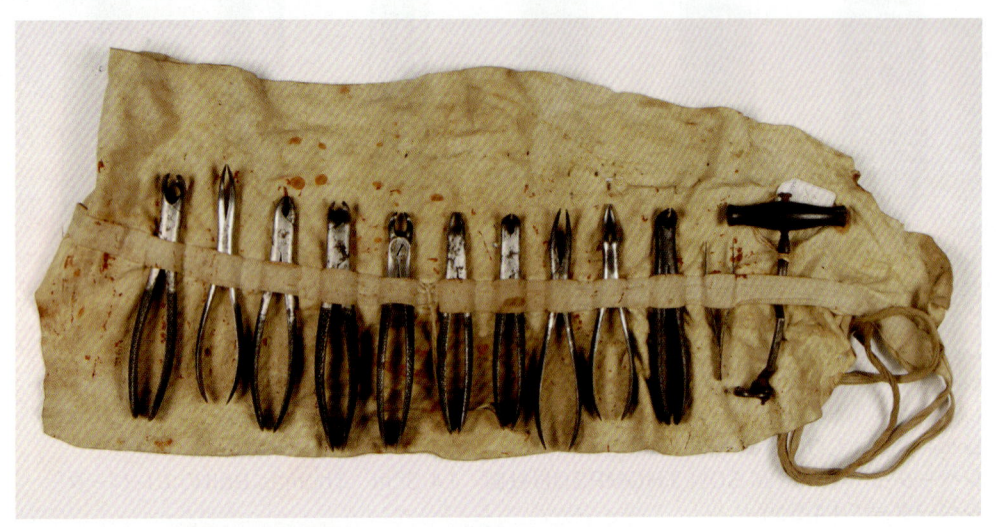

図12－47　「携帯用抜歯器具」　セーム革製　28×64cm

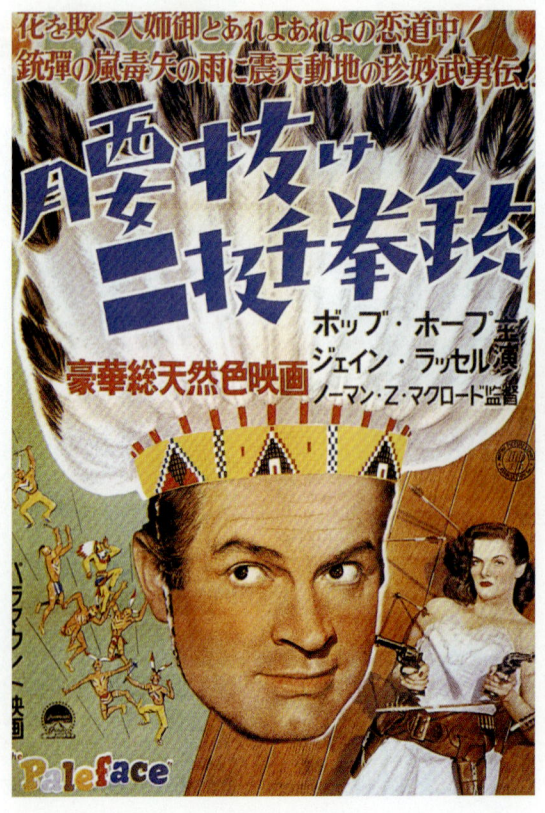

図12－48　「腰抜け二挺拳銃」
1950年（昭和25年）ころ『腰抜け二挺拳銃』というパラマウント映画が大人気だった。ボブ・ホープ主演，相手役はジェイン・ラッセルだった。主題歌は「ボタンとリボン」，と言えばご存じの方も多いだろう。この映画は開拓時代のアメリカ西部。移動歯科医に扮するボブ・ホープが事件に巻き込まれ物語は進んでゆく。アメリカでもヨーロッパでも日本でも住居を持って診療していた歯医者もいたが，多くは非定住者であった。ここに示すいくつかの携帯用抜歯器具は，消毒・微生物などの概念が低い時代に「移動歯科医」あるいは「歯抜き屋」が持ち歩いて使用したものである

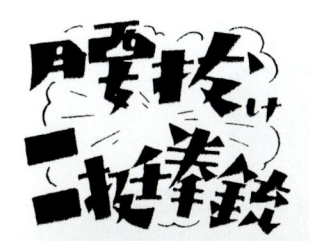

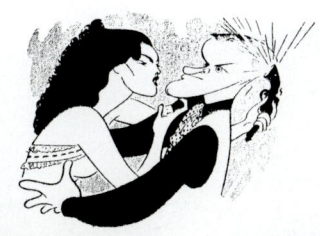

第12章　西洋の抜歯器具・治療器具

パラマウント映画
腰抜け二挺拳銃
主演　ボッブ・ホープ
　　　ジェイン・ラッセル
主題歌「ボタンとリボン」
アメリカ公開　1948年10月30日
日本公開　　　1949年12月27日

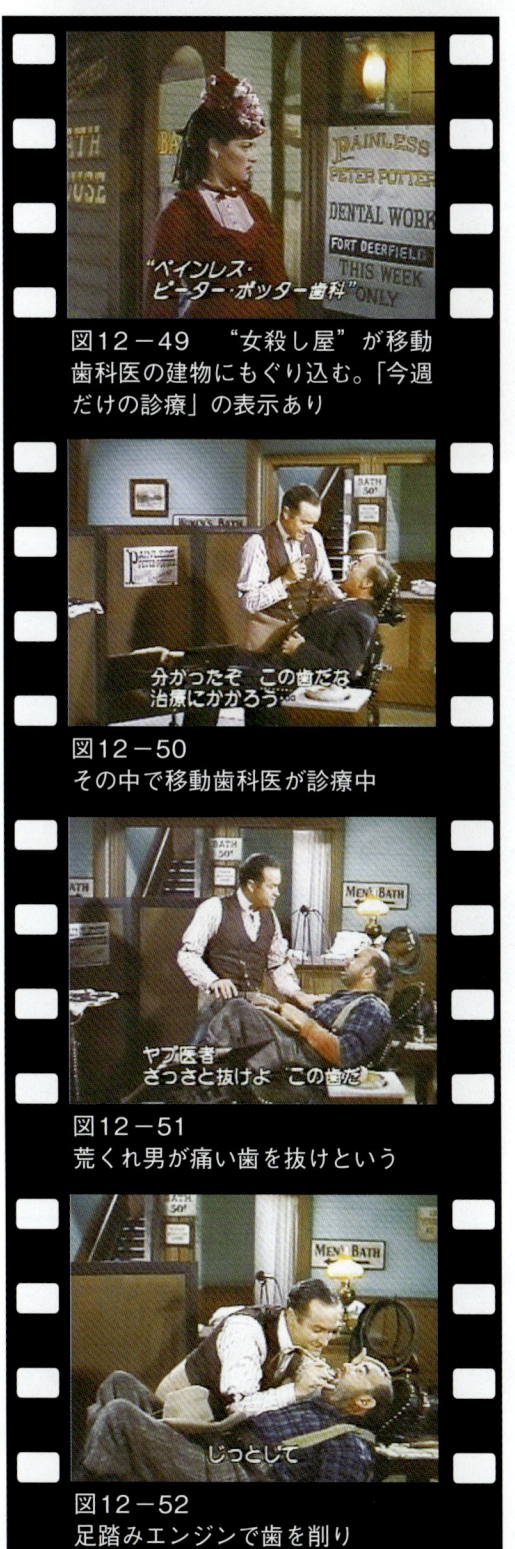

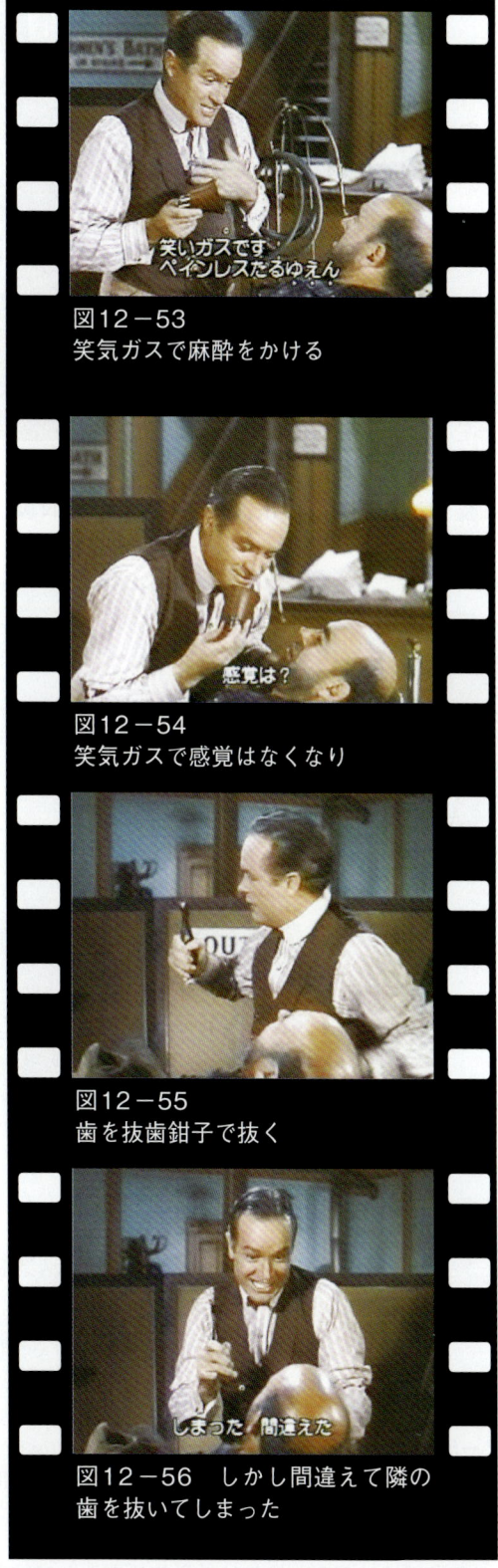

図12-49　"女殺し屋"が移動歯科医の建物にもぐり込む。「今週だけの診療」の表示あり

図12-50　その中で移動歯科医が診療中

図12-51　荒くれ男が痛い歯を抜けという

図12-52　足踏みエンジンで歯を削り

図12-53　笑気ガスで麻酔をかける

図12-54　笑気ガスで感覚はなくなり

図12-55　歯を抜歯鉗子で抜く

図12-56　しかし間違えて隣の歯を抜いてしまった

ビデオ「腰抜け二挺拳銃」パラマウント映画1948年　発売元CICビクタービデオ株式会社より

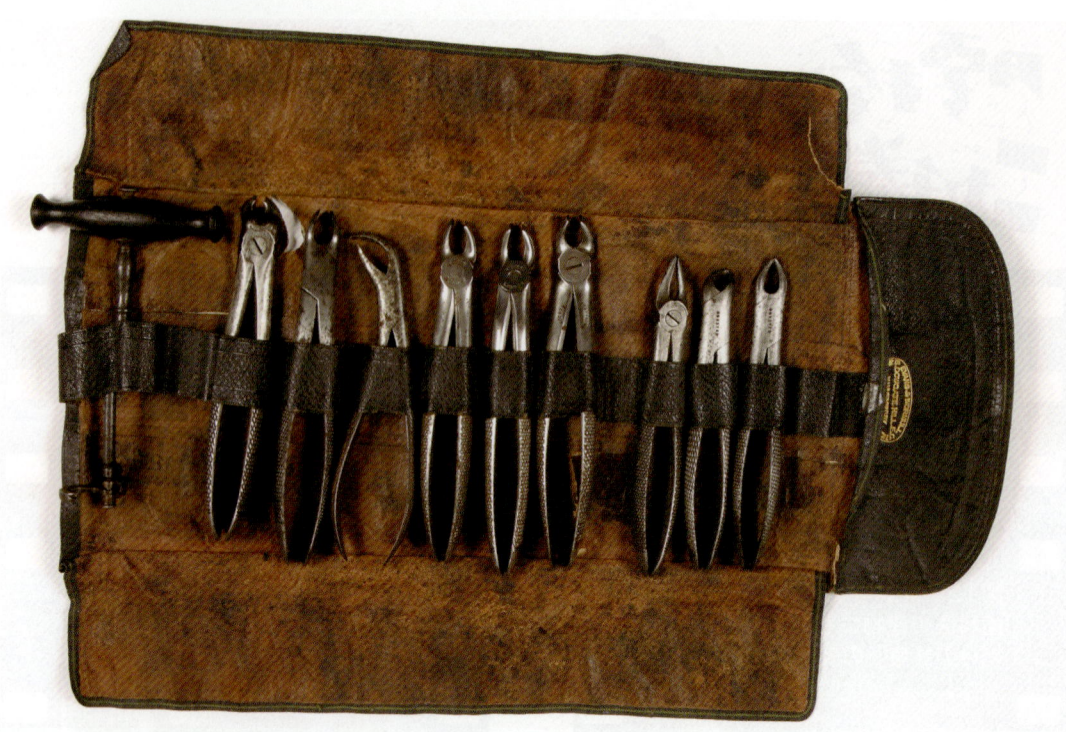

第12章　西洋の抜歯器具・治療器具

図12-57　「携帯用抜歯器具セット」
革製　EVANS STANFORD ST. LONDON製　34×47cm

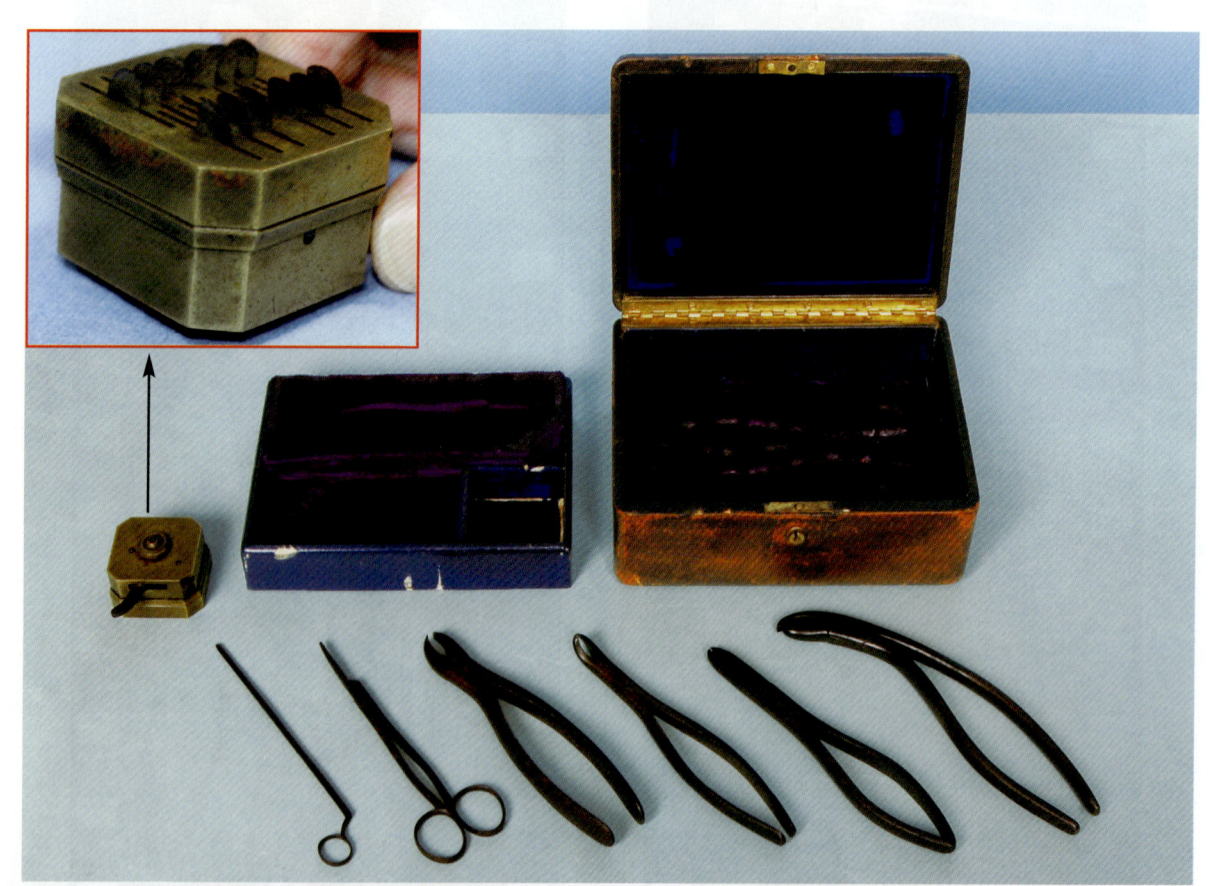

図12-58　「抜歯器具と瀉血器セット」
外側マホガニー内側ビロード布張り箱入り抜歯鉗子他
左側四角のものは瀉血器　レバーを引くと刃が飛び出して来る（左上拡大図はレバーを引いて刃が出ている状態）
アメリカ　1861年5月20日　特許　フィラデルフィア　4.3×4.6×2.7cm　F.LEYPOLDY
17～18世紀には瀉血と焼灼は外科的処置として頻繁に行われていた

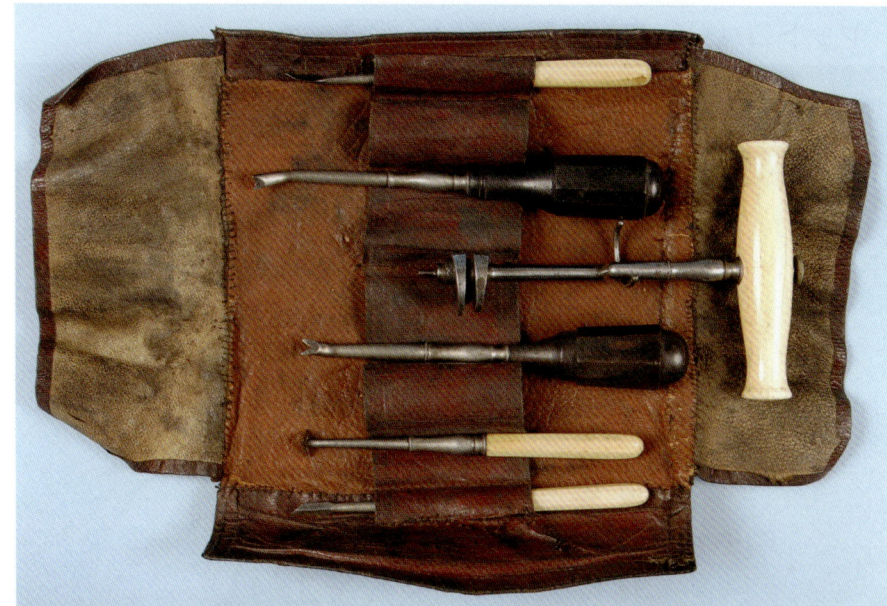

第12章 西洋の抜歯器具・治療器具

図12-59
「携帯用抜歯器具セット」
革製　20×29cm
上から
スケーラー　　　12.5cm
エレベーター　　15.0cm
歯鍵　　　　　　13.5cm
エレベーター　　14.0cm
スケーラー　　　12.5cm
エレベーター　　12.5cm

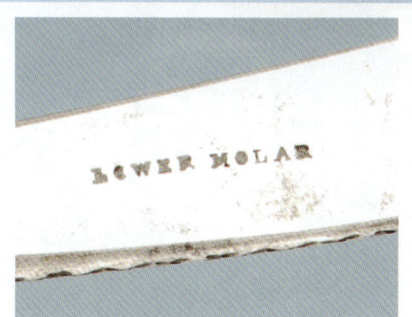

図12-60
下顎の大臼歯

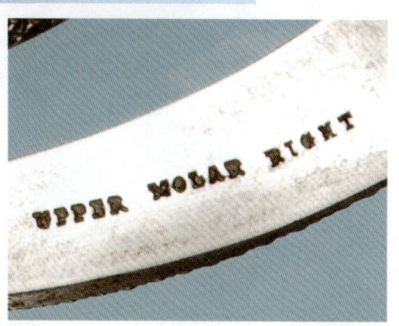

図12-61
上顎右側の大臼歯

携帯用抜歯鉗子の秘密（図12-60・12-61）

面白い発見は，携帯用の革製ケースの抜歯鉗子を見ると，把柄の内側にどの歯に使用するか歯の名称が彫り込んである。歯科医はあらかじめ抜こうとする歯によってそれぞれ鉗子や必要器材を用意する。移動歯科医は歯の専門教育を受けていないため，抜こうとする歯に対してどの抜歯鉗子を使ったらよいのか分からないので歯の名称を彫り込んであったのではないかと考えられる。一部を上に示す

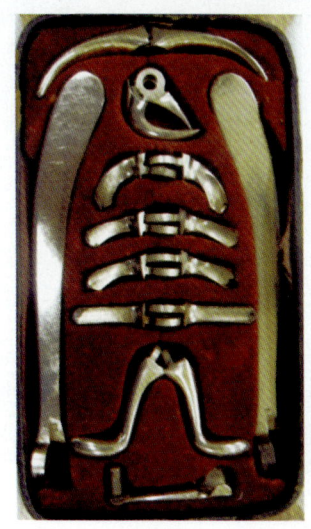

組立前

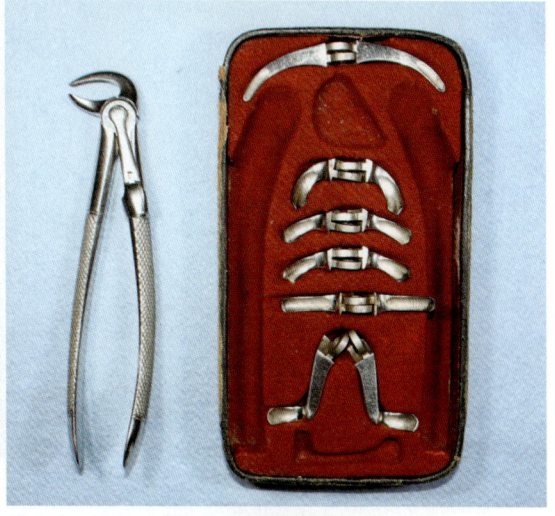

図12-62　「組立式抜歯鉗子」
組立後　抜歯鉗子の先端部分を交換できる（先端部分は歯の大きさにより7種類ある）
1850年　組立後　18.5×5cm

神奈川県歯科医師会「歯の博物館」所蔵

第12章　西洋の抜歯器具・治療器具

ヤットコ（釘抜き）を使っている絵画

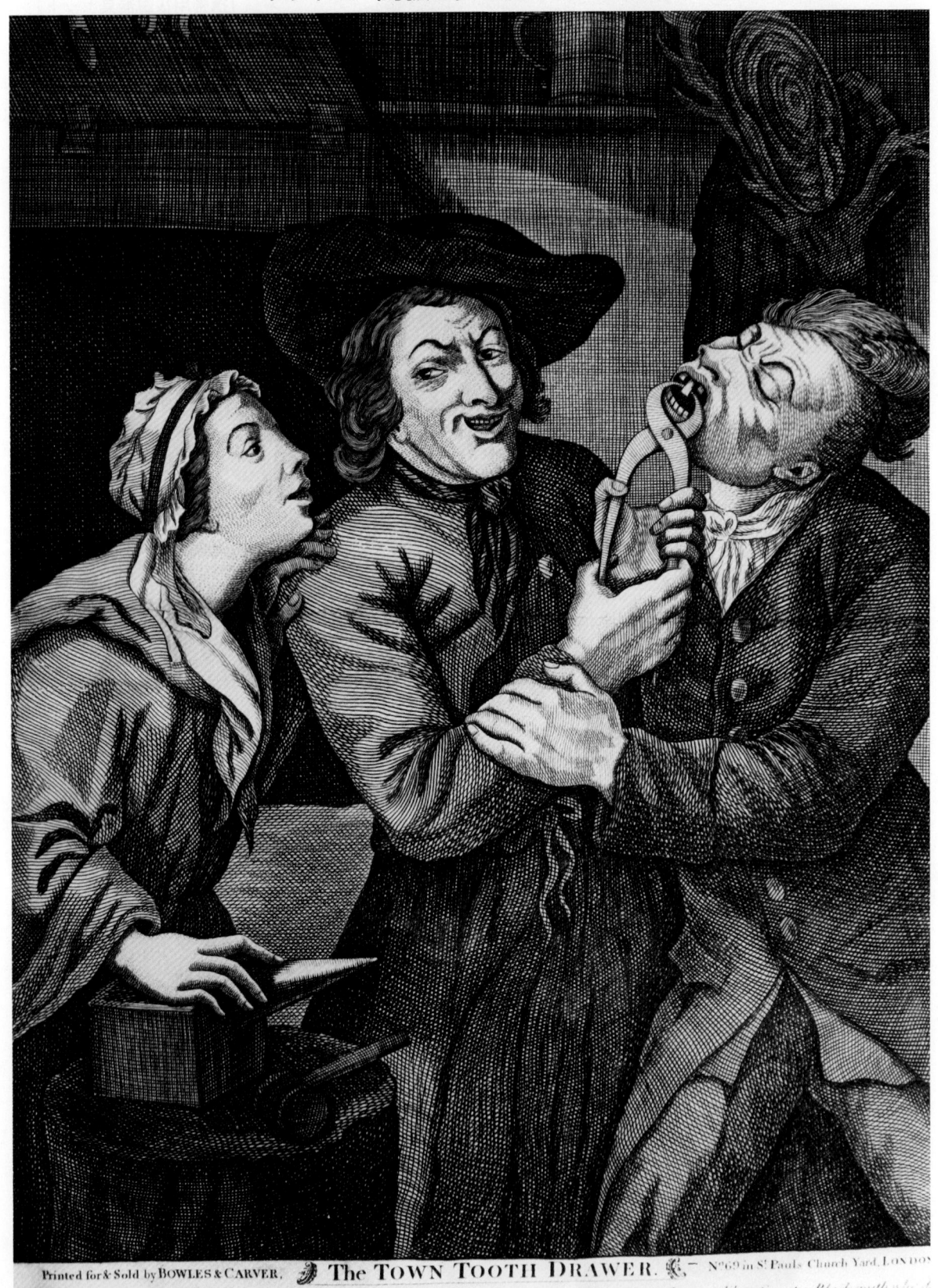

図12-63　「都の歯抜き屋」
（ロンドン，セントポール大聖堂墓地通69，ボールズ・アンド・カーヴァに印刷，同所にて販売）[註1]　51×36cm

「都の歯抜き屋」

(前ページ図12－63の下部にある英文訳は下のとおり)

おや，お馬のお医者様，どうしてそういうことになるんでしょう，
わざわざ阿呆のロバの歯を抜いておやりになるなんて。
そう話すのは，愛用のジョッキ[註2]のためにカササギ亭[註3]から出てきたポル。
ちょうど歯抜き屋が患者をがっしり押えこんだところ。
患者は，呻き声とも嘆願ともつかぬ騒音を立てるので，
これはロバの鳴き声そのものね，とポリー(ポル)は断言。
歯抜き屋の言うには，誓って言うがこんな人には会ったことがない，
喚いたり吠えたりされるようなことはしていないんだから。
私は田舎の鍛冶屋みたいな者ではありません。
あちらは朝から夜まで顎をつかんで患者を引っ張るが，
私は，上でも下でも，一瞬のうちに抜き取り，
いくら歯向かっても[註4]，口の中をすっきりさせますよ。

註。
(1) St. Paul's Churchyardはセントポール大聖堂南西部に面した道路の名称。このあたりは古くから出版業者が店を出していた。この版画の販売店はボールズの版画屋(Bowles's print shop)として有名だった
(2) her potは「愛用のジョッキ」と訳してあるが，もしかするとchamber pot(尿瓶)ではないかと思われる。18世紀頃まで，朝になるとchamber potの中身を道路わきの排水溝に流していた
(3) the Magpieはロンドンの今のLiverpool Street Stationのあたりに実在した酒場兼はたごやの名称
(4) teethの言葉遊び

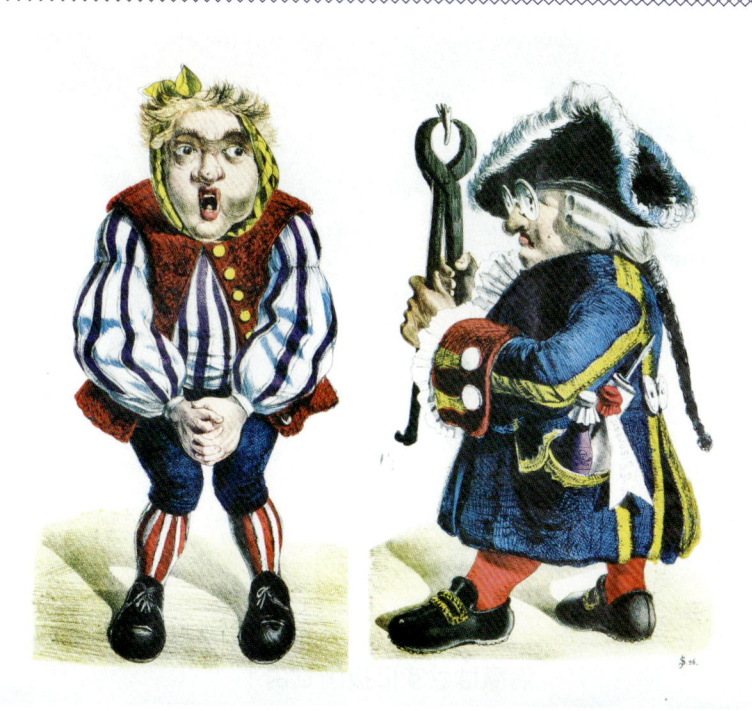

図12－64 「Dr,アイゼンバルトと患者」
(作者不詳 19世紀初頭) アイゼンバルト歯抜き屋は着飾って大きなヤットコで歯を抜き終えたところで，患者はほっとしている。一説によるとにせ医者のアイゼンバルト(1661～1727年)が実在しそれをモデルにした絵画と言われている。
イギリス 39.5×51cm リトグラフ 年代不明

第12章　西洋の抜歯器具・治療器具

「抜歯鉗子を使っている絵」

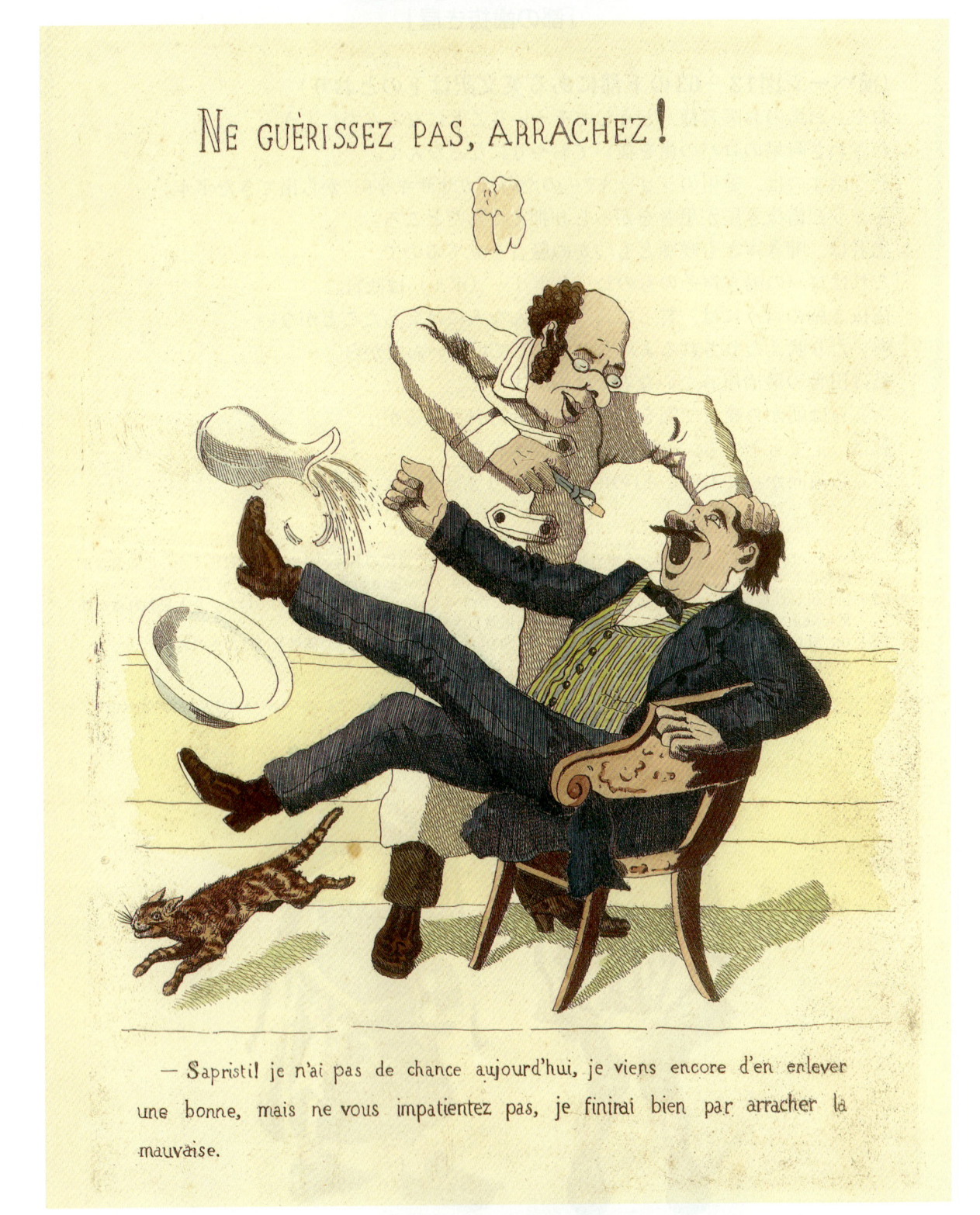

NE GUÉRISSEZ PAS, ARRACHEZ!

— Sapristi! je n'ai pas de chance aujourd'hui, je viens encore d'en enlever une bonne, mais ne vous impatientez pas, je finirai bien par arracher la mauvaise.

治療はせずに抜歯せよ！

図12-65
銅版画　31×23cm　フランス
「ちぇっ，なんてこった，今日はついてないな，また良い歯を一本抜いちまった。でも，イライラしないでください。最後にはきっと虫歯を抜いて見せますよ。」
猫も驚いて逃げている

第12章 西洋の抜歯器具・治療器具

「ヤットコ(釘抜き)を使っている絵画」
ジョン・コリエー（1708〜1786年）（雅名テモシー・ボビン）

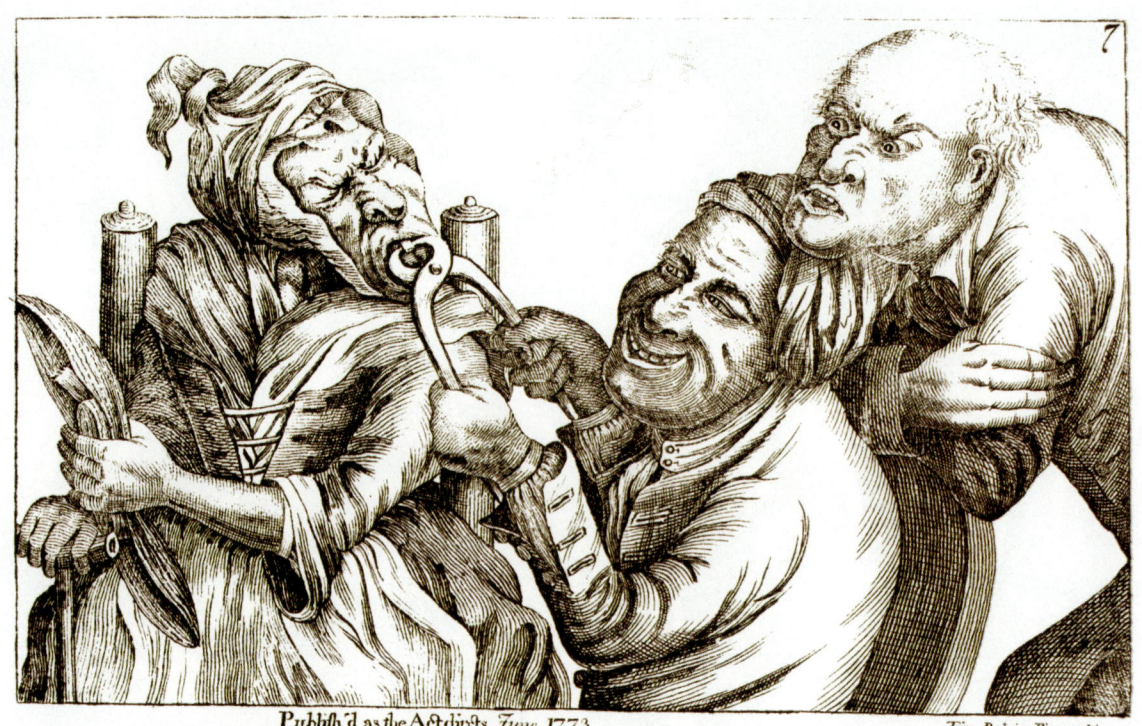

仲間意識（Fellow feeling）

図12−66
ボビンはユーモアに満ちた風刺画を書いている
ヤットコで歯を掴まれた患者は，痛さを我慢し，帽子を握り締め，それを見ている友人は痛さに同情して目を剥いている　イギリス　11.5×19.5cm

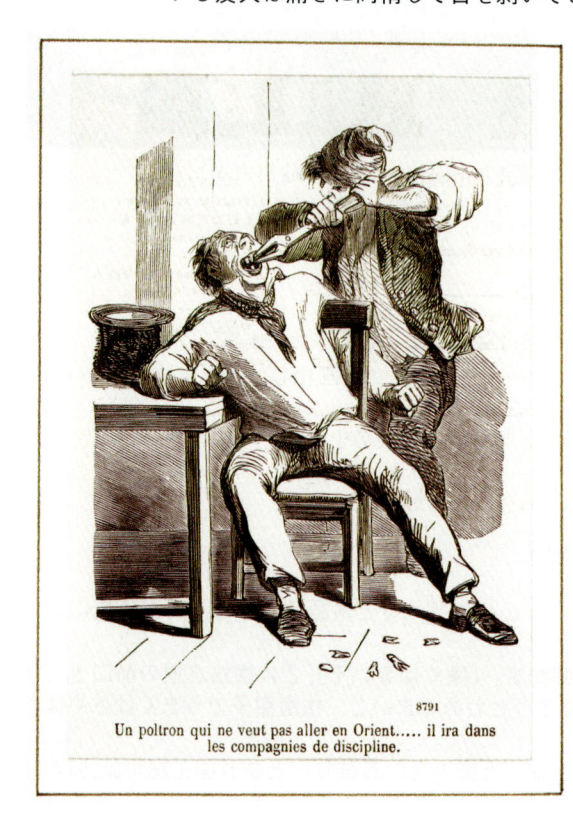

歯科医（The Dentist）

図12−67
1850年頃の作品
ペイン（ライプチヒ及びドレスデン）により出版されイサク・オステイドによる油彩画をフレンチが版画とした
東洋（オリエント）に行きたがらない臆病ものは
———懲罰隊に行くことになろう
（抜歯の苦痛を懲罰にたとえているのであろう）
床に抜いた歯が六本放置されている
14.2×10.0cm

第12章 西洋の抜歯器具・治療器具

「街の歯抜き屋」

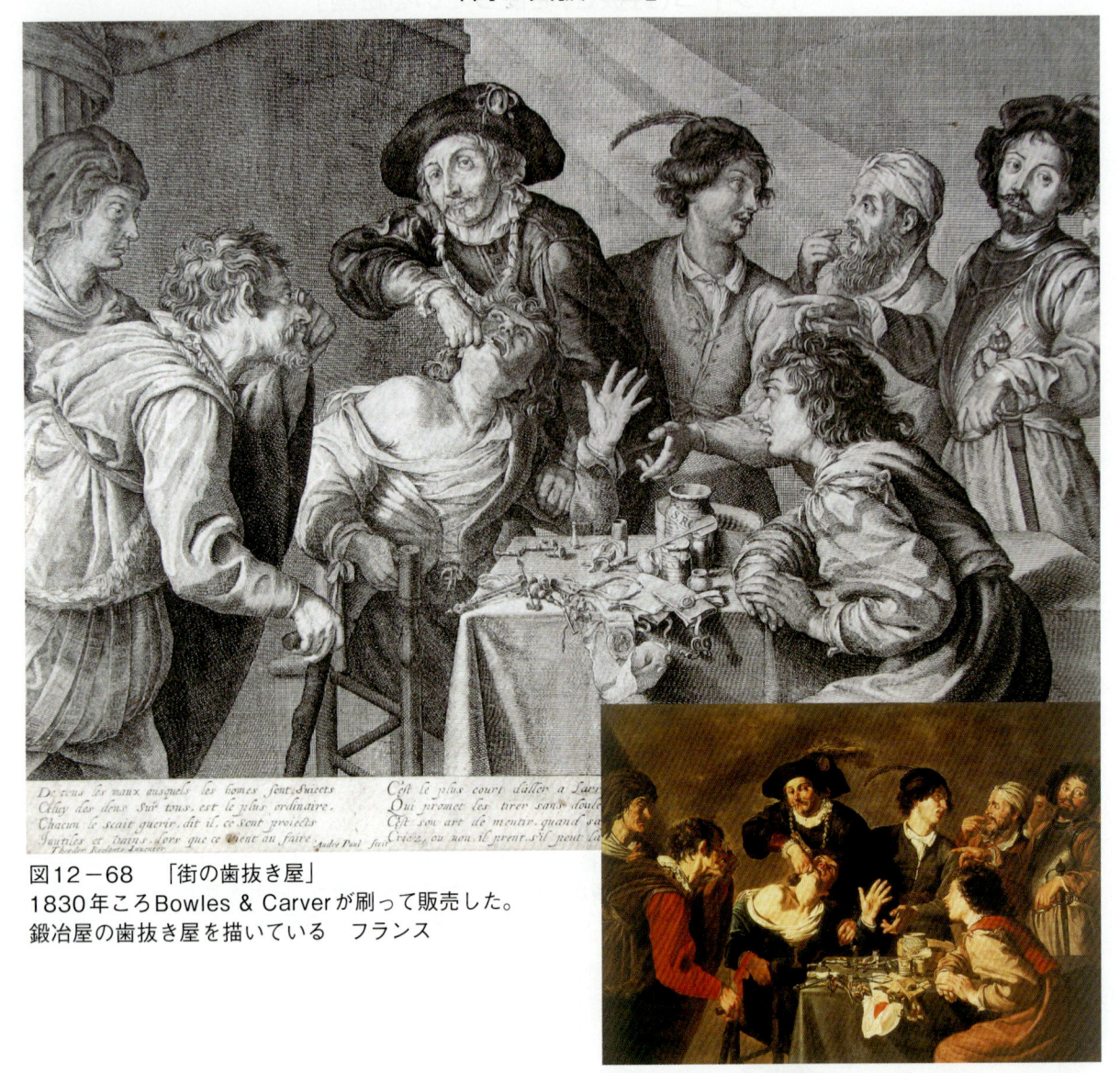

図12-68 「街の歯抜き屋」
1830年ころBowles & Carverが刷って販売した。
鍛冶屋の歯抜き屋を描いている　フランス

図12-69 「原画の絵ハガキ」
プラハ国際ギャラリーの絵葉書テオドール・ロンバウ「にせ医者」より引用

歯抜き屋

この絵の原画はTheodoro Rombouts（1597～1637年）によるものでスペイン・プラハ美術館にある。版画はアンドリエス・パウリ（1600～1639年）が版画化し，その後マニエル・S・カルモナが版画化した　銅版エッチング　33×41cm
版画の下に添えられている「31の詩節からなる4行定型詩」は次のように述べている

歯抜き屋

人に痛みは数々あれど，歯痛はまことに日常茶飯，この痛み止めて見せると豪語はすれど，ことは既に業（わざ）の域，いかなる企ても甲斐なし，空し

手っ取り早い道はといえば，歯抜き屋のもとへ駆けるに如かず。「痛くはないぞ」とは歯抜き屋の前口上，まさにそれ，抜歯鉗子挿入せんとするときの巧みな大嘘。わめこうとわめくまいと，抜歯鉗子でうまくはさめばたちまち歯を抜く

歯抜き屋が非凡の腕を世にひけらかさんと，墓地で集めた抜いた歯の長い首飾り。とまれ国王認可証，加うに軟膏，抜歯器具，これぞ，歯抜き屋誇示するあまたの権威

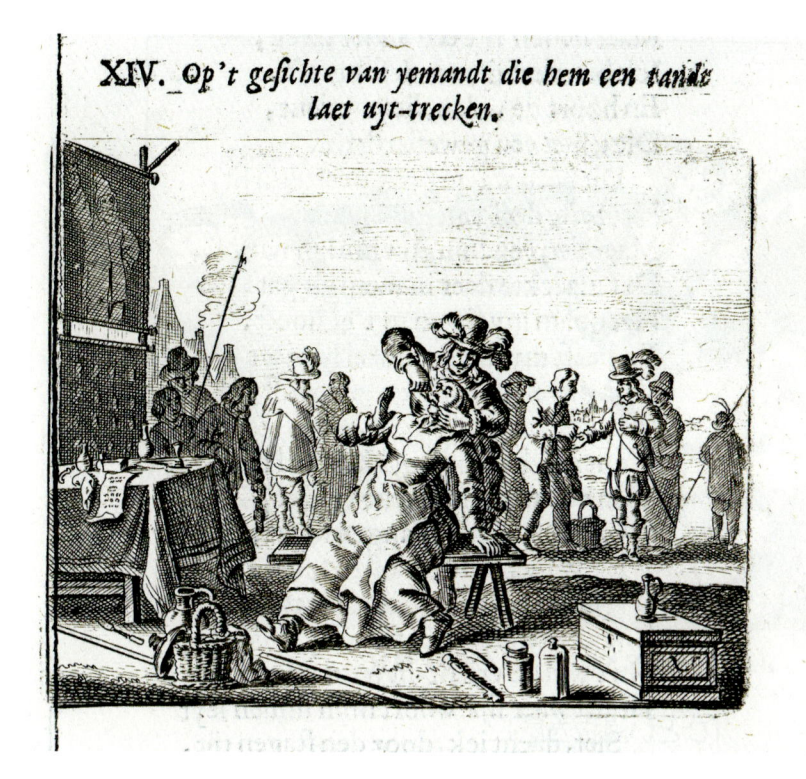

第12章　西洋の抜歯器具・治療器具

「街頭での歯抜き屋の風景」
図12-70
一本の歯を抜かれている患者の風景（様子）《古いオランダ語》
1700年頃Catsにより出版されたVan de Venneによる銅板エッチングではないか　オランダ
7.0×8.5cm
帽子に鳥の羽を飾り，机の上には許可証が置いてある。香具師風の歯抜き屋である。患者の女性は痛そうに手を上げている。地べたには医療道具や抜歯鉗子が置いてある

「歯科医」
図12-71
罪は苦しみなしには去りはしない
アムステルダムにあるKaper Luyken（1670～1710年）の油絵を元にしてWeigelが作った銅版画である。1699年作。ドイツ語の教本から切り取ったもの　ドイツ
13×8cm
部屋の中は清潔で，ガウンを着ていて正統派の歯科外科医であろう。助手を二人つけ，一人は患者の手を支えている。絵の下段にある古いドイツ語の詩は「AbrahamのSanta claraの詩」である
悪しき欲望は歯のように
血は根にくっついており
心の中に痛みをもたらす
それを追い出せ，さもないと苦痛は増してしまう。
情欲は押さえられねばならない，
かくして平和と安らぎが心の中に宿るのだ
（むし歯を罪＝悪しき欲望になぞらえて，それを取り出す事が，安らぎを得る道だと言っているのであろう。）

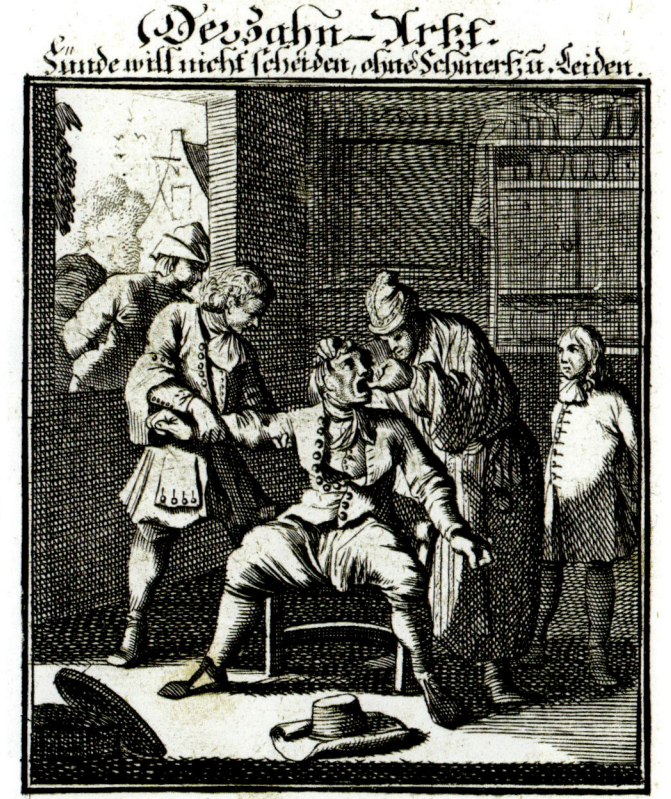

339

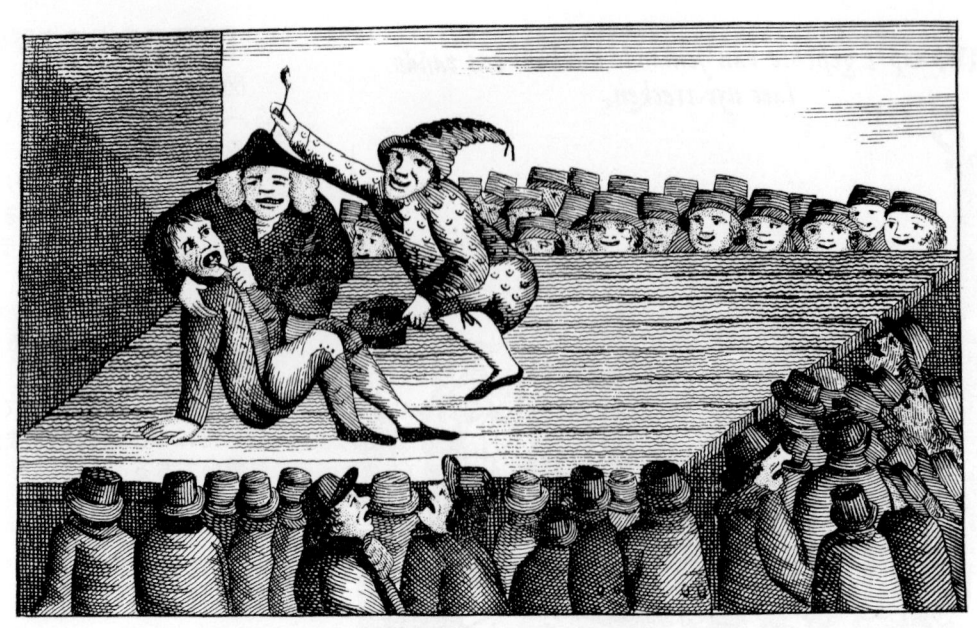

HOB and STAGE DOCTOR.

Printed and Published by W. Davison Alnwick.

「ひどい歯抜き屋」

図12－72　作者不詳
見物人が取り巻く舞台の上で，歯を抜く見世物ショー。香具師の歯抜き屋仲間の道化師がとぼけたことでもお喋りしているようだ。一部の見物人は見るに耐えないのか，そっぽを向いている　21.5×33cm

The Toothdrawer.　*Der Zahnbrecher.*

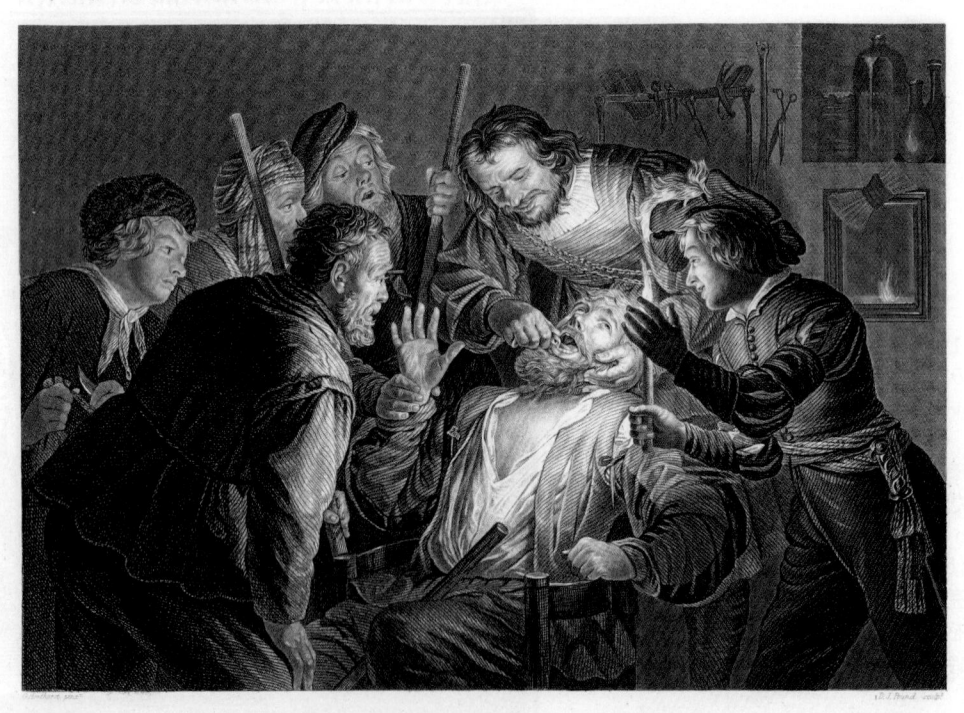

「歯抜き屋」

図12－73
一本のローソクの明かりを頼りに抜歯を行う歯抜き屋，患者は右手を押さえられ，左手は握りしめて痛みをこらえている，立ち会う４人の驚き・恐れ・好奇・同情の表情をも鮮明に描いている　フランドル　20.5×27cm　18世紀頃　銅版画

第12章　西洋の抜歯器具・治療器具

「歯抜き屋」

図12-74
Isaak v. Ostadeの油彩画をW. Frenchが版画化したもの
1850年　15×19cm
小さな抜歯鉗子などが壁にかけてある

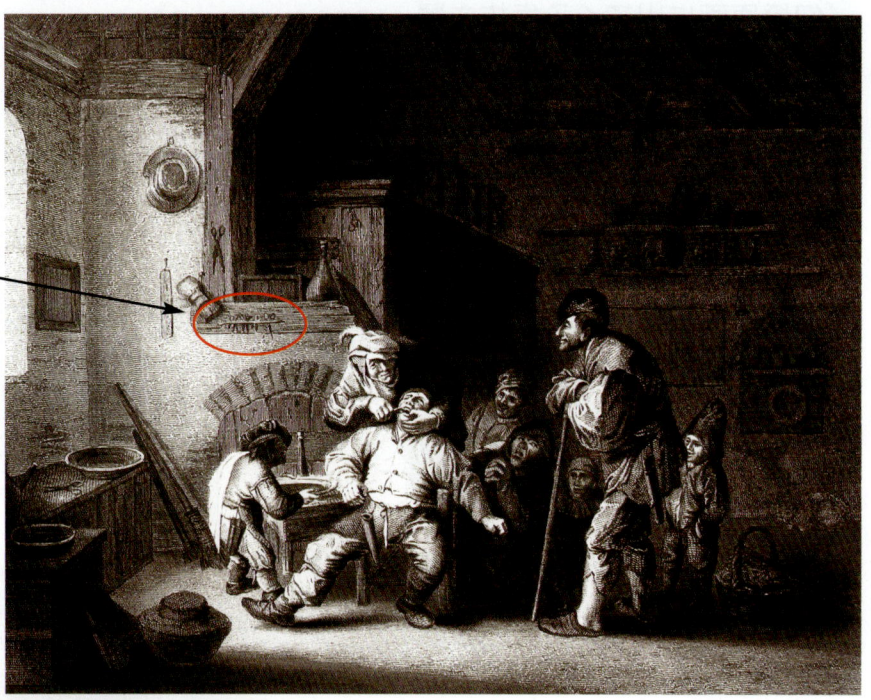

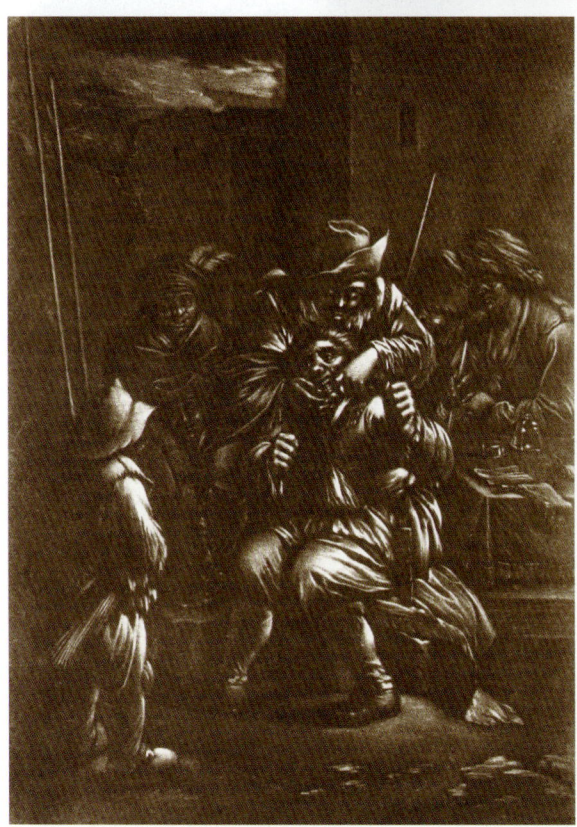

「歯抜き屋」

図12-75
Paul van Somerによるメゾチント。Dr Hofmann, Wien（1649～1694年）により出版
17.5×13cm
そばに立っている女性も歯抜き屋も、見物をしている子供に注目している

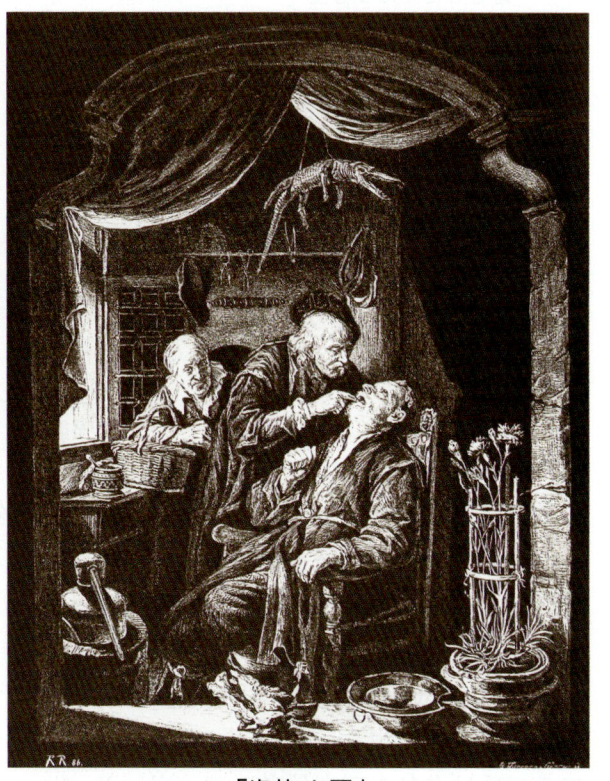

「歯抜き屋」

図12-76
G. Douによる油彩画をR. Raundnerが木版画とした
1886年　23×18.5cm
天井から鰐の剥製がこけおどしに飾ってある。歯抜き屋によく見られる風景で雰囲気を作っている

341

第12章　西洋の抜歯器具・治療器具

《幻燈原画に出てくる歯抜き屋　1850年　フランス》

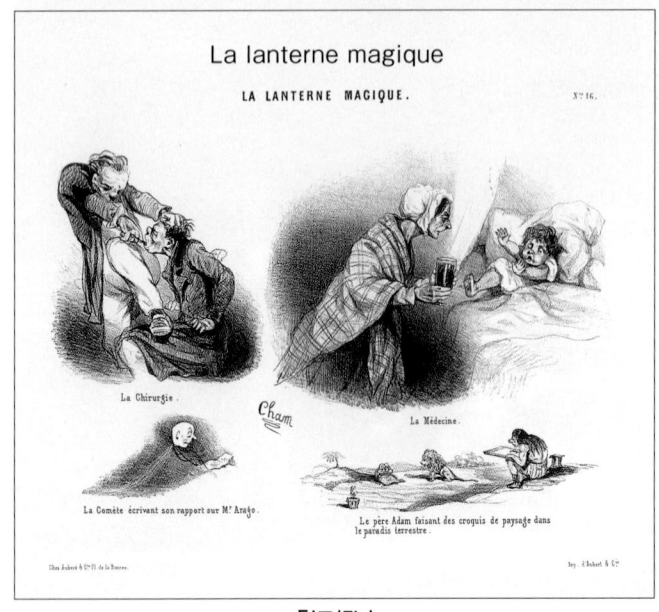

「幻燈」

図12-77
左上：歯抜き屋　　　　　　右上：薬（苦い薬は嫌だ）
左下：アラゴ氏に関する報告　左下：天国でスケッチする父
　　　書をしたためる彗星　　　　アダム
23×31cm

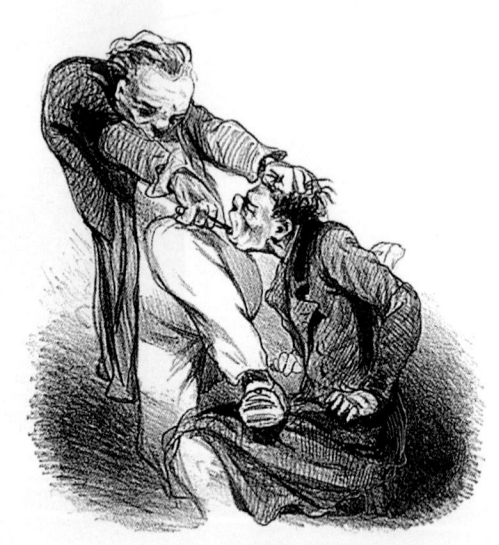

歯抜き屋（左上の拡大図）

　幻燈とは，ガラス板・フィルムに描いた写真・絵画に強い光を透過もしくは反射させ，凸レンズを通して拡大映写する装置。即ち写真などを拡大して見るという単純なもので現代で考えると，つまらないものである。しかし日本でも昭和初めころは子供たちの楽しみの一つだった。フランスでも19世紀に手廻しのオルガン弾きと組んで幻燈師が見世物として盛り場で商売をしていた。

　「幻燈」と題しての絵の作者はカム（Cham）（本名アメデ・ド・ノエ）（1819〜1879年）。彼は風刺画家でパリのシャリヴァリ紙に寄稿し人気を集めた。左上の四つの絵が「幻燈」と題する絵である。右側の歯を抜いている絵は左上図を拡大したものである。
　左上の歯科外科の抜歯絵以外は歯科と関係はない。抜歯してる歯抜き屋は，足で患者の膝を押え，左手で患者の頭を抑え，右手で力一杯歯を抜こうとしている。抜歯器具は歯鍵（tooth key）を使っているようだ。
　歯と関係ないが幻燈図四個の内右上図は「薬」。苦い薬を子供は飲むのを嫌がっている図である。
　左下図はアラゴ氏（Fransois Arago，1786〜1853年）に関する報告書をしたためる彗星。アラゴ氏は有名な天文学者・政治家。
　右下図は天国で風景をスケッチする父アダム。

第12章 西洋の抜歯器具・治療器具

《ヨーロッパの新聞, 雑誌等よりの抜歯風景 （1880年頃）》

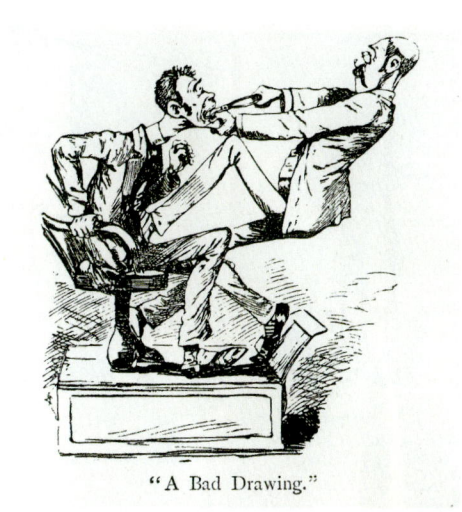

図12-78
悪い歯抜き屋
イギリス 7×6cm The Picture Magazine より

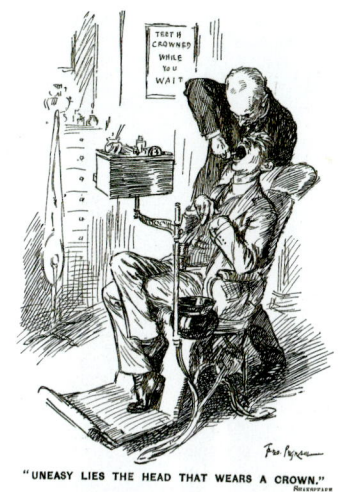

図12-79
金をかぶせた歯を抜くのは簡単じゃないんだよ
17×11.8cm イギリスの新聞より

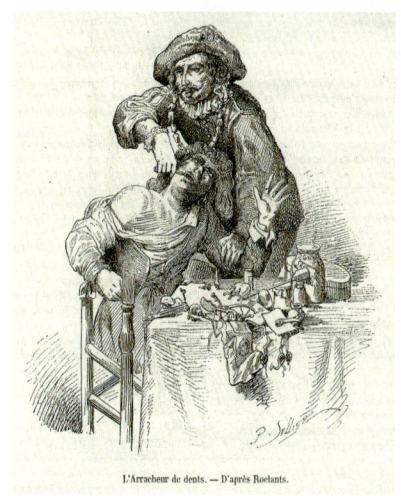

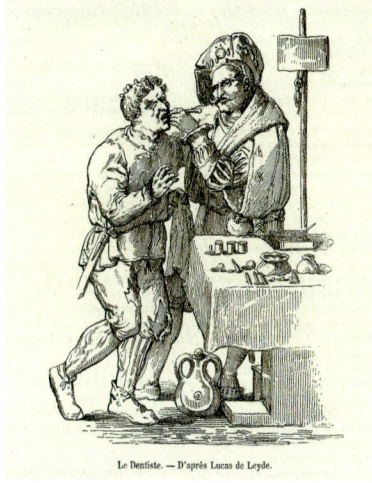

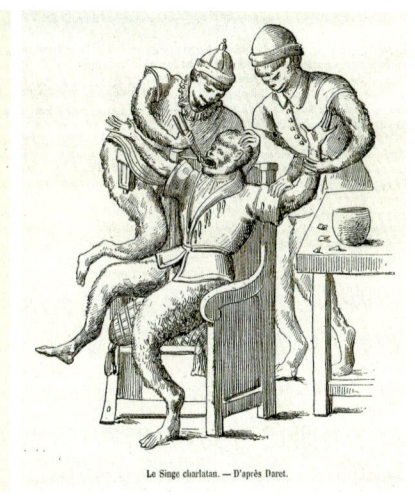

図12-80　　　　　図12-81　　　　　図12-82
雑誌「PITTORESQUE」の記事 "技術と職業の小辞典" のうち歯科関係の記述にある抜歯の絵
フランス 図12-80, 図12-81：14×15cm 図12-82：14×15cm 1881年発行

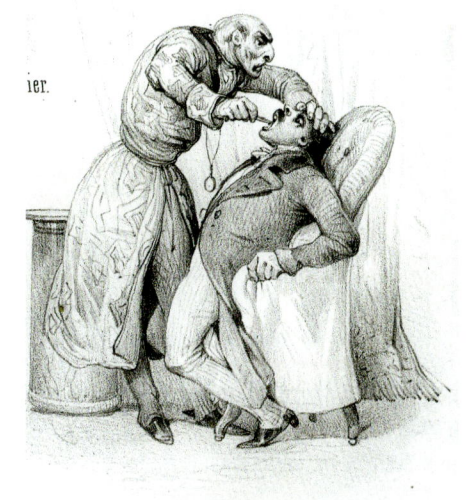

図12-83 「苦痛」
「SYNOYMES EN ACTIONS」
に掲載された
さまざまな行為における難儀―
苦痛を表現した8枚の絵の中より, 抜歯による苦痛を描いた部分
フランス 9.5×10cm

343

第12章　西洋の抜歯器具・治療器具

《その他外科道具》

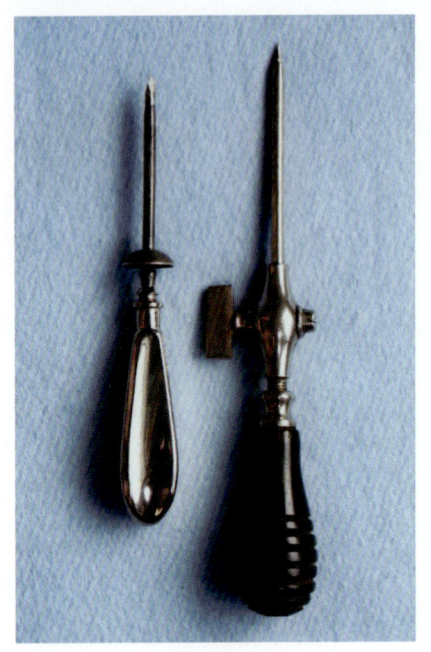

図12-84　「トロカール」
内管と外管を一体としている
左は鉄製　右は黒檀の柄
左：12.7cm　右：16cm

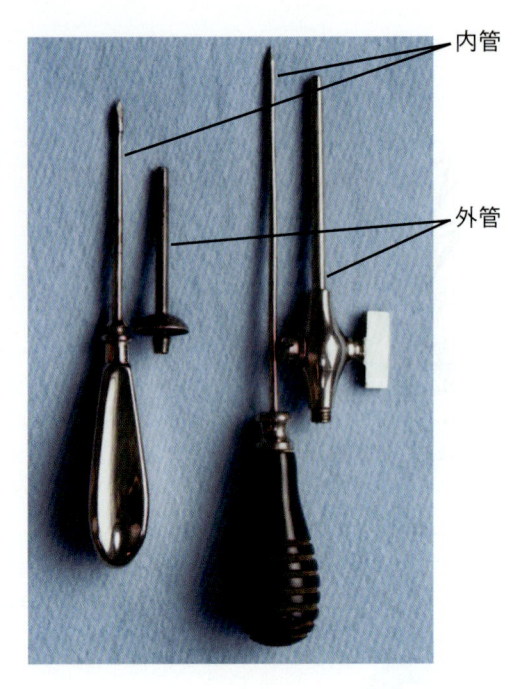

外管を内管から外したところ
材質は外管は銀，内管は鉄
外管の長さ　左：5.2cm　右：9.3cm

外套針（トロカール，trocar）（套管針ともいう）

　内管と外管に分れていて，水腫の排出，膿瘍の排膿，ドレーンの挿入などに用いる外科用具。内管と外管を一体として穿刺し，内管を抜いて内容物を排出し，処置をする。この原理の器具はローマ時代からあり，アラブ人の外科医アルブカシスAlubucasis,（936～1019年）も述べている。

　下の図12-85は1877（明治10）年遠州屋十兵衛が発行した医学器材のカタログで，歯科の歯鍵，抜歯鉗子，エレベーターなどと共にトロカール他が掲載されている。

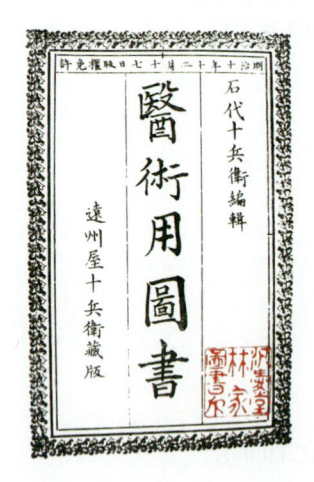

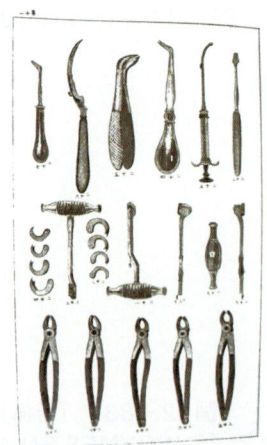

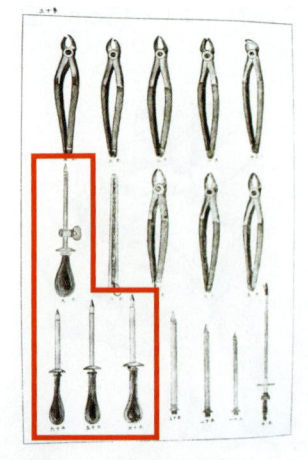

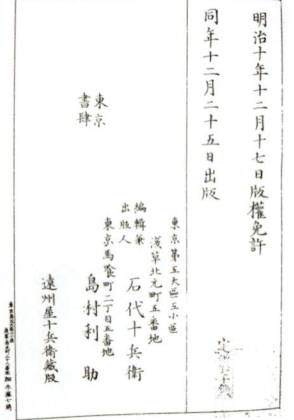

図12-85　「明治10年発行の醫術用圖書」
日本で最初の医療器具のカタログ

神奈川県歯科医師会「歯の博物館」所蔵

344

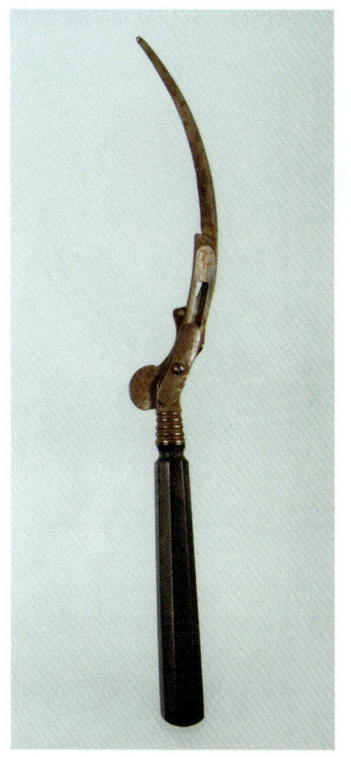

第12章　西洋の抜歯器具・治療器具

図12-86　「メス」
（図12-85のカタログに，同じものが掲載されている。左上二番目）
18cm

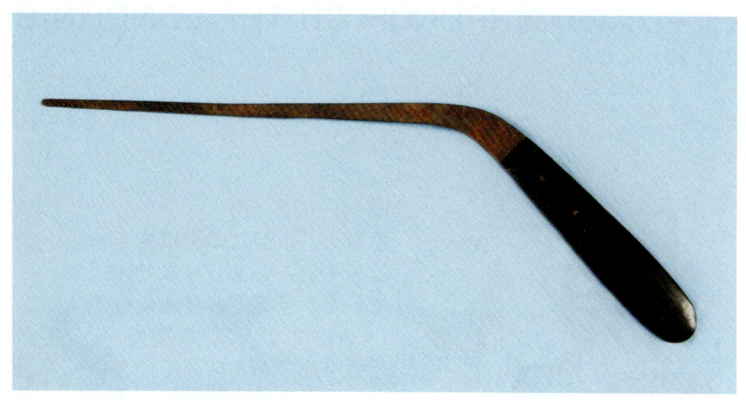

図12-87　「手術用のこぎり」（小）
20cm

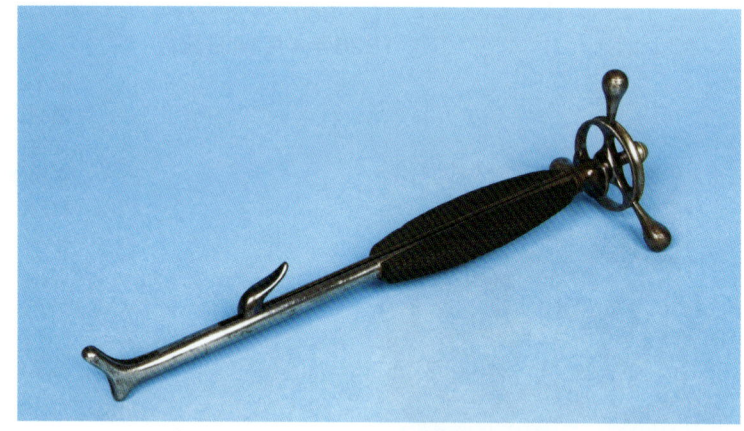

図12-88　「抜歯用ペリカン（抜歯器具）の一種」

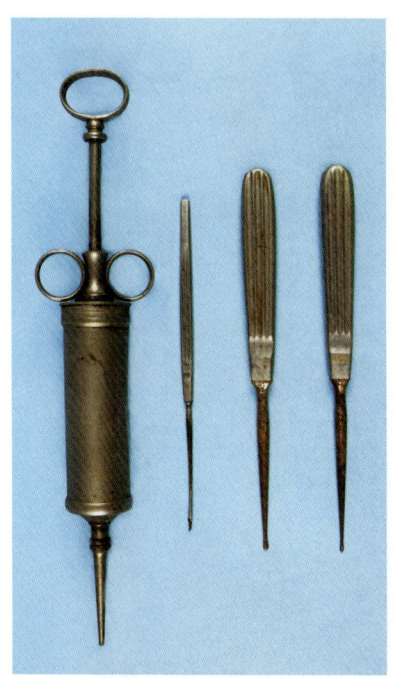

図12-89　「外科道具」
左から
注入器：26cm　巾3cm
小メス：15.5cm
鋭　匙：18.5cm
鋭　匙：18.5cm
1900年頃ヨーロッパ

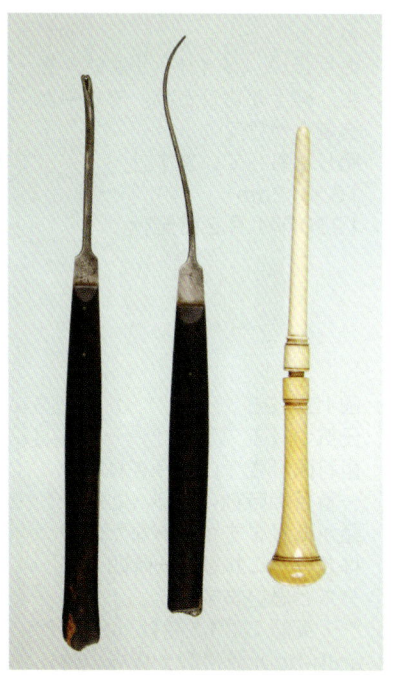

図12-90　「外科道具」
左：13cm
中：16cm
右：12.5cm

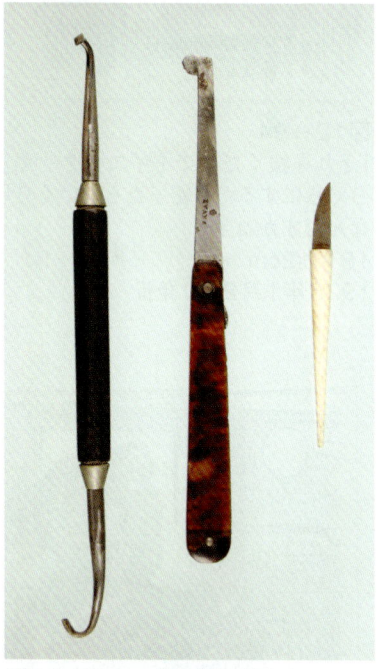

図12-91　「歯肉刀ほか」
左：名称不明　16cm
中：歯肉刀　13.5cm
右：小メス　7.2cm

345

第12章　西洋の抜歯器具・治療器具

《イギリスの新聞（PUNCH OR THE LONDON CHARIVARI）よりの診療室風景》

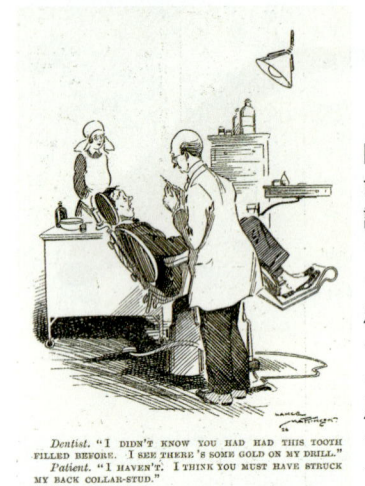

図12-92
歯科医「以前この歯に金を詰めていたとはしりませんでした。見るとドリルに金（キン）がついています」
患者「金なんか詰めていませんよ。先生，私の襟の後ろのボタンに当てたのだと思いますね。」
12×8cm
1926年4月14日発行

図12-93
歯科医　「痛いのはどの歯ですか？」
女性（劇場の案内係）「二階席右側の第一列でございます。」
10×10.5cm　1933年1月25日発行

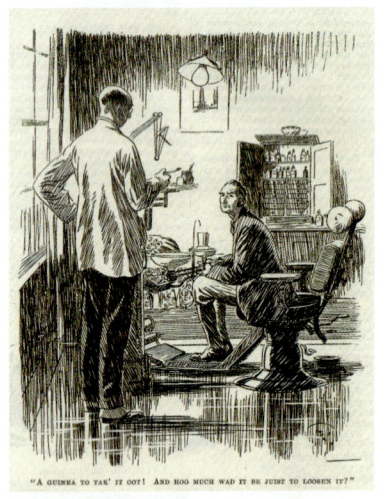

図12-94
「それを抜くだけで1ギニー？　ぐらぐらにするだけだったら，いくらなんですかね？」
15×12cm
1926年1月27日発行

図12-95
歯科医「待合室に誰かいるのかね？」
お手伝い（メイド）「はい，先生，紳士がおひとり。でも中から鍵をかけて
閉じこもっています。」
16×12cm
1930年1月2日発行

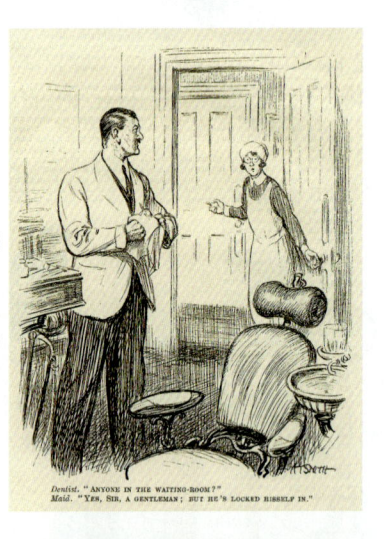

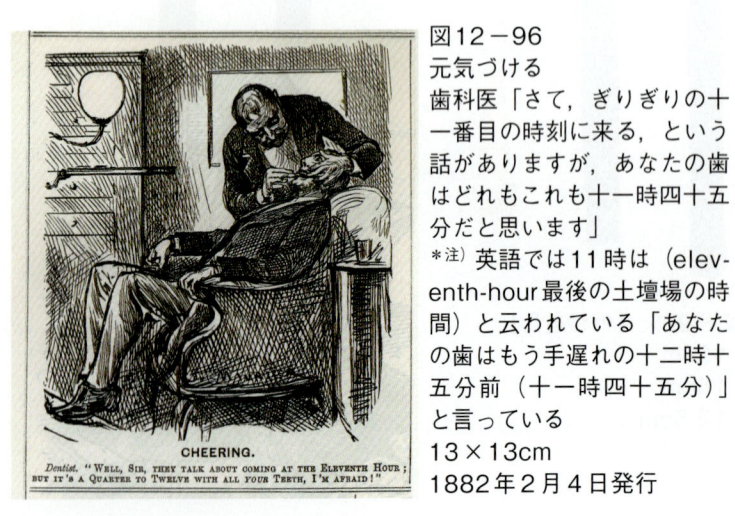

図12-96
元気づける
歯科医「さて，ぎりぎりの十一番目の時刻に来る，という話がありますが，あなたの歯はどれもこれも十一時四十五分だと思います」
*注）英語では11時は（eleventh-hour最後の土壇場の時間）と云われている「あなたの歯はもう手遅れの十二時十五分前（十一時四十五分）」と言っている
13×13cm
1882年2月4日発行

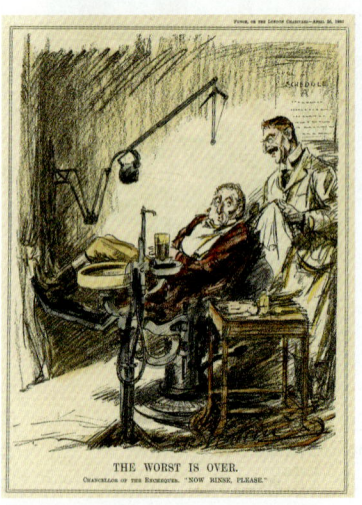

図12-97
悪い歯の治療は終わりました
24.5×18cm　1933年4月26日発行

《麻酔について》

　抜歯は麻酔との関連が深い。歴史の中では，長い間多くの人は痛みに耐え，神に祈ることしかできなかった。しかしながら人間は，数種の植物の中に鎮痛や麻酔の効力があることを発見する。即ちヒヨス，マンダラゲ，ケシ，コカなどである。

　日本でも華岡青洲（1760～1835年）がマンダラゲ（チョウセンアサガオ）やトリカブトを主剤とした煎じ薬「麻沸湯」（通仙散）を飲ませて1805（文化2）年に乳癌の手術をした有名な話がある。この事実は，笑気，エーテル，クロロホルムが使用された頃の約40年以前のことである。

　参考までに麻酔薬が分離抽出されたり，合成され使用された年代を記すと以下のとおりである。

　全身麻酔では
　　笑気（亜酸化窒素）の発見は1772（安永16）年，臨床に使用されたのは1844（弘化1）年
　　エーテル麻酔の無痛抜歯への使用は1846（弘化3）年。
　　クロロホルム麻酔の使用1847（弘化4）年である。

　局所麻酔では
　　ケシからモルヒネが抽出されたのが1806（文化3）年頃。
　　コカからコカインが抽出されたのが1860（万延元）年頃。
　　塩酸プロカインが合成されたは1905（明治38）年。
　　注射器が発明されたのが1853（嘉永6）年。
　　すなわち近代医学で麻酔が一般に実用に供されたのは1850～1900年頃からと考えられる。
　　日本で注射の局所麻酔を最初に用いた歯科医師はハーバード大学歯学部を卒業した伊沢信平で，1892（明治25）年に1％コカイン溶液で局所麻酔を行ない除痛に応用した。

《17・18世紀の歯抜き屋たちの実態リポート》

　表題のような"歯抜き"を商売とした歯抜き屋たちがいた話は聞いていたが，実態はどのようなものだったのか。今回当時の人がその実態を述べている下の文が目にとまったので，抜粋引用してみた。読者の便に供するため筆者の責任において原文に若干手を入れ現代文風にし，他の章との整合性の関係から用語の一部を改めた。

（1）ピエール・フォシャールの怒り　著書『歯科外科医』第2版（高山直秀訳）1746（延享3）年刊の文中より　ポンヌフ（"新しい橋"の意味。セーヌ川にかかっている橋）上の歯抜き屋ペテン師の実態

（2）山崎清『巴里香具師物語』歯科正統史でない物語。著書『歯と民族文化』1942（昭和17）年刊

（3）上海でW.C.イーストレーキが見たインチキ香具師
　　『W.C.イーストレーキ先生伝』　今田見信著1937（昭和12）年3月18日刊

第12章 西洋の抜歯器具・治療器具

（1）ピエール・フォシャールの怒り　著書『歯科外科医』第2版（高山直秀訳）1746（延享3）年刊の文中より　ポンヌフ（"新しい橋"の意味。セーヌ川にかかっている橋）上の歯抜き屋ペテン師の実態

　もし大道や広場の手術屋たちが民衆に対して努めて主張しているような，非常にたやすく抜歯するための秘訣があるならば，私もそのためにいくらお金を払っても払いすぎることはないと思う。というのは，歯痛に襲われ，またこのためにひどく苦しめられるという不幸に会っている人々に，大きな苦痛を免れさせるであろうから。しかし歯や歯を襲う病気に関する私の知識から判断して，この種の人たちは，公衆の目を幻惑するのに適した方策以外のものをもっていないとしか思えない。私は苦労してこうしたペテン師たちの秘密を暴こうと努めてきたがその甲斐あって彼らのペテンを明らかにし，また完全にこれを教えてもらった。彼らの手練のすべては，インチキ治療師の約束話に耳を傾けている下層民の間に紛れている，何人かの気の毒な，運の悪い者たちを捕えることにある。〈ペテン師に〉雇われた偽病人たちがどんなときにも姿を現す。そして自称の手術屋は，あらかじめニワトリの血かあるいは他の動物の血を塗りつけた薄い膜に包んだ歯を手の中に隠しもっていて，自分の手を偽病人の口の中に入れて，隠していた歯を口の中に残してくる。こうしてしまえば，ペテン師はただ粉薬，麦藁，あるいは剣の先で歯に触れるか，あるいは歯に触れる真似をしさえすればよい。その気なら，偽病人の耳もとで小さな鐘を鳴らすだけでもよい。このときに偽病人は，口の中に入れてもらったものをかみ砕く。するとたちまち，人々は血と血にまみれた歯が吐き出されるのをみるのである。しかし，この歯はペテン師か自称の病人が口の中に入れておいたものにほかならないのである。もしも群衆の中のだれかがこの策略にだまされて，歯を抜いてもらおうと姿を現したならば，粉薬や麦藁などはもはや通用しないので，旅の手術屋はたちまち逃げ口上を見つけだす。そして手術屋は必ず充血が強すぎるだとか，あと何日か我慢しなければならないとか，さらにはこの歯は目の歯（une dent oeillere）〔眼歯・糸切り歯〕であり，この種の歯は，このインチキ治療師の主張するところによれば眼と関係があって，もしこの歯を抜くと，ペテン師がいうには，目がつぶれるだろうから，決して抜いてはならないなどと口実を並べる。もしこの詐欺師たちが，彼らの無謀な実践やひどい無知によって品位を下げている外科学のこの分野を十分に学んでいたとしたら，また彼らが解剖を学んでいたとしたら，ペテン師たちは犬歯にきている神経は，他の歯の神経と同じ源から出ていること，そして目は彼らが目の歯と呼ぶ歯とも，他の歯とも交通のないことを知ったことであろう。

　こうした自称の歯科医師にとっては，口の中にある歯と同じ数だけ目の歯がある。それは彼らはすこしでも抜歯がむずかしいと思う歯に出会うと，たちまちこれで歯を抜くのだと自慢していた剣先もろとも剣を鞘に納めて，地方や，ペテン師たちの平常の舞台であるパリのポンヌフの上で，ひけらかしている巧みな腕前をもすべて懐にしまい込んでしまう。そしてペテン師たちは，この目の歯という誤った見解によって病人に警告を与えそのあとで，ある程度のお金さえ出せば必ずこれを治してあげるとか，自分たちしか知らないこの病気に確実に効く秘密の薬を持っているのだとか明言する。患者たちは弱気になってペテン師たちを信用するが，最後にはペテン師たちの誤った理論と同様に彼らの無謀なやり方にだまされるのである。

（2）山崎清『巴里香具師物語』歯科正統史でない物語。著書『歯と民族文化』1942（昭和17）年刊

巴里香具師物語

　16〜17世紀のパリでは，床屋と歯科医が兼業であった。17世紀の頃のパリには，この理髪外科医が30人程いたが，このようなものは歯科正統史に属するのであって，ここに述べようとするのは，歯科の傍史として，これらの理髪外科医の他に，民衆に深く食い込んでいた怪しげな香具師の一隊の物語である。日本の香具師物語は，何れほかに読む機会もあろうので，特にボアシエ著の「ホンヌフ橋上の香具師」をここに紹介する。

1　橋上の香具師

　この香具師の群れは，広場の周りに群衆を集めて，道化た台詞を叫びながら手品を見せ，歯抜きを供覧し，回し者のサクラと共謀して，誤魔化し芸当をやっては巧みにその目的とするインチキ薬を売りつけるというのが，彼等の職業であり生活であつた。

　これ等の香具師は，通称「シャルラタン」と呼ばれ，巴里の街の到る所の広場へ現われた。この広場には，物見高い巴里の野次馬や，愚かな田舎のポット出が何時も申し合せたように一様に口をあけて輪型に人垣を作っていた。

　パリの冬も終わろうとする棕櫚日曜目（復活祭前の日曜日）の2月3日，サンシュルピスの広場にはサンジェルマンの市が立つ。ここには沢山の見世物小屋が作られて，綱渡りの芸人やら，操り人形，熊使い，さては居酒屋や小間物売りの商人に至るまで，色様々のものが集って顧客を集めていた。ただ，この市は宗教祭日の日に限られ，一定の時が来ると終わるようになっていたのだが，ポンヌフ橋畔の広場は祭日に限られることもなく，又閉めだしをされるようなこともなかった。

　このポンヌフは，1578年に起工されており，その頃の巴里人は，毎日水の中から新しく現れてくる土台石の数を見物にきては，楽しい竣工の日を心待ちに暮していた。そうして二十五年後に，怪しげな仮橋が出きて命懸けでセーヌ河を渡るようになり，漸く1606年に，待望約30年のこのポンヌフが出き上がると間もなく，猫の額程の余地もなく，群衆はこの橋の上と橋のたもとに集って，欄干から河岸の道までも人に埋まり，小商人や，街の美男の顔役，果ては掏摸（すり）などが，ここで専門の技術を練磨するということにもなった。月のない夜ともなれば，短剣は鞘をはらわれ，短かいうめき声，河面に落ちる死体の水飛沫，こんな陰惨な光景も現われた。

　昼間は？朝は野菜や果物や鶏卵の市場となり，お昼の頃からはこのような食料市場はなくなって，間もなく夜毎のお祭りの準備が始められる。そうして飢えに泣く浮浪者の子供は道に怪げな美食をあさり，ぼろを纏ったヘボ詩人はパトロンを求めてうろつき，破落戸やマガリナードの艶歌師，傲慢な壮士くずれなどがのさばってくる。

　そこには靴磨きも，花売り娘も，日傘売り，女の靴下売り，或は華美な服装をしてポケットに金をチャラチャラさせる客引きの妓夫太郎も，何れも間抜けな顔を物色していた。

　アンリー四世の銅像の眼の下には，大体こんな風景が毎日変わりなく繰り返えされ，橋畔の河岸には張り店の商人や，古本屋や飾屋，小間物屋，稀れには小鳥屋も混って橋の上までも居並んでいた。この群衆の間に解毒薬専門や，魚の目取りの専門家，そうして歯科の先輩「歯抜き屋」が混じっていたのである。

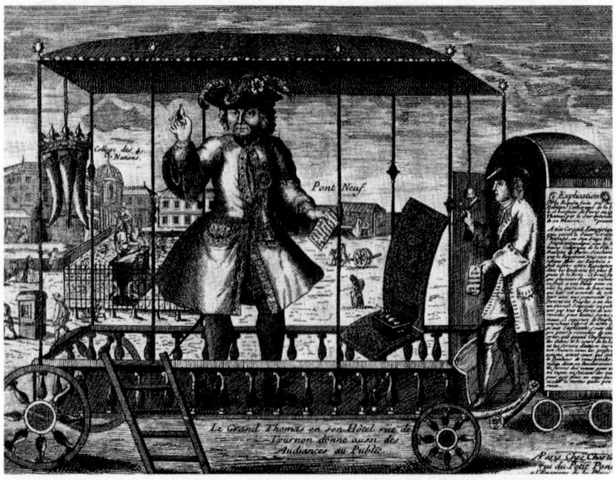

第12章　西洋の抜歯器具・治療器具

　この大道の歯抜き屋は，ブルジョアジーの社会からは敬遠され重要視されず，社会的に地位や名誉ある階級から往診を依頼されるようなこともなく，かれらの顧客としては，都会の騒音に肝を潰している田舎もの，愚鈍な細民等がその対象とされた。かれらの顧客は，彼らの得意の口上に傾聴し感激し，然も料金の低廉は一層彼等の嗜好と一致した。

　これ等の歯抜き屋の世評は，歯科の先輩として余り名誉あるものではなかった。彼等の品性は無宿者の如く，居酒屋に呑み暮す手品師のように，饒舌の嘘吐き，女たらしの騙り，常習賭博者等といわれ，呑む打つ買うの三拍子の不行跡者という定評が与えられていた。

図12-98　「鉄車上のグラン・トーマ」
作者不詳　エッチング　1729　パリ国立図書館
『シャルラタン』蔵持不三也著より引用

2　香具師グラン・トーマ

　歯抜き屋には上下二種の階級が区別されていた。
　第一は，比較的，裕福な階級であって馬車を持ち，道化役者の一隊を引きつれ，屋根のある車の内にがんばって商売するものである。第二は，帽子に羽根をつけ，金襴の衣裳をまとい，全財産と商売道具の一切を腕に抱えて歩く階級であって，この二階級は互いに相反目し侮蔑し合っていた。
　仲間は一様に渾名で呼ばれ，間抜けのジャックを始め，太っちょのギヨーム，駄洒落の某，やせっぽの誰れ，中には蝋燭台の皿というのもあった。又，医科大学出身の医学士がその特権を捨てて，この田舎廻りの香具師の仲間に入り込んできたという風変わりな男も混っていた。
　仲間の逸話は少くない。
　親子代々この歯抜き屋を伝えてきたブリオーシエ家の一族約二十名があったが，操り人形と歯抜きを専門とし，中には相当知名となったものもある。
　リツキと呼ばれた仲間の一人は，五本足の小牛を見つけ，300ポンドの高値でこれを買い求め，客集めの新しい宣伝に供したが，この奇獣は一か月程して死んでしまった。
　このように多数のシャルラタンのいた中にも，ただ一人高名となり，多くの史実を残しているのはグラン・トーマという男である。
　このグラン・トーマは容貌魁偉，堂々たる体格，実篤らしい赤ら顔で，ラブレーの小説に出てくるパンタグルユードように突飛で滑稽であったと評されている。彼がボンヌフの橋上で破れ鐘のような声を張り上げて口上を述べると，その声はセーヌ川の両岸に響きわたり，フォアールの騒音も彼の雷のような聲には到底対抗し得なかった。
　彼が自家用の車の中に立って口上を述べている有様は，遠くセーヌの封岸から眺められた。
　車の周囲には欄干が作ってあり，恐らく捉えた患者が逃げ出さないようにとの用意ででもあろう。又，車には鉄の柱で支えられた屋根があり，雨を避ける準備もある。右側には哨舎のような小屋が附けてあって，この小屋の壁には効能書きが書き立ててあって，この小屋だけを引き離してパリの市内を巡回出来るようにもなっている。

350

下僕は，この哨舎の前にある鈴を間断なく叩きつづけ騒音をやめない。この鈴のほかには，ラッパにバイオリンに太鼓が加えられ，自由を奪われた不幸な患者のうめき声が見物の衆に聞こえないように万全の策が講ぜられ，なお，患者の苦悶の顔を見物が気がつかないように，助手が道化をやって見物人の御機嫌をとるという仕組みになっている。
　ギリシャ神話のジュピターのように堂々たる風貌と，メルキュールのように狡滑な，このグラン・トーマが一度見物の衆を見渡すと，お客になる顔は決して見逃されることはなかった。
　服装は，冬は秋と同じように，秋は夏と同じであったといわれ，つまり一年中一つ服装であったという。金ピカの真紅な服に，孔雀の羽根をつけ，寓話的な三角帽。腰には威嚇用の脇ざし，首には被害者から分捕った，歯を続けた首飾りという異形のいでたちで，既にして群衆の口を開けさせ見とれさせることに成功していた。
　グラン・トーマは又，時局利用の宣伝に機会を失するようなことはなかった。
　1727年，朝廷では王子ドープアンの誕生の歓喜に満ちていたが，グラン・トーマはこの絶好の機会を失する筈はなく，このお祝として，今後十五日間無料治療を施すという宣伝を始めた。しかも九月十九日の一日を限って王子誕生を祝して，何時もの広場に集まった方々には，お酒と御馳走を無料で奉仕するとつけ加えた。勿論この宣伝は充分の効果を挙げ，大群衆が殺到したのではあるが，酒を飲んだ後のゴタゴタを避けるためにという理由で警察からお達しが出て，この大判振る舞いのことは，正式に禁止となった。勿論彼はこの結論を始めから計画に入れてあったのだ。
　かくして，グラン・トーマは遂に一銭も投ずることなく100％の宣伝効果を挙げているのである。
　彼の抜歯技術に就いては「グラン・トーマはブラブラな歯は楽に抜いたが，シッカリした歯を抜く時は，相手を坐らせて闘牛のような力で三度地面から引っぱり上げた。これは下顎の場合で，上顎の時は恐らくは万力でも用いるのだろう」と。

3　香具師ソーレルとコルミエ

　馬に乗って一人で巡業していたシャルラタンのソーレルは，馬と話をするという形式で，独白をやって，人を集めるという手を使った。
　一人二人が立ち止まって，聴くものが現われると，でたらめなイタリア語の一つ二つを混ぜて，遠くイタリアから来た優れたシャルラタンであると誇示し，法王様や王子様の歯を治すのは斯くいうイタリーの大先生，吾輩であると胸を叩く。
　兵隊さんはお礼の意味で無料でやってあげ，貧乏人は神々のお恵みによって安くやってあげる。然し，金持ちからは充分お礼を頂戴するのだという。あるいはまた，むし歯があると色々の悪い結果を招くが，仮に訴えごとがあって上院議員を訪ねるとしたら，「臭いやっちゃ」と言われて，その訴え事は充分聴いてもらえないであろう。従って，裁判の結果は悪くなるばかりじゃないか。というような思いがけない例をあげて聴衆の気を呑んでしまう。所で，歯を白くし口臭も去る，しかも裁判にも勝てるというこの高貴薬が僅か三銭か五銭では，何と安いものではないかと結論して仕舞うのである。
　又，ポンヌフ橋上に1630年から30年間も店を出していたコルミエという香具師は，御し難い都会の群衆を感動させる方法としてサクラを使った。このサクラには橋の下のルンペンや貧乏長屋などをあさったのだが，ある時，貧乏な詩人シプスがこのコルミエのサクラとなったとい

第12章　西洋の抜歯器具・治療器具

う物語がある。

　群衆はコルミエの口上に傾聴していた。

　この口上が最高潮に達したと思われる機会をつかまえて，偶然に一番前の方にいたように見せかけたサクラの詩人シプスは約束通りの台詞で，突然「若し先生の言うことが真実だったら素敵だがなア」と長歎息する。「実は一か月も前から歯が痛んで痛んで夜も眠れずにいるのだが」というとシャルラタンのコルミエ先生は，堂々たる態度でドレドレと言いながらシプスに近づく，シプスはこれも約束通り恐がる様子で後に下がって逃げようとする。これをつかまえて「痛かったら金はいらんよ」と，いいながら口を開けさせて見る。ここで「眠れないのはもっともなこと，この歯はひどく虫が喰っている。これを抜かずにいると全部の歯が間もなくこれと同じようになる。抜かなければならんよ」と厳かに宣告する。所で抜歯の操作に取りかかるのであるが，不幸にしてこのシプスの歯はしっかりしていて予想通りには抜けなかった。シプスは今や本当の痛みのために，約束した条件と給金のことを忘れて歯をいじられる度に，首を縮めて呻き声を上げ，どうやら抜歯が終わると血を吐き，手を顎にあてて涙を流し，「アーちっとも痛くない」というのである。

　その夜，給料を取りに行った詩人は，一文も貰えなかったのは勿論，手術を上手にやらせなかったと，文句を言われただけなのである。

　彼らの歯抜きは，このように看板の一種に過ぎず本職は薬売りであって，この薬の処方が又彼らの独特の秘密となっていたのである。薬はその時の風の吹きまわしで自由に変化した。カテリンヌ・ド・メドウシ女王の毒殺流行期には解毒薬を売り，火縄銃の弾が飛ぶ頃には，切創，火傷の薬に変わり，平和ともなれば，女の化粧品売りともなり，お白粉や歯磨きなどを専門としたのである。

　薬は流行中に買わないと効き目がないかのように，流行は次から次へと変わっていき，天然痘から花柳病予防薬，あるいは魚の目から脳膜炎の特効薬というように，正に百科辞典的であった。鹿の涙の百年も経て固ったもの，トルコから取りよせた舶来の泥などと，その処方はインチキを極めたものであった。然し，これは歯科の正統史ではない。

【文　献】山崎清―歯科医学史　1940（昭和15）年

（3）上海でW.C.イーストレーキが見たインチキ香具師

『W.C.イーストレーキ先生傳』今田見信著1937（昭和12）年3月18日刊
　中国上海歯科医のインチキ治術
　イーストレーキ先生が上海において，中国歯科医のインチキ治術を発見をしたという新聞の切抜を発見したので，笑草にここに紹介する。新聞名，発行月日等の記載は無いが，多分Hongkong Evening Magazineの1879～1880年頃のものだろう。

上海の歯科医
　中国上海の開業歯科医ドクトル・ウイリァム・シー・イーストレーキは"花の国"から東方及び英国に行く道，昨日この市のドクター・タフトを職業的訪問をした。ドクトル・イーストレーキは過去15ヵ年間中国で開業していた。ドクトルはこう言われている。すなわち僅な高位な人々及び彼に診療を求める人をのぞいては，治療しなかった。中国人は歯科医術に理解もなく，またそれを知らないのである。土着の歯科医は殆んど香具師であり，そしてインチキな方

法で治療している。彼等はカバの歯から出来た人工歯を挿入し，これを銅のワイヤーで隣在天然歯に結わえつけ又は固定した。そして一歯の手術に対し3セントを得ている。

　歯牙はイカサマ師が言う"咳ばらいをする"という呪文（じゅもん）を唱えながら抜去される。抜歯の方法は次の様である。歯科医は痛んでいる歯牙の歯肉に馬の汗からとり出した塩である，と言っている所の白い粉末をあてがう。ドクトル・イーストレーキはこの白い粉末はただ亜砒酸にすぎないということを発見した。この亜砒酸は歯肉を脱皮するから，歯牙は手術者の指によって容易に抜去されるのである。

　しかし，中国の歯痛の治療は彼を最もまどわせた。そして長い間かかったが，見破ることが出来なかった。行われる手術は寺院の中，又は空地の大きな傘の前で行われる，そのアイデアは何等かの方法によって宗教の儀式と結びつけられている。歯痛は患者が寝ているかまたはあまりにも大口を開いて笑っている間に，歯の中へ蛆が入り込むことによって起るのであると言われている。故にそれを取り出さねばならない。もしもそのままほっておくと患者は気違いになってしまう。故に患者は，椅子に座り頭を後ろへもたせかける。歯科医は長い一対の鉗子を挿入し，数秒間手探ったのち，釘抜きの間から全苦痛の種であるところの，小さな，のたうちまわっている黒い蛆をとり出す。ドクトル・イーストレーキはこの手術を，繰り返し繰り返し目撃した。そして，やっと鉗子が不正であるということ，即ち，トリックを発見したのである。鉗子の一方の腕のみが鉄でできており，他の一方は竹で出来ていて，他方の鉄のものと似せて色が塗ってあるということを彼は発見した。竹の穴には小さな黒い蛆が沢山いる，これは多分腐った野菜又は他の腐敗物から得たのであろう。施術する時に術者は単に竹を上に押し上げると，器械の小さな端から蛆が口中に投げ出される。そしてこれを巧妙に釘抜きの間にとり，得意気に驚いているおとなしい患者の目の前にて見せびらかすのである。

　ドクトル・イーストレーキは，患者は苦痛がなくなるという点に少しも合点がいかなかった。彼の目撃した手術はおどろく程素早く行われた。そして患者は，あたかもその手当てされた場所が本当にうまくいったかの様に急いで行ってしまった。

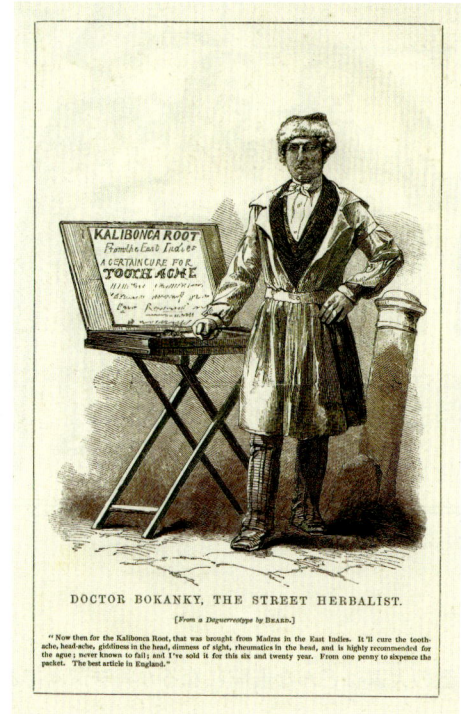

図12-99　「街頭薬草商　ドクターボカンキー」
"さあ，ここで東インドはマドラスから届いたカリボンカの根だ。これで治るのは歯痛と頭痛，めまい，眼のかすみ，リューマチ，そして高く奨められるのが，リア熱，効かなかった事は一度もない。
私はこれを20と6年間も売ってきた。1ペニーから6ペンスまで。
イングランド最高の品だよ。"
*後ろの看板にはカリボンカの根・東インドから・歯痛の確実な治療等の文字が書かれている。
イギリス　24×14.5cm　年代不明

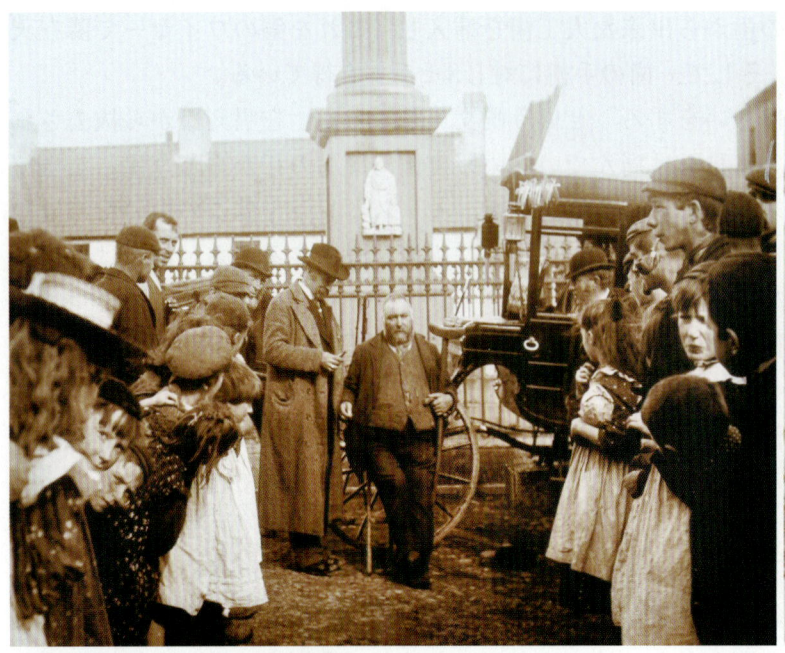

第12章　西洋の抜歯器具・治療器具

「移動歯抜き屋　拡大図」
馬車の屋根前方の突き出した棒には，10数本の抜歯鉗子が見えている

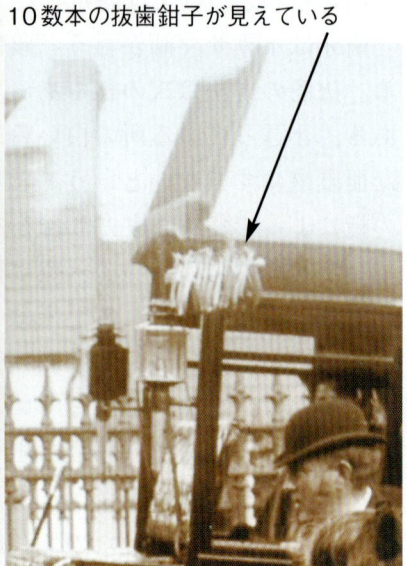

図12-100　「移動歯抜き屋」
馬車で移動し街頭で歯を抜く歯抜き屋の写真
前ページの実態を述べている文章にあるように，人出の多い時に街頭や広場或いは橋の上で，人を集め，民衆の注目の中で抜歯はしばしば行われていた。この写真は1800年代の終わりか，1900年ころ，場所はロンドンとされている。乗り付けた馬車の手前前方には，目立つように抜歯鉗子10数本を突きだした棒にかけてあり，移動歯抜き屋の到来を宣伝している。歯抜き屋は馬車の脇で，長いコートを着て右手に抜歯鉗子を持っている。患者は緊張して椅子にかけ，左手でしっかり自分を支えている。
イギリス　20.5×25.5cm　1800年後半～1900年頃

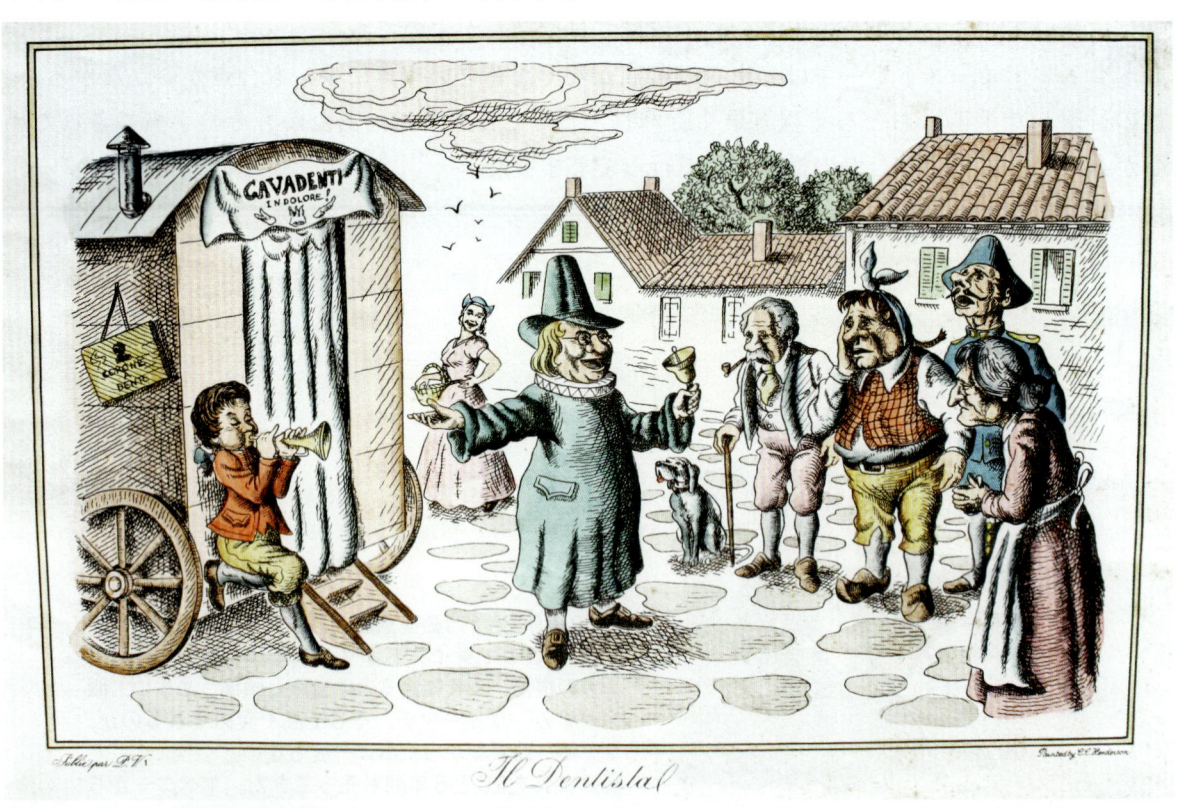

図12-101　「移動歯抜き屋」
C.C.ヘンダーソン
馬車の移動歯抜き屋の風景
子供がトランペットを吹き，人を集め，口上人は鐘を鳴らし，街の人達はどんな展開になるか興味深々である。
23×33.5cm　1800年代　リトグラフ

354

第13章

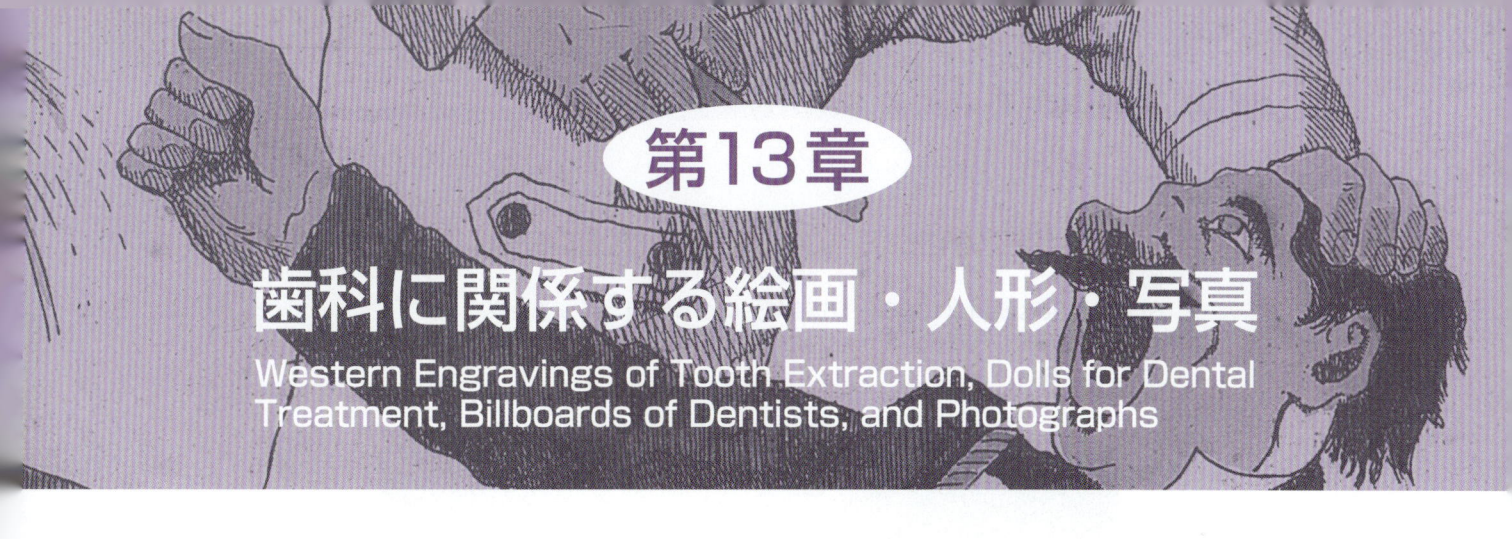

歯科に関係する絵画・人形・写真
Western Engravings of Tooth Extraction, Dolls for Dental Treatment, Billboards of Dentists, and Photographs

絵画は語る

　石器時代の洞窟壁画をひとつとっても，絵画は古くから人類の遺産であり続けた。美術的価値もさることながら，視点を変えてみると，それぞれの時代と文化・社会を写しだす歴史的証言でもある。

　歯の痛みや苦しみは，人類の歴史とともにあった。歯科が医学として体系づけされる前には，いったい人々は，どのようにして苦痛を和らげ，悩みからの解放を求めたのであろうか。この様子は時代の絵画から探ることができる。たとえば優位に立つ歯抜き屋と，痛みと恐怖におびえる患者とは，画家にとっても格好の題材であった。16・17世紀頃のヨーロッパでの歯科の状況は「第9章 西洋における歯科の歴史」の項で述べたようにフランスを例えると大学で学んだ医師（おもに内科医）たちはラテン語に精通し，多くは僧侶・修道士であった。彼らは血・膿・便などで手を汚すことや抜歯など外科手術で患者さんに触れることはしなかった。それら観血処置などはラテン語のできない理髪外科医に指示を与えたり任せていた。大学にも理髪外科のコースがあり，理髪屋と外科医（歯科医）は兼業し，外科医は内科医より地位は低かった。これに加え巷の大衆に接して歯痛を治し，抜歯するのは理髪外科医のほか，もっぱら移動歯科医・鍛冶屋歯科あるいは第9章に書いたシャルラタンなどが行っていた。シャルラタンたちは，人を集めて抜歯をしたり薬を売ったりしていた。それらはいわばパリなどの都会を巡回する不定住の移動歯抜き屋たちであった。

　絵画に描かれている移動歯抜き屋たちを見ると，金ピカの長い衣服（ガウン）をまとい，派手な帽子やかつらをかぶり，威厳をもたせようとしているのがわかる。街頭での診療といえば人の集まる広場や市場，お祭りの場である。そこに旗やのぼりを掲げて人目を引き寄せ，箔をつけるため信用状やメダルを展示する。それだけではない。ラッパや太鼓を打ち鳴らす。賑やかしのためだけではなく，抜歯される患者さんのうめき声や悲鳴を打ち消す効果をねらってである。絵画は文章とちがって一瞬の視覚が強い印象を残す。歯を抜かれる恐怖やおじけづく患者の恐怖の表情も見られる。さらによく見るとペリカン・歯鍵・サーベル・鉗子といった当時の抜歯器具を見ることができるのである。これらは医療制度が未成熟の時代の裏面史とも言うべきものであろう。

　本書の第9章で述べたように，やがてパレの功績で外科医を内科医と同等の地位に導く結果になり，さらにフォシャール，プファッフ，ハンター等の努力と業績は歯科の地位を医科と同等のものにした。

　当時の抜歯場面や抜歯器具などが見られる絵画は，第12章の『西洋の抜歯器具・治療器具』にも掲載したので併せて参照していただきたい。

《聖アポロニア》

「聖アポロニア（SAINT APOLLONIA）」

図13－1
Schelte Bolswert（1586～1659年）による銅版　エッチング
After Martinus van den Enden (baptized October 30, 1605). Ca1650.
13.7×9.6cm

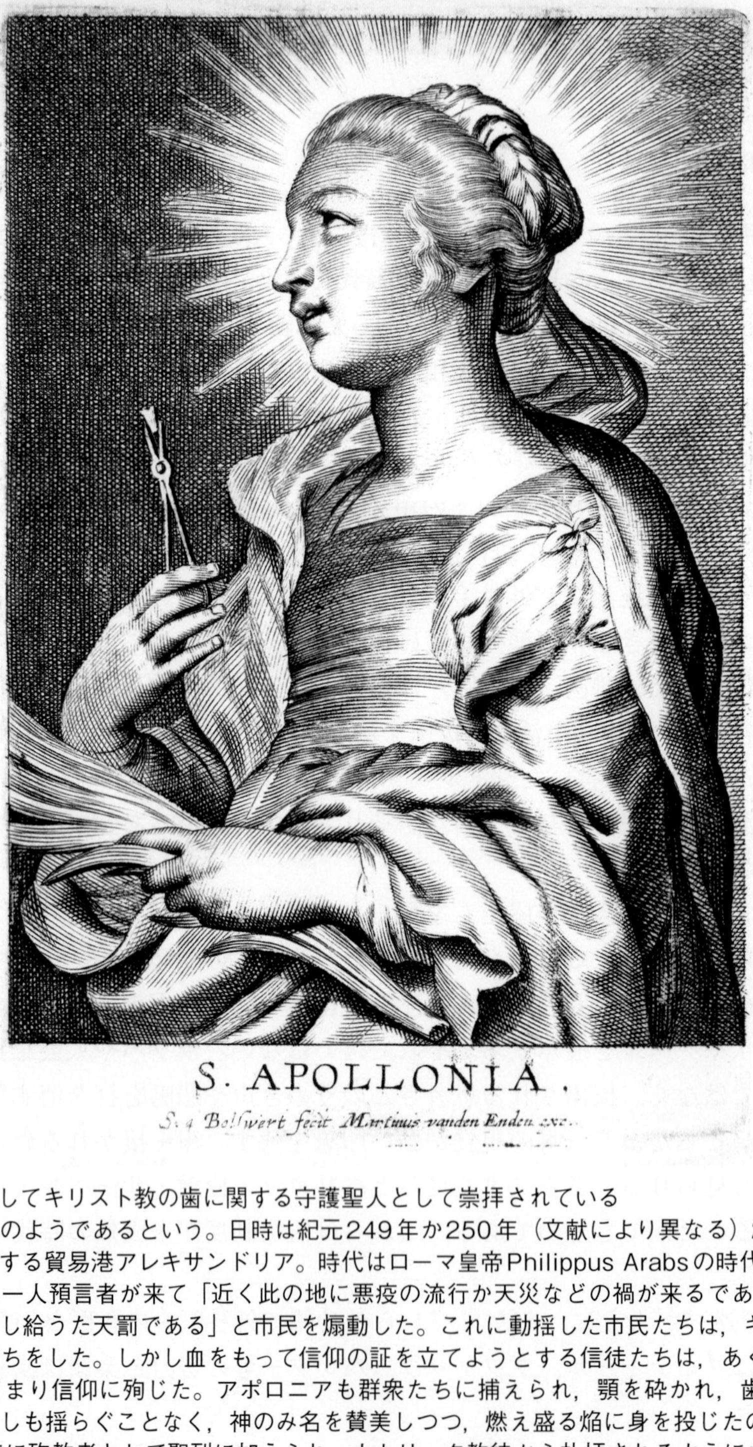

S. APOLLONIA.
S. a Bolswert fecit Martinus vanden Enden exc.

聖アポロニアは主としてキリスト教の歯に関する守護聖人として崇拝されている
その史実の概要は次のようであるという。日時は紀元249年か250年（文献により異なる）2月9日。場所はエジプトの地中海に面する貿易港アレキサンドリア。時代はローマ皇帝Philippus Arabsの時代である
アレキサンドリアに一人預言者が来て「近く此の地に悪疫の流行か天災などの禍が来るであろう」とし，「これはキリスト教徒に下し給うた天罰である」と市民を煽動した。これに動揺した市民たちは，キリスト教徒と見ればとらえ残酷な仕打ちをした。しかし血をもって信仰の証を立てようとする信徒たちは，あくまでアレキサンドリアの町に踏みとどまり信仰に殉じた。アポロニアも群衆たちに捕えられ，顎を砕かれ，歯を一本一本抜かれた。しかし信仰は少しも揺らぐことなく，神のみ名を賛美しつつ，燃え盛る焔に身を投じたのである。アポロニアの名は紀元300年に殉教者として聖列に加えられ，カトリック教徒から礼拝されるようになった。あわせて歯痛快癒の聖女として後世に伝えられている
アポロニアの絵画や彫刻は数多くある。像の最も多い普遍的な表現は右手で抜歯鉗子を上向きに持っており，左手で棕櫚（しゅろ）の葉を持っている

第13章 歯科に関係する絵画・人形・写真

「聖アポロニア（SAINT APOLLONIA）」

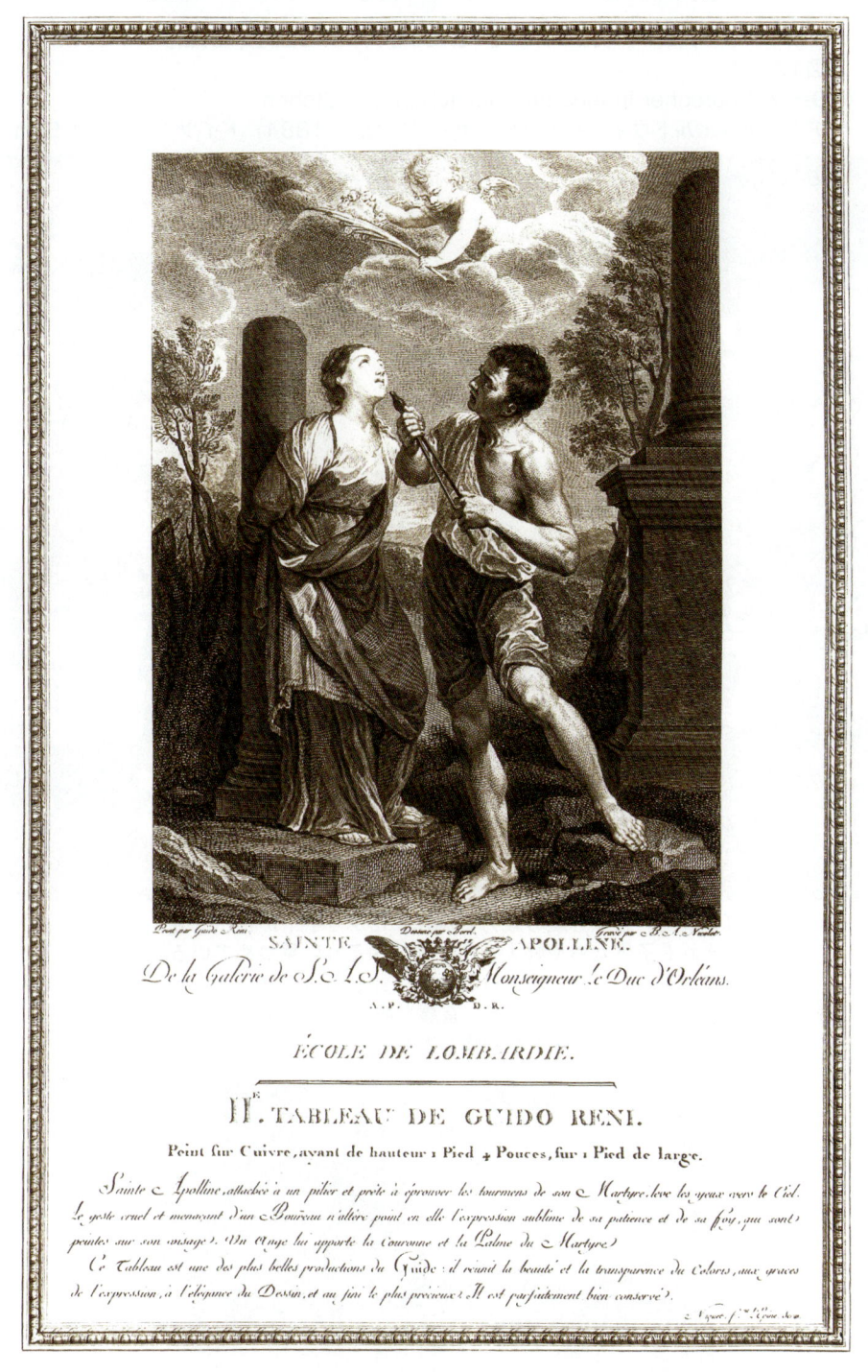

図13-2 「聖アポロニア （SAINT APOLLONIA）」
Schelte Bolswert（1586～1659年）による銅版 エッチング
After Martinus van den Enden (baptized October 30, 1605). Ca1650. 13.7×9.6cm
グイード・レーニ（1575～1642年）の原画からB.A.ニコレ（1743～1806年）が版画にした
文訳 ロンバルティア派 グイード・レーニの第二額画
縦1フィート4インチ，横1フィートの銅版画
聖女アポロニアは柱にしばりつけられ，今にも拷問を受けようとして，天を仰いでいる。死刑執行人の残酷かつ威嚇的な態度もこの聖女の顔に現われている。内心の堅忍不抜と信仰に基づく崇高な表情を曇らせることはない。一人の天使が聖女に栄冠と殉教を称える棕櫚（しゅろ）の葉を差し出している
この絵はグイードの最も美しい作品のひとつである
彼は色調の美と透明さを，表現の優雅さや見事なデッサンや精巧な仕上がりとでよく融合させている

神奈川県歯科医師会「歯の博物館」所蔵

第13章 歯科に関係する絵画・人形・写真

《歯抜き屋》

「ローマ近郊の小さな町にきた歯抜き屋」

図13-3
Der Zahnbrecher in einenm Roemichen Staedtchen
アドリアン・ルドヴィッヒ・リヒッヤー（1803～1884）ドイツ　22×31.5cm

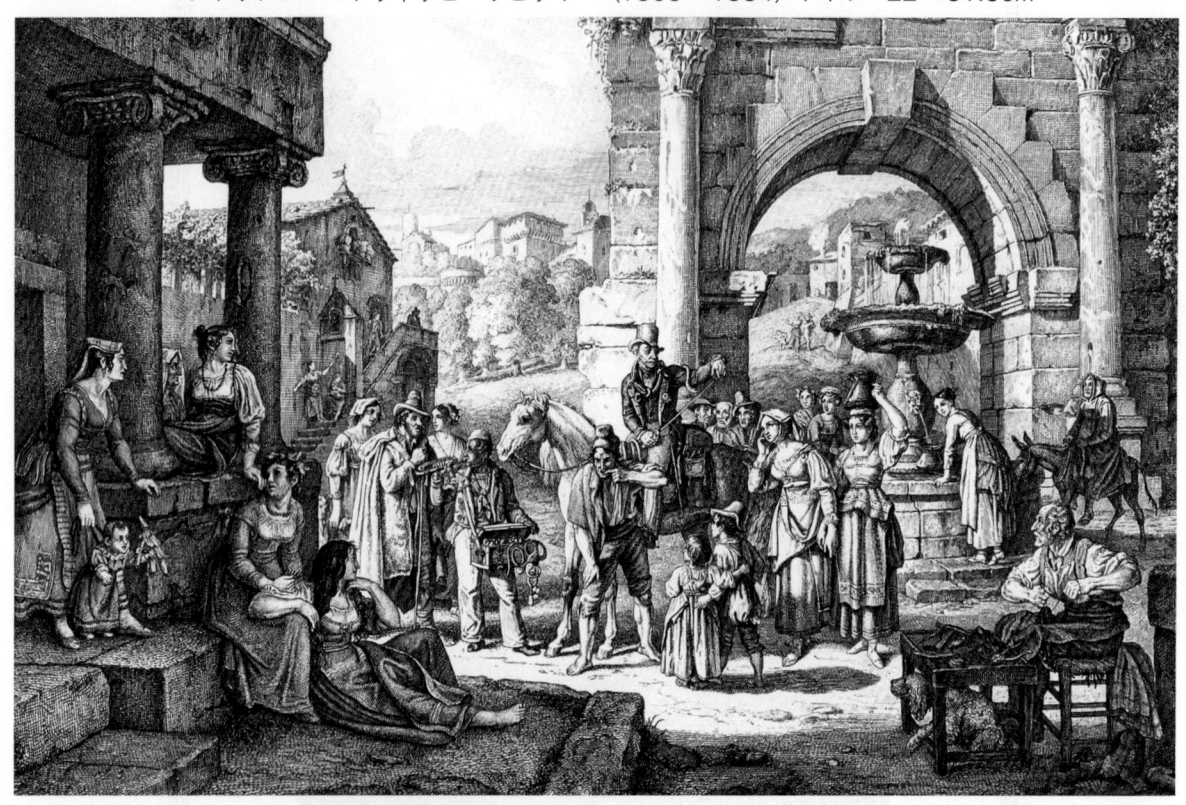

水飲み場とアーチのある町の広場。歯抜き屋の親方は馬にまたがり手下に指示を与えている。手下の一人は親方の前で口上を述べている。それを子供たちや婦人たちが興味深そうに見つめている。ほかの手下は肩から道具箱をかけ，トランペットで人集めをしている。親方は首や腕に蛇をぶら下げ，サーベルでなぶって人目を引こうとしている。取り巻く民衆は鳴り物入りのしつらえと，奇異な服装に目を注いでいる
この銅版エッチングはリヒッヤーが油絵原画から制作したものである

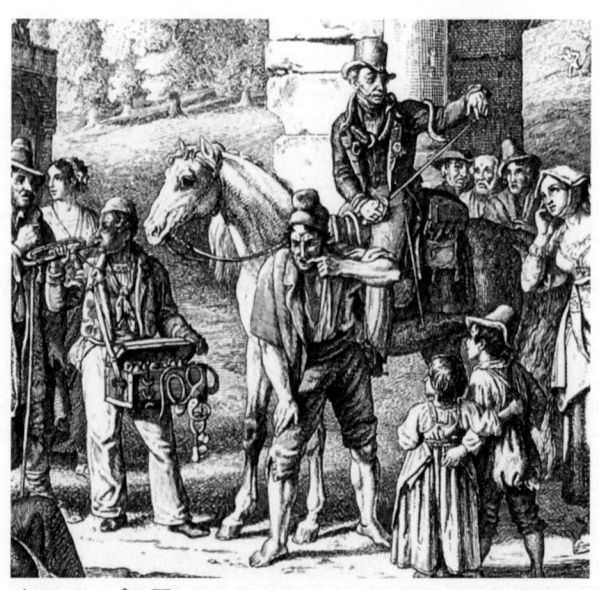

上のアップの図
長いガウンを着て馬に乗り，サーベルで首にかけた蛇をなぶっている。手下は口上を述べたりトランペットを吹いて注目を集めている

第13章 歯科に関係する絵画・人形・写真

　ここに載せた図13－4，図13－5の絵は，ジョンコリエーJohn Collier（1708～1786年雅号Timothy Bobbin）が1772年に出版した「おどけ，皮肉，ユーモラスな人間の情熱」の内，1810年に再版された一部である。

銅版画

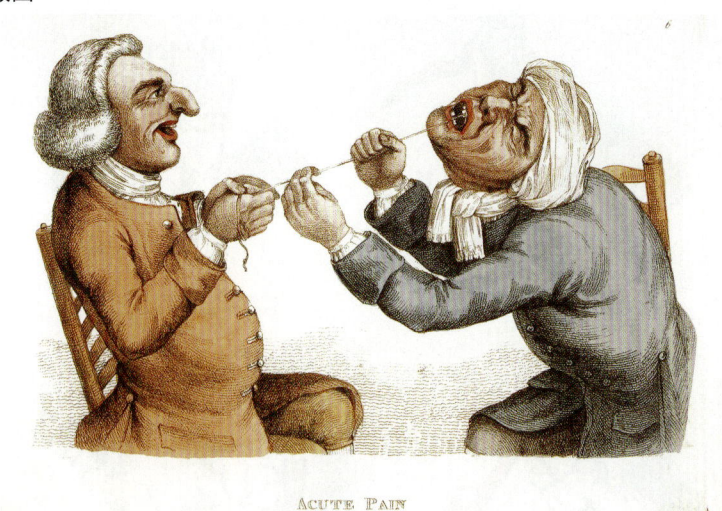

図13－4
「急な痛み（Acute pain）」

急な痛みのある歯に糸を引っ張っての抜歯。歯抜き屋と患者の表情が対象的である
イギリス　14×20.2cm

図13－5
「歓喜と苦悩（"Mirth"and"anguish"）」

歯抜き屋は右手で糸を引き，左手で燃えさかっている赤くなった石炭を突如顔に近づける。両者の表情が題名である
イギリス　11.8×19cm

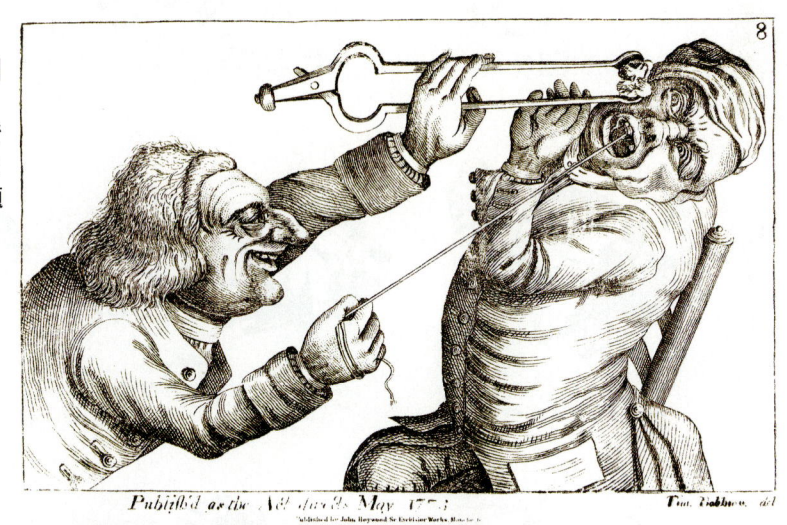

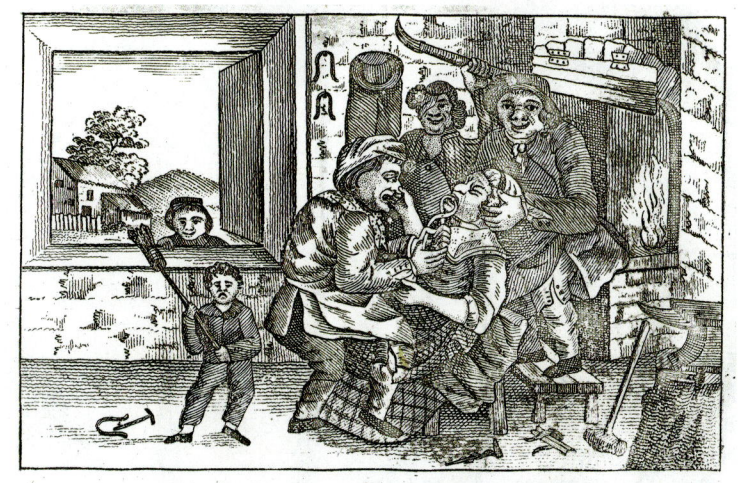

図13－6
「田舎の歯抜き屋」

窓からのどかな風景が見える田舎の鍛冶屋の仕事場。親方は大きいヤットコで婦人の前歯を抜こうとしている，職人の1人が婦人の頭を押さえているが，痛さの余り鍛冶屋の鼻をつまみあげ，傍では婦人の子供が心配して箒で鍛冶屋の尻を叩こうとしている
イギリス　16.5×24cm　18世紀

第13章 歯科に関係する絵画・人形・写真

「道化師の歯抜き屋」
図13－7　シュトイプ（F.Steub）ミユンヘン絵草紙（Bilderborgen）
ドイツ　1900年頃　45×35cm

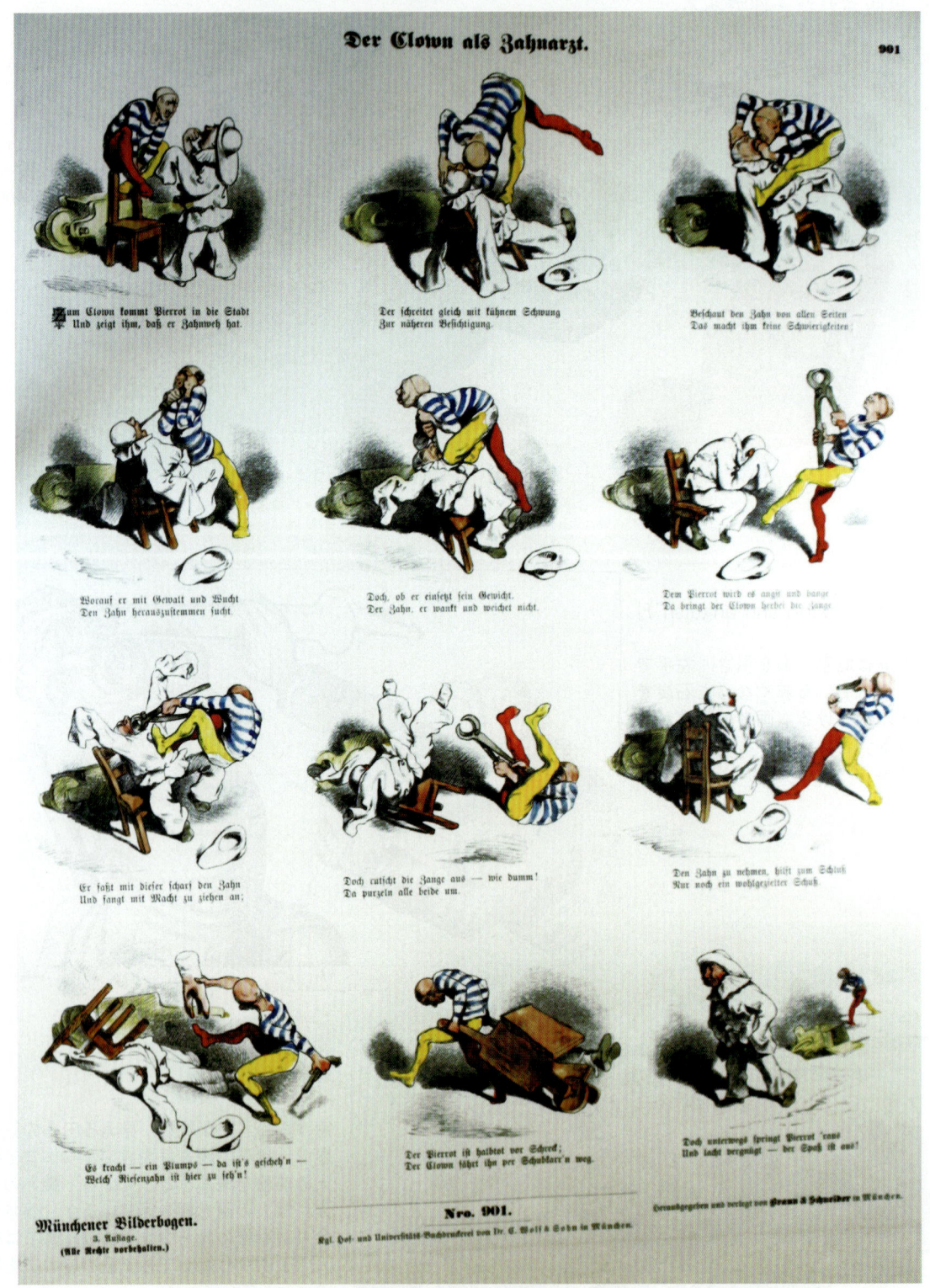

道化師のところにピエロの患者がきて歯が痛いと言う
糸で引っ張ったり，手で頑張って抜こうとしたが抜けない
ついに，大きな抜歯鉗子を持ってきたが失敗し二人ともひっくり返る
最後の手段でピストルを打った。ピエロは倒れ，大きな歯が抜けた
道化師はピエロを手押し車で運び出そうとした
途中でピエロは箱から飛び出し，陽気に笑った。終わり！

神奈川県歯科医師会「歯の博物館」所蔵

「パラティーノ伯爵に（スペイン語）」

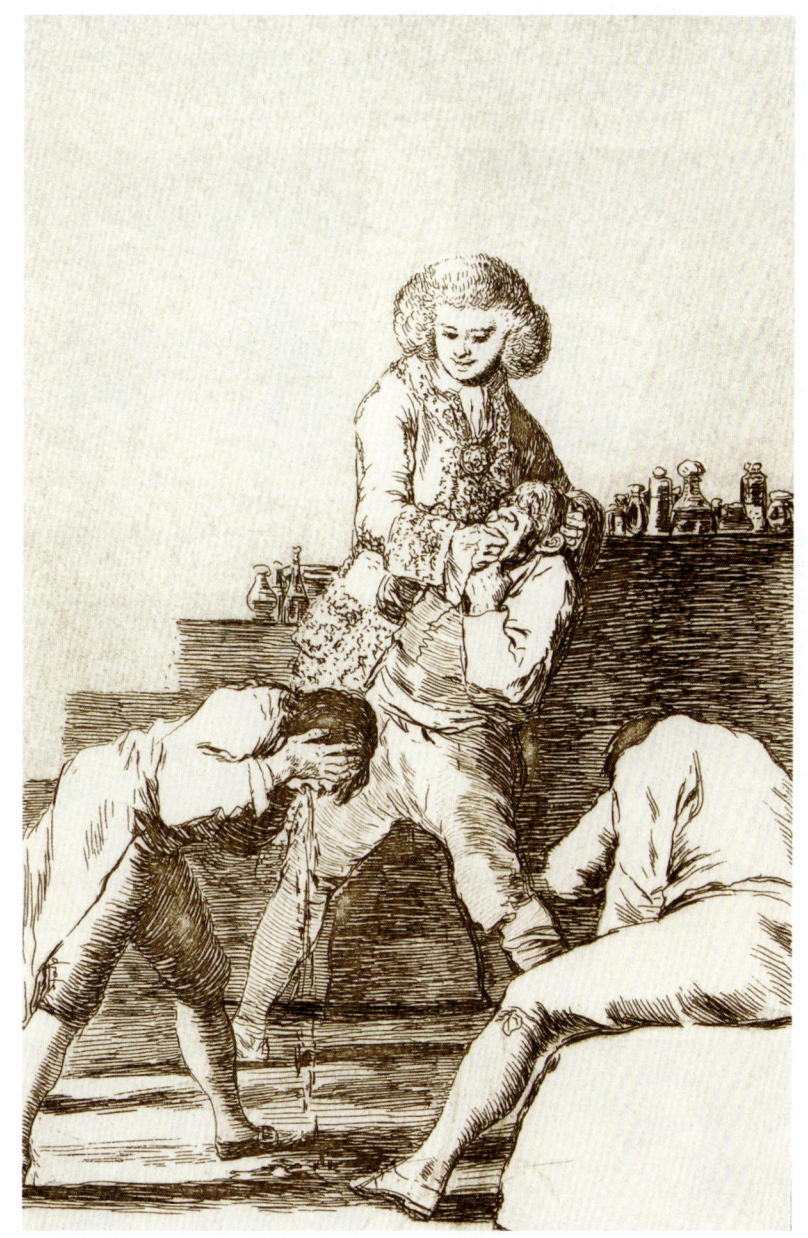

図13-8　フランシスコデ・ゴヤ（1746～1828年）アクアチント
21×14cm　ゴヤの有名作品「ロス・カプリチョス」80枚のうちの1枚

　バーナドS. モスコーの「世界の絵画と歯科風俗史」によれば，これらの作品は当時のスペイン社会の無知，やりすぎ，中世趣味などを真っ向から批判してる。彼の信念は，人間の悪徳を絵によって裁くことで，現実の文明社会に見られる悪徳やおごりを痛烈に皮肉って見せた。『ロス・カプリチョス』80枚の画中，3枚が歯科に関するものである。
　伯爵が香具師の歯抜き屋に扮装して仮面舞踏会に出た際，ゴヤが描いてこの伯爵に献上したと思われる。絵の中の伯爵は自分の腕前に満足しているが，いけにえにされた3人はびどく苦しんでいる。仮面舞踏会で伯爵が香具師の歯抜き屋になり，3人の生け贄の抜歯をした横暴な馬鹿騒ぎを批判したものである。
　Palatinoの名前は，上顎を指すPalatineをこじつけたのだろうか。あるいは特定の人を指してるのかもしれない。

第13章 歯科に関係する絵画・人形・写真

《広告カード》
一般企業が歯を題材とした連続広告カード（1900年代初め）（フランス）

現在もパリにあり日本にも支店のあるフランスの代表的なデパート au printemps（オー・プランタン）から顧客へ提供された6枚のカード。1900年はじめ頃のもの
これも娯楽の無い時代には，子供たちは一生懸命カードを集めたことだろう

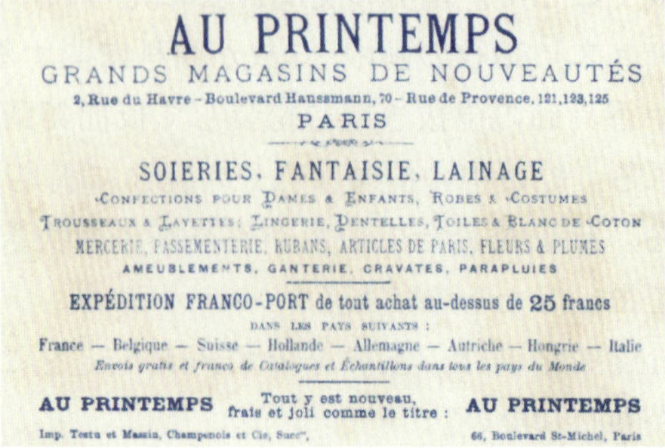

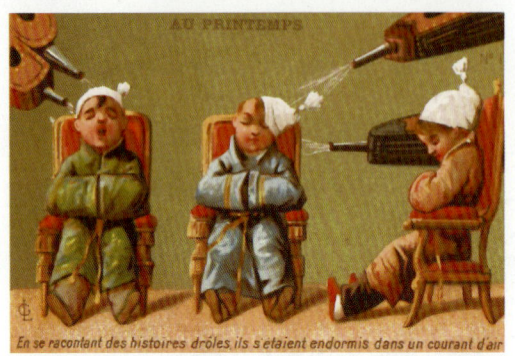

図13-9
1）互いに面白い話をし合ううちに，風に当たりながら皆，眠り込んでしまった

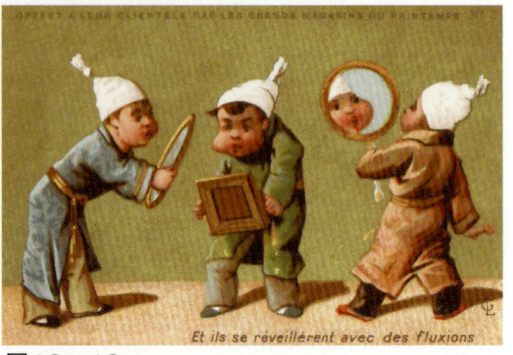

図13-10
2）そして目が覚めると，頬(歯茎)が腫れ上がっている

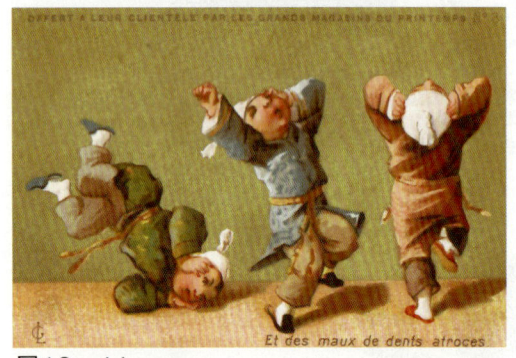

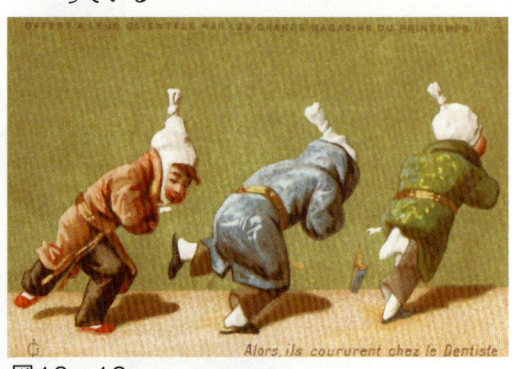

図13-11
3）ひどい歯痛

図13-12
4）そこで歯医者に駆けて行った

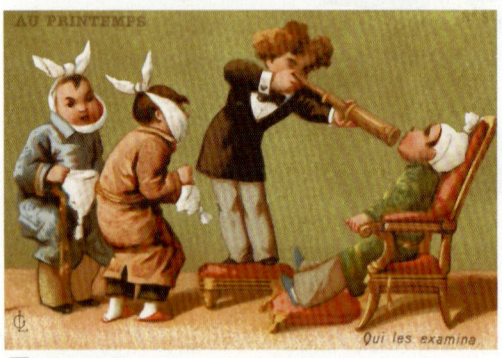

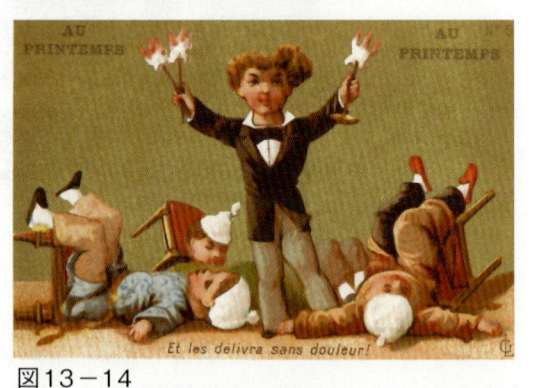

図13-13
5）歯医者は子供たちを診療した

図13-14
6）そして子供達の歯を抜いた

図13-15
裏面はいづれもオー・プランタンの案内広告
各7.5×11cm

一般企業が歯を題材とした連続広告カード（1900年代初め）（フランス）

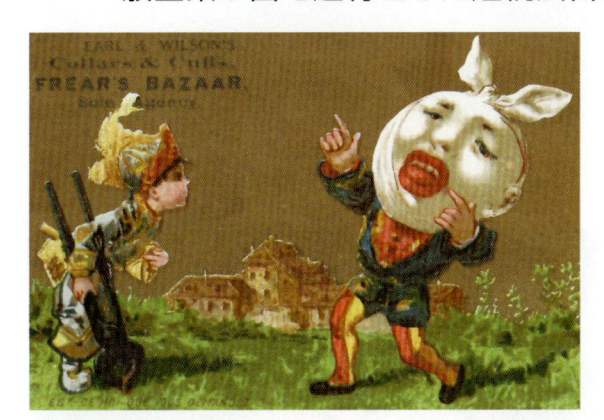

図13-16
1）私にご用ですか

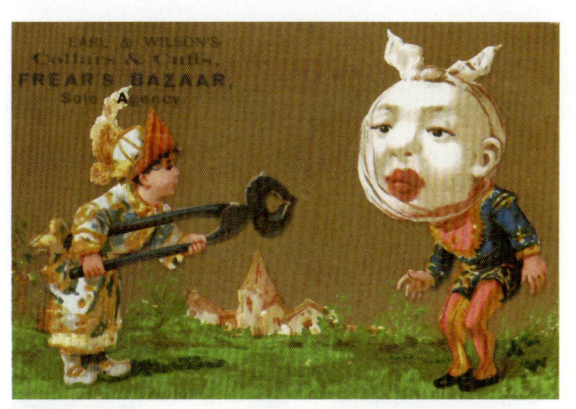

図13-17
2）この鉗子で治療します

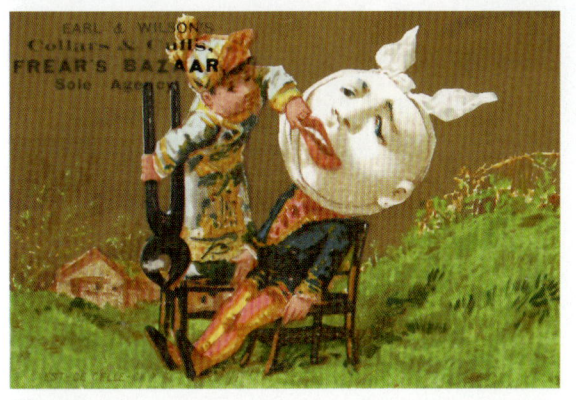

図13-18
3）痛いのはこの歯ですか

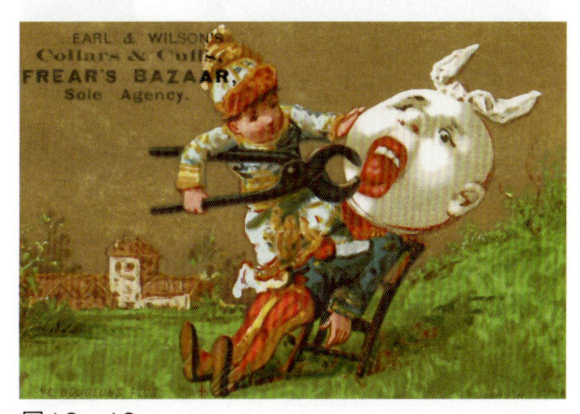

図13-19
4）歯を抜くからもう動かないで下さい

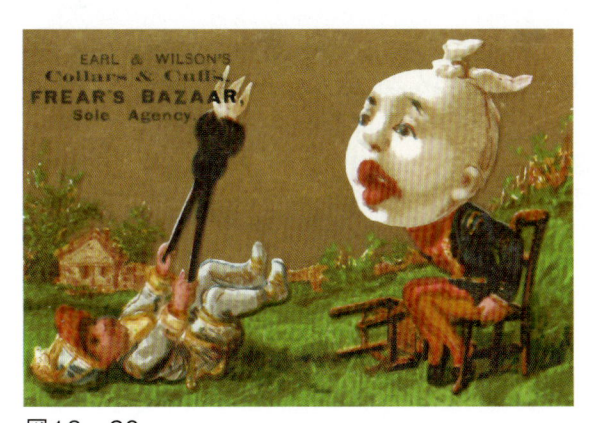

図13-20
5）これで抜けた！　終わり！

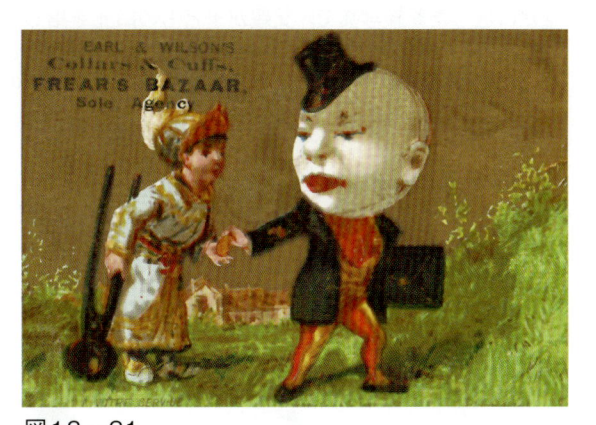

図13-21
6）何なりとお申し付け下さい

次の6枚のカードはフランス人M. Marqueの作品
色々な会社が広告のためこの絵が使われている
この広告主はEARL & WILSON'S（シャツのカラーとカフス）でこの絵が紅茶会社の広告に使われているものもある。考えてみると日本でも昭和の初め頃，子供たちはグリコ（キャラメル）のおまけを集めて自慢し合ったテレビやラジオの無い時代では楽しみの一つであった
各7.5×10.5cm

第13章　歯科に関係する絵画・人形・写真

《絵はがき・ガラス絵》

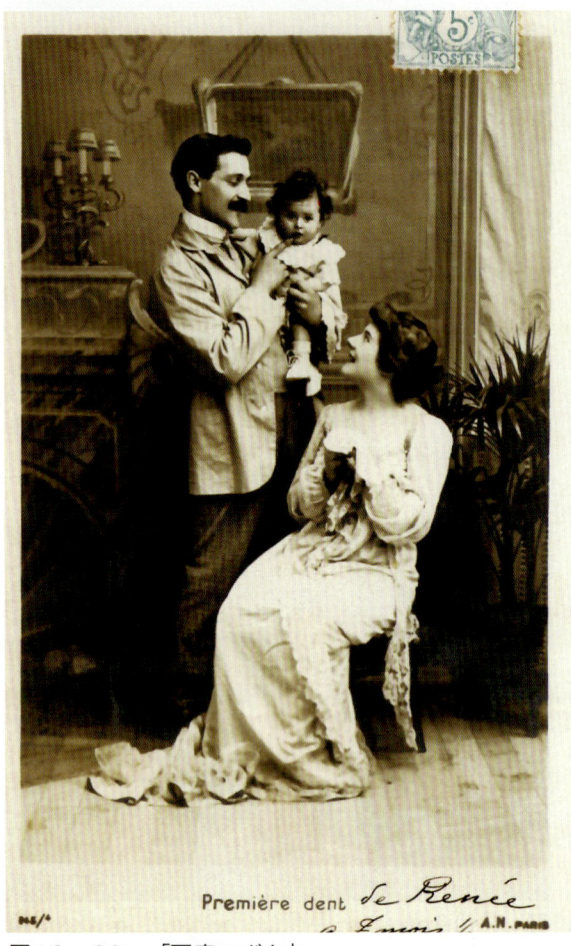

図13-22　「写真ハガキ」
1900年頃　フランス　9×14cm
誰かに送った家族写真で，父親が子どもの口元を指して「生まれて4ヶ月半のルネの最初の歯が生えました」と書いてある。写真葉書を作るのだから当時のフランスの中流以上の家庭だろう

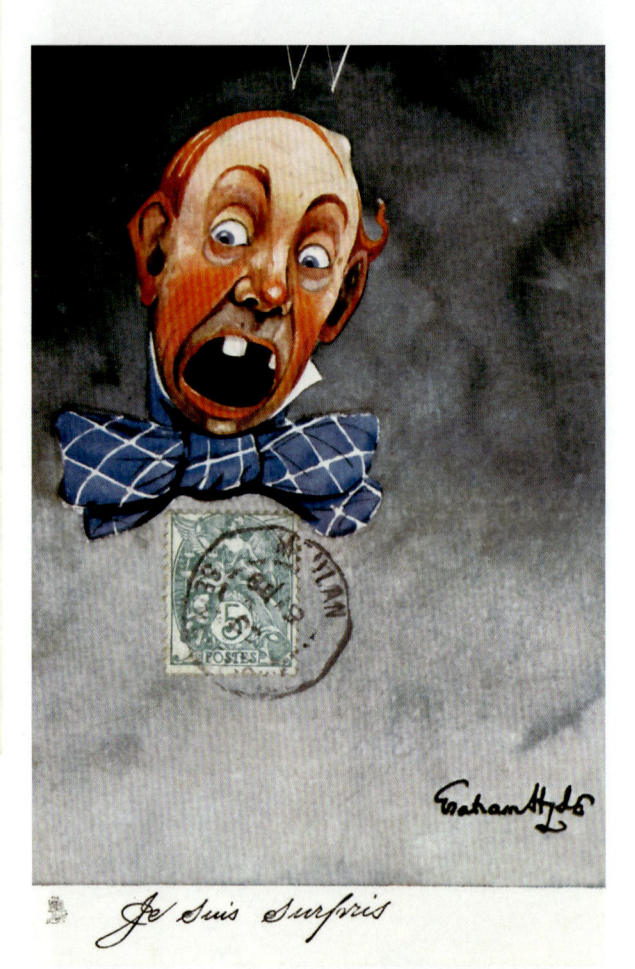

図13-23　「"私は驚いた！"という絵葉書」
切手にスタンプが押してある。前歯でも抜かれたのか？
1900年頃　フランス　9×14cm

《ガラス絵》

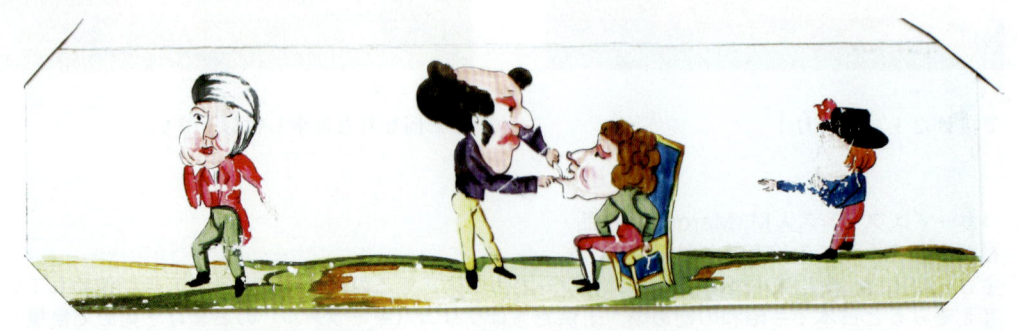

図13-24　「ガラス絵」（透明板ガラスに描かれた絵）
無題　フランス　6×23cm
歯を抜かれる患者は椅子をしっかり握っている。歯医者は左手に抜歯器具を持っている。左側には頬を腫らした患者（抗生物質などがない頃はこの様な患者がしばしばいた）

第13章 歯科に関係する絵画・人形・写真

図13-25 1900年頃の絵葉書 「動物の町 歯科診療」
9×14cm ハガキ

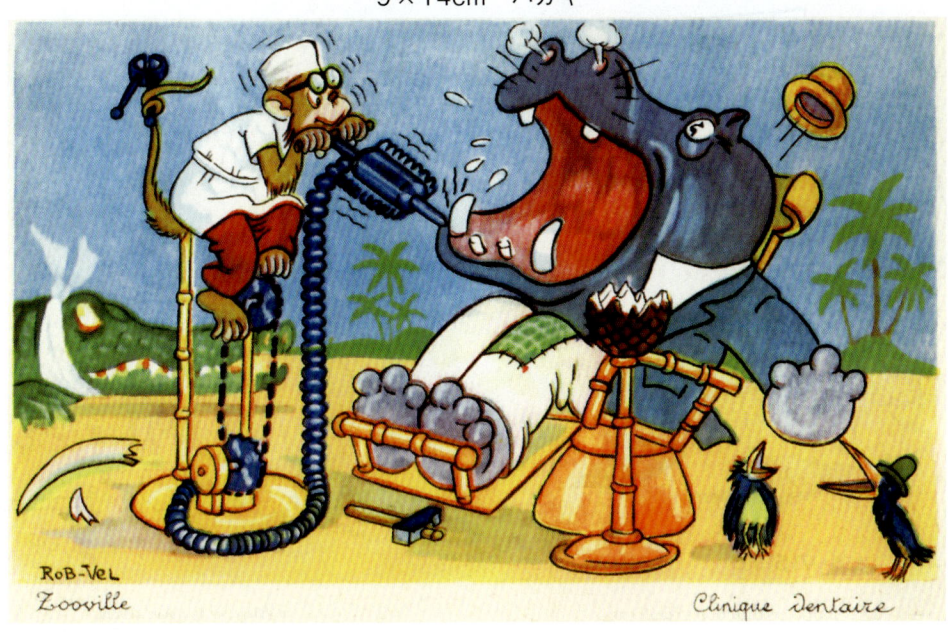

1900年頃の絵葉書 「子供達の歯医者さんごっこ」
各9×14cm フランス 1900年頃

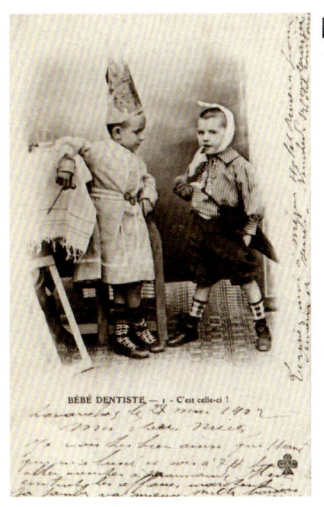

図13-26
1)『この歯は何です！』

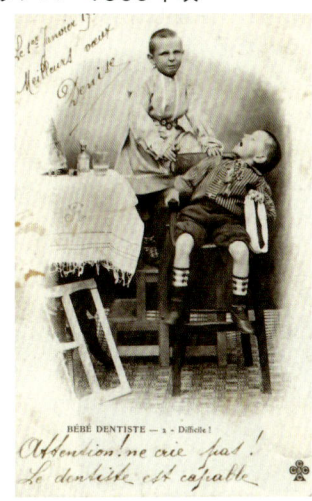

図13-27
2)「これは難しいぞ！」「注意するんだ！悲鳴を上げるんではないぞ！歯医者先生は腕がいいんだ！」

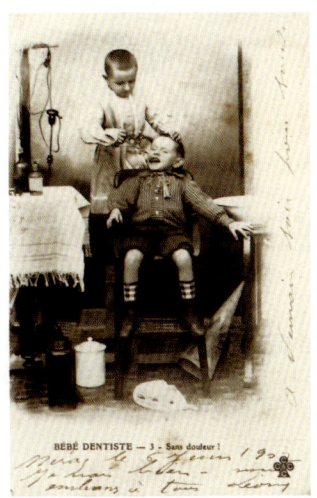

図13-28
3)「痛くはないよ！」

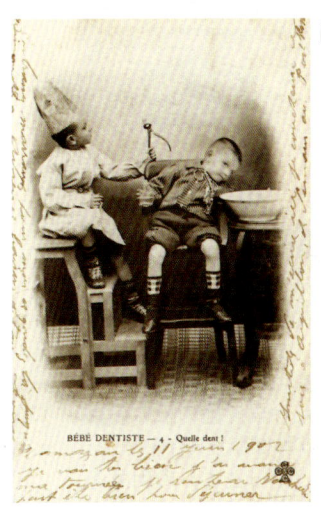

図13-29
4)抜けた歯を見て「なんてひどい歯だ！」

絵ハガキには切手を貼って投函されているものもある。ペン字はその通信文

365

第13章　歯科に関係する絵画・人形・写真

1900年頃　フランスの絵葉書　9×14cm

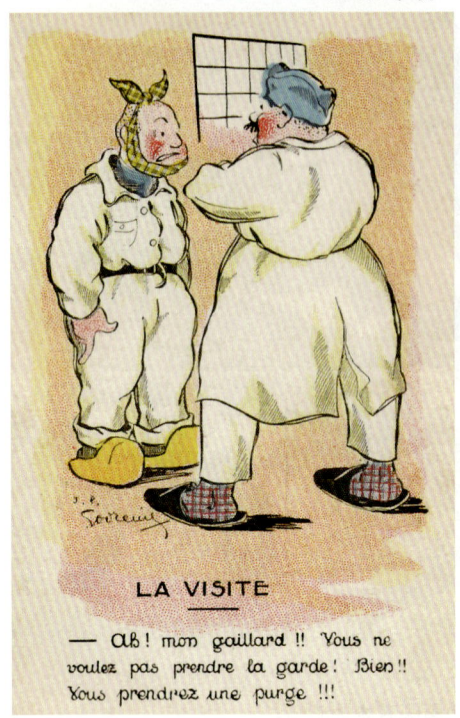

図13-30　「検診」
──おいっ　若いの！！　注意しなけりゃいかん！　消毒するんだぞ！！！

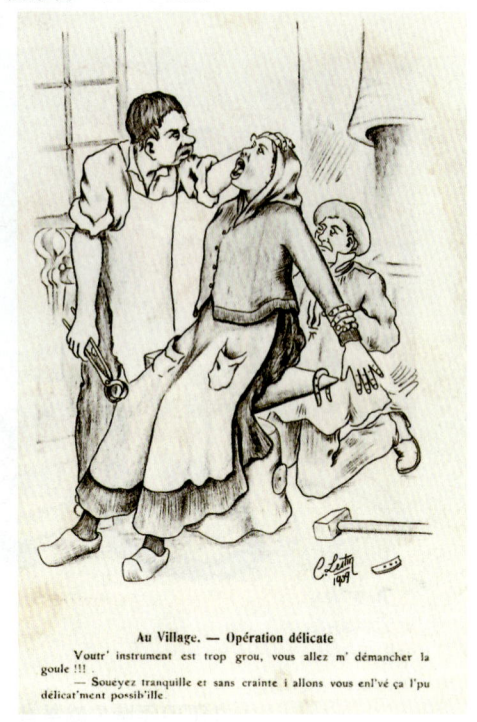

図13-31
「あんたのそのヤットコはでかすぎる。あたしの口をばらばらにしようっていうのかい！！！」
『落ち着くんだ。怖がるな。その歯を出来るだけそっと抜いてやるから』

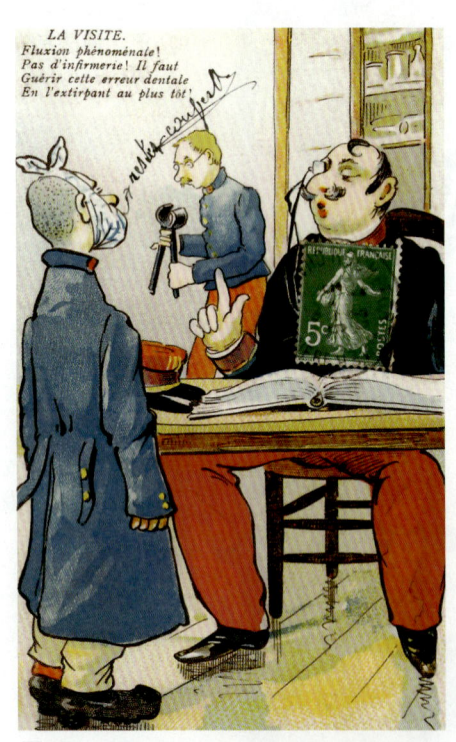

図13-32
『ひどい歯ぐきの腫れだ！　応急処置では駄目！　出来るだけ早く歯の根の病巣を根こそぎ取らなければならん！』
奥で助手がペンチ（やっとこ）の用意をしている
切手が貼られスタンプがおしてある

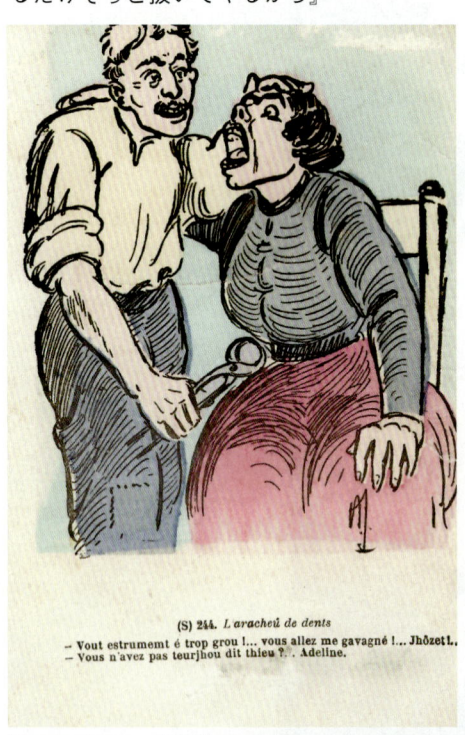

図13-33　「歯抜き屋」
「あんたのそのヤットコはでかすぎるよ！──あたしを思い通りにしようっていうんだね！──ジョゼ──」
「アドリーヌ、お前はいつも、おお神様、と言ってたじゃないか」

第13章　歯科に関係する絵画・人形・写真

「軍医による抜歯」（連続絵ハガキ）
フランス　1900年頃　9×14cm

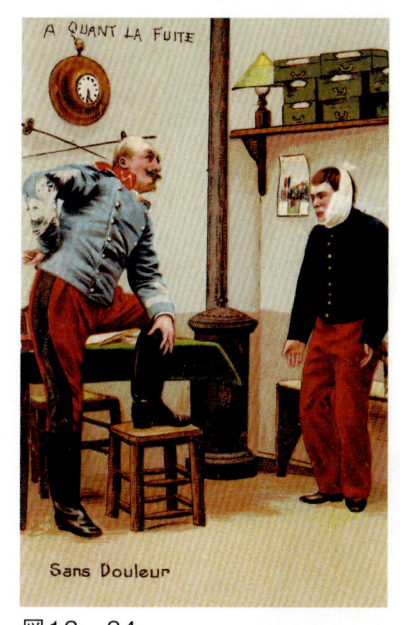

図13-34
1）治療室を訪れた新兵に応じる権威ある軍医　痛みなし

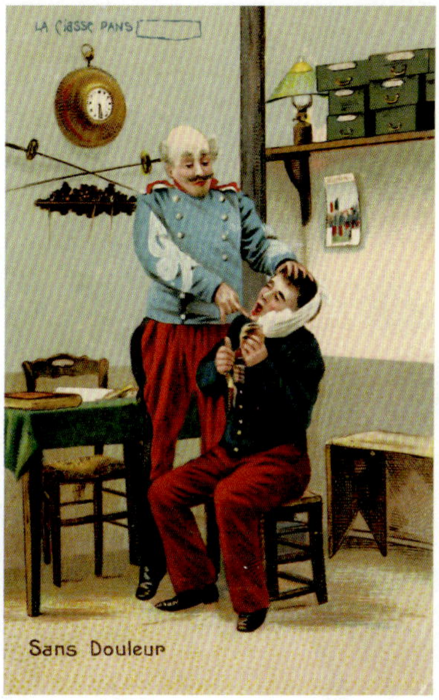

図13-35
2）虫歯の確認　痛みなし

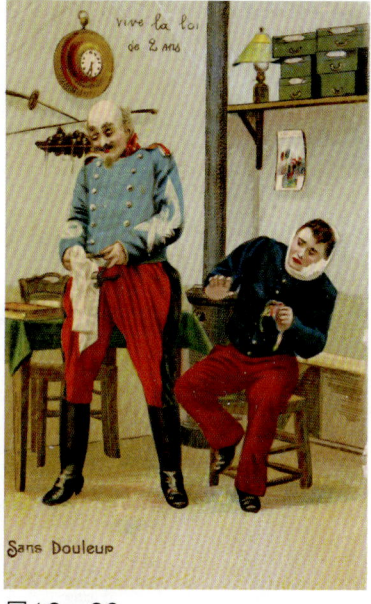

図13-36
3）抜歯道具を手にする軍医を不安げに見る新兵　痛みなし

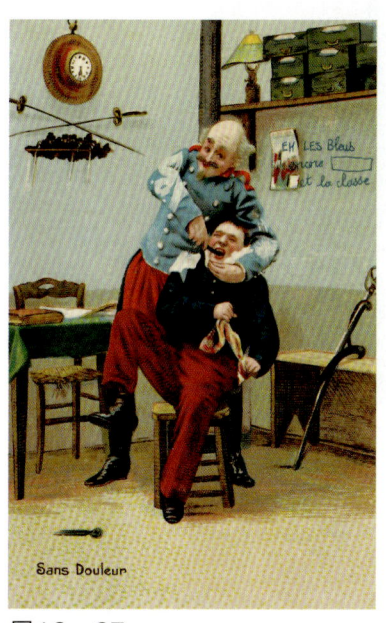

図13-37
4）いよいよ抜歯。軍医は2本目の抜歯道具を使っている（1本は床に）　痛みなし

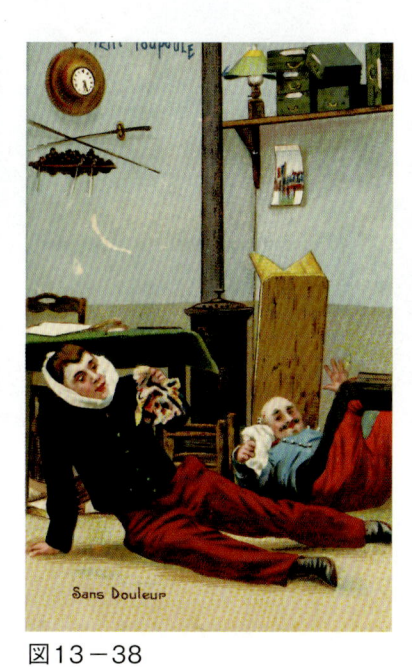

図13-38
5）ついに抜歯終了　痛みなし

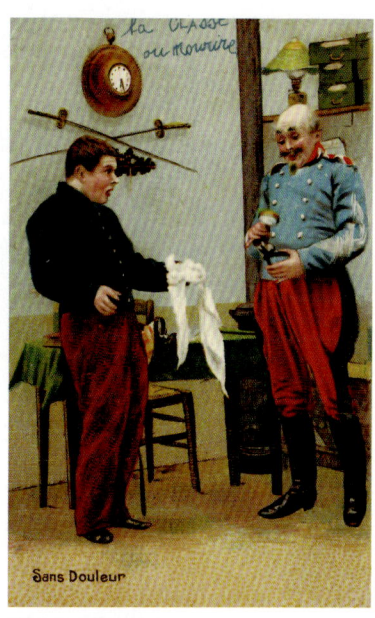

図13-39
6）ひどい虫歯だ！　痛みなし

367

「激痛には特効薬」

絵ハガキ　1900年頃　フランス　9×14cm

Aux grands Maux les grands Remèdes
par la Petite Albertine
Contre les maux de dents. — Le " Baume d'Acier " est le meilleur remède. Mais à ceux qui ne voudraient pas l'employer, nous conseillons le suivant : Prenez de l'eau provenant de la fonte des neiges de la Montagne Pelée, ajoutez-y quelques gouttes d'urine d'éléphant et trois larmes de crocodile. Rincez-vous la bouche avec ce mélange.
URINE D'ÉLÉPHANT
MAUX de DENTS

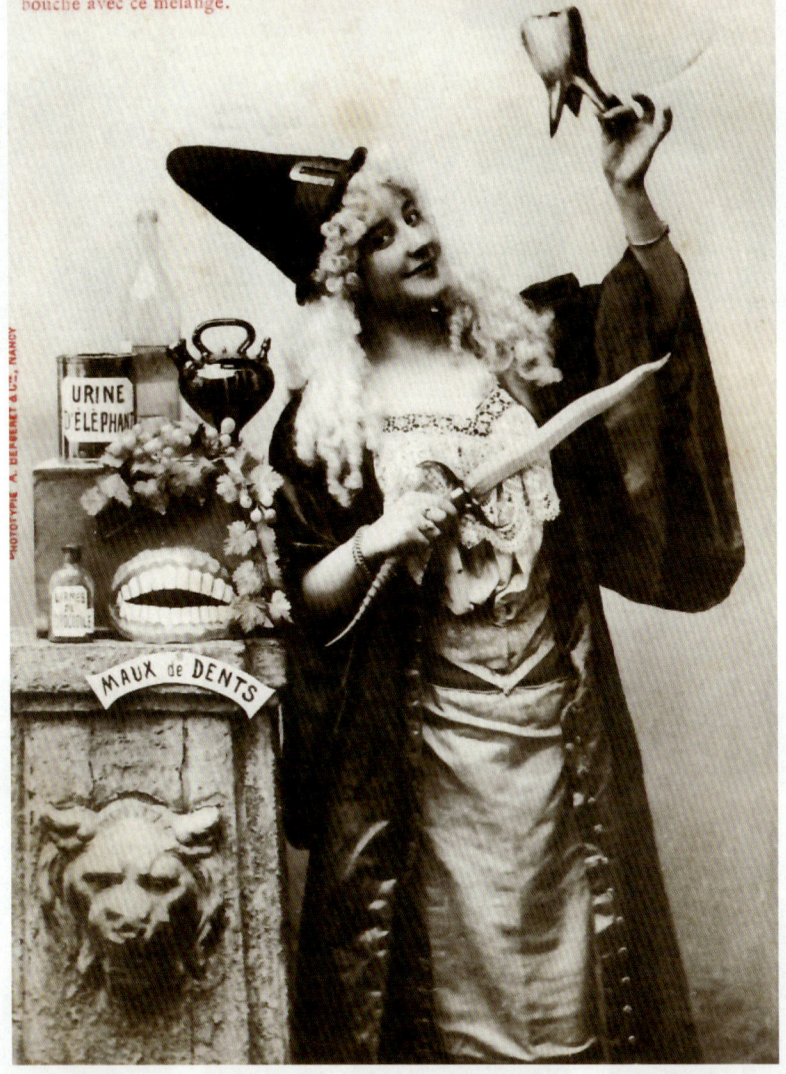

図13－40　可愛いアルベルティーヌ嬢の調剤（赤字部分の訳）

歯痛止め。短く中段に強力な鎮痛剤は最良の薬。でも，その薬の使用を望まない方々にお勧めは以下の事。プレーム山(＊)の雪を溶かした水を手に入れ，それに数滴の象の尿とワニの涙３滴を加える。この混合液で口をゆすぐ。うしろの台の上には象の尿が置いてある

（＊）プレーム山

西インド諸島，フランス領マルチニック島北部の火山

第13章 歯科に関係する絵画・人形・写真

《歯科人形》

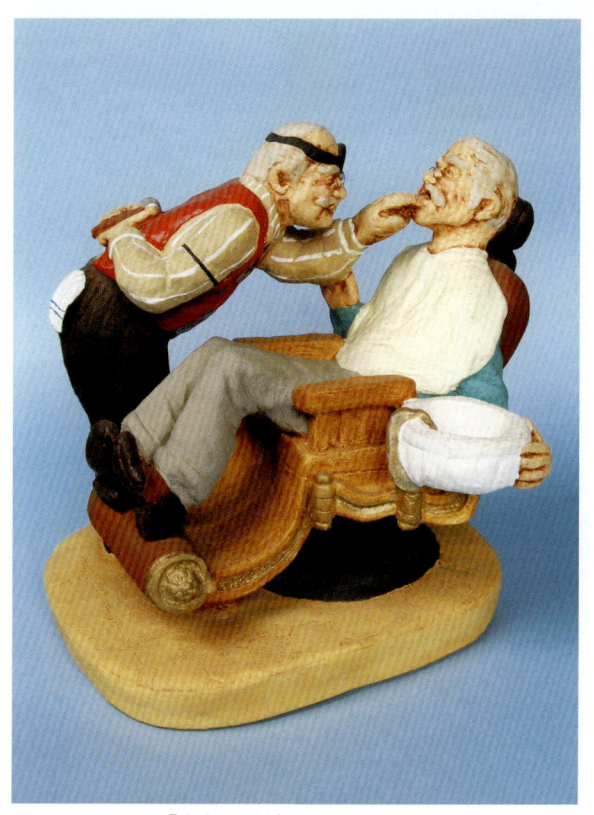

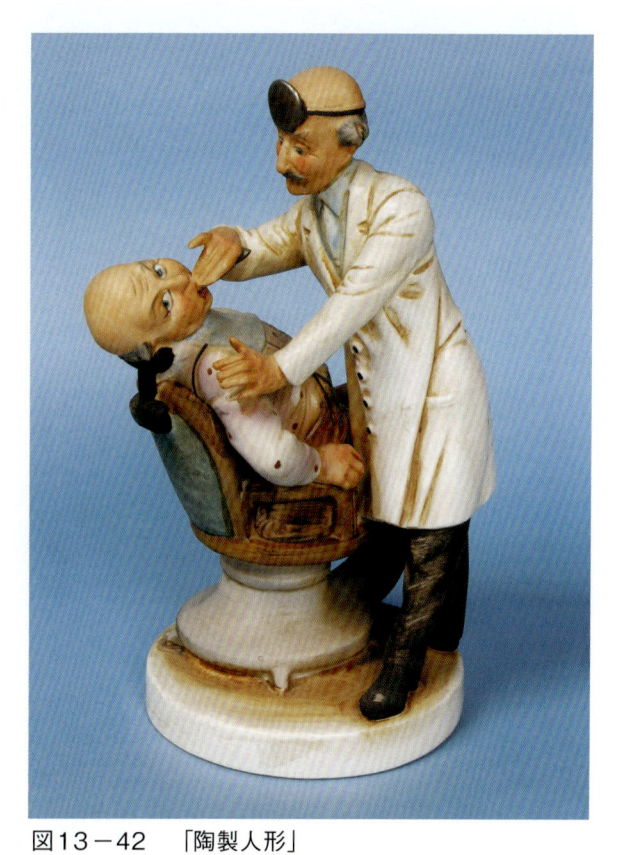

図13-41 「陶製人形」
Laurel Mareo作　062/500　26×24cm
神奈川県歯科医師会「歯の博物館」所蔵

図13-42 「陶製人形」
22×23cm
神奈川県歯科医師会「歯の博物館」所蔵

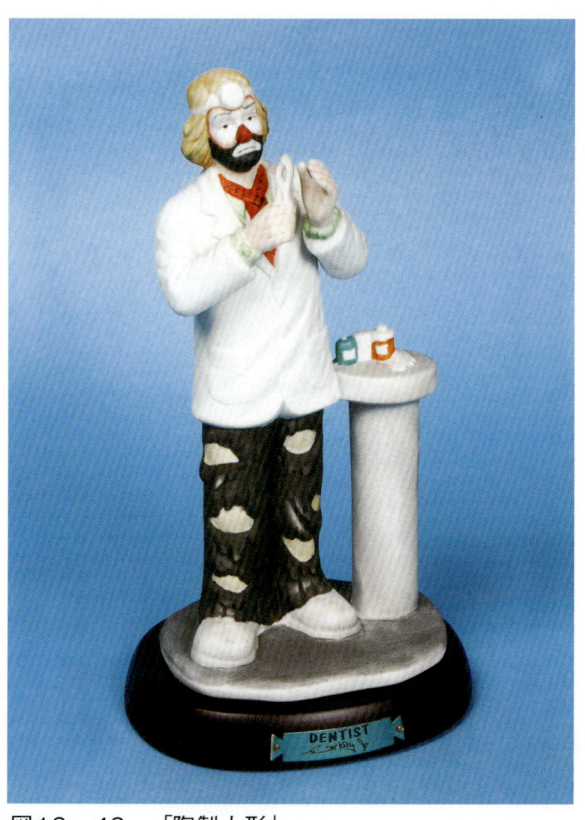

図13-43 「陶製人形」
マレーシア　Flawbro社製　23×11cm
神奈川県歯科医師会「歯の博物館」所蔵

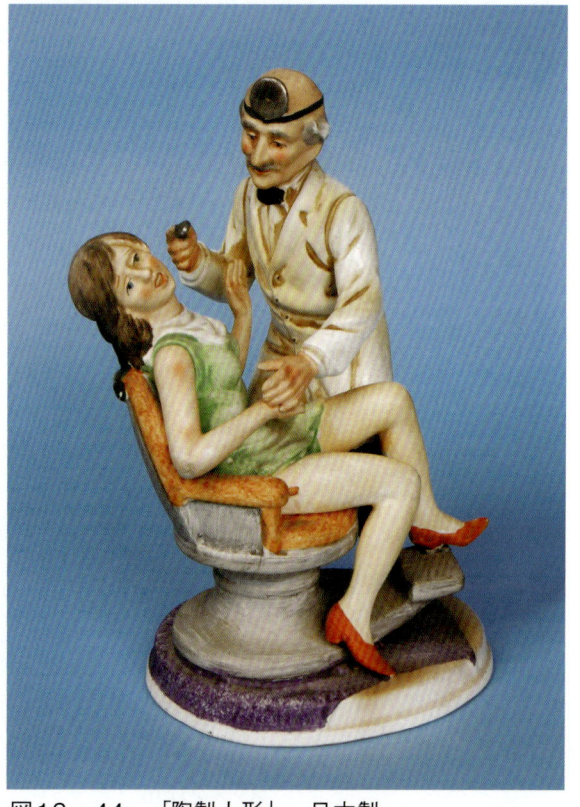

図13-44 「陶製人形」　日本製
22×13cm
神奈川県歯科医師会「歯の博物館」所蔵

369

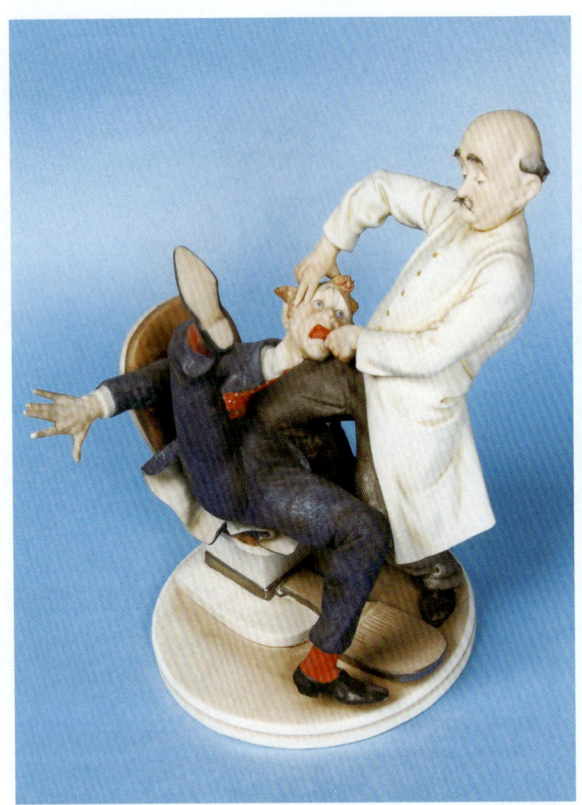

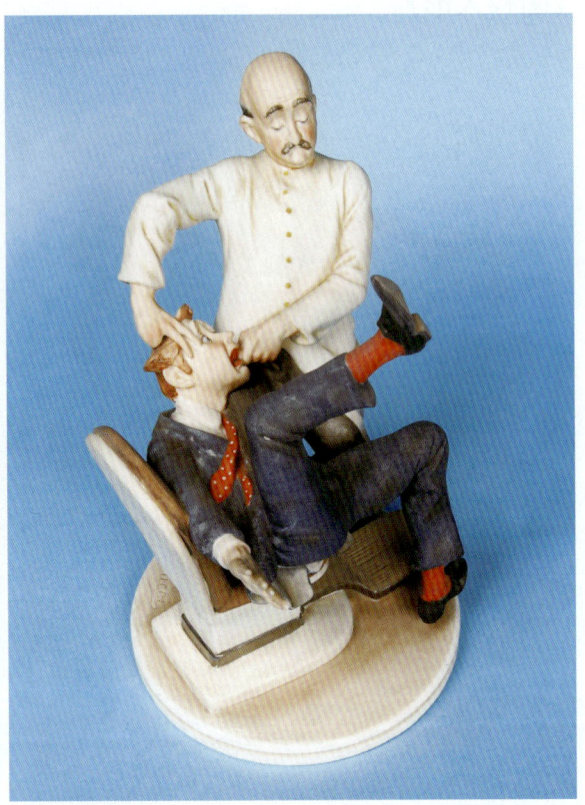

第13章 歯科に関係する絵画・人形・写真

図13-45 「陶製人形」 Pucci社製 20×22cm
神奈川県歯科医師会「歯の博物館」所蔵

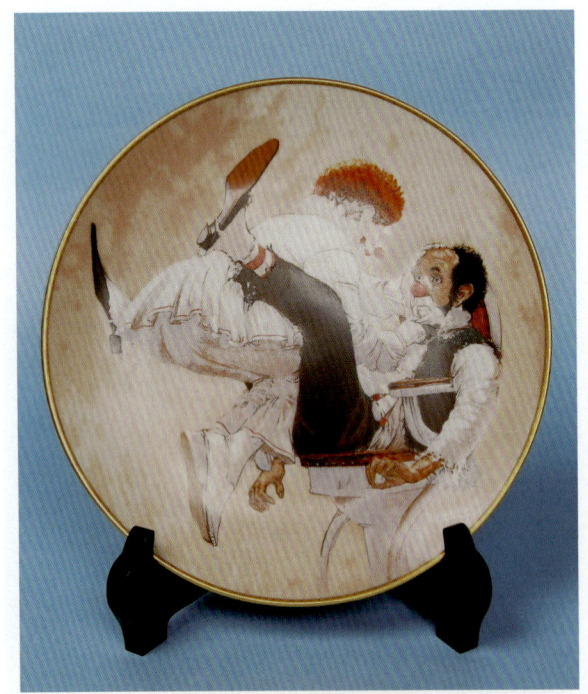

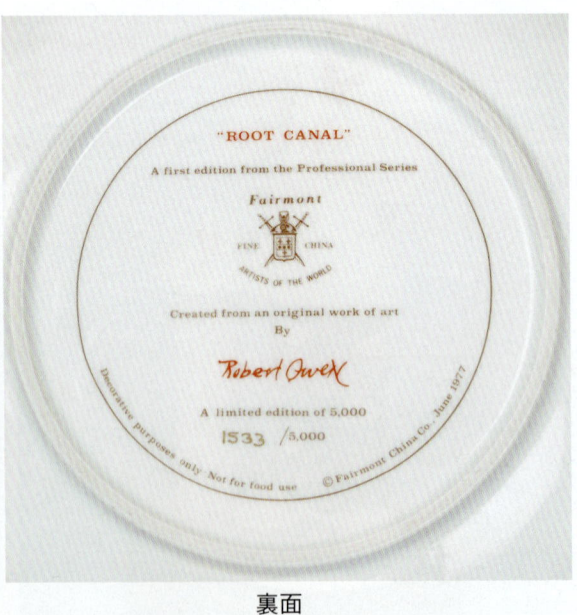

図13-46 「皿」 裏面
題名 Root Canal（歯根の神経管） 1977年6月
Robert Owen作 1533/5000
21×21cm

神奈川県歯科医師会「歯の博物館」所蔵

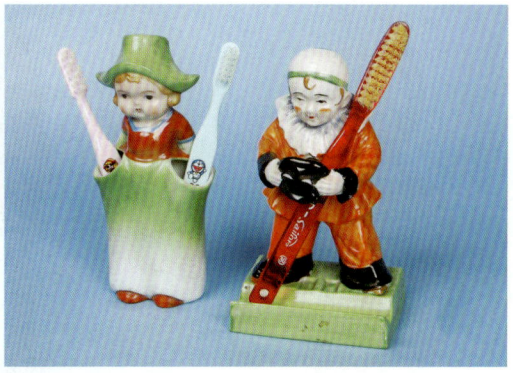

第13章 歯科に関係する絵画・人形・写真

図13-48 「歯ブラシ立て人形」
左：14.5×7cm
右：14.5×8cm
陶材　MADE IN occupied JAPAN
1945～1952年
（太平洋戦争敗戦後占領下の日本で作られたもの）

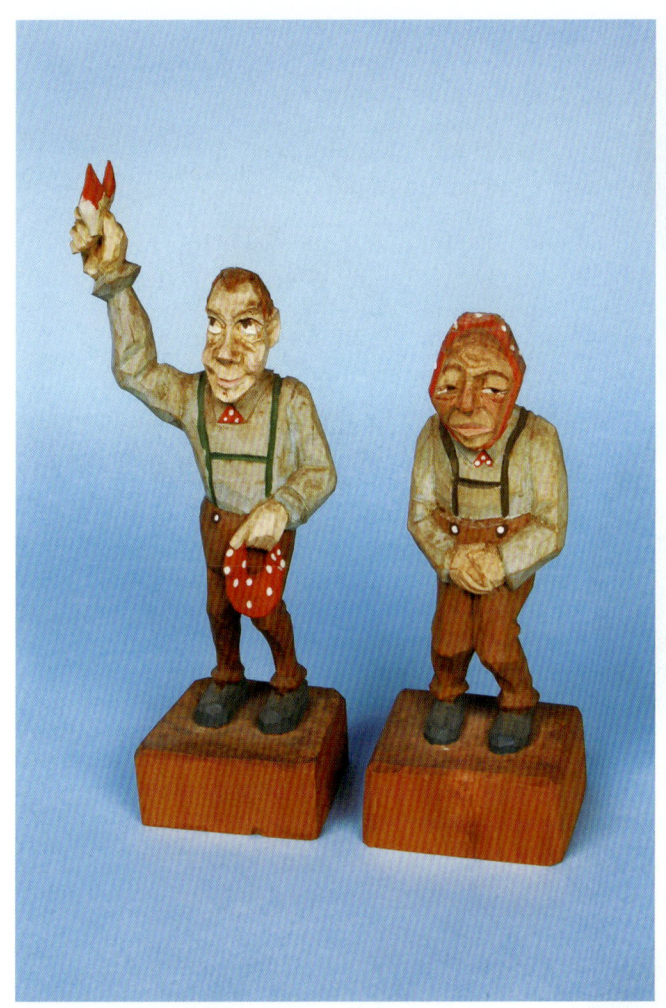

図13-47 「木彫り人形」　手彫り
Dserammer Gall作
左：18×6cm　右：15×5cm
神奈川県歯科医師会「歯の博物館」所蔵

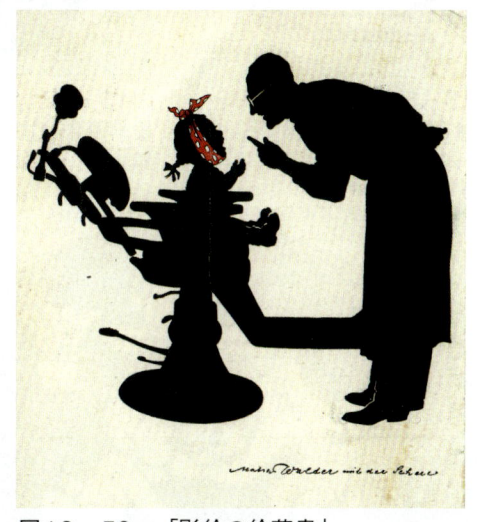

図13-50 「影絵の絵葉書」
14.7×10.5cm

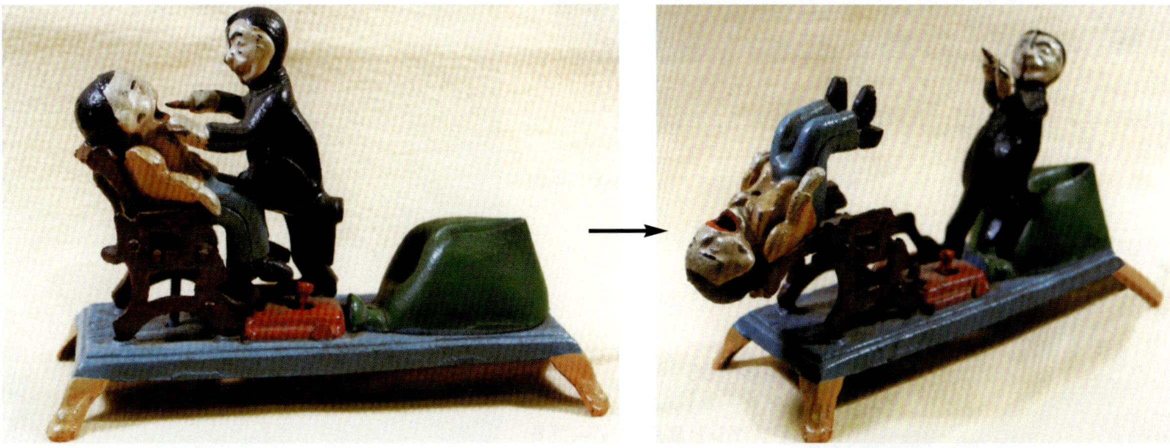

図13-49 「抜歯貯金箱」　鉄製
お金を入れると左図の患者が右図のように倒れる
台湾製　16×24×9.5cm
神奈川県歯科医師会「歯の博物館」所蔵

371

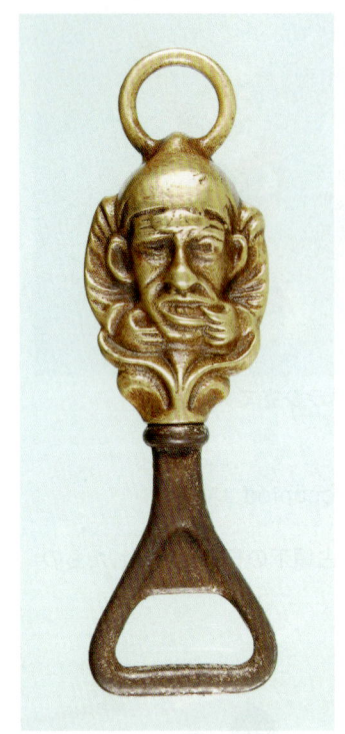

第13章 歯科に関係する絵画・人形・写真

図13-51 「栓ぬき」
真鍮と鉄　ヨーロッパ
13×4cm

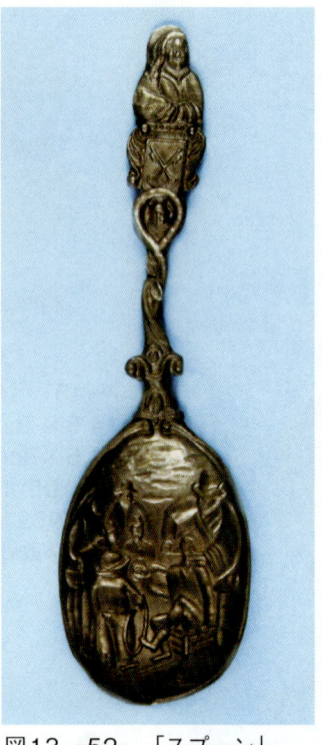

図13-52 「スプーン」
抜歯風景が描かれている
錫（製）　ヨーロッパ　18cm

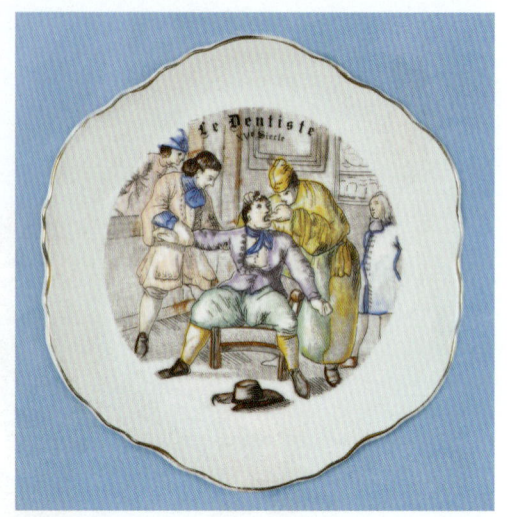

図13-53 「絵皿」
歯科治療をモチーフにした絵皿
直径18.4cm

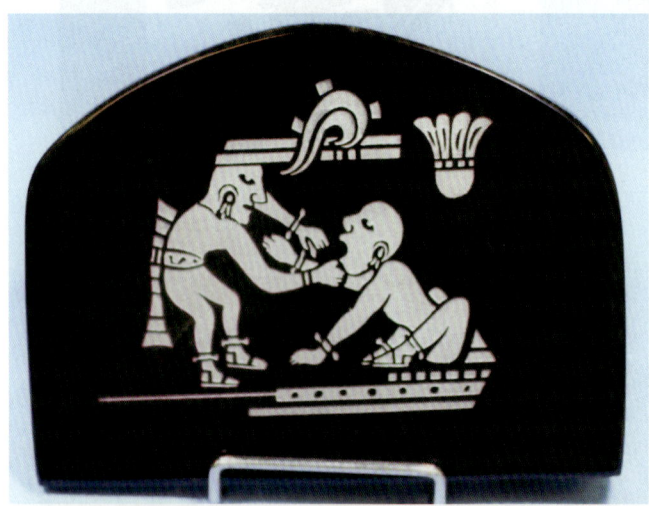

図13-54 「マヤ文化」　石材　メキシコ
1991年11月6日製　JOYERIA ROPA ARTS製
12×15cm

神奈川県歯科医師会「歯の博物館」所蔵

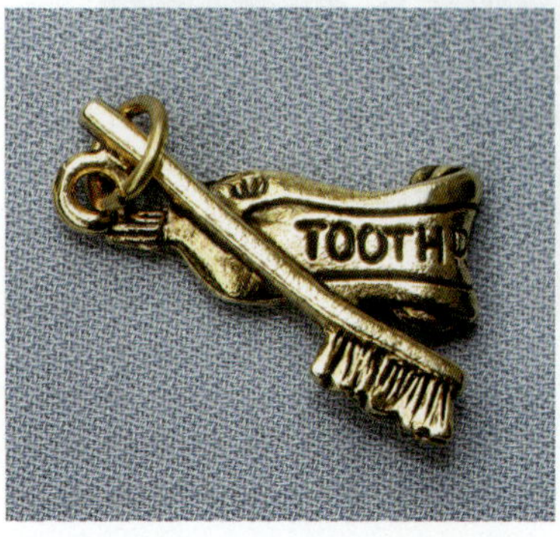

図13-55
「チャーム」
歯ブラシと歯磨チューブを
デザインしたチャーム
アメリカ
2.5×0.8cm
年代不明

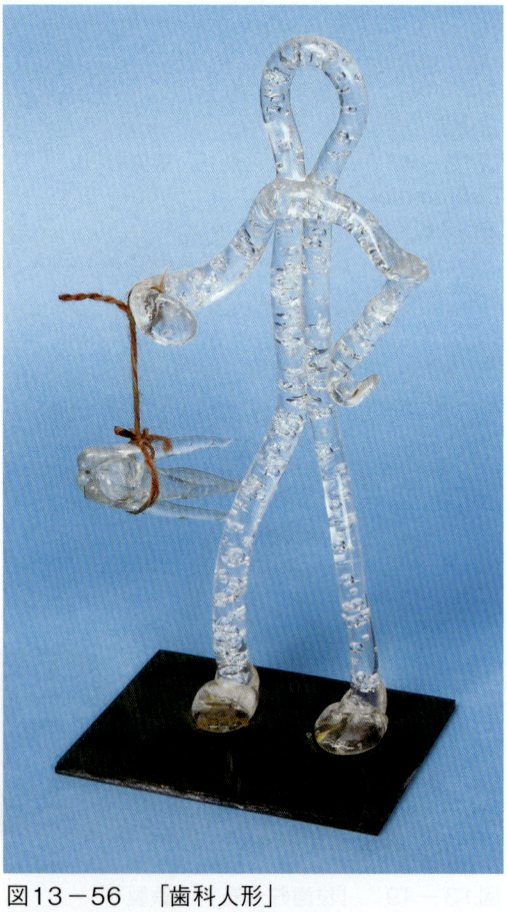

図13-56 「歯科人形」
材料プラスチック　アメリカ製
19×9cm

神奈川県歯科医師会「歯の博物館」所蔵

第13章 歯科に関係する絵画・人形・写真

《子供の歯医者さんごっこ》

子供の歯医者さんごっこ
1888年1月1日　フランス

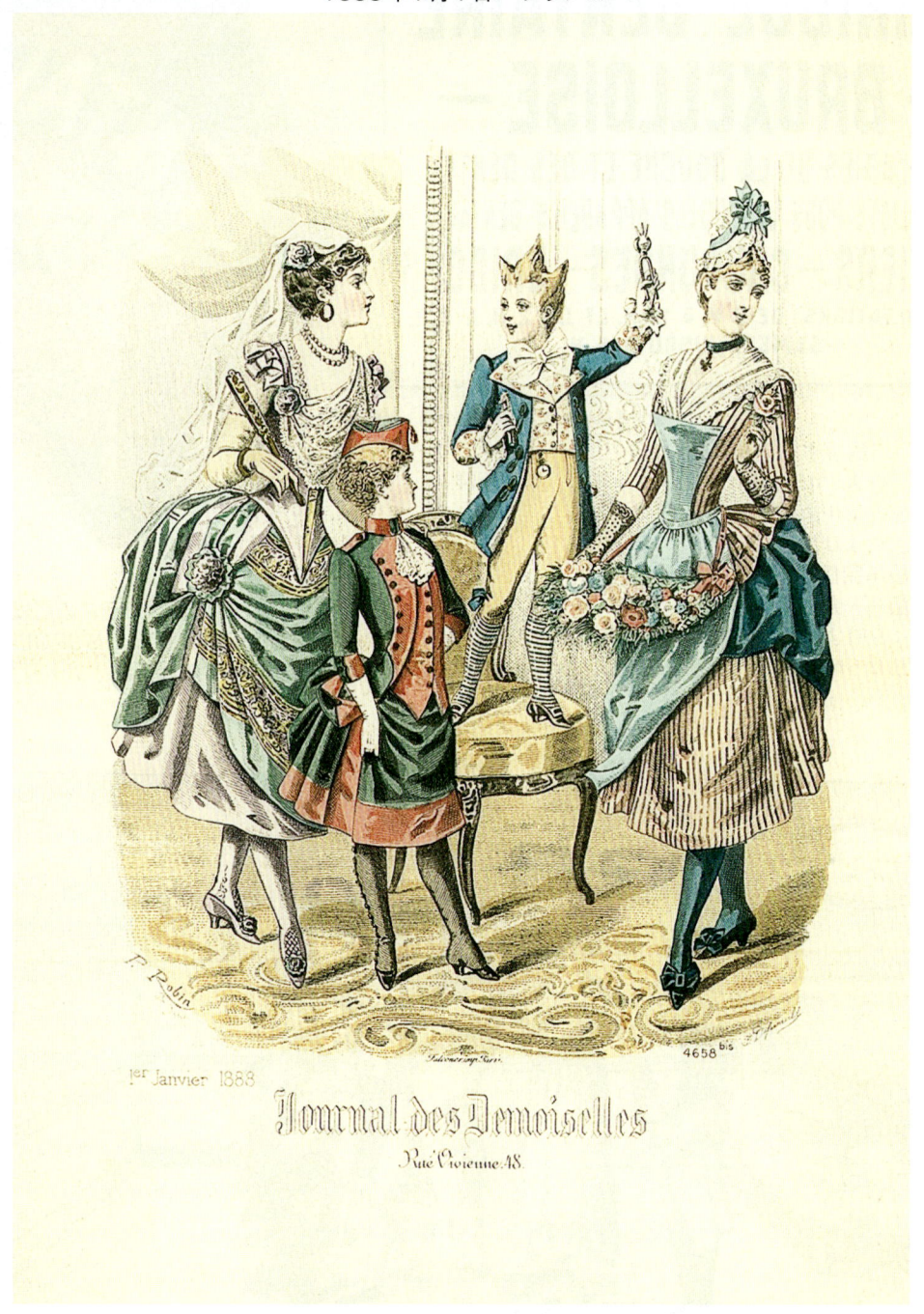

図13－57　「令嬢新聞（ニュース）」P. Robin　33×24cm
1月1日元旦に，盛装の上流社会の姉妹，姉弟。男の子は，当時貴重品の時計を下げ，椅子の上に乗り，左手には歯科医が歯を抜くとき使う抜歯鉗子（ヤットコ）の玩具を持ち大きな歯を挟み，高々と上げている。右手にも歯抜き道具のようなものを持っているようだ。贅沢な新しいファッションと贅沢な生活を想像させる

第13章　歯科に関係する絵画・人形・写真

《歯科診療所の看板》

神奈川県歯科医師会「歯の博物館」所蔵

図13－58　「鉄板ホーロー看板」
鉄板ホーロー引き　45×64cm　フランス語　年代不詳
内容：ブリュッセル歯科クリニック
　　　口内炎および虫歯
　　　歯科設備完備　専門医
　　　入れ歯――金属冠――ブリッジ
　　　診療：9時より12時，2時より7時
　　　土曜日は5時まで
　　（註：ブリュッセルはベルギーの首都）

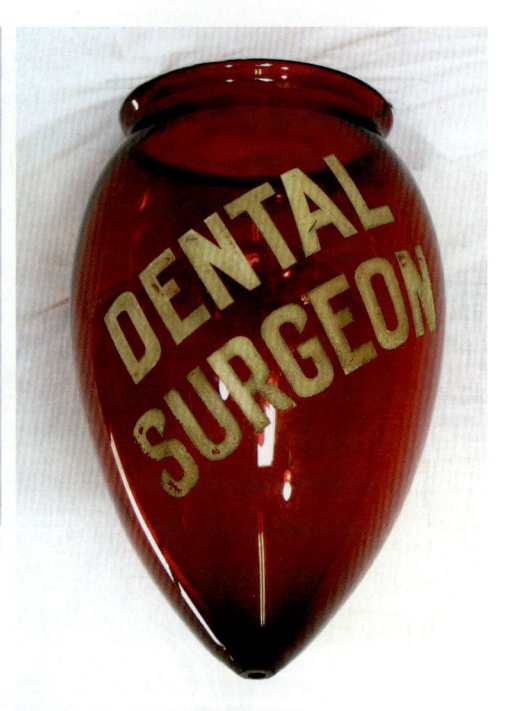

図13－59　「赤いガラスの門燈電球看板」
歯科外科医　DENTAL SURGEON
35×24cm　年代不詳　アメリカ

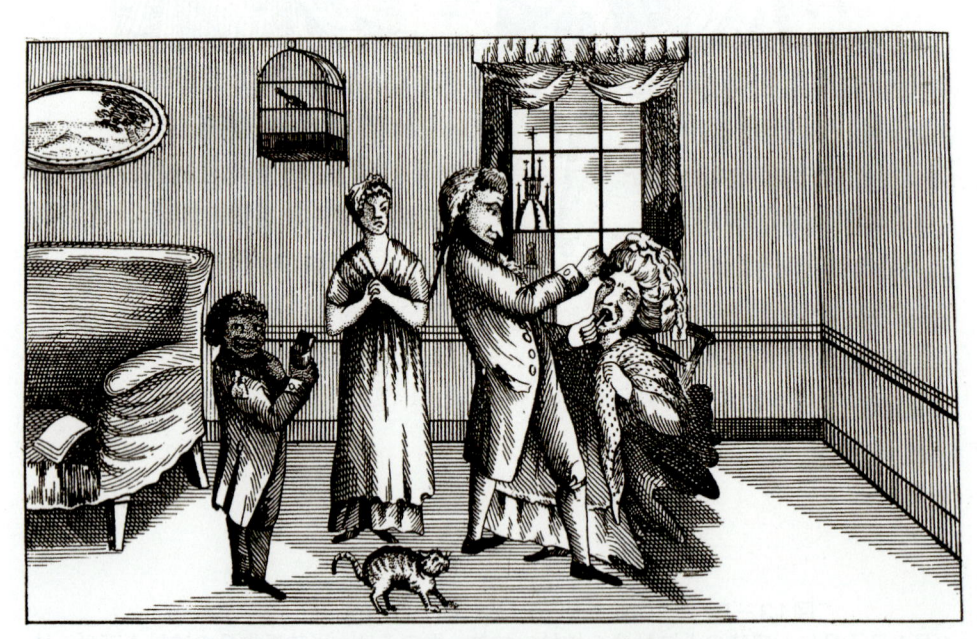

「街の歯抜き屋」

図13－60
作者不詳18～19世紀の一般的な光景だろう
歯鍵で婦人の歯を抜いている　22×13.5cm

374

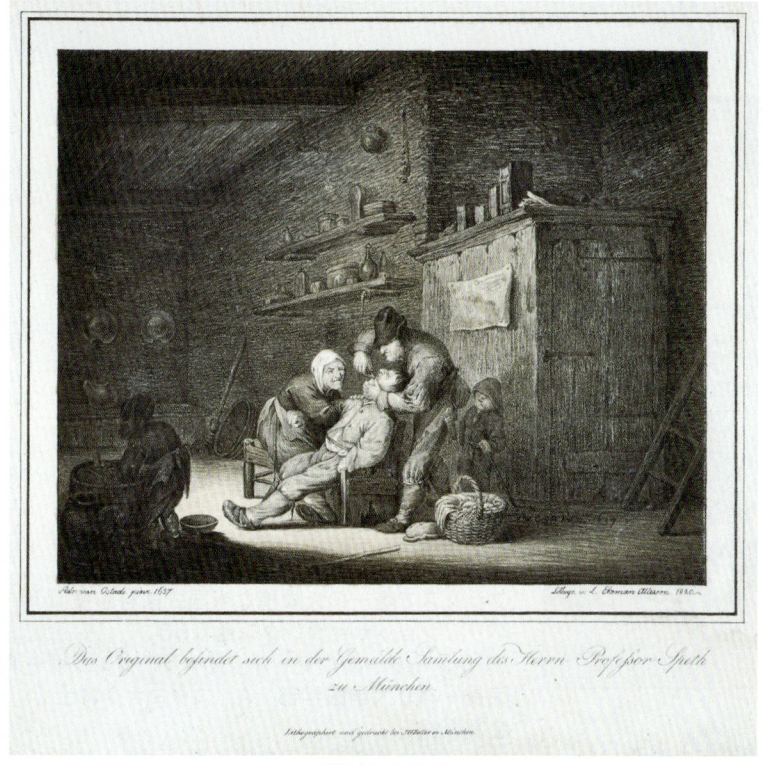

第13章　歯科に関係する絵画・人形・写真

「歯抜き屋」

図13-61
薄暗い部屋の中で患者の顎を押さえ歯を抜こうとする歯抜き屋，痛みをこらえる患者の右腕を抱え心配そうに見ているのは患者の母親か，歯抜き屋の後ろには患者の子供であろうか　父親の様子を怖々と見ている
ドイツ　29×30cm　1637年

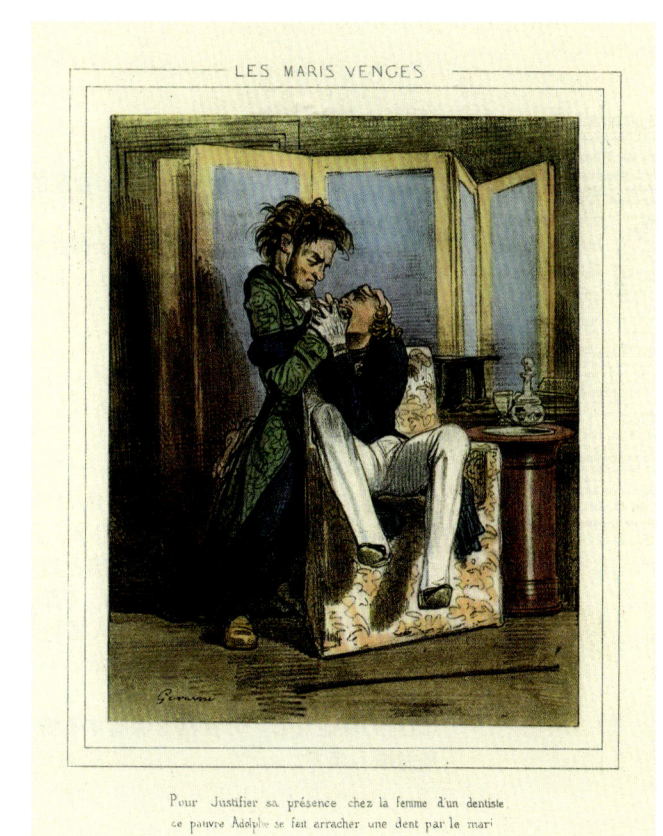

「歯医者の夫の復讐」

図13-62
シュルピス・ギョーム・ガヴァルニ
（通称　シュヴァリエ）1804～1866年
歯科医の妻の部屋にいた事を正当化するため哀れにもアドルフは夫である歯科医に自分から進んで歯を1本抜いてもらった
フランス　20×15cm

375

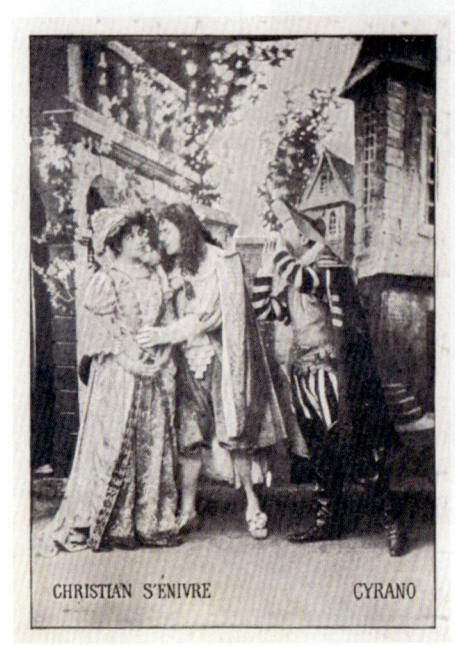

第13章 歯科に関係する絵画・人形・写真

図13-63
「歯科診療所広告のカードの表面」
カードの絵は有名な芝居『シラノ・ド・ベルジュラック』の1シーンを題材としている
フランス　10.5×7.5cm

図13-64
「歯科診療所広告カードの裏面」
フランスで唯一の大規模な米国式歯科診療所
パリ，ショッセ＝ダンタン通り50
（グラン・ブールヴァール，オペラ，サンラザール駅近く）
院長—パリ大学医学部　A，コタマナク博士
金製義歯
プラックや義歯固定用の鉤を用いずまた抜歯せず，
50フランより　万全見積書に基づき保証
混同なきこと
診察は毎日，無料　午前9時より午後6時，日曜及び祝祭日は正午まで
支払いは簡便
英語，ドイツ語，イタリア語，スペイン語が通用

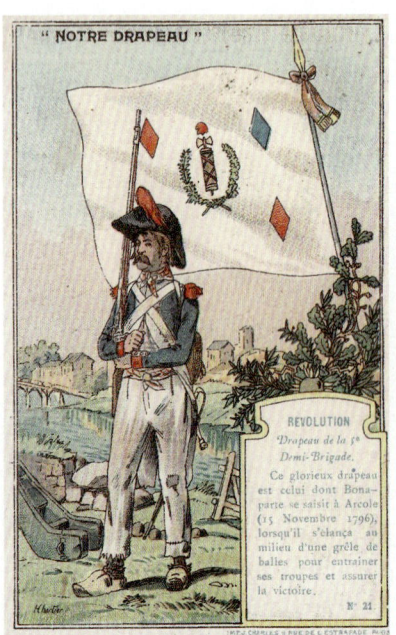

図13-65
「歯科診療所広告のカードの表面」
フランス　11.5×7.5cm

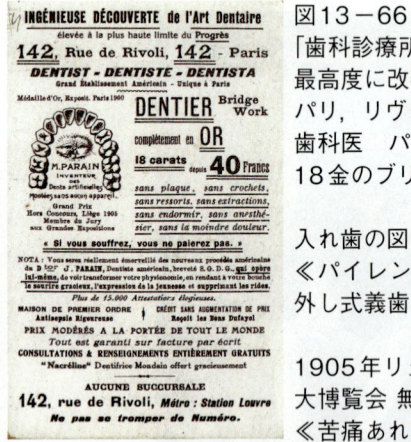

図13-66
「歯科診療所広告カードの裏面」
最高度に改善された「歯科技術の独創的発見」
パリ，リヴォリ通り142
歯科医　パリで唯一の大規模な米国式診療所
18金のブリッジ式義歯　40フランより

入れ歯の図の中には
≪パイレン氏　いかなる器具も用いず　取り外し式義歯の考案者≫と書いてある

1905年リェージュ
大博覧会　無鑑査出品者　審査委員
≪苦痛あれば料金の支払いは無用≫
注記—あなたの口元に上品な微笑と若々しい表情を取り戻させ，しわを無くして顔の表情を変えるのを見れば，アメリカ人歯科医　J・パイレン博士のアメリカ式新技法にあなたはきっと驚嘆されるはずです。S・G・D・G（政府の保証なし）の資格を保有する博士が自ら治療します

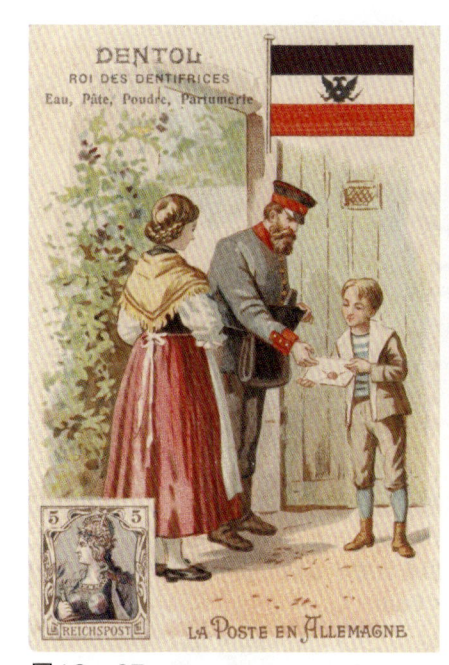

第13章 歯科に関係する絵画・人形・写真

図13-67
「歯磨剤の広告カードの表面」
フランス　10.5×7cm

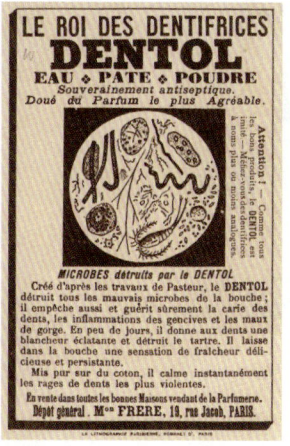

図13-68
「歯磨剤の広告カードの裏面」
数ある歯磨剤の王
デントル　液体，練り歯磨，粉末，完璧な防腐性　世にも快い芳香あり
デントルが退治する細菌（中央に書かれた絵）
デントルはパストゥールの研究に基いて作られたもので，口内のあらゆる細菌を退治し虫歯を防ぎ，虫歯を確実に治します。これを綿に浸すと，どんなに激しい歯痛もたちまち治まります。香水を販売する全ての店で販売中

細菌の絵の右横には『注意！デントルは全ての良品と同様に模造品あり，一多少ともまぎらわしい名の歯磨剤にはご用心』と書かれている

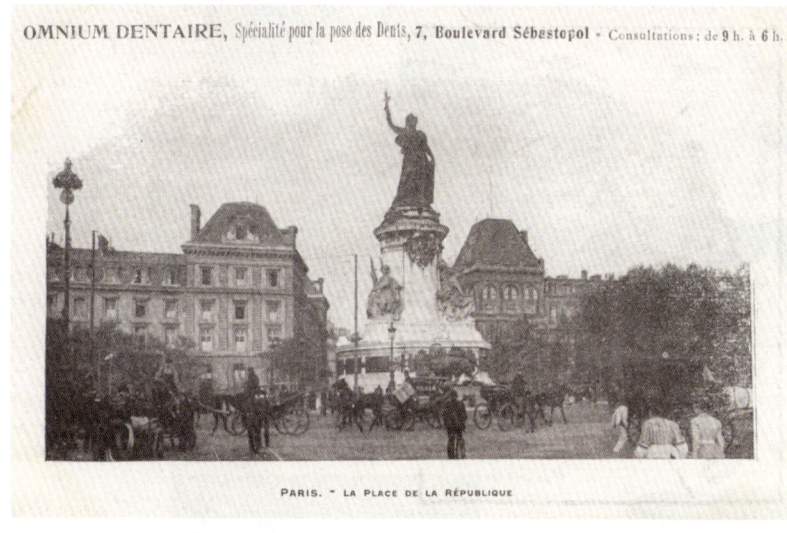

図13-69
「歯科診療所広告の絵葉書の表面」
絵葉書の表面
歯科一般　歯のケア専門
セバストポール大通り7番地
診察：9時より6時
（絵葉書の彫像のある広場はこの歯科医院の最寄りの広場（レピュブリック広場）である）

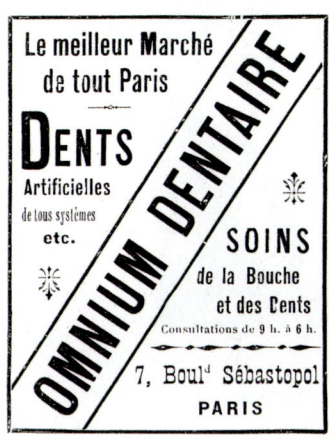

図13-70
「歯科診療所広告の絵葉書の裏面」
パリ中で最安値
あらゆる方式の入れ歯や歯のケア
診察9時より6時　セバストポール大通りパリ
斜めに引かれた線内には"歯科一般"と書かれている
フランス　9×14cm

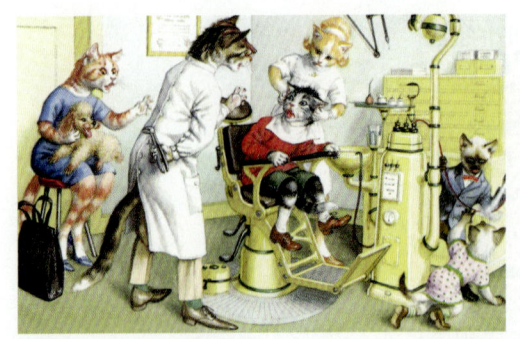

第13章　歯科に関係する絵画・人形・写真

図13-71　「絵葉書」
猫の歯科医と患者
8.5×13.5cm

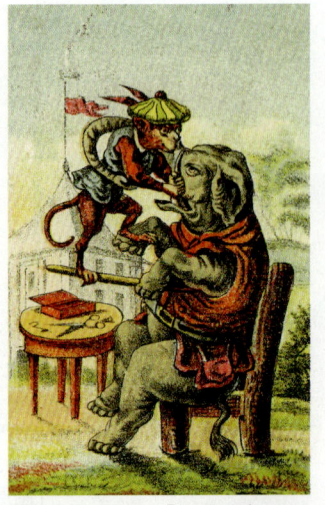

図13-72　「カード」
象の歯を治療する猿の歯科医
9.3×6cm

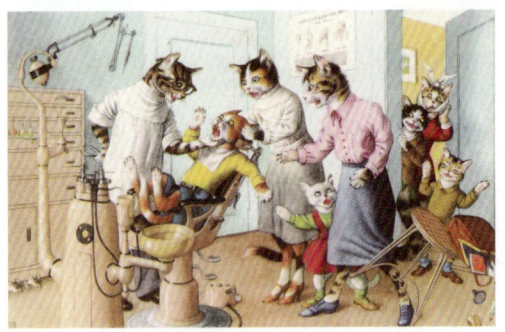

図13-73　「絵葉書」
猫の歯科医と患者（葉書裏面には1959年の消印有り）
8.7×14cm

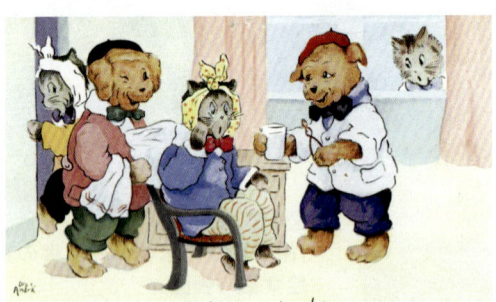

図13-74　「絵葉書」
犬の歯科医と猫の患者
9×14cm

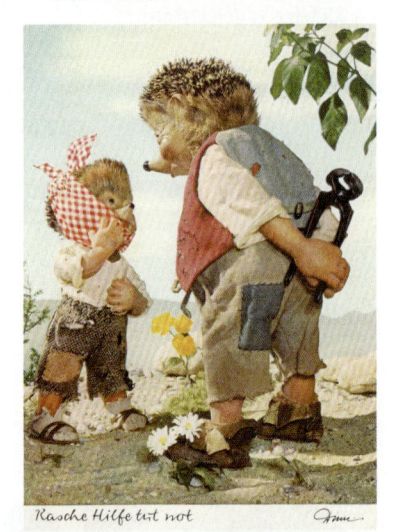

図13-75　「絵葉書」
モグラの親子（抜歯は痛くないからと安心させている親モグラ，後ろには大きなヤットコが見えている
15×15.5cm

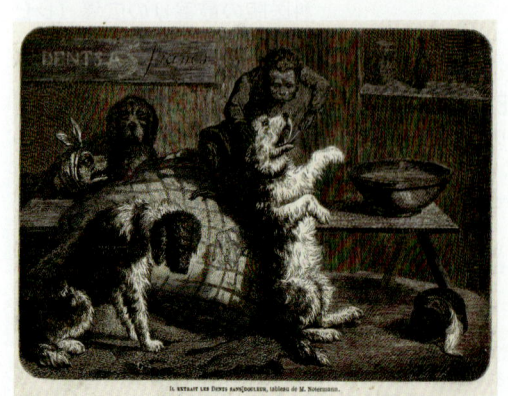

図13-76　「挿絵の世界」
彼は苦もなく歯を抜く
≪壁には治療代は5フランと書いてある≫
フランス　16.5×22.5cm　1863年

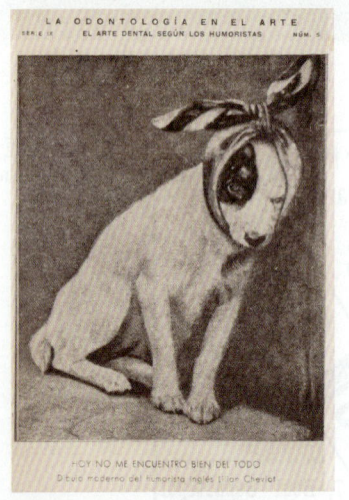

図13-77　「絵葉書」
歯痛の犬

378

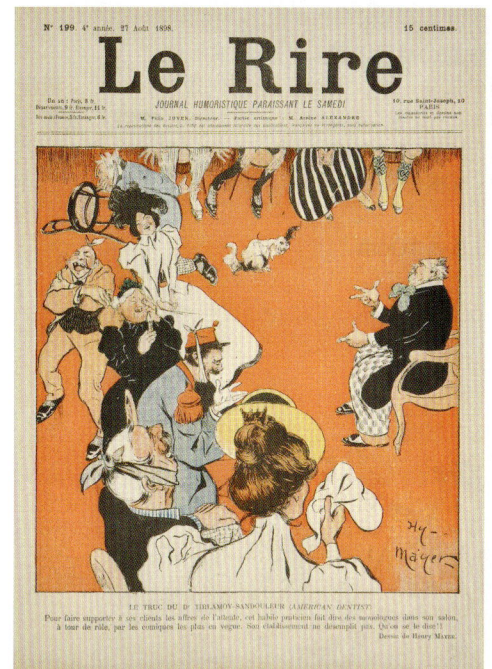

第13章　歯科に関係する絵画・人形・写真

図13-78　「Le Rire（笑い）」土曜日刊行のユーモラスな新聞
ティアラモイ・サンダラー博士（米国の歯科医）
この腕のいい歯科医は患者たちに待ち時間の苦痛を我慢させるため，人気絶頂の喜劇役者たちに待合室で順番に独り言を言わせる。彼の診療所はいつも患者でいっぱいだ。誰しも大いに独り言を言い合うべきである。
≪絵の右側が喜劇役者，左側と上に見える人々は，笑い転げる患者たち≫
フランス　23.3×31cm　1898年8月27日発行199号

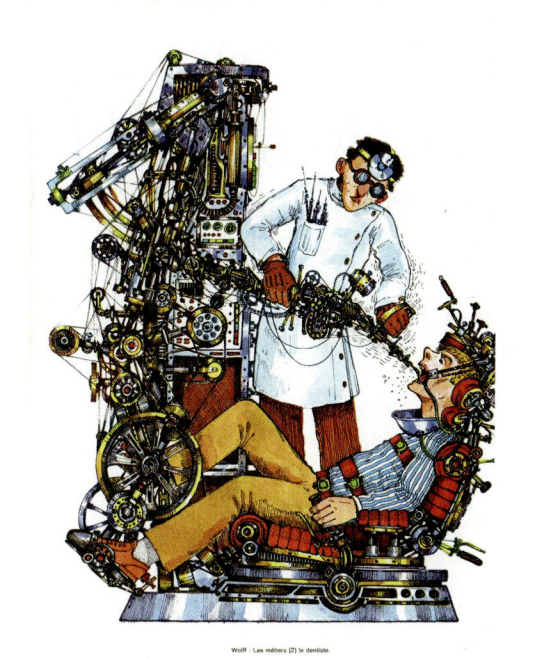

図13-80　「イラスト画」
機械屋歯科
31×23cm

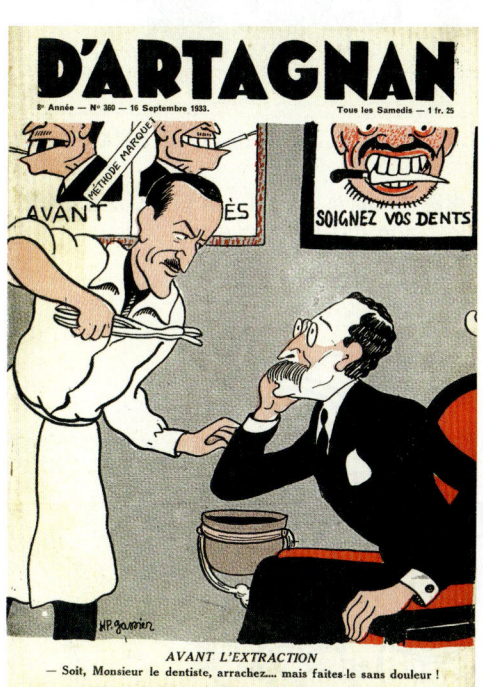

図13-79　「ダルタニアン」
抜歯を前にして　『まあ，いいでしょう，先生，歯を抜いてください。でも，痛くないように抜いてくださいよ！』
後ろの壁の絵には，左側に治療前と治療後，右側に"あなたの歯の治療をすべし"と書いてある
フランス　29.5×21.5cm
D'ARTAGNAN誌（毎日曜日発行の雑誌）
1933年9月16日発行

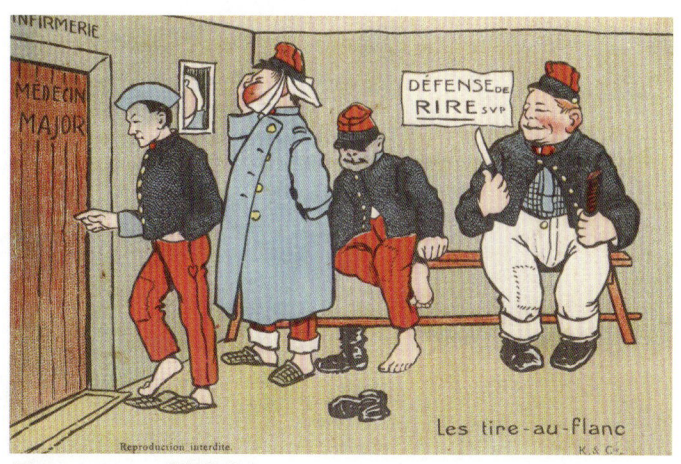

図13-81　「絵葉書」
待合室
8.5×14cm

379

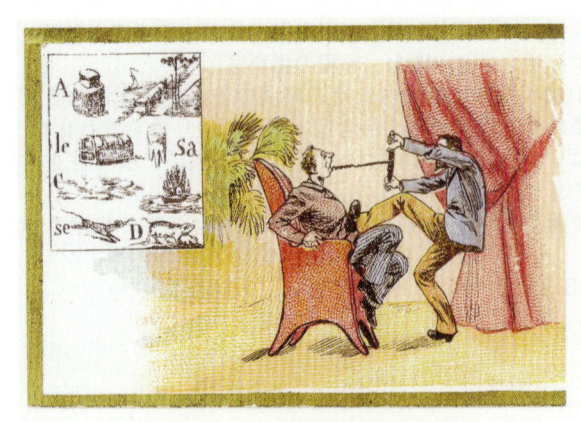

第13章　歯科に関係する絵画・人形・写真

図13-82　「カード」
表面の絵は抜歯の様子を描いたカード
裏面は靴屋の広告（F，ピネ　靴総代理店　パリ　靴屋レピュブリック広場44番地・・）だが，左端に縦書きで『病魔はその根源を絶て，そうすれば退治出来る』と書いてあり，『根源を絶て』とは悪い歯の抜歯だと思われる
フランス　6.5×10cm

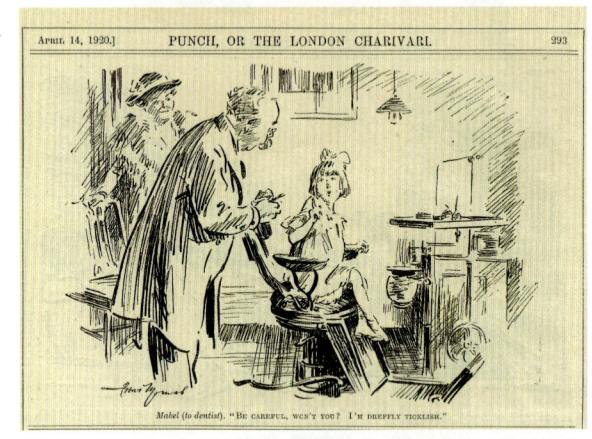

図13-83　「PUNCH, OR THE LONDON CHARIVARI」
メイベル（歯医者に向かって）「注意してくださいね。私ってすごく　くすぐりたがりやなの」
イギリス　11.5×18cm　1920年

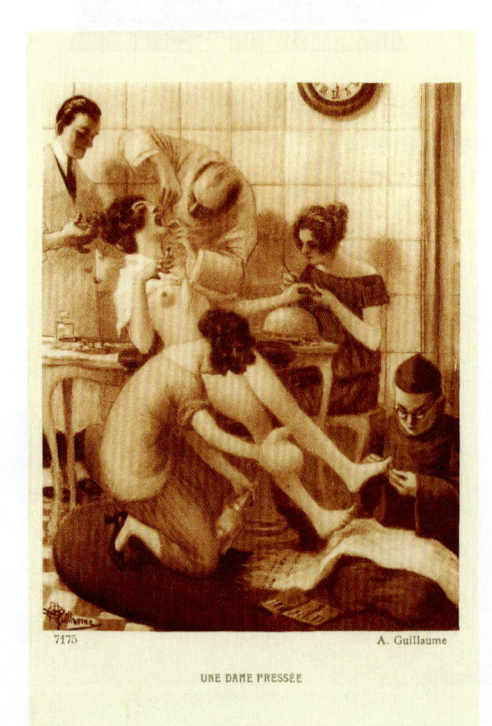

図13-84　「絵葉書」
全身美容
14×9cm

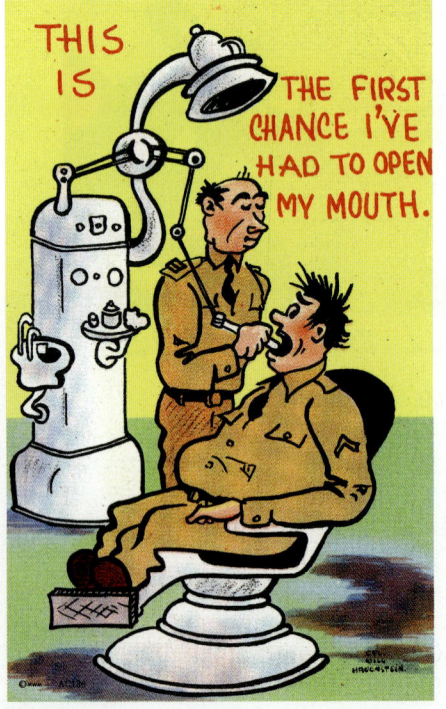

図13-85　「絵葉書」
歯医者で初めて治療を受ける患者
患者は不安にかられている
14×8.5cm

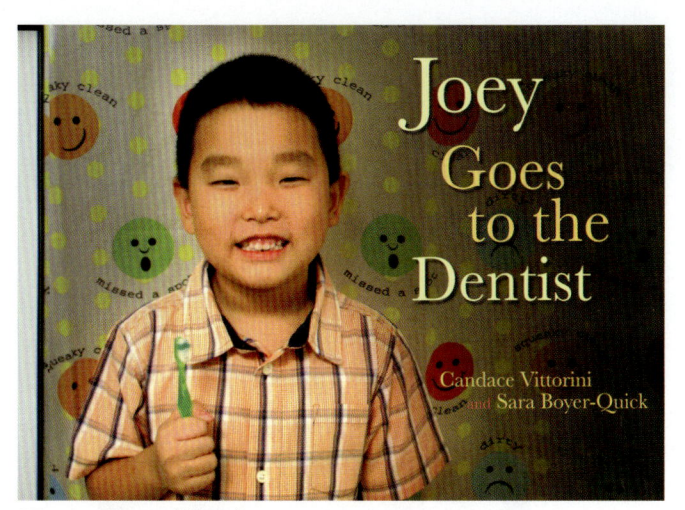

第13章　歯科に関係する絵画・人形・写真

図13-86　「絵本」
歯医者に行こう
29×32cm

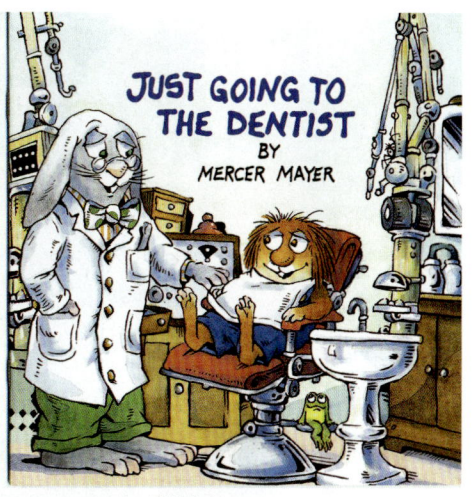

図13-87　「絵本」
歯医者に来たよ
20×20cm

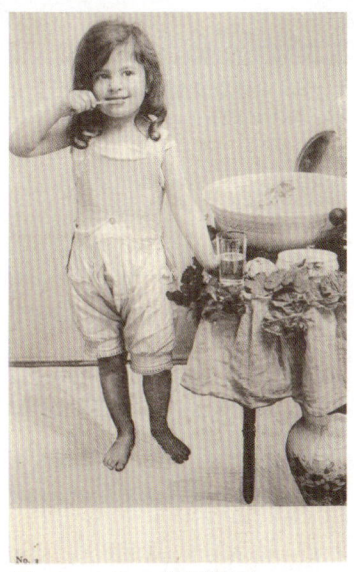

図13-88　「絵葉書」
13.5×8.5cm

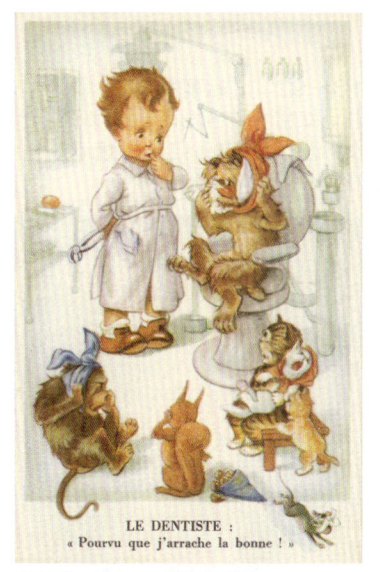

図13-89　「絵葉書」
14×9cm

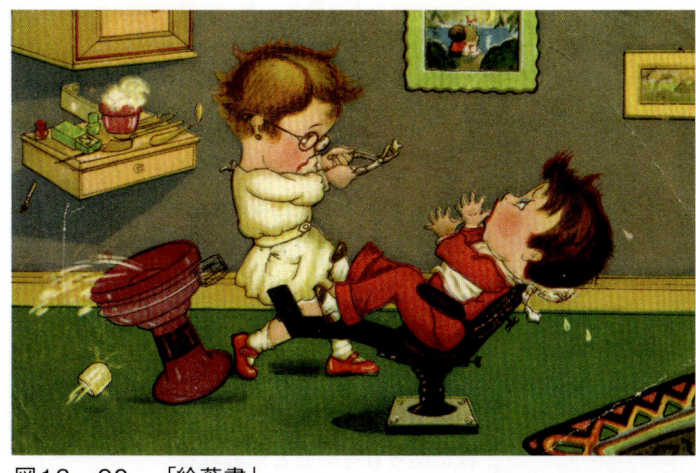

図13-90　「絵葉書」
9×14cm

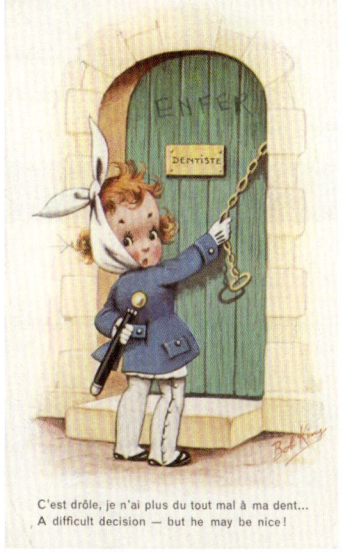

図13-91　「絵葉書」
14×9cm

381

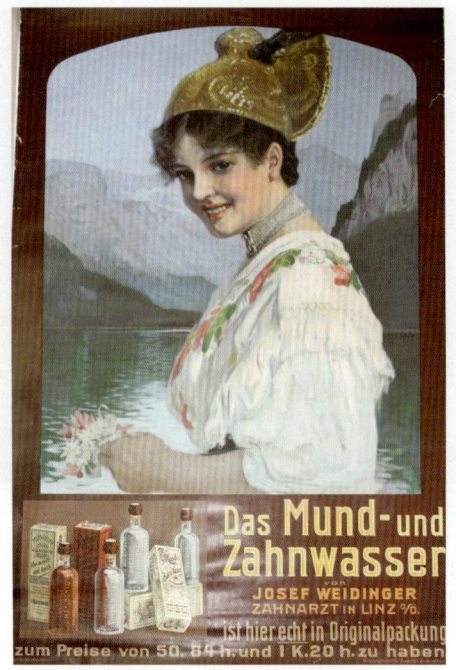

第13章 歯科に関係する絵画・人形・写真

図13-92　「絵葉書」
きれいな歯を持ちたいと思う子供たちが
しなければならないこと（歯みがき）
フランス　14×9cm

図13-93　「うがい薬ポスター」
ドイツ　90×60cm

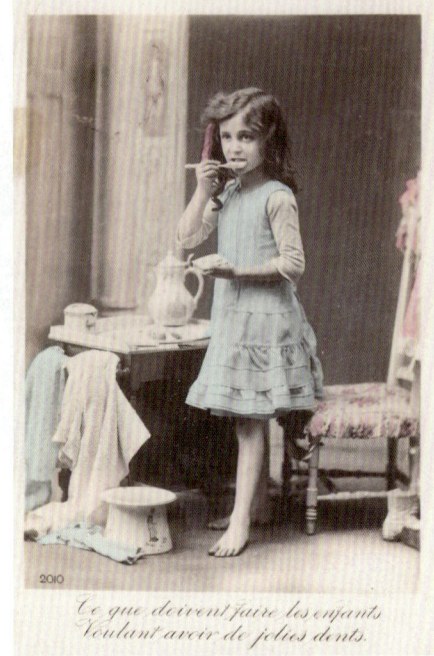

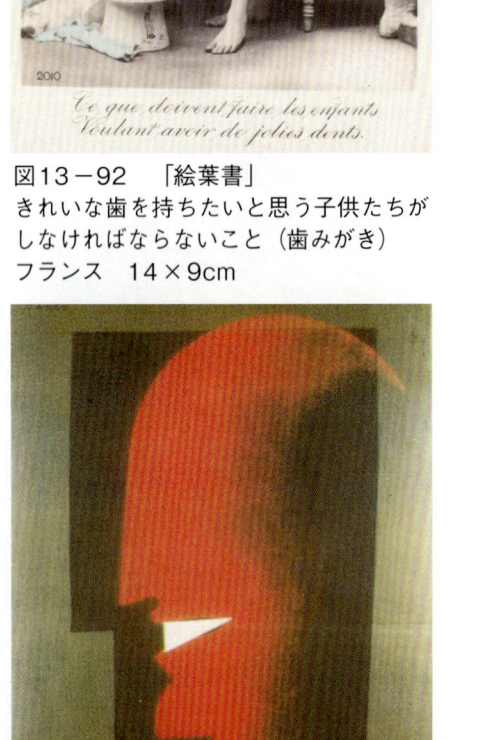

図13-94　「絵葉書」
15×10.5cm

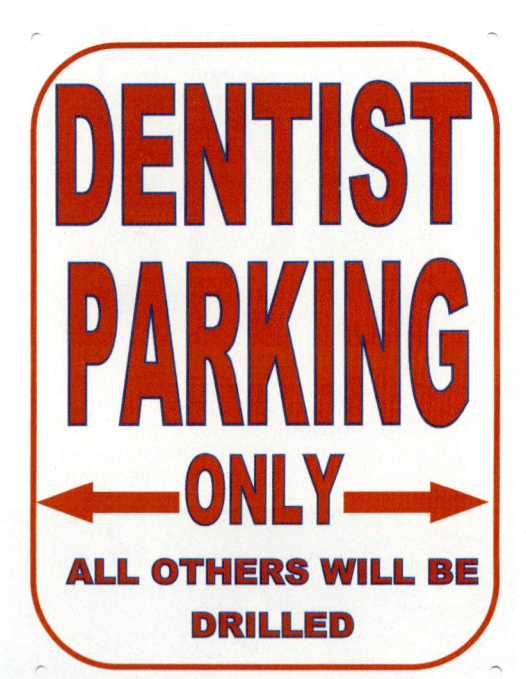

図13-95　「歯科医院駐車場看板」
21×15cm

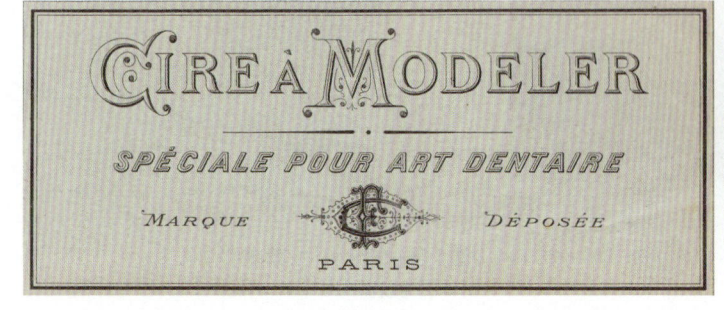

図13-96　「蝋 型と表示された荷札」
入れ歯の型を採るのに使用された蜜蝋の入れ
物に貼られていたと思われる
歯科技術に特有の・・登録（マーク）商標の
下にパリと書かれている
フランス　6.5×15.5cm

382

引用・参考文献

『愛児の歯を護れ』
　　　　　日本連合学校歯科医会　　1938（昭和13）年
『吾妻餘波』復刻
　　　　　国際貿易観光協会　　　　1959（昭和34）年
『朝日新聞重要紙面の七十五年』
　　　　　朝日新聞社　　　　　　　1954（昭和29）年
『醫（意）外史』　　　　　　　小池猪一
　　　　　日本小児医事出版社　　　1996（平成 8）年
『医学大辞典』改訂第10版
　　　　　南山堂　　　　　　　　　1973（昭和48）年
『医学の歴史』　　　　　　　　小川鼎三
　　　　　中央公論　　　　　　　　1967（昭和42）年
『醫術用図書』　　　　　　　　遠州屋十兵衛
　　　　　遠州屋十兵衛　　　　　　1877（明治10）年
『医心方』　　　　　　　　　　丹波康頼
　　　　　泉書房　　　　　　　　　2002（平成14）年
『一掃百態』復刻　　　　　　　渡辺華山
　　　　　全楽堂　　　　　　　　　1883（明治17）年
『入歯師』　　　　　　　　　　神津文雄
　　　　　長野郷土史研究会　　　　1977（昭和52）年
『入れ歯の文化史』　　　　　　笠原浩
　　　　　文芸春秋　　　　　　　　2000（平成12）年
『岩倉使節団の歴史的研究』　　田中彰
　　　　　岩波書店　　　　　　　　2002（平成14）年
『岩倉具視・国家と家族』　　　岩倉具視
　　　　　国際高等研究所　　　　　2006（平成18）年
『W.C.イーストレーキ先生傳』　今田見信
　　　　　歯苑社　　　　　　　　　1937（昭和12）年
『浮世絵にみる歯科風俗史』　　中原泉 他
　　　　　医歯薬出版　　　　　　　1978（昭和53）年
『浮世くらべ』復刻　　　　　　花咲一男
　　　　　　　　　　　　　　　　　1964（昭和39）年
『浮世風呂』　　　　　　　　　式亭三馬
　　　　　不明　　　　　　　　　　1809（文化 6）年
『江戸買物独案内』復刻　　　　花咲一男
　　　　　渡辺書店　　　　　　　　1972（昭和47）年
『江戸参府旅行日記』　　　　　ケンペル著　斉藤信訳
　　　　　木村書店　　　　　　　　1987（昭和62）年
『江戸神仏閣・願懸重寶記』復刻　萬壽亭正二
　　　　　国書刊行会　　　　　　　1987（昭和62）年
『江戸東京年表』　　　　　　　吉原健一郎・大濱徹也編
　　　　　小学館　　　　　　　　　1993（平成 5）年
『江戸東京風俗野史図絵』　　　伊藤晴雨
　　　　　国書刊行会　　　　　　　1971（昭和46）年
『江戸花街沿革誌』　　　　　　関根金四郎
　　　　　六合館弦巻書店　　　　　1894（明治27）年
『江戸繁盛昌記』　　　　　　　寺門静軒
　　　　　　　　　　　　　　　　　1831（天保 2）年
『江戸・明治時代の歯科と引札』　三木洋
　　　　　自費出版　　　　　　　　1987（昭和62）年
『江戸名所図絵』　　　　　　　伍重軒露月編
　　　　　　　　　　　　　　　　　1733（享保18）年
『江戸名物鹿子』復刻　　　　　奥村玉花子
　　　　　　　　　　　　　　　　　1733（享保18）年
『江戸名物川柳』復刻　　　　　花咲一男
　　　　　近世風俗研究会　　　　　1966（昭和41）年
『江戸名物狂詩』　　　　　　　方外道人
　　　　　　　　　　　　　　　　　1836（天保 7）年
『エピソードでつづる義歯の歴史』　J.Woodforde著　森隆訳
　　　　　口腔保健協会　　　　　　1988（昭和63）年

『絵本御伽品鏡』　　　　　　　作者不明
　　　　　　　　　　　　　　　　　江戸期
『絵本時世粧』復刻　　　　　　歌川豊国
　　　　　吉川弘文館　　　　　　　1916（大正 5）年
『小笠原流婚礼大道具』写本
　　　　　　　　　　　　　　　　　1830（天保元）年
『小笠原流躾方百ヶ條』　　　　作者不明
　　　　　尼屋貞次郎蔵版　　　　　1768（明和 5）年
『小笠原流諸礼調法記』　　　　堺屋新兵衛
　　　　　文精堂　　　　　　　　　1838（天保 9）年
『お歯黒の研究』　　　　　　　原三正
　　　　　人間の科学社　　　　　　1981（昭和56）年
『お歯黒のはなし』　　　　　　山賀禮一
　　　　　ゼニス出版　　　　　　　2001（平成13）年
『小幡英之助先生』　　　　　　今田見信
　　　　　医歯薬出版　　　　　　　1973（昭和48）年
『憶ひ出の博言博士』　　　　　イーストレーキ・ナオミ
　　　　　信正社　　　　　　　　　1936（昭和11）年
『女芸文三才図会』　　　　　　作者不明
　　　　　　　　　　　　　　　　　江戸期
『女手道具之図』写本　　　　　作者不明
　　　　　　　　　　　　　　　　　江戸期
『開化商売往来』　　　　　　　安保兼策編
　　　　　　　　　　　　　　　　　1879（明治12）年
『開国歯科医人伝』　　　　　　今田見信
　　　　　医歯薬出版　　　　　　　1973（昭和48）年
『外国紳士・滑稽實話』　　　　ワーリントン・イーストレーキ
　　　　　金刺書店　　　　　　　　1903（明治36）年
『解剖医ジョン・ハンターの数奇な生涯』
　　　　　　　　　ウェンディ・ムーア著　矢野真千子訳
　　　　　河出書房新社　　　　　　2007（平成19）年
『買物商売往来』復刻　　　　　花咲一男
　　　　　　　　　　　　　　　　　1962（昭和37）年
『香登お歯黒』
　　　　　香登お歯黒研究会　　　　1989（平成元）年
『家伝口科書』写本　　　　　　近藤蘭有國
　　　　　　　　　　　　　　　　　1808（文化 5）年
『家伝歯秘書』写本　　　　　　奥田秀的
　　　　　　　　　　　　　　　　　年代不明
『家法難波骨継秘伝』写本　　　作者不明
　　　　　　　　　　　　　　　　　1819（文政 2）年
『カラー版歯学大辞典』　　　　石川悟朗他
　　　　　永末書店　　　　　　　　1977（昭和52）年
『漢方歯学と麻酔』　　　　　　加藤増夫
　　　　　医歯薬出版　　　　　　　1992（平成 4）年
『魏志倭人伝』　　　　　　　　山尾幸久
　　　　　講談社　　　　　　　　　1986（昭和61）年
『切手が語る医学の歩み』　　　古川明
　　　　　医歯薬出版株式会社　　　1986（昭和61）年
『木戸孝允日記』　　　　　　　妻木忠太編
　　　　　日本史籍協会
　　巻一　1932（昭和 7）年，巻二・三　1933（昭和 8）年発行
『救急妙薬集』　　　　　　　　穂積甫庵
　　　　　　　　　　　　　　　　　1693（元禄 6）年
『嬉遊笑覧』復刻　　　　　　　喜多村信節
　　　　　名著刊行会　　　　　　　1993（平成 5）年
『教草女房形気』　　　　　　　山東庵京山
　　　　　　　　　　　　　　　　　江戸期
『近世イギリスのやぶ医者の社会史』　岡崎康一
　　　　　象山社　　　　　　　　　1995（平成 7）年
『近代外科の父パレ』　　　　　森岡恭彦
　　　　　日本放送協会　　　　　　1990（平成 2）年

『近代歯科医学は横浜から-イーストレーキの謎-第1回神奈川県歯科医師会学術大会抄録』	大野粛英他 平成14年11月7日	『歯科界今昔』	原玄了 デンタルビー第3号 1893（明治26）年
『近代歯学史と神奈川』	加藤増夫 神奈川新聞社出版局 1990（平成2）年	『歯科学史提要』	川上為次郎 国際出版 1946（昭和21）年
『経験千方』	佩芳園主人輯 1832（天保3）年	『歯学史概説』	本間邦則 医歯薬出版 1971（昭和46）年
『外科必讀』写本	箕作阮甫 1832（天保3）年	『歯科外科医』	Pierre Fauchard著 高山直秀訳 医歯薬出版 1984（昭和59）年
『化粧ものがたり』	高橋雅夫 雄山閣 1997（平成9）年	『歯科の歴史』	Walter Hoffmann-Axthem著 本間邦則訳 クインテッセンス出版 1985（昭和60）年
『葛原詩話』	六如上人 書林 1787（天明7）年	『歯科の歴史おもしろ読本』	長谷川正康 クインテッセンス出版 1993（平成5）年
『健康売ります』	ロイ・ポーター著 田中京子訳 みすず書房 1993（平成5）年	『歯科の歴史への招待』	本平孝志他 クインテッセンス出版 2005（平成17）年
『現代医歯原論』	中原泉 書林 1979（昭和54）年	『歯科汎論』	高山歯科医学院編 1896（明治29）年
『廣益秘事大全』	作者不明 1851（嘉永4）年	『歯科保健医療小史』	榊原悠紀田郎 医歯薬出版株式会社 2002（平成14）年
『口科秘伝』写本	津田長安 年代不明	『歯鍵（Tooth key）の形態的変遷について』	羽坂勇司 デンタルダイヤモンド社 1987（昭和62）年「Dental Diamond」第12巻12号
『口科秘要一子相伝』写本	井上貞都 1688（元禄元）年	『四十八癖』	式亭三馬 1812（文化9）年
『口科別録』写本	青木梅軒 年代不明	『シャルラタン』	蔵持不三也 新評論 2003（平成15）年
『広辞苑』	新村出編 岩波書店 第五版 1999（平成11）年	『小国民 13号』	作者不明 1893（明治26）年
『江西省南昌市東呉高栄墓より発見した金製小楊枝について』	周大成 日本歯科医史学会誌27号 1981（昭和56）年	『商人買物独案内』復刻	花咲一男 1962（昭和37）年
『口中一流秘伝ノ方』写本	作者不明 年代不明	『商人名家東京買物独案内上』	撰者 上原東一朗 1890（明治23）年
『古今知恵枕』	白河河内玄宅 1724（享保9）年	『正法眼蔵』	道元 石井恭二現代訳 河出書房新社 1996（平成8）年
『五蔵圓松五郎と八王子須田一族』	須田沖夫編 須田沖夫 1985（昭和60）年	『初学人身窮理』	森下岩楠・松山棟庵合訳 1878（明治11）年
『婚礼大道具』写本	作者不明 江戸期	『諸国買物調方記』	花咲一男 渡辺書店 1942（昭和17）年
『婚礼調法記』	作者不明 1803（享和3）年	『女子普通文章』	寺井興三郎 1883（明治16）年
『咲くやこの花』	花咲一男 太平書屋 1999（平成11）年	『女用訓蒙図彙』	奥田松柏軒 1687（貞享4）年
『山海経』復刻	郭璞注 京貨出版社 2000（平成12）年	『神事行燈』	大石真虎他 1907（明治40）年
シーボルト『日本』復刻	雄松堂 1979（昭和54）年	『信州における入れ歯師』	神津文雄 長野郷土史研究会 1980（昭和55）年
『シェイクスピア全集ジョン王』	小田島雄志訳 白水社 1988（昭和63）年	『新増妙薬手引大成』	香月牛山 1857（安政4）年
『シェイクスピア全集冬物語』	小田島雄志訳 白水社 1987（昭和62）年	『新知恵海』	作者不明 江戸期
『歯科医学史』	川上為次郎 科学書院 1988（昭和63）年	『人倫訓蒙図彙』復刻	朝倉治彦 東洋文庫 1990（平成2）年
『歯科医学史の顔』	中原泉 学建書院 1987（昭和62）年	『祐信風俗図譜』	西川祐信 江戸期
『歯科医事衛生史』	日本歯科医師会 1940（昭和15）年	『図説歯科医学の歴史』	マルヴィン・E・リンク著 谷津三雄・森山徳長・本間邦則訳 西村書店 1991（平成3）年
『歯牙衛生之警告』	遠藤為吉 精行社 1904（明治37）年	『スタンダード歯科医学史』	石井拓男、渋谷鉱、西巻明彦 学建書院 2009（平成21）年
『歯界展望』71巻第2号「敦煌石窟に口腔衛生の原点をみる」272～275頁	太田喜一郎 医歯薬出版 1988（昭和63）年	『すっぴん芸妓』	山口公女 ローカス 2007（平成19）年
		『西医略論』	英国医士合信（ホブソン） 1857（安政4）年

『青嚢秘録』写本	華岡青州	
		江戸期
『西洋医療器具文化史』上・下		
	エリザベス・ベニヨン著　児玉博英訳	
	東京書房社	1982（昭和57）年
『西洋美術と歯科医』		
	鶴見大学図書館	1996（平成8）年
『世界商売往来』	橋爪貫一	
		1872（明治5）年
『世界の絵画と歯科風俗史』	Bernard S. Moskow	
	書林	1982（昭和57）年
『潜龍堂書譜』	作者不明	
		江戸期
『装剣奇賞』	稲葉新右衛門	
		1781（天明元）年
『増補救民妙薬集』	作者不明	
		1823（文政6）年
『続江戸広告文学』復刻	花咲一男	
	近世風俗研究会	1964（昭和39）年
『タイムカプセル，歯の歴史，日本歯科評論』		
	大野粛英 753～764号	
	ヒョーロンパブリッシャーズ	2005，2006年
『達生館方函』写本	作者不明	
		江戸期
『智慧海』	藤井政武輯	
		江戸期
『中国口腔医学史考』	周大成	
	人民衛生出版社	1991（平成3）年
『東海道中膝栗毛』	十返舎一九	
	麻生磯次校注　岩波書店	1983（昭和58）年
『東京小間物化粧品名鑑』	東京小間物化粧品商報社	
	泰成堂書店	1913（大正2）年
『東京人類学会誌』		
	第一書房	1901（明治34）年
『道具字引図解』	又玄斎	
		明治期
『道元に学ぶ洗面・洗浄』	田中克憲	
	長崎文献社	2003（平成15）年
『東都大家戯文』	春風居士	
		1882（明治15）年
『床屋医者パレ』	カルボニエ著　藤川正信訳	
	福武書店	1991（平成3）年
『内服同功』	杉生方策	
		1859（安政6）年
『浪花風俗考』	長谷川小信	
		明治期
『二宮口科伝書』写本	作者不明	
		1811（文化8）年
『日本大百科全書2』	相賀徹夫	
	小学館	1985（昭和60）年
『日本歯科業界史』（流通編）		
	日本歯科企業協議会	1986（昭和61）年
『日本歯科社会史（一，二）』	山田平太	
	日本歯科文化史刊行会	1933（昭和8）年
『日本史年表』	歴史学研究会編	
	岩波書店	2006（平成18）年
『日本地誌略』	田谷三字引	
		1875（明治8）年
『日本唐土・二千年袖鑒』	作者不明	
	書林	不明
『日本旅行記』	大垣貴志郎他訳　コバルビアス	
	雄松堂書店	1876（明治9）年
『女芸文三才図絵』	作者不明	
		江戸期
『宣長書簡抜抄』	本居宣長	
		1796（寛永8）年
『馬琴日記』第一巻～第四巻	暉峻康隆　他	
	中央公論社	1973（昭和48）年
『歯口喉舌大秘集』写本	高橋良玄	
		1633（寛永10）年
『幕末日本図絵』	アンベール著　高橋邦太郎訳	
	雄松堂書店	1980（昭和55）年
『幕末・明治の外国人医師たち』	小玉順三	
	大空社	1997（平成9）年
『舶来事物起源事典』	富田仁	
	名著普及会	1987（昭和62）年
『歯口中一流秘書』写本	奥田家伝	
		1844（天保15）年
『抜歯術』	中川大介	
	東洋歯科月報社出版	1925（大正14）年
『抜歯の文化史』	成田令博	
	口腔保健協会	1983（昭和58）年
『歯と顔の文化人類学』	杉本茂春	
	株式会社編集工房ノア	1985（昭和60）年
『歯と世相』	山田平太	
	日本口腔衛生社	1927（昭和2）年
『歯と民族文化』	山崎清	
	天祐書房	1943（昭和18）年
『華岡青州の妻』	有吉佐和子	
	新潮社	1981（昭和56）年
『歯無しにならない日本人』	山賀禮一	
	情報センター出版局	1995（平成7）年
『歯の風俗誌』	長谷川正康	
	時空出版	1993（平成5）年
『歯の民俗（民間信仰・俗信・くすり）』		
	森納総合印刷出版	1998（平成10）年
『歯の養生』	高山紀斎	
	有新堂	1889（明治22）年
『歯の養生法（全）』	小幡英之助・桐村克己	
		1879（明治12）年
『歯みがきの歴史』	笹田富士雄	
	新潮社	1987（昭和62）年
『万世秘事枕』	作者不明	
		1725（享保10）年
『番付で読む江戸時代』	林英夫，青木美智男	
	柏書房	2003（平成15）年
『備急續方』	丹波元筒	
		1791（寛政3）年
『秘事思案袋』	作者不明	
		江戸期
『秘事指南車』	作者不明	
		江戸期
『秘事百撰』	作者不明	
		1852（嘉永5）年
ビデオ『腰抜け二挺拳銃』　パラマウント映画		
	発売元CICビクタービデオ株式会社	1948（昭和23）年
『人の歯とその疾患』　フィリップ・ファッフ著　高山直秀訳		
	大井書店	1998（平成10）年
『人の歯の博物学』　ハンター著　中原泉解説　高山直秀訳		
	デンタルフォーラム	1994（平成6）年
『秘方奇方録』写本	作者不明	
		江戸期
『病名彙解』	桂州甫	
		1686（貞享3）年

『風俗画報』
　　　　　東陽堂　　　　1892（明治25）年5月
　　　　　　　　　　　　1897（明治30）年1月
　　　　　　　　　　　　1952（昭和27）年5月
『風俗野史図会』　　　作者不明
『婦女錦囊』　　　　　作者不明
　　　　　　　　　　　　1888（明治21）年
『普通歯科衛生』　　　武藤切次郎
　　　　　瑞穂屋　　　　1898（明治31）年
『フロイスの日本覚書』E.ヨリッセン・松田毅一著
　　　　　中央公論社　　1986（昭和61）年
『ヘボン書簡集』　　　高谷道男編訳
　　　　　岩波書店　　　1959（昭和34）年
『ペリー日本遠征随行記』洞富雄訳
　　　　　雄松堂書店　　1970（昭和45）年
『変態商売往来』　　　宮本良
　　　　　文芸資料研究会　1927（昭和2）年
『保歯新論』　　　　　高山紀斎
　　　　　有新堂　　　　1881（明治14）年
『焔の人しみづうさぶらうの生涯』長井五郎
　　　　　さきたま出版会　1984（昭和59）年
『團團珍聞』
　　　　　團團社　　　　1888（明治21）年
『萬宝新書』　　　　　宇田川興斎
　　　　　　　　　　　　1865（万延6）年
『萬宝智恵海』　　　　河内屋新二郎
　　　　　　　　　　　　1828（文政11）年
『ミカドの外交儀礼・明治天皇の時代』中山和芳
　　　　　朝日新聞社　　2007（平成19）年
『都の魁（上）』　　　石田有年編
　　　　　　　　　　　　1883（明治16）年
『都風俗化粧伝』　　　佐山半七丸
　　　　　河南喜兵衛　　1813（文化10）年
『妙薬手引草』　　　　作者不明
　　　　　　　　　　　　1783（天明3）年
『妙薬博物筌』　　　　鳥飼洞斎
　　　　　　　　　　　　1823（文政6）年
『民族』第80号
　　　　　相模民族学会編国書刊行会　1982（昭和57）年
『虫こぶ入門』　　　　薄葉重
　　　　　八坂書房　　　1995（平成7）年
『むしばのたはごと』（上,下）長谷川正康
　　　　　書林　　1983（昭和58）年（上）
　　　　　　　　　1985（昭和60）年（下）
『むし歯の歴史』　　　竹原直道
　　　　　砂書房　　　　2001（平成13）年
『紫草』　　　　　　　岡田義雄
　　　　　集古会　　　　1916（大正5）年
『明治事物起源』　　　明治文化研究会
　　　　　日本評論社　　1984（昭和59）年
『明治・大正家庭史年表』下川耿史
　　　　　河出書房新社　2000（平成12）年
『木床義歯の文化史』　新藤恵久
　　　　　デンタルフォーラム　1994（平成6）年
『守貞謾稿図版集成』　高橋雅夫編
　　　　　雄山閣　　　　2002（平成14）年
『柳生武芸帳』　　　　五味康祐
　　　　　新潮社　　　　1956（昭和31）年
『香具師奥義書』　　　和田信義
　　　　　文芸市場社　　1929（昭和4）年

『柳川書帖』　　　　　作者不明
　　　　　　　　　　　　江戸期
『瘍科秘録』　　　　　本間玄調
　　　　　　　　　　　　1837（天保8）年
『楊枝から世界が見える』稲葉修
　　　　　冬青社　　　　1998（平成10）年
『楊枝の今昔史』　　　丹羽源男
　　　　　書林　　　　　1984（昭和59）年
『養生一言草』　　　　作者不明
　　　　　　　　　　　　江戸期
『養生訓』　　　　　　貝原益軒
　　　　　　　　　　　　1713（正徳3）年
『横浜絵地図』　　　　岩壁義光編
　　　　　有隣堂　　　1989（平成元）年3月発行
『横浜外国人居留地』　斉藤多喜夫
　　　　　　　　　　　　1998（平成10）年
『横浜市史稿（風俗編）』
　　　　　横浜市役所編　1973（昭和48）年
『よはひ草』　　　　　小林富次郎
　　　　　小林商店　　　1929（昭和4）年
『ライオン歯磨八十年史』
　　　　　ライオン歯磨　1973（昭和48）年
『歴世女装考』復刻　　岩瀬涼仙
　　　　　松山堂書店　　1847（弘化4）年
『和漢三才図絵』復刻　寺島良安
　　　　　盛文堂　　　　1970（昭和45）年
『An Introduction to the History of Dentistory Volume One and Two』
　　　　　　　　　　　Bernhard Wolf Weinberger
　　　　　MOSBY　　　　1948（昭和23）年
『Antique Dental Instrument』
　　　　　　　　　Sotheby's Elisabeth Bennion
　　　　　　　　　　　　1986（昭和61）年
『Dental Catalogue』
　　　　　S.S.WHITE　　1876年 1988復刻版
『Dental Catalogue』
　　　　　森田歯科商店　大正期
『Dental Practice in Europe at the End of the 18th Century』
　　　　　　　　　　　Chcristine Hillam
　　　　　Rodopi　　　　2003（平成15）年
『English Silver Hall Marks』Judith Ranister
　　　　　W. FOULSHAM　1970（昭和45）年
『General Catalog of Dental Supplies』
　　　　　S.S.WHITE　　1932（昭和7）年
『George Washington's BITE』R F, Sognaes
　　　Journal of California Dental Association
　　　　　　　　　　　　1976（昭和51）年6月号
『HOW IT EVOLVED』　Richard A. Glenner DDS
　　　ADR Publishing Chicago　2002（平成14）年
『Medical Charlatanism in Early Modern Italy』
　　　　　　　　　　　David Gentilcore
　　　OXFORD University press　2006（平成18）年
『Old Instruments used for Extracting Teeth』
　　　　　　　　　　　Sir Frank Colyer
　　　　　Martino Publishing　2006（平成18）年
『QUACKS』　　　　　Roy Porter
　　　　　Tempus　　　　2000（平成12）年
『Quintessence of dental Technology』ジョージ・ワシントンの義歯はどこに？　W, Hoffmann-Axthelm
　　　　　　　　　　　1977（昭和52）年8月号
『The Making of the Dentiste , c.1650-1760』
　　　　　　　　　　　Roger King
　　　　　Ashgate　　　1998（平成10）年

索 引

あ
アイザックSR.グリーンウッド ……………… 307, 308
浅草やうじ …………………………………………… 64
亜酸化窒素ガスで無痛抜歯 ………………………… 184
足踏みエンジン ……………… 229, 230, 232, 233, 237
足踏式レーズ ……………………………………… 248
亜砒酸失活 ………………………………………… 184
アマルガム …………………………………… 184, 239
アマルガム計量器 ………………………………… 239
アメリカの歯科医学 ……………………………… 258
アルコールランプ ………………………………… 240
アルミニウム床 …………………………………… 128
アレキサンドル ……………………… 124, 136, 186, 188
安藤二蔵 …………………………………… 180, 181

い
居合抜き ……………… 76, 115, 126, 134, 136, 141, 213
イーストマンコダック社 ………………………… 236
イーストラック …………………………………… 185
イーストレーキ
　108, 138, 139, 151, 166, 176, 177, 178, 179, 180, 181,
　182, 183, 184, 185, 186, 187, 188, 189, 192, 193, 194,
　195, 197, 261, 352, 353
イーストレーキ先生伝 …………………… 185, 200
イーストレーキ・ナオミ ……… 180, 181, 186, 196
イーストレーキの開業広告 ……………………… 179
イーストレーキ婦人 ……………………………… 193
伊澤道盛 …………………………………… 126, 209
医術開業試験規則 ………………………………… 177
医術開業歯科試験 ………………………………… 206
医術開業試験 ……………………… 177, 185, 231
醫術開業試験規則 ………………………… 166, 208
醫術用圖書 ……………………… 148, 317, 344
医心方 ……………………………………………… 149
伊勢吉 ……………………………………………… 89
伊勢の大輔 ………………………………………… 78
伊勢屋吉三郎のはみがき ………………………… 82
市川團十郎 ………………………………………… 53
移動歯抜き屋 ……………………………………… 354
井野春穀 …………………………………………… 126
今田見信 …………………………………… 176, 188
入れ歯 ……………………………………… 109, 112
入歯細工司 ………………………………… 114, 117
入歯細工の引札 …………………………………… 118
入歯師
　106, 107, 108, 109, 115, 116, 120, 122, 125, 127, 134,
　149, 151, 172, 177, 259
入れ歯師の抜歯 …………………………………… 137
入れ歯師の引札 …………………………………… 120, 122
入れ歯の看板 ……………………………………… 124
入歯の引札 ……… 108, 113, 114, 116, 121, 122, 132
入れ歯の引札の版木 ……………………………… 119
入歯歯抜口中療治接骨営業取締規則 …………… 204
入歯屋療治 ………………………………………… 126

う
ウィン ……………………………… 151, 180, 181, 189
うがい ……………………………………………… 278
うがい茶碗 ………………………… 6, 9, 12, 42, 56, 57, 61
浮世風呂 …………………………………………… 74

え
エアーコンプレッサー ……………… 234, 236, 250
エアータービン ……………………………… 233, 251
エーテル麻酔 ……………………………………… 184
江戸買物独案内 …………………………………… 80
江戸名所図絵 ……………………………………… 48
江戸名物鹿子 ……………………………… 76, 78
江島楊枝 …………………………………………… 67
エリオット
　108, 138, 139, 151, 166, 177, 185, 188, 191, 199, 231
襟替えの儀式 ………………………………… 4, 39
エレベーター ……… 134, 139, 312, 317, 328, 329, 344
遠心鋳造器 ………………………………………… 245

お
往診用口腔外科セット ……………………… 242
往診用電気エンジン ………………………… 242
小野玄入 ……………………………… 75, 105, 106, 115
オハイオ歯科医学校 ……………………………… 182
お歯黒 ……………………… 1, 2, 3, 4, 5, 12, 22, 38
お歯黒壺 ………………………………… 2, 6, 9, 20
お歯黒と浮世絵 ………………………………… 12
お歯黒道具 ……………… 2, 3, 6, 7, 11, 36, 43, 59
お歯黒陶歯 ……………………………………… 44
お歯黒の害 ……………………………………… 37
お歯黒の化学 …………………………………… 2
お歯黒の起源 …………………………………… 1
お歯黒の禁止 ………………………………… 3, 45
お歯黒の廃止 ………………………………… 34, 46
お歯黒の風習 ………………………………… 1, 2
お歯黒箱 ………………………………………… 6, 7
おはぐろはじめ ………………………………… 16
小幡英之助
　126, 138, 166, 177, 184, 185, 206, 231
憶ひ出の博言博士 ……………………………… 180
折りたたみ式の歯鍵 ……………………………… 321

か
ガーデット …………………………………… 289
揩歯 …………………………………………… 74
揩歯図 ………………………………………… 278
懐中お歯黒 ……………………………… 3, 23, 27, 28
懐中お歯黒の処方 ……………………………… 29
懐中早鉄漿 ……………………………………… 29
外套針 ………………………………………… 344
貝原益軒 ……………………………………… 74, 279
香登のお歯黒 …………………………………… 27
牙鉗（抜歯鉗子）……………………………… 147
ガソリンタンク ………………………………… 243
固練歯磨 ……………………………………… 77
カチドキ凱旋はみがき ………………………… 224
葛原詩話 ……………………………………… 113
かなだらい ……………………………………… 9
かね（鉄漿）………………………………… 1, 2, 36
鉄漿落さざる法 ………………………………… 33
鉄漿親 ……………………………………… 2, 3, 16
鉄漿が戻る ……………………………………… 2
かね下 ……………………………………… 3, 34, 35
かね下と歯への害 ……………………………… 3
鉄漿水（酢酸第一鉄の溶液）………………… 2
鉄漿つけ ……………………………………… 2, 11
鉄漿付祝の文 …………………………………… 18
鉄漿つけの儀式 ………………………………… 2
鉄漿つけ椀 ……………………………………… 6
かねはげぬ薬（水）……………………… 3, 34, 35, 36
鉄漿始め ………………………………… 2, 16, 19, 31

387

鉄漿筆 …… 6
鉄漿まけ …… 2
かねやす …… 115, 163
鉄漿沸かし …… 6
かね椀 …… 6, 42
鉄漿を付て落ざる法 …… 33
カバの牙 …… 296
カバの牙を加工した入れ歯 …… 295
歌舞伎の女形 …… 4
神翁金松 …… 126
かめぶし …… 3, 225
鉗子 …… 139

き

金属床義歯 …… 128
気銃 …… 241
魏志倭人伝 …… 1
後朝（きぬぎぬ）の別れ …… 12
木の入れ歯 …… 105, 110
木の部分入れ歯 …… 111
吸着腔（空室） …… 132, 290
救民妙薬集 …… 82, 150
急冷器 …… 244
曲独楽 …… 136
局所麻酔 …… 347
金冠 …… 132
金床義歯 …… 108, 128, 184
銀製小楊枝 …… 282
銀製の舌こき …… 283
銀製歯ブラシ …… 265, 266
金属床（アルミニウム床） …… 131
金属床義歯 …… 131, 300
金属床（金床） …… 131
金属床（コバルトクロームの圧印床） …… 131
金属製スプリング付入れ歯 …… 293
金属製の小楊枝 …… 264, 273, 278, 282
金歯 …… 132
金箔充填 …… 108, 183, 184
金箔充填器 …… 241, 277

く

鯨楊枝 …… 49, 213
口科 …… 166, 172
口すすぎ …… 262
グッドイヤー …… 128, 291
組立式抜歯鉗子 …… 333
クラブ歯磨 …… 92, 96, 97, 221
グラン・トーマ …… 350
グリーンウッド家の家系図 …… 307
クレオソート …… 151, 185
黒歯國 …… 1
クワックス …… 258, 260
軍艦はみがき …… 224

け

携帯用抜歯鉗子 …… 333
携帯用抜歯器具 …… 330, 332, 333
軽便木製治療椅子 …… 238
外科道具 …… 147, 345
外科道具品々の引札 …… 143
外科必読 …… 138, 148
健康週間 …… 216
玄奘三蔵 …… 47, 279
玄（源）水 …… 136
元服時 …… 2

こ

高圧蒸気滅菌器 …… 239
口腔衛生週間 …… 214
皇国義歯 …… 109
叩歯 …… 279
口歯科 …… 166
口中 …… 114, 134, 166, 168, 169
口中医 …… 149, 150, 151, 166, 168, 172, 177
口中一切 …… 120
口中一切御薬 …… 162
口中一切薬 …… 162
口中一切の薬 …… 165
口中一切の妙薬 …… 125
口中一切之療治 …… 167
口中一切ふくみ薬 …… 165
口中一切療治仕候 …… 151
口中おさんの方 …… 150
口中科医 …… 166, 168, 172
口中薬 …… 151, 164
口中書 …… 172, 173, 175
口中療治 …… 109
口中之薬 …… 162, 164
口中吹薬 …… 173
口中万力 …… 172
小絵馬 …… 150, 154
護歯 …… 214
腰抜け二挺拳銃 …… 330, 331
五倍子 …… 23, 34
独楽廻し …… 88, 213
ゴム床義歯 …… 108, 124, 128, 129, 132, 133, 183, 184, 290, 291, 299, 300
ゴム床義歯の利点・欠点 …… 128
ゴム床の入れ歯 …… 44
ゴム床の拡大床 …… 299
ゴム床の部分入れ歯 …… 44
ゴヤ …… 361
小楊枝 …… 64, 65, 66, 69, 70, 71, 72, 73, 262, 265, 273, 278, 280
小楊枝入れ …… 66, 282
小楊枝と浮世絵 …… 72
コルミエ …… 351
根管充填 …… 184
今治水 …… 165
コントラアングル …… 230

さ

猿屋の楊枝 …… 51
さるや婦さ楊枝 …… 68
さるや楊枝 …… 68
さるや楊枝店 …… 69
三條小六 …… 78
三緒 …… 278, 283
山王清兵衛 …… 150
三備タンク …… 243

し

シーボルト …… 134, 135, 137
シーメンス社 …… 231
歯科医 …… 337, 339
歯科医院のチラシ広告 …… 133
歯科医師法 …… 177, 259
歯科医術開業試験 …… 109, 123, 204, 205
歯科医術開業試験願 …… 205
歯科医の広告 …… 133
歯科医の引札 …… 123

歯科衛生週間	214
歯科外科医	
148, 228, 256, 258, 263, 265, 288, 313, 330, 347	
鹿印練歯磨	85, 99, 225
歯牙組織解剖	252
歯科治療器具	262
歯科の引札	123
歯科用エンジン	228
歯木	47, 49, 50, 263, 279
杉田玄白	107
式亭三馬	74, 75
歯木を嚙む	47
歯鍵	
137, 138, 139, 148, 309, 312, 313, 317, 318, 319, 320, 321, 344	
歯根挺子	138
資生堂の歯磨	223
歯石	264, 267
歯石除去	264
歯石除去器具	265, 274
舌こき	48, 49, 101, 263, 265, 271, 272, 279
舌こき付の歯ブラシ	101
歯肉刀	345
歯肉ナイフ	277
清水卯三郎	138, 139
耳目口科	166, 172
瀉血器	330, 332
煮沸消毒器	239
シャルラタン	258, 260, 261
上海の歯科医	352
十三鉄漿つけ	2
十七鉄漿つけ	2
手用器具	275
手用切削器械	241
焼灼器	277
商人買物独案内	125
正法眼蔵	47
蒸和釜	128, 129, 291
蒸和ゴム	128, 129, 130, 184, 291
ジョージ・ワシントン	305
ジョージ・ワシントンの入れ歯	306
ジョン・グリーンウッド	229, 303, 307
仁丹歯磨	97, 98, 221
新婦のお歯黒	16
診療室風景	346

す

水干磨砂	83
杉生方策	317
スクラッパー	303
スクリュー	312, 329
スケーラー	264, 274, 275, 276
助六歯磨	89
スピットン	233, 234
スミソニアン博物館	305, 306
スモカ	217

せ

聖アポロニア	356, 357
正法眼蔵	263, 279
西洋入歯	121, 287
西洋入歯の引札	123, 124
西洋象印はみがき	224
西洋の口腔衛生	262
西洋の抜歯	309
西洋の歯みがき粉容器	267
関口永蔵	106

舌圧子	277
切削用のバー	231
説明用歯の模型	252
セメント	184
セルロイド床	128
セルロイド製歯ブラシ	101
全身麻酔	347
浅草寺	75

そ

象牙製のおしゃぶり	227
象牙製のスプリング付総入れ歯	292
象牙製の総入れ歯	293
装剣奇賞	106
漱口図	278
象印歯磨	99
漱石香の口上	81
ソーレル	351
咀嚼器（Masticator）	298

た

太政官令	3
大博士はみがき	85, 87, 224
大明香薬砂	74
ダイヤモンド歯磨	90, 99, 224
高橋虎一	126
高山紀齋	126, 207, 208, 209
高山歯科医学院教科書	207
高山歯科学院	209
瀧沢馬琴	107, 289
竹澤國三郎	126
竹澤伝次	106
竹澤藤次（治）	78, 116
竹歯ブラシ	99
竹楊枝	49
唾壺	233
脱歯薬	172

ち

チャーチル	305, 306
中国清時代の小楊枝入れ	281
中国清時代の歯ブラシ	280
中国清時代　歯ブラシ入れ	281
中国の歯ブラシ	280
中国歯ブラシの骨製の柄	279
中世の医療	254
超音波スケーラー	240
丁字屋喜佐衛門	74
丁字屋の歯磨き	74

つ

| 角だらい | 10 |

て

挺子	138, 148
手書き看板	221, 222
鉄床	246
鉄の釘抜	135
鉄板ホーロー看板	219, 374
電気エンジン	232, 237, 238, 251
電気レーズ	249
電気炉	246
デンタルキャビネット	236
デンタルチェアー	236
デンタルミラー	265, 276
デンタルユニット	234

と

- 東海道中膝栗毛 ……………………… 213
- 道元 ……………………………… 47, 279
- 東条英機 …………………………… 306
- 陶製スプリング付入れ歯 ……… 297, 298
- 道中ぶし ……………………………… 27
- ドーミェ ………………… 294, 324, 325, 326
- ドリオット ……………………… 230, 231
- トロカール ………………………… 344

な

- 内服同功 ………………… 137, 148, 317
- 長井兵助 ……… 68, 75, 76, 106, 108, 126, 136
- ななどころかね（七所鉄漿） ………… 2
- 難病療治 ……………………… 134, 140

に

- ニーム ……………………………… 263
- 西村輔三 …………………………… 126
- 日本覚書 ……………………………… 4
- 二宮口科傳書 …………… 151, 173, 174
- 日本海軍使用2号口腔外科器具 ……… 242
- 日本歯科醫學史 ………………… 184, 213
- 日本陸軍の外科器具 ……………… 241
- 日本陸軍の抜歯器具 ……………… 241

ぬ

- 布看板 ……………………………… 218
- 布製広告 ………………… 219, 220, 222
- ぬれがらす ………………………… 3, 225

ね

- 根付師 ……………………… 106, 112
- 練歯磨 ……………………………… 77

は

- パーキンス ……………………… 184, 199
- 歯医師 ……………………… 166, 172
- 歯痛 ……………… 149, 150, 151, 152
- 歯痛液 ……………………………… 165
- 歯痛祈願 ………………………… 149, 150
- 歯痛薬 …………………………… 150, 162
- 歯痛の小絵馬 ……………………… 154
- 歯痛の鎮静 ……………………… 166, 184
- 歯痛のまじない ……………………… 153
- 歯痛平癒 ……………………………… 152
- 歯痛平癒の小絵馬 …………………… 154
- 歯いたみ ……………………………… 60
- ハイデン …………………………… 259
- 歯落薬 ……………………………… 172
- 歯神 ………………………………… 150
- 馬琴日記 ………………… 108, 113, 289
- 歯くさ ……………………………… 156
- 歯草の処方 ………………………… 175
- 歯薬 ……………………………… 75, 89
- 歯薬売 ……………………………… 160
- 歯黒染を祝う文 ……………………… 18
- 歯黒箱 ……………………………… 10
- はぐろみ ……………………………… 1
- はぐろめ ……………………………… 1
- はこべ塩 ……………………………… 77
- 歯鋏 ………………………………… 172
- 抜歯鋏 ……………………………… 135
- 麻疹絵 ……………………………… 58
- 麻疹除け …………………………… 58
- 長谷川保（保兵衛）……………… 126, 181, 183

- 歯染め ……………………………… 39, 40
- 歯染め祝い ………………………… 4, 5
- 初鉄漿 ……………………………… 16
- 初鉄漿の祝い ……………………… 4
- 白金床 ……………………………… 128
- 抜歯 ………………………… 139, 173, 184
- 抜歯鉗子 ………… 134, 137, 138, 139, 148, 312, 317, 330, 344
- 抜歯器具 …………… 135, 137, 312, 332
- 抜歯術 ……………………………… 138
- 抜歯の器具 ………………………… 312
- 抜歯の薬 …………………………… 144
- 抜歯風景 …………………………… 343
- 抜歯法 ……………………………… 134
- 抜歯用ペリカン ……………………… 345
- 抜髄 ………………………………… 184
- 歯抜 ……………………… 109, 134, 172
- 歯抜き鉗子 ………………………… 136
- 歯抜き師 ………………… 134, 177, 259
- 歯抜き屋 ………… 255, 258, 316, 323, 334, 335, 338, 339, 340, 341, 342, 358, 359, 360, 361, 374, 375
- 羽根楊枝（筆）……………………… 2, 9
- 歯のいたみ ………………………… 163
- 歯の衛生週間 ……………………… 214
- 歯ブラシ ………………… 263, 265, 279
- 歯ブラシの骨柄 …………………… 280
- 歯みがき ……………………………… 74
- 歯みがき売り ……………………… 75, 79
- 歯みがき粉 …… 74, 77, 80, 99, 134, 223, 263, 265
- 歯みがきの処方 …………………… 82
- はみがきの引札 …………………… 88
- 歯磨薬砂 …………………………… 75
- 歯虫 ……………………………… 149, 151
- はやがね ……………………………… 3
- ハリス ……………………………… 259
- パレ ………………………………… 256
- ハンター …………………………… 257
- ハンドピース …………… 229, 230, 231, 233
- 半練歯磨 …………………………… 77

ひ

- ビーズ玉滅菌器 …………………… 239
- ピエール・フォシャール …………… 228
- 引札 ……………………… 116, 117, 119
- 引札（ちらし）……………………… 76
- 臂鉤 ………………… 137, 138, 148
- 百眼の米吉 ……………………… 76, 213
- 平賀源内 ………………………… 75, 107
- 檳榔（びんろう）……………………… 1

ふ

- フートベル ………………………… 243
- フォシャール ……… 148, 228, 256, 263, 264, 288, 289, 313, 330, 347
- 福原衛生歯磨石鹸 ……………… 99, 223
- 房楊枝 ……… 2, 6, 48, 50, 51, 52, 55, 56, 57, 58, 59, 62, 63, 74, 78
- 房楊枝づくり ……………………… 48
- 房楊枝の持ち方 …………………… 76
- 房楊枝箱 …………………………… 12
- ふし粉（タンニン）……………… 2, 223
- ふし粉箱 …………………………… 10
- ふしの粉 ……………………… 23, 25
- ふし箱 ………………………………… 6
- 舞台用のお歯黒 ……………………… 4
- プファッフ ………………………… 257

390

部分入れ歯	296
フラスコプレス	249
フラスコ保持器	245
フリーメーソン	195

へ
ヘボン	139
ヘボン書簡集	139
ペリカン	309, 313, 314, 315, 317, 321
べんりお歯黒	3, 25, 26, 27, 29

ほ
寶香	87, 88, 225
報酬規程	212
房州砂	74, 75, 77, 81, 99
報酬標準規定	212
ポーセレンファーネス	247
ホールマーク	273
保歯新論	3, 34, 37
仏姫	106
仏姫の像	105
仏姫の木床義歯	105
ボルチモア歯科医学校	259, 303, 309
本間玄調	135, 142

ま
マイクロモーター	233
舞妓のお歯黒	4
馬王堆	279
麻酔（薬）	136, 172
松井源水	68, 75, 83, 84
魔薬（麻薬・麻酔薬）	146, 172

み
水歯磨	77
ミスワク	263
耳だらい	12
都風俗化粧伝	76

む
むし歯	150, 151, 228, 262
むし歯デー	213
虫歯の痛み	150
虫歯の薬	114
齲歯豫防善悪鑑	220
ムシ歯予防デー	213, 214, 221
ムシ歯予防デーポスター	214, 215, 216
無縫冠	246
無縫冠絞り器	247

め
メス	345
メロット合金	244

も
木製簡便診療用椅子	238
木床義歯	107, 109, 305
木製看板	218
本居宣長	107

や
八重歯	173
柳生飛騨守宗冬	105
香具師	75, 134, 141, 149, 151, 160, 172, 177, 259, 349, 350, 351
香具師の口中薬	151

柳屋のお藤	54, 74
山田平太	184

ゆ
ユニット	235, 237, 251

よ
瘍科秘録	134, 135, 142
楊枝	47, 263
楊枝入れ	65
楊枝箱	56, 62, 63
楊枝袋	50
楊枝店	49, 54, 65, 74
楊枝店のやなぎや	54
養生訓	74, 279
洋法入歯の引札	124
ヨーロッパの歯ブラシ	266
横浜居留地	128, 166, 177, 178, 180, 182, 183, 184, 187, 191, 192, 195, 200
よはひ草	134

ら
ライオン歯磨	93, 94, 99, 218

り
リッター社	233, 234, 235, 236, 250
理髪外科医	254, 255, 355
柳亭種彦	116
料金規定	210, 211
リン酸セメント充填	184

る
ルイス・フロイス	4

れ
レスノー	109, 183, 200
レントゲン装置	236, 250

ろ
蝋型形成器	245
ロール	244

わ
ワーリントン・イーストレーキ	178, 179, 187, 189, 197
ワイヤーゲージ	240
ワシントン	303
ワシントンの入れ歯	304
ワシントンの肖像画	303
渡し金	6, 8, 9, 42

A〜Z
Burlingham	184
Distributing Panel	233, 234
Morrison	229
S.S.ホワイト社	139, 229, 230, 231, 235, 241, 318
W. C. イーストレーキ先生傳	181, 188
X線（レントゲン線）装置	236

お　礼

　本書は多くの方々のご協力を得て出版することが出来ました。感謝いたします。ここにご協力いただいた下記の方々に心からお礼申し上げます。

社団法人神奈川県歯科医師会関係
　　社団法人神奈川県歯科医師会会長　　　　高橋　紀樹先生
　　社団法人神奈川県歯科医師会前会長　　　大森　一昌先生
　　社団法人神奈川県歯科医師会常務理事　　加藤木　健先生
　　社団法人神奈川県歯科医師会理事　　　　守屋　義雄先生
　　社団法人神奈川県歯科医師会事務局長　　池田　光男先生

日本の古文書などの解読，外国語の翻訳，その他（アイウエオ順）
　　古文書研究家　　　　　　　　　　　　　伊藤　修　先生
　　青山学院大学学長　　　　　　　　　　　伊藤　定良先生
　　青山学院大学名誉教授　　　　　　　　　植田　祐次先生
　　青山学院大学名誉教授　　　　　　　　　片桐　一男先生
　　お茶の水女子大学準教授　　　　　　　　神田　由築先生
　　青山学院大学名誉教授　　　　　　　　　坂本　浩　先生
　　青山学院大学名誉教授　　　　　　　　　手塚　喬介先生
　　産業能率大学準教授　　　　　　　　　　松岡　俊　先生
　　青山学院大学名誉教授　　　　　　　　　武藤　元昭先生

写真，資料
　　黒文字工房　　　　　　　　　　　　　　浮原　忍　様
　　歌舞伎俳優　　　　　　　　　　　　　　市川團十郎　様
　　歌舞伎俳優　　　　　　　　　　　　　　中村　梅玉　様
　　写真家　　　　　　　　　　　　　　　　長谷川　弥　様
　　日本歯科大学新潟生命歯学部
　　「医の博物館」副館長　　　　　　　　　樋口　輝雄先生
　　ミネソタ大学医学部教授　　　　　　　　岡垣　敬　先生

出版資料整備，事務，そのほか全般
　　社団法人神奈川県歯科医師会役員，学術委員会委員および「歯の博物館」開設から現在までの担当委員の先生方
　　横浜開港資料館　石崎　康子様
　　社団法人神奈川県歯科医師会「歯の博物館」担当職員　篠原　昭人様，細谷　栄司様
　　資料整備　羽坂　静雄・光子様

歯科医学関連年表

時代 \ 事項	国　内	国　外
紀元前	麻酔薬としてはアルコールや植物のひよす，マンダラゲ，けしなどを用いていた	
700	701（大宝元）年　大宝令医療令により耳目口科は4年間修学	
800		
900	984（永観2）年　丹波康頼が「医心方」撰	
1000		1025年　モンペリエ 医学校設置
1100	1180（治承4）年　絵巻物「病草子」 1183～85年頃鎌倉幕府開く	1158年　イタリア・ボローニャ大学開校
1200		1211年　フランス・パリ大学開校 1260年　サンコーム外科医学校開校
1300	1336（延元元）年　室町幕府成立	
1400		1438年　グーデンベルグ 活版印刷開発 1492年　コロンブス 米国大陸発見
1500	1515（延正12）年　丹波兼康口中医として宮中に 1538（天文7）年　現存する最古の木床義歯使用者中岡テイ（尼僧仏姫）没 1543（天文12）年　ポルトガル人種子島に来て鉄砲を伝える 1544（天文13）年　フランシスコ・ザビエル来日	1517年　宗教革命起こる 1564年　パレ「外科10巻」刊 1590年　顕微鏡の発明
1600	1600（慶長5）年　関が原の戦 1603（慶長8）年　徳川家康江戸幕府を開く 1635（寛永12）年　参勤交代・鎖国令 1689（元禄2）年　芭蕉，奥の細道の旅に出る。この頃，私塾，寺子屋普及する	1609年　望遠鏡発明 1673年　レーエンフーク 赤血球発見 1678年　レーエンフーク 象牙質細管発見 1684年　レーエンフーク 歯垢中に微生物発見 1687年　ニュートン 万有引力の法則
1700	1774（安永3）年　杉田玄白ら『解体新書』刊	1728年　フォシャール『歯科外科医』刊 1730年頃からヨーロッパにおいて抜歯に歯鍵が使われた 1734年　クルムス『ターヘル・アナトミア』刊 1746年　フォシャール『歯科外科医』第2版刊 1756年　フィリップ・ブファフ『人の歯とその疾患』 1765年　米国フィラデルフィアに医学校発足 1771年　ハンター『人の歯の博物館』刊 1776年　アメリカ独立宣言 1783年　アメリカ独立承認（パリ条約） 1789～99年　フランス革命
1800	1804（文化元）年　華岡青洲麻酔薬「通仙散」で乳癌摘出 1823（文政6）年　シーボルト来日 1832（天保3）年　箕作阮甫『外科必読』刊 1837（天保8）年　本間玄調　『瘍科秘録』刊 1843（天保14）年　佐藤泰然佐倉に順天堂塾を開く 1858（安政5）年　『西醫略論』三宅艮斎発刊 1859（安政6）年　ヘボン，シモンズ来日，杉生方策　『内服同功』刊 1860（安政7）年　桜田門外の変 1862（文久2）年　生麦事件 1865（慶応元）年　イーストレーキ来日・開業 1866（慶応2）年　バーリンガム来日・開業，リスナー来日・開業 1867（慶応3）年　大政奉還 1867（慶応3）年　ウイン来日横浜の外国人居留地で開業 1868（明治元）年　3・15新政府各国公使に通告・1868（明治元）年9・8明治と改元　アレキサンドル来日・開業 1870（明治3）年　エリオット，スティーブンス来日・開業，イーストレーキ来日・開業 1872（明治5）年　12・3を1873（明治6）年・1・1とした。太陽暦採用 1873（明治6）年　大阪の田部某鯨髭の柄の歯ブラシを「鯨楊枝」の名で売り出す 1875（明治8）年　パーキンス来日・開業 1875（明治8）年　医術開業試験実施・小幡英之助「歯科」受験合格 1876（明治9）年　長谷川保兵衛ドイツより帰国，アレキサンドル来日・開業，瑞穂屋清水卯三郎がS.S.ホワイト社の歯科器材輸入を始めた。　輸入歯科材料商のはじめである 1877（明治10）年　スタウト来日・開業，胡小垣 来日・開業	1800年　ジェームス・ガーデット 上顎義歯の吸着を発見 1837年　ダゲール銀板写真発明 1840年　アメリカ・ボルチモアに世界最初の歯科医学校 1841年　トームス 抜歯鉗子の正しい構造と使用法発表 1845年　ウエールズ 笑気ガス麻酔実験 1846年　モルトン エーテル麻酔実験 1849年　S.Sホワイト（歯科医師）材料商となる 1855年　グッドイヤー 蒸和ゴム床義歯製作法開発 1859年　イギリス，ロンドン，メトロポリタン歯科医学校 1861～1865年　アメリカ南北戦争 1879年　フランス・エコールダンテール歯科医学校 1871年　モリソン 足踏みエンジン開発 1878年　コッホ ストレプトコッカス発見 1879年　パリ歯科医学校設立 1883年　ミラー う蝕細菌説提唱 1884年　ドイツ・ベルリン大学歯学部開設 1894年　電気エンジンS.S.ホワイトのカタログに掲載 1895年　レントゲン線発見

393

時代 \ 事項	国　　内	国　　外
1800	1878（明治11）年　高山紀齋アメリカより帰国 1880（明治13）年　ギューリック来日，パーキンス再来日 1881（明治14）年　高山紀齋『保歯新論』刊，伊沢道盛『固齢草』刊，ウイン再来日 1882（明治15）年　高山紀齋『歯牙養生法』 1883（明治16）年　医術開業試験規則により歯科試験は別途行うこととなる 1883（明治16）年　イーストレーキ来日 1884（明治17）年　歯科医籍登録開始。「入れ歯・歯抜き・口中療治営業者」の鑑札制度始まる 1888（明治21）年　オグデン来日 1890（明治23）年　高山歯科医学院設立，渡辺良斎が日本で始めて陶歯を製造し特許を取る，スミス，ウォーデン，キンボール来日 1892（明治25）年　北里研究所設立 　　　　　　　　　伊沢信平帰国，歯科で塩酸コカイン1％局所注射麻酔実施 1893（明治26）年　「歯科器械学」伊沢信平 1893（明治26）年　歯科医会発足 1894（明治27）年　高橋孝子女性初の歯科医師免許取得	
1900	1903（明治36）年　大日本歯科医会発足 1906（明治39）年　歯科医師法成立 1907（明治40）年　東京歯科医学専門学校設立 　　　　　　　　　共立歯科医学校設立 1909（明治42）年　日本歯科医学専門学校設立 1911（明治44）年　大阪歯科医学校設立（藤原市太郎） 1917（大正6）年　国産の蒸和ゴム製造 1921（大正10）年　九州歯科医学専門学校設立（1925年に指定） 　　　　　　　　　日本大学専門部歯科設立（1924年に指定） 1923（大正12）年　合成アドレナリン開発 　　　　　　　　　国産電気エンジンの生産 1925（大正14）年　歯科用セメント国産 1927（昭和2）年　健康保険法が実施される 1928（昭和3）年　官制の東京高等歯科医学校が設立される・日本歯科医師会は6月4日を「ムシ歯予防デー」と設定，実施した。 1930（昭和5）年　学校歯科医令制定 1933（昭和8）年　国産のレントゲン装置開発 1940（昭和15）年　陸軍歯科軍医制発足 **1941（昭和16）年　太平洋戦争開戦** **1945（昭和20）年　日本の敗戦により戦争終結** 1946〜1947（昭和21〜22）年 　　　　　　　　　旧制大学創立，東京歯科大学，東京医科歯科大学，大阪歯科大学，日本大学歯学部，日本歯科大学の5校は大学となり，1948年より学生を受け入れた。この5校の旧歯科専門学校は大学に移行し，その他の3校の歯科専門学校は廃校となった 1947（昭和22）年　歯科医師国家試験開始 1948（昭和23）年　歯科医師法と歯科衛生士法制定 　　　　　　　　　厚生省に歯科衛生課設置 1951（昭和26）年　大阪大学歯学部設立 1955（昭和30）年　歯科技工法公布 1961（昭和36）年　4月 国民皆保険実施 　　　　　　　　　愛知学院大学歯学部設立 1964（昭和39）年　神奈川歯科大学設立	1905年　ノボカイン（塩酸プロカイン）製造 1909年　エールリッヒ　サルバルサン開発 **1914〜1918年　第一次世界大戦** 1915年　ローチ　鋳造鉤を開発 **1917年　ロシア革命** **1939〜1945年　第二次世界大戦** 1940年　ペニシリン　臨床応用開始 1944年　ワックスマン　ストレプトマイシン発見

あとがき

　当初，この本の中身を決めるにあたり何度も検討を重ねた。大野はおもに日本の資料を，羽坂はおもに西洋の資料を中心に集めていた。これら二人の古い歯科資料蒐集の集大成に加えて，その後，神奈川県歯科医師会「歯の博物館」所蔵のものを加えることが出来ることとなり，ここに『目で見る日本と西洋の歯に関する歴史』という書名にふさわしい本が出版できることとなった。

　仕事を始めてみると色々な意見が出てくる。

　どのあたりの読者層を対象にして本づくりをするか。歯科医師や歯科衛生士などのためにはより専門的なことも盛り込み，また一般の方には歴史・風俗にまで話題を広げ啓蒙的な内容にしたい。啓蒙的といっても，肩のこらない"見て楽しく読んで面白い"本にしたい。その上日本の古文書，浮世絵の文字部分や変体仮名も読めるようにしたい。明治，大正の文章も仮名使いを現代文に直したい。古い外国語も正しく翻訳したいし，必要な部分は要約や意訳にして読みやすくしたい，資料もまだのせたいものも沢山ある。これらを一冊の書籍に盛るには，あまりに課題が多すぎた。上梓した今でも決して両人とも満足していない。調べてみると，編集の実務は2006（平成18）年3月3日から始め，90数回打ち合わせを行い，3年近くの歳月を経た。

　大野は開業に加え学会，ロータリークラブ，ほか多くの役職をかかえつつ，膨大な資料を整理する日が続いた。恩師　榎恵教授の教えを思い出し頑張った。羽坂はリタイアしたときの段ボール箱約30個をそのままにして，編集の作業に入った。作成の過程で入院・手術をして周囲に迷惑を掛けた。原稿を作りつつ，自分の無知と先人たちの偉業を何度も知った。二人とも妻と周りの人に感謝している。

　しかし，今，古希と米寿の二人は笑顔で「生みの楽しみ」を噛みしめている。

　二人は共に歯科医の二代目，大野は三代目も歯科医，羽坂は三代，四代目が歯科医である。

　今の歯科医師法は「歯科医師でなければ歯科医業をなしてはならない」と明示されている。ここにいたるまで多くの先人たちが大変な苦労をしてやっと到達した事は，現代の歯科医師の方々はほとんど知らない。しかし，先を向いて歩くとき本書が少しでも歯科界や社会のため役立つ事が出来れば幸いである。最後にご協力いただいた神奈川県歯科医師会会長はじめ皆様に感謝する次第である。

　人間，一人ひとりの小さな努力の集積が力になり，必要な時には自ら進んで汗を流し，時には血を吐くような努力が必要な事を歴史は教えてくれる。私たちの今の一瞬が歴史を作っていることを思いながら，改めて皆様に上梓できたことに感謝しつつ筆を擱く。

平成21年1月
大野　粛英
羽坂　勇司

履　　歴

大野　粛英（おおの　としひで）

1938（昭和13）年 2月	旧満州国牡丹江生まれ
1946（昭和21）年10月	日本に帰国（佐世保）
1950（昭和25）年 3月	平和学園小学校卒
1953（昭和28）年 3月	日本大学付属中学校卒
1956（昭和31）年 3月	日本大学付属高等学校卒
1962（昭和37）年 3月	日本歯科大学卒
1966（昭和41）年 3月	日本歯科大学大学院卒
1966（昭和41）年 9月	歯学博士授与
1967（昭和42）年10月 〜1968（昭和43）年 2月	アメリカKesling & Rocke Orthodontic Centerで受講，ワシントンD.C., Dr.Suyehiro Office, オーストラリアDr.Begg Officeで研修
1968（昭和43）年〜1978（昭和53）年	日本歯科大学矯正科非常勤講師
1970（昭和45）年 7月	神奈川県横浜市にて矯正歯科専門開業
1979（昭和54）年〜1988（昭和63）年	埼玉県立衛生短期大学講師
1981（昭和56）年〜1991（平成 3）年	東京矯正歯科学会理事
1987（昭和62）年〜現在	日本歯科大学矯正科非常勤講師
1987（昭和62）年	「歯の資料館（歯の博物館）」開設に携わる
1985（昭和60）年〜1986（昭和61）年	日本臨床矯正歯科医会会長
1985（昭和60）年〜1986（昭和61）年	日本矯正歯科学会評議員
1996（平成 8）年〜現在	北京首都医科大学客員教授
2001（平成13）年〜2008（平成20）年	日本矯正歯科学会監事
2002（平成14）年〜現在	神奈川県歯科医師会　「歯の博物館」館長
2011（平成23）年	日本歯科大学生命歯学部客員教授

・日本矯正歯科学会　倫理規定制定委員会委員，同認定医制度検討委員会委員，同認定医委員会委員
・神奈川県歯科医師会　税務委員会委員，同調査室員，同学術委員会委員，同歯の博物館館長

表彰：神奈川県保健功労賞，Barrett Award受賞（International Association of Oral Myology）
資格：日本矯正歯科学会　認定医・指導医・専門医，日本顎頭蓋機能学会　認定医・指導医
所属：日本矯正歯科学会，日本臨床矯正歯科医会，日本口蓋裂学会，日本顎変形症学会，日本顎頭蓋機能学会，日本歯科医史学会，横浜港北ロータリークラブ

著書

「口腔衛生指導マニュアル」監修，共訳：わかば出版，1977
「Begg法−その基礎と臨床−」監修，共著：医歯薬出版，1979
「マイオファンクショナルセラピーの臨床」共著：日本歯科出版，1986
「歯科矯正臨床アトラスⅡ」−混合歯列期の治療−（分担執筆）：医歯薬出版，1988
「咬合誘導の基礎と臨床」（分担執筆）：デンタルダイアモンド，1988
「ゆびしゃぶりやめられるかな」共著：わかば出版，1989
「オーラルマイオファンクショナルセラピー」監修，共訳：わかば出版，1989
「歯科衛生士教本」−矯正歯科−　共著：医歯薬出版，1993
「歯科専門領域への手引き」共著：クインテッセンス出版，1993
「診療室が変わる本」監修，共著：クインテッセンス出版，1993
「筋機能療法」（日歯生涯研修ライブラリービデオ）：日本歯科医師会，1994
「みんなの矯正−スタートからゴールまで−」共著：わかば出版，1995
「スタッフが変わる本」監修，共著：クインテッセンス出版，1997
「口腔筋機能療法（MFT）の臨床」監修，共著：わかば出版，1998
「一から学ぶ矯正歯科臨床」（分担執筆）：医歯薬出版，1998
「スタッフが変わる本Ⅱ」監修，共著：クインテッセンス出版，1999
「口腔筋機能療法Q&A」監修，共著：ミツバオーソサプライ，2000
「矯正歯科−歯並びと咬み合わせの最新治療−」共著：保健同人社，2002
「混合歯列期の矯正」（分担執筆）：医歯薬出版，2002
「日本の歯科矯正の歴史」共著：口腔保健協会，2004
「新診療室が変わる本」共著：クインテッセンス出版，2005
「指しゃぶり」監修，共著：わかば出版，2005
「矯正歯科診療所の実学マネージメント」監修，共著：東京臨床出版，2007
「MFT入門」監修，共著：わかば出版，2007
「医師歯科医師のための口腔診療必携」分担執筆　金原出版　2010

履 歴

羽坂　勇司（はさか　ゆうじ）

1921（大正10）年1月	東京都大森に生まれる
1927（昭和2）年	鎌倉ハリス幼稚園卒園し神奈川県師範学校付属小学校入学
1933（昭和8）年	東京自由が丘学園小学校に転校し卒業，自由が丘学園中学校に入学
1938（昭和13）年	青山学院中等部に転校し卒業，青山学院高等商業学部入学
1941（昭和16）年12月	青山学院高等商業学部繰り上げ卒業
1942（昭和17）年10月	東部六部隊（近衛歩兵第三連隊）応召入隊
	スマトラ島，アンダマン諸島など転戦。敗戦後シンガポールにおいて英国軍の捕虜となり，労働に明け暮れる。1947（昭和22）年5月帰国
1947（昭和22）年	十仁病院勤務
1948（昭和23）年	日本歯科医学専門学校入学
1952（昭和27）年	同校卒業第11回国家試験合格　歯科医師医籍登録42493号
1956（昭和31）年	慶応義塾大学医学部細菌学教室研究生（1960年まで）
1961（昭和36）年	医学博士
1975（昭和50）年	羽坂デンタル・クリニック開設（横浜市磯子区）
1989（平成元）年	神奈川県横浜市磯子区歯科医師会会長（1991年まで）
1972（昭和47）年	学校法人湘南学園理事長（1975年まで）
1974（昭和49）年	不動産鑑定士試験合格・登録
1972（昭和47）年	社団法人青山学院校友会理事（1994年まで）
1988（昭和63）年	社団法人青山学院校友会副会長（1990年まで）
1977（昭和52）年	学校法人青山学院理事（2005年まで）
1989（平成元）年	学校法人青山学院理事長（2005年まで）
1989（平成元）年	神奈川県歯科医師会調査室員に就任，歯の資料室（現在の歯の博物館）の運営に携わり現在に至る
1998（平成10）年	大韓民国梨花女子大学より名誉博士（哲学）
2002（平成14）年	日本歯科大学より名誉博士
2005（平成17）年	学校法人青山学院名誉理事
2007（平成19）年	旭日中綬章を受章

・日本歯科医史学会会員
・神奈川県歯科医師会会員

1979（昭和54）年	キリスト教受洗（時田信夫牧師）
	所属教会　日本キリスト教団　藤沢教会

表紙の解説

　表紙の浮世絵は，俳優の一日を六人の人気俳優でそれぞれ描いたもののうちの一枚。七代目市川團十郎が朝起きて房楊枝で歯を磨いている。「俳優日時計」の名題がついている。

　辰の刻（午前八時頃），塩（焼塩）を入れた漆塗りの升には，市川家の紋様「荒磯の鯉」が金蒔絵で描かれている。着物の柄は「松皮菱に蔦」，水差しには「杏葉牡丹」が描かれて，共に市川家の替紋だそうだ。

　製作の過程で表紙を女性の浮世絵にしようか迷っていた校正の最終段階に，房楊枝で男性が歯磨をしているこの浮世絵を入手した。購入時，描かれた俳優が七代目市川團十郎とは分からなかったが，後に日本歯科大学樋口輝雄先生による浮世絵の解説の御教示から市川家のものと判明した。

　この本の出版記念会には，発起人代表として第十二代市川團十郎丈が出席され，乾杯の音頭を取って頂いた。これも何かの縁（えにし）があってのことだろう。

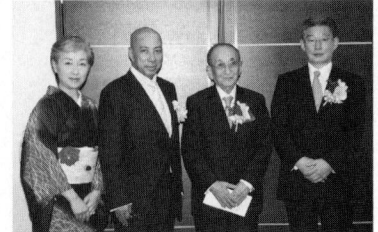

出版記念会（平成21年7月2日）にて
左より　・市川　團十郎丈御夫妻
　　　　・羽坂　勇司
　　　　・大野　粛英

裏表紙の解説

　裏表紙の上段のリトグラフ「似合いの夫婦」はフランスLois L Boillyの作品。ご覧のとおり，夫は義眼を取り出そうとし，妻は入れ歯を口の中に押し込もうとしている。夫婦ではなく同性愛者かもしれない。スプリング付の入れ歯は，装着するのに手順があったそうである。

　下段左の絵には裏面にも文章があるが，大学や研究機関・公館などで調べたが，トルコ語に外来語が沢山混じっているらしいということしか分かっていない。色調はとても美しい。下段右の絵は作者，年代は不明だが図柄が面白い。

　西洋では，抜歯風景の絵が非常に多い。日本では，抜歯風景の絵がほとんど無い。西洋では患者さんの側に立って，風刺，ユーモア，人権などの思想が表されており大衆に受けた。しかし，日本では主君に命を捧げ平然と腹切りをする武士道精神があり，抜歯の痛みなどは蚊に刺されるような軽いもので，評価されなかったのではないか。

目で見る

日本と西洋の歯に関する歴史　第二版

An Illustrated History of Tooth in Japan and the West

定価（本体14,000円＋税）

2009年1月19日 第1版1刷発行	著　者　　大野　粛英
2011年3月14日 第2版1刷発行	羽坂　勇司
	発行者　　百瀬　卓雄
	DTP組版
	印刷所　　蓼科印刷株式会社
	装　丁　　長嶋　八千代

発　行　わかば出版株式会社　　発　売　SHIEN　デンタルブックセンター　株式会社シエン社

〒112-0004　東京都文京区後楽1-1-10　TEL 03(3816)7818　FAX 03(3818)0837　URL http://www.shien.co.jp

ISBN978-4-89824-057-1 C3047

本書の複製権・翻訳権・上映権・譲度権・貸与権は，わかば出版（株）が保有します。本書の内容の一部，あるいは全部を無断で複写複製することは，法律で認められた場合を除き，著作者および出版社の権利の侵害となります。